H. Luomajoki, F. Pfeiffer (Hrsg.)

Schmerzbuch Physiotherapie

Hannu Luomajoki, Fabian Pfeiffer (Hrsg.)

Schmerzbuch Physiotherapie

1. Auflage

Mit Beiträgen von:
Kristian Ekström, Helsinki; Riikka Holopainen, Helsinki; Petteri Koho, Helsinki; Jukka Pekka Kouri, Helsinki;
Jani Mikkonen, Helsinki; Tapio Ojala, Tampere; Tiina Röning, Tampere; Jani Takatalo, Oulu;
Sami Tarnanen, Tampere; alle Finnland.

ELSEVIER

Elsevier GmbH, Bernhard-Wicki-Str. 5, 80636 München, Deutschland
Wir freuen uns über Ihr Feedback und Ihre Anregungen an kundendienst@elsevier.com

ISBN 978-3-437-45252-9
eISBN 978-3-437-09966-3

Die medizinischen Wissenschaften unterliegen einem sehr schnellen Wissenszuwachs. Der stetige Wandel von Methoden, Wirkstoffen und Erkenntnissen ist allen an diesem Werk Beteiligten bewusst. Sowohl der Verlag als auch die Autorinnen und Autoren und alle, die an der Entstehung dieses Werkes beteiligt waren, haben große Sorgfalt darauf verwandt, dass die Angaben zu Methoden, Anweisungen, Produkten, Anwendungen oder Konzepten dem aktuellen Wissensstand zum Zeitpunkt der Fertigstellung des Werkes entsprechen.

Der Verlag kann jedoch keine Gewähr für Angaben zu Dosierung und Applikationsformen übernehmen. Es sollte stets eine unabhängige und sorgfältige Überprüfung von Diagnosen und Arzneimitteldosierungen sowie möglicher Kontraindikationen erfolgen. Jede Dosierung oder Applikation liegt in der Verantwortung der Anwenderin oder des Anwenders. Die Elsevier GmbH, die Autorinnen und Autoren und alle, die an der Entstehung des Werkes mitgewirkt haben, können keinerlei Haftung in Bezug auf jegliche Verletzung und/oder Schäden an Personen oder Eigentum, im Rahmen von Produkthaftung, Fahrlässigkeit oder anderweitig übernehmen.

Obwohl alle Werbemittel mit ethischen (medizinischen) Standards übereinstimmen, stellt die Erwähnung in dieser Publikation keine Garantie oder Anerkennung der Qualität oder des Wertes dieses Produkts oder der Aussagen der Herstellerfirmen dar.

Für die Vollständigkeit und Auswahl der aufgeführten Medikamente übernimmt der Verlag keine Gewähr.
Geschützte Warennamen (Warenzeichen) werden in der Regel besonders kenntlich gemacht (®). Aus dem Fehlen eines solchen Hinweises kann jedoch nicht automatisch geschlossen werden, dass es sich um einen freien Warennamen handelt.

Bibliografische Information der Deutschen Nationalbibliothek
Die Deutsche Nationalbibliothek verzeichnet diese Publikation in der Deutschen Nationalbibliografie; detaillierte bibliografische Daten sind im Internet über https://www.dnb.de abrufbar.

23 24 25 26 27 5 4 3 2 1

In ihren Veröffentlichungen verfolgt die Elsevier GmbH das Ziel, genderneutrale Formulierungen für Personengruppen zu verwenden. Um jedoch den Textfluss nicht zu stören sowie die gestalterische Freiheit nicht einzuschränken, wurden bisweilen Kompromisse eingegangen. Selbstverständlich sind **immer alle Geschlechter** gemeint.

Planung: Elisa Imbery, München
Projektmanagement: Birgit Pietzsch, München
Redaktion: Esther Kinateder, Waldkirchen
Rechteklärung: Katja Sieger-Schauer, Lisa Neulinger, München
Herstellung: Dietmar Radünz, Leipzig
Satz: STRAIVE, Puducherry/Indien
Druck und Bindung: Drukarnia Dimograf Sp. z o. o., Bielsko-Biała/Polen
Umschlaggestaltung: SpieszDesign, Neu-Ulm
Titelfotografien: © Colourbox.de (Hauptbild); © Romario Ien – stock.adobe.com (Einklinkerbild)

Aktuelle Informationen finden Sie im Internet unter www.elsevier.de

Geleitwort

Langzeitschmerzen sind auf der ganzen Welt ein massives Problem. Unter den nicht direkt tödlichen gesundheitlichen Problemen ist es eigentlich dasjenige, das die größten Belastungen mit sich bringt. Langzeitschmerzen verursachen in unserer Gesellschaft höhere wirtschaftliche Kosten als jede andere Erkrankung und sind der häufigste Grund für ein frühzeitiges Ausscheiden aus dem Berufsleben. Schmerzen sind auch ein signifikanter Risikofaktor für eine Reihe von lebensbedrohlichen Erkrankungen wie Krebs, Schlaganfall, Herz-Kreislauf-Erkrankungen, Depressionen und Opioid-Abhängigkeit. Schmerz ist ein biopsychosoziales Problem, und die Wahrscheinlichkeit, dass wir seine Auswirkungen reduzieren können, ist am größten, wenn wir für dessen Lösung einen biopsychosozialen Ansatz wählen.

Allmählich wächst bei Verbrauchern, Therapeuten, politischen Entscheidungsträgern und Krankenkassen das Verständnis darüber, wie Schmerzen funktionieren, was sich im Körper bei anhaltenden Schmerzen verändert und welche Erkenntnisse über die bestmöglichen Behandlungen zur Verhinderung und Überwindung anhaltender Schmerzen vorliegen. Dies schlägt sich in den Praxisleitlinien auf der ganzen Welt nieder – „Aufklärung" ist die wichtigste Maßnahme bei muskuloskelettalen Schmerzen, egal ob akut oder chronisch. Aber um Patienten über Schmerzen aufklären zu können, müssen sich die Therapeuten natürlich bestens auskennen.

Genau in diesem Bereich ist dieses Buch ein Schatz für Gesundheitsexperten. Es gibt nicht viele englischsprachige Werke, die dieses breite Feld abdecken, geschweige denn Werke auf Deutsch. Wie gerne hätte ich dieses Buch in der englischen Übersetzung! Ich habe einige übersetzte Auszüge erhalten, und ich weiß genug über die Autoren, ihr Wissen und ihre Fähigkeit zu guter Kommunikation, und daher bin überzeugt, dass dieses Buch auf dem Schreibtisch eines jeden Gesundheitsexperten in Deutschland, Österreich und der Schweiz liegen sollte, der sich mit Schmerzprävention und -management beschäftigt. Die Autoren sind Experten – die meisten haben im Bereich Schmerz promoviert, sie sind erfahren – viele tausend Patienten haben bis heute von ihrem Fachwissen profitiert. Das Autorenteam ist interdisziplinär – Physiotherapie, Medizin, Psychologie, Sportwissenschaft und Chiropraktik werden abgedeckt. Die Themen sind vielfältig – von Physiologie zu Psychologie, Gehirn- und Muskeltraining.

Soweit man also ein Buch in einer Sprache empfehlen darf, die man selber nicht lesen kann, empfehle ich das Schmerzbuch wärmstens und freue mich sehr, dass ich die Ehre habe, dieses Vorwort dazu schreiben zu dürfen.

Prof. Lorimer Moseley
Doktor der Philosophie, Physiotherapeut, Professor für klinische Neurowissenschaften, Innovation
IMPlementation And Clinical Translation in Health (IIMPACT), University of South Australia, Adelaide.

Vorwort

Willkommen zum Schmerzbuch für Profis. Dieses Buch ist für Fachleute geschrieben, die mit Patienten zu tun haben, die an Schmerzen leiden. Und davon gibt es viele: Ärzte, Pflegepersonal und Therapeuten, einschließlich Physiotherapeuten, Ergotherapeuten und Psychotherapeuten. Es gibt auch Heilpraktiker, Chiropraktiker, Osteopathen und Massagetherapeuten, die oft von Patienten aufgrund von Schmerzen aufgesucht werden.

In der Tat sind Schmerzen das größte Problem im gesamten Gesundheitssektor. Nicht weniger als ein Viertel der Bevölkerung leidet unter chronischen Schmerzen. Fragt man zum Beispiel nach Rückenschmerzen, so gibt jeder Zweite an, im letzten Jahr darunter gelitten zu haben.

Muskel-Skelett-Schmerzen und -Erkrankungen (MSK) sind die größte Ursache für Schmerzen. Vor allem chronische und chronifizierende Schmerzen sind ein großes Problem und genau auf diesen Beschwerden fokussiert dieses Buch. Akute Schmerzen sind oft schnell wieder verschwunden, meistens innerhalb weniger Tage. In diesen Fällen funktioniert die Spontanheilung, d. h. die Natur, sehr gut und hilft, dass bis zu 90–95 % der akuten Schmerzen schnell heilen.

Man kann sich fragen, ob sich z. B. gynäkologische, urologische, orthopädische oder sogar neurologische Schmerzen von den durch muskuloskelettale Erkrankungen verursachten Schmerzen unterscheiden.

Das Verständnis und die Wahrnehmung von Schmerz hat sich seit der Jahrtausendwende stark verändert. Während man vor einigen Jahrzehnten noch dachte, dass Schmerzen immer durch Gewebeläsionen verursacht werden, ist das heutige Verständnis von Schmerz ganz anders und eigentlich auch einfacher. So klassifiziert man die Faktoren, die dem Schmerz zugrunde liegen, heute auf bio-psycho-soziale Komponenten und verwendet nicht mehr das biomedizinische Modell.

Denken wir an chronische Kopfschmerzen. An wen wendet man sich als erstes? Zuerst gehen Sie vermutlich zu einem Allgemeinmediziner. Er schickt Sie zu einem Hals-Nasen-Ohrenarzt, der das Problem aber nicht finden kann. Der schickt Sie dann weiter zu einem Augenarzt, und dieser wiederum verweist Sie zu einem Neurologen. Dieser sucht dann nach gewebebedingten Ursachen und findet nichts Ungewöhnliches. Schließlich landet der Patient in der Physiotherapie, Chiropraktik, Osteopathie oder Akupunktur. Eine Behandlung kann helfen oder auch nicht. Was ist nun die Konsequenz?

Vielleicht wäre es sinnvoll, von vornherein über verschiedene Schmerzmechanismen nachzudenken, welche durch das Schmerzmuster, die Vorgeschichte und den Leidensdruck des Patienten bestimmt werden. Oder gibt es mögliche schlimmere Pathologien, sogenannte Red Flags? Gibt es möglicherweise wichtige psychosoziale Faktoren, wie z. B. Stress oder Probleme am Arbeitsplatz oder in einer Beziehung? Hat der Patient Angstzustände oder neigt er leicht zu Katastrophisierung? Ist das Schmerzverhalten eher peripher und kann es offensichtlich provoziert werden? Sind neuropathische Komponenten beteiligt? Ist das zentrale Nervensystem sensibilisiert? Wie hoch ist der Grad des erlebten Leidens? Wie nimmt die Person ihren Zustand wahr? Wenn wir uns darüber Klarheit verschaffen können, haben wir vielleicht eine bessere Vorstellung davon, an welche Fachkraft wir den Patienten verweisen sollten.

Willkommen zum Schmerzbuch Physiotherapie, liebe Leserinnen und Leser. Wir glauben, dass dieses Buch das erste seiner Art in der deutschen Fachliteratur ist. Wir sprechen über Schmerz, das Erleben von Schmerz, seine Vielfalt und vor allem über die verschiedenen nicht-medikamentösen Behandlungsmöglichkeiten, aber auch über die medikamentöse Behandlung. Das Buch ist für bereits im Beruf Tätige und für Studierende gleichermaßen geeignet. Wir sprechen über ein großes Problem. Aber manchmal sind die Lösungen naheliegender als wir denken. Seien wir interessiert und aufgeschlossen, und vergessen wir nicht die Empathie oder mögliche Placebo- und Nocebo-Effekte.

Winterthur, im Sommer 2022
Hannu Luomajoki und Fabian Pfeiffer

Ein herzliches Dankeschön

Dieses Schmerzbuch wurde zunächst auf Finnisch veröffentlicht. Wir haben erkannt, dass es in Finnland ein sehr hohes Wissensniveau zum Thema Schmerzen gibt. Das Thema und die Autoren sind jedoch noch nie in einem einheitlichen Werk in finnischer Sprache zusammengeführt worden. Ein großer Dank gilt dem finnischen Verlag VK-Kustannus. Vielen Dank an die Leute bei VK-Kustannus – Pasi, Ari, Ali, Alex, Joonas und Eijas – für ihren stets positiven und konstruktiven Ansatz!

Ein herzliches Dankeschön gebührt auch den Autorinnen und Autoren des Buches. Sie sind in der Tat ausgezeichnete Experten. Wir werden immer wieder aufs Neue von ihren Schriften und Beiträgen inspiriert. Was für eine unglaubliche Erfahrung, Teil dieses Teams zu sein. So viele Perspektiven aus unterschiedlichen Bereichen, so viel Wissen und Kompetenz. Vielen Dank, liebe Kolleginnen und Kollegen – es war uns eine große Freude, dieses Buch mit Euch zu schreiben!

Ein großes Dankeschön auch an Birgit Pietzsch und Esther Kinateder, die uns während des ganzen Veröffentlichungsprozesses tatkräftig unterstützt haben und jederzeit ein offenes Ohr für unsere Anliegen hatten.

Danke an alle Berufskolleginnen und -kollegen, von denen wir gelernt und die uns inspiriert haben. Sie haben mit ihrem Know-how einen wichtigen Teil zu diesem Buch beigetragen. Vielen Dank auch an Lorimer Moseley, einem der führenden und bekanntesten Schmerzforscher weltweit, für das Vorwort unseres Buches.

Der größte Dank gilt unseren Familien. Sie mussten auf viele gemeinsame Stunden verzichten und haben so dafür gesorgt, dass dieses Buch überhaupt erst geschrieben werden konnte. Wir sind überzeugt, dass es ohne ihre Unterstützung nicht möglich gewesen wäre, ein solches Werk zu erstellen.

Winterthur, im Sommer 2022
Hannu Luomajoki und Fabian Pfeiffer

Benutzerhinweise

Wichtige Hintergrundinformationen

Einsichten – Gedanken – Erkenntnisse

DEFINITION
Erklärung von Begrifflichkeiten

PRAXISTIPP
Tipps und Empfehlungen für die physiotherapeutische Praxis

MERKE
Wichtige Informationen und Hinweise

PT-PRAXIS
Hinweise und Informationen aus der physiotherapeutischen Praxis

Aus der Wissenschaft
Aktuelle und relevante Erkenntnisse aus der Wissenschaft

Autoren

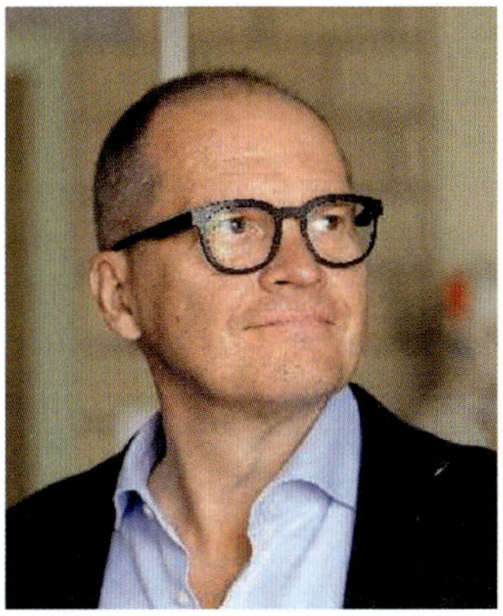

Prof. Hannu Luomajoki, Doktor der Philosophie, Physiotherapeut OMT

Hannu Luomajoki erwarb sein Diplom als Physiotherapeut im Jahr 1986 in Rovaniemi, Finnland. Während seiner gesamten Karriere hat er im Ausland gelebt und gearbeitet: in Deutschland, der Schweiz und Australien. 1999 absolvierte er an der University of South Australia in Adelaide seinen Master-Abschluss in Physiotherapie und erwarb 2010 den Doktortitel in Philosophie an der Universität von Ostfinnland in Kuopio. Im Jahr 2016 wurde er an der Universität Jyväskylä habilitiert. Von 2007 bis 2022 hat er die Masterausbildung Muskuloskelettale Physiotherapie an der Züricher Hochschule für Angewandte Wissenschaften (ZHAW) geleitet und ist seit 2012 Professor für Physiotherapie. Er hat eine Vielzahl von Werken in verschiedenen Sprachen veröffentlicht: bis dato etwa 150 Publikationen, darunter Forschungs- und Fachartikel, Bücher und Beiträge in Konferenzbänden und Fachbüchern. 2008 erhielt er den Forschungspreis des Schweizer Physiotherapie Verbands physiowiss, 2014 wurde er als Physiotherapeut des Jahres in Finnland ausgezeichnet und hat 2018 die goldene Auszeichnung des Finnischen Verbands der Physiotherapeuten bekommen. Die Schweizerische Gesellschaft für Orthopädie und Traumatologie (swiss orthopaedics) verlieh ihm aufgrund seiner chirurgiefeindlichen Publikationen den Negativpreis *(prix citron)* des Jahres 2017. Er lehrt, schreibt, forscht und empfängt Patienten mit muskuloskelettalen Erkrankungen. Hannu Luomajoki möchte mit seinem Wissen Theorie, Forschung und klinische Arbeit verbinden.

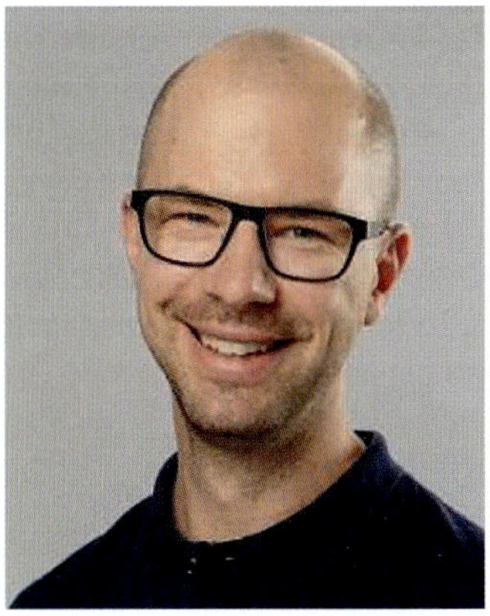

Fabian Pfeiffer, Physiotherapeut M.Sc.

Fabian Pfeiffer schloss seine Ausbildung zum Physiotherapeuten 2010 in Konstanz ab. Anschließend folgten eine Ausbildung zum Manualtherapeuten sowie diverse Weiterbildungen im Bereich Sportphysiotherapie und Neurodynamik. Mit dem CAS (Certificate of Advanced Studies) Klinische Expertise in Muskuloskelettaler Physiotherapie sowie im Master-of-Science-(M.Sc.-)Studium an der Zürcher Hochschule für Angewandte Wissenschaften (ZHAW) hat er die Basis für seinen akademischen Werdegang gelegt. Nach dem Abschluss des M.Sc. im Jahr 2017 begann er im darauffolgenden Jahr ein Doktorat an der Universität Zürich. Fabian Pfeiffer ist aktuell Dozent an der ZHAW im Fachbereich Muskuloskelettale Physiotherapie und Leiter des Fachbereichs im Master of Advanced Studies (MAS) sowie im Master of Science (MSc). Er ist in diversen Forschungsprojekten involviert und zudem in der hochschuleigenen Praxis klinisch tätig. Hier liegt sein Schwerpunkt in der Behandlung von Patientinnen und Patienten mit muskuloskelettalen Beschwerdebildern.

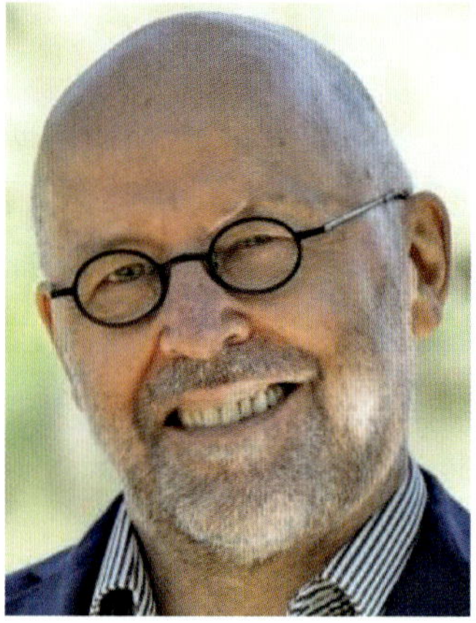

Foto: Riitta Supperi

Tapio Ojala, Doktor der Gesundheitswissenschaften, Physiotherapeut OMT

Tapio Ojala erwarb sein Diplom als Physiotherapeut im Jahr 1986 an der Physiotherapieschule finnischen Oulu. Zu dieser Zeit war die Manuelle Therapie in Finnland neu. Mit voller Begeisterung bewarb er sich für die Ausbildung und machte 1997 seinen Abschluss als OMT-Physiotherapeut. Tapio Ojalas akademische Karriere begann im Jahr 2010 mit dem Abschluss seines Masters in Gesundheitswissenschaften an der Universität Jyväskylä. Im Rahmen seiner Abschlussarbeit übertrug er den Fragebogen zur Akzeptanz chronischer Schmerzen, den CPAQ (Chronic Pain Acceptance Questionnaire), ins Finnische. Sie wurde als beste Physiotherapiearbeit des Jahres ausgezeichnet. In seinem Pädagogikstudium (im Nebenfach) erwarb er Kompetenzen, die ihn heute zu einem qualifizierten Dozenten für Gesundheitswissenschaften machen. 2015 erhielt Tapio Ojala von der Universität Jyväskylä seinen Doktortitel in Gesundheitswissenschaften. Seine Dissertation mit dem Thema Chronischer Schmerz war die erste Arbeit, die Schmerz als Erfahrung erforschte. Tapio Ojala war schon immer an Interdisziplinarität interessiert. Er war Co-Autor des ausgezeichneten Artikels in der Ausgabe 2007 der Finnischen Zeitschrift für Zahnmedizin *Hammaslääkäri.* Im Jahr 2018 veröffentlichte Ojala in Zusammenarbeit mit Pflegewissenschaftlern einen Artikel über die Kompetenzen von Lehrern in den Gesundheitswissenschaften. Tapio Ojalas Interessensschwerpunkt hat sich daher von den manuellen Techniken seiner frühen Karriere zum Verständnis von Menschen und menschlichem Verhalten verlagert, er wurde sozusagen vom Ingenieur zum Humanisten.

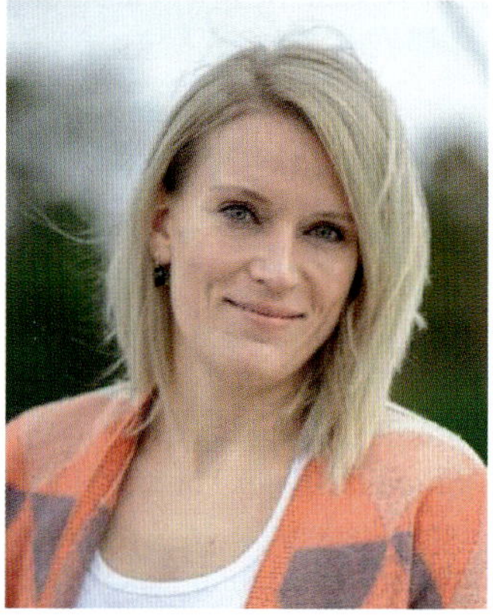

Riikka Holopainen, Doktor der Gesundheitswissenschaften, Physiotherapeutin, Spezialistin für Schmerzphysiotherapie

Riikka Holopainen erwarb ihr Diplom als Physiotherapeutin im Jahr 2007 in Helsinki und ihren Master of Health Sciences 2015 an der Universität von Jyväskylä. Im Rahmen ihrer Promotion zum Thema „Biopsychosozialer Ansatz bei der Behandlung von Kreuzschmerzen" an der Universität Jyväskylä, die sie 2022 abschloss, arbeitete sie mit einem renommierten internationalen Forschungsteam zusammen. Sie ist auch an anderen schmerzbezogenen Forschungs- und Entwicklungsprojekten beteiligt. Neben ihrer Forschungstätigkeit bildet sie Gesundheitsfachkräfte aus und ist in einer privaten Praxis tätig. Im Jahr 2018 wurde ihr in Finnland der Titel „Specialist in Pain Physiotherapy" verliehen. Zu Holopainens besonderen Interessen gehören die Bedeutung der therapeutischen Beziehung und Interaktion in der Schmerzbehandlung und die Umsetzung von Forschungswissen in der Praxis, d. h. wie man Fachleuten dabei helfen kann, sich auf dem neuesten wissenschaftlichen Stand zu halten und ihre eigene Arbeit zu reflektieren, damit die Weiterentwicklung ihrer Tätigkeit auf der Basis neuen Wissens garantiert ist.

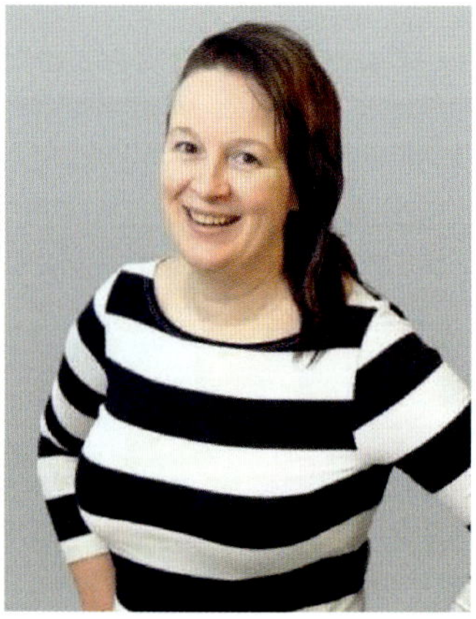

Tiina Röning, Psychologin, Psychotherapeutin, Fachärztin für Psychopathologie

Tiina Röning ist lizenzierte Psychologin und Psychotherapeutin für kognitive Verhaltenstherapie. Sie ist seit über 15 Jahren in der Abteilung für Jugendpsychiatrie am Universitätsspital Tampere tätig und hat sich auf die Behandlung von Emotions- und Verhaltensregulationsstörungen bei Jugendlichen spezialisiert. Zu ihren Veröffentlichungen zählen Artikel zur Behandlung von Verhaltensstörungen. Tiina Röning absolvierte außerdem eine umfassende Ausbildung im Bereich Motivational Interviewing und psychisches Wohlbefinden und entwickelte als eine der Expertinnen der Finnish Mental Health Association gesundheitswissenschaftliche Lehrmaterialien. Derzeit arbeitet Tiina Röning als Sportpsychologin an der Sportakademie Tampere und hat eine Privatpraxis, wo sie vor allem Patienten mit Angst- und Schmerzproblemen therapiert. Außerdem ist sie als Trainerin und Mentorin für Themen der Verhaltenstherapie in Finnland tätig.

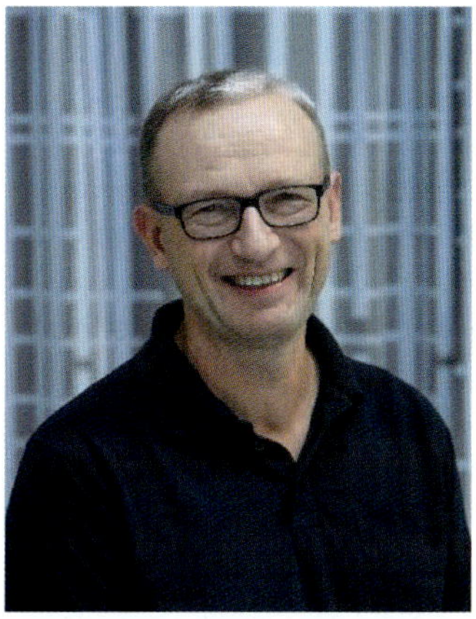

Petteri Koho, Doktor der Philosophie, Physiotherapeut OMT, Spezialist für Schmerzphysiotherapie

Petteri Koho ist Spezialist für chronische Schmerzen und Erkrankungen des Bewegungsapparates, Physiotherapeut, Pädagoge und Forscher. Er ist seit 1986 als Physiotherapeut tätig und arbeitet seit 1993 hauptsächlich mit Patienten, die an chronischen muskuloskelettalen Erkrankungen leiden. Kohos Arbeitserfahrung umfasst die ganzheitliche individuelle Physiotherapie und die Arbeit als Mitglied eines multidisziplinären Rehabilitationsteams. Parallel zu seiner beruflichen Tätigkeit entwickelte Petteri Koho seine Kompetenzen durch Studien in Manueller Therapie und der Behandlung von chronischen Schmerzen weiter. Als Forscher interessiert er sich für schmerzbedingte Angst und die daraus resultierende Bewegungsvermeidung, worüber er 2015 promovierte. Petteri Koho wurde 2008 in Finnland zum Physiotherapeuten des Jahres gewählt und erhielt 2017 den Titel „Specialist in Pain Physiotherapy". 2019 wurde er mit der goldenen Auszeichnung des Finnischen Verbands der Physiotherapeuten für hervorragende Leistungen geehrt.

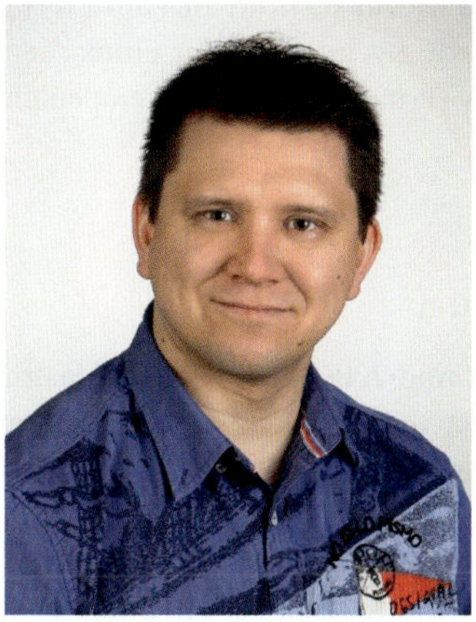

Jani Takatalo, Facharzt für Physiotherapie, Dr. med., Physiotherapeut OMT, Master of Health Sciences

Jani Takatalo erwarb sein Diplom als Physiotherapeut im Jahr 2002 im finnischen Rovaniemi. Danach begann er in der Privatpraxis zu arbeiten. Dabei war er hauptsächlich auf Erkrankungen des Bewegungsapparates spezialisiert. Er begann sein Universitätsstudium im Herbst 2003 und schloss 2006 mit einem Master an der Universität Jyväskylä ab. Unmittelbar danach folgte ein Medizinstudium an der Universität Oulu, welches er 2012 abschloss. Bis 2011 arbeitete Jani Takatalo in der Privatpraxis als Physiotherapeut und bildete sich auch in diesem Bereich weiter. Bereits im ersten Jahr seines Medizinstudiums hatte er mit der Arbeit an seiner Promotion in der Medizin begonnen. Direkt nach seinem Abschluss als Arzt begann er, sich weiter auf die Physiotherapie zu spezialisieren. Er schloss 2015 sein Studium an der Universität Oulu ab und absolvierte 2019 seine Facharztausbildung. Während seiner Spezialisierung verließ Jani Takatalo den Bereich der Physiotherapie nicht, sondern wurde OMT-Physiotherapeut und absolvierte Ausbildungen im Maitland- und McKenzie-Konzept. Auch mit der Akupunktur machte er sich vertraut. Jani Takatalo veröffentlichte zahlreiche Artikel in internationalen und finnischen wissenschaftlichen Journals und Fachzeitschriften. Er wurde dreimal zum „Young Back Researcher of the Year" in Finnland ernannt und gewann zweimal den finnischen Rückenforschungspreis des Jahres. 2011 wurde er mit dem AO Spine International Young Researcher Award ausgezeichnet. Jani Takatalo ist weiter in der Forschung tätig. Er hält Vorlesungen, arbeitet in ganz Finnland und bildet Medizinstudenten in Oulu im Bereich Physiotherapie aus. Er interessiert sich für alle Erkrankungen des Bewegungsapparates und für den Menschen als Ganzes, wobei sich seine Forschung bisher auf den Bereich des Rückens fokussiert hat. Bei seiner Arbeit mit Patienten versucht er, Forschung und klinische Arbeit zu verbinden, damit der Patient nach der Konsultation ein besseres Verständnis für sein Problem gewonnen hat.

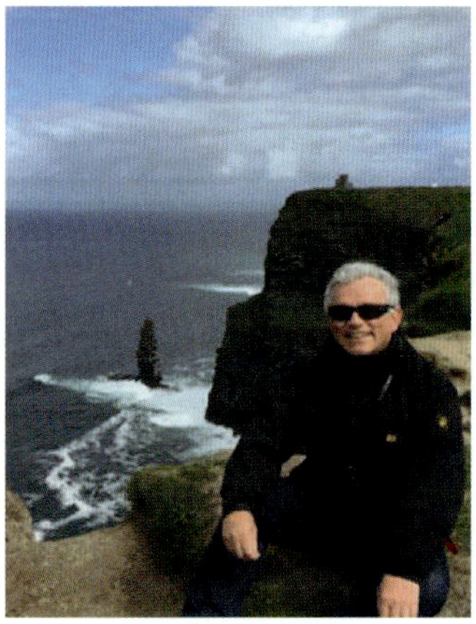

Jukka Pekka Kouri, Facharzt für Physiotherapie und Allgemeinmedizin mit besonderer Qualifikation in Schmerztherapie und Rehabilitation

Jukka Pekka Kouri schloss im Jahr 1980 sein Studium an der Medizinischen Fakultät der Universität Tampere als Arzt ab. 1993 wurde er Facharzt für physikalische Medizin an der Universität Helsinki. 1999 erhielt er die Facharztqualifikation für Schmerzmedizin und 2001 die Facharztqualifikation für Rehabilitation. Jukka Pekka Kouri begann seine Karriere in der Pädiatrie und in Gesundheitszentren, bevor er sich als Arzt für physikalische Medizin spezialisierte. Er begann 1994 in der Orton Invalid Foundation in Helsinki zu arbeiten und war von 2001 bis 2016 Leiter der Schmerzklinik. Bereits 1994 begann er in der Orthopädischen Klinik der Invalid Foundation mit Schmerzrehabilitation und baute den multidisziplinären Rehabilitationsdienst und die Schmerzklinik des Krankenhauses auf. Er ist Co-Autor von 12 Publikationen und Studien, Herausgeber von zwei Büchern zum Thema Schmerz, hält zahlreiche Vorträge in der Fortbildung und im Rahmen öffentlicher Vorlesungen für Ärzte und Physiotherapeuten und trat zehn Jahre lang in der Fernsehsendung *Morning Doctor* auf. Jukka Pekka Kouri ist seit 27 Jahren täglich praktizierender Schmerzarzt. Insbesondere ist er Experte im Bereich Schmerztherapie, in manueller Therapie und verschiedenen Schmerzbehandlungen, von der medikamentösen Therapie bis hin zur Akupunktur. Er ist Mitglied des internationalen World Institute of Pain (WIP) und der International Association for the Study of Pain (IASP). Er wurde zweimal von der Finnischen Schmerzgesellschaft zum „Helfer des Jahres" und 2019 vom Finnischen Verband der Physiotherapeuten zum Ehrenmitglied ernannt.

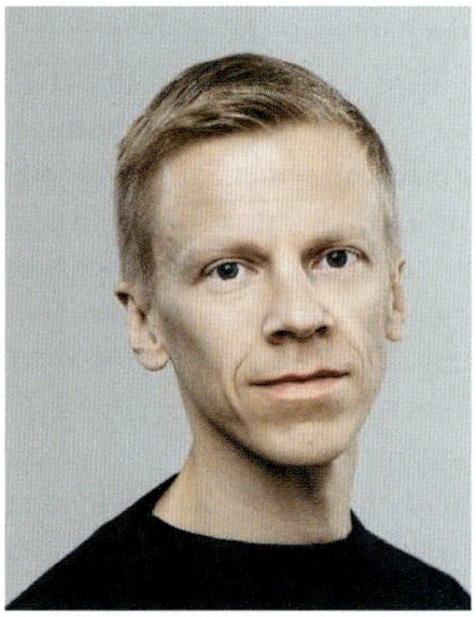

Sami Tarnanen, Doktor der Gesundheitswissenschaften, Physiotherapeut

Sami Tarnanen absolvierte 1999 seinen Abschluss als Physiotherapeut und 2006 den Master of Health Sciences (Physiotherapie). Im Jahr 2014 wurde ihm an der Universität von Jyväskylä der Doktor der Gesundheitswissenschaften verliehen. Sami Tarnanen hat sieben wissenschaftliche Arbeiten über muskuloskelettales Training und Rehabilitation nach Rückenoperationen veröffentlicht. Er verfasste mehr als 20 Fachartikel für finnische Fach- und Patientenzeitschriften zum Thema Bewegungstherapie und Rücken-, Nacken-, Schulter- und Sehnenprobleme. Sami Tarnanen hatte im Bereich der Physiotherapie verschiedene Positionen inne. Dazu zählen die klinische Tätigkeit in der Physiotherapie, die Betreuung von Doktoranden sowie Lehre und Entwicklungsarbeit. Derzeit arbeitet er bei MoveDoc Ltd., einem Anbieter von Fachwissen und Trainingsdienstleistungen im Bereich Sport und Wohlbefinden. Außerdem arbeitet er in einer Klinik und ist Redakteur der Mitgliederzeitschrift der SOMTY Association, dem *Manual.* Zu Sami Tarnanens beruflichen Interessen gehören Bewegungstherapie, evidenzbasierte Physiotherapie und die Digitalisierung von Therapiedienstleistungen.

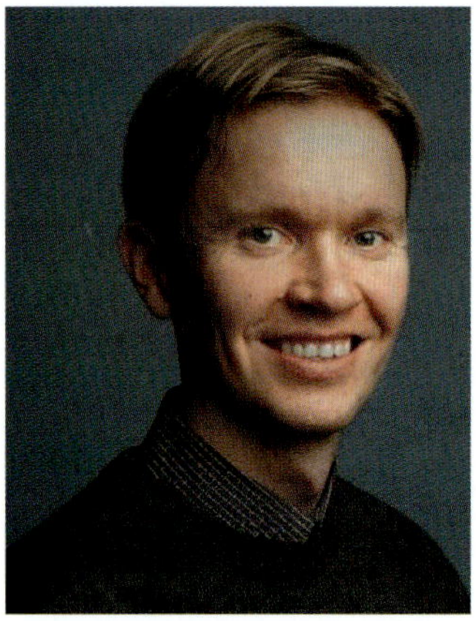

Jani Mikkonen, Chiropraktiker D.C., B.Sc. (Hons), DACNB

Jani Mikkonen absolvierte sein fünfjähriges Chiropraktik-Studium in Großbritannien (University of Glamorgan) und schloss dies 2007 ab. Seitdem hat er sich im Rahmen des US-Spezialprogramm der DACNB auf Klinische Neurologie spezialisiert und das Diplomate of the American Chiropractic Neurology Board (DACNB) erworben. Er promoviert derzeit an der Universität von Ostfinnland, mit voraussichtlichem Abschluss 2023. Sein Thema sind die Schmerzregulationssysteme des Zentralen Nervensystems. Prof. Hannu Luomajoki ist einer der Betreuer seiner Doktorarbeit. Jani Mikkonen hat überdies auf nationaler und internationaler Ebene mehrere multidisziplinäre Vertrauens- und Expertenpositionen inne und mehr als 50 Artikel für wissenschaftliche, fachspezifische und Gesundheitspublikationen verfasst. Er arbeitet in einer Privatpraxis im Zentrum von Helsinki, wo er Patienten behandelt, die unter Schwindel, Gleichgewichtsstörungen und chronischen Schmerzen leiden. Sein Interesse gilt seit jeher der ganzheitlichen Rehabilitation einer Vielzahl von multifaktoriellen und langjährigen Symptomen, Beschwerden und Krankheiten.

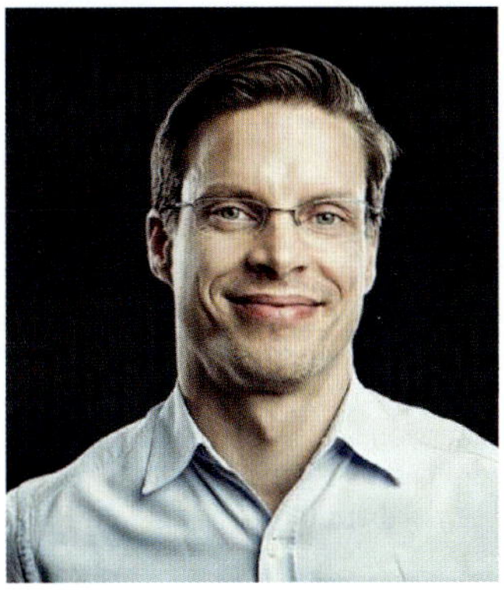

Kristian Ekström, Chiropraktiker B.Sc. (Hons)

Kristian Ekström hat rund fünfzehn Jahre Erfahrung in der Behandlung von Erkrankungen und Beschwerden des Bewegungsapparates sowie der Gesundheitsförderung. In der Schmerztherapie gilt sein Interesse dem biopsychosozialen Rahmen und insbesondere der Frage, wie verschiedene Stressoren und Lebensstilfaktoren das Schmerzerleben beeinflussen. Seine Freizeit verbringt Kristian Ekström am liebsten in der Natur mit Mountainbiken, Skifahren und Trailrunning.

Abkürzungen

A.	Arteria
ACC	(Anterior Cingulate Cortex) anteriorer cingulärer Kortex
ACT	Akzeptanz- und Commitment-Therapie
ACTH	Adrenocorticotropin
AGE	(Advanced Glycation End Products) fortgeschrittene Glykationsendprodukte
AIGS	abnormale impulsgenerierende Stelle
ANA	antinukleäre Antikörper
BAMP	(Behavior-Associated Molecular Patterns) verhaltensassoziierte molekulare Muster
BDI	Beck Depression Inventory
BDNF	Brain-Derived Neurotrophic Factor
BESS	Balance Error Scoring System
BMI	Body-Mass-Index
CAMP	(Cognition-Associated Molecular Patterns) kognitionsassoziierte molekulare Muster
CB-CFT	(Classification-Based Cognitive Functional Therapy) klassifikationsbasierte kognitive funktionelle Therapie
CBT	(Cognitive Behavioral Therapy) kognitive Verhaltenstherapie
CCK	(Cholecystokinin) Cholezystokinin
CCP-Ak	Antikörper gegen cyclische Citrullinpeptide
CFT	(Cognitive Functional Therapy) kognitive funktionelle Therapie
CK	(Creatine Kinase) Kreatinkinase
COPD	(Chronic Obstructive Pulmonary Disease) chronisch-obstruktive Lungenkrankheit
CRH	Corticotropin-Releasing-Hormon
CRP	C-reaktives Protein
CRPS	(Complex Regional Pain Syndrome) komplexes regionales Schmerzsyndrom
CRS	(Cervico-Radicular Syndrome) zervikoradikuläres Syndrom
CSI	Central Sensitization Inventory
CSS	(Central Sensitivity Syndrome) zentrales Sensibilisierungssyndrom
CTS	Karpaltunnelsyndrom
DAMP	(Damage-Associated Molecular Pattern) schädigungsassoziierte molekulare Muster
DASH	Disabilities of the Arm, Shoulder and Hand
DBT	Dialektisch-Behaviorale Therapie
DEPS	Depressionsskala
DIDY	diadynamische Ströme
DIM	(Danger in Me) Was empfinde ich als Bedrohung?
DNA	Desoxyribonukleinsäure
DRG	(Dorsal Root Ganglion) Spinalganglienstimulation
EFIC	European Pain Federation
EKG	Elektrokardiogramm
ENMG	Elektroneuromyografie
FABQ	Fear Avoidance Beliefs Questionnaire
FABQ-PA	FABQ-Subskala (Physical Activity) körperliche Aktivität
FABQ-W	FABQ-Subskala (Work) Arbeitsbelastung
GABA	(Gamma-Aminobutyric Acid) Gamma-Amino-Buttersäure
GAS	(Goal Attainment Scale) Zielerreichungsskala
GMI	Graded Motor Imagery
HADS	Hospital Anxiety and Depression Scale
HAGOS	Copenhagen Hip and Groin Outcome Score
HHN-Achse	Hypothalamus-Hypophysen-Nebennieren-Achse
HLA	Humanes Leukozyten-Antigen
HOOS	Hip Osteoarthritis Outcome Score
HPA	(Hypothalamic-Pituitary-Adrenal Axis) Hypophysen-Nebennierenrinden-Achse
HSR	Heavy Slow Resistance
HWS	Halswirbelsäule
HVLA	High Velocity Low Amplitude
Hz	Hertz
IASP	International Association for the Study of Pain
ICD	International Classification of Diseases
IGF	(Insulin-Like Growth Factor) insulinähnlicher Wachstumsfaktor
IL	Interleukin
JPE	Joint Position Error
KB	kleines Blutbild
KOOS	Knee Osteoarthrosis and Osteoarthritis Outcome Score
L1–L5	Lendenwirbel 1–5
Lak	Laktat
LEFS	Lower Extremity Functional Scale
Leuk.	Leukoztyen
LRS	lumboradikuläres Syndrom
LWS	Lendenwirbelsäule
M.	Musculus
MBCT	(Mindfulness-Based Commitment Therapy) achtsamkeitsbasierte kognitive Therapie
MCIC	(Minimally Clinically Important Change) minimale klinisch relevante Veränderung
MPa	Megapascal
MRT	Magnetresonanztomografie
MS	Multiple Sklerose
MVIC	Maximal Voluntary Isometric Contraction
N.	Nervus
NDI	Neck Disability Questionnaire
NMDA	N-Methyl-D-Aspartat
NRS	numerische Ratingskala
NSAR	nichtsteroidale Antirheumatika
NYHA	New York Heart Association
ODI	Oswestry Disability Index
OMT	Orthopädische Manuelle Therapie
PA	posterior-anterior
PACT	Physiotherapy informed by Acceptance and Commitment Therapy
PAG	periaquäduktales Grau
PAM	Perpetual Avoidance Model
PAMP	(Pathogen-Associated Molecular Patterns) pathogenassoziierte molekulare Muster

PCS	(Pain Catastrophizing Score) Schmerz-Katastrophisierungs-Score
Phoda-SeV	Photograph Series of Daily Activities - Short Electronic Version
PIP	psychologisch informierte Praxis
PIPT	psychologisch informierte Physiotherapie
PNB	Prone Knee Bend
PPT	(Pressure Pain Threshold) Druckschmerzschwelle
PSCEBSM	Pain – Somatic factors – Cognitive factors – Emotional factors – Behavioral factors – Social factors – Motivation
PSFS	Patientenspezifische Funktionsskala
PTBS	posttraumatische Belastungsstörung
QST	quantitative sensorische Testung
RF	Rheumafaktoren
RM	Repetition Maximum
RMQ	Roland Morris Questionnaire
RPE	Rating of Perceived Exertion Scale
RSA	respiratorische Sinusarrhythmie
RVM	rostroventrale Medulla
SBST	STarT Back Screening Tool
SCAT	Sport Concussion Assessment Test
SIM	(Safety in Me) Was gibt mir Sicherheit?
SLR	Straight Leg Raise
SNRI	(Serotonin and Norepinephrine Reuptake Inhibitor) Serotonin-Noradrenalin-Wiederaufnahmehemmer
SPADI	Shoulder Pain and Disability Index
SSRI	(Selective Serotonin Reuptake Inhibitor) selektive Serotonin-Wiederaufnahmehmmer
TENS	transkutane elektrische Nervenstimulation
TGF	(Transforming Growth Factor) Transformierender Wachstumsfaktor
THA	trainingsinduzierte Hypoalgesie
TPD	(Two-Point Discrimination) Zwei-Punkte-Diskrimination
TLR	Toll-Like-Rezeptor
TNF	Tumornekrosefaktor
TNT	Tendon Neuroplastic Training
TOS	Thoracic-Outlet-Syndrom
TRPV1	(Transient Receptor Potential Cation Channel Subfamily V Member 1) transienter Rezeptor-Potenzial-Kationenkanal der Unterfamilie V, Subtyp 1
TSK	Tampa Scale of Kinesiophobia
ULNT	Upper Limb Neurodynamic Test
URS	Ultrareizströme
VAS	visuelle Analogskala
VOR	vestibulär-okulärer Reflex
WDR	Wide Dynamic Range
WHO	(World Health Organization) Weltgesundheitsorganisation
WOMAC	Western Ontario and McMaster Universities Osteoarthritis Index
XAMP	(Xenobiotic-Associated Molecular Patterns) Xenobiotika-assoziierte molekulare Muster
ZNS	Zentralnervensystem

Abbildungsnachweis

Der Verweis auf die jeweilige Abbildungsquelle befindet sich bei allen Abbildungen im Werk am Ende des Legendentextes in eckigen Klammern. Alle nicht besonders gekennzeichneten Grafiken und Abbildungen © Elsevier GmbH, München.

E1104	Mitchell, T. et al.: Musculoskeletal Clinical Translation Framework: From Knowing to Doing (eBook), Perth (Western Australia), 2018.
E1106	Talley, N./O'Connell, S.: Talley and O'Connor's Clinical Examination - 2-Volume Set, 9th edition. Elsevier, 2021.
E1128	Malanga, G. A./Mautner K./et al.: Musculoskeletal Physical Examination, fourth edition. Elsevier, 2006.
F735-002	Schleip, R./Müller, D. G.: Training principles for fascial connective tissues: Scientific foundation and suggested practical applications. In: Journal of Bodywork and Movement Therapies, Volume 17, Issue 1. Elsevier, Januar 2013
G680	Robert C. Manske: Clinical Orthopaedic Rehabilitation. Elsvier/Mosby 2011
G1165	Salvo, S.G.: Massage Therapy: Principles and Practice. Elsevier Health Sciences, 2019.
G1166	Waring et al.: Musculoskeletal Ultrasound: How, Why and When. Elsevier Health Sciences, 2021.
H276-001	Kurtz, S.M./Silverman, J.D.: The Calgary—Cambridge Referenced Observation Guides: an aid to defining the curriculum and organizing the teaching in communication training programmes. In: Medical Eduation. Vol. 30, Issue 2, Page 7. John Wiley and Sons, Jan. 2009.
J751-100	iStockphoto.com
J787	Colourbox.com
J808	Shutterstock.com
L106	Henriette Rintelen, Velbert
L126	Dr. med. Katja Dalkowski, Erlangen
L138	Martha Kosthorst, Borken
L141	Stefan Elsberger, Planegg
L157	Susanne Adler, Lübeck
L190	Gerda Raichle, Ulm
L231	Stefan Dangl, München
L253	Dr. Wolfgang Zettlmeier, Barbing
P214	Stefan Nessizius, Innsbruck
P1284	Prof. Dr. Hannu Luomajoki, Winterthur
R469	Kulbe, A.: Sterbebegleitung. Elsevier GmbH, 2008.
S130-3	Deetjen/Speckmann: Physiologie, 3. Auflage, Urban&Schwarzenberg, München - Wien - Baltimore
V573	Ganzimmun AG, Mainz
W1198	MIELI Mental Health Finland, Helsinki (FIN)

Fehler gefunden?

An unsere Inhalte haben wir sehr hohe Ansprüche. Trotz aller Sorgfalt kann es jedoch passieren, dass sich ein Fehler einschleicht oder fachlich-inhaltliche Aktualisierungen notwendig geworden sind.
Sobald ein relevanter Fehler entdeckt wird, stellen wir eine Korrektur zur Verfügung. Mit diesem QR-Code gelingt der schnelle Zugriff.

https://else4.de/978-3-437-45252-9

Wir sind dankbar für jeden Hinweis, der uns hilft, dieses Werk zu verbessern. Bitte richten Sie Ihre Anregungen, Lob und Kritik an folgende E-Mail-Adresse: kundendienst@elsevier.com

Inhaltsverzeichnis

Einführung

Schmerz ist ein multidimensionales Phänomen. Das traditionelle biomedizinische Schmerzmodell, welches René Descartes vor 350 Jahren in seiner Dualismus-Theorie beschrieben hat, gilt heute nicht mehr. Darin postulierte Descartes die Idee, dass der Körper und die Seele zwei verschiedene Teile des Menschen seien, die nichts miteinander zu tun haben. Schmerz, so argumentierte er, gehöre zum körperlichen Teil und sei daher immer gewebebasiert. So skurril dieser Gedanke heute auch klingen mag, in der Welt der Medizin und des Gesundheitswesens ist er immer noch sehr präsent. Dies zeigt sich deutlich bei der Untersuchung und Behandlung von Schmerzpatienten. Man geht davon aus, dass Schmerzen typischerweise durch einen Gewebedefekt im Körper verursacht werden. Das ist natürlich oft der Fall. Aber nicht immer.

Das gewebebasierte Denken stellt heute eher ein Problem als eine Erleichterung für die Schmerzbehandlung dar. Menschen, die unter Schmerzen leiden, insbesondere unter chronischen Schmerzen, werden nämlich rein gewebebasiert betrachtet. Und wenn nichts zu finden ist, hilft diese Antwort dem Patienten nicht, sondern schafft Unsicherheit und schürt sogar Angst. Der Patient geht dann von Fachperson zu Fachperson, um nach einer Lösung und einer Erklärung für die Ursache des Schmerzes zu suchen. Andererseits kann es viele verschiedene Befunde auf der Gewebeebene geben, die aber nicht die Ursache des Schmerzes erklären und den Patienten eher verwirren und beunruhigen können.

Das heutige Verständnis von Schmerz hingegen basiert auf einem biopsychosozialen Modell. Verschiedene Faktoren (biologische, psychologische und soziale) beeinflussen, wie Schmerz erlebt wird. Obwohl dieser Ansatz schon seit Jahrzehnten diskutiert wird, ist er in weiten Teilen noch nicht in die Praxis oder in die Eigenwahrnehmung der Patienten eingeflossen.

Zu den biologischen Faktoren gehören anatomische, physiologische und pathologische Elemente, wobei die biologische Sichtweise durch bildgebende Verfahren, Labortests und andere sogenannte physische Methoden abgedeckt wird. Medikamente sind Teil der biologischen Behandlung von Schmerzen. Zum biologischen Aspekt gehört auch das Training der Muskeln und des Körpers.

Zu den psychologischen Faktoren zählen die Gedanken, Gefühle und Erfahrungen des Patienten. Jeder Mensch ist anders. Jeder macht andere Erfahrungen. Niemand kann wissen, wie sich jemand anderes fühlt oder wie er Dinge wahrnimmt und erlebt. Psychologische Faktoren werden durch Befragungen und Interviews erforscht. Die Behandlung dieser Faktoren beinhaltet Interaktion, Diskussion und Änderung von Verhaltens- und Denkmustern.

Soziale Faktoren sind Beziehungen, Familie, Arbeitsverhältnisse, Kollegen, Freunde und Hobbys. Diese Faktoren haben manchmal einen größeren Einfluss auf das Schmerzerleben als alle anderen Faktoren. Lebensstilfaktoren wie Essen, Übergewicht, Schlaf und soziale Beziehungen stehen vermutlich in einem engen Zusammenhang mit all diesen verschiedenen Aspekten.

Rücken- oder Nackenschmerzen sind gute Beispiele. Seit zwanzig Jahren ist bekannt, dass gewebebasierte Befunde, ob bildgebend oder klinisch, schlecht mit Erkrankungen korrelieren. Der Anteil der pathologischen Befunde bei Gesunden ist fast genauso groß wie bei Menschen mit Schmerzen. Wie können diese Befunde also den erlebten Schmerz erklären? In gewisser Weise und etwas überspitzt könnte man sich fragen, wie unsinnig es wäre, wenn ein Arzt zu einem Kopfschmerzgeplagten sagen würde: „Kein Wunder, Sie haben eine Glatze!" Das klingt ziemlich verrückt. Wenn wir aber wissen, dass es bei gesunden Menschen genauso viele Fälle von Bandscheibenvorfällen gibt wie bei Menschen mit Rückenschmerzen, wie lassen sich dann Rückenschmerzen erklären, ohne dass es sich um einen Bandscheibenvorfall handelt?

Wir sprechen also von einem bio-psycho-sozialen Modell. Die drei unterschiedlichen Aspekte können das Schmerzerleben gleichermaßen beeinflussen, jedoch bei jedem Menschen in einem anderen Ausmaß. Heute begegnen wir Patienten mit Schmerzen aus allen sozialen, beruflichen und ethnischen Schichten. Wir können Schmerz nicht nur aus einer einzigen Perspektive erklären. Wir brauchen Interdisziplinarität und einen multidisziplinären, ganzheitlichen Ansatz.

In diesem Buch wollen wir das Konzept des Schmerzes aus diesen verschiedenen Perspektiven erkunden. Das Buch ist grob in drei verschiedene Kapitel unterteilt: Hintergrundfaktoren, Untersuchung, Gespräch und Interaktion mit dem Schmerzpatienten und (der längste Abschnitt) die zahlreichen Möglichkeiten der Schmerzbehandlung.

In Kapitel 1 werden die allgemeinen Phänomene im Zusammenhang mit Schmerzen besprochen. Was ist Schmerz? Was ist die Bedeutung von Schmerz?

Schmerz ist eine Erfahrung. Es ist ein sehr individuelles Gefühl. Und weil es sich um eine Erfahrung und ein Gefühl handelt, kann Schmerz nicht auf eine mathematische, lineare Weise gemessen werden. Wenn jemand gestorben ist, gehen Sie dann zu einem Menschen, der diese Person geliebt hat und fragen: „Wie traurig sind Sie auf einer Skala von 0–10?" Das ergibt keinen Sinn. Andererseits ist Schmerz auch kein dichotomes Phänomen, welches mit ja oder nein beantwortet werden kann. Es ist nicht wie mit der Liebe: „Liebst du sie oder liebst du sie nicht?" Bei Schmerzen jedoch fragen Sie nach einer Einschätzung auf der Skala von 0–10. Kapitel 1 geht auch kurz auf die Physiologie von Schmerz ein: Was passiert wo? Außerdem werden die klinischen Mechanismen von Schmerzen untersucht. Wie können Sie anhand des Schmerzverhaltens des Patienten entscheiden, in welche Richtung es gehen soll und welche Schmerzmechanismen am stärksten ausgeprägt zu sein scheinen? Im ersten Teil gehen wir konkret auf das biopsychosoziale Modell ein. Wie sieht es in der Praxis aus? Die eigenen Gedanken des Patienten über den Schmerz können ein wesentlicher Faktor für das Erleben des Schmerzes sein. Wir nennen sie Gedankenviren. Oft sind sie iatrogen induziert, d. h. es handelt sich um Denkmuster, die uns von Fachleuten eingepflanzt worden sind. Diese Denkmuster können eher Probleme verursachen als Lösungen aufzeigen. Wir werden auch über die psychologischen Faktoren von Schmerzen sprechen, sowie über Angst und was Angst vor Schmerzen verursachen kann. Abschließend werden wir uns ansehen, was die Probleme von Schmerzpatienten sind und wie sie die Kontakte mit medizinischem Fachpersonal wahrnehmen. Die Kommentare sind nicht immer sehr freundlich – höchste Zeit für uns, in den Spiegel zu schauen.

In Kapitel 2 werden wir uns mit dem Umgang mit Schmerzen beschäftigen. Welche Fragen werden gestellt und was lässt sich aus dem Gesagten ableiten? Wie verläuft die klinische Argumentation? Dann geht es weiter mit dem Thema Interaktion und dem Erstgespräch. In diesem Kapitel sprechen wir auch konkret darüber, was Therapeuten, Ärzte oder Psychologen fragen, ermitteln und untersuchen sollten. Welche Fragebogen können hilfreich sein?

Kapitel 3 ist das umfangreichste und beleuchtet die verschiedenen Möglichkeiten der Schmerzbehandlung. Sie sind zahlreich. Wir haben versucht, so nah wie möglich an der Evidenz zu bleiben, d. h. an Daten, die auf wissenschaftlichen Studien basieren. Zwei großen Bereichen wird viel Platz eingeräumt: den kognitiven Aspekten, also der Patientenaufklärung und der Aktivitätsförderung und körperlichen Bewegung. Es gibt viele verschiedene Ansätze in der Patientenberatung, wie z. B. die Schmerzerklärung (Erklärung der Neurophysiologie), den sogenannten Protectometer oder die kognitive funktionelle Therapie. Je chronischer das Schmerzproblem ist, desto wahrscheinlicher ist es, dass psychologische Faktoren eine große Rolle bei der Heilung spielen und ein Psychologe gefragt ist. Die Möglichkeiten der medikamentösen Therapie, aber auch deren Grenzen und damit verbundene Probleme werden diskutiert. Der Leser erhält ein sehr klares Bild davon, was eine medikamentöse Therapie beinhaltet, welche Optionen zur Verfügung stehen und was deren Vor- und mögliche Nachteile sind. Auch invasive Methoden werden besprochen, und traditionelle Behandlungen wie Akupunktur oder TENS (transkutane elektrische Nervenstimulation) werden thematisiert und für die heutige Zeit aktualisiert. Entspannungs- und Atemübungen sind wichtig. In jüngerer Zeit sind die sogenannten Lifestyle-Faktoren näher ins Zentrum gerückt: Ernährung und Übergewicht, Schlaf und damit verbundene Probleme, aber auch soziale Faktoren wie Beziehungen und Familie. Natürlich gibt es noch viele andere Möglichkeiten, mit Schmerzen umzugehen, und wir empfehlen als zusätzliche Lektüre z. B. Helena Mirandas Buch *Rethinking Pain* oder Tapio Ojalas *Kivun Kanssa* (Mit Schmerzen).

Forschung und Erkenntnisse entwickeln sich ständig weiter. Es ist sehr wahrscheinlich, dass wir in zehn Jahren noch viel mehr wissen werden. Es lohnt sich also, aktiv zu bleiben und die Entwicklungen und neue Forschungen zu verfolgen.

Sie müssen dieses Buch nicht von vorne bis hinten lesen, sondern können diejenigen Einzelkapitel auswählen, die Sie besonders interessieren. Die eigene Stimme jeder einzelnen Autorin, jedes einzelnen Autoren ist in den verschiedenen Kapiteln unverkennbar. Das ist auch gut so. Sämtliche Autorinnen und Autoren sind erfahrene Schmerzexperten, ihre persönlichen Perspektiven auf das Thema sollten gehört werden. Manchmal sprechen sie über Patienten, manchmal über Klienten, manchmal über die Person, die Schmerzen hat oder unter Schmerzen leidet. Es gibt dabei kein richtig oder falsch.

Danke, dass Sie sich für diese Themen engagieren und interessieren! Wir hoffen, dass es uns gelungen ist, das zu erreichen, was uns alle als Autoren vereint: Patienten mit Schmerzen zu helfen. Wenn es uns gelingt, die Vorgehensweise von Fachleuten diesbezüglich zu verändern bzw. zu verbessern und sie dazu zu bringen, ihre eigene Arbeit mit diesen Menschen zu reflektieren, ist unsere Mission erfüllt.

Hannu Luomajoki und Fabian Pfeiffer,
im Namen der Autorengemeinschaft

I Das Schmerzbuch Teil 1 – Hintergründe

In den folgenden Kapiteln gehen wir auf die grundlegenden Aspekte des Schmerzes ein, die für das Verständnis, die Auswahl von geeigneten Tests und folglich auch die Wahl der Behandlungsmaßnahmen von elementarer Bedeutung sind. Die biopsychosoziale Perspektive nimmt hier den zentralen Stellenwert ein und sollte das klinische Denken und Handeln leiten. Zudem ist zentral zu erkennen, welcher Schmerzmechanismus die klinische Präsentation dominiert und welche Rolle psychologische Faktoren bei der Unterhaltung von persistierenden Schmerzen spielen können.

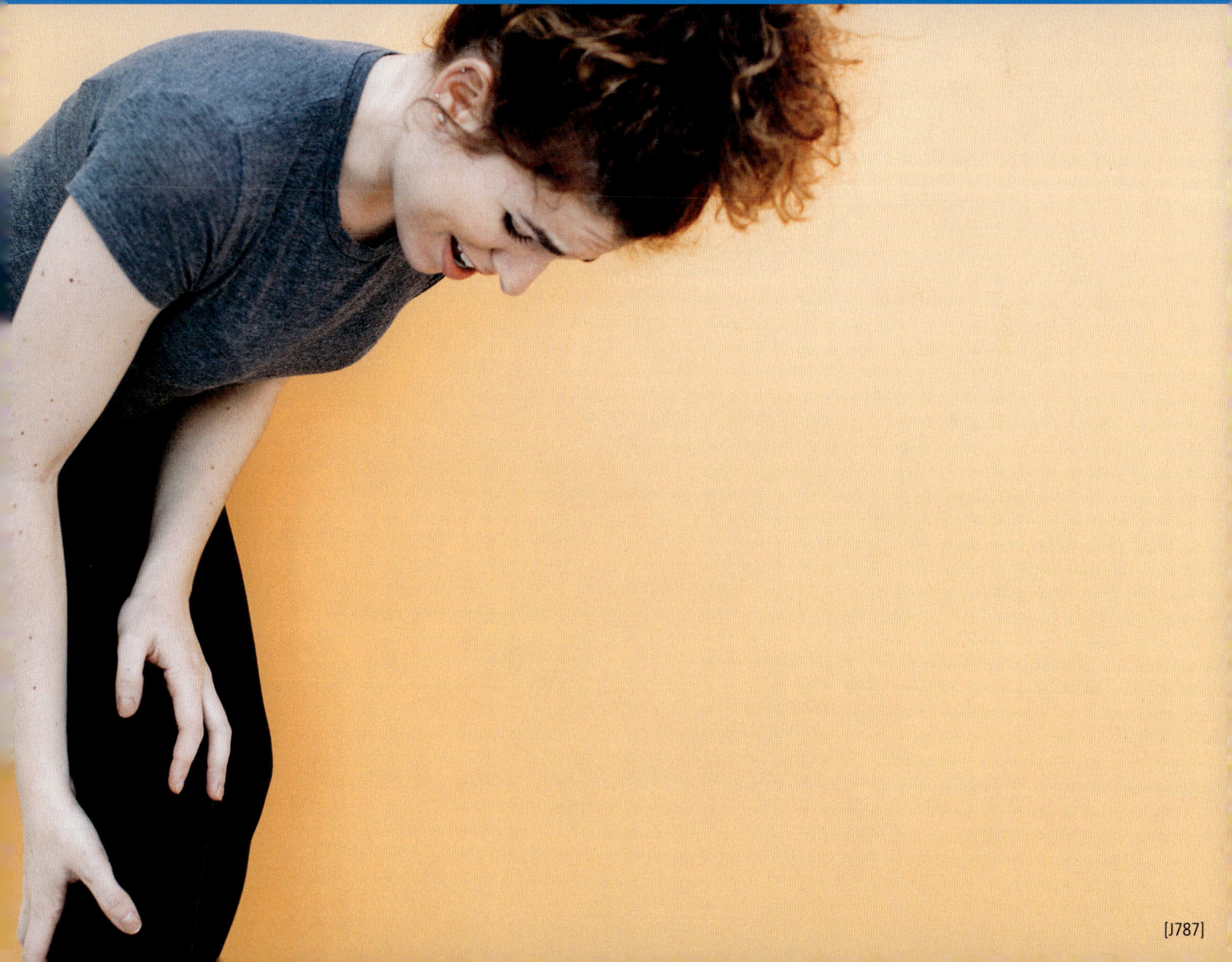

[J787]

KAPITEL

1

Hannu Luomajoki

Zum Hintergrund

Das traditionelle biomedizinische Schmerzmodell stammt ursprünglich aus der 350 Jahre alten Dualismus-Theorie von René Descartes. Darin formulierte Descartes die Idee, dass der Körper und die Seele zwei verschiedene Teile des Menschen sind, die nichts miteinander zu tun haben. Schmerz, so argumentierte er, gehöre zur körperlichen Seite und dementsprechend sei Schmerz immer und ausschließlich ein Ergebnis von strukturellen Pathologien. So seltsam dieser Gedanke klingen mag, dieses Modell ist in der Welt der Medizin und des Gesundheitswesens immer noch sehr präsent. Dies zeigt sich deutlich bei der Untersuchung und Behandlung von Schmerzpatienten. Man geht davon aus, dass Schmerzen typischerweise durch eine strukturelle Pathologie im Körper verursacht werden. Das ist natürlich oft der Fall, aber bei weitem nicht immer. Heute wissen wir, dass Schmerz ein multidimensionales Phänomen ist.

Die strukturelle Diagnose bei der Schmerzbehandlung ist heute eher problematisch, als dass sie von großem Nutzen ist. Menschen mit Schmerzen, insbesondere jene mit chronischen Schmerzen, werden meistens ausschließlich strukturell untersucht. Wenn sich dabei kein Befund ergibt, schafft diese Information Unsicherheit und sogar Angst, statt dem Patienten zu helfen. Der Schmerzgeplagte geht in der Folge von einem Arzt zum nächsten auf der Suche nach einer Lösung und Erklärung für die Ursache des Schmerzes. Andererseits gibt es manchmal viele verschiedene Befunde auf Strukturebene, von denen kein einziger die Ursache des Schmerzes erklären kann.

Das heutige Verständnis von Schmerz basiert auf einem biopsychosozialen Modell. Verschiedenen Faktoren (biologische, psychologische und soziale) beeinflussen, wie Schmerz erlebt wird. Obwohl bereits seit Jahrzehnten über diesen Ansatz gesprochen wird, ist er weder standardmäßig in der Praxis umgesetzt worden, noch ist er in der Selbstwahrnehmung der Patienten vorhanden.

Zu den biologischen Faktoren gehören anatomische, physiologische und pathologische Aspekte sowie Bildgebung, Labortests und andere sogenannte physische Faktoren. Medikamente zur Behandlung von Schmerzen werden der biologischen Dimension zugeordnet, wozu auch das Trainieren der Muskeln und des Körpers zählt.

Zu den psychologischen Faktoren gehören die Gedanken, Gefühle und Erfahrungen des Patienten. Jeder Mensch ist anders. Jeder macht andere Erfahrungen. Niemand kann wissen, wie sich jemand anderes fühlt oder wie er Dinge wahrnimmt und erlebt. Psychologische Aspekte werden durch Befragungen und Interviews erforscht und mit Interaktion, Diskussion und Änderung von Verhaltens- und Denkmustern beeinflusst.

Zu den sozialen Faktoren gehören Beziehungen, Familie, das Arbeitsumfeld, Kollegen, Freunde und Hobbys. Sie können sogar einen stärkeren Einfluss auf das Schmerzerleben haben als alle anderen Aspekte.

In diesem ersten Kapitel werden wir die grundlegenden Konzepte von Schmerz besprechen. Was ist Schmerz? Wie kann Schmerz neurophysiologisch erklärt werden? Was passiert wo? Wie können Schmerzmechanismen klinisch klassifiziert werden? Was bedeutet das biopsychosoziale Modell für die Praxis? Was bedeutet die Erfahrung von Schmerz? Was ist überhaupt die Bedeutung von Schmerz? Welche psychologischen Faktoren sind typischerweise mit Schmerzen verbunden? In diesem Kapitel wird auf Aspekte wie Angst, Angstvermeidungsverhalten und Katastrophisierung eingegangen. Ein Aspekt der Psychologie des Schmerzes sind die sogenannten Gedankenkreisläufe und wie man dabei helfen kann, vorwiegend negative Gedankenkreisläufe zu durchbrechen und Gedanken zu kontrollieren und zu verändern. Was erwarten Schmerzpatienten von uns Experten? Wo müssen wir unser Handeln aus Sicht des Patienten verbessern?

Willkommen also zum Schmerzbuch. Wir sind überzeugt, dass wir darin den neuesten Stand des aktuellen Wissens über Schmerzen präsentieren. Aber es gibt noch viel zu lernen, um herauszufinden, wie dieses Hintergrundwissen dann im Arbeitsalltag genutzt werden kann. Damit werden wir uns in den Kapiteln 2 und 3 befassen.

KAPITEL

2

Tapio Ojala

Was ist Schmerz? – Über die Verbreitung und Definition von Schmerz

2.1 Epidemiologie des Schmerzes

Schmerz gehört zum Alltag und zum Leben. Jeder von uns wird immer wieder mit Schmerzen konfrontiert – und jeder auf seine Weise: manche weniger häufig, aber viele rund um die Uhr, Jahr für Jahr. Es wird beispielsweise geschätzt, dass 70 % der Bevölkerung im Laufe ihres Lebens irgendeine Form von Rückenschmerzen erleben. Die meisten dieser Erkrankungen sind selbstheilend, d. h. gutartig [1].

Laut einer deutschen Übersichtarbeit aus dem Jahr 2011 beträgt die Prävalenz chronischer Schmerzen in Deutschland rund 17 %. Besonders häufig sind hier Nacken-, Schulter- und Rückenschmerzen als Ursache zu nennen. Somit haben fast 2 von 10 Personen in Deutschland aktuell ein chronisches Schmerzleiden. Der Grad der Chronifizierung bestimmt zu einem Großteil den Einfluss der chronischen Schmerzen auf die Lebensqualität und Aktivitäten [2].

> Jeder von uns wird früher oder später einmal mit Schmerz konfrontiert.

Es wird oft gesagt, dass Deutsche mehr Rückenprobleme hätten als andere Nationalitäten. Weiter wird allgemein angenommen, dass in Ländern mit niedrigem Einkommen weniger Rückenprobleme auftreten. Nach einer aktuellen Studie [3] trifft diese Behauptung nicht zu, wenn man die Krankheitsdauer in Jahren misst, d. h. die Anzahl an Jahren, die eine Person jeweils erkrankt ist. Weltweit, unabhängig vom Lebensstandard, sind Rückenprobleme mit einem Anstieg von mehr als 60 % zwischen 1990 und 2013 der klare Spitzenreiter unter den Gesundheitsproblemen. An zweiter Stelle steht die Depression, die im gleichen Zeitraum um mehr als 50 % zugenommen hat. An nächster Stelle stehen verschiedene Nackenbeschwerden, Migräne, andere Erkrankungen des Bewegungsapparates und medikamenteninduzierte Kopfschmerzen. Gibt es tatsächlich mehr Krankheiten als früher, oder werden einfach nur mehr erfasst? Das geht aus der Umfrage leider nicht hervor.

Eine aktuelle Studie [4] (Pain Alliance Europe, 2017, n = 3490) verdeutlicht die Häufigkeit chronischer Schmerzen: Jeder fünfte Europäer leidet unter chronischen Schmerzen. Laut der Studie gibt es in Europa etwa 95 Millionen Menschen mit chronischen Schmerzen. 60 % der europäischen Erwachsenen mit chronischen Schmerzen haben in den letzten 6 Monaten 2–9-mal einen Arzt wegen ihrer Erkrankung aufgesucht. Chronische Schmerzen haben bei 25 % der europäischen chronisch Schmerzkranken zu einer dauerhaften Arbeitsunfähigkeit, bei 40 % zu einer eingeschränkten Mobilität und bei 34 % zu Beziehungsproblemen geführt. Die

Gesundheitskosten und der Produktivitätsverlust aufgrund von chronischen Schmerzen werden in der EU auf mehr als 450 Milliarden Euro geschätzt, was nur um etwa 100 Milliarden Euro weniger ist als die gesamten Ausgaben des deutschen Staatshaushaltes [5].

Schmerzen können auch im Hinblick auf die Häufigkeit ihres Vorkommens betrachtet werden. Schmerz ist Teil des Menschseins und der Gesellschaft. Leben und menschliches Handeln werden immer wieder mit Schmerz konfrontiert. Ein Leben ohne Schmerz ist eher unwahrscheinlich, aber wenn das Leben nur aus Schmerz besteht, ist das Leben dann noch lebenswert [6]?

Erfahrungen aller Art – auch unangenehme – sind Teil des Lebens und wenn wir sie erleben, wissen wir, dass wir auch tatsächlich am Leben sind [7–10].

2.2 Patienten sind unzufrieden mit der Schmerzbehandlung

Laut der Umfrage der Pain Alliance Europe ist Fibromyalgie die häufigste schmerzverursachende Erkrankung (40 %), gefolgt von verschiedenen Muskel-Skelett-Erkrankungen wie Arthrose, Arthritis, Schmerzen im unteren Rückenbereich (6 %) und Hypermobilität (11 %). Die Mehrheit (38 %) der Menschen mit Schmerzen ist in der Obhut eines Allgemeinmediziners oder Hausarztes [5]. Schmerzkliniken und Universitätskliniken behandeln 14 % bzw. 7 %. Etwas weniger als der Hälfte (47 %) wurde eine komplementäre Therapie empfohlen, in Deutschland etwa 55 %. Etwas mehr als drei Viertel (78 %) der Europäer mit chronischen Schmerzen sagen, dass sie mit der Behandlung, die sie erhalten, unzufrieden sind. Am unzufriedensten sind die Spanier (90 %), am zufriedensten die Dänen, Portugiesen, Niederländer (30 %) und Finnen (25 %). In Deutschland liegt die Zufriedenheit etwa bei 15 %. Umgekehrt bedeutet dies, dass 85 % mit ihrer Versorgung unzufrieden sind, was leicht über dem europäischen Durchschnitt liegt.

Die Studie der Pain Alliance Europe wurde als Umfrage durchgeführt, bei der ein Fragebogen an eine zufällige Auswahl von Menschen mit chronischen Schmerzen geschickt wurde. Da die Rücklaufquote von Land zu Land stark variierte [1, 5, 11], sind die länderspezifischen Antworten kritisch zu betrachten.

Die Ergebnisse einer älteren – aber nicht zuverlässigen – Studie [12] über europäische Langzeitpatienten, die mit ihrer Behandlung zufrieden sind, scheinen in die gleiche Richtung zu weisen. Die Frage, ob der Schmerz durch die angebotene Versorgungsstruktur angemessen unter Kontrolle sei, bejahten dänische und belgische Patienten am häufigsten (je 61 %). Am zufriedensten mit der Behandlung chronischer Schmerzen waren die Dänen und Belgier (61 %). Die Studie zeigte, dass nur 29 % der Deutschen diese Frage mit Ja beantworteten, was im Umkehrschluss bedeutet, dass nur weniger Länder unzufriedener mit der gesundheitlichen Versorgung sind als Deutschland. Ein Grund dafür könnte sein, dass in Deutschland im europäischen Vergleich überdurchschnittlich oft Schmerzmittel (nicht-steroidale Antirheumatika, NSAR) verschrieben werden.

Aus der Wissenschaft

Zur Behandlung von Rückenschmerzen, insbesondere von Ischiasbeschwerden, werden häufig Medikamente wie NSAR oder sogenannte Kombinationspräparate eingesetzt, deren tatsächliche Wirksamkeit jedoch nicht belegt ist [1, 13]. Ineffektive Behandlungen lösen bei den Patienten Unzufriedenheit aus.

Bereits 2012 betrugen die geschätzten direkten und indirekten Kosten für Rückenschmerzen knapp 49 Milliarden Euro, was zum damaligen Zeitpunkt 2,2 % des Bruttoinlandproduktes entsprach [14].

Aus der Wissenschaft

Mit durchschnittlich 8,8 Abwesenheitstagen verzeichnet Deutschland im europäischen Vergleich die sechsthäufigste Krankschreibung.

Trotz ihrer Defizite bestätigt die Studie der Pain Alliance Europe die Wahrnehmung, dass Schmerzen eine Ursache für enorme Kosten, ungleichen Zugang zur Versorgung, unzählige menschliche Tragödien und Unzufriedenheit mit dem Versorgungsniveau sind. Im Großen und Ganzen ist die Situation für Menschen mit chronischen Schmerzen besonders düster. Nur zwei von hundert von ihnen sind in der Obhut eines Schmerzspezialisten. Knapp die Hälfte, 40 %, werden entweder unzureichend oder unwirksam behandelt. Ein Drittel, 30 %, erhält keine Behandlung oder hat seinen Zustand akzeptiert [12].

Die Expertise von medizinischem Fachpersonal, Apothekern und Physiotherapeuten wird nicht genutzt, um ein effektives Schmerzmanagement zu planen oder umfassende Entscheidungen zu treffen [14]. Eigentlich gäbe es jedoch bereits Arbeitsgruppen, welche nationale Behandlungsempfehlungen bezüglich Schmerzen erarbeiten und bis auf wenige Ausnahmen mit Ärzten besetzt sind.

Es gibt keinen Mangel an Forschungsdaten. Eigentlich wüssten wir, wie Menschen mit Schmerzen behandelt werden sollten.

Nur 20 % der Europäer mit chronischen Schmerzen erhalten Physiotherapie. Psychologische Dienste werden in der Regel erst dann hinzugezogen, wenn der Schmerz bereits chronisch ist, was eigentlich oft zu spät ist. Der Schaden ist dann schon angerichtet [14]. In der Folge versuchen wir dann bei der Behandlung hauptsächlich, den zusätzlichen Schaden zu beheben, den wir verursacht haben.

2.3 Schmerz ist mehr als Neurophysiologie – es geht um die Behandlung von Menschen

Die Erforschung von Schmerz hat rasante Fortschritte gemacht und unsere Erkenntnisse enorm erweitert. Das Gesamtbild ist jedoch noch unvollständig. Das Verständnis des großen Ganzen ist epistemisches Wissen über Schmerz als Phänomen, d. h. es versucht, die Frage zu beantworten: Wie können wir das Phänomen Schmerz zuverlässig untersuchen? Und die ontologische Frage lautet: Wovon sprechen wir, wenn wir über Schmerz sprechen und aus wessen Perspektive?

Solange sich Studien auf den Schmerz als neurophysiologisches Phänomen konzentrieren, wird unser Wissen und unser Verständnis dessen, was Schmerz als Erfahrung per Definition – also aus der Perspektive der Person im Schmerz – ist, unzureichend sein. Wenn das Ziel ein tieferes Verständnis von Schmerz und bessere Behandlungsergebnisse ist, müssen wir auch die Beziehung zwischen dem Menschen und Schmerz untersuchen.

> Schmerz ist nicht nur Neurophysiologie, also elektrochemische Nervenaktivität, die mit Messgeräten oder anderen Geräten erfasst und gemessen werden kann.

Schmerz ist weder nur etwas, das an einer Stelle bei einer Person geschieht, noch ist es ein einzelnes Symptom, eine Empfindung oder ein Gefühl, sondern per Definition eine Erfahrung, die in der ganzen Person stattfindet: im Körper und im Geist. Sie wirkt sich auf das gesamte Leben, die Funktionsfähigkeit, das Wohlbefinden und die Lebensqualität des Menschen aus. Das Studium von Schmerz sollte sich daher mehr darauf konzentrieren, was Schmerz ist und wie er gelebt und erlebt wird; in diesem Fall ist der Bezugsrahmen sowohl anthropologisch (der Mensch wird als sprachliches, bewusstes und kulturelles Wesen verstanden) als auch naturwissenschaftlich (für ihn gelten z. B. die Gesetze der Physik und Chemie) [15–17].

> Wäre Schmerz nur ein Symptom einer Funktions- oder Bewegungsstörung oder eines Gewebeschadens, würden Physiotherapie und Medikamente helfen, nicht aber eine Psychotherapie. Schmerz ist aber mehr als das und eine Psychotherapie wirkt oft um einiges besser als Physiotherapie oder eine medikamentöse Behandlung.

Oft führt die Kombination dieser Maßnahmen, eine multidisziplinäre Behandlung, zum besten Ergebnis. Noch besser wäre eine interdisziplinäre Behandlung. Dies liegt daran, dass die multidisziplinäre Behandlung nicht immer koordiniert und zielgerichtet ist und die Kommunikation zwischen den Leistungserbringern selten stattfindet. Bei der interdisziplinären Behandlung treffen sich die Leistungserbringer und besprechen den Patienten und seine Behandlung als Team. Manchmal wird auch der Patient in die Diskussion miteinbezogen. Eine interdisziplinäre Behandlung hat ein gemeinsames Ziel und wird auf gleicher Augenhöhe erbracht. Der größte Unterschied zwischen den Strategien ist, dass die interdisziplinäre Behandlung den ganzen Menschen therapiert, während sich die multidisziplinäre Behandlung oft nur auf den Schmerz fokussiert [18–21].

Zuvor haben wir festgestellt, dass nur sehr wenige Menschen mit chronischen Schmerzen in der Obhut eines Schmerzspezialisten sind. Noch weniger werden von einem multidisziplinären oder interdisziplinären Team behandelt, so dass es nur logisch ist, dass die Zahl der mit der Schmerzversorgung unzufriedenen Menschen viel höher ist als die Zahl zufriedener Menschen. Andererseits werden die Teilnehmer von Umfragen selten nach ihren Erwartungen oder Zielen gefragt. Wenn diese unrealistisch sind, wie z. B. eine Heilung von chronischen Schmerzen, ist klar, dass der Patient mit der erhaltenen Behandlung unzufrieden ist.

Deshalb sollten die Ziele gerade in praktischen Therapiesituationen realistisch, konkret, sowie handlungsbezogen sein: z. B. wieder Selbstständigkeit ohne Hilfsmittel erlangen, Effizienz gewinnen. Darüber hinaus sollten die Ziele eine klare zeitliche Begrenzung haben, d. h. ein Datum bis wann sie erreicht werden sollten [22].

2.4 Schmerz per Definition

In diesem Buch geht es um Schmerz und unser Anliegen besteht nicht darin, Ihnen verschiedene schmerzlindernde Fähigkeiten aufzuzeigen oder Tricks beizubringen, sondern Ihnen zu helfen, das Phänomen Schmerz zu verstehen. Diese These ist z. B. direkt vergleichbar mit der Kernkompetenz eines Physiotherapeuten, dessen primäre Aufgabe es nicht ist, Schmerzen zu beseitigen, sondern die Gesundheit, Mobilität und Funktionsfähigkeit des Patienten zu fördern, wiederherzustellen und zu erhalten, sowie Selbstversorgung anzuleiten und zu unterstützen [23, 24].

Schmerz wird von der International Association for the Study of Pain (IASP) definiert als:

DEFINITION

„Eine unangenehme sensorische und emotionale Erfahrung, die mit einer tatsächlichen oder potenziellen Gewebeschädigung in Zusammenhang steht oder einer solchen ähnelt." [25]

Diese Definition von Schmerzen wurde im Jahr 2020 angepasst und mit insgesamt sechs Anmerkungen versehen. Sie stellt fest, dass Schmerzen nicht notwendigerweise mit Gewebeschäden oder gestörten Körperfunktionen einhergehen. In der Konsequenz bedeutet dies, dass nicht immer eine strukturelle Ursache für den Schmerz gefunden wird, weder auf dem Röntgenbild noch auf dem MRT oder bei einer anderen Untersuchung. Ein typisches Beispiel hierfür ist der chronische Schmerz, oft auch als idiopathischer Schmerz bezeichnet, der Schmerzen beschreibt, deren Quelle nicht identifiziert werden kann. Wenn es aber außer Schmerzen keine Indikation für eine Therapie gibt, wie soll dann eine Behandlung aussehen?

2.5 Faktoren, die zu chronischen Schmerzen führen

Chronische Schmerzen sind Schmerzen, die länger als drei Monate andauern. Sie können durch viele Faktoren verursacht werden, wie z. B. durch diverse Krankheiten (Krebs, Rheuma, Diabetes) und verschiedene Arten von Gewebeschäden (Degeneration, Arthrose, Tendinose), wobei diese nicht zwingend mit Schmerzen verbunden sind [21].

Zu den prädisponierenden Faktoren für chronische Schmerzen gehören z. B. weibliches Geschlecht, höheres Alter, eine tiefere sozioökonomische Schicht, der geografische und kulturelle Hintergrund, der Arbeitsstatus sowie arbeitsbezogene und genetische Faktoren [26]. Darüber hinaus werden ein schlechter selbst wahrgenommener Gesundheitszustand, eine frühere Schmerzanamnese, Misshandlung, eine Schmerzanamnese in der Familie, eine Frühgeburt, ein Krankenhausaufenthalt in der Kindheit und die Aufnahme in ein Heim als prädisponierende Faktoren genannt [27].

Depressionen, Ängste und eine schlechte Wahrnehmung von Fähigkeiten erhöhen ebenfalls das Risiko für chronische Schmerzen [28]. Im alltäglichen Sprachgebrauch kann Depression fast alles bedeuten, von verschiedenen Gefühlszuständen wie Melancholie und Traurigkeit bis hin zur eigentlichen Krankheit, der Depression als schwere seelische Erkrankung. Schmerzen und verschiedene Formen der Depression sind sehr eng miteinander verbunden, aber ihre Beziehung ist unklar. Allerdings ist die Wahrscheinlichkeit, dass depressive Menschen an chronischen Schmerzen leiden, doppelt so hoch wie bei nicht depressiven Menschen. Depressionen prädisponieren eher für verschiedene Rückenbeschwerden als anatomische oder funktionelle Strukturen des Rückens. Aus therapeutischer Sicht ist es bemerkenswert, dass die Depression unverändert bleibt, auch wenn Schmerz gelindert wird, was die Hypothese bestätigt, dass es keinen kausalen Zusammenhang gibt. Daher erklärt die Pathologie oder Physiologie allein die Depression nicht, und die bloße Behandlung der körperlichen Symptome lindert die Depression nicht [29].

Neuere Studien zeigen, wie lose zusammenhängende Faktoren in Wirklichkeit sehr eng miteinander verbunden sind. So haben Studien gezeigt, dass Lebensstil und kardiovaskuläre Risikofaktoren prädisponierende Faktoren für chronische muskuloskelettale Erkrankungen sind [30].

2.6 Klinische Tests sind häufig unzuverlässig

Eines der Kernprobleme von Schmerzen ist die Unklarheit über ihre Ursache. Daher erfolgt die Schmerzbehandlung oft symptomatisch, typischerweise durch Massage oder eine andere manuelle Behandlung, Kälte, verschiedene Geräte oder elektrische Therapien und Medikamente. Diese Behandlungen können mit einem Wundverband verglichen werden, der eigentlich nicht heilen kann. Ein Erfolg ist sehr ungewiss.

Zur Untersuchung eines Schmerzpatienten gehören Bewegungs- und Funktionstests, um herauszufinden, was die Ursache für die Schmerzen ist. Die Tests selbst sind notwendig und hilfreich, aber sie sagen nur etwas über die Bewegung oder Funktion aus, nichts über Schmerzen und auch nicht, ob der Schmerz durch eine abnorme Bewegung verursacht wird oder ob die abnormale Bewegung durch den Schmerz verursacht wird. Was die Ursache anbelangt, sind die Tests unzuverlässig und sollten daher mit Vorsicht angewendet werden. Mit anderen Worten: Wenn Sie etwas Abnormales finden, wie können Sie dann sicher sein, dass Ihr Befund tatsächlich die Ursache für den Schmerz ist?

PRAXISTIPP

Ohne einen eindeutigen Zusammenhang mit der vom Patienten erfahrenen Beeinträchtigung ist eine Anomalie keine Indikation für eine Behandlung und muss nicht unbedingt therapiert werden.

Tests sagen nicht aus, was eine normale und was eine abnormale Bewegung oder Funktion ist, denn die Grenze zwischen normal und abnormal ist fließend. Darüber hinaus sind die Tests für „normale gesunde Erwachsene" konzipiert, so dass es, wenn der Patient ein Kind oder ein älterer Mensch ist oder einer anderen speziellen Gruppe angehört, zu Problemen bei der Anwendung der Tests und der Interpretation der Ergebnisse kommen kann [31], da es insbesondere bei manuellen Tests Unterschiede in der Zuverlässigkeit gibt.

Die Bewegungs- und anderen Tests, die zur Untersuchung des Patienten eingesetzt werden, sind weder spezifisch genug (um das zu testen, was sie testen sollen) noch empfindlich genug (um zwischen positiven und negativen Befunden zu unterscheiden) [31], aber trotz ihrer Mangelhaftigkeit sind sie bei geübten Händen und richtig interpretiert sehr hilfreich, um zu bestimmen, welche strukturellen Faktoren zum Schmerzerleben des Patienten beitragen. Tests und manuelle Untersuchungen sind gute Hilfsmittel, aber bei der Interpretation empfiehlt sich eine gesunde Kritik, denn die Ergebnisse sind oft mehr ein Sowohl-als-auch als ein Entweder-oder.

Testen und Forschen sind menschliche Tätigkeiten, deren Ergebnisse immer wieder auf Vermutungen beruhen. Nehmen wir an, Sie haben auf der Grundlage eines Interviews die Hypothese aufgestellt, dass Ihr Patient z. B. eine L4-Hypermobilität hat. Ihre Untersuchung bestätigt den Befund, aber Ihre Untersuchung bestätigt nur Ihre vorgefasste Meinung, nämlich das, was Sie finden wollten und nicht das, was Sie nicht finden wollten und was wahrscheinlich tatsächlich die Beeinträchtigung verursacht. Fordern Sie sich selbst heraus und versuchen Sie auf der Grundlage Ihrer verschiedenen Erkenntnisse, Ihre Hypothese eher zu widerlegen als zu bestätigen.

Typischerweise findet man das, woran man glaubt; das passiert oft nach einem Kurs oder Training. Ein OMT-Physiotherapeut kann Indikationen für eine manuelle Therapie finden, und jemand, der in psychophysischer Physiotherapie ausgebildet ist, kann bei derselben Person andere Indikationen finden – und beide haben gleichermaßen Recht oder Unrecht, wenn sie ihre Befunde in Bezug auf den Zustand des Patienten begründen. Die Befunde einer Krankenschwester, eines Ergotherapeuten, eines Arztes, eines Psychologen oder einer anderen Fachkraft können sich in gleicher Weise von denen eines Physiotherapeuten unterscheiden, denn jeder untersucht, zieht seine Schlussfolgerungen und entwickelt seinen individuellen Behandlungsplan, mit der gleichen Sorgfalt und Stichhaltigkeit. Aus diesen Gründen hat keiner mehr recht als der andere.

Aus der Wissenschaft

Die Kritik an der Interpretation von Tests wird dadurch gestützt, dass es starke Hinweise aus Studien gibt, dass z. B. Rückenschmerzen selten eine eindeutige neuromuskuläre Ursache haben.

Die Mehrheit, d. h. bis zu 90 % der lumbalen Erkrankungen sind unspezifisch, d. h. der Schmerz selbst ist die Hauptbeschwerde und es liegt keine eindeutige Anomalie oder Dysfunktion vor [30, 32]. Unspezifischer Schmerz ist ein negativ gefärbter Begriff, daher wird stattdessen der Begriff „normaler", „gewöhnlicher" oder sogar „gutartiger" Schmerz empfohlen. Der Begriff ist so zu interpretieren, dass Beschwerden dazu neigen, von selbst zu verschwinden. Nicht alle Beschwerden müssen behandelt werden.

Was sind die Ursachen von Schmerz? Was meinen wir überhaupt mit „Ursache"? Die Bedeutung der Ursache ist universell, nicht zufällig. Die Bedeutung ist immer gültig, nicht ab und zu oder manchmal [33]. Ein leerer Tank ist die Ursache für das Absterben eines Automotors. Das kann immer einmal passieren, aber ein leerer Tank ist nicht die einzige Ursache für das Absterben des Motors.

Die gleiche Regel gilt z. B. für die Achillessehne. Wenn sie reißt, sind die Wadenmuskeln immer außer Gefecht gesetzt, aber der Riss der Achillessehne ist nicht der einzige Grund für die Inaktivität der Wadenmuskulatur. Zugrunde liegt mindestens eine weitere Ursache. In diesem Fall könnte die Ursache für die Ruptur der Achillessehne eine Überlastung sein und die Überlastung wiederum ist durch eine andere Reihe verschiedener Ursachen oder prädisponierender Faktoren verursacht worden.

Man kann sich fragen, ob es überhaupt angebracht ist, das Wort „Ursache" zu verwenden, denn in Wirklichkeit haben wir nur zwei Phänomene – Ursache und Wirkung – zwischen denen es keine beobachtbare Realität gibt. Wir beobachten nur zwei Phänomene, deren Verhältnis zueinander – der vermeintliche Kausalzusammenhang – nicht beobachtbar, sondern eine abstrakte Hypothese ist.

Kausalität funktioniert gut, um Probleme in der unbelebten Natur zu erklären, wie z. B. bei Computern oder Autos, aber schlecht, um die belebte Natur zu erklären, weil Lebewesen durch eine Vielzahl von Faktoren, wie z. B. den Geisteszustand, den Kontext und soziale Beziehungen, beeinflusst werden [33].

Bertrand Russell [34] kritisierte die Anerkennung der Kausalität in den Humanwissenschaften mit dem Hinweis, dass sie das einzige Maß für Wissenschaftlichkeit und eine Art Besessenheit der Wissenschaftler zu sein scheint.

Zusammenfassend lässt sich sagen, dass es weder einen Test noch eine Studie gibt, die die Existenz von Schmerz beweist oder bestätigt.

DEFINITION

Die einzige verlässliche Quelle für Informationen über Schmerzen ist die Geschichte der Person, die darunter leidet: Man muss ihr vertrauen und glauben [9].

2.7 Netzwerke von Abhängigkeiten

Beim Mechanismus von Schmerzen und vielen anderen Beschwerden geht es eher um verschiedene Netzwerke von Abhängigkeiten als um eine einzelne kausale Beziehung (➤ Abb. 2.1). Netzwerke von Abhängigkeiten, die auf der Theorie der Systemanalyse basieren, beziehen sich auf das gleichzeitige Auftreten verschiedener Faktoren, die das Ergebnis beeinflussen. Kein einzelner Faktor verursacht ein Phänomen, sondern alle zusammen, so dass das Behandeln eines einzelnen Befundes keine sinnvolle Lösung für das Therapieergebnis ist [35, 36]. Schmerzen, insbesondere chronische Schmerzen, entstehen in der Regel nicht zufällig, sondern allmählich infolge einer Kombination vieler unabhängiger Faktoren, die zu einem bestimmten Zeitpunkt, z. B. in der Praxis eines Arztes, untersucht werden. ➤ Abb. 2.1 zeigt die Netzwerke von Abhängigkeiten, die mit Schmerzen verbunden sind.

Da die Ursache von Schmerzen nicht immer identifiziert werden kann, wird zunehmend die Rolle von psychosozialen Faktoren beim Schmerzerleben in Netzwerken untersucht. Schmerzbedingte Belastungen sind mit der Einstellung und den Wahrnehmungen des Patienten im Hinblick auf Schmerzen verbunden, die sich im Verhalten, in funktionellen Beeinträchtigungen, in emotionalen Störungen und typischerweise auch in Form von Schlafproblemen manifestieren [37–39].

Die häufigsten allgemeingültigen und **offensichtlich falschen** Ansichten im Zusammenhang mit Schmerzen sind die folgenden [38]:

- Schmerz bedeutet immer eine Art von Beeinträchtigung oder Verletzung.
- Wenn keine physische Verletzung bzw. Ursache gefunden werden kann, muss der Schmerz eingebildet sein.
- Chronische Schmerzen, bei denen eine gängige Behandlung unwirksam ist, sollten nicht ernst genommen werden.
- Für jede Krankheit und jedes Gebrechen gibt es ein Heilmittel oder einen besonderen Trick. Wenn nichts funktioniert, besteht immer noch die Möglichkeit einer Operation.
- Leidet man an Schmerzen, sollte man sich nicht mehr bewegen.
- Wenn der Schmerz schon lange anhält und der Arzt sagt, dass bereits alles Mögliche getan worden ist, bedeutet das, dass die Situation hoffnungslos ist.

> Wenn Sie glauben, dass etwas gefährlich, schädlich oder unvermeidlich zu sein scheint, beginnen Sie, sich entsprechend zu verhalten.

Daher können falsche Vorstellungen oft ein Hindernis für die Bewältigung von Schmerz sein, weshalb die Interaktion mit dem Patienten professionell und sachlich sein muss. Dies gilt besonders in Situationen, in denen Sie mit dem Patienten nicht-physische Aspekte des Schmerzes besprechen. In diesen Situationen kann der Patient das

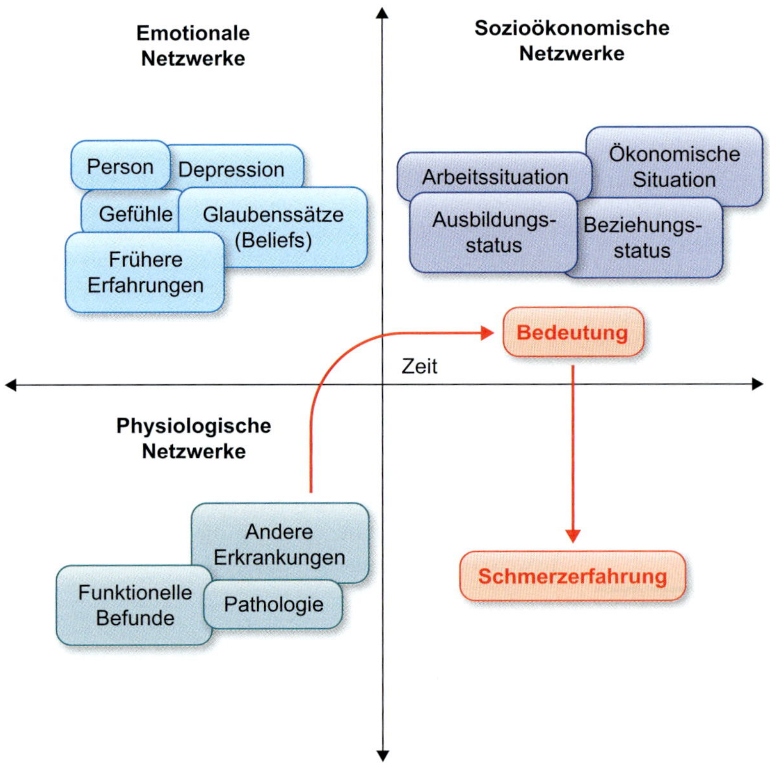

Abb. 2.1 Netzwerke von Abhängigkeiten [L231]

Gefühl haben, dass sein Schmerzempfinden angezweifelt und dass er als psychisch instabil angesehen wird. Einfühlungsvermögen und die Fähigkeit, anderen zuzuhören, gehören zu den wichtigsten Elementen der Interaktionsfähigkeit [40, 41].

Moderne Erklärungen für Schmerzphänomene betrachten den Menschen eher in seiner Ganzheit und beziehen nicht nur biologische und körperliche, sondern auch psychologische, soziale und kulturelle Faktoren mit ein, die alle miteinander in Beziehung stehen – allerdings ohne Kausalität [41–44]. Veränderungen eines Faktors spiegeln sich auch in anderen Faktoren wider, denn Menschen leben nicht in einem Vakuum. Daher ist Schmerz nicht immun gegen Lebensereignisse. Schmerz lebt und verändert sich mit der Person [45].

PRAXISTIPP

Faktoren, die vom Patienten während des Beratungsgesprächs identifiziert werden sollten, sind seine kognitiven, emotionalen, sozialen, physischen und Lebensstilfaktoren, sowie die Wahrnehmung seiner eigenen Bewältigungsfähigkeit. Nur selten wird nach persönlichen Stärken gefragt, die ihm helfen, mit seiner Erkrankung zurechtzukommen [56].

Dabei geht es nicht darum, die Beschwerden zu psychologisieren oder den Patienten zu stigmatisieren, sondern die Realität zu erkennen: Schmerzen und alle Krankheiten sind immer mit der psychischen und sozialen Welt des Menschen verknüpft.

Es gibt ausgezeichnete und einfach zu handhabende Fragebogen für psychosoziale Faktoren, wie z. B. den Linton-(Örebro-)Fragebogen, das STarT Back Screening Tool (SBST), die Tampa Scale of Kinesiophobia (TSK), den FABQ (Fear Avoidance Beliefs Questionnaire) und den BDI-Fragebogen (Beck Depression Inventory). Trotz der Verfügbarkeit von forschungsbasierten, zuverlässigen Fragebogen stellt eine Studie von Singla [46] fest, dass Physiotherapeuten Defizite bei der Nutzung von Forschungsdaten haben. Anstatt diese Fragebogen zu verwenden, bilden sie ihr Urteil über die psychosozialen Faktoren des Patienten auf der Grundlage eines Bauchgefühls, basierend auf dem Aussehen, dem Gang, der Sprache, dem Sitzen und dem Verhalten des Patienten.

2.8 Aktualisierte Definition von Schmerz

Die enge Beziehung zwischen Schmerz und Leben mag einer der Gründe sein, warum die englischen Forscher Williams und Craig [47] die Definition von Schmerz folgendermaßen präzisieren wollten:

DEFINITION

„Schmerz ist eine quälende Erfahrung, die mit Gewebeschäden einhergehen kann. Das Erleben von Schmerz schließt nicht nur Unbehagen mit ein, sondern auch eine Reihe von Emotionen, Überzeugungen, Wahrnehmungen und Einstellungen sowie eine Vielzahl von sozialen Faktoren."

Zusätzlich zu der Tatsache, dass Schmerz mit der Person lebt und sich verändert, verdeutlicht die Interpretation, dass Emotionen, Überzeugungen, Einstellungen und Wahrnehmungen sowie soziale Faktoren alle eine Rolle dabei spielen, wie Menschen ihren Schmerz verstehen und erleben.

Die aktualisierte Definition bestätigt die neuesten Forschungsergebnisse über die sehr komplexe Natur der Erfahrung Schmerz: Erstens, dass Schmerz mehr ist als eine unangenehme Empfindung oder sensorische Wahrnehmung (Nozizeption) und zweitens, dass Schmerz mehr ist als eine bloße psychologische Reaktion auf eine mögliche Pathologie [47, 48], wobei der Körper als biologische Maschine aufgefasst wird. Das Modell geht jedoch davon aus, dass die Maschine nach Behebung der Fehlfunktion wieder so funktioniert, wie sie sollte – eine Theorie, die bereits mehrfach widerlegt worden ist [49, 50].

Der Vergleich des Körpers mit einer biologischen Maschine bezieht sich auf die Physiotherapie und basiert auf dem Modell von Hislop [51], welches die Physiotherapie als pathokinesiologische Wissenschaft versteht, was sich wiederum auf eine naturwissenschaftliche Sichtweise der Ursachen von Beschwerden und die Durchführung einer Therapie allein auf der Grundlage körperlicher Befunde bezieht [52]. Das Konzept von Schmerz, das allein auf physischen oder anatomischen Befunden beruht, ist sehr befremdlich, denn es impliziert, dass der Schmerz beeinflusst werden kann, ohne dass die Person selbst betroffen ist. Ebenso muss aus therapeutischer Sicht erkannt werden, dass durch die Beeinflussung der Person – Gefühle, Denken und Verhalten – auch der Schmerz beeinflusst wird [53].

Auch die aktualisierte Definition von Williams & Craig [47] klärt nicht, was Erfahrung ist. Um Schmerz zu verstehen, muss man verstehen, was Erfahrung ist. Um das Erleben zu verstehen, muss man die Person als psychophysikalisch-soziales Ganzes begreifen, das mehr ist als die Summe seiner Teile und dass psychische, physische und soziale Faktoren – gemäß dem biopsychosozialen Modell – miteinander in Beziehung stehen [38, 42, 49]. Wenn man diese Überlegungen einmal gemacht hat, ist es leicht zu verstehen, warum die verschiedensten traditionellen Methoden bei Schmerzen, insbesondere bei chronischen Schmerzen, nicht immer funktionieren.

Zum Zeitpunkt der Erstellung dieses Artikels hat die IASP [25] die neue ICD-11 (International Classification of Diseases) veröffentlicht, die im Jahr 2022 eingeführt werden soll. Die ICD-11 teilt chronische Schmerzen in primäre oder sekundäre Schmerzen ein. Primäre chronische Schmerzen sind Schmerzen, die länger als drei Monate andauern, mit

Leiden und Beschwerden verbunden sind und keinem anderen Grund zugeschrieben werden können. Ein Beispiel ist der gängige Begriff „nicht spezifische Lumbalschmerzen". Sekundäre chronische Schmerzen sind Schmerzen, für die eine Ursache identifiziert werden kann. Dazu gehören Entzündungen, verschiedene strukturelle Befunde und Symptome, die mit anderen Krankheiten in Zusammenhang stehen, wie z. B. die bei Diabetes häufige Neuropathie.

Die Legitimierung des chronischen Schmerzes als Diagnose löst noch nicht das eigentliche Problem, nämlich den Grund für den chronischen Schmerz, noch wann und mit welcher Begründung die Pathologie als Ursache angesehen werden kann und wann nicht, vor allem, wenn man weiß, dass der weitaus größte Teil der Ursachen von Rückenschmerzen im Dunkeln bleibt. Diese Legitimierung bringt noch keine weitere Klarheit für die Definition des Problems oder der Therapie.

Aus therapeutischer Sicht stellt sich vor allem die Frage, wie sich die Diagnostik auf die Praxis auswirken wird, d. h. was sich in der Behandlung chronischer Schmerzen ändern bzw. nicht ändern wird, denn die Umsetzung in die Praxis, die Realisierung und die Implementierung bedeutet, die Behandlung chronischer Schmerzen zu einer interprofessionellen Behandlung auf der Grundlage der Forschung zu reformieren. Dies wirft die Frage nach der ausreichenden Anzahl an qualifizierten Fachkräften auf. Es wird Jahre dauern, bis der Bedarf an Fort- und Weiterbildung gedeckt ist. Wenn genügend Mitarbeiter vorhanden wären, warum werden deren Fähigkeiten nicht bereits genutzt?

Die viel beschworene Digitalisierung wird wohl kaum helfen. Stattdessen ist es ein guter Anfang, die Strukturen des Gesundheitssystems, die Hierarchie und die Art und Weise, wie die Schmerzbehandlung durchgeführt wird, an die Forschungsergebnisse anzupassen. Zurzeit werden die Häufigkeit von chronischen Schmerzen, deren Auftreten und der assoziierte Leidensdruck sowie der durch die Erkrankung verursachte Schaden jedoch noch unterschätzt. Zudem wird die Versorgung von Menschen mit chronischen Schmerzen nicht immer angemessen, ausreichend und richtig umgesetzt. Es sind also einschneidende Veränderungen nötig – „change is needed" [8–10, 15].

KAPITEL

3 Schmerzphysiologie – Wo passiert was?

Hannu Luomajoki

3.1 Einleitung: Der Weg von potenziell schmerzhaften Impulsen

Periphere Reize (Noxen) bewirken die Aktivierung von freien Nervenenden (Nozizeptoren). Dünne C-Fasern leiten die Informationen zur dorsalen Wurzel des Rückenmarks weiter, wo die Signale und Informationen mit der WDR-Zelle *(wide dynamic range interneuron)* synaptieren und die Information an den Thalamus weitergeleitet wird. Im Thalamus werden die eingehenden Informationen an die verschiedenen Regionen des Gehirns verteilt. Das Gehirn nimmt die Informationen wahr und entscheidet, ob diese eine Gefahr oder Bedrohung darstellen. Im Falle einer Gefahr oder Bedrohung wird das limbische System aktiviert, was wiederum zu einer Stressreaktion führt. Der Hippocampus und die Amygdala sind daran maßgeblich beteiligt. Über den Hypothalamus reagiert die Hypophyse mit der Produktion des Hormons Adrenocorticotropin (ACTH), das über die Blutbahn zur Nebennierenrinde transportiert wird, wo die Kortisolsekretion beginnt. Viele andere Bereiche des Gehirns werden bei Schmerzen ebenfalls aktiviert und verschiedene Neurotransmitter bestimmen, ob diese Reaktionen hemmend oder erregend wirken (➤ Abb. 3.1, ➤ Abb. 3.8).

MERKE

Es ist wichtig zu wissen, dass einzelne Rezeptoren und Nervenbahnen selbst nicht erkennen, welche Informationen sie an das zentrale Nervensystem und das Gehirn senden. Das Gehirn verarbeitet diese Informationen und entscheidet dann, ob es sich um ein bedrohliches, gefährliches Signal handelt oder nicht.

3

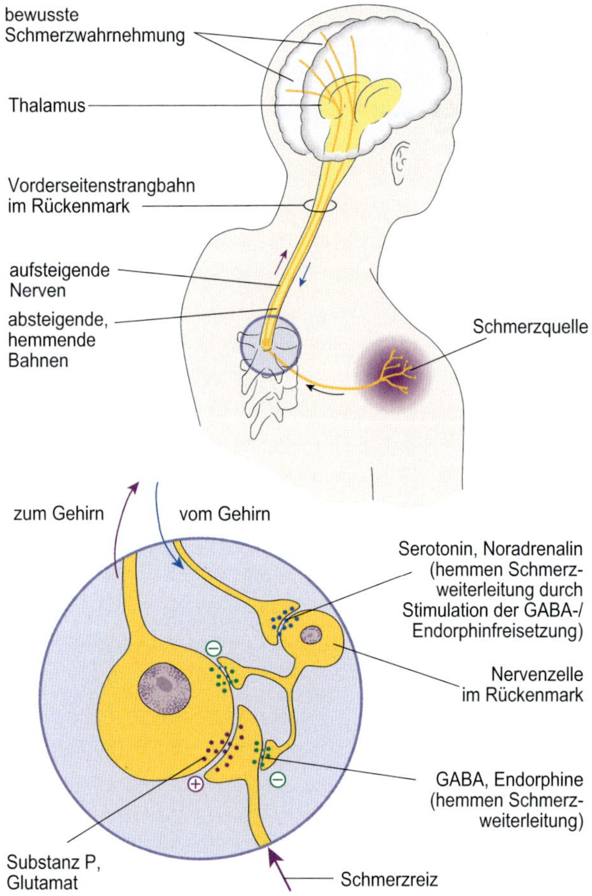

Abb. 3.1 Vom Schmerzreiz/-wahrnehmung Schmerzreiz bis zur Schmerzwahrnehmung. Die Reizleitung kann durch körpereigene Hemmsysteme unterdrückt werden. [L190]

Wird die eingehende Information als bedrohlich empfunden, löst sie verschiedene Reaktionen aus, zu denen auch der Schmerz gehört. Weitere Effekte sind Stress und die Ausschüttung von Kortisol, aber auch immunologische, motorische und andere Reaktionen.

3.2 Was geschieht in der Peripherie?

Das Modell von René Descartes ist der Grundstein des biomedizinischen Ansatzes der Schmerzforschung und besagt, dass nozizeptive Schmerzen durch chemische, mechanische und thermische Reize ausgelöst werden. Deren klinische Identifizierung wird im nächsten Kapitel erörtert. Schauen wir uns zunächst an, wie das Descartes-Modell überhaupt funktioniert.

MERKE
Das Descartes-Modell erklärt den nozizeptiven Schmerzmechanismus. Es gibt jedoch weitere erklärende Modelle in der Schmerzforschung.

Rezeptoren

Freie Nervenenden reagieren auf eine Vielzahl von Reizen und Empfindungen (➤ Abb. 3.2). So wird auch das Schmerzempfinden durch diese freien Rezeptoren vermittelt. Damit kommunizieren sie die Stellung, Lage und Bewegung der Gelenke und Muskeln (Propriozeption), sie spüren die Berührungen auf der Haut und sie übermitteln aus den inneren Organen den Füllungsgrad von Magen, Darm und Blase.

Merkel-Zellen sind Rezeptoren, die empfindlich auf den Kontakt mit der Oberflächenschicht der Haut reagieren. Die **Meissnerschen Tastkörperchen** nehmen auch Berührungen wahr. Die **Vater-Pacini-Körperchen** befinden sich in tieferen Hautschichten, in den Knochen und Sehnen sowie im Darm (➤ Abb. 3.2). Diese Nervenenden, respektive Mechanorezeptoren der Haut reagieren ebenfalls empfindlich auf Berührungen und vermitteln insbesondere Vibrationsempfindungen.

Bei einer Verletzung werden aus den Zellen des geschädigten Gewebes Entzündungsmediatoren freigesetzt, wovon Prostaglandin der Wichtigste ist. Diese erste Phase der Entzündung wird als zelluläres Stadium bezeichnet. In der zweiten oder neurogenen Phase werden C-Fasern durch Entzündungsmediatoren aktiviert. C-Fasern selbst schütten die Substanz P (Pain) in das Gewebe aus, was zu einer Gefäßerweiterung und Schwellung führt. Andere Entzündungsfaktoren wie Histamin und Serotonin werden über den Blutkreislauf in das Gebiet transportiert. Das entstehende „Entzündungspflaster" weckt auch „schlafende Nozizeptoren", also Nervenenden, die ursprünglich nicht an der Entzündung beteiligt waren.

Wenn das Gewebe zusammengedrückt bzw. gedehnt wird oder wenn der Blutfluss zum Gewebe durch einen anderen Faktor blockiert wird, ergibt sich eine Ischämie. Dies führt zu einer Azidose, einer Übersäuerung des Gewebes, auf die die Nozizeptoren wiederum reagieren.

MERKE
Nozizeption bedeutet nicht Schmerz, sondern das Entstehen von potenziell schmerzhaften Gefahreninformationen.

Periphere afferente Nervenfasern

Die afferenten (weiterleitenden) Nervenfasern der peripheren Nerven sind die A-, B- und C-Fasern. A-alpha und A-gamma sind als schnelle Nervenfasern an der Funktion der Muskelspindel beteiligt, d. h. an der Regulierung des Muskel- und Sehnentonus. A-beta ist ein schnell leitender Fasertyp, der mechanische Reize (Druck, Vibration, Berührung) überträgt. A-delta ist ein schneller Vermittler von Schmerzen und Temperaturempfindung. B-Fasern sind Fasern des autonomen Nervensystems. Die dünne und langsame C-Faser vermittelt das Gefühl von Schmerz und Wärme.

Aufsteigende und absteigende Fasern

Nozizeptive Informationen im Rückenmark erreichen den Thalamus durch die spinothalamische Bahn (Tractus spino-

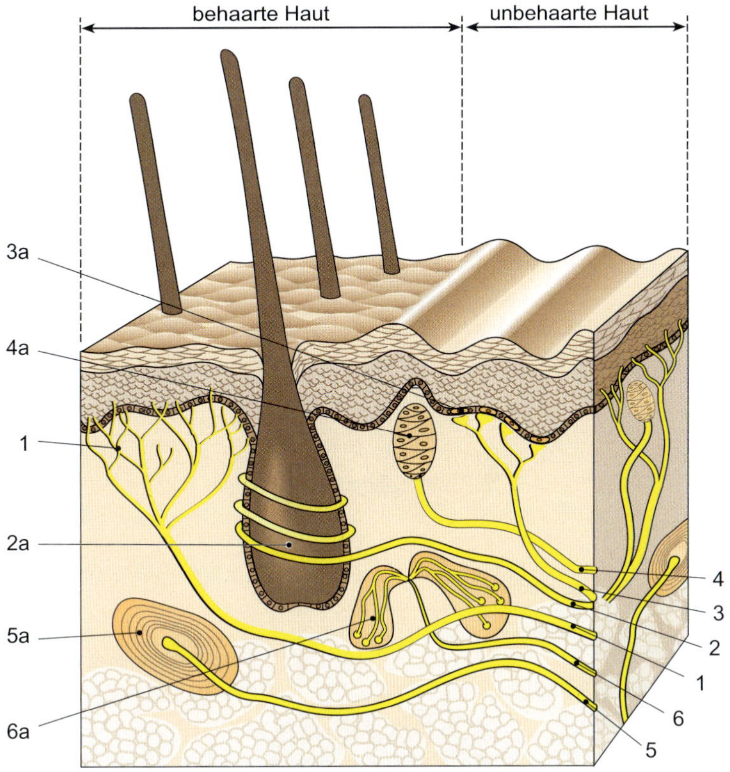

Abb. 3.2 Sinnesorgane der Haut. 1 Freie Nervenendigungen in Subkutis (hier nicht dargestellt), Korium und basaler Epidermis, 2–6 Nervenendigungen an: 2a Haarfollikeln, 3a Merkel- Merkel-Rezeptoren Rezeptoren (nur im Stratum basale der Epidermis), 4a Meissner-Rezeptoren (Meissner-Tastkörperchen Meissner-Tastkörperchen), 5a Vater-Pacini-Vater-Pacini-Körperchen Rezeptoren, 6a Ruffini-Ruffini-Körperchen Rezeptoren. [S130-3/L106]

thalamicus) (➢ Abb. 3.3). Die von der Peripherie kommende C-Faser synaptiert mit dem Wide-Dynamic-Range-(WDR-) Neuron an der dorsalen Wurzel. Die WDR-Zelle ist polymodal, d.h. sie kann mit verschiedenen peripheren Fasern synaptisch wirken. Dies bedeutet, dass die WDR-Zelle selbst nicht weiß, welche Informationen sie überträgt. Der Thalamus jedoch beginnt, diese Informationen von der Peripherie aus zu verarbeiten und sendet das Signal an verschiedene Teile des Gehirns. Das Gehirn versucht dann herauszufinden, was diese Informationen bedeuten. Die absteigenden Bahnen beginnen in verschiedenen Bereichen des Gehirns und aktivieren Neuronen im opioidrezeptorreichen Bereich des periaquäduktalen Graus (PAG) und danach im Bereich der rostroventralen Medulla (RVM) im Nucleus accumbens. Die von hier absteigende Bahn synaptiert an der dorsalen Wurzel des Rückenmarks an der gleichen Synapse wie die aufsteigende Bahn. Die Entscheidung darüber, welche Informationen in das Gehirn gelangen, wird in erster Linie an der ersten Synapse in der Spinalwurzel getroffen. Wenn die Hemmung der absteigenden Bahn stark genug ist, wird die aufsteigende Bahn überhaupt nicht aktiviert und die aus der Peripherie kommenden Informationen werden überhaupt nicht an das Bewusstsein weitergeleitet.

Hemmung in der Nervenwurzel des Rückenmarks

An der ersten Synapse in der dorsalen Wurzel des Rückenmarks entscheidet sich, welche Information die aufsteigende Bahn aktivieren kann (➢ Abb. 3.3). Diese Synapse empfängt verschiedene Impulse von peripheren Neuronen. Es gibt zwei hemmende Faktoren: segmental hemmende Interneuronen und die Hemmung der absteigenden Bahn. Ein Großteil der von der Peripherie kommenden Informationen wird bereits auf der Ebene des Rückenmarks gehemmt: Das Gehirn muss nicht ständig wissen, was im Körper vor sich geht.

MERKE

Die meisten peripheren Informationen werden bereits auf der Ebene des Rückenmarks gehemmt.

Warum kann der Nerv selbst Schmerzen verursachen?

Damit die Nerven selbst Schmerzen verursachen können, muss zunächst eine Nervenverletzung vorliegen. Nervenverletzungen stehen im Zusammenhang mit einer Neuroinflammation und der daraus resultierenden immunologischen Reaktion. Proinflammatorische Zytokine sammeln sich in dem Gebiet an und verursachen eine lokale Entzündungsreaktion [54, 55]. Die Entzündungsreaktion scheint sich entlang des Myelins in proximaler und möglicherweise auch in distaler Richtung auszubreiten. Diese immunologische Entzündungsreaktion erklärt das sogenannte Double-Crush-Phänomen [55]; häufig haben z. B. Patienten mit einem Karpaltunnelsyndrom Schmerzen und klinische Befunde im Nackenbereich.

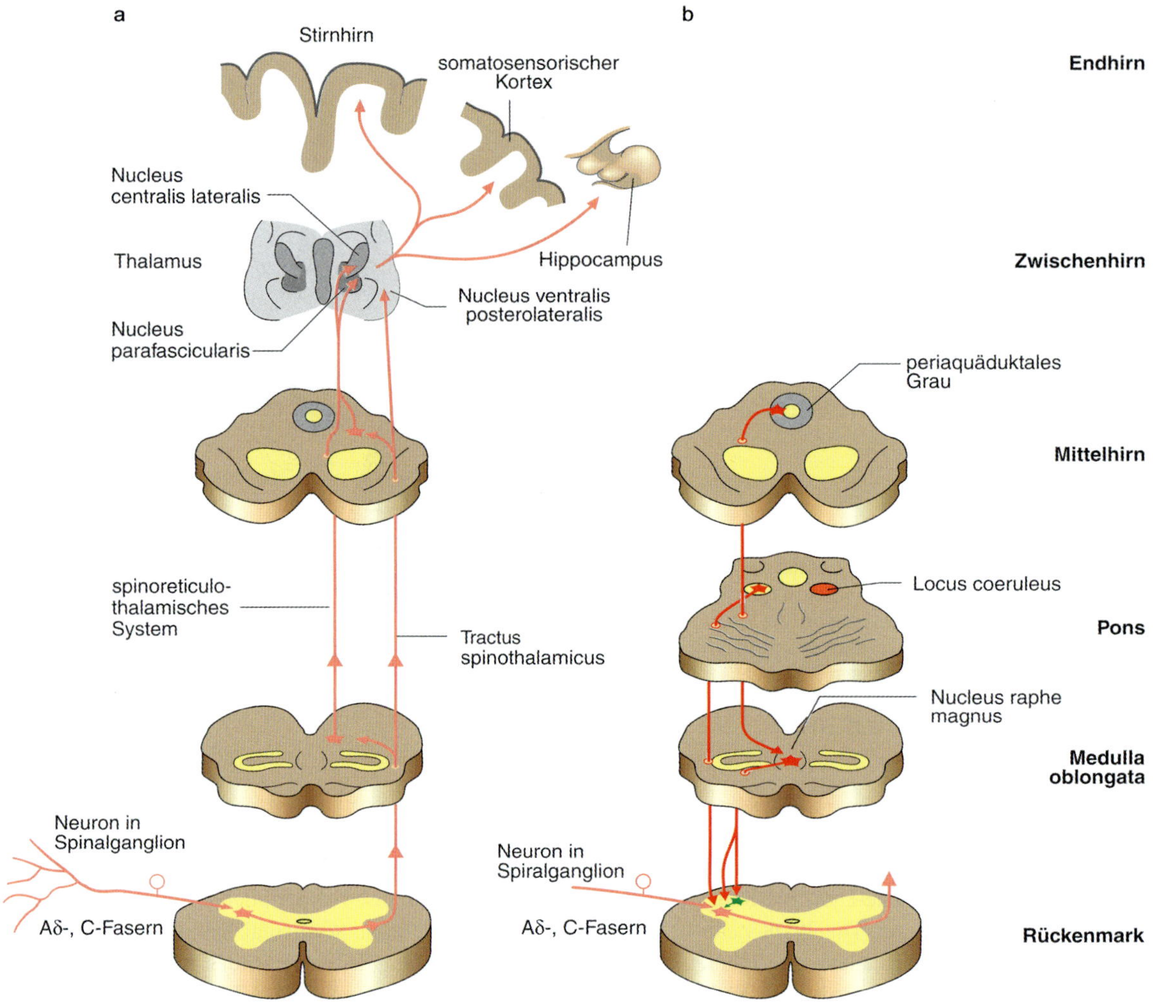

Abb. 3.3 Schematische Darstellung des nozizeptiven Systems. **(a)** Aufsteigende Bahnen. Eine thermische oder mechanische Noxe erregt die Nozizeptoren. Die Impulse werden durch nozizeptive Afferenzen (Aδ- und C-Fasern) über die Hinterwurzeln in das Rückenmark geleitet. Hier erfolgt die synaptische Erregungsübertragung auf Projektionsneurone, deren Axone im Tractus spinothalamicus oder im Tractus spinoreticularis zum Gehirn aufsteigen. Das direkte spinothalamische System endet im Nucleus ventralis posterolateralis des Thalamus. Dieser Kern projiziert weiter zum somatosensorischen Kortex. Das spinoreticulothalamische System wird in der Formatio reticularis umgeschaltet und endet im Nucleus centralis lateralis und parafascicularis des Thalamus. Von dort gibt es Verbindungen zum Hippocampus und Stirnhirn. **(b)** Absteigende Bahnen. Die synaptische Übertragung zwischen den primär-afferenten nozizeptiven Nervenfasern und den spinothalamischen Neuronen wird durch deszendierende Bahnen aus dem Nucleus raphe magnus und dem Locus coeruleus teils direkt, teils über Interneurone der Substantia gelatinosa (grün dargestellt) gehemmt. Die Raphe-magnus-Neurone werden vom periaquäduktalen Grau gesteuert. [L253]

Im peripheren Nerv wird der Schmerz selbst durch eine abnormale impulsgenerierende Stelle (AIGS) verursacht [56, 57]. Wenn ein Nerv verletzt wird, werden seine Wand, die Struktur der axonale Membran und seiner Ionenkanäle zerbrochen, was zu einer Unterbrechung der Weiterleitung des Nervensignals in den Ionenkanälen führt. Bei Nervenverletzungen können sich unphysiologische Ionenkanäle oder Membranrezeptoren bilden. Wenn diese aktiviert werden, können sie, wie der Name schon sagt, abnormale und schmerzhafte Impulse auslösen.

3.3 Schmerz und das Zentralnervensystem

Die zentrale Sensibilisierung, d. h. die Sensibilisierung des zentralen Nervensystems, ist vielleicht weiter verbreitet als wir denken. Diese Reaktion ist typischerweise, aber nicht ausschließlich, bei chronischen Schmerzen vorhanden. Der Schmerzmechanismus kann in einzelne Phänomene unterteilt werden, die mit der Funktion der Rückenmarkswurzel und mit der Funktion des Gehirns und den Schmerzreaktionen zusammenhängen.

Was geschieht auf der Ebene des Rückenmarks?
Bei starken Schmerzen, insbesondere bei neurogenen Schmerzen und Neuropathien, wird die erste Synapse der Rückenmarkswurzel sensibilisiert. Das Wide-Dynamic-Range-Neuron (WDR), ein Neuron zweiter Ordnung (die nozizeptive C-Faser ist ein Neuron erster Ordnung), kann seine Funktion bei kontinuierlichem nozizeptivem oder neurogenem „Bombardement" ändern (Wind-up-Phänomen). Der NMDA-Rezeptor an der Zellmembran, der normalerweise durch Magnesium geblockt ist, kann durch Glutamat, die Substanz P und andere erregende Neurotransmitter aktiviert werden, wodurch die Zellmembran für Informationen (Kalzium) durchlässiger wird [58, 59]. Auf diese Weise kann diese Nervenzelle dazu beitragen, ein schmerzhaftes Gefühl infolge von Reizen auszulösen, die normalerweise nicht schmerzhaft sind. Dies wird als sekundäre Hyperalgesie bezeichnet. Die Nervenzelle lernt, auf eine andere Art synaptische Aktivitätsmuster auszubilden und aktiviert zu sein. Es findet eine physiologische Sensibilisierung von Synapsen statt, wie sie beispielsweise beim Lernen auftritt: Nervenzellen werden empfindlich gegenüber Reizen und automatisieren so ihre Funktionen. Was den Schmerz betrifft, so ist diese Reaktion natürlich negativ und unangenehm, aber wie wir schon sagten, handelt es sich in gewisser Weise um ein physiologisches Lernphänomen.

MERKE
Das Wide-Dynamic-Range-Neuron (WDR), ein Neuron zweiter Ordnung (die nozizeptive C-Faser ist ein Neuron erster Ordnung), kann seine Funktion bei kontinuierlichem nozizeptivem oder neurogenem „Bombardement" ändern.

Der große Einfluss von Neurotransmittern
Ein weiteres Phänomen der zentralen Sensibilisierung ist die Sensibilisierung des Rückenmarks ohne Wind-up-Phänomen. Der Weg der endogenen Analgesie (auf dem der Placebo-Effekt basiert) endet genau an der Synapse, an der das Neuron erster Ordnung mit dem WDR-Neuron synaptiert. An dieser Synapse haben Neurotransmitter oder Mediatoren einen großen Einfluss.

Neurotransmitter lassen sich grob in zwei Gruppen einteilen: erregende (exzitatorische) oder sensibilisierende und hemmende (inhibitorische) oder desensibilisierende Neurotransmitter. Zu den erregenden Neurotransmittern gehören Stresshormone wie Adrenalin und Kortisol sowie die Substanz P, Glutamat und Cholezystokinin. Hemmende Substanzen sind die Wohlfühlhormone Serotonin, Dopamin, Oxytocin, körpereigene Opioide und Enkephaline (➤ Abb. 3.1). Diese Neurotransmitter werden je nach Kontext ausgeschüttet. Wenn wir Angst haben oder uns bedroht fühlen, bewirken die exzitatorischen Neurotransmitter eine Sensibilisierung in der dorsalen Wurzel. Infolgedessen empfinden wir mehr Schmerz. Inhibitorische Neurotransmitter hingegen sind aktiviert, wenn wir zuversichtlich, entspannt und gut gelaunt sind (➤ Abb. 3.4).

Was bewirkt die Freisetzung von Neurotransmittern?
Neurotransmitter stehen in direktem Zusammenhang mit unserem Wohlbefinden. Wenn die Dinge gut laufen und wir zuversichtlich („Alles wird gut gehen.") und entspannt sind, führt dies zu einer Freisetzung von hemmenden Substanzen: Schmerzen werden reduziert. Die Liebe ist wahrscheinlich der stärkste Auslöser von Wohlfühlhormonen. Oder haben Sie je einen verliebten chronischen Schmerzpatienten kennengelernt? Stressoren und Katastrophisierung („Es geht alles schief!", „Ich komme da nie wieder raus!") bewirken die Ausschüttung von erregenden Neurotransmittern. Sie sensibilisieren das Zentralnervensystem für das Schmerzempfinden. Mit anderen Worten: Die wichtigste Behandlung für einen Patienten mit chronischen Schmerzen besteht darin, Vertrauen in die zukünftige Genesung zu gewinnen. Lesen Sie dazu später im Buch, welche Bedeutung u. a. Kontextfaktoren haben und in welchem direkten Zusammenhang diese mit der oben erwähnten Sensibilisierung des zentralen Nervensystems stehen.

MERKE
Die zentrale Sensibilisierung erfolgt auf zwei verschiedenen Ebenen: im Rückenmark und im Gehirn.

3.4 Die Rolle des Gehirns bei der Schmerztherapie

Bei der Schmerzverarbeitung geht es um die Reaktion des Gehirns auf nozizeptive Reize. Der Thalamus leitet Informationen aus der Peripherie an verschiedene Bereiche des Gehirns weiter. Der präfrontale Kortex zum Beispiel verarbeitet eingehende Informationen und entscheidet, ob eine Gefahr besteht oder nicht (➤ Abb. 3.5). Im Falle einer Gefahr wird das limbische System aktiviert, was zu einer Stressreaktion führt. Mehrere andere Gehirnregionen wie die Kleinhirnrinde, der anteriore cinguläre Kortex (ACC), die Basalganglien, das Kleinhirn und der sensorische Kortex werden ebenfalls aktiviert [60].

Emotionen, Gedanken und die persönliche Einstellung haben einen sehr starken Einfluss auf das Schmerzempfinden [61, 62]. Sie können positiv und hemmend oder negativ und erregend sein. Schmerz ist immer kontextabhängig. Ist Schmerz mit Gefahr und Bedrohung verbunden? Gibt es eine Gefahr oder eine Bedrohung durch den Schmerz? Ist die Situation beängstigend oder verursacht Unsicherheit? Oder ist der Patient zuversichtlich, dass alles in Ordnung ist und gut werden wird? Es empfiehlt sich, den Patienten zu fragen, ob er die Ursachen des Schmerzes kennt und was

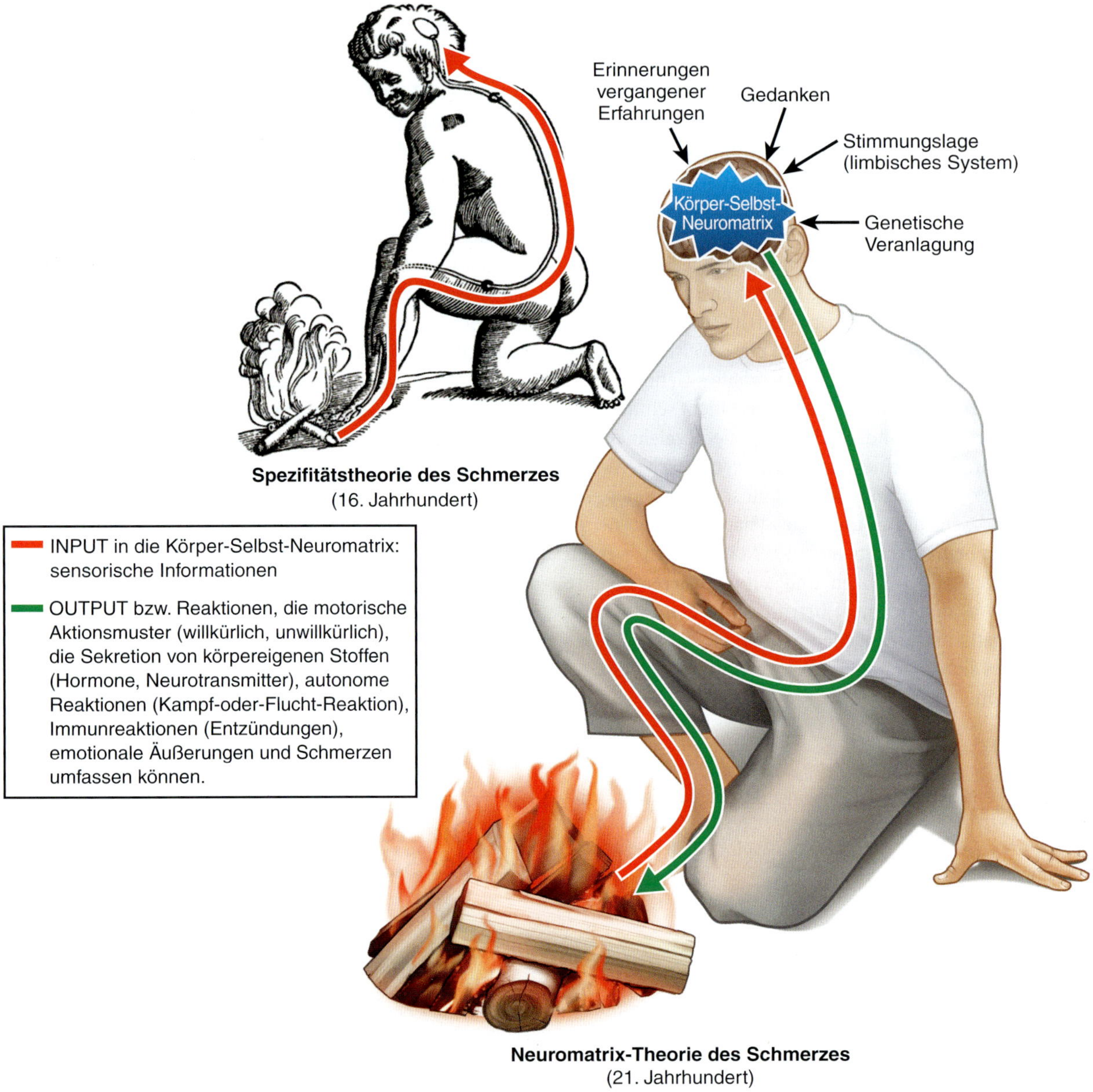

Abb. 3.4 Spezifitätstheorie des Schmerzes und Neuromatrix-Theorie des Schmerzes. [G1165]

seiner Meinung nach geschehen sollte, um den Schmerz zu lindern.

Psychosoziale Faktoren sind bei der Behandlung von Schmerzen wichtig [62]. Was denkt der Patient selbst über die Ursachen und Folgen? Hat er zu wenig Selbstbewusstsein: „Ich kann ja nicht wissen, was los ist – ich bin kein Arzt." Andererseits kann der Patient guter Dinge und überzeugt sein, dass „solange ich mich bewege und meinen Körper stärke, wird alles gut". Oder er hat die Gewissheit, dass er in guten Händen ist und gut behandelt wird.

Der Placebo-Effekt spielt eine wichtige Rolle bei der Behandlung [63, 64]. Der Glaube, dass eine Therapie helfen wird, kann eine starke Reaktion auf die Behandlung hervorrufen. Aber auch der Gegenspieler des Placebos, der Nocebo-Effekt, ist relevant. Unerfreuliche Informationen („Das sieht nicht gut aus.", „Ihr Rücken ist kaputt.") verschlimmern die Schmerzen, deshalb sollten negative Informationen möglichst vermieden werden. Der Patient sollte gut und positiv informiert werden. Dies erfordert natürlich Zeit und Geduld.

Die Hirnforschung hat in den letzten Jahren enorme Fortschritte gemacht und man weiß heute, dass dem Gehirn bei der Behandlung von Schmerzen eine wichtige Rolle zukommt [65–67]. Auch in der Physiotherapie wird über die Rolle des Gehirns vermehrt diskutiert, vor allem bei der Behandlung von chronischen Schmerzen [60], wie zum Beispiel bei chro-

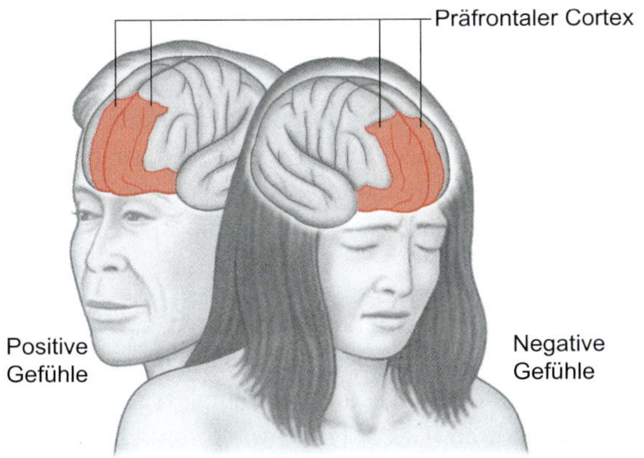

Abb. 3.5 Positive Gefühle – negative Gefühle – präfrontaler Kortex. [L231]

nischen Rückenschmerzen. Im nächsten Abschnitt wird die Struktur des Gehirns erläutert.

MERKE

Die Schmerzwahrnehmung wird im Gehirn erzeugt; es ist das Gehirn, das entscheidet, welche Informationen aus der Peripherie als Schmerz wahrgenommen werden.

3.4.1 Anatomie des Gehirns

Das Gehirn besteht aus 100 Milliarden Neuronen, die alle mit 5.000 bis 10.000 anderen Neuronen kommunizieren können. Hierdurch bildet sich ein Netzwerk aus, welches bei jeder Person anders ist. Die Nerven werden entsprechend den ihnen gegebenen Reizen verknüpft und vernetzt. Ein Neugeborenes bildet jede Sekunde Millionen dieser Synapsen. Aber auch ein Erwachsener vernetzt sein ganzes Leben lang Nervenzellen. Jede neue Idee, jedes neue Lied und jede neue motorische Fähigkeit bedeutet tausend neue Netzwerke, die sogenannte Neuromatrix [65]. Es sind Netzwerke, die aktiviert werden, je nachdem, was im Kopf von jemandem vor sich geht.

Die Neuromatrix-Theorie bedeutet, dass Nervenzellen niemals alleine funktionieren, sondern sich ständig miteinander vernetzen (mit Tausenden oder Millionen von Neuronen) (➤ Abb. 3.6). Somit basieren alle Dinge, die wir lernen, auf einer Neuromatrix, d.h. einem neuronalen Netzwerk, das beim Denken, Singen, Tanzen und auch bei Schmerz aktiviert wird. Je mehr dieses Netzwerk aktiviert ist, desto leichter entzündet es sich.

Wenn bestimmte Bereiche des Gehirns immer zusammen aktiviert sind, entsteht ein sogenannter *neurotag*.[1] Es ist wie ein Netzwerk der Signale, das immer aufleuchtet, wenn etwas darauf hindeutet, dass ein Ereignis wieder geschehen könnte. Unser Leben, unser Bewusstsein und unsere Erinnerungen basieren auf *neurotags*. Wenn wir zum Beispiel ein Lied hören, wird dessen *neurotag* sofort aktiviert. Es kann so weit gehen, dass wir diesen *neurotag* ohne die Musik aktivieren können: So können wir das Lied ohne vorgegebene Musik oder vorgegebenen Text in unseren Köpfen singen und summen. Manchmal spielen diese Lieder in unseren Köpfen, auch wenn wir es gar nicht wollen. Dies ist ein großartiges Beispiel dafür, wie das Gehirn und diese *neurotags* funktionieren. Wir haben einen *neurotag* für vertraute Personen, Lebensmittel, Orte, Düfte und so weiter. Ich werde darauf in ➤ Kap. 3 zurückkommen, wenn der Protectometer besprochen wird.

Eine typische Neuromatrix

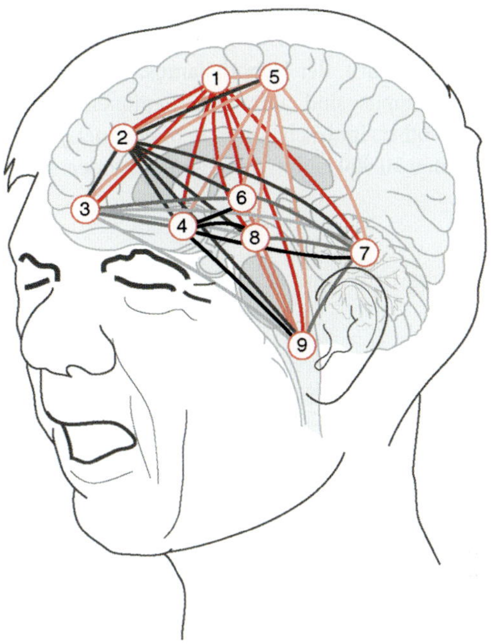

1. Prämotorischer/motorischer Kortex: Bewegungen vorbereiten und organisieren
2. Cingulärer Kortex: Konzentration und fokussieren
3. Präfrontaler Kortex: Problemlösung und Gedächtnisfunktionen
4. Amygdala: Angst, Angstkonditionierung, Sucht
5. Sensorischer Kortex: sensorische Diskrimination
6. Hypothalamus/Thalamus: Stressreaktionen, autonome Regulation, Motivation
7. Cerebellum: Bewegung und Kognition
8. Hippokampus: Gedächtnis, räumliches Vorstellungsvermögen, Angstkonditionierung
9. Rückenmark: Filtern von peripheren Informationen

Abb. 3.6 Neuromatrix-Modell. [G680]

Aufgabe:
Überlegen Sie, welche Art von *neurotags* (auch Neurosignatur genannt) Sie gespeichert haben.

Die Aktivitäten verschiedener Gehirnregionen können aus evolutionär-biologischer Sicht unterteilt werden. Über Millionen von Jahren hat sich das Gehirn weiterentwickelt, wie

[1] tag (engl.) = Markierung, Schildchen/Etikett, Signatur, Kennzeichnung

an dem makroskopisch weitgehend ähnlichen Nervensystem verschiedener Säugetiere erkennbar ist. Der Bereich vom Rückenmark bis zum Hirnstamm ist immer noch sehr ähnlich. Das Mittelhirn, der Hypothalamus, die Amygdala und der Hippocampus sind autonome Regionen und werden zusammen oft als limbisches System bezeichnet, welches sich in den letzten 70.000 Jahren nicht groß verändert hat.

Es gibt so viele Nervensynapsen im Gehirn wie Sand am Meer.

Der Kortex ist der Bereich, der den Menschen am deutlichsten von anderen Säugetieren unterscheidet. Dort finden bewusste, kognitive sowie übergeordnete Funktionen statt. Zwischen dem Mittelhirn und der Kortikalis befinden sich der cinguläre Kortex und der Inselkortex. Dort werden Emotionen, Empathie und Persönlichkeit gebildet. Es wird angenommen, dass das Cingulum die oberflächlichen und tiefliegenden Teile des Gehirns verbindet und für unsere Intuition verantwortlich ist.

3.4.2 Hirnstamm: Serotonin- und Noradrenalin-Systeme

Der Hirnstamm, ein sehr primitives System, beherbergt die wichtigen Raphe-Kerne und den Locus coeruleus. Serotonin wird in den Raphe-Kernen und Noradrenalin im Locus coeruleus produziert. Beides beeinflusst die Stimmung und damit die Funktion des gesamten Gehirns [60]. Serotonin ist ein Wohlfühlhormon und vor allem ein wichtiger Schmerzhemmer. Wenn wir einen guten Tag haben und die Dinge gut laufen, fühlen wir uns zuversichtlich und glücklich. Ist es hingegen ein schlechter Tag, regnet es, kommt etwas Schlimmes auf uns zu, tritt das Noradrenalin-System in Aktion. Um es ganz einfach auszudrücken: In der Physiotherapie ist es wichtig, eine positive Grundhaltung zu erreichen, den Patienten zu beruhigen und ihm das Gefühl zu geben, dass er jetzt in guten Händen ist, was sein Selbstvertrauen und eine positive Einstellung fördert.

3.4.3 Kortex – sensorischer und motorischer Kortex

Gehirnstudien mithilfe der funktionellen Magnetresonanztomografie (MRT) haben unser Wissen über die Funktion der Hirnrinde, des kortikalen Kortex, erweitert. Auch in der Physiotherapie hat man bereits viel über die Repräsentationsbereiche des sensorischen Kortex gelernt [68, 69]. Im sensorischen Kortex befindet sich der sogenannte Homunkulus, der die verschiedenen Körperteile repräsentiert; je größer der Repräsentationsbereich ist, desto klarer ist das Bild und die Wahrnehmungsfähigkeit dieses Körperbereichs im Gehirn. Dies kann mit einem Zwei-Punkt-Diskriminationstest überprüft werden (➢ Abb. 3.7) [70]. Der Fingerbereich und der Gesichtsbereich nehmen einen großen Platz ein und haben daher eine hohe Auflösung. Im Gegensatz dazu ist z. B. der Rücken nur ein kleiner Punkt. Am Zeigefinger beträgt die Auflösung von zwei Punkten etwa 2 mm, während sie am Rücken 4–5 cm beträgt.

Aus der Wissenschaft

Studien haben gezeigt, dass chronische Schmerzen wie Phantomschmerzen [71] und das komplexe regionale Schmerzsyndrom (CRPS) [72] sowie chronische Rückenschmerzen [88] die Wahrnehmung einer bestimmten Körperregion verändern. Klinisch bedeutet dies, dass der Patient nicht mehr wahrnimmt, wo der Schmerz genau ist, sondern ihn überall auf der Hand oder überall auf dem Rücken verspürt.

Glücklicherweise ist diese Wahrnehmungsfähigkeit plastisch, d. h. variabel, und kann durch Training des Körperbildes verbessert werden [73], konkret durch Zwei-Punkt-Diskrimination (➢ Abb. 3.7) oder Graphästhesie (Zeichnen und Schreiben von Zahlen und Buchstaben auf dem Rücken). Es wurden bereits einige Vorstudien veröffentlicht und die ersten Ergebnisse sind ermutigend [74].

Der motorische Kortex ist ein Nachbar des sensorischen Kortex. Beide sind direkt miteinander verbunden. Wenn die Wahrnehmung des Körpers beeinträchtigt ist, reagiert der motorische Kortex möglicherweise nicht richtig. Dies zeigt sich in Form von Schwierigkeiten bei der Koordination, beim Halten des Gleichgewichts, bei der Bewegungskontrolle und der Propriozeption, was zum Teil relativ einfach klinisch zu untersuchen ist [70]. Training bzw. Bewegungen haben einen großen Einfluss auf den sensorischen Kortex und damit auch

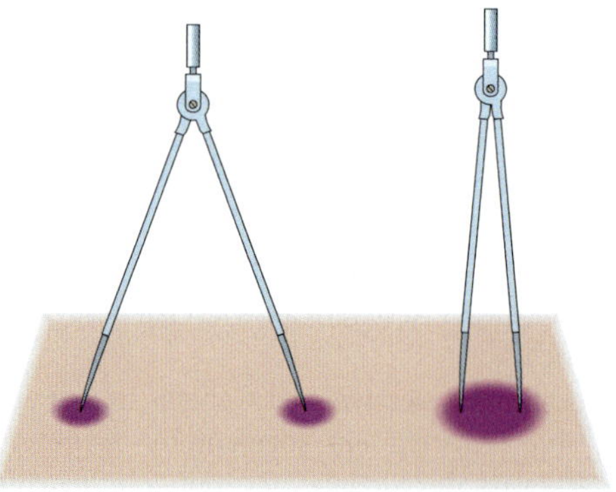

Abb. 3.7 Tastpunkte und Zweipunktschwelle der Haut. Die Spitzen eines Tastzirkels werden mehrmals mit unterschiedlichem Abstand auf die Haut aufgesetzt. Solange sich die Spitzen in zwei unterschiedlichen Tastpunkten (rezeptiven Felder) befinden, können sie als getrennt wahrgenommen werden (Zweipunktdiskrimination). [L190]

auf das Körperbewusstsein. Es ist wichtig zu beachten, dass die Bewegungen und Übungen gezielt und bewusst ausgeführt werden. Gute Beispiele hierfür sind Übungen der Alexander-Technik, Feldenkrais und Pilates. Das Körperbewusstsein ist ein psychologisch wichtiger Faktor und beeinflusst das Selbstvertrauen und die Gemütslage. Weiter wird vorgeschlagen, anstatt eines lockeren Sweatshirts zum Joggen oder ins Fitnessstudio enganliegende Trikots zu tragen. Enge Kleidung gibt dem sensorischen Kortex Feedback und fördert das Gefühl besserer Körperbeherrschung.

3.4.4 Kortex – kognitive Faktoren

In Gesundheitsberufen Tätige unterschätzen häufig die kognitiven Fähigkeiten von Patienten, neurophysiologie Prozesse zu verstehen, obwohl man weiß, dass es die Behandlung von Schmerzen unterstützt, wenn dem Patienten die neurophysiologischen Zusammenhänge erklärt werden [75, 76].

In ihrem Buch *Schmerzen verstehen* [77] postulieren Butler und Moseley, dass sich die Bewältigung von Schmerzen verbessern wird, sobald ein Patient sein Problem verstanden hat. Jeder Mensch bringt persönliche Erfahrungen mit Beschwerden und Schmerzen mit und hat auch schon einmal erlebt, dass Schmerzen alleine schon durch einen Besuch bei einem Arzt gelindert werden können, sobald dieser erklärt hat, was überhaupt im Körper vor sich geht.

Zu den wichtigen kognitiven Faktoren in Zusammenhang mit Schmerzen gehören Angstaversion [78], Katastrophisierung [79], Hypervigilanz, Selbstwertgefühl, Konditionierung, Therapieerwartung und eigene Gedanken des Patienten zu den Ursachen der Schmerzen bzw. des Leidens [36].

Vermeidungsverhalten bedeutet, dass der Patient glaubt, Schmerz werde durch Bewegung ausgelöst und er diese deshalb möglichst vermeiden möchte. Man nennt dies Kinesiophobie, d. h. Angst vor Bewegung. Bei chronischen Schmerzen gibt es oft keinen wirklichen strukturellen Grund mehr, Bewegung zu vermeiden und es ist wichtig zu versuchen, diese Angst zu beseitigen. Angst behindert den Heilungsprozess. Es gibt verschiedene Arten von Angst: Angst vor einer Vergrößerung des Schmerzbereichs, Mystifizierung und Hoffnungslosigkeit. Ständiges Erwähnen der Schmerzen ist ein Teil davon. Es wurde festgestellt, dass diese Faktoren höchst ungünstige Voraussetzungen für die Schmerzheilung sind. Zusätzlich zu einer passiven Behandlung oder Mobilisation sollte zuerst die Angst aus dem Weg geräumt werden. Hypervigilanz bedeutet, dass sich der Patient zu sehr auf seine Beschwerden und Schmerzen fokussiert. Der Schmerz beginnt das Leben zu dominieren. Bei diesen Patienten ist es wichtig, so wenig wie möglich über ihre Schmerzen zu sprechen. Man sollte sie nicht fragen, wie es ihnen heute geht oder wie stark ihre Schmerzen heute sind. Es ist besser, den Patienten in eine andere Richtung zu lenken, indem man ihn zum Beispiel fragt: „Sind Sie in letzter Zeit mehr gelaufen?" Selbstwirksamkeit bezieht sich auf die eigene Überzeugung des Patienten, dass er in der Lage ist, seinen Schmerz zu bewältigen. Patienten, die glauben, dass ihre eigene Fähigkeit, die Heilung zu beeinflussen, gering ist, haben eine schlechte Prognose. Mit anderen Worten, Patienten sollten versuchen, diese Wahrnehmung von Fähigkeiten wie folgt zu aktivieren: „Überlegen Sie zunächst zwei Dinge, die Sie selbst tun können, damit sich Ihre Situation verbessert." Es ist wichtig, die eigene Wahrnehmung des Patienten zur Ursache und zum Verbesserungspotenzial zu erfragen. Frühere Therapieerfahrungen sollten ebenfalls berücksichtigt werden, da sie den Patienten möglicherweise auf einen bestimmten Erwartungswert konditioniert haben – negativ oder positiv.

MERKE

Emotionen und Gedanken basieren auf synaptischen und vermittelnden Transmittern. Für das Gelernte wird eine Neuromatrix gebildet: ein neuronales Netz, das umso empfindlicher aktiviert wird, je öfter es benutzt wird.

3.4.5 Das limbische System

Das limbische System, das sich im zentralen Teil des Gehirns befindet, steuert autonome Funktionen wie Hunger, den Schlafrhythmus und das vegetative Nervensystem. Das Problem der gegenwärtigen Zeit ist oft Stress, der eine Reaktion im limbischen System auslöst. Es gibt zwei Arten dieser Reaktionen, die oft Hand in Hand gehen: Aktivierung der Hypothalamus-Hypophysen-Kortisol-Achse (➤ Abb. 3.8) und des Hypothalamus-Sympathikus-Adrenalin-Systems. Der Sympathikus reagiert schnell. Gerät man in eine aufregende Situation, reagiert dieser und innerhalb von etwa zwei Sekunden beginnt die Adrenalinsekretion, die jedoch auch wieder schnell aufhört. Die Kortisol-Achse hingegen ist langsamer. Der Hypothalamus schüttet das Hormon CRH aus, das die Hypophyse beeinflusst, welche wiederum das Hormon ACTH freisetzt. Über den Blutkreislauf wird ACTH zur Kortikalis der Nebennieren transportiert, aus der Kortisol ausgeschieden wird. Normalerweise kontrolliert der Hippocampus die Menge an Kortisol im Blut, aber anhaltender Stress, Schmerzen und Sorgen können dieses Rückkopplungssystem stören und es ergibt sich ein Teufelskreis. So wurde bei Patienten mit chronischen Schmerzen ein hoher Kortisolspiegel [79] festgestellt, wie beispielsweise bei Burn-out-Patienten oder übertrainierten Sportlern. Klinisch ist es wichtig zu versuchen, in der Therapie sicherzustellen, dass sich der Patient entspannen kann und dass ihm das Vertrauen gegeben wird, dass die Beschwerden bald geheilt werden können.

Der Nucleus accumbens oder das sogenannte Belohnungszentrum ist mit dem limbischen System verbunden. Wohlfühlgefühle aktivieren diesen Bereich, der therapeutisch sehr

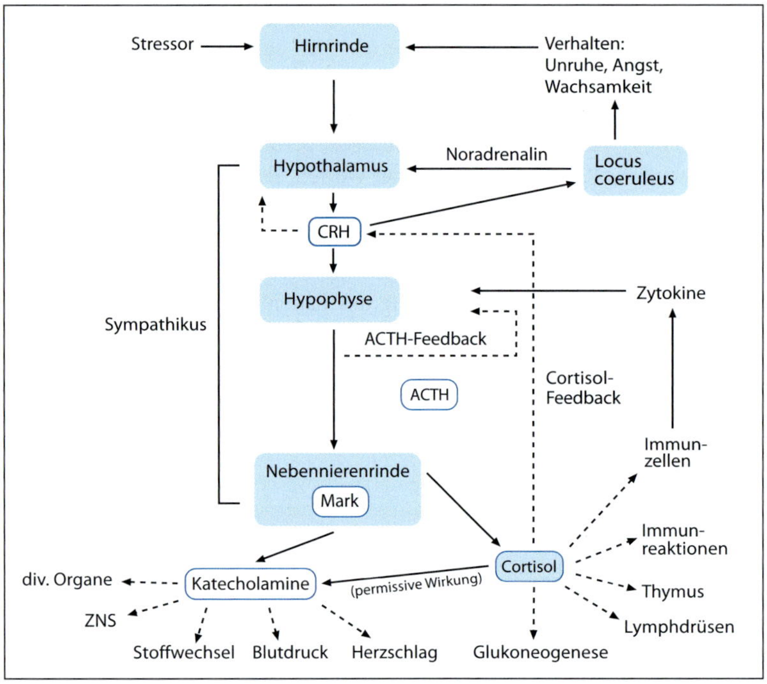

Abb. 3.8 Kortisolachse: Adaptation des Organismus in Stress-Situationen. [V573]

wichtig ist. Wenn der Patient der Meinung ist, dass eine Therapie gut ist, wird das Belohnungszentrum aktiviert und dies begünstigt die Ausscheidung von Wohlfühlhormonen. Dieser Effekt spielt natürlich auch bei Abhängigkeiten eine Rolle, wie z. B. bei Tabakkonsum und Drogenmissbrauch sowie bei Drogenproblemen generell.

3.4.6 Amygdala und Hippocampus

Die Amygdala ist im Rahmen der Wahrnehmung von Angst und der damit verbundenen Konditionierung beteiligt. Der Hippocampus hingegen ist die Gedächtniszentrale des Gehirns und dient dem Konzentrationsvermögen und vor allem der räumlichen Wahrnehmung. Zum Beispiel werden in der Amygdala schmerzhafte Erfahrungen bewertet und wiedererkannt. Bei einer posttraumatischen Belastungsstörung durchlebt der Patient im Wachzustand Albträume, kann nicht schlafen und entspannt sich daher nicht. Der als kleines Kind erlittene Schmerz wird hier als „Schmerzgedächtnis" abgespeichert. Es wurde gezeigt, dass das Hormon Oxytocin die Funktion der Amygdala unterdrückt und daher wird angenommen, dass durch die Oxytocin-Wirkung z. B. Wehenschmerzen schnell vergessen werden können. Das Hormon wird während der Schwangerschaft und Stillzeit ausgeschüttet. Auch im Zustand des Verliebtseins wird Oxytocin ausgeschüttet. Seine Wirkung hängt direkt mit Serotonin sowie anderen Wohlfühlhormonen wie endogenen Opioiden zusammen.

Die Hippocampus-Funktion steht in direktem Zusammenhang mit Stress und Kortisol. Eine gestresste Person beginnt Dinge zu vergessen („Wo sind diese Schlüssel?"). Längerer Stress führt zu einer Atrophie des Hippocampus und damit zu einer Beeinträchtigung der Konzentrationsfähigkeit. Dieses Phänomen findet sich beispielsweise bei Burn-out-Patienten, die nicht in der Lage sind, die Initiative zu ergreifen und sich beispielsweise nicht auf die Arbeit konzentrieren können. Solche Untersymptome treten bei Patienten mit chronischen Schmerzen auf. Die Behandlung besteht darin, so gut wie möglich Stress abzubauen.

3.5 Placebo – Nocebo

Ein interessantes Phänomen nicht nur in der Medizin und Therapie, sondern auch in sozialer Hinsicht (Wahlen, Religion, Werbung, usw.) ist der Placebo-Effekt – sowie der gegenteilige Nocebo-Effekt. Positive Gefühle und Vorstellungen lösen eine Placebo-Wirkung bzw. eine Schmerzlinderung aus, auch wenn nichts Spezifisches direkt getan wird. Dies kann zum Beispiel die empathische Haltung des Therapeuten gegenüber dem Patienten sein, der den Patienten ernst nimmt und ihm zuhört. Die Erwartungen sind sogar in der Lage, die Wirkung von Morphin rückgängig zu machen [80]. Ein Nocebo-Effekt kann auftreten, wenn Informationen zu knapp sind oder der Patient eingeschüchtert wird („Ihr Rücken ist instabil."). Dies kann Schmerzen verstärken, auch wenn eigentlich sonst nichts Beeinträchtigendes getan worden ist.

MERKE

Der Placebo-Effekt ist wahrscheinlich das beste Schmerzmittel überhaupt. Neurophysiologisch kann er folgendermaßen erklärt werden:

Ein Placebo-Effekt entsteht, wenn kortikale Bereiche, der Nucleus accumbens und das limbische System, subhypothalamische Kerne in der sogenannten PAG-Region aktivieren, die wiederum opioidrezeptorreiche Regionen in der rostroventralen Medulla (RVM) aktivieren. Von dort aus werden die absteigenden analgetischen Bahnen aktiviert, die auf das dorsale Hinterhorn des Rückenmarks einwirken und die Schmerzbahnen hemmen. Man spricht hier von einem endogenen Opioidsystem [64].

Ein Nocebo-Effekt funktioniert ganz anders. Angst verursacht die Freisetzung von Cholezystokinin (CCK) auf der Ebene des Hirnstamms. Dies löst zwei verschiedene Reaktionen aus: Schmerz und eine Stressreaktion, die interessanterweise auf verschiedenen Wegen wirken. Es wurde herausgefunden, dass Nocebo-induzierter Schmerz mit Proglumid, einem CCK-Antagonisten, gelindert werden kann. Dies beeinflusst jedoch nicht die Stressreaktion. Die Stressreaktion, d. h. die Ausschüttung von Kortisol, kann mit einem Beruhigungsmittel, z. B. Diazepam, gelindert werden [81], was jedoch nicht den Schmerz vermindert.

Placebo- und Nocebo-Effekte entstehen in alltäglichen Therapiesituationen durch Kommunikation und Umweltfaktoren. Die Vermittlung von Vertrauen, ein positiver Ansatz und die Beruhigung des Patienten führen zur Aktivierung des endogenen analgetischen Systems, während die Einschüchterung des Patienten bzw. ein unsympathisches Verhalten des Therapeuten eine Nocebo-Reaktion hervorrufen. Besonders bei Patienten mit chronischen Schmerzen spielt es oft keine Rolle, was getan wird, sondern wie darüber gesprochen wird.

MERKE

Placebo- und Nocebo-Effekte treten im Arbeitsalltag immer wieder auf. Erwartungen, Ängste und Vorurteile tragen zu ihrer Wirkung bei.

3.5.1 Die unglaubliche Wirkung von Placebos

In den letzten Jahren wurden zahlreiche Studien über den Placebo-Effekt veröffentlicht. Wussten Sie, dass viele Operationen nicht wirksamer sind als eine Placebo-Operation? Dies wurde in Zusammenhang mit der Kniearthroskopie [82] wiederholt nachgewiesen sowie für Meniskusoperationen [83] oder SLAP- [84] und Impingement-Operationen [85] an der Schulter. Arzneimittelwirkungsstudien zufolge scheint es schwierig zu sein, den Placebo-Effekt zu schlagen; Paracetamol ist bei der Behandlung von akuten Rückenschmerzen nicht wirksamer als ein Placebo [86]. Sogar die analgetische Wirkung von Opioiden kann umgekehrt werden, wenn der Versuchsperson suggeriert wird, sie erhalte ein schmerzverstärkendes Medikament, obwohl sie ein Opiat erhält (und die Schmerzen schlimmer werden) [64, 81]. Placebo ist aber auch ein Thema in der Physiotherapie. Beispielsweise zeigte eine Placebo-kontrollierte Studie, bei der motorische Kontrollübungen mit Ultraschall mit solchen ohne Einschalten des Geräts verglichen wurden, einen statistisch, jedoch nicht klinisch, signifikanten Unterschied zwischen den Gruppen [87]. In einer weiteren Studie wurde verglichen, was es ausmacht, wenn der Therapeut mit dem Patienten spricht oder nicht [88]. Der große Unterschied zwischen den Behandlungen mit Interaktion und jenen ohne zeigt, wie wichtig die bloße Interaktion mit dem Patienten ist.

Es lohnt sich also, in die Interaktionsfähigkeiten eines Therapeuten zu investieren. Darüber werden wir später in diesem Buch sprechen.

3.5.2 Nocebos müssen im Arbeitsalltag vermieden werden

Das Gegenteil von Placebo, Nocebo, ist ebenfalls häufig bei der Behandlung von Schmerzen anzutreffen. Negative Informationen, negative Worte, eine negative Atmosphäre, Kälte, Dunkelheit, unangenehmer Geruch, dies alles kann einen Nocebo-Effekt verursachen. Dies bedeutet, dass der Patient nach der Behandlung mehr als davor unter den Schmerzen leidet, ohne physische Einwirkung. Nocebo-Effekte wurden sorgfältig untersucht. So wurde herausgefunden, dass eine negative Erwartung bereits einen Nocebo-Effekt verursachen kann [81, 89–91] und aggressive Musik eher zu Schmerzen führt als ruhige Musik [92].

Im Alltag und bei Therapien implizieren Nocebos „GIMs" (Gefahr in mir, mehr dazu in ➤ Kap. 3). Versuchen Sie deshalb, negative Informationen, eine toxische Sprache und bedrohliche Worte zu vermeiden. In chronischen Fällen lohnt es sich sogar, ganz auf das Wort Schmerz zu verzichten, da dies die Schmerzmatrix aktiviert und einen Nocebo-Effekt verursachen kann [89, 93, 94].

3.6 Wichtige Neurotransmitter

Grob gesagt stehen unser Verhalten, unser Schmerzempfinden, unsere Gefühle und gleichzeitig unsere Lebenserfahrung in direktem Zusammenhang mit Neurotransmittern. Gute Wirkstoffe gegen Schmerzen sind Serotonin, Opioide, Dopamin, Enkephaline, Oxytocin und Gamma-Amino-Buttersäure (GABA). Diese Substanzen werden ausgeschieden, wenn es uns gut geht. Sie machen uns zuversichtlich, entspannt und gut gelaunt. Zu den für Schmerzen ungünstigen Hormonen gehören die Substanz P, Kortisol, Adrenalin, Cholezystokinin und Glutamat. Diese werden in verschiedenen Teilen des Gehirns freigesetzt, wenn wir Angst haben, negativ eingestellt sind oder wenn wir glauben, dass es uns schlecht geht. Es ist wichtig zu wissen, dass diese Hormone unsere Emotionen beeinflussen [92]. Die Wirkung dieser Substanzen kann getestet werden, indem der Patient beispielsweise am Ende der Behandlung gefragt wird: „Wie fühlen Sie sich jetzt?" Wenn der Patient antwortet, dass er sich schon viel besser fühle, sind wir wahrscheinlich auf dem richtigen Weg. Das Interessante an diesem Phänomen ist, dass der Patient bereits reagieren kann, auch wenn noch kein sogenanntes Physiotherapeutikum durchgeführt worden ist (Training, Massage, Mobilisierung, usw.).

3.7 Homöostase-Systeme

Von den Schmerzmechanismen sind die Output-Mechanismen vielleicht am schwierigsten zu erkennen, zu untersuchen und zu behandeln. Dazu gehören Reaktionen auf die Verarbeitung von Schmerzen, die über efferente Bahnen unterschiedliche Reaktionen hervorrufen. Es sind Stressreaktionen, wobei es sich dabei vor allem um die Ausschüttung von Kortisol handelt. Das zweite, schnellere System ist die Sympathikus-Adrenalin-Achse. Hormonelle und immunologische Reaktionen sind ebenfalls beteiligt (➤ Abb. 3.8).

Kortisol ist ein sehr wirksames Hormon und „Medikament" [77, 95]. Es bringt uns dazu, effektiv zu arbeiten, sowie konzentriert und aufmerksam zu sein. Hält der Stress jedoch zu lange an und wird er von Sorgen und einem Gefühl von Bedrohtheit begleitet, wie es bei Schmerzen der Fall sein kann, wirkt sich das Kortisol ungünstig aus.

Aus der Wissenschaft

Kortisol beeinflusst die Wirkung von anderen Hormonen.

Kortisol hemmt die Freisetzung von Sexual- und Wachstumshormonen und beeinflusst immunologische Zytokine und Leukotriene nachteilig, d. h. die Widerstandskraft des Körpers wird verringert und beeinträchtigt. Adrenalin hingegen erhöht den Muskeltonus, verursacht Verspannungen und beeinträchtigt die periphere Durchblutung. Dies führt zu einer schlechteren Durchblutung der Muskeln, Faszien und Sehnen sowie zu Verspannungen.

Die Wahrnehmungsfähigkeit des Körpers kann sich infolge chronischer Schmerzen verändern und verschlechtern. Studien haben gezeigt, dass chronische Schmerzen die gleiche Art von Veränderungen im sensorischen Kortex verursachen wie Phantomschmerzen [96, 97]. Die Wahrnehmung kann durch einen Zwei-Punkt-Diskriminations-Test oder durch Graphästhesie beurteilt werden. Diese Tests können auch therapeutisch angewendet werden. Störungen der Bewegungssteuerung sowie motorische Koordinationsprobleme und entsprechende Befunde gehören ebenfalls zu den Output-Phänomenen. Diese können effektiv untersucht und behandelt werden [98–103].

3.7.1 Immunologie

Immunologische Faktoren haben in schmerzphysiologischen Studien zunehmend an Bedeutung gewonnen. Heute weiß man, dass die Zahl der immunologischen Zellen, insbesondere im zentralen Nervensystem, bis zu zehnmal größer ist als die Zahl der Nervenzellen [77]. Früher war man der Ansicht, dass Gliazellen, Astrozyten und dergleichen nur unterstützende Nervenzellen sind – im Wesentlichen neutrale Isoliermaterialien. Es ist jedoch heute bekannt, dass diese Zellen zum Beispiel bei Entzündungen aktiviert werden und noch mehr auslösen können und mehr Signalübertragung stattfindet als über die Nervenzellen selbst. Ein großer Teil der Synapsen des Zentralnervensystems sind sogenannte dreiteilige oder vierteilige Synapsen, in denen neben zwei oder mehr Neuronen beispielsweise auch Astrozyten oder andere Gliazellen vorhanden sind. Hier finden sich die gleichen Neurotransmitter wie in Nervenzellen. Informationen werden daher unweigerlich von Neuronen zu immunologischen Zellen weitergeleitet und umgekehrt.

Neuronale Stützstrukturen, d. h. Myelin und Gliazellen, wie zum Beispiel Astrozyten, sind immunologisch hoch aktiv. Sie setzen große Mengen an Zytokinen frei. Sie können grob in proinflammatorische (wie IL-β, TNF, IL-6, IL-15, IL-17) und antiinflammatorische Zytokine (wie IL-4, IL-10, TGF-β und IL-10) unterteilt werden.

Hauptzelltypen [104]

Mikroglia: stark veränderbar, beseitigen verletztes Gewebe, stimulieren die Gewebereparatur.

Astrozyten: wichtige Rolle in Zusammenhang mit Plastizität, Lernen und Konditionierung, Steuerung der synaptischen Aktivität, Beteiligung an der Neurogenese.

Oligodendrozyten: bilden Myelin, haben einen wichtigen Stoffwechseleffekt.

Schwann-Zellen: bilden Myelin.

TLR4 und verschiedene immunologische Wirkungen

Der Toll-like-Rezeptor 4 (TLR4) ist als zellulärer Rezeptor ein Bindeglied zur Aktivierung der Immunabwehr. Es wurden verschiedene Formen der Assoziation mit der immunologischen Aktivierung identifiziert:

1. Molekulares Modell im Zusammenhang mit Reaktionen auf Pathogene (PAMP).
   Pathogenassoziierte molekulare Muster (PAMP), bei welchem bakterielle, virale und andere krankheitsverursachende Mikroorganismen erkannt werden.
2. Molekulares Modell mit Gewebeschäden (DAMP).
   Schädigungsassoziiertes molekulares Muster (DAMP) mit Zytokinen, die bei Gewebeschäden freigesetzt werden.
3. Molekulares Modell der Xenobiotika (XAMP).
   Xenobiotikaassoziiertes molekulares Muster (XAMP), welches eine Reaktion auf Moleküle auslöst, die unser eigener Körper nicht produziert. Dies begründet den Einsatz verschiedener Medikamente.
4. Weiter gibt es das sogenannte BAMP (verhaltensassoziiertes molekulares Muster) und CAMP (kognitionsassoziiertes molekulares Muster).

Die Wirkung immunologischer Prozesse auf Schmerzen

Es gibt noch viel Forschungsbedarf in Zusammenhang mit den Vorgängen im Immunsystem, die bei Schmerzen ablaufen. Die immunologische Widerstandsfähigkeit und immunologische Reaktionen fallen sehr individuell aus und werden von genetischen Faktoren, der Kindheit, durchgemachten Infektionen, der Konditionierung, Überempfindlichkeit usw. beeinflusst. Immunologische Reaktionen können durchaus eine Art Erklärungsfaktor bei der Chronifizierung von Schmerzen sein. Die Reaktionen sind sehr individuell und schwierig zu untersuchen, und deshalb ein Teil der „großen Black Box" des chronischen Schmerzes.

3.8 Zusammenfassung

Periphere Mechanismen bei der Pathogenese von Schmerzen sind bekannt. Seit einiger Zeit sind verschiedene Arten von Rezeptoren, Nervenfasern sowie die beteiligten Rückenmarksfunktionen weitgehend erforscht. Es ist jedoch teilweise noch unklar, was auf Gehirnebene geschieht. Die Hirnforschung hat sich in den letzten Jahren jedoch enorm entwickelt und ein Physiotherapeut kann davon profitieren. Die Wirkungen der Therapie können in drei verschiedene Bereiche eingeteilt werden: kognitive, sensorische und motorische Effekte. Kognitiv bedeutet, dem Patienten zu erklären, worum es geht, Ängste und Unsicherheiten im Bezug darauf zu nehmen, was Studien gezeigt haben, wie die Prognose ist und was getan werden kann. Erklären Sie, dass das Phänomen Schmerz evidenzbasiert untersucht ist. Auch eine neurophysiologische Erklärung kann die Schmerzen des Patienten bereits lindern [105]. Kognitive und emotionale Reaktionen sind wahrscheinlich auch mit immunologischen Reaktionen verbunden.

Durch sensorisches Training kann die Wahrnehmungsfähigkeit des Körpers verbessert werden. Dies kann ein Training der Zwei-Punkt-Diskrimination, der Graphästhesie und der Wahrnehmung umfassen. Motorisches Training ist z. B. ein Training der individuellen Muskelanspannung, der Bewegungskontrolle, des Gleichgewichts, der Koordination und der Propriozeption.

KAPITEL

4

Hannu Luomajoki

Schmerzmechanismen und Schmerzmuster

4.1 Periphere Schmerzmechanismen

Das am meisten verbreitete und bekannteste Schmerzmodell wurde von René Descartes entwickelt. Descartes war überzeugt, dass Schmerzen durch nervliche Reize infolge einer körperlichen Schädigung ausgelöst werden. Es seien Nozizeptoren, welche mechanische, entzündliche und ischämische Schmerzen aufnehmen.

Ein mechanischer Schmerz wird, wie der Name bereits sagt, durch mechanische Reize wie z. B. eine Gewebekompression oder Dehnung hervorgerufen. Typische Beispiele hierfür sind blockierte Rippen, blockierte Facettengelenke oder ein blockiertes Illiosakralgelenk. Die Prognose für mechanische Schmerzen ist gut und oft verschwinden die Schmerzen sogar innerhalb von wenigen Tagen von allein. Wenn die Schmerzen behandelt werden müssen, erfolgt die Behandlung mechanisch, d. h. durch manuelle Therapie, Traktion, aktive Bewegung oder Dehnung (➢ Tab. 4.1).

Entzündliche Schmerzen werden typischerweise durch Verletzungen verursacht. Schmerzbotenstoffe, vor allem Prostaglandine, werden im ersten Stadium, dem sogenannten zellulären Stadium, aus beschädigten Gewebezellen freigesetzt. Im zweiten oder neurogenen Stadium werden C-Fasern durch Entzündungsmediatoren aktiviert. Die C-Faser selbst sondert die Substanz P in das Gewebe ab, was zu einer Erweiterung der Blutgefäße, einer sogenannten Vasodilatation, und zu Schwellung führt. Andere entzündliche Botenstoffe wie Histamin und Serotonin gelangen in den Blutkreislauf. Das so gebildete „Entzündungspflaster" weckt sogenannte schlafende Nozizeptoren oder Nervenenden, die ursprünglich nicht an der Entzündung beteiligt waren (➢ Tab. 4.2).

Tab. 4.1 Modell mechanischer Schmerz

Symptommuster	Mechanischer Schmerz
Schmerzqualität	Punktförmig, stechend, kleine Fläche (Patient kann mit dem Finger darauf zeigen)
Was provoziert den Schmerz?	Spezifische Bewegung (deutlich sichtbar), keine Ruheschmerzen
Was entlastet?	Vermeidung von schmerzhaften Bewegungen EIN – AUS, klare Beschreibung
Anamnese	Kurz, akut, klar; der Klient kann genau sagen, wann der Schmerz begann
Medikation	Nicht notwendig
Prognose	Gut; kurz, kann von ein paar Tagen bis zu 2–3 Wochen dauern
Therapie	Mechanische Therapie, manuelle Therapie, aktive Ruhigstellung
Typische Fälle	Blockierungen: Rippe, Facettengelenk, SI-Gelenk
Diagnose	Impingement, Arthrose, Meniskusschädigung, etc.
Anmerkungen	Geringer wahrgenommener Schaden, gute Prognose, gute Spontanerholung

Tab. 4.2 Modell entzündlicher Schmerz

Eigenschaften	Entzündliche Schmerzen
Symptombeschreibung	Deutlicher Bereich, lokalisiert, Klient kann klar zeigen wo
Schmerzqualität	Pochen, Schwellung und Druck (Klient zeigt den ganzen Bereich)
Was provoziert den Schmerz?	Ruheschmerz, Nachtschmerz, Morgensteifigkeit und spezifische Bewegung
Was entlastet?	Leichte Bewegung, Hochlagerung, Kompression (Bandage, Schiene)
Anamnese	Kurz, klare Ursache, akut (der Klient kann genau sagen, was passiert ist)
Medikation	NSAR (entzündungshemmende Medikamente), wenn die Schmerzen sehr stark sind
Prognose	Gut, kurz, Dauer von einigen Tagen bis zu einigen Wochen
Therapie	Ruhigstellung, vorsichtige Mobilisierung, Zeitfaktor, Spontanheilung (Art und Dauer der Heilung); Vorbeugung, Abschwächung von katastrophisierenden und negativen Gedanken
Typische Fälle	Alle mit -itis endenden Diagnosen (Tendinitis, Bursitis, Tendosynovitis, usw.); Sehnenansatzpunkte, akute Verletzungen, postoperative Zustände (1–6 Tage)
Diagnose	Achillessehnenschmerzen, aktivierte Arthrose, Supraspinatus-Tendinopathie, usw.
Anmerkungen	Kann auch systemisch sein; rheumatische Erkrankungen. In diesem Fall ist die Behandlung eine medizinische Therapie. Die Prognose ist nicht gut (nicht heilbar).

Eine verminderte Durchblutung, eine Ischämie, tritt auf, wenn das Gewebe komprimiert oder gedehnt wird oder wenn ein anderer Faktor die Blutzirkulation im Gewebe behindert. Dies führt zu einer Azidose oder Übersäuerung des Gewebes, worauf die Nozizeptoren reagieren. Typische ischämische Schmerzen sind durch Haltungs- und ergonomische Probleme verursacht. Klinische Instabilität, Hypermobilität oder Bewegungskontrollprobleme können ebenfalls zu ischämischen Schmerzen führen. Die Behandlung ist kausal, d. h. eine falsche Haltung und Bewegungskoordination, die zu einer Beeinträchtigung der Durchblutung geführt hat, sollte verbessert und die Muskeln gestärkt werden (➤ Tab. 4.3).

➤ Tab. 4.1 bis ➤ Tab. 4.3: Nozizeptive Schmerzmodelle und ihre klinische Manifestation.

4.1.1 Ausstrahlender Schmerz

Periphere nozizeptive Schmerzen können ausstrahlen. Das heißt, ein nozizeptiver Reiz strahlt vom Gewebe distal aus. Gute Beispiele dafür sind Triggerpunkte (➤ Abb. 4.1) oder die Facettengelenke.

Tab. 4.3 Modell ischämischer Schmerz

Eigenschaften	Ischämischer Schmerz
Symptombeschreibung, Schmerzqualität	Dumpf, betäubend, ermüdend, angespannt, nicht in der Lage, sich zu halten, Gefühl des Brechens (wenn Rücken)
Was provoziert den Schmerz?	Monotone aktive Körperhaltung (Sitzen, Stehen, statische Arbeit wie PC-Arbeit, usw.)
Was entlastet?	Bewegung, Sport, Wärme, Massage, passive Behandlungen, alles, was die Durchblutung verbessert
Anamnese	Lang, Jahre, verbunden mit täglicher Tätigkeit (Büroarbeit usw.)
Medikation	Nicht erforderlich
Prognose	Theoretisch gut, aber verbunden mit Verhaltensänderungen (Arbeitshaltung, Ergonomie, Schulung)
Therapie	Bewegung, Stabilisierung, Krafttraining, Ausdauertraining, Haltungskorrektur, Übungen zur Bewegungskontrolle, Sedierung des Patienten
Typische Fälle	Hypermobilität, klinische Instabilität, muskuläre Insuffizienz, ergonomische Probleme
Diagnose	Hypermobilität, Insufficencia dorsi, nach vorne gerichtete Kopfhaltung, usw.; kann aber auch ein Lumbalvertebralsyndrom sein, usw.
Anmerkungen	Sie sind leicht zu behandeln, wenn die Ursache klar ist, aber die eigenen Fähigkeiten und die Motivation des Patienten sind am wichtigsten. Erfordert eine lange Ausbildung (mindestens 3 Monate).

Der ausstrahlende Schmerz ist wahrscheinlich auf eine Konzentration neuronaler Erregungsleitungen im Rückenmark zurückzuführen. Da sich im selben Segment viele verschiedene afferente Nervenfasern von Muskeln, Haut, Gelenken und inneren Organen befinden, kann die Wahrnehmung dieser Informationen das zentrale Nervensystem verwirren. Wenn beispielsweise eine schwere Entzündung in der Peripherie vorliegt, kann es sein, dass die Empfindung auch anderswo zu spüren ist (manchmal nur anderswo und gar nicht lokal). Probleme der inneren Organe können zum Beispiel auch auf den Rücken oder die Schulter ausstrahlen. Der Myokardinfarkt ist wahrscheinlich der bekannteste dieser sogenannten somatoviszeralen Reflexe; der Patient verspürt starke Schmerzen im Nacken und vor allem in der linken oberen Extremität.

Klinische Untersuchung von ausstrahlenden Schmerzen
Ausstrahlende Schmerzen können sehr intensiv sein. Folgendes ist zu beachten:

- Neurologische Tests sind negativ bei ausstrahlenden Schmerzen.
- Neurodynamische Tests sind negativ, wenn die Nerven nicht mechanosensitiv, d. h. empfindlich auf mechanische Reize reagieren.

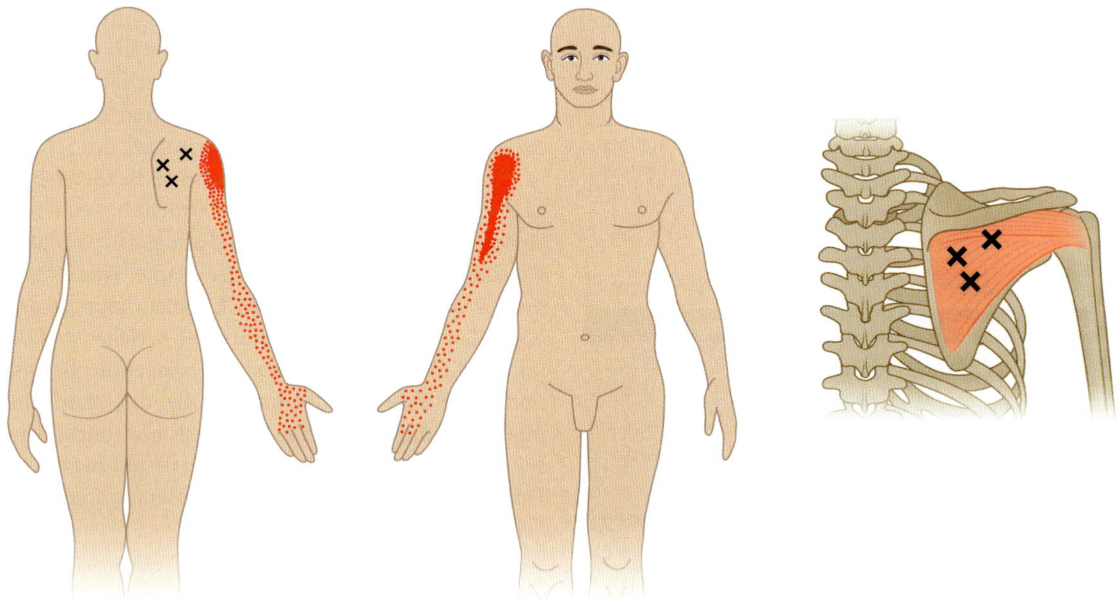

Abb. 4.1 Links: Muskeltriggerpunkte; Rechts: Anteriore Ansicht der linken Skapula und des linken Oberarmknochens mit Darstellung von Position, Ursprung und Ansatz des M. subscapularis [L231].

- Der Schmerz sollte an der nozizeptiven Quelle ausgelöst werden können.

Eine Triggerpunkt-Palpation sollte die typische Schmerzstrahlung des Patienten auslösen können. Das Gleiche gilt für die Facettengelenke. Provokationstests können hierbei sehr aufschlussreich sein.

4.2 Periphere neuropathische Schmerzen

Damit die Nerven selbst Schmerzen verursachen können, muss zunächst eine Nervenverletzung vorliegen. Nervenverletzungen stehen im Zusammenhang mit einer Neuroinflammation und der daraus resultierenden immunologischen Reaktion. Zytokine werden an der verletzten Stelle freigesetzt und verursachen eine lokale Entzündungsreaktion [54, 55]. Diese Entzündungsreaktion scheint sich entlang des Myelins in proximaler und möglicherweise auch in distaler Richtung auszubreiten. Diese immunologische Entzündungsreaktion erklärt das sogenannte Double-Crush-Phänomen [55, 106]; so haben z. B. Patienten mit einem Karpaltunnelsyndrom häufig Schmerzen und klinische Befunde im Nackenbereich.

Im peripheren Nerv wird der Schmerz durch eine abnorme impulsgenerierende Stelle (AIGS) verursacht [107]. Bei einer Nervenverletzung wird die Zellmembran, d. h. das Axolemma und seine Ionenkanäle gestört, was zu einer Unterbrechung der Weiterleitung des Nervensignals in den Ionenkanälen führt. Bei Nervenverletzungen können sich unphysiologische Ionenkanäle oder Membranrezeptoren bilden. Wenn diese aktiviert werden, können sie anormale und schmerzhafte Impulse übertragen.

PT-PRAXIS

Eine primäre Neuropathie bedeutet nicht nur Schmerzen, sondern auch einen eindeutigen neurologischen Befund wie Muskelschwäche, einen sensorischen Befund oder eine Verlangsamung der Nervensignale der ENMG (Elektroneuromyographie).

Wenn kein Befund vorliegt, die Schmerzen jedoch neurogener Natur sind (Brennen, ausstrahlende Schmerzen, starke Schmerzen), kann es sich um neuropathische Schmerzen handeln. ➤ Tab. 4.4 zeigt die Merkmale der neurogenen Schmerzen und Behandlungsoptionen. Schmid [55] klassifiziert neuropathische Schmerzen gemäß ➤ Abb. 4.2.

4.3 Sekundäre Hyperalgesie

Die sekundäre Hyperalgesie wird anhand eines Neurons zweiter Ordnung im Rückenmark erklärt (die nozizeptive C-Faser ist ein Neuron erster Ordnung). So kann es zu einer verstärkten Schmerzwahrnehmung kommen auf Reize, die bereits als schmerzhaft empfunden werden. Dies wird als Wind-up-Phänomen bezeichnet und lässt sich klinisch testen. Es bezeichnet eine physiologische Sensibilisierung von Synapsen, wie sie beispielsweise beim Lernen auftritt: Nervenzellen reagieren empfindlich gegenüber Reizen und automatisieren so ihre Funktionen.

PT-PRAXIS

Eine sekundäre Hyperalgesie und ein mögliches Wind-up-Phänomen können mit dem sogenannten repetitiven Pinprick-Test nachgewiesen werden [55]:

Tab. 4.4 Klinische Merkmale von neuropathischen Schmerzen

Eigenschaften	Peripher neuropathischer Schmerz
Symptombeschreibung, Schmerzqualität	Ausstrahlende Schmerzen, Kribbeln, Taubheit, Brennen, Bohren, „Nadelstiche", unangenehm. Der Schmerz ist stark.
Was provoziert den Schmerz?	Bestimmte Position/Bewegung. Es kann auch ohne Grund sein.
Was entlastet?	Antalgische Haltung, Bandagen, Hilfsmittel, Taping
Anamnese	Offensichtliche Ursache: Unfall, Operation, scharfe Verletzung, Sportverletzung. Kann eine lange Geschichte haben.
Medikation	Pregabalin (Lyrica) und Gabapentin (Neurontin), Opioide, Kortisoninjektionen
Prognose	Lang, eher negativ; unberechenbar. Dauert eher Monate als Wochen.
Therapie	Dekompression (Traktion, Mobilisierung, Taping, Bandagen), Injektionen, eventuell Operation, Medikamente
Typische Fälle	Vage radikuläre Schmerzen, CTS, CRS, LRS, aber auch Piriformis-Syndrom oder TOS
Diagnose	CTS, CRS, LRS, TOS
Anmerkungen	Sehr unterschiedlich, zum Teil gute Spontanheilung, in manchen Fällen sehr schwer zu behandeln, in der Regel starker Schmerz und starkes Leiden

Bei diesem Nadelstich-Test wird ein Zahnstocher ein oder zweimal leicht auf den Schmerzbereich gedrückt und gefragt, wie stark der Schmerz auf einer Skala von 0 bis 10 ist. Anschließend wird mit derselben Kraft zehnmal auf dieselbe Stelle gedrückt und gefragt, wie stark der Schmerz jetzt ist. Wenn der Schmerz stärker wird (z. B. zuerst 1 dann 7), ist der Test positiv, das heißt, der Patient hat eine sekundäre Hyperalgesie. In diesem Fall sind alle passiven Maßnahmen kontraindiziert, da weitere Reize starke Schmerzen verursachen würden. Ein typisches Beispiel dafür ist das CRPS (Complex Regional Pain Syndrome), welches praktisch nur mit Medikamenten (Pregabalin, Gabapentin, Beruhigungsmittel) behandelt werden kann, wobei dies „nur" eine Symptombehandlung darstellt. Man weiß noch nicht, wie dieses sogenannte Wind-up-Phänomen am besten zu behandeln ist. Patienten mit CRPS sind die größte Herausforderung bei der Schmerzbehandlung.

4.4 Noziplastischer Schmerz

Schmerz ohne Gewebeschädigung oder Läsion hat von der International Association for the Study of Pain (IASP) die Bezeichnung noziplastischer Schmerz erhalten und kann nicht durch nozizeptive oder neuropathische Modelle erklärt werden. Der noziplastische Schmerz ist typisch für chronische Schmerzen, deren Schmerzmechanismus in einzelne Phänomene unterteilt werden kann, die hauptsächlich mit der Hirnfunktion und den daraus resultierenden kognitiven sowie emotionalen Schmerzreaktionen zusammenhängen (➤ Tab. 4.5).

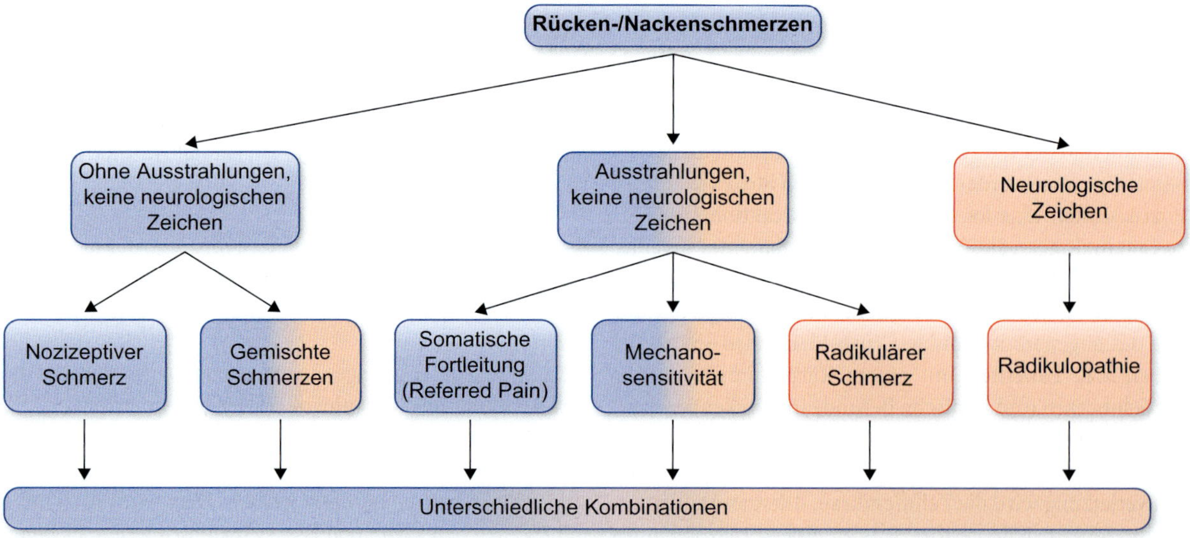

Abb. 4.2 Klassifizierung von neuropathischen Schmerzen. [L231]

Tab. 4.5 Der Mechanismus des noziplastischen Schmerzes und seine klinischen Merkmale

Eigenschaften	Noziplastischer Schmerz
Symptom-beschreibung, Schmerzqualität	Großflächig (ganzer Rücken, ganzes Körperglied, beide Gliedmaßen). Der Klient ist verunsichert und verzweifelt: „Ich verstehe nicht, warum das passiert …"
Was provoziert den Schmerz?	Der Schmerz macht, was er will, „Ich weiß nicht, seltsam, ich kann nichts dafür!", schlechte Laune, schlechter Schlaf, Probleme mit Mitmenschen, Streit und Beziehungsprobleme
Was entlastet?	Guter Tag; kann sehr unterschiedlich sein; Placebo? Beratung, Patientenaufklärung, Information, Beruhigung, Wetter?
Anamnese	Lang, chronisch, viele Probleme, fehlgeschlagene Verfahren, Behandlungen, die nicht geholfen haben, Schuldzuweisungen, schiefgelaufene Verfahren, Arztfehler
Medikation	Antidepressiva? Opioide? Achtung! Keine Langzeitwirkung bei Opioiden (max. 6 Wochen) – Gefahr der Abhängigkeit.
Prognose	Variabel, eventuell schlecht
Therapie	Information, Patientenaufklärung, „Schmerzen in den Griff bekommen", „Schmerzen erklären", Pacing, Motivational Interviewing, Akzeptanz- und Commitment-Therapie (ACT)
Typische Fälle	Chronische Rückenschmerzen, chronisches Schleudertrauma, Fibromyalgie, chronisches Müdigkeitssyndrom, fast alle chronischen Schmerzen
Diagnose	Prinzipiell bei allen Diagnosen beteiligt
Anmerkungen	Die Prognose ist sehr unterschiedlich und kann eine multidisziplinäre Rehabilitation erfordern. Wird hingegen ein „Knoten" gefunden, ist die Prognose gut.

4.4.1 Die Rolle von Emotionen und Denkmustern beim Schmerz

Bei einer Schmerzbehandlung hängt alles von der Reaktion des Gehirns auf nozizeptive Reize ab. Der Thalamus vermittelt Informationen aus der Peripherie in die verschiedenen Teile des Gehirns. Der präfrontale Kortex analysiert die eingehenden Informationen und stellt fest, ob es sich um eine Bedrohung handelt. Bei einer Bedrohung wird das limbische System aktiviert und eine Stressreaktion ausgelöst.

Aus der Wissenschaft

Emotionen, Gedanken und die Einstellung haben einen sehr starken Einfluss auf die Schmerztherapie [63, 64].

Reize und Informationen aus der Peripherie werden im Gehirn verarbeitet. Die Reaktion des Gehirns kann positiv (Vertrauen, keine Sorge, bekanntes Problem) oder negativ (das bedeutet Schwierigkeiten, das ist nicht richtig, jetzt brauche ich Hilfe, oh nein, was ist hier los?) sein. Es lohnt sich daher, den Patienten zu fragen, was er über die Ursachen des Schmerzes und die Prognose weiß und was seiner Meinung nach zur Schmerzlinderung beitragen könnte.

In diesem Buch befassen wir uns stark mit den Auswirkungen von Emotionen und Überlegungen im Umgang mit Schmerz. In den folgenden Kapiteln werden wir die Mechanismen ausführlich identifizieren und uns überlegen, was gegen Schmerz unternommen werden kann.

4.5 Output-Mechanismen

Von allen Schmerzmechanismen sind die Output-Mechanismen vielleicht am schwierigsten zu erkennen, zu untersuchen und zu behandeln.

DEFINITION

Unter Output-Mechanismen werden efferente Reaktionen des Körpers auf Schmerz verstanden.

Dazu gehören die Schmerzverarbeitungsprozesse im Gehirn, die über efferente Wege unterschiedliche Reaktionen hervorrufen. Vereinfacht gesagt handelt es sich um Stressreaktionen. Am häufigsten reagiert der Körper bei Stress mit der Ausschüttung des Stresshormons Kortisol. Eine andere, schnelle Reaktion geschieht auf der Sympathikus-Adrenalin-Achse, verbunden mit hormonellen sowie immunologischen Reaktionen.

Kortisol ist ein wichtiges Hormon und „Medikament" [104]. Es fördert konzentriertes, aufmerksames sowie effektives Arbeiten. Wenn Stress jedoch zu lange anhält und Sorgen und Beunruhigungen durch die Schmerzen hinzukommen, birgt die Kortisolaktivität Nachteile. Kortisol steuert die Wirkung anderer Hormone und hemmt zum Beispiel die Sekretion von Sexual- und Wachstumshormonen, d. h. die Leistung nimmt ab. Kortisol wirkt sich nachteilig auf die immunologisch wirksamen Gewebshormone aus der Gruppe der Zytokine und Leukotriene aus. Das heißt, deren Wirkung nimmt ab und wird schwächer. Adrenalin hingegen erhöht den Muskeltonus, verursacht Verspannungen und beeinträchtigt die periphere Durchblutung. Dies führt zu einer schlechteren Durchblutung der Muskeln, Faszien und Sehnen sowie zu Verspannungen (➤ Tab. 4.6).

Die Wahrnehmungsfähigkeit des Körpers kann sich infolge chronischer Schmerzen verändern und verschlechtern. Studien haben gezeigt, dass chronische Schmerzen die gleiche Art von Veränderungen im sensorischen Kortex verursachen wie Phantomschmerzen [97]. Die Wahrnehmung kann

Tab. 4.6 Klinische Erscheinung von Output-Mechanismen (Beispiele – können sehr unterschiedlich sein)

Eigenschaften	Output Mechanismen
Symptom-beschreibung, Schmerzqualität	„Dieser Teil des Körpers gehört nicht zu mir", ein seltsames Gefühl, ein Gefühl der Schwellung, ein Gefühl von Hitze oder Kälte, Schwitzen, Energiemangel, aber auch sexuelle Probleme, Schlafprobleme, Stress, Immunschwäche, Stoffwechsel- und Verdauungsprobleme. Sehr variabel.
Was provoziert den Schmerz?	Wetter, Schlafniveau, Stress, persönliche Gedanken, gute oder schlechte Tage
Was entlastet?	Entspannung, Problemlösung, Stressabbau
Anamnese	Lang
Medikation	Nicht hilfreich
Prognose	Kann schwierig und langwierig sein
Therapie	GMI (Graded Motor Imagery), Sympathikusmobilisierung, Bewegungskontrolle, Muskelbalance, Körperbewusstsein, Entspannungsübungen, Atemübungen, Yoga oder Tai Chi, eventuell Sauna, Baden
Typische Fälle	Postoperative Phase nach Rückenoperationen, CRPS, Schwellungen, alle chronischen Schmerzen
Diagnose	CRPS, alle chronischen Erkrankungen
Anmerkungen	Die Symptome können sehr versteckt sein, sie können wirklich erstaunlich sein, man sieht nicht immer die Zusammenhänge, die Medizin ist machtlos.

durch einen Zwei-Punkt-Diskriminations- oder durch den Graphästhesie-Test geprüft werden. Die beiden Tests können auch als Therapie angewendet werden. Störungen der Bewegungssteuerung sowie motorische Koordinationsprobleme und entsprechende Befunde gehören ebenfalls zu den Output-Mechanismen. Diese können effektiv untersucht und behandelt werden [99, 103, 108–110].

4.6 Zusammenfassung

Schmerzmechanismen können anhand des Schmerzverhaltens des Patienten gut identifiziert werden. Sobald der Schmerzmechanismus geklärt ist, werden auch die Behandlungsmöglichkeiten klarer. Oft sind mehrere Schmerzmechanismen vorhanden. Es lohnt sich, ein Diagramm zu zeichnen und darzustellen, welche Schmerzmechanismen wahrgenommen werden und in welcher Beziehung sie zueinander stehen. Dies erleichtert die Behandlungsplanung. Ein Diagramm eignet sich auch dafür, prognostische Faktoren zu erkennen. Das Ergebnis einer Behandlung wird eher durch das Selbstvertrauen, die Ängste, die wahrgenommenen Unannehmlichkeiten im Alltag und andere psychische Faktoren des Patienten als durch körperliche Befunde beeinflusst.

Die Physiotherapie kann von den Erkenntnissen der Hirnforschung, die sich in den letzten Jahren rasant entwickelt hat, enorm profitieren. Eine Therapie kann in drei verschiedene Wirkungsbereiche eingeteilt werden: kognitiv, sensorisch und motorisch. Kognitiv bedeutet, dass es wichtig ist, dem Patienten zu erklären, worum es geht, ob es Anlass für Befürchtungen gibt, was Studien gezeigt haben, wie die Prognose ist und was getan werden kann. Erläutern Sie, dass es eine evidenzbasierte Erklärung für Schmerzen gibt. Eine neurophysiologische Erklärung kann die Schmerzen des Patienten bereits lindern [111]. Ein sensorisches Training kann die Wahrnehmung des Körpers verbessern, zum Beispiel durch ein Zwei-Punkt-Diskriminations-, ein Graphästhesie- oder ein Imaginationstraining. Durch motorisches Training können dann die Anspannung einzelner Muskeln, die Bewegungskontrolle, das Gleichgewicht, die Koordination und die Eigenwahrnehmung trainiert werden.

KAPITEL

5

Riikka Holopainen

Biopsychosozialer Ansatz

„Die Kenntnis der Anatomie und Pathologie reicht heutzutage nicht mehr aus. Der biopsychosoziale Ansatz eröffnet eine völlig neue Perspektive auf das menschliche Verhalten und die Bewältigung von Krankheiten. Dabei werden die Grenzen unserer Behandlungen und unserer Fähigkeiten deutlich. Die Arbeit mit Emotionen stellt uns vor Schwierigkeiten und Stress. Wir müssen akzeptieren, dass Patienten nicht einfach nur mechanische oder pathologische Gebilde sind, sondern leidende menschliche Wesen. Unsere Arbeit mag einfacher sein, wenn wir uns auf die Behandlung mechanischer Probleme beschränken, aber der Gesundheitsauftrag erfordert, dass wir Menschen behandeln."
Gordon Waddell [42, 112]

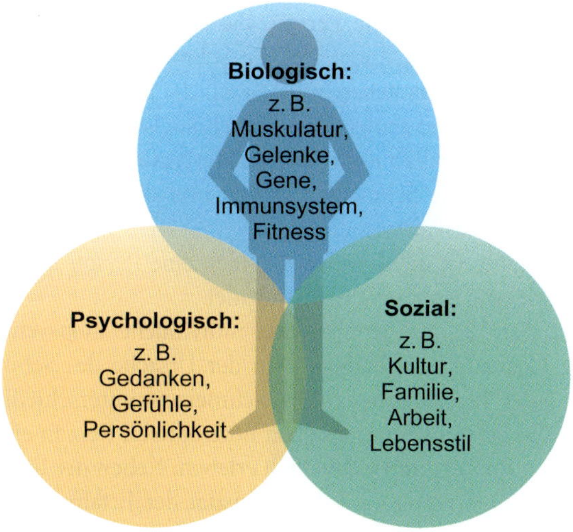

Abb. 5.1 Der biopsychosoziale Ansatz. [L231]

5.1 Biopsychosozial – was bedeutet das?

Biologisch (Physiologie, Pathologie, Strukturen, Körperfunktion)
Psychologisch (Gedanken, Gefühle, Verhalten, z. B. Methoden zur Vermeidung von Angst, Bewältigungsstrategien usw.)
Sozial (sozioökonomischer Status, Rollen, Partizipation, soziale Interaktion, Umwelt, kulturelle Faktoren, Arbeit, Familie, Wirtschaft, Lebensstil)

Das biopsychosoziale Modell ist mittlerweile weithin als Hintergrundtheorie für das Verständnis und die Behandlung von anhaltenden Schmerzen anerkannt und hat unser Verständnis für Schmerzen in den letzten Jahrzehnten erweitert (➤ Abb. 5.1).

Einer der ersten, der die Notwendigkeit eines neuen Ansatzes anstelle des biomedizinischen Denkens der Renaissance hervorhob, war Georg Engel [113]. Schmerz ist bekannt als wesentlicher Einfluss auf das körperliche, geistige und soziale Wohlbefinden eines Menschen [114, 115]. Das biopsychosoziale Modell betont, dass Schmerz nicht unbedingt ein Zeichen für Pathologie oder Gewebeschäden ist, sondern auch von sozialen und psychologischen Faktoren beeinflusst wird. Für die Mehrheit der Patienten mit muskuloskelettalen Erkrankungen erklären rein strukturelle Probleme allein nicht das komplexe Krankheitsbild: Schmerzsymptome, Behinderung und Leiden.

Engel betont die Bedeutung von psychosozialen Faktoren bei der Entstehung von Schmerzerfahrungen und beim

Verständnis der Schmerzen des Patienten und kritisiert die dualistische Sichtweise des biomedizinischen Modells, das Körper und Geist trennt.

Um eine Person genau zu kennen, müssen ihre Erfahrung, Lebenssituation und das Lebensumfeld berücksichtigt werden, sowie die biologischen, psychologischen und sozialen Dimensionen der Krankheit [116].

Epidemiologische Studien haben den Zusammenhang von psychologischen und sozialen Faktoren mit Schmerzsymptomen und Funktionsstörungen bestätigt und gezeigt, dass sie als Prädiktor für anhaltende Schmerzen und Hindernisse für die Genesung dienen [117–119]. All diese Faktoren spielen immer eine Rolle, aber das Ausmaß variiert je nach Situation. Obwohl das ursprüngliche biopsychosoziale Modell dafür kritisiert wurde, die Erfahrung eines Individuums zu ignorieren, ist der biopsychosoziale Ansatz in der Praxis ein Mittel, um die subjektive Erfahrung des Patienten als wesentlichen Bestandteil bei der Suche nach einer passenden Diagnose, der Beeinflussung der Wirksamkeit der Behandlung und der Durchführung der Behandlung zu verstehen.

Waddell [42] betont, dass Schmerzen nicht beurteilt werden können, ohne eine Person, die schmerzhaften Reizen ausgesetzt ist, zu kennen. Um die Schmerzerfahrung eines Individuums zu verstehen, müssen wir die Beziehungen zwischen biologischer Entwicklung, psychologischem Status und dem soziokulturellen Kontext sowie die Auswirkungen dieser Faktoren auf die Schmerzerfahrung und die Funktionsstörungen berücksichtigen.

Was zählt, ist nicht, welches Leiden eine Person hat, sondern wie eine Person tatsächlich leidet.

Schmerz ist also immer eine individuelle biopsychosoziale Erfahrung, unabhängig von der Ursache des Schmerzes. Jedes Individuum erfährt Schmerzen unterschiedlich. Dieselbe Person kann denselben nozizeptiven Reiz in einem anderen Kontext unterschiedlich erleben. Neben der Intensität der Empfindung wird die Intensität der Erfahrung auch von mehreren anderen Faktoren beeinflusst, wie z. B. dem allgemeinen Gesundheitszustand, den Lebensstilfaktoren, den psychosozialen Faktoren, früheren Erfahrungen, der Einstellung und dem Umfeld einer Person. Manchmal sind die psychologischen Faktoren beim Auftreten von Funktionsstörungen eher relevant, in anderen Fällen haben soziale oder physische Faktoren einen größeren Einfluss.

Das biopsychosoziale Modell wurde aufgrund der künstlichen Grenzen zwischen biologisch, psychologisch und sozial kritisiert, da die Faktoren in der Situation eines Individuums verflochten sind und keine genaue Linie zwischen den verschiedenen Komponenten gezogen werden kann. Die dynamische Verbindung zwischen den Auslösern des Schmerzes und der Schmerzerfahrung des Einzelnen wird oft nicht berücksichtigt. Hintergründe und Erfahrungen des Patienten sollten jedoch im Mittelpunkt unserer Arbeit stehen (➤ Abb. 5.2). Wir sollten jeweils die individuelle Situation des Patienten betrachten. Ein gutes Beispiel ist das neue Verständnis der Rolle des Immunsystems bei anhaltenden Schmerzen, wobei die Grenzen zwischen biologischen, psychologischen, sozialen und Umweltfaktoren verwischt werden [120].

Das biopsychosoziale Modell hebt die Bedeutung der Einstellung des Patienten bei der Therapie hervor.

Längerer Schmerz ist fast immer mit anderen Symptomen wie Depressionen, Schlafstörungen oder Angstzuständen verbunden. Typischerweise treten diese Begleiterkrankungen oft gleichzeitig auf und verflechten sich mit dem Schmerzproblem [121]. Viele damit einhergehende Gesundheitsprobleme scheinen mit gemeinsamen neuroimmunologisch-endokrinologischen Mechanismen in Zusammenhang zu stehen. Angst, Sorgen, Beunruhigung, eine negative Einstellung und negative Ansichten im Zusammenhang mit Schmerzen sowie Verhaltensfaktoren wie Schonung und passive Bewältigung beeinflussen zukünftige Schmerzprobleme. Angst, Unruhe und ein geringes Selbstwertgefühl sind Faktoren, die den Zusammenhang zwischen Schmerz und Funktionsunfähigkeit erklären können (siehe Abschnitt „Die fünf Dimensionen der Patientenorientierung nach Mead & Bower“ auf S. 37).

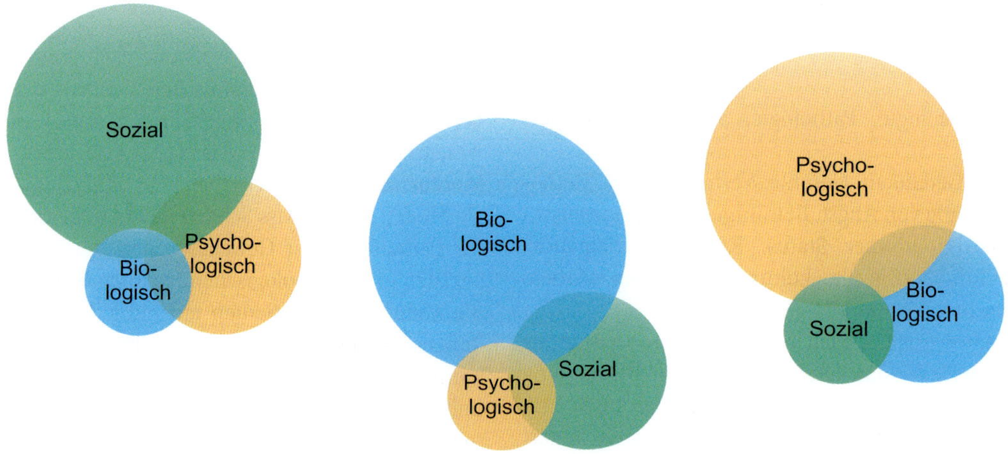

Abb. 5.2 Biopsychosoziales Modell. [L231]

Die fünf Dimensionen der Patientenorientierung nach Mead & Bower

Mead & Bower [123] haben fünf Dimensionen der Patientenorientierung ermittelt:

Das Bemühen, die sozialen und psychologischen Dimensionen der Situation des Patienten sowie die beteiligten biomedizinischen Faktoren zu verstehen.

Die Begegnung mit dem Patienten als Person, für die die Krankheit oder Behinderung eine individuelle Erfahrung ist. Dies bedeutet, dass die Erwartungen, Überzeugungen, Gefühle und Ängste des Patienten beachtet werden.

Macht und Verantwortung sind im biomedizinischen Modell ungleichmäßig verteilt. Im Mittelpunkt des patientenzentrierten Ansatzes steht die Anerkennung dieses Ungleichgewichts und der Versuch, die Einbeziehung des Patienten und die Zusammenarbeit mit den Fachleuten zu stärken.

Das therapeutische Bündnis bedeutet eine positive Beziehung zwischen der Fachkraft und dem Patienten.

Die Fachperson ist auch ein Mensch. Sie sollte sich ihres eigenen Einflusses auf die therapeutische Beziehung sowie ihrer eigenen Gefühle und Handlungen bewusst sein.

Diskussionen über das biopsychosoziale Modell werfen häufig Bedenken auf, dass die biologische Komponente vergessen und nur über psychosoziale Faktoren gesprochen wird. Wie Engel bereits gesagt hat, schließen sich diese nicht gegenseitig aus, sondern ergänzen sich.

5.2 Was bedeutet das in der Praxis?

Forschungsergebnisse belegen die Wirksamkeit der Behandlung bei anhaltenden Schmerzen des Bewegungsapparates, wenn sie in einem biopsychosozialen Rahmen durchgeführt wird [122]. Die Anwendung eines biopsychosozialen Ansatzes in der Praxis kann als biopsychosozial orientierte klinische oder als psychologisch informierte Behandlung (siehe den separaten Abschnitt zu diesem Thema, ➢ Kap. 18) bezeichnet werden. Im Gesundheitswesen haben wir uns bis in die letzten Jahre häufig darauf konzentriert, die Krankheit oder die spezifischen Ursachen der Symptome zu untersuchen und nach Anomalien, Defekten und Störungen zu suchen und diese zu korrigieren.

Das biopsychosoziale Modell besagt, dass wir neben der Behandlung von Krankheiten unseren Fokus auf die Gesundheit und das Wohlbefinden verlagern sollten, um die Ressourcen und Stärken unserer Patienten zu finden und diese zu unterstützen. Dies erfordert eine Änderung unserer Rolle als Fachleute. Unsere traditionelle Rolle als Heiler und Regulierer wandelt sich und wir werden Förderer, Aufklärer und Unterstützer.

Der biopsychosoziale Ansatz rückt die Einstellung des Patienten in den Mittelpunkt der Abklärungen, da der Patient als bester Experte und gleichberechtigter Mitwirkender in seiner eigenen Situation angesehen wird – die Rolle des Fachmanns besteht darin, als Mentor zu fungieren.

Das Verstehen der Situation des Patienten in einem biopsychosozialen Rahmen ermöglicht ein besseres Verständnis für die Schmerzerfahrung und des Gesundheitszustandes des Patienten und auf dieser Grundlage basiert die individuelle Planung der Behandlungseingriffe. Ziel ist es, den Patienten von der Rolle eines Zuschauers zurück zu einer Schlüsselposition in seinem eigenen Leben zu bringen, sozusagen zurück in den Fahrersitz. In der Tat wurde vorgeschlagen, Schmerzen als gesundheitliche Herausforderung wie Diabetes oder Asthma zu betrachten. Sie sind nicht heilbar, aber wir können Menschen lehren, ihre Symptome bei Bedarf mit dem richtigen Lebensstil und der richtigen Behandlung zu kontrollieren, zunächst von einem Fachmann unterstützt, der nach und nach immer mehr Verantwortung auf den Patienten überträgt.

Schmerz kann noch lange anhalten, nachdem eine anfängliche Verletzung verheilt ist. Daher ist es wichtig, die Faktoren zu identifizieren, die das mehrdimensional veränderbare Schmerzerlebnis beeinflussen, sowie diejenigen, die wir nicht beeinflussen können.

Dies erfordert einen flexiblen mehrdimensionalen Rahmen für das klinische Denken (siehe Abschnitte über klinisches Denken und eine psychologisch fundierte Behandlung in diesem Buch, ➢ Kap. 11 und ➢ Kap. 18).

5.3 Identifizierung psychosozialer Faktoren

In der klinischen Arbeit besteht die Herausforderung darin, diejenigen Patienten zu identifizieren, bei denen das Risiko besteht, ein langfristiges Schmerzproblem zu entwickeln. Psychosoziale Faktoren sind bei jedem Patienten bereits beim ersten Behandlungsbesuch, und zwar noch vor der Behandlung abzuklären [123]. Eine systematische Bewertung anhand eines Fragebogens ist wichtig, da die psychosozialen Faktoren von uns Fachleuten häufig übersehen werden, selbst wenn wir in biopsychosozialer Medizin geschult sind [124].

Therapeuten sind angehalten, sofort das Thema zu wechseln, wenn die Fragen für den Patienten unangenehm werden und er sich nicht mehr wohl fühlt.

Das Ignorieren solcher Faktoren hat einen negativen Einfluss auf das Verhältnis von Patienten und Therapeuten. Der Patient könnte das Gefühl haben, dass seine Erfahrungen nicht als relevant angesehen werden und er zu wenig ernst genommen wird. Eine derart oberflächliche Behandlung unterdrückt Emotionen, die dann erst später zum Ausdruck gebracht werden können. Der Fachmann sollte aber von Anfang an ein umfassendes Bild aller Faktoren erhalten, die die Situation eines Patienten beeinflussen [125].

Fragebogen dienen dabei als gute Unterstützung bei der Behandlung schwieriger Themen. Die beiden Fragebogen, die sich in der Praxis bewährt haben und laut Forschung am besten funktionieren, sind das STarT Back Screening Tool und der Örebro-Fragebogen (sie werden später vorgestellt). In der hausärztlichen Versorgung konnten mit der Kurzversion des Örebro-Schmerzfragebogens 85 % (Arbeitsmedizin) bzw. 83 % (öffentliche Gesundheit) der Patienten ermittelt werden, die in den nächsten sechs Monaten voraussichtlich mehr als 14 Tage wegen Schmerzen krankgeschrieben sein würden [124].

Eine Behandlung allein aufgrund der Klassifizierung in verschiedene Risikokategorien hat sich als nicht sinnvoll erwiesen. Die Umfrage gibt jedoch ein umfassendes Bild der Situation des Patienten; es ist aber erforderlich, die psychosozialen Faktoren ausführlich und individuell zu berücksichtigen.

Auf diese Weise können die einzelnen Faktoren hinter dem Problem identifiziert und geeignete Therapien festgelegt werden. In den meisten Fällen ist es nicht sehr sinnvoll, die sich aus den Umfragen ergebenden Probleme zu diskutieren. Spannend sind jedoch die Themen, die sich aus den einzelnen Fragen ergeben, welche sonst nicht in der Patientengeschichte erscheinen. Es steht dem Therapeuten frei, diese anzusprechen. In einer Studie von Kamper et al. [123] wünschten 60 % der Patienten über ihr eigenes Leben zu sprechen. In der Tat akzeptieren die meisten Patienten Fragen in Bezug auf die Verbindung von psychosozialen Faktoren mit Schmerz. Anderen sind solche Fragen eher unangenehm und sie befürchten den Verdacht des Therapeuten auf ein psychisches Problem [133]. Es ist daher wichtig, sich gut zu überlegen, wie solche Themen in ein Gespräch einbezogen werden können. Ein gutes Fingerspitzengefühl und Einfühlungsvermögen sind hier von Vorteil.

5.4 Teufelskreis

Es gibt immer mehr Forschungsergebnisse zu den Auswirkungen von psychologischen (sowohl kognitiven als auch emotionalen) Faktoren auf die Schmerzverarbeitung, die schmerzbedingte Angst und Möglichkeiten für deren Bewältigung (➤ Abb. 5.3).

Zu den kognitiven Faktoren zählen negative Vorstellungen bezüglich Schmerzen, schmerzbedingte Überaufmerksamkeit sowie erlernte Hilflosigkeit.

Schmerz verursacht viele negative Emotionen (Angst, Wut, Frustration) und Gedanken (negative Einstellung). Emotionen und Gedanken leiten unser Verhalten. Da viele dieser

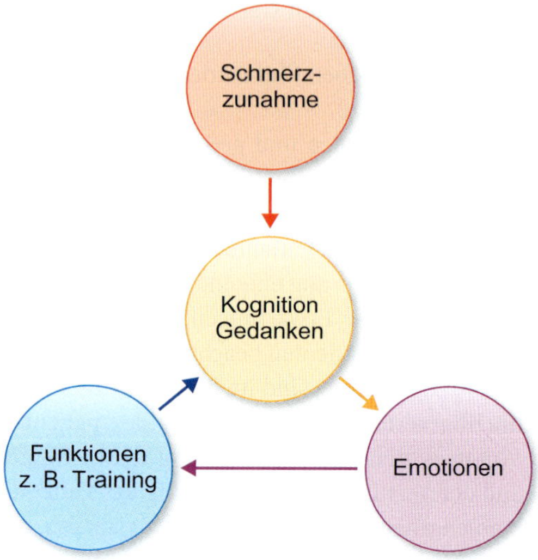

Abb. 5.3 Schmerzzunahme – Kognition – Funktionen – Emotionen. [L231]

Gefühle und Überlegungen unangenehm sind, verspüren wir den Drang, sie zu vermeiden. Erfahrungen aus der Vergangenheit sind ebenfalls relevant, da sie unsere Reaktionen und die Anfälligkeit für langfristige Schmerzen beeinflussen können. Wenn ein Schmerz erneut auftritt, kann er Verhaltensweisen und Reaktionen wie Beunruhigung und Abwehr hervorrufen, die das Wiederauftreten von Schmerzepisoden befördern können. Dieser Effekt geschieht oft unbewusst [118].

Emotionen beeinflussen Schmerz, indem sie uns ablenken, so dass sich unser Blickwinkel verengt, wir möglicherweise plötzlich keine Möglichkeiten für eine Lösung unseres Problems sehen und feststecken.

Geringe Selbstwirksamkeit hängt mit den oben beschriebenen Faktoren zusammen. Wir als Fachkräfte im Gesundheitswesen haben einen Blick in den Spiegel zu werfen, wenn wir über die Ursachen dieser Gedanken nachdenken. Emotionale Reaktionen spiegeln die Gefühle einer Person wider, die durch die Wahrnehmung von Schmerzen, kontextbezogene soziale Stressfaktoren und psychische Störungen beeinflusst werden. Angst ist eine häufige emotionale Reaktion auf Schmerzen, vor allem im Bewusstsein über Verletzungen am Körper. Die Intensität der Angst hängt wiederum eng mit der Erfahrung von Kontrollierbarkeit, Vorhersagbarkeit und Intensität des Schmerzes zusammen. Andere negative emotionale Faktoren sind intensiv wahrgenommener Stress, schmerzbedingte Angstzustände, schlechte Laune in Kombination mit Funktionsstörungen und Verminderung der Lebensqualität sowie Frustration und Wut aufgrund empfundener Ungerechtigkeit. Diese negativen Empfindungen sind wiederum häufig mit intensiveren Schmerzen und dysfunktionalen Bewältigungsmodalitäten verbunden, die bis zu Funktionsstörungen führen. Die einen Patienten reagieren, indem sie Aktivitäten vermeiden, andere halten trotz Schmerzen durch und nehmen schmerzvermeidende Bewegungsmuster an. Die meisten suchen eine Kombination dieser beiden Wirkmechanismen, was zu einer Spirale von akuter Schmerzverstärkung und dem Vermeiden von spezifischen Bewegungen führt (➤ Abb. 5.3).

Unsere Erkenntnis bezieht sich auf die Art und Weise, wie wir unser Leben denken und erklären. Deshalb ist unsere persönliche Interpretation von Ereignissen relevanter als das Ereignis selbst. So führt ein Ereignis beispielsweise nicht direkt zu einem bestimmten emotionalen Zustand, sondern unsere Interpretation und die Bedeutung, die wir dem Ereignis zumessen, beeinflussen unsere Reaktion. Wenn sich zum Beispiel unsere Rückenschmerzen verschlimmern und wir dies so interpretieren, dass wir von jetzt an immer Schmerzen haben werden, werden wir tief betrübt sein. Wenn wir uns aber daran erinnern, dass dieser Schmerz bereits einmal da war und wir wissen, wie wir reagieren müssen, sind wir zwar etwas besorgt, aber grundsätzlich positiv. Wir reagieren daher auf denselben Schmerz auf unterschiedliche Weise, abhängig von den früheren Erfahrungen und der Reaktion des Therapeuten (siehe Abschnitt Gedankenviren in diesem Buch, ➤ Kap. 8). Was wir also über unseren Körper und unseren Schmerz bereits wissen, ist von größter Bedeutung.

Gemäß dem kognitiven Verhaltensmodell löst unsere emotionale Reaktion eine funktionelle Reaktion aus. Unser Handeln verstärkt wiederum unser Denken und wir befinden uns allenfalls in einem Teufelskreis mit Schmerzen.

Wenn sich unsere Rückenschmerzen verschlimmern, sind wir erfüllt von Sorgen, Ängsten und Beunruhigung und wir denken: „Ich habe so starke Schmerzen, dass ich meinen Rücken nicht weiter belasten sollte, damit die Schmerzen nicht noch schlimmer werden." So bleiben wir lieber zu Hause und ruhen uns aus und vermeiden es, das zu tun, was unserer Meinung nach die Schmerzen verschlimmert. Wenn wir bestimmte Bewegungen vermeiden, wird der Glaube, dass Ruhe und Vorsicht unseren Rücken schützen, gestärkt und unbemerkt schränken wir unsere Handlungen ein. Es ist die Aufgabe des Therapeuten, den Patienten aus diesem Teufelskreis herauszuholen.

5.5 Und schließlich …

Das biopsychosoziale Modell ermöglicht ein mehrdimensionales Verständnis von Schmerz und erhöht die Möglichkeiten für positive Interpretationen.

Die Vorstellungen der Patienten über die Ursachen von Schmerzen sind jedoch häufig noch immer biomedizinisch geprägt [126, 127].

Selbst wenn keine spezifische Pathologie gefunden wird, beschränkt sich die Behandlung von Schmerzen im unteren Rückenbereich häufig auf das biomedizinische Modell. Es wird weiterhin nach einer Diagnose gesucht, da wir Fachleute keine alternative Erklärung für die Symptome liefern konnten und weiterhin eine Unsicherheit bezüglich des Ursprungs der Schmerzen besteht [128].

Damit die Behandlung von Langzeitschmerzen erfolgreich ist, muss sich die Denkweise des Patienten ändern und er muss eine biopsychosoziale Erklärung annehmen können. Eine neue Denkweise kann sogar als eines der Hauptziele der Behandlung angesehen werden [129]. Damit Veränderungen möglich sind, sind eine starke Beziehung zwischen dem Therapeuten und dem Patienten, die Entwicklung des Körperbewusstseins und Erfahrung in der Schmerztherapie erforderlich (➤ Abb. 5.4). Toye und Barker [126] stellen fest, dass die Akzeptanz einer biopsychosozialen Erklärung notwendig ist, um die Hoffnung auf Besserung wiederherzustellen und ein gutes Ergebnis erzielen zu können. Um dies zu erreichen, müssen die Fachkräfte Schmerz zunächst als multidimensionales Phänomen begreifen und wissen, dass sich

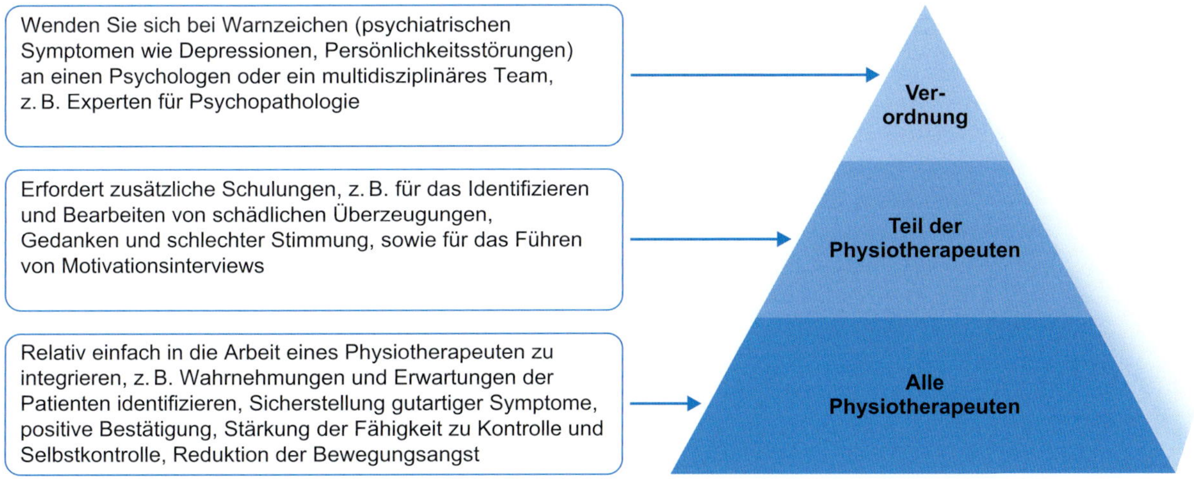

Abb. 5.4 Pyramide der psychosozialen Faktoren. [L231]

unsere Überzeugungen und Einstellungen leicht auf unsere Patienten übertragen. Bunzli et al. [125] weisen als wichtigen Punkt darauf hin, dass der Patient nicht nur seine Einstellung ändern, sondern auch ein Selbstbewusstsein entwickeln muss, damit er eine gewisse Unabhängigkeit erlangt und sein eigenes Leben wieder in den Griff bekommt.

Es ist wichtig, dass der Patient den Fortschritt der Situation mit seinen eigenen Handlungen und nicht mit den Fähigkeiten des Therapeuten verknüpft. Die Fachkraft sollte als Mentor fungieren, und es ist wichtig, dass der Therapeut nicht die Lorbeeren für sich beansprucht, wenn sie dem Patienten zustehen [130].

Es ist also an der Zeit, dass wir Experten uns von Starspielern zu Trainern entwickeln. Hier lässt sich der Erfolg anhand eines Grundsatzes testen, den ein erfahrener Kollege von mir entwickelt hat: „Wenn ich einen Patienten nach einer Sitzung frage, warum er glaubt, dass es ihm besser geht, möchte ich, dass er über seine eigenen Veränderungen und Erfolge im Leben spricht und nicht darüber, was ich als Therapeut für ihn getan habe."

PSCEBSM-Modell

Wijma et al. [128, 131] stellten in ihrem Artikel das PSCEBSM-Modell für die klinische biopsychosoziale Bewertung in der Physiotherapie vor.

P – Art des Schmerzes
- Bestimmung des Schmerzmechanismus

S – Somatische und medizinische Faktoren
- Erkenntnisse aus der klinischen Forschung: Mobilität, Kraft, Neurodynamik, Koordination usw. Beurteilung der Bewegungsqualität (adaptiv/maladaptiv) – Sind die Schmerzsymptome konstant? Gibt es Angst vor Bewegung?
- Vergleich des aktuellen mit dem früheren Gesundheitszustand. Veränderungen in Bewegungsmustern, Trainingskapazität, Kraft, Muskeltonus während der Bewegung.

C – Kognition und Wahrnehmung
- Beides hat einen biologischen Einfluss auf die Sensibilisierung des Gehirns durch die Aktivierung der Neuromatrix des Schmerzes und beeinflusst emotionale und Verhaltensfaktoren.
- Wahrnehmung des Patienten: Erwartungen an die Behandlung und die Prognose von Schmerzen, Verständnis für die eigene Situation und Strategien, um mit der Situation umzugehen. Was bedeutet Schmerz emotional?

E – Emotionale Faktoren
- Angst, Angst vor Bewegungen, Vermeidungsverhalten, traumatische Schmerzerfahrungen, psychische Probleme bei der Arbeit, Familie, Wirtschaft, andere soziale Faktoren.

B – Verhaltensfaktoren
- Vermeiden von Aktivitäten oder Bewegungen aufgrund von Angst vor dem Schmerz, was wiederum zu körperlicher Inaktivität und Unterbrechung des Heilungsprozesses führen kann. Daher ist es wichtig, das Verhalten und die Anpassung des Patienten an seine Handlungen aufgrund von Schmerzen zu beurteilen.

S – Soziale Faktoren
- Soziale und ökologische Faktoren können hilfreich und unterstützend oder schädlich und stressig sein und das Wohlbefinden und die Gesundheit des Patienten beeinträchtigen.
- Wohnen, familiäre Beziehungen, soziales Umfeld, Arbeit, frühere Behandlungen.

M – Motivation
- Einschätzung der Patientenmotivation – Veränderungsbereitschaft.

KAPITEL

6 Schmerz ist eine Erfahrung

Tapio Ojala

6.1 Ontologie des Schmerzes

Eine einfache ontologische Frage: Was bedeutet Schmerz? Die Frage lautet nicht was es ist, denn das ist eine andere Sache und führt zu einer anderen Erklärung. Die ontologische Frage mag Sie verwirren, aber genau das ist der Punkt, denn sie ist die wichtigste Frage, auf die Sie eine Antwort haben müssen, um dem Patienten etwas über den Schmerz als Phänomen und nicht als Empfindung sagen zu können. Dies ist die Kernfrage dieses Buches, die jeder Autor aus seinem eigenen Blickwinkel heraus zu beantworten versucht. Je besser Sie alle Faktoren verstehen, die die Schmerzerfahrung ausmachen und je besser Ihre zwischenmenschlichen Fähigkeiten sind, desto bessere therapeutische Ergebnisse und damit zufriedenere Patienten können Sie erwarten [40, 41, 132, 133].

In Therapiesituationen wird der Patient oft gebeten zu sagen, ob er weiß, worum es bei seiner Krankheit überhaupt geht. In diesem Fall muss der Spezialist unter anderem über gute pädagogische Fähigkeiten verfügen, da der Patient in der Therapie sich selbst, sein Verhalten und seine Denkweise sowie seine Fähigkeit, die ihm erteilten Anweisungen und Ratschläge zu akzeptieren, erst einmal kennenlernen muss [44].

Zusätzlich zu den Lehrfähigkeiten sollte der Spezialist über grundlegende Kenntnisse hinsichtlich des Phänomens Schmerz verfügen. Mit anderen Worten: Er muss ein umfassendes theoretisches Wissen zum Thema Schmerz haben, das er dem Patienten in einer reduzierten Form auf verständliche Weise mitteilen kann, aber ohne Wesentliches davon auszulassen.

Die Ontologie der Schmerzen bedeutet, dass Schmerz per Definition eine Erfahrung ist. Aber wie manifestiert sich diese Erfahrung?

6.2 Schmerz ist eine Erfahrung

Erfahrung ist nicht nur ein Gefühl im Kopf, sondern wird im ganzen Körper und Geist empfunden, weil Geist und Körper nicht zu trennen sind [133, 134]. Auf einer allgemeinen Ebene kann Erfahrung nach Perttula [135] wie folgt definiert werden: „Erfahrung ist eine verständnisvolle Beziehung zwischen einer wahrnehmenden Person und einer Lebenssituation und eine bedeutungsvolle Beziehung zwischen einer Lebenssituation und einer wahrnehmenden Person, wobei Verstehen der bewusste Aspekt von Erfahrung und Bedeutsamkeit der Aspekt der Lebenssituation ist.“ Die Lebenssituation kann als Rahmen betrachtet werden, aus dem eine Person ihren Schmerz betrachtet. Die eigene Lebensgeschichte, vergangene Schmerzerfahrungen, Einstellungen und Emotionen wirken als Brille, durch die eine Person dem Schmerz basierend auf ihren Erfahrungen eine Bedeutung verleiht.

Wissenschaftliche Definitionen sind oft schwer zu verstehen – insbesondere solche, die auf Philosophie basieren. Die Definition von Erfahrung mag schwer zu verstehen sein, aber die Grundlagen werden sehr aufschlussreich dargelegt – die Person, das Objekt und die Beziehung zwischen ihnen und der Lebenssituation. In Kombination mit Schmerz geht es bei der Erfahrung um die Beziehung zwischen dem Menschen (dem Erlebenden) und dem Schmerz (was erlebt wird), dem der Erlebende entsprechend seiner Lebenssituation einen Sinn gibt. Erfahrung ist, wie Schmerz im Moment gelebt und erlebt wird [9, 134].

Broom [7] definiert Erfahrung als ein Bewusstsein dafür, wie sich etwas anfühlt. Erfahrung ist eine Fähigkeit, die mit Emotion (Gefühl), Affekt (emotionaler Zustand, emotionale Sensibilität) und dem Bewusstsein des eigenen Denkens und Bewusstseinsflusses zusammenhängt.

Die Definition gibt einen klaren Hinweis darauf, dass Erfahrung eng mit dem tatsächlichen Objekt der Erfahrung – was erlebt wird – und den mit dem Objekt verbundenen Gefühlen und Gedanken verknüpft ist.

Nach der traditionellen Denkweise wird Schmerz als unangenehmes Gefühl wahrgenommen, daher ist es natürlich, dass die damit verbundenen Gefühle hauptsächlich negativ sind: Angst, Melancholie, Beunruhigung, Verzweiflung und Enttäuschung – d. h. unangenehme Gefühle, die die Wirkung des Schmerzes weiter verstärken. Dies wiederum fördert das negative Denken, wodurch sich negative Gefühle noch weiter verschlimmern. Emotionen an sich sind nicht negativ oder positiv, das heißt gut oder schlecht. Sie sind notwendig, aber im Zusammenhang mit Schmerz ist Negativität nachteilig. Im Fall von Schmerzen wirken sie als Hindernisse für die Verbesserung der Situation [136, 137].

Wenn wir die Erfahrungscharakteristik von Schmerz nach Eimer und Freeman [138] weiter analysieren, beschreibt die Schmerzerfahrung eine Erfahrung, in der „emotionale und psychologische Faktoren beeinflussen, wie eine Person eine nozizeptive Kommunikation interpretiert und mit welcher Art von Interpretation des schmerzhaften Verhaltens eine Person interagiert“.

Gemäß dieser Definition ist das Erleben von Schmerz nicht nur eine unangenehme Erkenntnis, sondern eine Erfahrung, bei der emotionale und kognitive Faktoren, d. h. Überzeugungen, Einstellungen und Wahrnehmungen von Schmerz, maßgebliche Faktoren sind. Die Definition von Nozizeption ist veraltet und trägt zu einem Missverständnis bei. Die Voraussetzung für Schmerz ist nicht die Aktivierung von Nozizeptoren (peripheren Schmerzrezeptoren) und Schmerz kann nicht immer durch Nozizeption erklärt werden, da Schmerz und Nozizeption zwei verschiedene Dinge sind. Nozizeption ist eine sensorische Kommunikation, aber Schmerz ist eine individuelle Erfahrung, die aus einem komplexen kognitiven Prozess im Gehirn ohne Nozizeption resultiert, wie das Beispiel von idiopathischem Schmerz zeigt [21]. In jedem Fall macht die Definition deutlich, dass Schmerz selbst kein messbarer Wert ist, sondern auf der eigenen Erfahrungscharakteristik basiert. Es kommt darauf an, welche Einstellung eine Person zu Schmerzen hat und wie es ist, Schmerz in einer bestimmten Lebenssituation zu erfahren [134].

Die Vielfältigkeit und der Erfahrungscharakter von Schmerz spiegeln sich in der neuen IASP-Definition von Schmerz wider. Die neue offizielle Definition lautet: „Schmerz ist ein unangenehmes Sinnes- und Gefühlserlebnis, das mit einer tatsächlichen oder drohenden Gewebeschädigung verknüpft ist oder mit Begriffen einer solcher Schädigung beschrieben wird“. Die Definition umfasst folgende sechs Anmerkungen [25]:

1. Schmerz ist immer eine persönliche Erfahrung, die von biologischen, psychologischen und sozialen Faktoren beeinflusst wird.
2. Schmerz und Nozizeption sind verschiedene Phänomene. Schmerz kann nicht aus der sensorischen Nervenfunktion abgeleitet werden.
3. Der Mensch lernt das Konzept von Schmerz durch seine eigenen Lebenserfahrungen.
4. Die individuelle Schmerzerfahrung sollte respektiert werden.
5. Obwohl Schmerz eine adaptive Funktion hat, kann er negative Auswirkungen auf die Funktionsfähigkeit eines Menschen und auf sein geistiges und soziales Wohlbefinden haben.
6. Die mündliche Beschreibung von Schmerz ist nur eine von vielen Formen des Schmerzausdrucks. Mangelnde Kommunikation schließt nicht aus, dass eine Person oder ein Tier keine Schmerzen hat.

Bei einer Erfahrung kommt es nicht auf die unangenehme Empfindung – den „Schmerz" – an, sondern auf die Bedeutung, die man ihr beimisst, d. h. auf die Art und Weise, wie sie erlebt wird.

Das bedeutet, dass der Schmerz nicht immer der Hauptschadensfaktor ist und es ist nicht nur der Schmerz, der schmerzt, sondern auch seine negative Konnotation. In ähnlicher Weise steht der Begriff in direktem Verhältnis zum Ausmaß des Leidens, weil der Begriff mit Emotionen verbunden ist. Je negativer die Bedeutung, desto negativer sind die Gefühle, die man empfindet. Es ist also nicht der Schmerz selbst, unter dem die Menschen leiden, sondern die negative Bedeutung und die negativen Gefühle, die damit verbunden sind. Vereinfacht kann man sogar sagen, dass negative Emotionen oft der schädlichste Aspekt der Schmerzerfahrung sind [139]. Kurz gesagt: Je negativer die Bedeutung, desto größer das Leiden, desto schwieriger ist es, mit dem Schmerz zu leben und desto geringer ist die therapeutische Wirksamkeit [9, 10, 50]. Deshalb ist die Klärung von Bedeutungen in der Praxis der wichtigste Aspekt der Bewältigung. Dies erfordert gute zwischenmenschliche Fähigkeiten, Situationsbewusstsein und Einfühlungsvermögen seitens der medizinischen Fachkräfte, unabhängig von ihrem Fachgebiet.

Die Begriffe „Erfahrung" und „Wahrnehmung" werden oft verwechselt. Die beiden Wörter haben viel gemeinsam, weisen aber auch Unterschiede auf. Erfahrung kann auch Erlebnis bedeuten, was grundsätzlich etwas Schönes ist. Eine Erfahrung hat der Mensch selbst erlebt und kennt sie aus erster Hand.

Wahrnehmung ist etwas, wovon der Mensch keine Erfahrung hat. Ein Beispiel ist eine Person, die keine chronischen Schmerzen hat. Sie hat zwar über das Thema gelesen oder davon gehört, kennt chronische Schmerzen jedoch nur aus zweiter Hand.

Eine Erfahrung oder ein Erlebnis kann positiv oder negativ sein oder beides gleichzeitig. Dann handelt es sich um eine ambivalente Beziehung, in der die Sache einerseits gut und angenehm ist, andererseits aber schlecht und unangenehm.

Schmerz hat beide Seiten: Einerseits schützt und erhält Schmerz das Leben, aber oftmals ist er sehr unangenehm. So ist Schmerz nicht nur negativ und nicht nur eine schlechte und unangenehme Erfahrung.

In der Alltagssprache wird Erlebnis oft als ein großartiges Ereignis wahrgenommen, was aber nicht immer zutrifft. In Wirklichkeit ist unser tägliches Leben voller Erlebnisse. Wir kennen und erkennen sie jedoch nicht immer als solche, weil wir nicht unbedingt wissen, was ein Erlebnis tatsächlich ist, auch wenn wir das Wort Erlebnis häufig verwenden.

Erfahrung ist, wenn etwas im Gedächtnis bleibt, da es irgendwie wichtig und relevant ist. Ohne Bedeutung ist Erfahrung keine Erfahrung. Dinge können sehr banal sein, wie zum Beispiel einen Schneemann mit Kindern bauen oder eine neue Küche planen. Wir sind also die ganze Zeit Erfahrungen ausgesetzt und Erfahrungen füllen unser tägliches Leben. Diese Ereignisse, an die sich jemand erinnert und die jemand spürt, sind Erfahrungen. Erfahrung ist nicht unbedingt mit Gefühlen verbunden [38, 140, 141].

6.2.1 Faktoren im Zusammenhang mit Schmerzerfahrungen

Erfahrung umfasst vier Faktoren, die sie zu einem Erlebnis machen, das sich von Emotionen, Erkenntnis, Wahrnehmung oder Denken unterscheidet [134, 138]. Der erste Faktor ist die Person, die das Thema erlebt.

Der zweite Faktor ist das Erlebte, d. h. das Objekt der Erfahrung. Der menschliche Geist und die menschlichen Gedanken sind auf ein Objekt gerichtet. Das Objekt ist auf die eine oder andere Weise interessant, ruft absichtlich Gedanken und Gefühle hervor und man möchte es genauer betrachten.

Der dritte und wichtigste Faktor der Erfahrung ist die Beziehung zwischen Subjekt und Objekt – die Bedeutungsbeziehung, die das Objekt für den Erlebenden (Subjekt) hat. Die „Bedeutung" beschreibt, was Schmerz für denjenigen ist, der ihn erlebt, d. h. was er davon hält, und die „Beziehung" verbindet den Erlebenden mit seinem Schmerz. Höchstwahrscheinlich ist die Bedeutung von Schmerz immer negativ, da Schmerz traditionell nur als unangenehmes Gefühl verstanden wird. Schmerz als bloßes Wort wird in unseren Köpfen mit Negativität verbunden. Alles, was damit verbunden ist, bedeutet also etwas Unerwünschtes, Bedrohung, Angst, Verlust und schlechte Aussichten für die Zukunft.

Die Bedeutung bestimmt, wie eine Person mit ihren Schmerzen umgeht. Die Bedeutung ist nicht immer gleich, sondern verändert sich immer wieder gemäß sich ändernden Umständen.

Bedeutung variiert je nach Lebenssituation oder Situation, in der die Erfahrung erlebt wird. Der Begriff „Kontext" kann für diese Lebenssituation verwendet werden und ist der vierte Faktor.

Bedeutung wird durch die Weltanschauung und verschiedene Wahrnehmungen sowie durch kulturelle und soziale Sichtweisen der Person beeinflusst. In ➢ Abb. 6.1. werden die Faktoren, die an der Erfahrung beteiligt sind, vorgestellt.

6.2.2 Bedeutung von Schmerzerfahrung

Bevor wir uns näher mit Erfahrung befassen, betrachten wir das Wort „Bedeutung" in Verbindung mit Schmerz ganz allgemein. Drei praktische Beispiele zeigen, wie die Bedeutung unser Verhältnis zum Schmerz bestimmt. Beispiele sind Krebsschmerzen, Wehenschmerzen und postoperative Schmerzen. In allen drei Beispielen ist es das gleiche Phänomen: Schmerz. Aber die Bedeutung von Schmerz ist in jedem Beispiel unterschiedlich. Krebs hat eine sehr negative Bedeutung und erinnert an Bedrohung, Gefahr, Entsagung und vielleicht sogar an den Tod.

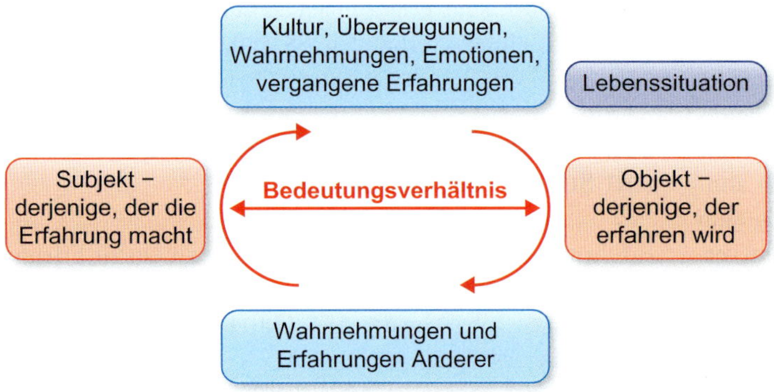

Abb. 6.1 Faktoren der Erfahrung. [L231]

Die Geburt ist das genaue Gegenteil und erinnert an das Wunder, Mutter zu werden, Leben zu schenken und birgt viele positive Emotionen. Die Bedeutung postoperativer Schmerzen ist ebenfalls eher positiv. Postoperative Schmerzen werden akzeptiert und es wird erwartet, dass sich aus der Operation etwas Gutes ergibt. Wenn andererseits die Operation fehlgeschlagen ist, erhält der Schmerz eine negativere Bedeutung, da die Person von ihren Erwartungen enttäuscht ist. Enttäuschung bringt negative Emotionen, die wiederum die negative Bedeutung und das Gefühl der Enttäuschung verstärken.

Die positive Bedeutung von chirurgischen Schmerzen kann mit Schmerzen im Leistungssport in Verbindung gebracht werden. Ein Boxer, Hockeyspieler oder Fußballspieler ist ständig Schmerzen ausgesetzt. Wer Sport ausübt, nimmt Schmerzen in Kauf, wenn dafür Ruhm, Bewunderung, ein Sieg oder der Gewinn einer Meisterschaft in Aussicht steht.

Kurz gesagt, das Erleben von Schmerz ist niemals „nur" Schmerz und deshalb ein unangenehmes Gefühl, sondern es ist an eine Lebenssituation gebunden, d. h. kontextabhängig. Die Bedeutung von Erfahrung ist immer individuell, weil wir alle unsere eigene Schmerzgeschichte haben und damit unsere spezielle Schmerzmatrix, die sogenannte Schmerzneuromatrix.

Zu diesem Thema existiert weitere interessante Literatur [77, 95, 104, 142, 143].

6.3 Was ist Bedeutung?

Das Wort „Bedeutung" ist in der Alltagssprache oft schwer zu verstehen. Dies beruht zum Teil darauf, dass Bedeutung mit Werten zusammenhängt, die das Leben sinnvoll machen. Das Leben hat einen Zweck. Wenn das Leben als sinnvoll erlebt wird, empfindet man sich als notwendig und wichtig. Man wird gebraucht. Die wichtigen Lebensbereiche dabei sind Arbeit und Studium, familiäre und zwischenmenschliche Beziehungen, das Aufwachsen als Person und die Freizeit [137].

Der Sinn im Leben ist durch Kontexte leicht zu verstehen. Dinge, Ereignisse und Umstände geschehen nicht voneinander separat, sondern sie sind auf die eine oder andere Weise miteinander verbunden. Es kann daher argumentiert werden, dass die Bedeutung kontextabhängig und ein Mangel davon nicht signifikant ist. Etwas positiv zu erleben – wertvoll und wichtig für sich selbst – hängt mit der Zufriedenheit eines Menschen mit seinem Leben zusammen [9, 144].

Bedeutung hilft, lebensbezogene Phänomene zu verstehen. Alltägliche Beispiele für Bedeutung sind Liebe, Trennung, Kirche, Elternsein, Krankheit und Arbeit.

Wenn die Arbeit gut organisiert ist, man ein klares Ziel hat, die Kommunikation zwischen dem Mitarbeiter und dem Management gut funktioniert und man für die geleistete Arbeit objektives Feedback erhält, ist Arbeiten sinnvoll. Arbeit gibt einem mehr als sie einem nimmt. Arbeit gibt dem eigenen Leben Inhalt und ermöglicht einem Menschen, sich gut und vielleicht sogar glücklich zu fühlen. Dasselbe gilt für die anderen Faktoren, die das Leben sinnvoll machen und somit Wohlbefinden und Glück sowie Zufriedenheit mit dem Leben schaffen. Umgekehrt können die Lebensumstände auch Unglück und Unzufriedenheit bringen [145, 146].

6.3.1 Funktionen von Bedeutung

Man kann sich vorstellen, dass Bedeutung zwei Funktionen hat [147]. Einerseits verbindet die Bedeutung eine Person mit beispielsweise einer anderen Person (Ehe), einem Ort (Heimatregion), einem Ereignis (Prüfung oder Dissertation) oder einem Thema.

Eine weitere Funktion von Bedeutung ist die Beständigkeit, obwohl sich das Leben und die Welt ständig und oft unvorhersehbar verändern. Das Wort Ehe bedeutet Beständigkeit, auch wenn viele Ehen geschieden werden. Wir gehen aber grundsätzlich von einer kontinuierlichen Ehe aus. Die Bedeutung der Kirche hängt mit der Spiritualität und dem Glauben an etwas Höheres zusammen, das Hoffnung und Trost spendet. Schmerz hatte schon immer eine negative Bedeutung, die von Generation zu Generation und von Kultur zu Kultur weitergegeben wurde.

Individualität und Situation bestimmen, welche Bedeutung einem Schmerz beigemessen wird. Die Bedeutung von Schmerzen im Zusammenhang mit Sport oder einer Operation ist weniger negativ als die absichtlich von einer anderen Person verursachte Verletzung und die daraus resultierenden Schmerzen, selbst wenn die Verletzungen ähnlich sind. Die Bedeutung des Schmerzes, der mit dem Messer des Chirurgen und dem Zahnbohrer verbunden ist, wird immer eher positiv wahrgenommen werden, ebenso wie die Bedeutung des Schmerzes, der durch einen Akt der Gewalt verursacht wird, immer negativ empfunden werden wird.

Es ist zu beachten, dass Bedeutungen immer individuell sind, jedoch sozial geteilt und kulturell gepflegt werden, wofür Schmerz ein hervorragendes Beispiel ist. Schmerz ist mit einer starken negativen sozialen Bedeutung verbunden, da Schmerz traditionell mit einer Verletzung oder einem Schaden in Verbindung gebracht wird. In der gegenwärtigen medizinisierten Kultur sollen Schmerzen so schnell wie möglich und so einfach wie möglich behoben werden [148, 149].

Bedeutungen verleihen wir entsprechend dem, was wir bereits wissen, was andere darüber gesagt haben, welche Emotionen sie in uns hervorrufen und wie wir glauben, dass sie unser Leben beeinflussen. Im Zusammenhang mit Schmerz beantwortet die Bedeutung die Frage: Was hält eine Person von Schmerz? Genauer gesagt: Wie fühlt es sich an, Schmerzen zu empfinden? [134].

Wissenschaftlich gefragt: Wie wird Schmerz im menschlichen Denken dargestellt, d. h. wofür steht Schmerz?

Daraus folgt, dass das Hauptproblem des Schmerzpatienten nicht der Schmerz selbst ist, sondern die Bedeutung, die dem Schmerz beigemessen wird und der Schaden, den er in der Lebenssituation verursacht, in der die Person lebt.

6.3.2 Sinnvolle Erfahrung

Sinn und Sinn geben ist ein kognitiver Prozess mit sieben Stufen [150]. In der ersten Phase weiß eine Person etwas, aber sie kann noch nicht verbal ausdrücken, was es ist. In der zweiten Phase erkennt der Mensch es als etwas, aber die Identifikation wird nicht reflektiert, sondern instinktiv und teilweise unbewusst erlebt. In der dritten Stufe erhält das Objekt einen Namen, d. h. es wird wie in unserem Fall als Schmerz bezeichnet. In der vierten Stufe werden Sprachbilder ausgedacht – Metaphern, weil Schmerz unsichtbar ist und es kein konkretes Äquivalent dazu gibt. Dies ist die Stufe der Wahrnehmung, in der Einstellungen und Emotionen das Wesen und das Verhalten der Erfahrung bestimmen.

Die fünfte Stufe ist die Stufe des Verstehens, die im Wesentlichen menschliche Überzeugungen, Wahrnehmungen und vergangene Schmerzerfahrungen umfasst. Verstehen bedeutet, Informationen in das Beobachtungsobjekt einzubeziehen. Dies ist die Phase, in der die unbewusste mit der bewussten Seite des Menschen kommuniziert und der menschlichen Wahrnehmung ermöglicht, mit Automatisierungsgedanken zu arbeiten. Automatisierungsgedanken sind ein unbewusster Fluss menschlicher Gedanken. Sie sind nicht reflektiert und oft negativ und selbstironisch. In der sechsten Phase sucht die Person Unterstützung aus ihren früheren Erfahrungen und betrachtet die tatsächlichen Auswirkungen der neuen Erfahrung auf ihr eigenes Leben.

In der letzten Stufe vergleicht der Mensch die Bedeutung aus der ersten Stufe mit seiner aktuellen Lebenssituation. Da die Essenz des Schmerzes negativ ist, rufen negative Gedanken negative Emotionen hervor, die negative Gedanken und damit die negative Bedeutung erhöhen. Man vergleicht den Namen einer Bildsprache mit dem Original und gibt ihm einen neuen Namen: „Das ist schrecklich (Gedanke). Es tut ziemlich weh und ich habe Angst (Gefühl). Ich finde selbst keine Lösung (Selbstwahrnehmung). Wir werden noch jahrelang Schulden haben und die Kinder sind noch so klein (Lebenssituation)."

Schmerz ist also nicht Wissen oder Denken, sondern reine Erfahrung.

In Übereinstimmung mit der qualitativen Forschungstradition kann der Prozess so ausgedrückt werden, dass Schmerz verschiedene Folgen hat, zum Beispiel Müdigkeit, Ausstrahlung, Verzweiflung, Einschüchterung, Kopfschmerzen, Degeneration, Arbeitsunfähigkeit und so weiter. Dies sind einzelne Bedeutungen, d. h. Bedeutungseinheiten, zwischen denen verschiedene Verbindungen aufgebaut werden können. Die Bedeutungseinheiten bilden Gruppen von Bedeutungen, die jeweils einen Namen erhalten, der die Bedeutungseinheiten miteinander verbindet. Aus den Bedeutungsmengen wird ein Bedeutungsnetz gebildet, das einen übergeordneten Namen hat, das übergeordnete Thema. Wissenschaftlich ausgedrückt werden die einzelnen Bedeutungen zu Mengen und dann zu einem Netzwerk abstrahiert, z. B. die Erfahrung „Schmerz ist eine Katastrophe", wie im vorherigen Beispiel [134].

Die Bedeutungsgebung ist eine Art hermeneutischer Kreislauf, der sich vorwärtsbewegt, aber gleichzeitig auch rückwärts spiegelt und neue Bedeutungen schafft. Um es noch einmal zu sagen: Nicht der Schmerz selbst ist der wichtigste Faktor, sondern die Bedeutung, der Name, den man ihm gibt. Die Bedeutung ist also ein Verständnis der Erfahrung, die einen bestimmten Platz im Leben eines Menschen einnimmt. Bedeutung konkretisiert die Erfahrung, indem sie ihrem Erlebenden sagt, was sie für ihn bedeutet. Bedeutung bestimmt in unserem Fall also eine Krankheit mit dem Namen Schmerz und die Verbindung zwischen dem Erlebenden und dem Schmerz. Den Namen, den wir der Erfahrung von Schmerz geben, ist das Ergebnis des Denkprozesses, welches die unangenehme Wahrnehmung, alle Emotionen, Überzeugungen, Einstellungen und Wahrnehmungen von Schmerz und die Lebenssituation umfasst. Diese sind in ➤ Abb. 6.2 dargestellt.

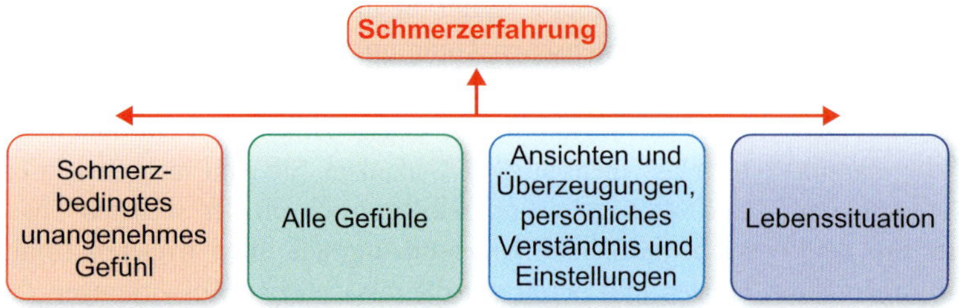

Abb. 6.2 Faktoren, die an der Schmerzerfahrung beteiligt sind. [L231]

Die Bedeutung des Erlebens von Schmerz kann durch die im Zusammenhang mit Schmerz verwendeten Konzepte wie folgt dargestellt werden: Der Mensch hat fünf Sinne: Sehen, Hören, Riechen, Schmecken und Fühlen. Jeder Sinn überträgt nur die Informationen, für die er bestimmt ist, aber als Erfahrung wird er im ganzen Körper erlebt, wofür der Sehsinn ein gutes Beispiel ist. Eine beeindruckende Fernsehdokumentation ist im ganzen Körper zu spüren. Der Tastsinn überträgt nur Empfindungen am Körper, wird jedoch im gesamten Körper wahrgenommen, wie z. B. traditioneller nozizeptiver Schmerz oder Schmerz infolge von Gewebeschäden.

Ein Großteil der sensorischen Kommunikation wird nicht reflektiert. Es wird bewusst beobachtet, aber die Beobachtung enthält keine Informationen. Da ist einfach „etwas". In der Reflexion gibt der Mensch seiner Wahrnehmung eine Bedeutung, indem er sie benennt, was das Wissen einschließt und wiederum zu Erfahrung führt.

Es werden jedoch nicht alle Beobachtungen zu Erfahrungen. So gibt es unterschiedliche Erinnerungen, die sofort wieder verschwinden. Erfahrung kann gemäß Signifikanz als ein Prozess verstanden werden, der in einem Prozessdiagramm wie folgt lautet:

Bei der Prozessbeschreibung, wie beispielsweise bei der Beschreibung der verschiedenen Bedeutungsstufen, ist zu beachten, dass die einzelnen Schritte nicht genau definiert sind, sondern überlappen. Ziel der Prozessbeschreibung ist es, ein theoretisches Modell der Erfahrungsentwicklung zu präsentieren. Hinter dem Modell steht eine Hierarchie, d. h. Wissen beinhaltet keine Erfahrung, aber Erfahrung beinhaltet Wahrnehmung und Wissen.

6.3.3 Semantik der Bedeutung

Wenn wir über Bedeutungen sprechen, geht es auch um Sprache und die Art und Weise wie wir Phänomene und Lebensereignisse beschreiben und Wörter verstehen. Dinge als etwas zu bezeichnen, soll eine angeborene Eigenschaft des Menschen mit dem Ziel der Selbstregulierung und des Lernens sein. Der Hammer sollte den Nagel treffen und nicht den Daumen.

Die Sprache, die in diesem Zusammenhang verwendet wird, ist das wichtigste individuelle Mittel, um über Schmerzen zu berichten. Wir haben von unseren Eltern, Nachbarn, Freunden und der gesamten kulturellen Gemeinschaft, aus der wir kommen, gelernt, wie wir etwas erzählen. Sprache ist auch ein gemeinschaftliches Instrument zur Beschreibung von Lebensereignissen, d. h. der Welt, in der wir leben. Die Realität ist jedoch widersprüchlich, weil erst wenn man etwas wahrnimmt und es benennt, bekommt es Sinnhaftigkeit. Aber die Welt ist nicht für alle gleich. Jeder interpretiert die Realität der Welt auf seine Weise, weshalb es oft sehr schwierig ist, eine gemeinsame Wahrheit zu finden [7, 151].

Im Allgemeinen strukturiert die Sprache die Welt und die Realität, in der wir leben und trotzdem bleibt sie individuell. Wir gehen stark davon aus, dass andere Menschen Sprachbilder und Wörter genauso verstehen, wie wir sie selbst verstehen. Wir glauben und gehen davon aus, dass dasselbe Wort, wie zum Beispiel IKEA oder EU (Europäische Union), für alle das Gleiche bedeutet. Die Bedeutung der Wörter ist jedoch nicht universell. Infolgedessen ist die Welt komplex [151].

Die Aussage eines Patienten, dass er wahnsinnige Schmerzen hat, bedeutet für Sie wahrscheinlich nicht dasselbe wie für ihn. Daher muss immer genau geklärt werden, was der Patient genau mit seinen Aussagen und Beschreibungen meint.

Wenn Sie nach der Intensität des Schmerzes fragen, müssen Sie wissen, was der Zweck Ihrer Frage ist und wie sich die Antwort des Patienten auf die Therapie, die Sie gemeinsam planen, auswirken wird. Einfach ausgedrückt bedeutet dies, sich darüber im Klaren zu sein, was Sie mit der Information eines Patienten tun werden, wenn er sagt, dass die Intensität seines Schmerzes z. B. bei sechs liege.

Das Kernproblem hierbei ist: Was bedeutet die Zahl sechs und wie unterscheidet sich die Therapie von einer Therapie, wenn der Patient eine Schmerzintensität von sieben oder zwei deklariert hätte. Es muss einen deutlichen Unterschied zwischen einer Therapie für die Stufe zwei und einer Therapie für die Stufe sieben geben. Andernfalls wäre die Frage irrelevant.

Darüber hinaus ist die Beschreibung des Patienten, wie er Schmerzen empfindet, nicht direkt proportional dazu, wie Sie die Bedeutung der vom Patienten verwendeten Wörter verstehen. Aufgrund der unterschiedlichen Bedeutung kann die Wahrnehmung des erlebten Schmerzes beim Patienten und Ihre Interpretation davon sehr unterschiedlich sein. Die Sache ist also viel komplexer als angenommen, weil Schmerz auch komplex ist.

6.3.4 Messen von Erfahrung

Eine Erfahrung ist nicht gut oder schlecht und einzelne Erfahrungen können nicht miteinander verglichen werden. Jede Erfahrung ist wieder anders und es gibt Variationen. Die Erfahrung eines Sinfonieorchester-Konzerts unterscheidet sich von der Erfahrung eines Heavy-Metal-Konzerts. Eine numerische Bewertung der Konzerterfahrungen und deren Vergleich muss mit Vorsicht behandelt werden.

Der gleiche Vorbehalt gilt für Schmerz, denn wenn Schmerz per Definition als Erfahrung verstanden wird, ist die Messung seiner Intensität mit den dafür verwendeten Indikatoren (VAS, visuelle Analogskala, und NRS, numerische Ratingskala) nicht eindeutig. Diese Skalen messen nur die Intensität des unangenehmen Gefühls, das mit der Schmerzerfahrung verbunden ist, nicht die Erfahrung. Ein einfaches Messgerät kann ein komplexes Phänomen nicht messen [53].

Die NRS ist ein gutes Beispiel für eine numerische Skala, die auf einer Entfernungsskala basiert, bei der der Abstand zwischen zwei Zahlen immer gleich ist. In der Praxis ist es so, dass beispielsweise die Zunahme der Schmerzintensität von null auf eins äquivalent ist zur Zunahme von neun auf zehn. Ob dies auch in der Realität tatsächlich der Fall ist, ist nicht ganz klar.

Stellen Sie sich vor, dass Ihr Patient ursprünglich die Intensität seines Schmerzes als drei auf der Skala gemeldet hat – genau genommen die Intensität seines unangenehmen Gefühls im Zusammenhang mit der Schmerzerfahrung. Jetzt gibt er an, dass die Intensität nun bei sechs ist. Bedeutet das, dass sich die Intensität des Schmerzes verdoppelt hat? Wie kann dies gültig verifiziert werden? Und bei der umgekehrten Situation? Ist die Intensität dann halbiert?

Wenn sich der Schmerz gelindert hat, liegt dies nicht nur an der Therapie. Das Ergebnis wird auch von vielen anderen Faktoren beeinflusst.

Zusätzlich zu dem oben Genannten gibt es keine Erklärung für die Zahlen; so ist es nicht definiert, was eine Zahl tatsächlich bedeutet. Manchmal ist es schwierig für den Patienten, eine Zahl zu bestimmen. Wenn Ihr Patient beispielsweise die Intensität seiner Schmerzen als fünf angibt, fragen Sie ihn einmal, warum nicht vier oder sechs. Was trennt vier und sechs von fünf? Tatsächlich wird die Wahl oft zufällig getroffen, und zwar eher auf der Grundlage des Gefühls als auf der Grundlage einer Tatsache [53, 152].

Die gleiche Mehrdeutigkeit zeigt sich zwischen zwei verschiedenen Messungen. Die Lebenssituation kann einen Einfluss auf die schmerzbeeinflussenden Faktoren haben. Als Beispiel schätzt der Patient die Intensität des unangenehmen Gefühls bei der ersten Messung als vier. Beim nächsten Mal schätzt er die Schmerzen aufgrund einer Änderung der Lebenssituation als zwei oder sechs, obwohl die Schmerzintensität eigentlich immer noch gleich stark ist. Aufgrund der veränderten Lebenssituation hat sich jedoch die Toleranz gegenüber Schmerzen geändert, so dass der Schmerz milder oder intensiver empfunden wird. In der Tat ist eine der wichtigsten Fragen, wie sich die Intensität des unangenehmen Gefühls zwischen den Messungen ändert: „Welche Faktoren in Ihrem Leben haben sich seit dem letzten Mal geändert?“ oder alternativ: „Welche Faktoren, die Ihr Leben beeinflusst haben, erklären die Änderung der Intensität?“

NRS- und VAS-Messungen sind insbesondere in quantitativen Studien üblich. Beachten Sie beim Lesen von Studien, dass bei der Berichterstattung über die Ergebnisse in der Regel keine Faktoren berücksichtigt werden, die sich auf Änderungen der Schmerzintensität auswirken, z. B. Änderungen der Lebenssituation, der Stimmung oder der sozialen Beziehungen, die während der Studie aufgetreten sind. Sie werden weder in den Ergebnissen noch in der Reflexion erwähnt, so dass der Leser leicht den Eindruck gewinnen kann, dass der Einflussfaktor nur die in der Studie verwendete Intervention war. In einer großen Studienpopulation wird von Störfaktoren einiger weniger Probanden normalerweise abgesehen, aber auf individueller Ebene können Störfaktoren einen signifikanten Einfluss auf die Ergebnisse und damit auf die Schmerzbewältigung haben. Der bestimmende Faktor in der Therapie ist das Individuum, nicht die Gruppe.

Der kritische Punkt bei numerischen Messungen ist also, dass sie nicht die Erfahrung messen, sondern etwas, das Teil davon ist. Ein Alkoholmessgerät ist beispielsweise ein gültiges Messinstrument für den Blutalkoholgehalt, aber der Messwert sagt nichts darüber aus, wie es sich anfühlt, bei 1,5 Promille betrunken zu sein, wobei die individuellen Schwankungen sehr groß sind. Das Gleiche gilt für ein Thermometer. Es zeigt die Körpertemperatur an, aber nicht, wie es sich anfühlt, Fieber zu haben.

Sie können die folgende Art von Experiment durchführen, die den Unterschied zwischen unangenehmer Wahrnehmung und Erfahrung veranschaulicht. Fragen Sie einen Patienten nach der Intensität des Schmerzes und stellen Sie ihm eine Folgefrage, ohne die von ihm gemeldete Zahl zu kommentieren: „Meinten Sie die Intensität des unangenehmen Gefühls oder die Intensität der Erfahrung?“ Der Patienten wird zunächst etwas verwirrt reagieren.

Zusammenfassend lässt sich sagen, dass kein Maß den Schmerz direkt messen kann. Schmerz muss als Erfahrung definiert werden und die damit verbundenen Faktoren wie Angst, Depressionen und funktionelle Einschränkungen oder Beschwerden müssen miteinbezogen werden [53, 149].

6.4 Individuelle Faktoren der Schmerzerfahrung

Schmerz ist ein sehr komplexes Phänomen, das sich nur schwer mit konkreten Begriffen fassen lässt. Es handelt sich um etwas anderes als eine „schmerzliche Empfindung“, eine Nozizeption, deren Ursachen in den Strukturen oder Funktionen des Körpers zu suchen sind. Diese Komplexität macht die Behandlung von Schmerzen, insbesondere chronischen Schmerzen, anspruchsvoll. Darüber hinaus sind Schmerzen immer eine individuelle Erfahrung, sodass eine Behandlungsmethode, die für den einen funktioniert, möglicherweise für eine andere Person nicht funktioniert. So können zum Beispiel Menschen mit chronischen Schmerzen im unteren Rückenbereich nicht in dieselbe Gruppe eingeteilt werden, selbst wenn jeder die gleiche Diagnose einer L4/L5-Degeneration hat. Sie sind eine heterogene Gruppe wie Senioren oder Jugendliche. Daher sollte eine Behandlungsempfehlung von Fall zu Fall individuell geprüft und ein Patient nicht strikt nach Lehrbuch entsprechend der Diagnose behandelt werden.

Die Diagnose basiert auf dem Symptombild der Untersuchung und letztendlich auf strukturellen Veränderungen im Körper, die durch verschiedene technische Hilfsmittel identifiziert worden sind, den Schmerz jedoch nicht ganzheitlich eruieren können [7, 147, 153]. In den Behandlungsempfehlungen zielt die Behandlung daher auf Befunde ab, von denen angenommen wird, dass sie die Ursache für die Schmerzen sind. Die Person selbst, bei der die Schmerzen auftreten, wird jedoch nicht weiter befragt. Aus anthropologischer Sicht ist eine solche Situation widersprüchlich und unangemessen.

Die Situation ist widersprüchlich, da das Symptom und nicht die Person behandelt wird. Die psychische Gesundheit, belastende Vorstellungen und andere psychosoziale Faktoren, die mit Schmerzen verbunden sind, werden nicht berücksichtigt. Wissenschaftlich widersprüchlich ist, dass die Sinneswahrnehmung, die Nozizeption, mit Schmerz gleichgesetzt wird, was es aber nicht ist [21].

In der Physiotherapie könnten diese Widersprüche vermieden werden, wenn der Therapeut eine Theorie hätte, auf die er zurückgreifen könnte. Das Ziel der Theorie wäre es, die Praxis zu unterstützen, Phänomene zu erklären und eine Entwicklung vorherzusagen. „Nichts ist so praktisch wie eine gute Theorie" (Kurt Lewin 1890–1947). Eine sichere Tatsache ist dabei aber noch lange nicht gewiss. Physiotherapie beruht stark auf einer biomedizinischen Sichtweise. In der Praxis bedeutet dies, dass sich der Therapeut trotz einer biopsychosozialen Anschauung hauptsächlich mit Pathophysiologie und verschiedenen Bewegungsstörungen befasst. Die berufliche Kompetenz sollte durch multidisziplinäre Kompetenz erweitert werden, d. h. durch Kenntnisse der Biomechanik und Physiologie und zusätzlich aber auch mit den wesentlichen Inhalten der Psychologie, Pädagogik, Soziologie und Sozialpolitik sowie der Philosophie [154].

Betrachtet man den Schmerz aus der Sicht des biopsychosozialen Denkmodells und bezieht eine Definition des Schmerzes im Sinne seiner empirischen Natur mit ein, lassen sich die einzelnen Faktoren, die den Schmerz beeinflussen, nach Waddell et al. [42, 112] wie folgt darstellen: Schmerz ist immer mit einem organischen Faktor verbunden. Bei akuten Schmerzen kann es sich um Gewebeschäden handeln. Da chronische Schmerzen nicht immer eine physische Ursache haben, werden sie oft als Hirnfunktionsstörung erklärt, die nichts mit einer psychischen Erkrankung oder psychischen Störungen zu tun hat. Es gibt keinen Hinweis darauf, dass sich eine Person ihre Schmerzen einfach nur einbilden würde. Gehirnfunktionsstörungen beziehen sich nicht nur auf die Pathoneurophysiologie, sondern auf alles, was im Kopf geschieht, d. h. wie eine Person ihre Emotionen verarbeitet und sich durch Emotionen beeinflussen lässt, wie normales logisches Denken und die Problemlösungsfähigkeit beeinträchtigt werden, wie sich Änderungen der Leistungsfähigkeiten in Trägheit und mangelnden organisatorischen Fähigkeiten bemerkbar machen, wie selektiv das Gedächtnis wird und wie stark schmerzbedingte Negativität vorhanden ist, wie Schmerzverhalten zu einem normalen Muster im Kopf wird und wie diese mit der beobachtbaren und messbaren Neurophysiologie interagieren. Anatomisch gesehen werden daher Bereiche des Gehirns, die normalerweise keine Schmerzen verarbeiten, für die Schmerzanalyse genutzt. Normalerweise ist der Patient kein Experte in Anatomie oder Physiologie und weiß kaum, welche „Software" eine Person und ihr Verhalten steuert. Software bezieht sich auf das mentale, bewusste, unbewusste und spirituelle Ganze einer Person, das außerhalb der Reichweite des Wahrnehmbaren und Messbaren, des menschlichen Geistes, liegt. Grob gesagt kann man die Gehirnfunktion als einen Dialog zwischen dem Gehirn und dem Körper in einer normalen Situation beschreiben, während die Funktionsstörung ein Monolog ist.

Ein weiterer wichtiger individueller Faktor ist die Lebenssituation, in welcher der Schmerz auftritt. Schmerz folgt dem Lauf des Lebens und wenn sich die Lebenssituation ändert, verändert sich auch die Schmerzerfahrung. Eine Therapie allein erleichtert die Erfahrung nicht. Andererseits heißt es nicht, dass eine Therapie gescheitert ist, wenn sich die Lebenssituation einer Person negativ verändert hat, wie z. B. Entlassung von der Arbeit, wodurch Schmerzen schlimmer werden können.

Angenehme Lebensereignisse wirken sich positiv auf das Schmerzerlebnis aus und unangenehme negativ.

Umwelt- und soziokulturelle Faktoren spielen eine wichtige Rolle bei der Schmerzerfahrung. Schmerz ist eng mit der eigenen Kultur verknüpft, was auch mit dem ethnischen Hintergrund einer Person zusammenhängt. Unsere Interpretationen von Schmerz entwickeln sich entsprechend den Wahrnehmungen und Überzeugungen unserer Eltern und unserer Kindheit. Überzeugungen aus der Kindheit können uns ein Leben lang begleiten und es ist schwierig, sie zu verändern. Dazu gehört auch das Schmerzverhalten. Schmerzen werden im Spitzensport anders behandelt als bei einem Patienten, der im Büro arbeitet. Schmerzen werden jedoch je nach Sportart anders gehandhabt, z. B. beim Wrestling anders als beim Sportschießen.

Das Geschlecht ist ein weiterer entscheidender Faktor. Frauen verspüren mehr Schmerzen als Männer und Frauen sind anfälliger für chronische Schmerzen als Männer. Frauen sprechen öfter über Schmerzen. Studien zeigen, dass Frauen doppelt so häufig an Depressionen leiden und andere negative Gefühle haben wie Männer. Ein Zusammenhang zwischen diesen negativen Emotionen und Schmerzen ist unbestreitbar. Wie sie sich jedoch zueinander verhalten, ist unklar.

Unser Verständnis von Schmerz wird durch genetische Faktoren geprägt. Zum Teil hängen sie mit dem oben erwähnten Umfeld des Aufwachsens zusammen, aber im Zusammenhang mit Schmerzen beziehen sich die genetischen Faktoren auf Verhaltensweisen und Veranlagungen, die von unseren Eltern stammen. Einige Erbkrankheiten werden mit Schmerzen in Verbindung gebracht, aber Schmerzen selbst sind nicht genetisch vererbt. Obwohl einige prädisponierende genetische Faktoren identifiziert worden sind, erfordert die Vererbung von Schmerzen eine genetische Veränderung.

Mentale Faktoren bestimmen das Schmerzempfinden eines Individuums. Eine Persönlichkeit, die ein Netzwerk von verschiedenen Wahrnehmungen, Gefühlen, Gedanken, Wünschen und Vorstellungen hat, beeinflusst, welche Emotionen Schmerz verursachen und wie sie auf den durch Schmerz verursachten Schaden reagiert. Studien stimmen darin überein. Die Ergebnisse sind jedoch widersprüchlich.

Ein weiterer wichtiger mentaler Faktor ist das Selbstbild, d. h. wie wir uns selbst sehen. Je mehr ein Mensch sich selbst und seine eigenen Entscheidungen schätzt (Selbstachtung), an sich selbst glaubt und sich vertraut (Wahrnehmung von Fähigkeiten), positiv denkt (Optimismus) und glaubt, dass er für andere wertvoll ist (Selbstwertgefühl), desto größer ist die Chance, dass Schmerzen sein Leben nicht dominieren.

Am bedeutendsten sind jedoch wahrscheinlich die kognitiven Faktoren, die die Art des Schmerzempfindens bestimmen. Im Zusammenhang mit Schmerz beziehen sich kognitive Faktoren auf Überzeugungen, Einstellungen und Wahrnehmungen, die die Bedeutung von Schmerz und damit die Lebensqualität und das Überleben definieren. Einstellungen sind Haltungen gegenüber einem Phänomen oder einem Thema. Sie sind hauptsächlich emotional und enthalten wenig Informationen. Einstellungen in Bezug auf Schmerz sind fast immer negativ, da Schmerz als Wort negative Emotionen, Vermeidungsverhalten und einen eher passiven Lebensstil hervorruft. Negative Einstellungen und negative Emotionen gehen Hand in Hand und nähren sich gegenseitig. Infolgedessen sind Schmerzen in der Regel negativ konnotiert, was wiederum die Lebensqualität und die Bewältigung einschränkt.

Überzeugungen und Wahrnehmungen beinhalten andererseits Wissen, Meinungen und Verständnis dafür, wie etwas ist. Überzeugungen werden in Krisen- und Problemsituationen aktiviert, in denen Bewältigungsfähigkeiten erforderlich sind.

Überzeugungen sind Denkmuster der Kindheit, die dauerhaft geblieben sind. Schmerz ist ein gutes Beispiel dafür. So bleibt Schmerz auch im Erwachsenenalter als ein Symptom für eine körperliche Verletzung erhalten.

Im Laufe der Geschichte wurde Schmerz immer als negativ empfunden und deshalb sitzt diese Vorstellung tief in uns. Negativität wird durch das englische Wort *pain* beschrieben. Es kommt vom lateinischen „poena", was „Bestrafung" bedeutet. Vorstellungen im Zusammenhang mit Schmerzen sind Bedrohung, Verlust oder negative Konsequenzen wie die Gefahr, seinen Arbeitsplatz zu verlieren oder nicht mehr laufen zu können, sowie der Verlust der eigenen Identität, d. h. das Aufgeben dessen, was jetzt ist.

In ➤ Abb. 6.3 werden die einzelnen Faktoren, aus denen sich das Schmerzerlebnis zusammensetzt, vorgestellt. Dieses Netzwerk mit den erklärenden Faktoren beantwortet die Frage: „Welche Faktoren beeinflussen meinen Schmerz?"

Diese Faktoren sollten in ein geeignetes Schmerzmanagement einbezogen werden, um eine wirksame und patientenzentrierte Therapie zu gewährleisten [155] oder eine Form der personenzentrierten Behandlung/Therapie, die im Gesundheitswesen häufig empfohlen wird. Es handelt sich hier nicht um einen kundenorientierten Ansatz wie in einem Handels- und Dienstleistungsgeschäft, sondern um eine patientenzentrierte Therapie. Der Begriff wird in der Forschung, Medizin und im Krankenhausumfeld verwendet, wenn über die Behandlung einer bestimmten Krankheit gesprochen wird [156].

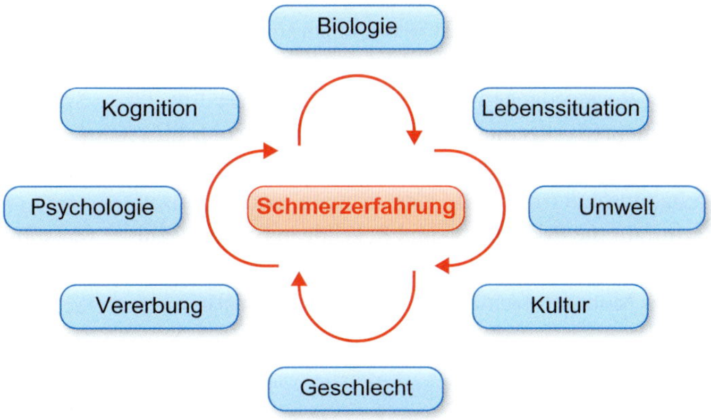

Abb. 6.3 Individuelle Faktoren der Schmerzerfahrung. [L231]

Die Grafik veranschaulicht die Komplexität des Phänomens Schmerz. Wer erwartet, dass eine erfolgreiche Therapie auf gutem manuellem Geschick und einem gut ausgestatteten Fitnessstudio beruht, wird bitter enttäuscht sein. Es stellt sich wieder einmal die Frage: Wie lassen sich die Faktoren aus dieser Grafik auf Ihre Therapie übertragen?

Aufgrund der Komplexität von Schmerzen reichen verschiedene Funktionsstörungen oder strukturelle Veränderungen nicht aus, um das individuelle Schmerzerleben zu erklären. Um dem Patienten die beteiligten Faktoren in einfacher Sprache zu erklären, sind ausgezeichnete zwischenmenschliche und pädagogische Fähigkeiten erforderlich – grundlegende berufliche Fähigkeiten, die im regulären Unterricht nicht behandelt werden [157, 158].

Aus verhaltenswissenschaftlicher Sicht ist es leicht zu verstehen, warum bloße Anleitung und Unterweisung (Schmerzerziehung) nicht ausreichen. Zu den Hindernissen für Verhaltensänderungen in der Schmerzaufklärung gehören:

- Schmerz wird nur als neurophysiologisches Phänomen erklärt, nicht als Erfahrung.
- Die Erklärung ist möglicherweise zu wissenschaftlich, um den Patienten zu erreichen.
- Die Erklärung widerspricht den Überzeugungen des Patienten, was zu Widerstand führen kann und es ist schwierig, diese Überzeugungen zu ändern.
- Die Anleitungen sind zu allgemein und es fehlt ihnen an Individualität.

Um ein dauerhafteres Ergebnis zu erzielen, muss das Schmerzverhalten geändert werden, was voraussetzt, dass die Faktoren ermittelt werden, die dieses Verhalten begünstigen. Das Verhalten wird sich nicht ändern, wenn die Faktoren, die es verstärken und unterstützen, nicht in der Therapie behandelt werden. Diese Faktoren können nur in einem gut geführten persönlichen Gespräch ermittelt werden, bei dem die für Veränderungen erforderlichen Motivationsfaktoren identifiziert werden.

Gedanken sind neben Überzeugungen häufig Hindernisse für die Motivation. Gedanken und Gefühle haben zwei Dinge gemeinsam: Sie kommen und gehen und sie sind nicht immer richtig.

Typische Gedanken, die leicht zu verstehen sind, sind erklärende Gedanken („Ja, würde ich, aber es schmerzt einfach zu sehr.“) und Regelgedanken („Ich weiß, ich sollte es tun, da Passivität meinen Allgemeinzustand verschlechtert.“). Eines der Ziele eines Motivationsinterviews ist es, die Hindernisse für Verhaltensänderungen zu identifizieren und herauszufinden, worauf die Erklärungs- und Regelideen basieren. Das Hauptziel ist es, eine Veränderung herbeizuführen bei etwas, das sich im Moment nachteilig auf die Lebenssituation auswirkt [169].

6.5 Ist die Schmerzerfahrung wahr?

Untersuchungen zeigen, dass es üblich ist, die Existenz von Schmerzen zu hinterfragen, insbesondere in Situationen, in denen keine körperliche Ursache gefunden werden kann und die Person eigentlich gesund und wohlauf erscheint [9, 10, 159, 160]. Dieser Verdacht ist in der Regel darauf zurückzuführen, dass Schmerz nicht sichtbar ist und durch kein technisches Gerät erkennbar gemacht werden kann [160].

Schmerz ist jedoch immer real, wenn eine Person sagt, dass sie Schmerzen hat, unabhängig davon, ob eine Auffälligkeit im Körper oder in seiner Funktion vorliegt oder nicht. Zweifel darüber sind wahrscheinlich auf ein traditionelles Denkmodell zurückzuführen, welches besagt, dass Schmerzen normalerweise durch eine Verletzung oder Fehlfunktion verursacht werden. Diese Tradition scheint sich hartnäckig zu halten, trotz der Vielzahl von Forschungsergebnissen über die erlebte Form von Schmerz [9, 38, 118, 141, 161, 162]. Das Sichtbarmachen hängt mit einem größeren philosophischen Dilemma (Doppelhypothese) zusammen, das seit langem diskutiert wird: Kann Materie oder ein physikalischer Prozess – in diesem Fall elektrochemische Nervenaktivität – Raum für Immaterialität, Spiritualität – d. h. Erfahrung – haben? Wenn ja, wie wird sie erklärt und wie kann Spiritualität tatsächlich erkannt werden?

6.5.1 Schmerz ist keine Anomalie

Bei der Untersuchung eines Patienten mit Schmerzen sollte bedacht werden, dass eine Auffälligkeit nicht unbedingt die Ursache für die Schmerzen ist und dass Schmerzen auch ohne eine Auffälligkeit auftreten können. Auffälligkeiten im Körper allein reichen nicht aus, um das Erleben von Schmerzen zu erklären [163, 164]. Dafür spricht unter anderem ein Review [165], bei der ein MRT der Lendenwirbelsäule gemacht wurde. Bei 50 % der Probanden wurde ein Prolaps oder eine Spinalkanalstenose festgestellt, aber die Probanden gaben an, asymptomatisch zu sein.

Praktisch jeder Mensch hat mehr oder weniger große Auffälligkeiten in seinem Körper, aber keine entsprechenden Symptome – die Befunde werden falsch positiv genannt. Fehlstellungen können in jedem Körper vorkommen. Einen perfekt gebauten und funktionierenden Körper findet man nur in Anatomie- und Physiologiebüchern. Nicht alle Befunde sollten behandelt werden und die Behandlung muskuloskelettaler Dysfunktionen führt nicht durchwegs zu einer Schmerzlinderung [163].

Darüber hinaus kann man sich fragen, was eine Anomalie ausmacht, da das „normale Funktionieren“ des Körpers ein ebenso vager Begriff ist wie das eines „normalen Menschen“.

Eine „normale" und asymptomatische Person kann eine gekrümmte Brustwirbelsäule, eine ausgeprägte Lendenlordose, unterschiedlich hohe oder nach vorne gedrehte Schultern, unterschiedlich lange Beine, Fehlstellungen im Knie oder eine Skoliose haben.

Diese Befunde werden normalerweise mit den Augen erhoben.

Einzelne Befunde sind nicht unbedingt eine Erklärung für Schmerzen oder andere Beschwerden. Die Professionalität und Kompetenz des Therapeuten wird durch seine Fähigkeit bestimmt, die vom Patienten geschilderten Symptome mit den körperlichen Befunden und allen anderen Untersuchungsergebnissen zu vernetzen, d. h. er muss den Prozess des Clinical Reasoning beherrschen. Die Analyse umfasst auch psychosoziale Faktoren und mögliche Rückschlüsse aus verschiedenen Gesprächen [45, 166].

Normalität ist relativ und der normale Körper unterliegt Unterschieden, Abweichungen und Auffälligkeiten, denn wir sind keine fabrikmäßig hergestellten Maschinen und keine aus demselben Stück Holz geschnitzten Kopien. Stattdessen sind wir fühlende und erlebende, individuelle menschliche Wesen, jedes mit seinem eigenen Körper und seiner eigenen Art, den Körper und seine Zustände zu verstehen. Der Körper und die Anforderungen eines Balletttänzers sind ganz anders als die eines Parkinson-Kranken, aber beide haben normale individuelle Körper in Bezug auf ihre Situation, ihren Beruf und ihr Alter.

6.5.2 Die Bildgebung ist anders als die Erfahrung

Erfahrung ist immer individuell und selbst wenn wir alle modernen technischen Mittel zur Verfügung hätten, um den menschlichen Körper und das Gehirn zu untersuchen, würden sie uns nichts über den Inhalt der Erfahrung sagen. Die einzige Möglichkeit, herauszufinden, wie es sich anfühlt, Schmerzen zu erleben, ist, die Person mit Schmerzen zu befragen [45, 167]. Schmerzen zu erleben und zu erfahren ist etwas anderes als eine Aufnahme des Gehirns auf einem Computerbildschirm oder ein MRT von einem Oberschenkel zu sehen. Was gelebt und erlebt wird und qualitativ ist, kann nicht auf das Quantitative, und damit beobachtbar und messbar, reduziert oder transformiert werden [153, 168].

Dies kommt gut in Thomas Nagels Essay [169] zum Ausdruck, wenn er fragt, wie es ist, eine Fledermaus zu sein: „What is it like to be a bat?" Der Titel des Essays ist metaphorisch, aber das Thema ist Schmerz. Nagel schreibt, dass wir, egal wie sehr wir die Ernährung, das Paarungsverhalten, die Navigationsfähigkeiten, die sozialen Beziehungen und das Verhalten einer Fledermaus in verschiedenen Situationen studieren, niemals wissen werden können, wie es ist, eine Fledermaus zu sein.

Eine Erfahrung ist immer unvollständig und vage, was es schwierig macht, ein vollständiges Bild einer Schmerzerfahrung zu vermitteln. Es gibt immer größere oder kleinere Lücken, die wir auf die eine oder andere Weise zu füllen versuchen. Dennoch ist das Gesamtbild des Schmerzes immer fragmentiert und sogar unlogisch, was Zweifel an der Existenz von Schmerz aufkommen lassen kann. In jedem Fall gibt es keine Autorität, die die Macht hat, Erfahrungen zu leugnen [37, 170].

Diese Ungenauigkeit hat damit zu tun, dass das menschliche Bewusstsein begrenzt ist. Wir nehmen nur das wahr, worauf wir unsere Aufmerksamkeit und Gedanken gerichtet haben.

Das Gesamtbild bleibt oft verborgen, so dass wir uns nur an einen Teil davon erinnern und darüber hinaus auch noch unvollständig. Dies ist zum Teil auf unsere begrenzte Wahrnehmungsfähigkeit zurückzuführen [46].

Die Einzigartigkeit des Menschen und die Individualität der Erfahrung bedeuten, dass man die Erfahrung eines Anderen niemals exakt nachvollziehen kann. Man kann nur versuchen, ihn zu verstehen, was auf zwei verschiedene Arten geschehen kann [37]: Der erste Weg führt über die eigene Erfahrung, aber auch dann kann man die Erfahrung Anderer nicht kennen. Sie können nur versuchen, sich mit der Situation der anderen Person zu identifizieren, indem Sie sie zu verstehen versuchen. Eine Person mit chronischen Schmerzen wird am besten von einer anderen Person mit chronischen Schmerzen verstanden.

Eine andere Möglichkeit, eine Erfahrung zu verstehen, ist, dass diese Erfahrung bereits in irgendeiner Weise vertraut ist. Zum Beispiel leidet jemand, der Ihnen nahesteht, an chronischen Schmerzen und Sie haben in der Zeitung über chronische Schmerzen gelesen oder eine Sendung im Fernsehen darüber gesehen. Oder eine medizinische Fachkraft, die selbst nicht an chronischen Schmerzen leidet, erhält durch dieses Buch vielleicht ein erweitertes Verständnis.

6.6 Zusammenfassung zur Schmerzerfahrung

Schmerz, ob akut oder chronisch, ist immer eine Erfahrung. Eine Kategorisierung, ob zeitlich oder anderweitig, verwandelt die Erfahrung nicht in etwas anderes [9, 10, 171]. Das Erleben von Schmerz ist komplex und schließt psychologische und emotionale Faktoren, am häufigsten Angst, Traurigkeit, Beklemmung, Leiden, Wahrnehmungen von Leistungsfähigkeit und Persönlichkeit mit ein. Hinzu kommen traditionelle negative Ansichten und Wahrnehmungen über Schmerzen, die die negative Bedeutung von Schmerz aufrechterhalten. Das Erleben und die damit verbundenen Beeinträchtigungen variieren, weil der Schmerz einem Lebensverlauf folgt [7, 38, 48]. Das Erleben von Schmerz wird in ➤ Abb. 6.4 dargestellt.

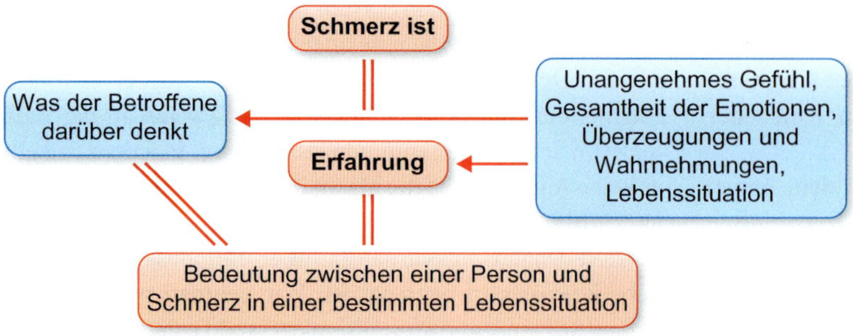

Abb. 6.4 Schmerzerfahrung. [L231]

Das Erleben von Schmerz ist nicht nur eine „schmerzhafte Botschaft" des Körpers, das heißt eine unangenehme, lästige Empfindung. Das Vorhandensein von Schmerz oder einer anderen Erfahrung kann mit keinem technischen Hilfsmittel bestätigt werden [9, 10, 161]. Der Inhalt des Erlebnisses, wie das Erlebnis wirklich ist, wird durch die Technologie noch weniger deutlich. Die einzige Möglichkeit, den Inhalt eines Erlebnisses herauszufinden, besteht darin, sich auf die Erzählung der Person zu verlassen, die es erlebt hat und ihr zu glauben [9, 10, 138, 172].

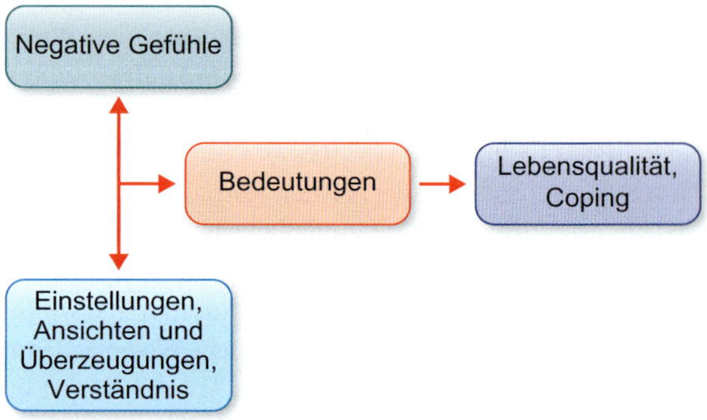

Abb. 6.5 Faktoren, die die Lebensqualität und das Wohlbefinden beeinflussen. [L231]

6.6.1 Das Erleben von Schmerz ist eine Bedeutungsbeziehung

Das Erleben von Schmerz ist eine Bedeutungsbeziehung, wobei die größte Beeinträchtigung nicht unbedingt der Schmerz selbst ist, sondern seine Bedeutung [172]. Die Frage ist auch qualitativ: Welche negative Bedeutung geben Sie Ihrem Schmerz? Je negativer die Bedeutung, desto mehr negative Emotionen gibt es, die die negative Einstellung gegenüber dem Schmerz verstärken und desto geringer ist folglich die Wahrscheinlichkeit, dass man mit dem Schmerz fertig wird. Umgekehrt gilt: Je neutraler die Bedeutung, desto weniger schmerzhaft ist die Erfahrung, desto weniger Beeinträchtigung verursacht der Schmerz und desto besser ist die Lebensqualität. Es geht nicht nur darum, die Einstellung zu ändern, sondern auch darum, Wissen, Wahrnehmungen und Überzeugungen über Schmerzen zu verändern und die traditionelle Denkweise anzupassen; es geht darum, die Grundlagen der Bedeutung kritisch zu untersuchen. Schmerzbezogene Bedeutungen können mit Yellow Flags verglichen werden, die Schmerzen begünstigen und aufrechterhalten.

➢ Abb. 6.5 zeigt die Faktoren, die die Lebensqualität und das Wohlbefinden beeinflussen.

Erschwerend kommt hinzu, dass Studien [46, 168, 173] zeigen, dass z. B. Physiotherapeuten die Fähigkeit fehlt, psychosoziale Faktoren zu erkennen und zu behandeln. Das bedeutet, dass sie das im Gesundheitswesen empfohlene biopsychosoziale Modell leider nicht anwenden können [14, 174]. Bis jetzt sind diese psychosozialen Faktoren noch nicht Teil des Inhalts der Lehrpläne bei den Physiotherapeuten.

Noch beunruhigender ist das Ergebnis einer methodischen Studie von Gardner et al. [173], in der die befragten Physiotherapeuten berichten, dass es nicht Teil ihrer Aufgaben sei, psychosoziale Faktoren zu untersuchen. Eine Schmerzbehandlung, die nur auf körperliche Faktoren eingeht, steht jedoch erstens im Widerspruch zu den Behandlungsempfehlungen, zweitens im Widerspruch zu den ethischen Grundsätzen der Physiotherapie und drittens ist sie nicht effektiv. Auch hier ist das Hindernis für ein wirksames Umdenken das Verständnis des Körpers als biologische Maschine und die Dominanz von Anatomie, Physiologie, Biomedizin und Biomechanik, die die Identität der Physiotherapie ausmachen.

Anstelle einer Maschine muss der Körper als Mensch verstanden werden – nicht in dem Sinne, dass ich einen Körper habe, sondern in dem Sinne, dass ich mein Körper bin – mit vielen Rollen und Funktionen: der Körper als Vater, der Körper als Liebhaber, der Körper als Lehrer, der Körper als Genesender, der Körper im Yoga und der Körper nach erfolgter Amputation. Ein begrenztes Verständnis von Körper und Körperlichkeit wirkt folglich wie ein mächtiges Hindernis für eine professionelle Entfaltung des Physiotherapeuten [52].

Den Körper als Objekt zu verstehen – als Objekt verschiedener Behandlungen – impliziert, den Körper zu objektivieren und seine Leiden und gleichzeitig den Menschen zu klassifizieren, was bedeutet, dass das Verständnis des Körpers als Subjekt, d. h. als physische, psychische, soziale, kulturelle Einheit des Menschen, nicht stattfindet und dass die für die Therapie wichtigste Information fehlt, nämlich, was der Schmerz für den Betroffenen bedeutet.

Die Frage „Was denken Sie über Ihren Schmerz?" ist viel informativer als „Wie stark sind Ihre aktuellen Schmerzen auf einer Skala von null bis zehn?"

Die Erzählung des Patienten – das klinische Narrativ – wird meistens von den verschiedenen körperlichen Befunden – dem medizinischen Narrativ – dominiert, während der Patient gemäß den Prinzipien der Patientenzentrierung im Mittelpunkt der gesamten Therapie stehen sollte. Der Patient wird meist nur im Hinblick auf verschiedene Krankheiten, Diagnosen, Defizite, Dysfunktionen, Ungleichgewichte usw. gesehen und nicht als ganze Person mit den psychologischen und sozialen Dimensionen des Menschseins [53, 131]. In Wirklichkeit kommt der Patient mit seinen Beschwerden und seiner ganzen Lebensgeschichte in die Praxis, nicht die Beschwerden mit dem Patienten. In ähnlicher Weise sollte die Interaktion und Therapie mit dem Patienten stattfinden und nicht mit dem Leiden [45].

Bei der Interaktion mit dem Patienten lohnt es sich aber, sich auf die Bedeutungen, welche die Schmerzen für den Patienten haben, und die Beweggründe dafür zu konzentrieren, da diese direkt proportional zur Schmerzbewältigung und Reaktion auf die Therapie verlaufen [175].

Die oben genannten Studien zeigen, dass die Behandlung von nicht-physischen Faktoren immer noch unüblich und selten ein Thema sind. Ein Grund dafür ist wahrscheinlich die traditionelle Vorstellung des Physiotherapeuten als Fachmann für Körpertherapie [52], bei der das Einbeziehen von nicht-physischen Faktoren als Psychologisierung von etwas gesehen wird, das nicht zu seiner Berufsbeschreibung gehört [176].

Auf einer generellen Ebene sollte der Beruf des Gesundheitsexperten eine Weitsicht und ein Verständnis für den Menschen als körperliches, aber auch als bewusstes, geistiges und soziales Wesen beinhalten. Die Komponenten sind nicht trennbar und stehen immer in einer Wechselbeziehung zueinander [177, 178]. Es impliziert das Verständnis, dass körperliche Strukturen weder selbstgesteuert noch autonom sind, sondern von einer „Software" aufrechterhalten und gesteuert werden, deren Stagnation sich unmittelbar in den Funktionen des Körpers widerspiegelt und dass sich dementsprechend Fehlfunktionen im Körper auf die Funktionsweise der Software in Form von verschiedenen Fehlern (Softwarefehler) auswirken. Bei der Betrachtung des Ganzen geht es nicht um Psychologisierung, sondern um das Verstehen der Erfahrung von Schmerz. Wenn Sie die Erfahrung verstehen, verstehen Sie den Schmerz und die Person dahinter besser.

6.6.2 Was macht den Unterschied in der Therapie?

Es gibt kein Heilmittel und keinen Trick, der die Erfahrung beeinflusst, denn zur Erfahrung gehören Emotionen, Denken, Argumentation, Erinnerung, Bewusstsein, Wahrnehmung und Stimmung. Was genau dahinter steckt, ist nicht wirklich bekannt [7, 153, 167], so dass die Behandlung der Schmerzerfahrung eine Behandlung der ganzen Person erfordert und die mit dem Schmerz verbundenen Bedeutungen erforscht werden müssen: Welche Gedanken und Wahrnehmungen hat eine Person aufgrund des Schmerzes und worauf basieren sie? So kommen wir zurück zu großen Themen wie Patientenzentriertheit, zwischenmenschlichen Fähigkeiten und der Substanz des Schmerzes, um zu verstehen, dass Schmerz eine Erfahrung ist.

In der Therapie geht es um eine Frage, die jeder Fachmann bedenken sollte: Worauf kommt es in der Therapie an? Wenn es z. B. in der Physiotherapie nur um manuelle Geschicklichkeit ginge, würde das gut funktionieren und man würde Schmerzen und andere Beschwerden als Dysfunktion, Inaktivität, Ungleichgewicht oder eine andere auf konventionellem Denken basierende Sichtweise betrachten. Je mehr praktische Erfahrung Sie haben, desto eher können Sie sagen: „Ich weiß es nicht. Es gibt hier so viele Variablen, dass es fast unmöglich ist, zu sagen, was dazu beiträgt und warum manchmal nichts funktioniert. Vielleicht hat alles, was getan wird, eine Auswirkung und ein Teil davon bleibt einfach ein Geheimnis."

Ein gutes Beispiel für die Schwierigkeit, Effektivität zu evaluieren, ist eine kürzlich veröffentlichte Studie, die zeigt, dass unterschiedliche Geschlechter von Therapeut und Patient die Berichterstattung über die Schmerzintensität reduzieren können. Weiter erhöht ein hoher professioneller Status des Therapeuten das Vertrauen, reduziert die Nachteile von Schmerzen im Gespräch und verstärkt so den Placebo-Effekt. Positive nonverbale Kommunikation (Lächeln, Veränderung des Tonfalls, häufiger Blickkontakt, Hinwendung zum Patienten und Veränderung der Körperhaltung) hat eine ähnliche Wirkung wie ein hoher professioneller Status. Placebo sollte weder unterschätzt noch unterbewertet werden, da es bei allen Behandlungen, von der chirurgischen bis zur konservativen Versorgung und von der medikamentösen Therapie bis zum Dialog, im Einsatz ist und dies ohne Nebenwirkungen.

Umgekehrt erhöhen geringerer beruflicher Status, geringere fachliche Kompetenz und Fertigkeiten, Ernstheit, monotones Sprechen, Vermeidung von Blickkontakt und Distanzierung vom Patienten beim Schmerzgespräch den Nocebo-Effekt [179].

Wenn man mit einem Patienten über Schmerzen spricht, ist nicht immer klar, was mit „Linderung" gemeint ist. Bedeutet es zum Beispiel, dass die Intensität des Schmerzes gleichbleibt, aber die Funktionsfähigkeit sich verbessert, oder andersherum? Oder etwas ganz anderes? Es ist auch nicht klar, was überhaupt das Ausmaß des Schmerzes und die Veränderungen des Schmerzes ist, da es ja kein direktes Maß für den Schmerz gibt.

Das zweite Problem besteht in der Frage, wie man alle anderen Faktoren ausschließen kann, die das Leben und damit den Schmerz beeinflussen.

Schmerzlinderung ist mit dem Mythos verbunden, dass leichte Schmerzen leichter zu akzeptieren sind als starke Schmerzen. Ein weiterer Mythos ist, dass leichte Schmerzen eine bessere Lebensqualität bedeuten als starke Schmerzen [180]. Diese Theorie trägt aber nichts zur Schmerzlinderung bei, denn die Therapie zielt dabei auf das Symptom und nicht auf die Person.

Es ist ein Mythos, dass alleine die Fähigkeiten des Therapeuten eine erfolgreiche Therapie und Patientenzufriedenheit garantieren. Es sind andere Faktoren, die einen kompetenten und fähigen Therapeuten ausmachen. Dies belegen die Studien von Reynolds [40], Levinson et al. [130], Oosterhoof et al. [41], O'Keeffe et al. [140] und Wijma et al. [131], deren Ergebnisse wie folgt formuliert werden können: Die therapeutische Beziehung ist wichtiger für das Therapieergebnis als die geschickten Hände. Dies basiert auf der Tatsache, dass der Aufbau einer therapeutischen Beziehung mehr interaktive als manuelle Fähigkeiten erfordert. Diese Behauptung wird durch eine Studie von Peiris et al. [175] gut unterstützt, die eindeutig feststellt, dass die Interaktion mit dem Therapeuten für den Patienten wichtiger ist als der Inhalt oder die Quantität der Therapie.

Das Gegenteil, eine schlechte Interaktion, äußert sich in Form von Beschwerden verschiedener Art. Der Patient fühlt sich nicht gehört oder verstanden. In einem im Jahr 2019 veröffentlichten systematischen Bericht [181] betrafen insgesamt 39 % der Beschwerden irgendeine Form der Interaktion. Meistens war der Patient nicht oder zu wenig über die Behandlung oder den Prozess bzw. falsch oder widersprüchlich informiert worden.

Der Patient hatte außerdem das Gefühl, dass ihm nicht zugehört, dass er mit Gleichgültigkeit behandelt und über seine Behandlung von jemand anderem als ihm selbst entschieden wurde. Ähnliche Schlussfolgerungen werden auch in anderer Literatur festgestellt [182].

Eine aktuelle norwegische Studie über die Erfahrungen von Menschen mit Muskel-Skelett-Erkrankungen in Bezug auf ihre Gesundheitsversorgung befasst sich ebenfalls mit diesem Thema. In Begegnungen, in denen den Patienten zugehört und sie als Individuen behandelt wurden und sie erklären konnten, was chronische Schmerzen für sie bedeuten, fühlten sie sich ernst genommen. Sie wurden in ihrem seelischen Wohlbefinden bestärkt und unterstützt und fassten daraufhin wieder Vertrauen in die Zukunft. Sie waren zusammen mit den medizinischen Fachkräften an der Planung und Durchführung der Therapie beteiligt.

Wurde ein Patient hingegen nur als einer von vielen Leidenden und Fällen behandelt, fühlte er sich nicht genügend respektiert und seine Bedürfnisse nicht berücksichtigt. Oft sind Patienten durch bürokratische Hürden gefangen, so dass es Probleme bei der Aufnahme oder Weiterführung der Behandlung gibt. Es wird ihnen kein Gefühl der Hoffnung für die Zukunft vermittelt. Dieser Gruppe wurde die naheliegende, in der Regel eine medizinische Behandlung angeboten [183].

Schlechte Interaktion ist nicht nur ein Problem zwischen dem Gesundheitspersonal und seinen Patienten, sondern auch innerhalb des Gesundheitsdienstes.

Schlechte Interaktions- und Kommunikationsfähigkeiten stellen eine der Hürden für eine professionelle Zusammenarbeit dar. Die Verlierer sind natürlich die Patienten, die auf die umfassende Hilfe der Gesundheitsfachkräfte angewiesen sind [184, 185].

Studien zeigen, dass erhebliche Defizite bei den Interaktionsfähigkeiten von Physiotherapeuten ein wesentliches Hindernis für den Aufbau einer guten therapeutischen Beziehung und eines wünschenswerten Ergebnisses sein können, wenn der Physiotherapeut im Mittelpunkt des Dialogs steht und allen Patienten die gleichen Fragen stellt, die sich nur auf die körperlichen Symptome des Patienten beziehen. Wenn der Patient anfängt, über psycho-emotionale Faktoren zu sprechen, lenkt der Physiotherapeut das Gespräch wieder auf die körperlichen Symptome. Der Physiotherapeut definiert die Ziele der Therapie und auf welchem Wege diese erreicht werden sollen. Er ist mit Interaktionstheorien und Interviewstrategien nicht vertraut [186–188]. Die Ergebnisse der Studien sind dahingehend zu interpretieren, dass in einer Ausbildung zum Physiotherapeuten zusätzlich zu den praktischen Fertigkeiten Interaktionsfähigkeiten gar nicht oder nur unzureichend vermittelt werden.

Diese fehlende Ausbildung ist nicht nur bei Physiotherapeuten zu bemängeln. Auch bei der Ausbildung von Ärzten gibt es erhebliche Defizite bei der Vermittlung zwischenmenschlicher Fähigkeiten, was zu einer Entfremdung der Patienten und einem mangelnden Engagement bei der Behandlung führt, und eine eigenständige Behandlung der Patienten behindert [133].

Eine kürzlich veröffentlichte australische Studie [187] beschreibt die Interaktionsfähigkeiten von Physiotherapeuten in der Praxis. Die Studie rekrutierte 251 Physiotherapeuten und untersuchte unter anderem, welche psychosozialen Strategien sie bei ihrer Arbeit einsetzen. Die Umfrage ergab, dass die Strategien als wichtig erachtet und in gewissem Umfang genutzt werden. Am häufigsten wurde das Setzen von Zielen genannt. Soziale Unterstützung und eine Stärkung des Selbstwertgefühls und Empowerment-Wahrnehmung wurden dagegen nur mäßig genutzt.

Die vielleicht besorgniserregendste Erkenntnis war jedoch, dass Motivationsgespräche nur gelegentlich eingesetzt wurden, weil die Therapeuten nicht die Ausbildung dafür hatten. Ein weiterer erklärender Faktor war, dass die Teilnehmer das Gefühl hatten, keine psychologischen Methoden anwenden zu müssen. Andererseits hatten die Teilnehmer den Wunsch, mehr darüber zu erfahren. Die Autoren der Studie haben sich daher Gedanken über die Gründe für den geringen Kenntnisstand zu den Interaktionsfähigkeiten in der Praxis gemacht.

Ohne ein korrektes und kompetentes Gespräch ist es sehr schwierig, eine funktionierende therapeutische Beziehung und ein erfolgreiches therapeutisches Ergebnis zu erreichen.

Zum gleichen Ergebnis kommt eine aktuelle Studie von Young et al. [183], die das Wissen und die Einstellung von Physiotherapeuten (n = 32) über die Integration psychologischer Methoden in die Praxis und ihre Einstellung zu einer solchen Integration untersuchte. Die Studie ergab, dass die Teilnehmer diese Integration als wichtig oder sehr wichtig erachten. Sie wussten darüber Bescheid, aber ihr praktisches Wissen war gering. Dies ließ die Forscher an den tatsächlichen Kenntnissen über psychologische Methoden zweifeln. Dieser Mangel an Wissen und Fähigkeiten war auf fehlende Ausbildung, fehlende Ressourcen und einen Mangel an qualifizierten Lehrern zurückzuführen. Zeitmangel und sehr eingeschränkte Möglichkeiten für eine One-to-One-Interaktion mit dem Patienten wurden ebenfalls als Gründe für die Nichtnutzung genannt.

Die Widersprüchlichkeit der Ergebnisse kann teilweise dadurch erklärt werden, dass das Konzept der „psychologischen Methoden" für Physiotherapeuten nicht klar ist. Das Konzept kann als eine Kombination von verschiedenen Faktoren verstanden werden, ähnlich wie in der Physiotherapie, welches verschiedene Arten von Anleitung und Beratung, Schmerzerziehung, Motivational Interviewing, Achtsamkeit und kognitive Verhaltenstherapie umfasst.

Es gibt also viele verschiedene Faktoren, die zur Therapie und einem Ergebnis beitragen, wobei es sehr schwierig ist, den Beitrag eines einzelnen Faktors zuverlässig zu beurteilen. Das Ergebnis ist also eine Kombination aus vielen verschiedenen Faktoren – spezifischen und unspezifischen. Zusammenfassend lässt sich sagen, dass weder die eine Technik noch die andere Therapieform besser ist, und keine allein den Erfolg einer Behandlung bestimmt.

➢ Abb. 6.6 zeigt die Einflussfaktoren auf den Behandlungserfolg nach Gøtzsche [189] und O'Keeffe et al. [190].

Das aktuelle Verständnis ist, dass chronische Schmerzen nicht geheilt werden können, was bedeutet, dass die Rolle des Therapeuten darin besteht, dem Patienten zu helfen, funktional zu bleiben und mit seinen Schmerzen im Alltag zurechtzukommen. Der Therapeut muss den Patienten ermutigen, sich der Realität zu stellen, indem er ihm eine Anleitung und Ratschläge gibt, wie er chronische Schmerzen akzeptieren kann [9, 10, 146]. In der Praxis bedeutet dies Behandlungen, die keine Normtherapie sind und unangenehme Empfindungen und verschiedene Befunde adressieren [164].

Weltweit ist die kognitive Verhaltenstherapie (CBT) vielleicht eine der am weitesten verbreiteten und wahrscheinlich eine der besten Methoden, um eine Person mit chronischen Schmerzen mittels Akzeptanz zu behandeln. Ihre modernste Form, die sogenannte „dritte Welle" der Akzeptanz- und Commitment-Therapie (ACT) bietet auch eine Version für Physiotherapeuten (Physiotherapy Informed by Acceptance and Commitment Therapy [PACT]), nachzulesen bei Godfrey et al. [191].

Es ist bemerkenswert, dass es sehr wenig Diskussion über nicht-traditionelle Methoden der Behandlung von Menschen mit Schmerzen gibt. Es wird aber immer mehr über muskuloskelettale Erkrankungen und die Mechanismen, durch die sie entstehen, bekannt. Die Wissenschaften verflechten sich zunehmend, da man langsam realisiert hat, dass menschliche Leiden – insbesondere Schmerzen – nicht mithilfe einer einzelnen Wissenschaft oder wissenschaftlichen Theorie vermindert werden können. Es besteht daher ein klarer Bedarf an einer engeren Zusammenarbeit zwischen den Gesundheitsberufen, der Integration von Interdisziplinarität und der Aktualisierung der beruflichen Identitäten, um das Forschungswissen zu reflektieren [192].

6.6.3 Krise in der Schmerztherapie

Aus den obigen Ausführungen wird deutlich, dass es Widersprüche, Unklarheiten und das Festhalten an alten Überzeugungen, Praktiken und Ansätzen in der Schmerzbehandlung

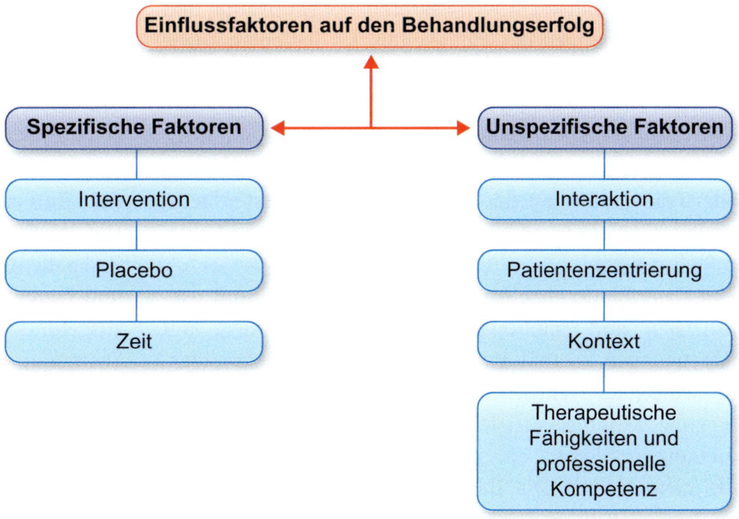

Abb. 6.6 Einflussfaktoren auf den Behandlungserfolg. [L231]

gibt. Es gibt zahlreiche Hindernisse bei der Umsetzung neuer Perspektiven oder gemeinsam vereinbarter Behandlungspraktiken. Neu ist in diesem Zusammenhang ein relativer Begriff, da z. B. das biopsychosoziale Modell in den 1970er Jahren entwickelt wurde. Das patientenzentrierte Modell entstand in den 1950er Jahren, zur gleichen Zeit wie die Idee der Multidisziplinarität in der chronischen Schmerzbehandlung. Nichtsdestotrotz zeigen Studien, dass dies im gesamten Gesundheitssystem immer noch ein Fremdmodell ist [14, 15]. Alte Doktrinen der professionellen Kompetenz leben immer noch stark weiter, obwohl immer mehr Forschungsdaten über die Notwendigkeit der professionellen Erneuerung auftauchen [22, 193].

Konservatismus wird in einer Studie von Stevens et al. [194] angesprochen, die herausfand, dass Physiotherapeuten und Patienten darin übereinstimmen, dass die Hauptursachen für Rückenschmerzen biomechanische Faktoren wie Heben, Bücken und langes Sitzen sind. Psychologische oder psychosoziale Faktoren werden von beiden nicht als wichtig erachtet, obwohl es starke Hinweise aus Studien gibt, dass sie bei der Prädisposition, Auslösung oder Aufrechterhaltung verschiedener Rückenerkrankungen bedeutender sind als biomechanische oder physiologische Faktoren [166].

Diese Aussage deckt sich gut mit der Studie von Gardner et al. [173], die feststellt, dass das Wissen von Physiotherapeuten und Patienten über die Behandlung von Rückenschmerzen eher auf Vermutungen und biomechanischen Wahrnehmungen basiert als auf erforschtem Wissen. Biomechanisch und biomedizinisch orientierte Praktiker empfehlen, bei Rückenproblemen Schmerzen zu vermeiden, die Rückkehr an den Arbeitsplatz und die körperliche Betätigung hinauszuzögern, im Rahmen der Schmerzgrenzen zu arbeiten und sich so lange krankschreiben zu lassen, wie die Erkrankung eine Behinderung darstellt. Darüber hinaus stellen sie das Ausmaß des Gewebeschadens in Bezug auf den Schmerz in den Vordergrund. Die Therapie basiert dann auf einer Einschätzung des Zustands des Patienten und nicht auf psychosozialen und kognitiven Faktoren, der Motivation und den Wahrnehmungen der Fähigkeiten des Patienten sowie der eigenen Wahrnehmung der Situation und der funktionierenden Behandlungen [44, 136, 166].

Der Umfang des Screenings ist kein Selbstzweck und nicht das wichtigste Kriterium für die Auswahl einer Behandlung, sondern die Bedürfnisse des Patienten stehen an erster Stelle, denn jeder Patient ist ein einzigartiges Individuum mit eigenen Bedürfnissen.

Die Haupthindernisse für die Genesung hängen mit psychosozialen und emotionalen Faktoren zusammen, mit Überzeugungen zu und Wahrnehmungen von Schmerzen, einer schlechten Wahrnehmung von Fähigkeiten, Angst vor Bewegung, Kummer, sozialer Isolation, finanzieller Not und Beziehungsproblemen, die in der Therapieauswahl an erster Stelle stehen sollten. Die Therapie ist daher eher eine Kombination aus den Bedürfnissen des Patienten, der Erfahrung des Therapeuten (praxisbezogene Evidenz) und der Tatsache, dass sie evidenzbasiert ist, d. h. eine patientenzentrierte, ganzheitliche und moderne Art der Behandlung eines Menschen mit Schmerzen [192].

Die Tatsache, dass insbesondere die Lehrpläne der Physiotherapie trotz Studien in den letzten dreißig Jahren unverändert geblieben sind, verdeutlicht eine gewisse Stagnation. Die Inhalte haben einzig andere Namen bekommen [193]. Die Ausbildung in der Physiotherapie umfasst nach wie vor eine große Anzahl von Kursen in Biomechanik, Physiologie, manueller Geschicklichkeit und verschiedenen Gerätetherapien sowie Kurse zu muskuloskelettalen Erkrankungen [157, 188] und zur diagnosebasierten Therapieplanung, die allein in der Verantwortung des Physiotherapeuten liegt [195].

Insbesondere die Kurse und Ausbildungen in der manuellen Therapie bestehen aus einer Vielzahl von Kursen für manuelle Fertigkeiten, oft ohne dass es einen validen Nachweis für deren Wirksamkeit gibt. Tatsächlich gibt es nur sehr wenige Belege für die Wirksamkeit von manuellen und apparativen Therapien bei Schmerzen [196]. Wo es sie gibt, sind sie kurzfristig und nicht schlüssig und basieren eher auf Meinungen als auf objektiven, systematischen, langfristigen, von Experten begutachteten Studien. Dabei ist zu beachten, dass es um die Wirksamkeit der verschiedenen Techniken geht, nicht um die manuelle Therapie selbst, die im besten Fall mehr ist (oder zumindest sein sollte) als manuelle Fertigkeiten [197].

Dieses „mehr" ist direkt proportional zu den Ergebnissen der Therapie.

Die Therapie muss auf einem biopsychosozialen Modell basieren, was wiederum impliziert, dass psychosoziale Risikofaktoren identifiziert werden müssen.

Es geht darum, Verhaltensmuster zu verlernen, die auf negativen kognitiven Faktoren im Zusammenhang mit Schmerzen beruhen und das Schmerzverhalten aufrechterhalten. Das häufigste davon ist das Angstvermeidungsverhalten.

Anleitung, Beratung, Erklärung der Therapie und Erläuterung der Untersuchungsergebnisse in verständlicher Sprache gehören automatisch zu einem guten Schmerzmanagement. Das Hauptziel der Behandlung eines Patienten mit chronischen Schmerzen ist nicht, ihn schmerzfrei zu machen, sondern ihm zu helfen, mit seinen Schmerzen fertig zu werden. Die Therapie sollte auf den Stärken des Patienten aufbauen und patientenzentriert sein, indem der Patient in die Planung und Durchführung der Therapie einbezogen wird und herausgefunden wird, was er am meisten braucht. Erfolgreiches Schmerzmanagement ist ein Prozess, bei dem gemeinsam Ziele gesetzt und geplant werden, wobei die Rolle der Therapeuten eher die eines Vermittlers und Ermutigers als die eines Hauptakteurs ist. Die letztere Rolle ist dem Patienten und den Bedeutungen, die er dem Schmerz gibt, vorbehalten [198].

Die Physiotherapie basiert traditionell auf Naturwissenschaft (Medizin), aber sie ist auch Humanwissenschaft, ein Humanismus, der zumindest Pädagogik, Psychologie und Soziologie einschließt, ohne die es unmöglich ist, zu erklären und zu verstehen, was der Zustand des Patienten für ihn selbst bedeutet – was er lebt und erlebt. Humanismus ist die Fähigkeit, mit dem Patienten auf Augenhöhe zu sprechen und den Zustand des Patienten aus seiner Sicht zu verstehen. Ein Fachmann mit diesen Fähigkeiten ist besser gerüstet, um mit den Beschwerden der Menschen – einschließlich Schmerzen – effektiver umzugehen.

6.6.4 Und schließlich …

Bei der Behandlung einer Person mit Schmerzen geht es nicht nur darum, verschiedene Dysfunktionen, Muskelsynergien oder Asymmetrien zu adressieren. Es ist nicht nur „Schmerzmanagement", bei dem das Hauptziel der Therapie darin besteht, die Intensität eines abstrakten Phänomens namens Schmerz zu reduzieren. Es ist auch keine souveräne Kunst der manuellen Geschicklichkeit.

Bei der Schmerzbehandlung geht es in erster Linie darum, Menschen zu helfen. Es geht darum, die Funktions- und Bewegungsfähigkeit von Menschen zu optimieren, mit dem Ziel, ihre Lebensqualität zu verbessern und die Arbeitsfähigkeit zu ermöglichen. Es ist eine menschliche Begegnung, die die Identifizierung von negativen Gefühlen, Überzeugungen und Vorstellungen beinhaltet, die eine Genesung verhindern. Es geht darum, Menschen anzuleiten und zu beraten, wie sie mit ihrem Schmerz umgehen können.

Die Behandlung hilft einer Person im Schmerz, Selbstverwirklichung zu erreichen, was mit Werten verbunden ist, das heißt, dass die wichtigsten Faktoren angesprochen werden, die das Leben lebenswert machen. Es erfordert ein Verständnis von Schmerz als Erfahrung per Definition, die Anerkennung von psychosozialen Faktoren, kompetente pädagogische Fähigkeiten und gute zwischenmenschliche Kompetenzen. Es bedeutet, das auf Biomedizin und Pathogenese basierende Denken in eine humanistische Richtung zu erweitern und einen interdisziplinären Ansatz zu wählen. Es geht darum, Inhalte, Lehrpläne und Identitäten von Gesundheitsfachkräften zu aktualisieren, um die komplexen Leiden der Menschen von heute, wie z. B. Schmerzen, erfolgreich behandeln zu können.

KAPITEL

7

Tiina Röning

Die Psychologie von Schmerzen

7.1 Einleitung

7.1.1 Psychologisches Verständnis und psychosozialer Rahmen

Das Verständnis für die Rolle psychologischer Faktoren im Erleben und im Umgang mit Schmerzen hat durch wachsende Forschungserkenntnisse, Fortschritte in der klinischen Praxis und neuen Theorieentwicklungen zugenommen. Mit der Entwicklung des modernen multifunktionalen Denkens in der Schmerztherapie hat sich die Bedeutung psychologischer und sozialer Faktoren vergrößert. Das oben bereits beschriebene biopsychosoziale Modell hat allmählich zu einer allgemeinen Akzeptanz der Erkenntnis geführt, dass biopsychosoziale Faktoren, die mit dem Schmerz zusammenhängen, auch stark psychologischer Natur und mindestens ebenso wichtig sind wie gewebespezifische und physiologische Faktoren. Das Verständnis für unterschiedliche Lernmechanismen des zentralen Nervensystems und Gehirns hilft insbesondere dabei, das Erleben von chronischen Schmerzen zu erklären. Außerdem erklärt ein erweitertes Verständnis der unterschiedlichen Denk- und Handlungsweisen von Menschen, die Schmerzen erleben, warum manche Menschen in der Lage sind, ihre Reaktion auf Schmerzreize zu ändern und ihr Verhalten zu modifizieren, um Schmerzen und Leiden zu reduzieren. Gleichzeitig wächst das Bewusstsein für die psychologischen und sozialen Risikofaktoren, die zur zunehmenden Belastung durch Schmerzen und einem Verlust des Wohlbefindens in unserer Gesellschaft beitragen.

7.1.2 Persönlichkeitsstrukturen und Persönlichkeit

Solange es Versuche gab, Schmerzen zu verstehen und zu kontrollieren, gab es Versuche zu untersuchen und zu theoretisieren, ob es eine bestimmte, spezifische schmerzempfindliche Persönlichkeit gibt.

Bereits um die Jahrhundertwende beschrieb Freud seine hysterischen Patientinnen mit psychosomatischen Abwehrmechanismen als einen besonderen Persönlichkeitstypus und seine Persönlichkeitstheorie der sadomasochistischen Sexualentwicklung versuchte, das unerklärliche Schmerzerleben und die Psychologie des Schmerzes zu erklären [199].

Obwohl diese Theorien mit der Entwicklung der kognitiven und experimentellen Psychologie längst weitgehend aufgegeben wurden, lebt der Mythos der „Schmerzpersönlichkeit" in der Gesundheitsbranche zum Teil noch weiter.

Für die Existenz von „Schmerzpersönlichkeiten" gibt es wenig Forschungsbelege [200]. Bekannt ist jedoch, dass bestimmte Persönlichkeitskonstrukte zu bestimmten Persönlichkeitsmerkmalen neigen. Diese Eigenschaften wiederum bestehen aus relativ stabilen Denk- und Handlungsweisen, die bei bewusster Wiederholung zu ähnlichen Reaktionen, Erfahrungen und Ergebnissen führen. Es ist jedoch nicht das individuelle Schicksal, sondern es sind psychologische Schlüsselfaktoren (Gefühls-, Denk- und Verhaltensmuster), die in der Praxis beobachtet und untersucht und durch eine geplante Behandlung verändert werden können.

Die Forschung hat die wichtigsten psychosozialen Prozesse, die bei Schmerzen und insbesondere bei der Entstehung von chronischen Schmerzen eine Rolle spielen, sehr erfolgreich identifiziert. Zu wissen, welche Faktoren eine Person für die Chronifizierung von akuten Schmerzen prädisponieren, hilft zu verstehen, wo Interventionen ansetzen müssen, damit eine Schmerzbehandlung effektiv ist. Die Schlüsselvariablen, Vulnerabilität und Risikofaktoren sind daher das Ziel für Behandlung und Prävention. Darüber hinaus müssen sich Verständnis und Interventionen auf die Identifizierung und Stärkung von Schutzfaktoren konzentrieren, da der Zusammenhang zwischen Risikofaktoren und Risikowahrnehmung nicht kausal ist.

Ausreichend starke Schutz- und Kontrollmaßnahmen können den Auswirkungen hoher Risiken entgegenwirken. Wenn die Belastung die Ressourcen nicht übersteigt, ist es weniger wahrscheinlich, dass die damit verbundenen Probleme eintreten.

7.1.3 Persönlichkeitsstrukturen des Menschen

Persönlichkeitsstrukturen sind der Kern des psychologischen Funktionierens eines Menschen. Diese können weiter in definierbare und identifizierbare Komponenten unterteilt werden [201]. Denkprozesse werden durch die sogenannte kognitive Triade beschrieben, die die Wahrnehmung und Aufmerksamkeitsorientierung (Informationen werden fokussiert und über die Sinne aus dem Selbst und der Umwelt aufgenommen), die Verarbeitung der eingehenden Informationen (der sogenannten Wahrnehmungsstil, d. h. Denkgewohnheiten, Einstellungen, emotionale und faktische Verarbeitung, Situationsinterpretationen, emotionale und argumentative Sprache) und ein ausreichendes Verständnis des Geschehens, d. h. Realitätssinn (die Fähigkeit zu unterscheiden, was „objektive Realität" und was eine Geschichte oder Fantasie im eigenen Kopf ist, das Ganze zu verstehen und ihm einen Sinn zu geben) miteinbeziehen. Das Zusammenwirken der kognitiven Funktionen führt zur Interaktion mit der umgebenden Realität und zum Verstehen und Lernen. Sie schafft eine Wahrnehmung des Selbst und der Realität, die sich in einem ständigen Prozess der Veränderung und Transformation befindet. Dies wiederum ermöglicht die im Alltag notwendige Kontrolle, d. h. die Fähigkeit, die eigenen Aktivitäten und deren Effektivität zu planen, umzusetzen und zu evaluieren. Die endlose Kette von Tun und Denken bildet wiederum dauerhafte oder wechselnde Verhaltensmuster [114, 115].

Input →	Verarbeitung →	Verstehen →	AKTION
(Auswertung der Beobachtung)		(Wahrnehmung)	(Singgebung)

Zusätzlich zu den Denkprozessen umfassen andere wichtige Persönlichkeitsstrukturen das Selbstkonzept (einschließlich Selbstwertgefühl und Selbstbewusstsein), die soziale Kognition (wie sehr sich eine Person für andere Menschen interessiert, wie gut sie die Handlungen anderer versteht), die Mittel zur Kontrolle, die in Bezug auf die Belastungen des Lebens eingesetzt werden (einschließlich Stressbewältigung, Impulskontrolle, Problemlösungskompetenz, Resilienz, psychische Genesung) und das Emotionsmanagement (Auseinandersetzung mit emotionalen Themen, Erleben oder Hinwendung nach innen, Erkennen, Ausdrücken und Nutzen von Emotionen als Ressource, z. B. Trauer über einen Verlust oder Grenzen setzen aufgrund von Irritation). Die Strukturen der Persönlichkeit machen die Individualität eines Menschen aus, welche von der Person selbst und anderen beobachtet und beschrieben werden kann. Sie beeinflusst direkt die Denk- und Verhaltensmuster, die wir einsetzen und auf denen wir unsere Identität und unser Alltagsmanagement aufbauen. Diese Strukturen bilden eine relativ stabile Art und Weise, mit der Welt in Beziehung zu treten und verschiedene Verhaltensmuster zu zeigen, welche wiederum Erfahrungen gegenseitig verstärken und im Laufe der Zeit eine Persönlichkeit formen. Die Persönlichkeit ist also eine ganz individuelle, relativ dauerhafte und zugleich dynamische Struktur, die sich mit der Erfahrung ständig verändert.

Eine gründliche Untersuchung von Persönlichkeitsstrukturen erfordert umfangreiche psychologische Studien mit geeigneten Testinstrumenten. Dies wird in der spezialisierten Behandlung z. B. zur Unterstützung der Diagnose des Patienten verwendet, insbesondere bei der Erstellung einer spezifischen entwicklungsbezogenen oder psychopathologischen Diagnose und um herauszufinden, wo ein Problem tatsächlich auftritt.

Das Erkennen von Persönlichkeitsmerkmalen in Schmerzsituationen durch ein gutes klinisches Interview bietet normalerweise ein ausreichendes Verständnis für effektive Interventionen.

Obwohl Therapeuten in der alltäglichen klinischen Arbeit prinzipiell nicht über die Persönlichkeitsstrukturen des Patienten Bescheid wissen müssen, müssen sie doch die Bedeutung von psychologischen Funktionen verstehen. Es ist klar, dass die Verbindung zwischen Geist und Körper das Besondere an der Erforschung und Behandlung von Schmerzen ist. Der Therapeut sollte immer ein ausreichendes Verständnis sowohl für physiologische als auch psychologische Mechanismen und ihre Wechselwirkungen haben. Es sollte möglich sein, sowohl physische als auch psychologische Therapieelemente flexibel und patientenspezifisch zu integrieren und zu synchronisieren, sowie den Fortschritt und die Wirksamkeit der Therapie zu beurteilen.

Sich einfach regelmäßig zu treffen, zu fragen, wie es geht und die Übungsanweisungen aktualisieren, reicht oft nicht aus, obwohl dies ein wichtiger Bestandteil der Behandlung ist.

Ein tieferes Verständnis der zugrundeliegenden psychosozialen Mechanismen, eine gute Interaktion und ein ganzheitliches Verständnis der Erfahrung des Patienten sind die Eckpfeiler der Beurteilung und erfolgreichen Behandlung. Für Fachleute, die mit Schmerzpatienten arbeiten, ist es wichtig, ein starkes theoretisches Verständnis für diese Themen zu haben. Es ist wichtig, im Auge zu behalten, dass die Behandlung von Schmerzpatienten fast nie eine Aufgabe einer einzelnen Fachkraft oder Berufsgruppe ist; eine erfolgreiche Behandlung erfordert Multiprofessionalität und eine reibungslose Zusammenarbeit und Zeitplanung, auch von Behandlungsteams, um sicherzustellen, dass psychosoziale Variablen richtig verstanden werden und die Behandlung und Rehabilitation mit ausreichender Effektivität gesteuert wird.

7.1.4 Psychosoziale Variablen bei Schmerzen: Schmerz und Persönlichkeitsmerkmale

Die Beziehung zwischen Schmerz und verschiedenen Persönlichkeitsmerkmalen war in der Geschichte der Schmerzforschung Gegenstand vieler Untersuchungen. Es ist verständlich, dass Menschen, die schmerzempfindlich sind, eher auf körpereigene Reize sensibilisiert sind. Wenn eine Person wiederholt dazu neigt, mehr innere und äußere Reize aufzunehmen als sie sinnvoll verarbeiten kann, wird das Denken ineffizient und anfällig für Verzerrungen. Eine starke Fokussierung der Aufmerksamkeit auf vage Körperreize beeinflusst das Schmerzerleben [198]. Wenn zum Beispiel eine Person ständig versucht, alle von ihrem Körper ausgehenden Empfindungen zu beobachten, ohne in der Lage zu sein, irrelevante Empfindungen von relevanten zu unterscheiden, werden ihre Denkfunktionen allein durch diese ständige Beobachtung und Reflexion über die eigenen Empfindungen überlastet. Die Aufmerksamkeit richtet sich eher auf innere Ereignisse als auf äußere und das Denken wird eingeengt.

7.1.5 Hypervigilanz

Wenn die Wahrnehmung des eigenen Körpers von vornherein mit negativen Bedeutungen oder beängstigenden Interpretationen (katastrophisierende Gedanken, etc.) besetzt ist, wird die Wahrnehmung der eigenen Gedanken verzerrend eng und negativ. Studien haben gezeigt, dass eine starke und ständige Fokussierung auf Schmerzen und Körperempfindungen die funktionelle Kapazität von Schmerzpatienten beeinträchtigt und Symptome von Depression und Angst verstärkt [202].

Wer dazu neigt, sich oft Sorgen zu machen, interpretiert selbst neutrale Reize eher als gefährlich und ist darüber beunruhigt.

Das Ergebnis ist eine psychophysische Hypervigilanz, eine Hypersensibilität, bei der der Patient sozusagen ständig „die Fühler ausstreckt“ und für alle Botschaften des Körpers sensibilisiert ist. Diese intensive angespannte Erwartung erzeugt eine schnelle und extreme Reaktion auf den kleinsten Schmerzreiz. Wenn die gesamte Aufmerksamkeit mit dem Warten auf und dem Registrieren von Schmerzen gebunden ist, ist die Fähigkeit, die Aufmerksamkeit auf angenehme Aktivitäten zu richten, reduziert. Die Erwartung und die Angst vor dem Schmerz behindern also den Geist und den Körper, positive Ressourcen zu nutzen, was die Angst und das Leiden erhöht und der sich selbst nährende Teufelskreis ist geschlossen.

7.1.6 Temperament

Bestimmte Temperamenteigenschaften beeinflussen das Schmerzempfinden. Dazu gehört ein starker Neurotizismus, eine Neigung zu negativen emotionalen Empfindungen und emotionaler Sensibilität. Manche Menschen neigen zu einer niedrigen Reaktionsschwelle und zu einer starken körperlichen Intensität der Emotion, die nicht leicht nachlässt. Diese Tendenz zeigt sich bereits in der kindlichen Reaktivität. Es ist bekannt, dass diese Eigenschaft mit einer größeren Vulnerabilität für Schmerzerfahrungen verbunden ist [203]. Persönlichkeitsmerkmale werden als in stärkerem Maße unveränderbar angesehen als z. B. kognitive Prozesse, die mit dem Erleben von Schmerz zusammenhängen, wie automatische Gedanken oder emotionale Zustände (z. B. Angst). Andererseits sind Persönlichkeitsmerkmale (Temperament, Einstellung, Interpretationsrahmen) nicht ausschließlich starr oder genetisch bedingt: Es wird angenommen, dass die Genetik höchstens etwa 40–50 % der Persönlichkeitskonstrukte erklärt, was bedeutet, dass auch andere Faktoren (Lernerfahrungen, Umweltfaktoren, usw.) eine sehr wichtige Rolle spielen [204]. Dabei verändern sich Persönlichkeitsmerkmale bzw. die damit verbundenen, relativ konstanten Denk- und Handlungsmuster im Laufe des Lebens und viele Einwirkungen oder Lebensereignisse, die die Selbstreflexion und Selbstwahrnehmung erhöhen, können zu permanenten Veränderungen der Persönlichkeitsmerkmale führen.

Aber wichtiger als die Veränderung von Persönlichkeitsmerkmalen ist die Veränderung des menschlichen Verhaltens. Der gute Vorsatz, etwas zu tun, ist etwas anderes als es dann auch tatsächlich umzusetzen. Deshalb sprechen wir von Risiko- und Schutzfaktoren.

In Studien und in der Literatur wird die oben beschriebene Vielzahl von Eigenschaften, Temperamenten, Denkmustern,

Einstellungen und Wahrnehmungsfunktionen häufig in allgemeine und schmerzspezifische Faktoren unterteilt. Häufige Risikofaktoren sind Stress, Trauma und psychologische Faktoren, wie eine Neigung zu negativen emotionalen Erfahrungen. Zu den gängigen Schutzfaktoren gehört eine gute soziale Unterstützung, von der bekannt ist, dass sie sowohl präventive als auch verhaltensaktivierende Effekte hat.

Risikovariablen, die in direktem Zusammenhang mit Schmerzen stehen, sind Katastrophisierungs-, Furcht- und Angstmechanismen und die durch sie ausgelösten Vermeidungsverhaltensweisen. Zu den protektiven Faktoren bei Schmerzen gehören die Selbstwirksamkeit und der Glaube an die zur Verfügung stehenden Instrumente zur Schmerzbehandlung [205, 206].

7.2 Psychologische Faktoren

7.2.1 Psychische Belastung

Schmerzen werden auch durch Erinnerungen, Emotionen, Stimmungen und Gedanken einer Person ausgelöst und reguliert [207]. Depressionen, Angstzustände und allgemeine Schwankungen der emotionalen Belastung sind wahrscheinlich die häufigsten psychologischen Risikofaktoren für anhaltende Schmerzen. Diese werden oft kurz als „negative emotionale Erfahrungen" bezeichnet. Mehrere systematische Studien zeigen, dass Patienten mit chronischen Schmerzen tatsächlich signifikant mehr von all diesen negativen emotionalen Erfahrungen im Vergleich zu schmerzfreien Kontrollgruppen machen [208, 209]. Es wäre einfach zu denken, dass anhaltender Schmerz einfach negative Emotionen hervorruft. Die gefundene Assoziation wird so aber nur in eine Richtung erklärt. Ganz so einfach ist es nicht.

Bei Menschen, die bereits psychisch belastet sind, ist die Wahrscheinlichkeit groß, dass Schmerz eher chronisch wird.

Zum Beispiel fand eine Folgestudie, die die Daten von Patienten nach einer Operation zur Versteifung des Rückens auswertete [210], heraus, dass die Schlüsselvariable für den Erfolg der Rückkehr an den Arbeitsplatz die präoperative Depression war. So war es nicht die Schmerzintensität, welche die Dauer der Behinderung nach der Operation erklärte, sondern der depressive Zustand vor der Operation. Dies beweist also, dass psychische Belastungen und Depressionen sowohl eine Prädisposition für chronische Schmerzen darstellen als auch, in einem Teufelskreis, eine Folge von langanhaltenden Schmerzen sind. Aus diesem Grund ist es für die Rehabilitation von entscheidender Bedeutung, diese Probleme im Rahmen einer anderen Behandlung anzugehen.

Es gibt zwei Möglichkeiten, wie die psychische Belastung einer Person zunehmen kann.

Wenn es nur wenige Hilfsmittel und Ressourcen gibt, kann schon eine kleine Menge Stress oder eine Krise zusätzlich zur normalen täglichen Belastung die Kräfte überfordern.

Dadurch gerät die Person unter Stress und die Angstgefühle und Stressreaktionen im Körper (z. B. die Ausschüttung des Hormons Kortisol) nehmen zu. Die physiologischen Folgen von Stress verlangsamen die normalen Wirkmechanismen des Körpers, einschließlich der Schmerzbewältigung. Auch die Psyche wird beansprucht. Dies führt zu ineffizienten Reaktionen und steigert Frustration, Angst und Depression. Innere Bedürfnisse und Emotionen beginnen, direkt in Aktion zu treten, oder die Person befindet sich ständig in einer Art emotionalem Chaos. Dies ist in Krisenzeiten oder bei längerer Arbeitsüberlastung normal, ebenso wie in bestimmten normativen Lebensphasen. Vorübergehend passiert das bei jedem und je nach Größe der eigenen Toleranzschwelle wird die Situation durch Bewältigungs- und Überwindungsmechanismen allmählich wieder ins Gleichgewicht kommen. Schmerzen sind ein großer Stressfaktor und belasten die Bewältigungsmechanismen der Menschen stark. Krankheit oder Schmerzen sind immer auch eine Krise im Leben eines Menschen. Aus diesem Grund gehen gerade bei einer Person mit wenig Reserven die Ressourcen schnell zur Neige, wenn Unsicherheit und Schmerz andauern. Negative emotionale Erfahrungen gewinnen leicht die Oberhand und das Verhalten wird gehemmt.

Da Kinder und Jugendliche sich noch in einem Entwicklungsstadium befinden, verfügen sie über weniger Fähigkeiten zur aktiven Bewältigung des Gleichgewichts und Wohlbefindens in ihrem Leben. Sie sind immer noch stark auf die Regulierung und die Fähigkeiten von Erwachsenen angewiesen, um ihren psychischen Stress zu bewältigen. Menschen, deren Hauptbewältigungsmechanismus die Vermeidung von belastenden und unangenehmen Dingen ist, sind zudem oft gefährdet, durch steigende Anpassungsanforderungen und komplexe emotionale Reize überfordert zu werden. Tatsächlich entwickeln sich Stress- und Krisenbewältigungskompetenzen in den normalen Alltagsphasen des Lebens durch eine Vielzahl von kleinen und großen Herausforderungen, Krisen und Erfahrungen. Ressourcen sind eine Sammlung von Fähigkeiten, die durch Lebenserfahrungen und Bewältigung wachsen und geformt werden. Sich dem Leben auszusetzen und seine normalen Freuden und Sorgen zu durchleben, ist daher der beste und sicherste Weg, um die eigenen Ressourcen und Fähigkeiten zum eigenen Wohl zu entwickeln. Diese werden aber nicht nur in guten Zeiten erlangt, sondern die wichtigsten Fähigkeiten werden in den alltäglichen Krisen erworben, indem man sie durchlebt und von anderen unterstützt wird. Krisen entwickeln Kompetenzen und Widerstandsfähigkeit und stärken unseren Glauben an das eigene Können.

In der Schmerzliteratur wird diese Widerstandsfähigkeit oder Fähigkeit zur Erholung, die mit der Erfahrung kommt, als Resilienz bezeichnet.

Obwohl es keine gute Übersetzung von Resilienz im Deutschen gibt, noch nicht einmal eine klare und eindeutige Definition, können deren Kernelemente als Stress und Belastung, Erholung und Widerstandsfähigkeit verstanden werden. Resilienz ist keine Unverwundbarkeit oder endlose Ausdauer; jeder Mensch hat seine Belastungsgrenze. Es geht nicht nur um Belastbarkeit, sondern auch um Flexibilität und die Fähigkeit zur Veränderung.

DEFINITION

Resilienz wurde als Flexibilität und Elastizität beschrieben, als Belastbarkeit, Widerstands-, Anpassungs-, Bewältigungs-, Wandlungs-, Lern- und Erholungsfähigkeit, Bruch- und Krisenfestigkeit [223].

Psychischer Stress kann überwältigend werden, selbst für jemanden, der über viele Ressourcen und Strategien verfügt. Auch bei guter Ressourcenlage können Menschen erschöpft, krank oder depressiv werden, wenn die Belastung die verfügbaren Ressourcen einen ausreichend langen Zeitraum übersteigt. Wir alle haben eine genetische Veranlagung sowohl für somatische als auch für psychische Störungen, die sich in extremen Situationen als erstes manifestieren. Wo der eine depressiv wird, bekommt jemand anderes Schmerzen und Magenverstimmungen und ein dritter hat vielleicht Herzklopfen oder Panikattacken. Unterschiedliche Veranlagungen, in Suchtverhaltensweisen stecken zu bleiben, sind ebenfalls teilweise erblich bedingt, aber auch erlernt. Frühe Lernerfahrungen im Elternhaus prägen unsere Einstellung und Reaktionssysteme sowohl durch Annahmen als auch durch Muster. Selbst Kinder aus sogenannten guten Familien können emotionale Entbehrungen oder schwere Verlassenheitserfahrungen machen. All dies beeinflusst unsere Fähigkeit, sowohl physischen als auch psychischen Stress zu regulieren. Je früher eine Verhaltensstruktur ausgebildet wird, desto schwieriger ist es, sie nachträglich zu ändern. Obwohl die Risiken zum Teil vererbt werden und durch das Lernen am Beispiel leicht generationenübergreifend sein können, ist es immer der Einzelne, der für das Verhalten und dessen Änderung verantwortlich ist. Bewältigungs- und Handhabungsfähigkeiten werden durch Interaktion, mit der Unterstützung anderer, aber auch durch Experimentieren gelernt.

Es ist gut, wenn der Patient von Anfang an mindestens Folgendes über den Zusammenhang zwischen Stress und Anspannung weiß [206]:

MERKE

1. Schmerz und Stress sind miteinander verbunden.
2. Schmerzen selbst sind belastend und verstärken den Stress.
3. Andere belastende Ereignisse und Situationen können die Schmerzen verschlimmern.
4. Wie wir Stresssituationen (Herausforderungen, Bedrohung oder Verlust) einschätzen und interpretieren, beeinflusst in verschiedenen Situationen unsere körperlichen und geistigen Reaktionen und unser Wohlbefinden. Dies beeinflusst auch die Vermeidungs- und Bewältigungsstrategien, die wir anwenden.

7.2.2 Trauma

Neben Stress und erhöhter Gesamtarbeitsbelastung ist ein weiterer wichtiger Risiko- und Vulnerabilitätsfaktor, der aus den Studien klar hervorgeht, das Trauma. Es ist bekannt, dass sowohl bei Erwachsenen als auch bei Kindern chronische Schmerzen und posttraumatische Symptome (z. B. PTBS) häufiger als üblich gemeinsam auftreten [211]. Es ist bekannt, dass traumatische Erfahrungen in der Kindheit zu einer größeren Anfälligkeit für die Entwicklung chronischer Schmerzen im Erwachsenenalter prädisponieren. Diese traumatischen Erlebnisse können emotionaler, körperlicher oder sexueller Natur gewesen sein, sind aber oft eher sozialer Natur. Obwohl mehrere Studien einen starken Zusammenhang zwischen Trauma und chronischen Schmerzen gezeigt haben, sind die vollständigen Mechanismen dieses Zusammenhangs nicht restlos verstanden. Es ist überhaupt nicht klar, ob der Zusammenhang zwischen vergangenem Trauma und späterem Schmerz rein auf die Traumaexposition zurückzuführen ist oder ob es sich um eine posttraumatische Reaktion der menschlichen Psyche (Denken, Emotionen und Verhalten) auf das traumatische Ereignis handelt (z. B. Vermeidungsverhalten, Ängste, etc.) oder ob die PTBS-Reaktion den Zusammenhang erklärt.

Viele theoretische Modelle beschreiben gemeinsame Vulnerabilitätsfaktoren oder die gleichen aufrechterhaltenden Faktoren im Erleben von sowohl Schmerz als auch PTBS. Dazu gehören Angstsensibilität, Aufmerksamkeitsverzerrungen und penetrante unangenehme Gedanken und Erinnerungen. Wenn sie miteinander verwoben sind, verstärkt die Traumareaktion die Schmerzerfahrung und die Schmerzerfahrung verstärkt die traumatische Reaktion. Forscher [211, 229] erklären dies mit dem Perpetual Avoidance Model (PAM), bei dem Traumasymptome durch chronische Überstimulation, Muskelverspannungen und Vermeidungsverhalten zur Entwicklung von chronischen Schmerzen beitragen. Es gibt jedoch weder eine Gewissheit über den gemeinsamen Mechanismus von Trauma und Schmerz, noch gibt es Gewissheit über den Grad der Kausalität. Natürlich entwickeln nicht alle Menschen, die in der Kindheit ein Trauma erlebt haben, im Erwachsenenalter schmerzbezogene Symptome.

Laut einer Metaanalyse [212] haben jedoch Personen, die berichten, in der Kindheit einem psychischen Trauma ausgesetzt gewesen zu sein, eine fast dreimal höhere Wahrscheinlichkeit, im Erwachsenenalter chronische Schmerzen zu entwickeln als Personen, die kein Trauma erlebt haben.

Ein Trauma wird nicht nur durch psychische oder emotionale Gewalt verursacht. Studien (siehe Zusammenfassung [213]) zeigen, dass Patienten, die im Erwachsenenalter über chronische oder ausgedehnte Schmerzsymptome berichten, signifikant häufiger als ihre Altersgenossen einer Vielzahl von Krisen in der Kindheit und damit verbundenen traumatischen Erfahrungen ausgesetzt waren, wie z. B. längeren Krankenhausaufenthalten, Bränden, finanziellen Krisen in der Familie oder dem Verlust eines Elternteils. Allerdings scheinen einige krisenhafte und belastende gesundheitsbezogene Krisen und Lebensereignisse eher als Risikofaktoren für Schmerzen zu wirken als andere. Zum Beispiel war ein langer Krankenhausaufenthalt als Kind statistisch mit einer verlängerten Schmerzsymptomatik im Erwachsenenalter assoziiert, während ein schwieriger chirurgischer Eingriff als Kind dies nicht war.

Eine mögliche Erklärung dafür, warum sich manche Erfahrungen stärker in unseren Gedanken und Körper einprägen als andere, hat mit den Gehirnstrukturen zu tun. Einige Teile des Gehirns wirken gewissermaßen wie ein Radar für potenzielle Bedrohungen.

Wenn die Amygdala im Gehirn etwas als bedrohlich interpretiert, alarmiert sie den Rest des Gehirns und den ganzen Körper zu einer möglichen Reaktion, wodurch eine Kampf-oder-Flucht-Reaktion im Körper entsteht.

Das Gehirn reagiert schnell, noch bevor der Frontallappen Zeit hatte, die Situation, zum Beispiel als plötzliche Gefahrensituation, einzuschätzen. Wenn wir eine Schlange auf dem Weg sehen, springen wir zur Seite, bevor wir überhaupt Zeit haben, darüber nachzudenken. Erst später wird uns klar, was geschehen ist. Die langsame Reaktion des Gehirns (das ebenfalls in weniger als einer Sekunde reagiert) funktioniert, wenn wir z. B. in einer Gartenlaube sind und im Dunkeln einen Schlag hören. Das Gehirn versucht, schnell aus dem Gedächtnis abzurufen, was dieses Geräusch sein könnte. Wenn wir uns daran erinnern, dass der Fensterladen im Sommerhaus gerade an die Wand geknallt ist oder uns eine andere beruhigende Erklärung einfällt, wird das Alarmsystem des Gehirns gedämpft. John LeDoux [214] war einer der ersten, der diesen Prozess des Gehirnalarms beschrieb. Manche Menschen haben ein empfindlicheres Alarmsystem im Gehirn als andere, ein evolutionär gewachsenes Alarmsystem, das empfindlicher reagiert. Traumatische Erlebnisse in der Kindheit beeinflussen die Entwicklung und Funktion des Gehirns. Bei manchen Menschen kommt dieser „Angstalarm" sehr oft und empfindlich, was zu einer frühen Sensibilisierung führt.

Wenn die Amygdala keine beruhigende Nachricht vom Frontallappen erhält, alarmiert sie andere Teile des Gehirns, um die Bedrohung zu bekämpfen.

Die Person wird durch die potenzielle Bedrohung aufmerksam und gestresst. Auch wenn sich ein Mensch nicht an seine Kindheitserlebnisse erinnert oder sie zumindest als Erwachsener nicht mehr als traumatisch interpretiert, können Gehirn und Körper gerade wegen der Kindheitserlebnisse überempfindlich reagieren. Deshalb sagt man: Die Amygdala vergisst nicht.

Die Zusammenhänge zwischen traumatischen Lebenserfahrungen, dem daraus resultierenden hohen Maß an Stress, Schmerz und posttraumatischer Belastungsstörung sind also gut belegt und allgemein anerkannt. Es ist jedoch weitere Forschung erforderlich, um die Wirkmechanismen besser zu verstehen. Das Verständnis des Zusammenhangs wirkt sich auch auf den Umgang mit Verletzungen und Beeinträchtigungen aus, insbesondere bei Kindern und Jugendlichen. Kann ein besseres Verständnis von Schmerz und Schmerzlinderung in akuten Situationen das Ausmaß des erlebten Leidens beeinflussen und damit verhindern, dass das Gehirn überreagiert oder eine PTBS entwickelt? Oder liegt der Schlüssel in einer zielgerichteten und effektiven Krisenintervention, die möglicherweise hilft, Ereignisse ohne traumatische Folgen für Gehirn- oder Persönlichkeitsstrukturen zu verarbeiten? Und falls diese Krisenintervention erfolgreich ist, wird sie die spätere Chronizität von Schmerzen im Erwachsenenalter reduzieren? Dies wird sowohl die Medizin als auch die Psychologie in den kommenden Jahren vor die Herausforderung stellen, neben rehabilitativen auch präventive Ansätze für den Schmerz bei Erwachsenen zu finden.

7.2.3 Soziales Umfeld

Wer mit Schmerzen lebt und arbeitet, weiß, dass immer körperliche, psychische und soziale Faktoren beteiligt sind. Häufig wird jedoch dem sozialen Umfeld am wenigsten Aufmerksamkeit geschenkt. Das soziale Umfeld hat aber einen starken Einfluss auf das menschliche Verhalten. Insbesondere in Situationen, in denen der Einzelne keine Bewältigungsfähigkeiten mehr hat, in Krisen oder bei chronischer Krankheit, wird die Umwelt entweder als wichtige Ressource oder Schutzfaktor gesehen oder aber als Quelle von Stress und negativen emotionalen oder Verhaltensmustern. Die Umwelt ist von besonderer Bedeutung als Quelle von Kraft und Resilienz, also als Ressource im Leben eines Menschen. Selbst wenn das soziale Umfeld keine Schmerzen verursacht, kann es das Leiden oder Denkmuster verstärken, z. B. in Bezug auf die richtige oder falsche Behandlung oder „Gefahr" durch Bewegung. Die wichtigsten sozialen Komponenten, die einen Einfluss haben, sind das unmittelbare Umfeld wie Familie und Freunde, das Arbeitsumfeld (Arbeitsplatzstrukturen, -bedingungen und Faktoren des Wohlbefindens, Kollegen) sowie das gesundheitliche Umfeld (Zugang zu den richtigen Fachkräften, verfügbare Dienstleistungen und Fachwissen, Bildung von therapeutischen Allianzen). All dies hat enorme Auswirkungen, insbesondere auf die Genesung und die Bewältigung von Schmerzen sowie auf die potenzielle Fähigkeit zu arbeiten und so viel wie möglich am täglichen Leben teilzunehmen.

Unabhängig von der Umgebung oder der Art der Stressfaktoren sind Beziehungen ein wesentlicher Bestandteil des geistigen und körperlichen Wohlbefindens.

Wie wir bereits gesehen haben, können Menschen und Beziehungen sowohl konstruktive als auch schwächende Auswirkungen auf einen Patienten haben. Viele Studien haben sich darauf konzentriert, wie Menschen in der unmittelbaren Umgebung die Schmerzverarbeitung beeinflussen. So wurde z. B. untersucht, ob das Umfeld als soziale Unterstützung oder als Stellvertreter fungiert (z. B. Hausarbeiten erledigen, die die Person selbst erledigen könnte, oder Ermutigung zur Vermeidung von Aktivitäten), d. h. ob sie die eigenen Ressourcen des Patienten aktiviert, um aus der Erfahrung zu lernen und neue Ressourcen zu finden, oder ob sie zu Erfahrungen von Hilflosigkeit und Hoffnungslosigkeit passiviert. Dutzende von Studien haben gezeigt, dass eine größere aktivierende soziale Unterstützung mit einer besseren Funktionsfähigkeit und einer besseren Genesung in Fällen wie einer Amputation verbunden ist. Gleichzeitig ist ein höheres Maß an Unterstützung und Jammern stärker mit einer schlechteren Funktionsfähigkeit und größeren Schwierigkeiten bei der Anpassung an den Alltag mit Schmerzen verbunden [215, 216].

7.2.4 Familie

Im Allgemeinen ist der erste und wichtigste Einflussfaktor in Beziehungen die Familie. Es ist klar, dass, wenn ein Mensch mit Krankheit und Schmerz konfrontiert wird, sein ganzes Leben in enorme Aufruhr gerät. Auch die sozialen Beziehungen stehen vor einer großen Herausforderung und Veränderung. Im Zusammenhang mit einer Beeinträchtigung ändert sich die Rolle der Person zu Hause und am Arbeitsplatz dramatisch. In solchen Lebenskrisen wird nicht nur das körperliche Funktionieren der Person in Frage gestellt, sondern auch die soziale Rolle und das soziale Funktionieren. Daher ist es wichtig, diesen Aspekt der Rehabilitation während der Phase der Reorganisation des täglichen Lebens und der Identität nicht zu vernachlässigen. Es ist wichtig, dass die Familie und die Arbeitsgemeinschaft über die Herausforderungen von Schmerzen Bescheid wissen und vor allem über die Art der Unterstützung, von der eine Person in einer solchen Situation am meisten profitieren würde.

Es ist typisch, dass Menschen, die unter Schmerzen leiden, insbesondere unter chronischen Schmerzen, dazu neigen, sich in ihr Schneckenhaus zurückzuziehen und sich von unterstützenden sozialen Beziehungen distanzieren.

Wenn die Anpassung an eine neue Situation viel mentale Energie erfordert, nicht genügend Ressourcen vorhanden sind, um wechselseitige Beziehungen aufrechtzuerhalten und negative emotionale Erfahrungen es schwierig machen, die Initiative zu ergreifen, kann dies leicht zu einer Zunahme negativer Reaktionen von Familie und Freunden führen, vor allem, wenn sich die Situation in die Länge zieht. Auch die Ressourcen der Familiengemeinschaft werden durch die Belastung oft geschwächt, sowohl emotional als auch oft finanziell. Stress, Wut, Angst oder Depression können durchaus die Reaktion eines Familienmitglieds sein, wenn der Schmerz die ganze Familie zwingt, sich in gewissem Maße an die neue Situation anzupassen. Insbesondere Menschen, die bereits depressiv sind oder Schwächen im Bindungsverhalten aufweisen (z. B. unsicherer Beziehungsstil), können in Schmerzsituationen keine unterstützenden Beziehungen aufbauen [216].

Auch die starken sozialen Reaktionen, die mit Schmerzen verbunden sind und damit die instrumentelle Konditionierung, die beim Schmerzpatienten auftritt, spielen eine Rolle bei der Erklärung des Schmerzerlebens. Familienmitglieder, die ängstlich und verzweifelt reagieren, behandeln ihre Angehörigen als zerbrechlicher als sie sind. Sie reagieren eher passiv und skeptisch auf Rehabilitationsversuche. Auf diese Weise lernt der Patient, schmerzhafter zu reagieren und seine Situation als aussichtsloser einzuschätzen als sie in Wirklichkeit ist, da die Umwelt mit unwirksamen Einstellungen und Verhaltensweisen reagiert. Diese erhöhte „ängstliche Hilfsbereitschaft“ im sozialen Umfeld schafft eine schlechtere Prognose für die spätere schmerzbezogene Arbeits- und Funktionsfähigkeit [217].

Im Allgemeinen ist es wichtig, dass die Menschen im unmittelbaren Umfeld mitfühlend, aber nicht bemitleidend sind.

Obwohl Angst und Trauer normale Reaktionen in Krisensituationen sind, ist es wichtig, die Grundstimmung hoffnungsvoll zu halten und Bewältigungsmechanismen zu aktivieren.

Menge und Qualität der verfügbaren sozialen Unterstützung sind daher wichtige Faktoren bei Schmerz und Leiden. Je stärker die Personen die familiäre Unterstützung einschätzen, desto mehr berichten sie über körperliche Aktivität und desto weniger über Schmerzintensität und den Einsatz von Medikamenten [216, 218]. Die Rolle des Verhaltens des Ehepartners bei der Schmerzerfahrung ist besonders gut untersucht worden. Zum Beispiel zeigen Studien bei Krebspatienten, wie das Vorhandensein eines unterstützenden Ehepartners mit einer geringeren Symptombelastung (und geringeren Schmerzen), besserer Lebensqualität und geringerem Erleben von Stress und Leidensdruck verbunden ist [217]. Dies steht im Einklang mit experimentellen psychologischen Studien, die gezeigt haben, dass das Erhalten von sozialer Unterstützung gleichzeitig mit einer schmerzauslösenden Aufgabe nicht nur die Stressreaktion des Körpers (Blutdruck, Herzfrequenz und Kortisolspiegel) reduziert, sondern auch die Schmerzschwelle anhebt und die Intensität des Schmerzes und des Unbehagens während der Schmerzexposition verringert.

Soziale Unterstützung wirkt also in vielerlei Hinsicht schmerzlindernd und erhöht die dem Individuum zur Verfügung stehenden Ressourcen und die Resilienz erheblich.

Die Reaktion ist nicht nur ein psychologisches Erlebnis, sondern auch durch die physiologische Stressantwort des Körpers nachweisbar. Im besten Fall zeigt dies, wie psychologische, physische und soziale Faktoren untrennbar miteinander verwoben sind, wenn man die Dynamik von Mensch und Schmerz betrachtet, und dass die menschliche Erfahrung niemals alleine durch die Betrachtung von Körper oder Persönlichkeitsmerkmalen verstanden werden kann.

Familienbezogene Faktoren sind von besonderem Interesse bei der Behandlung von Schmerzen bei Kindern. Die Eltern spielen eine große Rolle dabei, wie ein Kind sich erholt, wie es den Schmerz bewältigt oder sich allmählich daran gewöhnt. Es ist wichtig, dass die Eltern aktiv in den Rehabilitationsprozess einbezogen werden und ein gutes Verständnis für Schmerzen und den Umgang mit ihnen haben. Es ist wichtig, dass Eltern reagieren, aber nicht überreagieren.

Insbesondere elterliches Katastrophisieren und Rat zur Passivität und Vermeidung von Bewegungen sind mit chronischen Schmerzen bei Kindern und funktionellen Defiziten trotz Rehabilitation verbunden.

Wenn Schmerz mit Krankheit oder Verletzung einhergeht, wenn schwierige und unerwartete Dinge passieren, spielt die Familie eine große Rolle dabei, wie die Ereignisse im Nachhinein verarbeitet werden, damit die Krise nicht in einem Trauma verkapselt wird. Die Ressourcen, Einstellungen und Handlungen der Familie beeinflussen, wie das Kind das Geschehene interpretiert und versteht und die Art und Weise, wie das Kind sich anpassen und die Situation bewältigen kann [213].

7.2.5 Arbeit

Neben den Bindungsbeziehungen ist es wichtig, die Rolle der Arbeits- und Freizeitumgebung als Teil einer ganzheitlichen Schmerzrehabilitation zu verstehen. Die eigene Rolle bei der Arbeit und die Bedeutung der Arbeit für das Selbstwertgefühl sind Schlüsselelemente für die Identität und den Sinn im Erwachsenenleben sowie für Verluste im Zusammenhang mit chronischen Schmerzen. Daher ist die Arbeitsfähigkeit ein wichtiger Faktor für das menschliche Wohlbefinden im Allgemeinen und die Fähigkeit, im Rahmen seiner Stärken zu arbeiten muss rehabilitiert und erhalten werden, um umfassende psychische Probleme (z. B. Depressionen, Rückzug oder Selbstverletzung) zu vermeiden.

Die gleichen Regeln, die für die Reaktion von Familiengemeinschaften gelten, gelten weitgehend auch für die Reaktion von Arbeitsgemeinschaften. Ein akzeptierender und inklusiver Umgang, gegenseitiger Respekt, Ermutigung und Rücksichtnahme auf eigene und fremde Bedürfnisse sind wichtige Bestandteile für ein gutes Arbeitsklima. Strukturelle Probleme, die zu Stress bei der Arbeit beitragen, hängen oft mit der Arbeitsorganisation, der Arbeitsteilung und dem Arbeitsmanagement zusammen. Dies sind auch oft die Faktoren, die die Rehabilitation und die Rückkehr an den Arbeitsplatz von Menschen mit Schmerzen beeinflussen und welche eine Anpassung an die aktuelle Arbeitsfähigkeit erfordern. Strukturelle Faktoren tragen oft zu den Mechanismen bei, durch die arbeitsbedingte Überlastungen und Schmerzzustände entstehen.

Neben den strukturellen Faktoren spielen auch die zwischenmenschlichen Beziehungen am Arbeitsplatz eine große Rolle.

Die gleichen Faktoren, die mit der Qualität und der Art der zwischenmenschlichen Beziehungen zusammenhängen (Unterstützung, Hilfe, Überreaktion, Konfrontation), die in Familiensystemen für oder gegen eine Person mit Schmerzen wirken, wirken auch mit sehr ähnlichen Mechanismen (wenn auch in unterschiedlichem Umfang) in Arbeitsgemeinschaften. Beziehungen am Arbeitsplatz, fehlende soziale Unterstützung, Unzufriedenheit mit den Mitarbeitern und der Interaktion sowie den effektiven Praktiken für Gesundheit und Wohlbefinden am Arbeitsplatz sind die stärksten Einflussfaktoren für eine Rückkehr an den Arbeitsplatz und die Aufrechterhaltung der Arbeitsfähigkeit trotz Schmerzen [216].

7.2.6 Gesundheitswesen

Das dritte wichtige soziale Umfeld, das einen Einfluss darauf hat, wie Menschen sich anpassen und rehabilitieren, wenn sie mit Schmerzen konfrontiert sind, ist das Gesundheitssystem. So ist es wesentlich, dass das Gesundheitssystem, das einen Patienten mit Schmerzen empfängt, so angemessen wie möglich funktioniert. Dies setzt voraus, dass der Zugang zur Versorgung überall gleich ist.

Das Fehlen einer effektiven Versorgung bzw. deren mangelnde Stabilität und deren Anfälligkeit für eine sich ändernde Ressourcenlage trägt dazu bei, dass Schmerzpatienten durch die Gesundheitssysteme unangemessen behandelt werden.

Es ist von großer Wichtigkeit, dass Schmerzpatienten Zugang zu einer Gesundheitsversorgung haben, wenn sie diese benötigen und dass ihre Bedürfnisse und Erfahrungen nicht heruntergespielt oder ignoriert werden. Insbesondere die ersten Begegnungen mit Fachkräften haben einen großen Einfluss auf das Verständnis des Patienten für seine Situation. Die Schmerzerfahrung des Patienten bereits in der Grundversorgung oder im Rahmen einer fachspezifischen Behandlung anzuerkennen und zu verstehen verbessert das Vertrauensverhältnis und erhöht die positive Einstellung des Patienten im Hinblick auf die Behandlung. Neben dem Zugang zur medizinischen Versorgung verläuft die Information über die Ursachen von häufigen Beschwerden, die strukturellen Faktoren, die mit dem Schmerz zusammenhängen, und die Prognose im Bereich der traditionellen Medizin in der Frühphase sehr unterschiedlich ausgeprägt. Wenn der Patient nicht über seinen Zustand befragt wird und mit seinen Sorgen alleine gelassen wird bzw. keine rationale Erklärung erhält, ist es wahrscheinlicher, dass er die Lücken auf der Grundlage seiner eigenen Erfahrungen und vager Informationsquellen ausfüllt, was die Diagnose sicherlich nicht verbessert. Leider ist die mangelnde Übereinstimmung im Verständnis von häufigen Schmerzproblemen und Schmerzmechanismen im Allgemeinen ein weiterer Stolperstein für das effektive Funktionieren des Gesundheitssystems. Dies wird sicherlich auch in Zukunft eine Herausforderung bleiben, vor allem im Bereich der Schmerzaufklärung und Wissensvermittlung in Bezug auf Schmerzen.

KAPITEL

8

Riikka Holopainen

Gedankenviren – die Rolle von Annahmen und der Sprache im Rahmen der Schmerzbehandlung

Gedankenviren sind negative Denkmuster, die sich bilden und von einer Person zur anderen übertragen werden können. Einer Definition zufolge wird angenommen, dass Schmerz von einem Gleichgewicht zwischen Sicherheit und Gefahr abhängig ist. Wenn das Gehirn zu dem Schluss kommt, dass es für den Körper mehr Hinweise auf eine Gefahr als für Sicherheit gibt, signalisiert es das Bedürfnis nach Schutz mit seinem stärksten Kommunikationsmittel, dem Schmerz.

Die Sprache, die wir verwenden, ist ein wichtiger Faktor bei der Entstehung und Übertragung von Gedankenviren, da sie dazu eingesetzt werden kann, sowohl das Gefühl von Sicherheit als auch das Gefühl von Gefahr zu verstärken.

Annahmen in Zusammenhang mit Schmerz sind erlernt und werden durch frühere Erfahrungen und die kulturellen Einflüsse des Einzelnen geformt. Jeder Mensch entwickelt daher sein eigenes Verständnis von Schmerz und was er für ihn bedeutet. Diese Meinung bleibt im Laufe der Zeit relativ stabil, kann sich aber mit stärker werdenden Schmerzsymptomen und durch Besuche beim Arzt ändern [219]. Schmerzbezogene Überlegungen des Patienten (wie z. B. die Überzeugung, potenziell schmerzhafte Aktivitäten vermeiden zu müssen und ein Hang zur Katastrophisierung) spielen eine wichtige Rolle bei der Dauer von Schmerz und sind mit der Schmerzintensität, dem psychologischen Stress, dem Schmerzverhalten, der körperlichen Aktivität, der reduzierten Funktionsfähigkeit, der Inanspruchnahme von Gesundheitsdienstleistungen und dem Zeitpunkt der Rückkehr zur Arbeit assoziiert [220–223]. Die Mechanismen, die diesen Assoziationen zugrunde liegen, sind noch nicht abschließend geklärt. Es wird angenommen, dass diese zumindest teilweise unsere Wahl der Bewältigungsstrategien und die Art und Weise, wie wir auf Symptome reagieren, beeinflussen. Die Überzeugung, dass Schmerzen zu bewältigen und weder dauerhaft noch auf unerklärliche Ursachen zurückzuführen sind, ist mit dem Einsatz aktiverer Bewältigungsstrategien verbunden [224].

In einer Studie von Foster et al. [221] zeigte sich, dass Personen, die glaubten, dass ihre Rückenschmerzen lange anhalten und ihr Leben stark beeinträchtigten würden und die ihre Schmerzen schlecht kontrollieren konnten, sechs Monate nach dem Arztbesuch mit größerer Wahrscheinlichkeit auch ein schlechteres Behandlungsergebnis vorwiesen.

Zum Beispiel zeigten diejenigen, die pessimistische Vorstellungen über die Folgen von Rückenschmerzen äußerten, ein um 50 % höheres Risiko für ein schlechtes Behandlungsergebnis, und diejenigen, die erwarteten, dass die Rückenschmerzen sehr lange anhalten würden, ein um 200 % höheres Risiko.

8.1 Schmerz als iatrogenes Problem – ein Blick in den Spiegel?

Die Medien, das Internet, Familie und Freunde, frühere Erfahrungen und medizinisches Fachpersonal beeinflussen allesamt die Vorstellungen des Patienten über Schmerzen. Fachleute sind grundsätzlich vertrauenswürdig und bleiben trotz der zunehmenden Nutzung des Internets die Hauptinformationsquelle [225]. Setchell et al. [226] befragten Rückenschmerzpatienten, woher ihre Annahmen stammten, warum ihre Rückenschmerzen anhaltend oder wiederkehrend sind. Die Studie bestätigte die Vermutung, dass medizinisches Fachpersonal die Hauptquelle für Annahmen bezüglich Rückenschmerzen ist. 89 % der Befragten gaben an, dass ihre Annahmen von Fachleuten stammen, 24 % aus dem Internet, 9 % von der Familie und 5 % von Freunden.

Primum non nocere. Hippokrates sagte bereits, dass die erste Aufgabe eines Arztes darin bestehe, dem Patienten keinen Schaden zuzufügen.

Obwohl es unsere ehrliche Absicht ist, unseren Patienten zu helfen, kann es vorkommen, dass wir sie unwissentlich mit unseren Worten kränker machen, weil wir nicht achtsam genug sind. Wenn wir Schmerz nicht als eine komplexe, subjektive menschliche Erfahrung verstehen, die im Körper gefühlt, aber durch unseren Verstand als Reaktion auf eine wahrgenommene Bedrohung interpretiert wird, werden wir uns des Schadens, den unsere Worte möglicherweise verursachen, nicht bewusst sein [227]. Folgende Metapher unterstreicht nochmals deren Auswirkung: Wörter sind wie Zahnpasta – Einmal aus der Tube heraus, sind sie nicht wieder hineinzubekommen und haben bereits möglicherweise das Wohlbefinden und die Behandlungsergebnisse unserer Patienten langfristig beeinflusst. Kein Wort für sich genommen ist besser oder schlechter als ein anderes, aber unsere Interpretation davon lässt einige Worte für uns sicher und andere gefährlich klingen. Dies variiert von Individuum zu Individuum, beeinflusst durch vergangene Erfahrungen und Wahrnehmungen.

Diagnosen und Erklärungen, die dem Patienten gegeben werden, spielen eine wichtige Rolle bei der Entstehung pessimistischer Ansichten. Es ist wichtig für uns als Fachleute, uns unserer eigenen Einstellung bewusst zu sein und auf die Sprache zu achten, die wir verwenden [228, 229].

Es ist bekannt, dass Therapeuten oft Meinungen vertreten, die nicht mit den aktuellen Behandlungsempfehlungen übereinstimmen.

Unsere Vorstellungen prägen die Art und Weise, wie wir unsere Patienten untersuchen, behandeln und anleiten und damit beeinflussen wir auch deren Vorstellungen und Einstellungen. Zum Beispiel ist die Überzeugung, potenziell schmerzhafte Aktivitäten zu vermeiden unter Fachleuten weit verbreitet und steht in Zusammenhang mit der Erteilung von Anweisungen an Patienten, die deren Rückkehr zur Arbeit und Mobilität einschränken [229, 230]. Rückenschmerzpatienten werden oft ermutigt, sich ausschließlich innerhalb der Grenzen ihrer Schmerzen zu bewegen und oft werden sie vor bestimmten Arten von Bewegung, Sport oder der Rückkehr zur Arbeit gewarnt, bis die Symptome vollständig abgeklungen sind.

„Ich war besorgt…, dass ich Bewegungen (bei der Arbeit) tun würde, die meinem Rücken noch mehr schaden… Der Arzt sagte, ich solle mich nicht bücken oder Dinge heben… was aber eigentlich ein großer Teil meiner Arbeit ist." [231]

Die Mehrheit der Patienten erhält eine pathologisch-anatomische Erklärung für ihre Schmerzen, trotz gegenteiliger Behandlungsempfehlungen [231, 232].

Es wurde schon postuliert, dass jeder Fachmann, dem ein Patient begegnet, ein zusätzlicher psychologischer Risikofaktor für anhaltende Schmerzen oder ein Hindernis für die Genesung sei. Pathologisch-anatomische Erklärungen sollten vermieden werden, da sie oft dahingehend interpretiert werden, dass unser Körper anfällig für Schäden ist und geschützt werden muss [233].

Ein anschauliches Beispiel dafür, was unsere Worte bewirken können, findet sich in einer Studie von Darlow et al. [225].

„Praktisch das Einzige, was mir die Physiotherapeuten geraten haben, ist, meinen Rumpf zu stärken. Ich wurde von mehreren verschiedenen Physiotherapeuten untersucht, ich habe Pilates gemacht, ich bin anscheinend unglaublich schwach… Ich hatte eine Abtreibung, weil ich dachte, ich könnte deswegen kein Baby bekommen. Ich dachte, ich würde es sowieso nicht schaffen … mit der Schwangerschaft und dem zusätzlichen Gewicht in meinem Bauch." (Darlow 2013)

Sloan & Walsh [231] untersuchten die Begriffe, die von Fachleuten und Patienten verwendet werden, um Rückenschmerzen zu beschreiben. Wenn Patienten ihre Schmerzen mit Abnutzung, Beschädigung, Degeneration oder Alterung erklärten, schätzten sie ihre Prognose als schlecht ein. Wenn Fachleute degenerationsbezogene oder mechanische Begriffe (wie z. B. Abnutzung, Senkung, Wölbung, Instabilität, Kollaps) verwendeten, wurde dies von den Patienten übernommen. Die Patienten nahmen ihre Prognose als schlechter wahr, wenn ihnen eine Erklärung gegeben wurde, die ein Fortbestehen und Fortschreiten der Symptome implizierte. Zu ähnlichen Ergebnisse kamen populärwissenschaftliche Studien [234].

Begriffe, die die Bedrohung durch Schmerzen betonen, wie z. B. Degeneration und Abnutzung, können daher für den Patienten eine negative Konnotation haben und eine Überempfindlichkeit auslösen und Angst verstärken. Daher sollten Fachleute ihre Worte sorgfältig wählen, vor allem wenn sie radiologische Berichte gegenüber Patienten interpretieren [235].

Viele Begriffe, die im Gesundheitswesen häufig verwendet werden, werden von Patienten und Fachleuten unterschiedlich verstanden. In einer Studie von Barker et al. [234] verstanden die Patienten viele Ausdrücke nicht oder missverstanden sie und entwickelten negative Gefühle gegenüber diesen Begriffen (z. B. akut, chronisch, Neuropathie, Verschleiß).

Lassen Sie uns einen genaueren Blick auf die tatsächlichen Wahrnehmungen werfen, die Patienten über Schmerzen haben. Diese Wahrnehmungen sind oft sehr biomedizinischer Natur. Als Rückenschmerzpatienten in einer Studie von Setchell et al. [226] gefragt wurden, warum sie glauben, dass ihre Rückenschmerzen anhaltend oder wiederkehrend sind, fielen die Antworten in vier Kategorien. Betrachten Sie die Implikationen dieser Erkenntnisse im Licht des oben Gesagten.

1. **Der Körper als Maschine:** Der Körper wird aus biomechanischer oder anatomischer Perspektive betrachtet.

Wie eine Maschine kann der Körper kaputt gehen und muss eventuell repariert werden. Schmerzen im unteren Rückenbereich treten auf, weil etwas nicht in Ordnung ist.

2. **Schmerzen im unteren Rückenbereich sind dauerhaft und nicht veränderbar:** Schmerzen im unteren Rückenbereich sind ein statisches oder permanentes Merkmal, wenn der Rücken einmal geschädigt ist, und können nicht geheilt werden.
3. **Schmerzen im unteren Rücken sind komplex:** Viele Faktoren, nicht nur biomechanische oder anatomische, sondern möglicherweise auch psychosoziale oder kulturelle, können zur Fortdauer von Rückenschmerzen beitragen. Es gibt keine einfache Erklärung für anhaltende Schmerzen im unteren Rückenbereich.
4. **Die Schmerzen im unteren Rücken sind sehr belastend:** Schmerzen im unteren Rückenbereich werden als Anomalie, als katastrophal und als sehr negativ empfunden. Schmerzen im unteren Rücken sind etwas, das man vermeiden sollte und das Leben stark beeinträchtigt.

Der Rücken gilt als besonders fragil und Rückenbeschwerden als schlecht heilbar. Man geht davon aus, dass Schmerzen z. B. durch Verletzungen, Gewebeschäden, schlechte Körperhaltung, schlechte Hebetechnik oder mangelnde Rumpfkraft verursacht werden. In Studien konnte jedoch kein eindeutiger Zusammenhang zwischen diesen Faktoren und Rückenschmerzen als Einzelfaktoren nachgewiesen werden. Schmerz wird heute als multidimensionales Ereignis verstanden, das immer von vielen verschiedenen Faktoren beeinflusst wird. Wie wir aus früheren Untersuchungen wissen, können solche Überlegungen zu Vermeidung von Bewegungen, passiver Bewältigung, geringem Selbstbewusstsein, Angst vor Schmerzen und Verletzungen, Hypervigilanz und Katastrophendenken führen. Sie können die Überzeugungen und Erwartungen der Patienten in Bezug auf die Genesung und die Wahrnehmung ihrer eigenen Fähigkeit, die Symptome kontrollieren zu können, verändern. Widersprüchliche Meinungen sorgen für viel Unruhe und Verwirrung, wie das folgende Zitat zeigt. Es ist daher wichtig, dass die Erklärungen der verschiedenen Fachleute keine größeren Widersprüche in sich tragen [236].

„Jetzt verstehe ich gar nichts mehr! Die Ärzte haben gesagt, dass die Bandscheiben die Nervenbahn zusammendrücken, aber als ich in der Akupunktur war, hat der Therapeut wiederum gesagt, dass es sich mit der Nervenbahn gar nicht so verhält. Manchmal ermüdet sie und manchmal funktioniert sie doch wieder. Ich weiß also immer noch nicht, ob und wie die Symptome aufhören können oder was überhaupt der Grund für die Schmerzen ist.“ [128]

Das Krankheitsbild der Arthrose wird mit vielen negativen Annahmen in Verbindung gebracht, die das Erleben der Symptome, das Aktivitätsniveau, die Teilnahme am sozialen Leben und an der Freizeit sowie das emotionale Wohlbefinden des Patienten beeinflussen.

Der Begriff Arthrose selbst hat einen negativen Beigeschmack: Das Gelenk ist beschädigt.

Viele Menschen glauben, dass Arthrose eine unvermeidliche Folge des Alterns ist, mit Abnutzung und Degeneration als Konsequenz von übermäßiger Gelenknutzung und Übergewicht, was mit dem Alter nur noch schlimmer wird. Altersbedingte Erklärungen können gegeben werden, um den Patienten davon zu überzeugen, dass die Symptome gutartig sind, werden aber oft dahingehend interpretiert, dass sich die Symptome im Laufe der Zeit unweigerlich verschlimmern. Arthrose wird als ein mechanisches Problem gesehen, das durch die Ausdünnung der Gelenkfläche und des Knochens verursacht wird. Es ist inzwischen bekannt, dass körperliche Aktivität der Schlüssel zur Behandlung von Arthrose ist und nicht schadet, aber Patienten sind oft überzeugt, dass Bewegung das Gelenk weiter schädigt und die Symptome verschlimmert, was wiederum zu einer Vermeidung von Aktivitäten führt [237].

Auch im Falle des Knies spielen die Sprache und die Erklärungen, die von den Fachleuten gegeben werden, eine wichtige Rolle bei den Erwartungen der Patienten für die zukünftige Entwicklung.

Obwohl es eine schwache Korrelation zwischen radiologischen Befunden und Symptomen und Behinderungen gibt, denken viele Patienten, dass die Symptome direkt mit den Befunden auf den Röntgenbildern zusammenhängen.

Viele Menschen glauben, dass ein künstliches Gelenk die einzige Möglichkeit sei, ein geschädigtes Knie zu heilen und dass eine Operation früher oder später unausweichlich kommen wird. Gleichzeitig sind aber viele im Hinblick auf die Risiken einer Operation besorgt. Patienten mit Arthrose sollten über das Leben mit Arthrose informiert werden, anstatt dass mit ihnen über biomedizinische Faktoren gesprochen wird. Negative Einstellungen bezüglich Osteoarthritis sollten ebenfalls adressiert werden.

Menschen mit akuten Schmerzen im unteren Rückenbereich überlegen in ähnlicher Weise, ob sie sich bei Schmerzen ausruhen oder bewegen sollen. Zu den wahrgenommenen Risiken, die mit einer aktiven Lebensweise verbunden sind, gehören verstärkte Schmerzen, weitere Verletzungen und eine Steigerung des Ausmaßes der Einschränkungen und des Leidens. Der Nutzen von körperlicher Aktivität wird stark über psychosoziale Faktoren wahrgenommen: verbesserte Stimmung, Verschiebung des Fokus, soziale Kontakte und die Erfahrung einer geringeren Behinderung. In ähnlicher Weise umfassen die wahrgenommenen Risiken von Inaktivität eine schlechte Stimmung, die Unfähigkeit, den Fokus vom Rücken weg zu verlagern, eine Tendenz zu katastrophisieren, die Veränderung der gewohnten Rollen im Leben, eine schlechtere Fitness, Schwäche und Steifheit, während die Vorteile von Ruhe als Schmerzlinderung und Schutz des Rückens angesehen werden [238].

8.2 Was soll man denn überhaupt noch sagen?

Die aktuelle Forschung hilft uns zu verstehen, was wir nicht sagen sollten, aber sie liefert noch keine direkten Antworten darauf, was wir effektiv sagen dürfen. Das Vermeiden bestimmter Wörter kann jedoch helfen, Pessimismus nicht heraufzubeschwören. Wir sollten daher besonders darauf achten, eine Sprache zu verwenden, die Hoffnung schafft anstatt einer Sprache, die Besorgnis erregt. Es hat einen positiven Effekt, sich mehr auf das zu konzentrieren, was der Patient tun darf, als auf das, was er nicht tun darf, da Studien gezeigt haben, dass Anweisungen, die Verbote enthalten, die Überzeugung potenziell schmerzhafte Aktivitäten zu vermeiden, also besser passiv zu sein und nichts zu tun, fördern.

Es sollte betont werden, dass Schmerz nicht gleichbedeutend mit einer Schädigung ist. Anders ausgedrückt: Eine leichte Zunahme von Schmerz bei Bewegung kann ein Zeichen dafür sein, dass eine Heilung angeregt wird [162].

Wenn die Befunde dem Patienten auf eine verständliche Art und Weise erklärt werden und sich die Fachperson z. B. auf die Fähigkeit des Körpers zur Heilung stützt, kann dies das Gefühl der Selbstbefähigung des Patienten stärken, indem er die Gutartigkeit der Symptome erkennt.

Gleichzeitig wird es ermöglicht, pessimistische Überzeugungen in Frage zu stellen und eine aktive Behandlung zu initiieren. Es ist wichtig, möglichst positive Worte zu wählen, um die Situation zu beschreiben. Oft sind Worte und Erklärungen wichtiger als die eigentlichen medizinischen Eingriffe.

Überlegen Sie, warum die Aussagen in der folgenden Tabelle (➤ Tab. 8.1) schädlich sein könnten und wie Sie sie anders formulieren könnten. Haben Ihre Patienten solche Gedanken gehabt? Wie konnten Sie diese verändern?

Neben den Wörtern, die sich auf Strukturen und die Mechanik beziehen, gibt es eine Besonderheit der Sprache, die Aussagen akzentuiert.

„Ich habe eine Skoliose."
„Ich habe unterschiedlich lange Beine."
„Ich habe verspannte und schwache Muskeln."
„Ich habe abgenutzte und verschlissene Gelenke."
„Ich bin jemand, der den Nervenkitzel sucht."
„Ich bin ein chronischer Schmerzpatient."

Die neutralen Verben „sein" und „haben" schaffen ein Bild der Permanenz von Problemen und definieren uns, indem sie Fehler und Makel als permanenten Teil unserer Identität beschreiben. Es lohnt sich, die Verben „sein" und „haben" sowohl in Ihrer eigenen Sprache als auch in der Ihres Patienten zu beobachten und zu überlegen, ob es bessere Alternativen gibt.

Tab. 8.1 Reflexionsübung

Schädliche Botschaften	Überlegen Sie, warum diese Botschaften schädlich sein könnten?
„Mein Rücken/Knöchel ist instabil."	
„Ich habe Abnutzungserscheinungen."	
„Meine Bänder sind locker."	
„Ich habe eine schlechte Körperhaltung und eine schwache Körpermitte."	
„Wir müssen vorsichtig sein."	
„Es ist gefährlich, zu heben und zu laufen."	
„Ich muss mich ausruhen, um mich zu erholen."; „Ich ziehe meinen Bauchnabel ein, wenn ich etwas hebe oder mich bücke."	
„Meine Bandscheiben zerbröseln."	
„Ich muss mich ausruhen, wenn ich Schmerzen habe."	
„Ich kann nie wieder laufen."	
„Ich darf nichts Schweres heben."	
„Ich muss vermeiden, mich zu bücken."	
„Ich muss mit geradem Rücken sitzen."	
„Ich sollte nicht arbeiten."	
„Ich brauche stärkere Schmerzmittel"	
„Irgendwann werde ich eine Operation brauchen."	

Sie können versuchen, das Verb „sein" und „haben" zu ersetzen und beobachten, wie sich die Bedeutung der Nachricht ändert. Wie ändert sich die Vorstellung, wenn Sie sagen „Ich denke, ich suche den Nervenkitzel." oder eine Aussage in Anführungszeichen setzen – „Ich bin auf der ‚Suche nach Nervenkitzel'?" Ist dies immer zutreffend? Waren Sie schon immer auf der Suche nach Nervenkitzel? Was passiert, wenn Sie folgendes hinzufügen: heute, manchmal, einmal, jetzt, war, waren, gelegentlich? „Manchmal bin ich auf der Suche nach Nervenkitzel." Was ist, wenn Sie das Wort „auch" hinzufügen? „Ich bin auch auf der Suche nach Nervenkitzel." „Manchmal scheint es, als wäre ich auf der Suche nach Nervenkitzel." „Was sind Sie anderes als einer, der den Nervenkitzel sucht?" „Was sind Sie anderes als ein chronischer Schmerzpatient?"

Kleine Worte können einen großen Unterschied machen.

Ein weiteres Wort, auf das Sie zusätzlich zu den Verben „sein" und „haben" achten sollten, ist das Wort „aber". Abgesehen davon, dass es oft einer Veränderung im Sprechen des Patienten vorausgeht, die wir erkennen lernen sollten (siehe den Abschnitt über motivierende Gesprächsführung, ➢ Kap. 23.3.2), hat das Wort aber auch eine negative Seite: Es hebt die Bedeutung des vorangegangenen Satzes auf und kann als starke Entwertung wirken. „Ich verstehe, dass Sie über die Situation besorgt sind, aber nun sind alle schwerwiegenden Gründe ausgeschlossen worden." Oft ist es einfach, es bei der Fortsetzung eines Satzes durch „und" zu ersetzen, damit die Bedeutung des ersten Satzes nicht entkräftet wird. „Ich verstehe, dass Sie über die Situation besorgt sind und nun sind alle schwerwiegenden Gründe ausgeschlossen worden." Bemerken Sie den Unterschied zur Vorgängerversion?

8.3 Warum reicht es nicht, den Patienten davon zu überzeugen, dass die Symptome gutartig sind?

Menschen begeben sich in Behandlung, sobald ihre Sorge über die Symptome zunimmt. Viele Patienten befürchten, dass etwas Ernstes im Gange ist. Selbst wenn es keine schwerwiegende Ursache für die Symptome gibt, ist die Erfahrung des Patienten, die er mit der Schwere der Symptome durchlebt, immer real. Unsere Aufgabe als Fachleute ist es, die Sorgen, die Ängste und den Stress des Patienten im Zusammenhang mit Schmerzen zu reduzieren. Die Beruhigung erfolgt typischerweise in Form von verbalen Informationen, wie z. B. einer guten Prognose für die Genesung und einer Erklärung von Forschungsergebnissen [239].

Wenn dem Patienten gesagt wird, dass die Symptome nicht ernst klingen oder dass es keine körperliche Erklärung für seine Sorgen gibt, werden manche Patienten noch besorgter, suchen verstärkt Experten auf und ihr Schmerzverhalten und ihre Therapietreue erhöhen sich [162, 238]. Die Sorgen des Patienten werden auf diese Weise nicht beruhigt und der Patient kann das Gefühl haben, dass seine Symptome und sein Leiden nicht ernst genommen werden. Wenn der Patient also nicht das Gefühl hat, dass die Fachkraft die Ernsthaftigkeit seiner Symptome verstanden hat, wird die Beschwichtigung über deren Gutartigkeit nicht funktionieren und Sorgen hinsichtlich der Zukunft und einer Behinderung werden zunehmen [239]. Bildgebende Untersuchungen werden oft angeordnet, um die Bedenken des Patienten zu zerstreuen. In der Realität führt das Erklären von bildgebenden Befunden oft nicht zu einer Zerstreuung der Bedenken und kann sogar das Wohlbefinden der Patienten untergraben [240], insbesondere wenn die Bilder nichts zeigen was die Symptome erklärt oder für das eine spezifische Behandlung gefunden werden kann, wie es oft der Fall ist.

Sich die ganze Geschichte des Patienten anzuhören und den Hintergrund zu kennen, eine gründliche klinische Untersuchung, professionelles Vertrauen, Einfühlungsvermögen, Validierung der Sorgen und des Leids des Patienten, eine individualisierte Erklärung, die physische und psychologische Faktoren kombiniert [239] und ein klarer Plan für das Symptommanagement scheinen wesentlich zu sein.

Eines der wichtigsten Ziele ist, dass der Patient die Praxis mit weniger Sorgen, weniger Ängsten und mehr Selbstvertrauen verlässt als zum Zeitpunkt des Betretens.

Oft wird zum Beispiel jemandem mit akuten Rückenschmerzen gesagt, er solle sich nur so viel bewegen wie es der Schmerz zulässt oder sich ausruhen bis die Symptome nachlassen. Darlow et al. liefern ein gutes Beispiel dafür, warum solche Anweisungen bei einigen Patienten zu schlechten Ergebnissen führen.

„Ich verletzte mich am Rücken, ich ging ins Krankenhaus und sie machten Röntgenaufnahmen von meinem Rücken. Sie schickten mich nach Hause und sagten mir, ich solle mich ausruhen, bis es mir besser ginge… also lag ich lange im Bett und die Schmerzen gingen nicht weg, ich glaube, sie wurden durch das Ausruhen nur noch schlimmer." [241]

Auf der anderen Seite ist es verständlich, dass es für einen Patienten mit geringer Selbstkompetenz, der sich nicht in der Lage fühlt, seine Symptome zu beeinflussen, nicht sinnvoll sein kann, aktiv zu bleiben und sich selbst zu behandeln. Manchmal kann das primäre Ziel sein, die Wahrnehmung des Patienten von Schmerz als kontrollierbare Erfahrung zu fördern und seine Selbstkontrolle zu verbessern. Es ist wichtig, herauszufinden, wie der Patient seine eigene Situation selbst wahrnimmt, um die Beratung auf den Einzelnen zuschneiden zu können. Einige unserer Patienten benötigen wahrscheinlich etwas mehr Unterstützung als andere, um die Anweisungen, die wir geben und die Behandlungen, die wir verschreiben, zu verstehen. Nach heutigem Wissensstand ist die Anweisung „Sie können sich trotz Schmerzen bewegen" oft gerechtfertigt, denn es ist bekannt, dass sich diejenigen, die sich ungeachtet ihrer Schmerzen bewegen, anfangs sogar schneller erholen als diejenigen, die Schmerzen ganz vermeiden. Langfristig gibt es jedoch keinen Unterschied in den Behandlungsergebnissen.

Die Ansichten der Patienten über Schmerzen stellen uns als Fachleute vor Herausforderungen, wenn es darum geht, Unterstützung zu leisten. Viele Menschen glauben, dass eine medizinische Fachkraft ihnen genau sagen kann, was falsch ist, und die richtige Diagnose stellt. Der Patient kann starke Präferenzen für die Behandlung haben, die auf früheren Erfahrungen beruhen, und wir stehen oft vor dem Problem zu entscheiden, ob wir die Behandlung gemäß den

Wünschen des Patienten oder gemäß den Behandlungsempfehlungen und dem, was wir für die richtige Behandlung halten, durchführen sollen. Wir gehen oft davon aus, dass die Bereitstellung von Informationen schädliche Ansichten korrigiert und damit verbundene Ängste reduziert und zu einem wünschenswerten Verhalten führt. Unser Verständnis des menschlichen Lernens sagt uns jedoch, dass der Abbau von schmerzbezogenen Ängsten schwierig ist und man dazu neigt, an den Ausgangspunkt zurückzukehren, wenn Schwierigkeiten auftauchen. Die Änderung von Überzeugungen erfordert daher oft einen Prozess des Erfahrungslernens, über den Sie im Abschnitt über psychologisch informierte Behandlung und die Theorie der kognitiven funktionellen Faktoren (CFT) mehr lesen können ➤ Kap. 18.

Ein kurzes Video der NOI-Gruppe auf Englisch über Gedankenviren: http://bit.ly/thoughtviruses.

KAPITEL

9

Petteri Koho

Angstvermeidungsverhalten und Angst vor Schmerzen

9.1 Angstvermeidungsverhalten

Angst vor körperlicher Anstrengung oder Schmerzen kann die für die Rehabilitation erforderlichen Übungen und Bewegungen ganz verhindern und somit eine Rehabilitation erheblich verlangsamen. Das Angstvermeidungsverhalten basiert oft auf einem durch Konditionierung erlernten Muster, bei dem der Patient Bewegung oder körperliche Aktivität mit Schmerzen oder einer Schmerzverschlimmerung assoziiert.

Dieses Angstvermeidungsverhalten kann auf einer Annahme des Patienten über die Schädlichkeit oder Gefährlichkeit von Schmerzen beruhen. Ohne dass Angst und angstauslösende Bewegungen und Aktivitäten erkannt und angesprochen werden besteht die Gefahr, dass der Patient in einem negativen Teufelskreis aus Schmerz, Angst und Behinderung gefangen bleibt, aus dem er sich aus eigener Kraft nur schwer befreien kann.

Die Angst vor Schmerzen, Bewegung oder erneuter Verletzung führt leicht dazu, jegliche Aktivitäten zu vermeiden, egal ob sie Schmerzen verursachen oder nicht, nur um auf Nummer sicher zu gehen. Die Vermeidung oder übergroße Vorsicht kann sich in körperlicher Inaktivität oder in erhöhter Selbstbeobachtung oder unnötiger Muskelanspannung äußern. Die Vermeidung führt zu einer ungenügenden Belastung, einem erhöhten Maß an Behinderung und Stimmungsschwankungen, die das Risiko einer Verschlechterung der Symptome weiter erhöhen.

In wissenschaftlichen Studien wurde festgestellt, dass Schmerzangst und Bewegungsangst die Verlängerung akuter Schmerzen bei Menschen mit Rücken- und Nackenschmerzen, sowie die Entwicklung von Behinderungen und eine langsamere Genesung unter anderem nach Rücken-, Knie- und Knöcheloperationen, vorhersagen können. Angst vor Bewegung kann eine Behinderung verstärken oder aufrechterhalten und ein Hindernis für die Rehabilitation sein. So wurde festgestellt, dass eine Bewegungsangst mit einer wahrgenommenen Behinderung, Schmerzintensität, Verstärkung der Symptome, Depression und anderen Sorgen zusammenhängt [242, 243].

Angst vor Bewegung oder Schmerz hat, zusätzlich zu ihrem Effekt auf das Vermeidungsverhalten und eine Behinderung, eine erhebliche direkte Auswirkung auf die physiologische Funktion und Körperbelastung. Angst erhöht die mit der Körperbeugung verbundene Muskelaktivität und reduziert die Rumpfbeweglichkeit, was wiederum die biomechanische Belastung des Rumpfes erhöht. Ängstliche Menschen haben während des Gehens eine höhere Rückenmuskelaktivität, was zu einer kürzeren Entspannungsphase und einer höheren Gesamtmuskelbeanspruchung führt und somit die Entspannung und Natürlichkeit des Gehens stört. Angst hemmt die Muskelaktivität und reduziert die Leistung beim Krafttraining. Das Vermeidungsverhalten und die Angst vor Bewegung sind keine seltenen Phänomene. Gemäß einer finnischen Bevölkerungsumfrage zum Beispiel führt die Angst vor Bewegung oft zu einer reduzierten körperlichen Aktivität in der Freizeit.

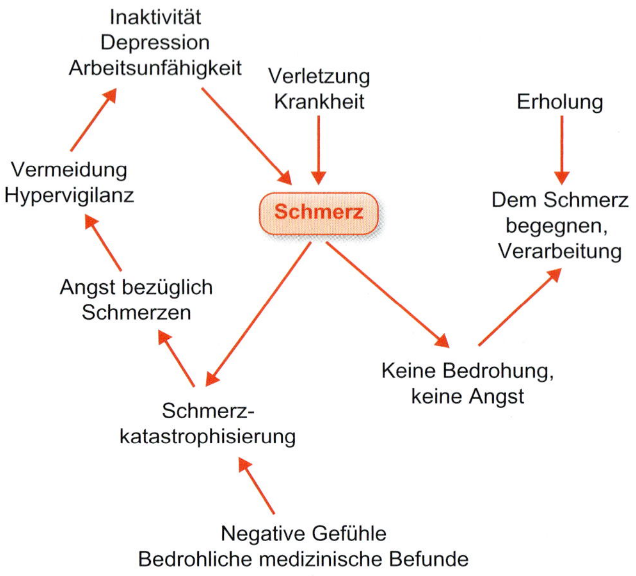

Abb. 9.1 Das Angstvermeidungsmodell (Fear Avoidance Model) nach Vlaeyen & Linton [78]. [L231]

9.2 Angstvermeidungsmodell

Das traditionelle biomedizinische Modell, das sich stark auf strukturelle Befunde und Veränderungen sowie auf biomechanische Faktoren stützt, kann die Chronifizierung und die damit verbundenen Behinderungen bei verschiedenen Arten von muskuloskelettalen Schmerzen nur schlecht erklären. Ein biopsychosozialer Rahmen hingegen berücksichtigt den Einfluss psychologischer und sozialer Faktoren, die zusätzlich zu den restlichen Faktoren auf das Individuum wirken.

Das Angstvermeidungsmodell hat sich sowohl in der Praxis als auch in der Theorie als valides Modell erwiesen, um die Faktoren zu beschreiben, welche die Schmerzen und die Funktionsfähigkeit sowie deren wechselseitige Wirkung beeinflussen (➤ Abb. 9.1). Das Modell ist besonders nützlich, um die Chronifizierung von akuten Schmerzen und die Entwicklung von Behinderungen zu erklären. Der Begriff Angstvermeidungsverhalten wurde ursprünglich 1983 von Lethem et al. [240] eingeführt, als sie vorschlugen, dass die Auswirkungen von Schmerz und Angst auf die Handlungen und das Verhalten eines Individuums durch das erlernte Vermeidungsverhalten erklärt werden könnten. Das Angstvermeidungsmodell wurde eigentlich von Linton et al. 1995 [244] als ein Teufelskreis von „Schmerz – Angst vor Bewegung/Wiederverletzung – Vermeidung – Behinderung/Unterversorgung/Depression – Schmerz" vorgestellt. Seitdem wurde das Modell erweitert und modifiziert, um Katastrophisierung und Hypervigilanz miteinzubeziehen und den Begriff „Angst vor Bewegung" durch „Angst vor Schmerz" zu ersetzen [78].

Das Modell beschreibt die Einstellung des Individuums zu Schmerz und die Auswirkung der Interpretation der Bedeutung von Schmerz auf die Chronifizierung des Schmerzes und der Behinderung. Wenn akute Schmerzen keine Bedrohung für die Person oder ihre Gesundheit darstellen, ist die Person in der Lage, mit den Schmerzen umzugehen, trotz der Situation mit den täglichen Aktivitäten fortzufahren und sich mit der Zeit zu erholen. Das Katastrophisieren von Schmerzen beschreibt die mit dem Schmerzerleben verbundene Bedrohung, Hilflosigkeit oder Ohnmacht und eine negative Einstellung gegenüber der Situation. Der Schmerz selbst wird als gefährlich oder als Bedrohung für die Gesundheit und das Wohlbefinden wahrgenommen. Dies ist oft mit Fehleinschätzungen und Fehlinformationen oder Fehlinterpretationen des Schmerzzustandes verbunden und kann zu einem negativen, sich selbst aufrechterhaltenden Teufelskreis führen. Die Angst vor Schmerzen, die Angst sich zu bewegen oder sich erneut zu verletzen, kann leicht dazu führen, dass Aktivitäten komplett vermieden werden, egal ob sie Schmerzen verursachen oder nicht, nur um auf Nummer sicher zu gehen. Vermeidung oder Vorsicht können sich in körperlicher Inaktivität oder in erhöhter Selbstbeobachtung oder einer unnötigen Muskelanspannung äußern. Die Vermeidung von Bewegung und körperlicher Aktivität führt zu einer Unterforderung, einem erhöhten Maß an Behinderung und Stimmungsschwankungen, die das Risiko einer Katastrophisierung weiter erhöhen [78].

9.3 Vermeidungsverhalten ist teilweise erlernt

Die Entwicklung eines Vermeidungsverhaltens wird von einer Reihe verschiedener Faktoren angetrieben, deren Zusammenhänge noch nicht vollständig verstanden sind. Aber es ist sehr wahrscheinlich, dass die gegenseitige Beeinflussung und die Bedeutung der Auswirkungen dieser Faktoren von Person zu Person unterschiedlich sind. Vermeidungsverhalten ist zumindest teilweise erlernt. In einer Situation, in der Schmerzen als bedrohlich, schädlich oder wahrscheinlich gewebeschädigend empfunden werden, ist es naheliegend, sich besser auszuruhen oder für eine kurze Zeit jegliche Bewegung oder körperliche Aktivität zu vermeiden, da der Schmerz und der von ihm verursachte Schaden auf diese Weise mindestens vorübergehend reduziert wird. Allmählich wird ein Muster erlernt, bei dem die Vermeidung von Bewegung und körperlicher Aktivität von Vorteil ist. Hält das Unbehagen jedoch an, wird die Situation problematisch. Je mehr man sich ausruht und Aktivitäten vermeidet, desto sensibler wird man gegenüber den negativen physiologischen Empfindungen der Anstrengung. Es kann für den Patienten schwierig sein, zwischen einem Symptom oder Schmerz und einer durch die Belastung verursachten Muskelermüdung zu unterscheiden. Dies kann durch einen erhöhten Sinn für Selbstbeobachtung oder Hyperaufmerksamkeit, die sogenannte Hypervigilanz, noch verstärkt werden. Wenn die Vermeidung jedoch fortgesetzt wird, wirkt sich die positive Rückmeldung der Schmerzlosigkeit negativ auf die persönlichen Bewältigungsfähigkeiten und das Gefühl der Leistungsfähigkeit aus und wird weiterhin passive Bewältigungsstrategien fördern. Mit der Zeit können schmerzbedingte Ängste und Vermeidungsverhaltensweisen mehr Behinderungen und Einschränkungen verursachen als der Schmerz selbst [245, 246].

9.4 Angst vor Schmerzen sagt das Auftreten und die Dauer von Schmerzen und Behinderung voraus

Es wurde festgestellt, dass schmerzbedingte Angst stark mit wahrgenommener Behinderung und Schmerzintensität und mäßig mit Schmerzeinschränkung und besserer Lebensqualität assoziiert ist. In Folgestudien wurde festgestellt, dass schmerzbedingte Angst bei verschiedenen Arten von muskuloskelettalen Erkrankungen ein Prädiktor für die Chronifizierung akuter Schmerzen, stärkere und einschränkende Schmerzen sowie die Entwicklung von Behinderungen und eine schlechtere Lebensqualität ist. Schmerzbedingte Angst kann daher zur Entstehung, Verstärkung oder Aufrechterhaltung von Schmerzen und Einschränkungen beitragen und ein Hindernis für die Rehabilitation darstellen [246, 247]. Darüber hinaus wirken sich Katastrophisierung und schmerzbedingte Angst negativ auf erfolgreiche Rehabilitationsergebnisse aus [248].

Angst vor Bewegung oder Schmerz hat, zusätzlich zu ihrer Auswirkung auf das Vermeidungsverhalten und weiteren Einschränkungen, eine erhebliche direkte Auswirkung auf die physiologische Funktion und Körperbelastung. Angst hemmt die Muskelfunktion und vermindert die Kraft sowie die Leistung bei Belastungstests [249, 250]. Schmerzbedingte Angst beeinflusst das Schmerzerleben direkt, indem sie die körpereigene Schmerzhemmung durch eine schwächere Schmerzsteuerung beeinträchtigt [251].

9.5 Nur ein kleiner Teil reagiert unangemessen auf Schmerz

Nicht jedes Vermeidungsverhalten ist schädlich. Bei akuten Schmerzen und Verletzungen ist die Vermeidung von schmerzhaften Bewegungen und die Ruhigstellung des verletzten Bereichs notwendig, um die Heilung von Gewebetraumata zu ermöglichen. Bei den meisten Menschen verschwindet das Vermeidungsverhalten, wenn der Schmerz nachlässt. Glücklicherweise reagiert nur ein kleiner Teil der Patienten unangemessen auf Schmerzen oder die Gefahr von Schmerzen (➤ Abb. 9.2). In den anderen Fällen können jedoch schmerzbedingte Ängste und eine negative Einstellung eine Genesung und Rehabilitation sehr effektiv verhindern oder, wenn sie länger andauern, zu einer Verschlimmerung des Problems führen. Eine unerwünschte Angst vor Schmerz und Bewegung ist mit Irrationalität verbunden, bei der das Erleben oder Empfinden von Schmerz nicht proportional zur wahrgenommenen Bedrohung oder zum Risiko eines Gewebetraumas ist.

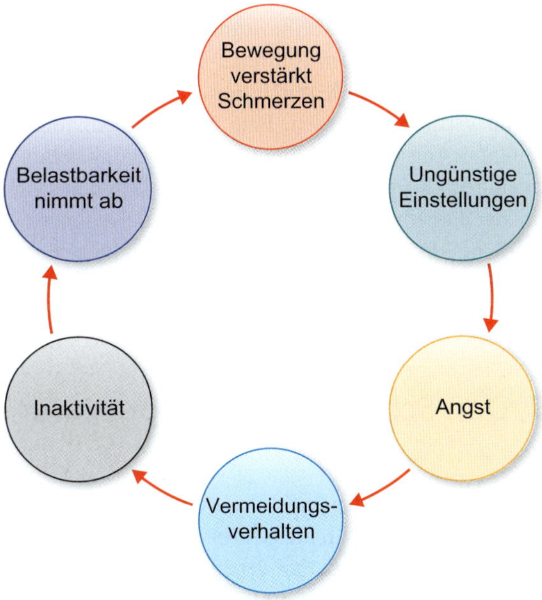

Abb. 9.2 Der Teufelskreis von belastungsinduziertem Schmerz und Vermeidungsverhalten. [L231]

Schmerzen und Angst vor Bewegung beeinträchtigen die Funktion und Leistungsfähigkeit. Um Schmerzen zu vermeiden, verzichtet der Patient auf schmerzhafte Positionen und Aktivitäten, vermeidet aber gleichzeitig auch Positionen, Bewegungen und Aktivitäten, die keine Schmerzen verursachen. Das Vermeiden von körperlicher Aktivität kann dazu führen, dass die gesundheitlichen Vorteile von Bewegung nicht genutzt werden oder dass bei Krankheiten, bei denen Bewegung ein wichtiger Teil der Behandlung ist (dazu gehören neben den muskuloskelettalen Krankheiten auch Diabetes und Herz-Kreislauf-Erkrankungen), die Behandlung unvollständig oder gar nicht durchgeführt wird.

Es wird geschätzt, dass etwa 80 % der Menschen mit Rückenschmerzen die WHO-Empfehlungen für körperliche Aktivität nicht befolgen und etwa 16 % der Menschen mit Rückenschmerzen weniger als 5.000 Schritte pro Tag gehen, denn insbesondere Angst vor Bewegung und eine wahrgenommene größere funktionelle Einschränkung sind mit einer geringeren Schrittfrequenz verbunden [252–254].

9.6 Faktoren im Zusammenhang mit dem Angstvermeidungsmodell

Die schmerzbedingte Angst des Angstvermeidungsmodells (pain-related fear) beschreibt die Verbindung zwischen Schmerz und Angst in allgemeiner Form, geht aber nicht auf die Ursprünge der Angst und die Faktoren ein, die sie begünstigen. Die Angst vor dem Schmerz selbst kann als schädlich oder gefährlich angesehen werden und entweder den Beginn einer Gewebeschädigung oder deren Verschlimmerung bedeuten. Die Angst vor Bewegung steht in direkterem Zusammenhang mit dem Auftreten oder der Verschlimmerung von Schmerzen, die durch Bewegung oder körperliche Aktivität verursacht werden. Eine unverhältnismäßige und anhaltende Angst vor Schmerz und Bewegung kann sich nachteilig auf Körperfunktionen und Fähigkeiten auswirken, wenn der Patient Positionen, bestimmte Bewegungen und körperliche Aktivitäten meidet, die eigentlich keine Schmerzen verursachen.

9.7 Den Schmerz katastrophisieren

Katastrophisieren bedeutet, in einer bedrohlichen Situation das Schlimmste zu befürchten. Es beinhaltet Hilflosigkeit in Anbetracht von Schmerz, ein verstärktes Gefühl von Panik und Pessimismus oder Hoffnungslosigkeit angesichts selbst kleinerer Widrigkeiten. Katastrophisieren kann die Wahrnehmung, die Erwartungen und die Erinnerungen an den Schmerz negativ beeinflussen und somit das Schmerzerleben intensivieren. Es gibt Hinweise darauf, dass Katastrophisieren mit einer reduzierten Aktivierung der absteigenden Nervenbahnen und einem größeren Schmerzempfinden verbunden ist [255]. Katastrophisieren erklärt 53 % des Zusammenhangs zwischen Schmerz und Angst, während Angst, Katastrophisieren und Depression 42 % des Zusammenhangs zwischen Schmerz und Beeinträchtigungen darauf zurückzuführen sind [256]. Ein höheres Maß an Schmerzkatastrophisierung geht mit stärkeren Schmerzen, erhöhter Einschränkung, reduzierter körperlicher Aktivität und schlechterer Lebensqualität einher [257].

9.8 Vermeidungsverhalten und Angst vor Bewegung

Akuter Schmerz ist ein Warnmechanismus des Körpers, eine Alarmglocke, um drohende oder bestehende Gewebetraumata zu minimieren oder zu vermeiden. Akuter Schmerz hat eine Schutzfunktion für den Körper und das Leben. Normalerweise wird Schmerz von einem Gefühl der Angst oder Bedrohung begleitet, was eine emotionale Reaktion mit drei Stufen auslöst: 1) die Wahrnehmung einer Bedrohung, 2) die Alarmierung des Sympathikus und 3) die Abwehr des Schmerzes. Die meisten schmerzhaften Situationen führen zu Handlungen, bei denen die Reaktion auf den Schmerz für die Genesung und Heilung förderlich ist.

Glücklicherweise steht die Reaktion auf Schmerzen nur bei einem kleinen Teil der Menschen in keinem Verhältnis zu der Situation, die sie verursacht hat, oder ist der Heilung direkt abträglich. Belastende Schmerzen oder eine Angst vor Bewegung sind mit Irrationalität verbunden, wobei das Erleben oder Empfinden von Schmerzen nicht proportional zur wahrgenommenen Bedrohung oder dem Risiko eines Gewebetraumas ist. Eine unverhältnismäßige oder schädliche Angst vor Schmerzen ist auf die Überzeugung des Patienten zurückzuführen, dass Schmerzen oder deren Verschlimmerung immer eine Verschlechterung und/oder weitere Gewebetraumata bedeuten. Die Angst vor Schmerzen ist daher weit verbreitet und ist nicht unbedingt auf eine bestimmte Handlung oder Position bezogen, sondern steht mit der Interpretation des Patienten von Schmerzen und deren Schädlichkeit oder Gefährlichkeit an sich in Zusammenhang.

Die Angst vor Bewegung entsteht im Hinblick auf den Schmerz, der durch Bewegung oder körperliche Aktivität verursacht werden könnte. Bewegungsangst kann sich auf jede körperliche Aktivität beziehen, die einen bestimmten Körperteil betrifft oder auf eine bestimmte Bewegung oder Haltung. Sie basiert oft auf der Erfahrung mit Schmerzen, die in der Vergangenheit durch die betreffende Aktivität verursacht worden sind, und dann wegen ihrer wahrgenommenen

Gefahr oder Schädigung vermieden wird. Im Hinblick auf die Funktion und Funktionsfähigkeit des Menschen ist Angst vor Schmerzen und Angst vor Bewegung schädlich, wenn der Patient zur Verhinderung von Schmerzen unangenehme Positionen und Aktivitäten meidet, aber auch vor Positionen, Bewegungen und Tätigkeiten zurückschreckt, die bisher keine Schmerzen verursacht haben.

9.9 Beurteilung von Vermeidungsverhalten und Bewegungsangst

Überlegungen in Zusammenhang mit Vermeidungsverhalten können anhand des sogenannten Fear Avoidance Beliefs Questionnaire (FABQ) beurteilt werden. Der Fragebogen umfasst insgesamt 16 Fragen, die auf einer Skala von 0–6 mit „stimme definitiv nicht zu" bis „stimme voll zu" beantwortet werden. Das Ergebnis des Fragebogens kann als Gesamtwert (0–96) ausgedrückt oder separat für Arbeit (0–42) und körperliche Aktivität (0–24) berechnet werden. Der arbeitsbezogene Teil (FABQ-W, Subskala 1) besteht aus sieben Fragen (6, 7, 9, 10, 11, 12 und 15) und der Abschnitt zur körperlichen Aktivität (FABQ-PA, Subskala 2) aus vier Fragen (2, 3, 4 und 5). Die maximale Punktzahl für die Subskala 1 beträgt 42 Punkte und die maximale Punktzahl für die Subskala 2 beträgt 24 Punkte. Eine höhere Punktzahl weist auf eine stärkere Tendenz hin, Schmerzen vermeiden zu wollen. In der Literatur wird als Schwellenwert für die arbeitsbezogene Subskala ein Wert von mehr als 20 und für die Subskala zur körperlichen Aktivität ein Wert von 15 oder mehr vorgeschlagen. Die psychometrischen Eigenschaften der deutschsprachigen Version des FABQ sind bei Anwendung des Gesamtergebnisses sowie der Subskala bezüglich Arbeitsunfähigkeit und Behinderung gut untersucht worden [258].

Ängste, Annahmen und Wahrnehmungen in Bezug auf Bewegung und/oder eine erneute Verletzung können mit der Tampa Scale of Kinesiophobia (TSK) [259–262] erfasst werden. Die Befragten wählen für 17 Aussagen eine Antwortoption auf einer vierstufigen Skala (überhaupt nicht einverstanden, mehr oder weniger nicht einverstanden, mehr oder weniger einverstanden, völlig einverstanden). Nach Bewertung auf der vierstufigen Skala werden die Punktzahlen addiert, wobei die Fragen 4, 8, 12 und 16 revers codiert sind. Der Wert reicht von 17 bis 68, wobei ein höherer Wert auf eine größere Angst vor Bewegung hinweist. Es gibt keine allgemeingültige Toleranzgrenze für einen hohen oder niedrigen Grad der Bewegungsangst; in verschiedenen Studien scheint der Wert für eine starke/ungesunde Bewegungsangst von der Studienpopulation abzuhängen. Der am häufigsten verwendete Grenzwert für eine erhöhte oder ungesunde Bewegungsangst liegt bei entweder 37 oder 40. In finnischen Studien scheinen 40 Punkte die Toleranzgrenze zu sein, wobei ein höherer Wert z. B. mit körperlicher Aktivität in der Freizeit assoziiert wird. Der finnischen Bevölkerungsumfrage zufolge scheint das Alter einen Einfluss auf die TSK-Werte zu haben: Männer über 55 und Frauen über 65 Jahre zeigen höhere Werte als jüngere Menschen. Der TSK-Wert hat sich nicht nur bei verschiedenen muskuloskelettalen Erkrankungen, sondern auch bei chronischer Müdigkeit, Fibromyalgie, neurologischen Erkrankungen sowie Atemwegs- und Kreislauferkrankungen zur Beurteilung der Angst vor Bewegung als geeignet erwiesen. Die revers codierten Fragen des TSK wurden in mehreren Studien kritisiert und es wurden Versionen des TSK mit 11, 12 und 13 Fragen entwickelt. Die deutsche Version des TSK, die 11 Fragen beinhaltet, weist eine gute interne Konsistenz auf (Cronbachs $\alpha = 0{,}73$) [262].

9.10 Hypervigilanz

Die Angst vor Schmerzen kann zu einer ständigen aufmerksamen Beobachtung von Angstauslösern führen, zu einer sogenannten Vigilanz (Aufmerksamkeit). Diese Aufmerksamkeit kann auf äußere Reize oder auf Ereignisse innerhalb des Körpers bezogen sein. Hypervigilanz beschreibt eine übermäßige und fast ständige Wachsamkeit, um Bedrohungen zu erkennen, und wird oft von einer Überreaktion auf bedrohliche Situationen oder Schmerzen begleitet. Diese Überreaktion führt zu einer Umgehungsreaktion und zur Vermeidung von Schmerz. Zum Beispiel kann der Patient während der Konsultation eine erhöhte Sensibilität gegenüber verschiedenen Körperempfindungen wie z. B. einem Knacken, das mit Bewegungen des Rückens oder des Nackens verbunden sind, äußern und diese Geräusche als Zeichen für ausgerenkte Wirbel oder ausgerenkte Gelenke interpretieren. Oft ist Hypervigilanz eine automatische und unbewusste Reaktion und paradoxerweise führen die Bemühungen, die Angst zu begrenzen und zu kontrollieren, zu einer verstärkten Besorgnis und Beunruhigung. Überanstrengung kann die Schmerzintensität erhöhen und die Schmerztoleranz gemäß einer PPT-Messung (Pressure Pain Threshold – Druckschmerzschwelle) verringern sowie eine eventuelle Beeinträchtigung erhöhen [263–265].

9.11 Überanstrengung

Neben dem Vermeidungsverhalten aufgrund von Katastrophisierung und Angst sowie einem geringen Maß an körperlicher Aktivität und erhöhter Vorsicht ist auch das gegenteilige Verhalten, das mit dem Vermeidungs-Belastungs-Modell [264] assoziierte Durchhalteverhalten ausschlaggebend für die

Verlängerung der Schmerzdauer. Das eigene Verhalten oder die eigene Leistung des Patienten hält den Schmerz aufrecht und verhindert, dass er abklingt, obwohl er paradoxerweise gleichzeitig Angst vor dem Schmerz hat. Das Durchhalteverhalten kann mit zwei schädlichen Verhaltensmustern verbunden sein, die Schmerzen und Behinderungen aufrechterhalten: 1) die Distress-Reaktion, bei der versucht wird, den mit einer bestimmten Aktivität verbundenen Schmerz durch intensive Unterdrückung schmerzbedingter Gedanken und kontinuierliches Handeln ohne Rücksicht auf den Schmerz zu kontrollieren. Dies ist ein Versuch, die mit der Situation verbundenen Ängste und Gefühle von Angst oder Depression zu bewältigen. Und 2) die Eustress-Reaktion, bei der der Schmerz ignoriert oder minimiert wird und der Schmerzerfahrung keine Bedeutung beigemessen wird, und die Gefühlslage trotz Schmerzen positiv sein kann.

Zu viel Training kann zu einer Überlastung von Strukturen durch übermäßige Wiederholung von Bewegungen oder ständiger statischer Belastung führen. Diese können dem Körper Stressverletzungen zufügen und/oder periphere Gewebereizungen aufrechterhalten und möglicherweise auch eine Sensibilisierung des zentralen Nervensystems hervorrufen. Somit können diese Faktoren beim Übergang von akuten zu chronischen Schmerzen beteiligt sein. Bei akuten Verletzungen kann es vorkommen, dass der Überforderte zu früh zum Aktivitätsniveau vor der Verletzung zurückkehrt und der Heilungsprozess unterbrochen wird. In diesem Fall wird das Schmerzwarnsignal bewusst ignoriert und der Körper bekommt nicht die Zeit, die er zur Heilung des Gewebes benötigt, was das Risiko einer chronischen Verletzung erhöhen kann. Darüber hinaus ist die Unterdrückung von schmerzbedingten Sorgen oft unstrukturiert, wenig zielgerichtet und neigt zum Scheitern. Dies verstärkt das Gefühl des Versagens bei der Schmerzbewältigung und untergräbt die eigenen Bewältigungsstrategien und das Gefühl der Selbstkontrolle des Patienten.

Die Schmerzintensität, die Beeinträchtigungen und die emotionalen Auswirkungen, die mit einem Durchhalteverhalten einhergehen, können denen, die mit einem Angstvermeidungsverhalten verbunden sind, sehr ähnlich sein [266]. Dies stellt eine Herausforderung für den Therapeuten bei der Identifizierung des Phänomens dar, da die Ziele der Behandlung unterschiedlich sind. Bei übertriebenem Verhalten sollte die körperliche Aktivität verringert werden, um die Überlastung des Gewebes zu reduzieren, und bei einem Angstvermeidungsverhalten sollte die Aktivität erhöht werden.

Die Rehabilitation bei einem Durchhalteverhalten erfolgte mit kognitiv-verhaltenstherapeutischen Methoden [267–270]. Das Ziel der Rehabilitation besteht darin, gesundheitsschädliche Gedanken und Verhaltensweisen zu reduzieren und das Bewusstsein und Verständnis für die eigenen Reaktionen, Verhaltensweisen und Symptome zu erhöhen. In der Praxis bedeutet dies, eine Überanstrengung auf ein Maß an körperlicher Aktivität zu reduzieren, das keine Schmerzen verursacht und das Gewebe nicht reizt. Es geht darum, die Aktivität, die den Schmerz verursacht, anzupassen.

KAPITEL

10 Die Patientenperspektive

Riikka Holopainen

10.1 Was sind die Erfahrungen von Menschen, die mit Schmerzen leben, und was macht aus deren Sicht eine gute Behandlung aus?

Es wird behauptet, dass Medizinstudenten spätestens ab dem dritten Semester von der Patientenperspektive entfremdet werden. Das ist verständlich, wenn der Fokus plötzlich auf verschiedenen Krankheiten, Diagnosen und Behandlungen liegt. Dasselbe wird wahrscheinlich auch bei anderen Fachkräften im Gesundheitswesen der Fall sein. Die Fähigkeit, die Situation aus der Perspektive eines anderen zu sehen, ist jedoch wesentlich, um im Umgang mit einer Person, die Schmerzen hat, erfolgreich sein zu können. „Herr Professor, waren Sie jemals selbst Patient? In der jüngeren Vergangenheit oder ist das schon länger her? Wie war Ihre eigene Erfahrung? Haben Sie Schmerzen gehabt? Haben Sie sich deswegen in Behandlung begeben?" Wir wissen, dass wir dazu neigen, mit Menschen, die wir als Gleichgesinnte betrachten, einfühlsamer umzugehen als mit denen, die wir als außerhalb unseres „Rudels" sehen. Deshalb ist es wichtig, dass wir uns in die Rolle eines Patienten hineinversetzen können und wissen, wie Menschen mit Schmerzen ihre Behandlung erleben. Dieses Kapitel ist darum einzig der Betrachtung der Patientenperspektive gewidmet.

Jeder Therapeut sollte regelmäßig innehalten, um den Schmerz aus der Perspektive des Patienten zu betrachten. Aber nur weil wir in unserer Praxis täglich Menschen mit Schmerzen sehen, heißt das noch lange nicht, dass wir diese Perspektive auch tatsächlich berücksichtigen.

Schon tragen wir wieder unsere Arbeitskleidung und sind in unserer Rolle als Experte. Der Prozess der klinischen Betrachtung kreist in unseren Köpfen und lenkt uns oft vom Wesentlichen ab, nämlich von der Erfahrung des Patienten. Wie wäre es, wenn Sie einmal jemanden interviewen würden, der mit Schmerzen lebt? Nicht als Experte, sondern als Mensch, der sich wirklich für die Erfahrung des anderen interessiert und in die Haut eines anderen schlüpfen kann. Natürlich können wir nie ganz genau wissen, wie sich ein anderer fühlt, aber vielleicht könnten wir lernen, ihn etwas besser zu verstehen. Die ganze Geschichte eines Patienten zu erfahren kann uns dabei helfen, seine tatsächliche Schmerzerfahrung nachzuvollziehen und dadurch gleichzeitig neue Wege für seine Behandlung zu entwickeln.

Als ich gebeten wurde, dieses Kapitel zu schreiben, wurde mir klar, dass es nicht richtig wäre, es alleine zu schreiben, obwohl ich meine eigenen Erfahrungen mit Schmerzen habe und zu dem Thema forsche. Ich wollte, dass Menschen zu Wort kommen, bei denen Schmerzen schon länger einen beträchtlichen Teil ihres Lebens ausmachen als dies bei mir der Fall ist, und die keine Mediziner sind. Ich selbst habe vergessen, wie es ist, ein durch Schmerzen eingeschränktes Leben zu führen und es ist schwierig, zwischen dem Teil von mir, der Patient war und dem Teil von mir, der Gesundheitsexpertin ist, zu unterscheiden. Daher werden die Hintergründe in diesem Kapitel aus mehreren Perspektiven erzählt. Helena Salo, eine frischgebackene Physiotherapeutin, die seit langem mit Rückenschmerzen lebt, und Joletta Belton, eine US-amerikanische Botschafterin für die Patientenperspektive, kommen hier zu Wort. Sie können mehr von Jolettas großartigen Texten auf ihrem Blog MyCuppaJo.com lesen.

Wir untersuchen im Folgenden die Perspektiven, die sich aus einer Reihe von Studien über Patientenerfahrungen ergeben haben. Die vorliegende Untersuchung setzt voraus, dass ein Experte in der Lage ist, seine eigene Arbeit kritisch zu betrachten. Obwohl jeder von uns sein Bestes gibt bei dem, was er tut und obwohl es unser Ziel ist, unseren Patienten wirklich zu helfen, geht aus den Erfahrungen unserer Patienten und aus Untersuchungen hervor, dass nach wie vor ein großes Verbesserungspotenzial besteht. Über die Patientenperspektive in der Schmerztherapie ist in den letzten zehn Jahren so viel geforscht worden, dass bereits eine Reihe von qualitativen Studien im Rahmen von systematischen Analysen erstellt worden ist [271].

10.2 Schmerz beeinflusst ihr ganzes Leben

„Diese Geschichte, meine Geschichte, ist nicht in medizinischen Unterlagen dokumentiert. Wenn ich mir den Stapel Papier anschaue, der sich im Laufe der Jahre angesammelt hat, Berichte von zahlreichen Ärzten, Kliniken und Versicherungsexperten, dann ist meine Erfahrung nicht einmal annähernd sichtbar. An ihre Stelle treten eine Liste von Symptomen und Einschränkungen, Beschreibungen der Verletzungsgeschichte der Hüfte, eine große Anzahl von Diagnosen und Fachausdrücken, eine Litanei von fehlgeschlagenen Behandlungen. Aber der Schmerz, den ich erleide, wird dabei nicht erwähnt. Mein Verlust, mein Kummer. Mein Leiden, kurz zu erahnen, aber doch völlig unsichtbar. In meiner Krankengeschichte stehen Dinge wie ‚große schlanke Frau', ‚es ist ihr immer noch unangenehm beim Sitzen'. Es heißt nicht: ‚eine belastete und besorgte Person, die seit zwei Jahren nicht mehr sitzen kann, was ihr Leben und ihre Persönlichkeit völlig verändert hat, die nicht mehr Auto fährt, sich nicht mit Freunden und Familie zum Kaffee oder Abendessen trifft, nicht zum Einkaufen geht, nicht mit ihrem Ehepartner ins Kino geht, keine Arbeit hat, nicht spielt, kein Leben hat'. Wenn Schmerz lange Zeit präsent ist, beeinflusst er jede Dimension unseres Seins, färbt jeden Gedanken, jedes Gefühl, jeden Moment, jede Geschichte.“ [272]

Obwohl Schmerzen oft nicht lebensbedrohlich sind, haben sie einen weitreichenden Einfluss auf die Lebensqualität der Menschen und ihr Umfeld. Das Leben verarmt, wird eingeschränkt und es legt sich ein Schatten auf die Zukunft. Der Schmerz nimmt Besitz von dem Betroffenen und bremst sein Leben aus, er wirft die Welt aus dem Gleichgewicht und bedroht die Identität, wie Joletta Belton oben berührend beschreibt.

Anhaltende Schmerzen haben einen tiefgreifenden Einfluss auf alle Aspekte des Lebens, von der Identität über Beziehungen bis hin zur finanziellen Situation. Schmerz äußert sich oft in Form von Verlusterfahrungen, wenn Dinge, die dem Patienten wichtig waren, nicht mehr getan werden können und das Leben dadurch schwieriger wird. Gleichzeitig kann Schmerz die soziale Interaktion einschränken. Rollen ändern sich sowohl am Arbeitsplatz als auch zu Hause. Viele Menschen beschreiben die Erfahrung, mit Schmerzen zu leben, als einen ständigen Kampf. Ein Leben, das auf Pause gestellt wurde und wo es keine Möglichkeit gibt, das Band neu zu starten. Die Unvorhersehbarkeit von Schmerzen macht es schwierig, Pläne zu schmieden. Der Widerwille, sich zu bewegen und die Angst vor einer Verschlimmerung der Schmerzen beginnt, das Leben zu dominieren, was zu einem Verlust an Spontaneität führt. An einem Tag kann es einem gut gehen und am nächsten kann man sich kaum bewegen [41, 126, 273–275].

Für Menschen mit Schmerzen ist es schwierig, ihr Selbstbild aufrecht zu erhalten. Der Körper fühlt sich fremd, bösartig, vom Selbst getrennt und irreparabel verändert an.

Viele Menschen haben das Gefühl, ihr früheres Selbst verloren zu haben und ein anderer Mensch zu sein als davor. Viele fühlen sich älter als sie tatsächlich sind. Ihr Selbstwertgefühl ist verschwunden und wird durch Gefühle von Unwürdigkeit und Scham ersetzt. Dies ist vor allem bei Schmerzen der Fall, die ohne Erklärung und ohne Grund länger andauern als sie sollten [276].

„Ich hatte meine Identität verloren, meinen Platz in der Welt. Die Person, die mich im Spiegel ansah, war unbekannt, unerkennbar. Klein, zerbrechlich, schwach, kaputt. Ein Hochstapler. Ein Fremder, den ich nicht als mich selbst akzeptieren konnte. Mein wahres Ich war von einem fremden Eindringling entführt worden, vom Schmerz. Ein Feind. Mein Körper war ein Verräter, der mich betrogen hatte. Meine Hüfte, mein ganzes Bein fühlte sich nicht mehr wie mein eigenes an. Alles fühlte sich anders an. Ein Alien. Mein Körper, meine Identität, mein Leben wurde mir fremd und alles war ungewohnt. Ein Terrain, auf dem ich mich nicht zurechtfand, für das es keine Karte gab, keine Richtung, keinen Wegweiser, der mir den Weg gezeigt hätte. Ich zog mich von der Welt zurück, trennte mich von allem, was für mich wichtig war. Menschen, Orte, Erfahrungen, die mir und meinem Leben zuvor einen Sinn gegeben hatten. Ich war wie ein verwundetes Tier und zog mich in die Hülle meines früheren Ichs zurück, um Schutz und Sicherheit zu suchen und zu versuchen, alles zu verstehen, was so absurd erschien.“ [276]

Viele erleben Ungewissheit, Unsicherheit, Isolation und haben Zukunftssorgen. Die Schmerzen sind für andere, die Familie, Kollegen, Freunde – auch für uns medizinische Fachpersonen – unsichtbar.

Oft kann keine herkömmliche, eindeutige Diagnose gestellt werden. Aus diesem Grund haben viele Menschen das Gefühl, dass ihre Schmerzen ignoriert werden. Viele erleben eine Stigmatisierung, indem sie zum Beispiel als Hypochonder, Faulpelz oder Schulschwänzer abgestempelt werden, weil sie nicht mehr so viel leisten wie andere. Schmerz ist mit vielen negativen

Emotionen verbunden: Wut, Bitterkeit, Angst und Hoffnungslosigkeit. Negative Emotionen und Sorgen über sich verschlimmernde Symptome können sogar noch mehr Leid verursachen als die Schmerzen selbst. Viele machen sich Gedanken über die „Etikette“: Wie sollte sich ein Mensch mit Schmerzen verhalten, um glaubwürdig zu wirken? Es ist nicht gut, zu gesund, aber auch nicht zu krank auszusehen, besonders wenn man zum Arzt geht, will man bemerkt werden – aber nicht, um als psychisch krank abgestempelt zu werden. Viele Menschen fühlen sich selbst verantwortlich für ihre Symptome und geben sich selbst die Schuld an den Schmerzen. Paradoxerweise haben viele Menschen das Bedürfnis nach Unterstützung durch ihre Angehörigen, meiden sie aber, sobald sich ihre Schmerzen verschlimmern. Eine Diagnose wird gesucht, um zu beweisen, dass „etwas mit mir nicht stimmt, damit die Leute mir glauben – sonst denken sie, ich sei verrückt im Kopf“. Aber wie kann man sich erholen, wenn man ständig beweisen muss, dass man krank ist? Viele Menschen sprechen nicht über ihre Schmerzen, weil sie nicht wollen, dass andere ihre Schwäche sehen. Dies führt zur Isolation. Die Suche nach einer Diagnose aufzugeben ist nicht einfach, aber es kann Ressourcen freisetzen, um zu lernen, mit dem Schmerz zu leben, so dass der Fokus auf der Verbesserung der Lebensqualität und nicht auf der Suche nach Heilmitteln liegt. Das bedeutet, auf Ziele hinzuarbeiten, die für den Patienten sinnvoll und wertvoll sind, und die Dinge im Leben wiederherzustellen, die wegen der Schmerzen zu kurz gekommen sind. Ein Patient beschrieb diesen Prozess als „mein Leben zurückerobern“.

Viele Menschen mit Schmerzen haben negative Erfahrungen mit der Gesundheitsversorgung gemacht, weil ihnen nicht zugehört wurde oder sie nicht in die Entscheidungsfindung miteinbezogen wurden.

„Was die Schmerzen betrifft, so habe ich vom Gesundheitssystem keine langfristige Hilfe erhalten, ganz im Gegenteil. Ich habe das Gefühl, dass sich die Situation verschlimmerte, als ich anfing, aktiv Hilfe im Gesundheitssystem zu suchen. Das medizinische Fachpersonal hat sich auf die Diagnosen und Überweisungen an Spezialisten konzentriert. Einerseits verboten sie mir verschiedene Formen der Bewegung, empfahlen mir aber trotzdem, körperlich aktiv zu sein. Der eine verbot das Wandern und der andere das Radfahren; der eine verbot das Schwimmen und der andere Yoga. Die Form der tatsächlich erlaubten körperlichen Aktivität blieb ein Geheimnis. Die vorgeschlagenen Methoden der Schmerzbehandlung waren Schmerzmittel, Beruhigungsmittel, Nervenmittel, verschiedene Elektrotherapien, Korsett, Korsettgürtel, Operation, Aufhören mit Kontaktsportarten, Berufswechsel, usw.“ [273]

Studien zeigen, dass sich viele der Erfahrungen von Menschen mit Schmerzen in den verschiedensten Ländern in ähnlicher Weise wiederholen. Ergebnisse von Studien, die in westlichen Ländern durchgeführt worden sind, sind sehr nützlich, da sie auf unser eigenes Gesundheitssystem übertragen werden können. Beginnen wir mit einer Gruppe finnischer Patienten mit Rückenschmerzen und ihren Gedanken über ihre Begegnungen mit medizinischem Fachpersonal. Für meine Dissertation habe ich 17 finnische Patienten mit Rückenschmerzen befragt. Ihre Erfahrungen reichten von sehr negativ und entmutigend bis hin zu ermutigend und sogar lebensverändernd. Viele waren in einem Teufelskreis von Rückenschmerzen gefangen, steckten im Strudel des Gesundheitssystems fest und schienen keinen Ausweg zu finden. Viele Befragte beschrieben verschiedene negative Erfahrungen, wie z. B. nicht gehört und nicht verstanden zu werden, widersprüchliche Erklärungen zu erhalten und erzählten, dass der Therapeut sich zu wenig Zeit nehme und die Behandlung sich wie eine Massenabfertigung anfühle [273].

„Man ist einfach Teil einer Routine, die Behandlung fühlt sich an wie am Fließband, man geht ins Behandlungszimmer rein und ist schnell wieder raus…“ [273].

Viele fühlten sich mit ihren Schmerzen allein gelassen. Eine gemeinsame Sprache mit einem Fachmann zu finden, war eine Herausforderung, denn es ist nicht leicht, jemandem die eigenen Schmerzen zu erklären. Eine gute Beziehung und Interaktion, das Gefühl gut betreut zu werden und ein klarer Plan wurden als wichtig empfunden. Einige fühlten sich befähigt, die Verantwortung für ihre eigene Behandlung zu übernehmen, weil sie die richtige Fachkraft getroffen hatten und dadurch genügend Unterstützung zur Verfügung stand. Es ist wichtig, dass die Entscheidung darüber, wann der Patient bereit ist, ohne Hilfe zurechtzukommen, bei ihm selbst liegt, da sonst leicht das Gefühl des Alleingelassenwerdens entstehen kann. Danach ist es wichtig, dass der Patient bei Bedarf jederzeit Kontakt zu einer Fachkraft aufnehmen kann [273]. Geben Sie dem Patienten also Ihre Kontaktdaten und lassen Sie ihn wissen, dass er sich mit allen Fragen an Sie wenden kann, ohne das Gefühl zu haben, dass er Sie als beschäftigten Experten mit seinen Anliegen belästigt. Es kann eine gute Idee sein, zu vereinbaren, dass sich die Fachkraft direkt beim Patienten melden wird, um nachzufragen, wie es ihm geht. Oft ist ein Patient durch Schmerzen blockiert und nicht in der Lage, selbst Hilfe zu suchen, wenn er sie braucht. Zu viele Menschen fühlen sich mit ihren Schmerzen allein gelassen, wenn eine Behandlung endet und keine Nachbehandlung vereinbart worden ist oder wenn die Wartezeiten für einen Termin beim Facharzt lang sind.

Zu den gleichen Erkenntnissen kam eine Studie von Oosterhof et al. [41], die die Rehabilitationserfahrungen von Menschen mit Langzeitschmerzen und ihren Therapeuten untersuchte: Die Befragten, die mit dem Ergebnis der Behandlung zufrieden waren, konnten ihre täglichen Aktivitäten besser bewältigen, weil sie bei der Behandlung ihrer Symptome selber aktiv mitwirken konnten und zusammen mit der Fachkraft eine Erklärung für die Ursachen und die Faktoren ihrer Symptome gefunden hatten. Sie hatten begriffen, dass sie selbst eine wichtige Rolle bei der Durchführung ihrer Behandlung spielten und verstanden, dass der Lernprozess nach dem Ende ihrer Rehabilitation weitergeht. In ähnlicher Weise hatten diejenigen, die mit dem Ergebnis der Behandlung unzufrieden waren, Schwierigkeiten, die Erklärung der Fachkraft für den Schmerz zu verstehen oder ihre eigene Erklärung wich von der Wahrnehmung der Fachkraft ab. Sie hatten Schwierigkeiten, ihr Verhalten oder ihre Gedanken zu ändern, weil sie das Gefühl hatten, nicht genug Unterstützung zu bekommen. Sowohl zufriedene als auch unzufriedene Befragte erwähnten, dass organisatorische Faktoren oft eine Herausforderung darstellten: Absagen von Terminen, Zuspätkommen oder Änderungen im Rehabilitationsprozess, die nicht richtig besprochen worden sind [277]. In der Studie von Slade et al. [278] waren die meisten Rückenschmerzpatienten unzufrieden mit den Abläufen im Gesundheitswesen und ihre Erzählungen beschreiben eine schlechte Interaktion und ein mangelndes Verständnis sowie einen Mangel an Empathie seitens des medizinischen Personals.

Die Patienten erwarteten von den Fachkräften, dass sie mit ihnen über Behandlungsoptionen diskutieren, aber sie hatten das Gefühl, dass die Fachkräfte sie als unfähig beurteilten, ihre Situation selbst zu verstehen und daher nicht in der Lage waren, sich an der Behandlungsplanung zu beteiligen [247].

Viele Menschen mit chronischen Schmerzen haben unzählige Behandlungen durchlaufen, um jemanden zu finden, der sie eventuell heilen kann. In der Studie von Liddle et al. [276] waren Patienten, die begonnen hatten, die Bedeutung ihrer eigenen Aktivität für ihre Genesung zu verstehen, zufriedener mit ihrer Behandlung und realisierten, dass es keine schnelle und einfache Heilung gibt [276]. Viele Patienten haben das Gefühl, dass Fachkräfte ihnen die Schuld für ihre Probleme und Schwierigkeiten geben, was zu Selbstzweifeln, Hoffnungslosigkeit, Schuldgefühlen, Frustration und Enttäuschung führt. Wenn der Arzt sagte, dass die Schmerzen psychosomatisch seien, empfanden die Betroffenen dies als stigmatisierend und beleidigend und sie hatten das Gefühl, dass der Arzt sie für verrückt oder faul hielt [241].

„Ich fühle mich wie ein Federball, der zwischen verschiedenen Gesundheitsfachleuten hin und her geschleudert wird." [274]

Viele Menschen verlieren das Vertrauen in das Gesundheitssystem, wenn keine Diagnose oder kurative Behandlung gefunden werden kann [279] und andere geraten in den Strudel des Gesundheitssystems [280]. In solchen Fällen fördert das System, trotz seines Namens, nicht die Gesundheit, sondern das Gegenteil, die Krankheit. Wenn sich Menschen im Strudel der Expertenzentriertheit des Gesundheitssystems ohnmächtig fühlen, führt dies häufig zu Äußerungen von Frustration, Wut und Hilflosigkeit [280]. In meiner eigenen Studie [273], wie auch in der von Upshur et al. [277], hatten einige Patienten das Gefühl, dass die Fachkräfte der Meinung waren, sie hätten die Behandlung nicht verdient und würden anderen, „wichtigeren" Patienten nur Zeit wegnehmen. Sie hatten das Gefühl, dass Fachleute ihnen aus dem Weg gingen und ihre Schmerzen voreilig und geringschätzig abtaten [273]. Außerdem beruhigt die Verwendung medizinischer Fachbegriffe nicht, sondern sorgt eher für Verwirrung und Irritation [241]. In der Tat werden Anbieter alternativer Behandlungsmethoden oft als einfühlsamer, geschickter und besser in der Diagnose und Behandlung wahrgenommen, weil sie oft genau den Ursprung des Schmerzes finden und berühren. Das ist etwas, was die Schulmedizin oft nicht erreicht.

Hier einige der bemerkenswertesten Kommentare, die Helena Salo gegenüber gemacht wurden [273]:

Der Rheumatologe: „Sie sind so jung und haben schon so lange Schmerzen, die Wahrscheinlichkeit ist groß, dass Sie Ihr Leben lang Schmerzen haben werden."

Orthopäde: „Wir könnten es mit einer Spinalanästhesie als Schmerzbehandlung versuchen." Nach denselben MRT-Untersuchungen sagte jedoch ein anderer Orthopäde, es gäbe keinen Grund, einen Eingriff in Betracht zu ziehen.

Der Hausarzt: „Ein Bandscheibenvorfall ist die Ursache für Ihre Schmerzen." Ich antwortete, dass der Schmerz nicht an der Stelle ist, wo sich die Bandscheibe vorwölbt. Außerdem tut so ein kleiner Bandscheibenvorfall nicht ein Jahr lang weh.

Kommentar von einem Sportarzt: „Anhand der Bilder sehe ich keinen Grund, warum Sie sich nicht normal bewegen und weiterhin Kontaktsportarten betreiben können. Sie brauchen nur einen Spezialisten, der Ihre Rehabilitation unterstützt." Allerdings gab es eine zweimonatige Warteliste für den von ihm vorgeschlagenen Physiotherapeuten und nach dieser Wartezeit wurde der Termin dann abgesagt.

Auch wir Mediziner erleben Schmerzen und brauchen Unterstützung, um mit unserem Schmerz umgehen zu können. Hier reflektiert Helena Salo, wie es war, mit Schmerzen zu leben, während sie eine Ausbildung zur Physiotherapeutin machte.

„Warum konnte ich meinen Zustand also nicht verbessern, obwohl ich eine Gesundheitsexpertin bin? Schmerzen können Sie so verzweifelt machen, dass Sie nicht einmal mehr an sich selbst glauben. Sie haben aufgegeben, Sie sind verwirrt und Sie brauchen Hilfe. Während Sie das Gefühl haben, dass etwas trotz der Schmerzen gut für Ihren Körper und Ihren Geist ist, wie z. B. Yoga oder Spazierengehen, raten Ihnen erfahrenere Fachleute auf diesem Gebiet, damit aufzuhören. Man beginnt, anderen blind zu vertrauen. Es ist auch zu erwähnen, dass chronische unspezifische Rückenschmerzen oder ganzheitliche Schmerzkonzepte in der Ausbildung selten besprochen werden. Sie werden zwar erwähnt, aber das war's auch schon. Erst als ein Physiotherapeut mich zu den richtigen Informationsquellen führte, mit mir konkrete Übungen durchging und mich durch die verschiedenen Schmerzstadien begleitete, begann ich, den Schmerz zu verstehen und bekam Werkzeug zur Hand, um ihn zu bewältigen. Ich schäme mich nicht zu sagen, dass ich trotz

meiner Ausbildung vorher nicht wusste, was Schmerzen sind und wie man sie richtig behandelt. Stattdessen schäme ich mich für jene Mediziner, die nicht bereit sind, ihre alten Vorstellungen über Schmerzen zu ändern. Die Bescheidenheit eines Fachmanns, seine beruhigenden Worte und sein offenes Ohr sind ein unschätzbares Geschenk für den Patienten."

10.3 Erwartungen und Wünsche an Fachleute

„Zuallererst sollte das medizinische Fachpersonal wissen, was Schmerz für den Patienten tatsächlich bedeutet. Mehr Ausbildung zu diesem Thema wäre wünschenswert. Es genügt nicht, nur die Physiologie zu kennen. Ich wünschte mir, dass Mediziner weniger Angst schüren und katastrophisieren würden. Ich wünschte, jemand würde verstehen, was Schmerz ist und wie man damit umgeht. Ich hätte mir gewünscht, dass sich jemand meinen Zustand genauer ansieht, mir sagt, ob etwas Ernstes hinter den Schmerzen steckt und mir beibringt, wie ich sie verstehen und mit ihnen umgehen kann." Helena Salo

„Mein größter Wunsch war, dass mir jemand gesagt hätte, ob etwas Ernstes hinter den Schmerzen steckt. Die vagen Diagnosen verstärken das Gefühl der Angst. Als ich Probleme mit meinen Schmerzen hatte, hätte ich auf Hilfe gehofft. Hilfe ohne die lästigen Telefonate mit den Gesundheitsinstituten und die langen Wartezeiten. Immer ein anderer Spezialist, dem die gleiche Situation erklärt werden muss. Es wäre einfacher, wenn es nur eine Person mit genügend Fachwissen gäbe, mit der man die Rehabilitation durchführen könnte." Helena Salo

Sicht eines Patienten im Hinblick auf Schmerzen im unteren Rückenbereich [273] (➤ Tab. 10.1):

Im Folgenden finden Sie eine Liste von Patientenwünschen aus verschiedenen Studien.

Die Fachperson:

- zeigt Interesse am Patienten als Person und an dem, was der Patient zu sagen hat, hört aktiv zu;
- stellt sicher, dass sich der Patient gesehen, gehört, verstanden und ernst genommen fühlt;
- behandelt den Patienten mit Würde und Respekt, so dass der Patient nicht das Gefühl hat, er sei einfach zu schwach oder habe ein psychisches Problem;
- respektiert die Erfahrungen und Gefühle des Patienten;
- zeigt sich überzeugt, dass der Schmerz des Patienten real ist;
- versteht die Werte, die für den Patienten wichtig sind;
- liefert Informationen über Faktoren, Symptome, Prognosen und Auswirkungen auf die Arbeitsfähigkeit;
- liefert Informationen über schmerzauslösende Faktoren und Anleitungen, wie man eine Schmerzverschlimmerung verhindern kann;
- beruhigt den Patienten, indem er erklärt, dass es eine Chance auf Heilung gibt;
- bespricht die Ergebnisse der Untersuchung mit dem Patienten;
- sucht nach individuellen Lösungen, bietet alternative Perspektiven und leitet den Patienten im Lernprozess an;
- stellt Informationen über Behandlungsmöglichkeiten, Selbstfürsorge, Prävention und den Zugang zu Unterstützung zur Verfügung;
- agiert eher in einer beratenden als in einer anordnenden Rolle, indem er den Patienten in die Entscheidungsfindung miteinbezieht und die Wünsche des Patienten berücksichtigt; und
- ist fürsorglich.

Tab. 10.1 Wichtiges aus Sicht des Patienten

Wir denken, es ist schädlich, wenn …	Wir finden es nützlich, wenn …
• wir nicht angehört werden • wir unterbrochen werden • unsere Erwartungen ignoriert werden • wir widersprüchliche Informationen erhalten • wir beängstigend klingende Informationen erhalten • wir Informationen erhalten, die wir nicht verstehen • wir keine klare Erklärung für den Schmerz bekommen • Sie nicht für uns da sind • Sie uns nicht in die Planung Ihrer Pflege einbeziehen • wir keine schriftlichen Anweisungen erhalten • wir krankgeschrieben werden • wir für unsere Probleme verantwortlich gemacht werden • Sie beschäftigt sind und herumhetzen • Sie keine Folgemaßnahmen ergreifen • Sie uns unnötig behandeln	• Sie selbstbewusst und gründlich sind • Sie sich kümmern und ein offenes Ohr für unsere Sorgen und Ängste haben • Sie verstehen, wie Schmerzen unser Leben beeinflussen • Sie Beispiele und weitere Informationen liefern • Sie uns beruhigen und unser Vertrauen stärken • Sie einfühlsam und unterstützend sind und daran denken, dass wir Menschen sind • Zusammenfassungen des Besprochenen angeboten werden • Sie unsere Ziele und unser Lebensumfeld verstehen • Humor einsetzen • Sie uns ein Gefühl von Sicherheit und Geborgenheit geben • Sie uns helfen, über unseren Körper nachzudenken und ihn kennenzulernen • Sie uns Verantwortung übertragen und als Coaches fungieren • Sie uns klare Anweisungen (auf Papier oder elektronisch) und einen langfristigen Plan geben, der flexibel ist und in unser tägliches Leben passt • Sie uns bei der Änderung unseres Lebensstils helfen und uns Zeit geben • Sie Feedback geben • Sie uns Kontakt zu Ihnen aufnehmen lassen • Sie unsere Familie in die Betreuung einbeziehen

Das oben Gesagte beschreibt die Anliegen der Patienten aus mehreren Blickwinkeln. Es ist wichtig, daran zu denken, dass nicht alle Menschen die gleichen Dinge wollen, und es ist wichtig, jede Person individuell danach zu befragen. Wie Sie bei Ihrer Arbeit sicher bereits bemerkt haben, ist die Berücksichtigung dieser Wünsche nicht immer einfach, da es in den meisten Fällen keine eindeutige traditionelle Diagnose gibt. Wir können eine verständliche und logische Erklärung für die Symptome geben, die auf der Geschichte des Patienten basiert, aber dies erfordert, dass sich der Fachmann die Zeit nimmt, zuzuhören, bereit ist, die Situation im weiteren Sinne zu betrachten und Schmerz als ein multidimensionales Phänomen zu verstehen. Dieses Thema wird in den Abschnitten über Gedankenviren und die Theorie der kognitiven funktionellen Therapie (CFT) ausführlicher behandelt (➤ Kap. 8 und ➤ 18.4).

Die Erwartungen des Patienten können einen großen Einfluss auf die Effektivität der Behandlung haben und sind Bestandteil des patientenzentrierten Ansatzes.

Eine patientenzentrierte Behandlung ist mit einer besseren Zufriedenheit und überzeugenden Ergebnissen verknüpft. Im Gegensatz dazu können Unsicherheit und ein schlechtes Verständnis von Schmerzen dramatische Auswirkungen haben und die Beteiligung an der Entscheidungsfindung und das Mitwirken bei der Behandlung behindern.

10.4 Was bedeutet die Genesung für die Patienten?

„Für mich heißt Genesung zu verstehen, was mein Schmerz wirklich bedeutet. Auf diese Weise kann ich den Schmerz beeinflussen. Dann kontrolliert nicht mehr der Schmerz mein Leben, sondern ich kontrolliere den Schmerz. Ein großer Teil der Genesung besteht darin, nicht ständig Angst haben zu müssen und sich zu fragen, ob hinter den Schmerzen etwas noch Ernsteres steckt." Helena Salo

Das Ziel der meisten Patienten ist es, das gesundheitliche Niveau wie vor der Erkrankung wieder zu erlangen, was sich aber schnell als unrealistisch erweisen kann und die Ziele müssen daher angepasst werden [276]. Nach einer Studie von Iles et al. ist der Fortschritt der wichtigste Faktor, der die Genesungserwartungen beeinflusst. Wenn eine Person den Eindruck hatte, dass sich ihre Situation verbesserte, half dies bei der Vorhersage, wann eine Rückkehr zu normalen Aktivitäten möglich sein würde. Wenn die Symptome unverändert blieben, waren die Erwartungen an die Genesung oft gering, weil bis dahin offensichtlich keine Besserung eingetreten war. Indikatoren für die Genesung waren die Schmerzen und die Aktivitäten, die die Person ausüben konnte. Die Behandlung durch die medizinische Fachkraft und die Erklärungen zu den Symptomen gaben ebenfalls Aufschluss über den zu diesem Zeitpunkt erwarteten Fortschritt. In der Tat wurde keine Veränderung der Schmerzintensität und der Behinderung während der ersten drei Monate mit der Entwicklung von chronischen unspezifischen Rückenschmerzen in Verbindung gebracht. Es wäre daher wichtig, dass der Patient in den frühen Stadien des Schmerzproblems einen gewissen Fortschritt erfährt, um eine positive Erwartung auf Heilung zu entwickeln. Selbstwirksamkeit wurde als eine ausschlaggebende Komponente der Erwartungen an die Rückkehr an den Arbeitsplatz identifiziert und dies sollte im Gesundheitswesen gegenwärtig sein. Um Fortschritte zu sehen, ist es wichtig, sich ausreichend kleine Ziele zu setzen und die Situation in Bezug auf viele Faktoren zu überwachen, nicht nur auf den Schmerz. Im Folgenden sind einige Beispiele aus einer Studie aufgeführt, die zeigen, was Genesung für Patienten bedeutet.

Wieder gesund sein, heißt für mich:

1. *Schmerzlinderung/Kontrollierbarkeit: „An erster Stelle, dass ich den Schmerz loswerden könnte. Aber wenn ich nur etwas ändern könnte, wäre es die Wirkung, die der Schmerz auf mich hat."*
   „Wenn ich zwei oder drei bessere Tage habe, fühle ich mich ganz ok. Damit bin ich mehr als zufrieden. Es bedeutet eine bessere Lebensqualität."
2. *Funktionale Wiederherstellung: „Wenn ich wandern gehen könnte. Wenn ich Hausarbeit machen könnte… stehen und kochen… oder bügeln."*
3. *Lebensqualität: „Wenn ich die Dinge tun könnte, die mir wichtig sind. Wenn ich wieder mit meinen Kindern im Garten herumrennen könnte, würde ich sagen, ich bin vollständig genesen." [279]*

In der Tat berichten die Patienten in vielen Studien, dass sie sich viel besser fühlen, obwohl sich die gemessenen Ergebnisvariablen nur wenig verbessert haben. Genesung ist ein komplexeres Konzept als bisher angenommen und was Genesung bedeutet, ist höchst individuell.

Genesung wird anhand der Auswirkungen der Symptome auf die täglichen Aktivitäten und Faktoren der Lebensqualität gemessen. In der Studie von Hush et al. [279] gaben nur zwei von 36 Teilnehmern an, dass sie völlig schmerzfrei sein müssten, um sich als genesen zu bezeichnen. Andererseits ist Schmerzfreiheit nicht unbedingt ein zuverlässiger Indikator für eine vollständige Genesung. Viele Menschen verhielten sich weiterhin vorsichtig, obwohl sie schmerzfrei waren und einige trugen z. B. nach wie vor ihre Rückenstütze, aus Angst vor einem neuen Schmerzanfall. Ein wichtiger Faktor bei der Genesung ist die Identität. Viele hoffen, wieder zu der Person zu werden, die sie vor Beginn ihrer Schmerzen waren. Die für die Patienten akzeptablen Schmerzwerte reichten von 1 bis 6 auf einer Skala von 0 bis 10. Es stellt sich die Frage, ob wir für „Genesung“ überhaupt die richtigen Indikatoren berücksichtigen.

Joletta Belton über die Genesung:

„Für mich bedeutet Heilung, dass ich wieder ganz ich bin. Ich bin wieder ich selbst und nicht mehr getrennt von anderen Menschen, Orten und Erfahrungen, die mir wichtig sind. Ich bin nicht mehr verletzt, anders, dysfunktional. Ich bin einfach Mensch. Ein chaotisches menschliches Wesen. Ein Mensch, der verwundet ist, der mit Leid und Trauer und Verlust und all den Dingen konfrontiert wird, mit denen wir alle als Menschen konfrontiert sein können. Und doch komplett Mensch.

Es bedeutet für mich, dass ich stark, anpassungsfähig und belastbar bin. Dass ich noch hier bin. Dass ich kämpfe, sogar gedeihe, nicht mehr nur überlebe, wie in der dunkelsten Zeit meines Schmerzes, als alles, was ich noch tun konnte, war, den nächsten Tag, die nächste Stunde, die nächste Minute, den nächsten Moment zu überleben. Das bedeutet für mich, dass ich geheilt bin.“ [272]

10.5 Was können wir besser machen?

Jeder Patient verdient es, so behandelt zu werden, dass er spürt, dass er es wert ist, therapeutisch begleitet zu werden. Die Geschichte des Patienten anzuhören ist keine Extraleistung, sondern sollte ein wesentlicher Bestandteil der Gesundheitsversorgung sein [271]. Eine wichtige Frage ist, inwieweit wir die Behandlung nach den Wünschen des Patienten durchführen sollen. Die Wünsche entsprechen nicht immer unbedingt unserem Verständnis davon, was die beste Versorgung für den Patienten wäre. Ein Großteil dieser Wünsche scheint sich jedoch nicht auf die Behandlungsmethoden zu beziehen, sondern auf die Art und Weise, wie wir dem Patienten begegnen. Sicher wird jeder von uns zustimmen, dass jeder Mensch es verdient, innerhalb des Gesundheitswesens mit Würde behandelt zu werden. Im Alltag scheinen jedoch Eile und fehlende Ressourcen manchmal eine optimale Versorgung zu verhindern. In diesem Zusammenhang besteht Handlungsbedarf auf der Ebene des Gesundheitssystems, um diese gute Behandlung zu ermöglichen. Aber auch wenn unser System nicht perfekt ist, kann jeder von uns einen kleinen Teil dazu beitragen, jeder Person, die in unsere Praxis kommt, mit Offenheit zu begegnen. Man hat immer Zeit, einem anderen Menschen in die Augen zu schauen, präsent und menschlich zu sein. Es ist wichtig, dafür zu sorgen, dass die Person, die Schmerzen hat, einen klaren Plan bekommt, wie es weitergeht, und die Möglichkeit hat, sich mitzuteilen.

II Erstgespräch, Untersuchung und Begegnung mit der betroffenen Person mit Schmerzen

In diesen Kapiteln besprechen wir, welche Faktoren beim Umgang mit Patienten mit Schmerzen wichtig sind. Zunächst werden wir das Clinical Reasoning erklären, d. h. welche Faktoren bei der Ermittlung der Ursachen und Hintergründe der Beschwerden des Patienten berücksichtigt werden müssen. Ein gutes Gespür für Menschen ist eine sehr wichtige Voraussetzung für die Begegnung. Wenn ein Experte nicht empathisch sein und zuhören kann und dem Patienten nicht das Gefühl gibt, dass sein Problem ein Problem ist, das behandelt werden sollte, bringt die beste Ausbildung und Erfahrung keinen Nutzen.

Wie führt man das Gespräch? Welche Fragen sind wichtig? Wie wichtig ist die nonverbale Kommunikation? Was soll konkret und physisch untersucht werden? Welche Tests, welche Fragebogen sind zu welchem Zeitpunkt nützlich? Was untersucht der Arzt? Was macht der Physiotherapeut, was macht der Psychologe?

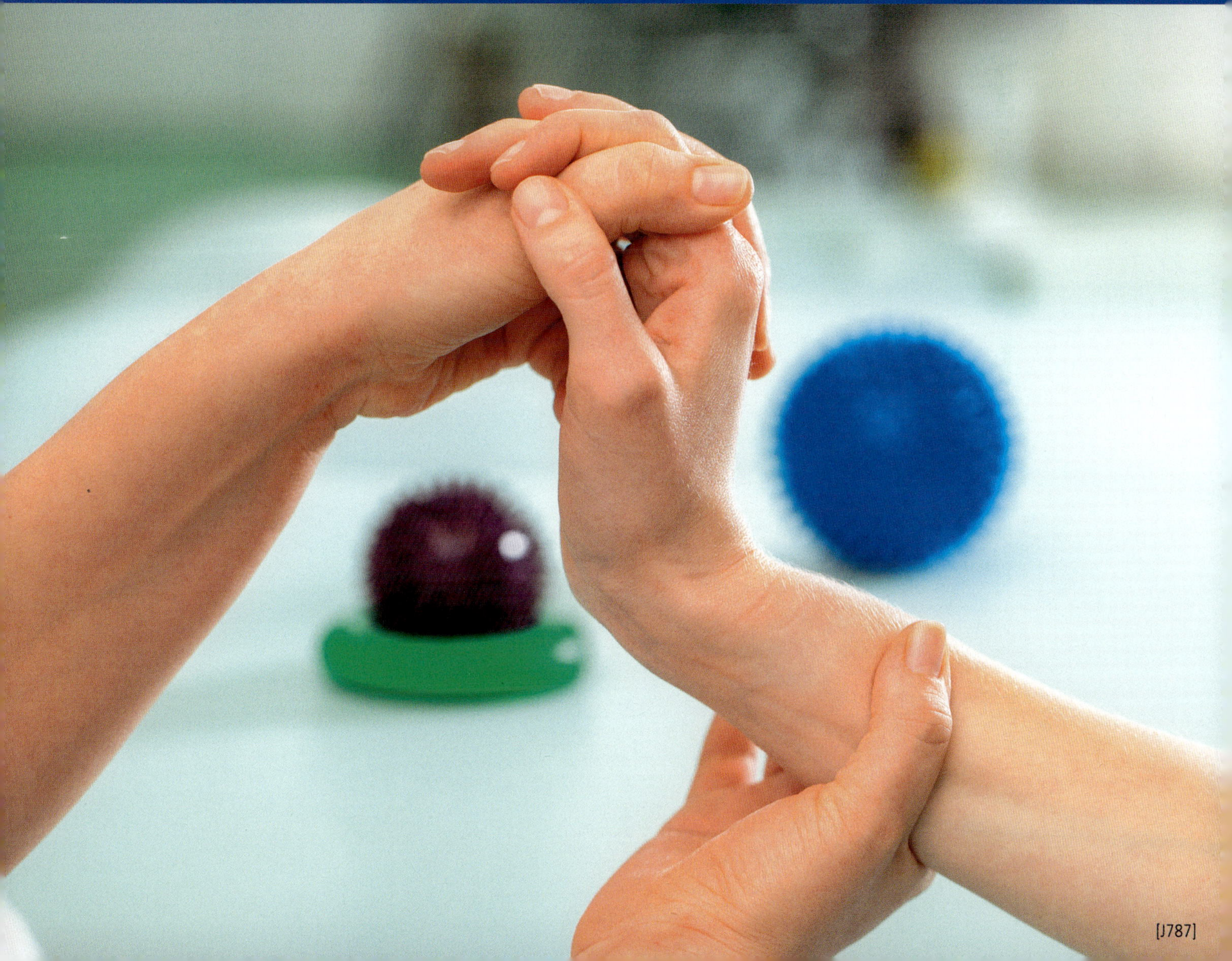

[J787]

KAPITEL

11 Clinical Reasoning im Rahmen von muskuloskelettalen Erkrankungen

Hannu Luomajoki

Die moderne Therapeutenausbildung setzt verschiedene Modelle des Clinical Reasonings ein. Clinical Reasoning bezieht sich auf die Gedanken und Überlegungen des Therapeuten bei der Untersuchung und Behandlung von Patienten [1]. Während ein Patient untersucht wird, zieht der Therapeut automatisch diverse Schlussfolgerungen. Dabei ist es schwierig vorzuschreiben, was man denken soll oder zu wissen, was dabei richtig oder falsch ist. Aber genau das hat der US-Amerikaner Mark Jones versucht: Er hat ein Modell zum Erlernen des Clinical Reasonings entwickelt.

11.1 Klinisches Denken und Hypothesenkategorien

Mit seinem Hintergrundwissen als Psychologe begann Mark Jones, die Mechanismen des Clinical Reasonings zu entwickeln und zu untersuchen. Ein wichtiges Element sind die sogenannten Hypothesenkategorien. Diese beziehen sich auf die Strukturierung von Ideen aus verschiedenen Perspektiven. Nach Jones sind diese Hypothesenkategorien allen verschiedenen medizinischen Berufen gemeinsam. Sie ermöglichen es Ärzten, Chiropraktikern, Physiotherapeuten, Ergotherapeuten und anderen medizinischen Fachkräften, ihre Ideen anhand gleicher Oberbegriffe zu strukturieren. Wenn jeder sein Denken auf die gleichen Prinzipien stützt und es etikettiert, ist die Kommunikation einfacher, weil jeder das gleiche Verständnis davon hat, was unter die jeweilige Rubrik fällt. Mark Jones und seine Kollegen haben umfangreiche Publikationen [1–5] zum Thema Clinical Reasoning veröffentlicht, wobei Mark Jones einer der wichtigsten Forscher auf diesem Gebiet ist.

11.1.1 Pathobiologische Mechanismen: Gewebeheilungsphase und Schmerzmechanismus

Eine der ersten Fragen, die sich ein Therapeut stellt, wenn er einem neuen Patienten begegnet, ist wahrscheinlich: „Wo ist das eigentliche Problem und wie ist es entstanden?" Hängen die Schmerzen und Symptome mit einer Verletzung des Gewebes und dessen Heilung zusammen? Es ist normal, nach der Verstauchung eines Knöchels einige Tage lang einen schmerzenden Fuß zu haben, da die Gewebeverletzung und die dadurch verursachte Entzündung zu Schwellungen und Schmerzen führt. Der Grad der Heilung der Verletzung erklärt die Symptome.

Aber wenn der Knöchel des Patienten nach sechs Monaten immer noch schmerzt, kann man nicht sagen, dass das normal ist. In diesem Fall müssen wir uns überlegen, was der zugrunde liegende Schmerzmechanismus ist. Schmerzen können peripher nozizeptiv (mechanischer, entzündlicher oder ischämischer Schmerzmechanismus), peripher neurogen, zentral sensibilisiert (sekundäre Hyperalgesie, z. B. durch funktionelle Veränderungen der Rückenmarkswurzel) oder noziplastisch (Schmerzen, die nicht durch die oben genannten Mechanismen erklärt werden können) sein. Erfahren Sie mehr über diese Schmerzmechanismen in ➢ Kap. 4 und ➢ Kap. 5.

MERKE

Bei der Heilung einer Verletzung gibt es im Wesentlichen drei Phasen: die Entzündungs-, die Proliferations- und die Remodellierungsphase.

Eine Entzündung dauert in der Regel ein paar Tage an und es kann in diesem Stadium zu Bewegungsproblemen kommen, aber es gibt in dieser Phase wenig Grund einzugreifen und die natürliche Heilung kann vorerst abgewartet werden. Die Behandlung während der Entzündungsphase besteht aus Ruhe, Hochlagern und Kontrolle der Schwellung (z. B. Kompression, Verband, Schiene). Bewegen Sie sich so weit wie möglich ohne Schmerzen (eventuell nur einige Millimeter). Die zweite Phase (Proliferationsphase) dauert von einigen Tagen bis zu einigen Wochen. Wenn die Fraktur innerhalb der nächsten Wochen so verheilt, dass sie belastet werden kann (das ist die Regel), dann dauert auch die Proliferationsphase nur ca. sechs Wochen. Natürlich ist das Gewebe noch nicht vollständig gesund und die Konsolidierungsphase, die Normalisierung des Gewebes, kann noch Monate dauern (➢ Abb. 11.1). Da kollagenes Bindegewebe bis zu 500 Tage benötigt, um sich vollständig zu regenerieren (➢ Tab. 11.1), liegt die Dauer der Konsolidierungsphase in dieser Größenordnung.

In der Remodellierungsphase wird die Bewegungsstörung entsprechend den Symptomen behandelt: Das Gewebe muss allmählich belastet und bewegt werden, damit sich das Bindegewebe wieder an die Belastung gewöhnt. Bewegung ist bis zum Auftreten von Schmerzen erlaubt. Wenn die Heilung normal verläuft, sollte sich die Mobilität von Tag zu Tag verbessern. Während dieser Aufbauphase ist es wichtig, auf die Bewegungskontrolle zu achten. Die normale Bewegungskontrolle kann zu diesem Zeitpunkt gestört sein, da einzelne Muskeln noch geschwächt sind und zuerst wieder „angefeuert", respektive aktiviert werden müssen – dies jedoch erst, sobald die Entzündungsphase vorbei ist (➢ Tab. 11.2).

PRAXISTIPP

Nach einer akuten Verletzung ist die Dosierung der Übungen einfach: Bewegen Sie sich nur innerhalb der Grenzen des Schmerzes. Dieses geringe Maß an Bewegung ist jedoch sehr wichtig, um pathologische Bindegewebsverklebungen zu lösen.

Tab. 11.1 Heilungszeiten für verschiedene Gewebearten

Bindegewebstyp	TURNOVER (vollständige Regeneration)
Kollagen Typ I (z. B. Bänder, Sehnen)	300–500 Tage
Kollagen Typ II (z. B. Knorpel)	50–100 Jahre
Gelenkflüssigkeit	9–14 Tage
Gelenkkapsel	14–21 Tage
Hyaluronsäure	2–4 Tage
Bindegewebsmatrix (Mittel)	2–9 Tage
Glykosaminoglykane (wasserbindende Moleküle)	7–10 Tage
Knochengewebe	6–12 Wochen

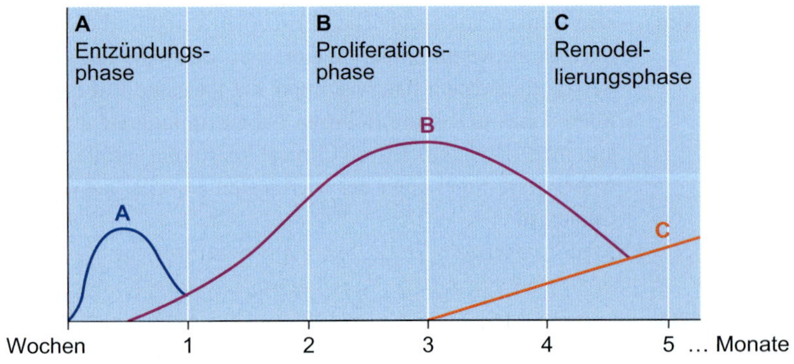

Abb. 11.1 Phasen der Heilung nach einer Verletzung. [L231]

Tab. 11.2 Gesamtheilungszeit für verschiedene Gewebearten

	Entzündungsphase	Proliferationsphase	Remodellierungsphase
Gelenkkapsel und Bänder	0–3/5 Tage	3/5–6 Wochen	Ab der 6. Woche
Gelenkkapsel	0–5 Tage	5 Tage–10 Wochen	Ab der 10. Woche
Bandscheibe	0–5 Tage	5 Tage–21 Tage	Ab dem 21. Tag
Sehne Oberflächlicher Bereich Tiefer Bereich	0–3/5 Tage 0–5 Tage	3/5 Tage–4 Wochen 9–12 Wochen	Ab der 4. Woche Ab der 9.–12. Woche
Knochen	0–3/5 Tage	3/5 Tage–3 Wochen	Ab der 4. Woche – 8/12 Wochen
Sehnen-Knochen-Übergang	0–5 Tage	5 Tage–6 Wochen	Ab der 4.–6. Woche
Muskelgewebe	0–4 Tage	4–21 Tage	Ab dem 21. Tag

Oft erklärt jedoch der Heilungsprozess der Verletzung die Symptome nicht. Wenn es also schon einige Monate her ist, dass Sie sich den Knöchel verstaucht haben und Ihr Bein immer noch schmerzt, kann die Verletzung nicht mehr die Ursache Ihrer Symptome sein. In diesem Fall müssen wir uns überlegen, was der zugrunde liegende Schmerzmechanismus ist. Ist es eine periphere Nozizeption? Ist die Verletzung mechanisch, wird sie auch mechanisch behandelt, d. h. es liegt eine Bewegungseinschränkung vor. Gibt es neurogene Symptome und Befunde? Dann ist eine neurodynamische Mobilisation erforderlich. Bei einem noziplastischen Mechanismus kann der Zustand nicht mehr allein durch Bewegung behandelt werden, sondern es ist eine gute Kommunikation erforderlich und psychosoziale Faktoren müssen berücksichtigt werden. Das Training der Bewegungskontrolle kann ein wichtiger Teil der Behandlung sein. Auffällige dysfunktionale Bewegungsmuster wie z. B. Hinken, eine schwache Körperachse, falsche Beuge- oder Hebemuster usw. müssen korrigiert werden.

11.1.2 Welches Körperteil ist betroffen?

PT-PRAXIS

Es ist üblich, dass sich Ärzte und Therapeuten überlegen, welches Körperteil die Ursache der Schmerzen ist. Wenn bereits festgestellt worden ist, dass es sich um ein peripheres nozizeptives Problem handelt, sind diese Überlegungen wichtig.

Im Falle einer chronischen Erkrankung, die eher mit den zentralen und/oder Output-Mechanismen zusammenhängt, sind Körperbefunde nicht so wichtig. Der Fokus liegt dort z. B. auf der Bewegungssteuerung und nicht auf einzelnen körperlichen Befunden, also vor allem auf der Verbesserung der allgemeinen Fitness und der Korrektur des Lebensstils (Schlaf, Essen, Tagesrhythmus).

Bei peripheren Symptomen wird gefragt, welche Bewegung oder Haltung die Symptome provoziert und welche sie lindert. Die körperliche Untersuchung umfasst dann Beweglichkeitstests, Provokationstests, Bewegungskontrolltests und Untersuchungen der Statik. Der größte Fehler ist wohl die Vorstellung, dass alle Beschwerden durch einen körperlichen Befund erklärt werden können, ohne zu erkennen, dass es sich um einen Mechanismus handeln kann, bei dem die körperlichen Befunde gar nicht so wichtig sind.

Körperliche Befunde, ob radiologisch oder aufgrund klinischer Tests, müssen immer kritisch betrachtet werden, da Studien gezeigt haben, dass sie nicht gut mit Erkrankungen korrelieren und dass symptomfreie Menschen oftmals ähnliche Befunde aufweisen wie Menschen mit Symptomen (➤ Tab. 11.3). Dies gilt für den Rücken, das Knie und die Schulter [7–11]. Einzelne klinische Tests sind oft so ungenau, dass sie schlussendlich irrelevant sind [12].

Tab. 11.3 Beschreibung von Befunden bei gesunden Probanden.

Körperteil	Bildgebungsmethode	Befunde bei Gesunden	Stichprobe	Referenz
LWS (Diskushernie)	MRT	Beispielsweise weisen 50 % der 40-Jährigen pathologische Bandscheibenveränderungen auf.	33 Studien an etwa 3.110 Gesunden	Brinjikji, W., et al., Systematic Literature Review of Imaging Features of Spinal Degeneration in Asymptomatic Populations. AJNR Am J Neuroradiol, 2014.
LWS	MRT	Im Durchschnitt weisen 50 % der 21-Jährigen degenerative Veränderungen auf.	558	Takatalo, J., et al., Prevalence of degenerative imaging findings in lumbar magnetic resonance imaging among young adults. Spine (Phila Pa 1976), 2009. 34(16): p. 1716–21.
Knie	MRT	Im Durchschnitt weisen 88 % der asymptomatischen Personen im Alter von 62 Jahren pathologische Befunde im Knie auf.	710	Guermazi, A., et al., Prevalence of abnormalities in knees detected by MRI in adults without knee osteoarthritis: population based observational study (Framingham Osteoarthritis Study). BMJ, 2012. 345: p. e5339.

Tab. 11.3 Beschreibung von Befunden bei gesunden Probanden. *(Forts.)*

Körperteil	Bildgebungsmethode	Befunde bei Gesunden	Stichprobe	Referenz
Knie (Meniskus)	MRT	30 % der asymptomatischen 50-Jährigen und 40 % der asymptomatischen 60-Jährigen haben einen pathologischen Meniskusbefund.	991	Englund, M., et al., Incidental meniscal findings on knee MRI in middle-aged and elderly persons. N Engl J Med, 2008. 359(11): p. 1108–15.
Schulter (Rotatorenmanschette)	Unterschiedlich (auch Autopsiestudien)	Kein Unterschied bei den Befunden der Rotatorenmanschette zwischen asymptomatischen Patienten und Patienten mit Schulterschmerzen in der Altersgruppe der 50–60-Jährigen.	Insgesamt 18 verschiedene Studien, Tausende von Probanden.	Vincent, K., C. Leboeuf-Yde, and O. Gagey, Are degenerative rotator cuff disorders a cause of shoulder pain? Comparison of prevalence of degenerative rotator cuff disease to prevalence of nontraumatic shoulder pain through three systematic and critical reviews. J Shoulder Elbow Surg, 2017. 26(5): p. 766–773.
Schulter	Ultraschall	96 % der gesunden 40–70-Jährigen haben einen pathologischen Befund in der Schulter.	51	Girish, G., et al., Ultrasound of the shoulder: asymptomatic findings in men. AJR Am J Roentgenol, 2011. 197(4): p. W713–9.
HWS (Diskushernie)	Mri	87 % der gesunden Menschen im Alter von 20–70 Jahren haben pathologische Befunde an den Bandscheiben.	1.211	Nakashima, H., et al., Abnormal findings on magnetic resonance images of the cervical spines in 1211 asymptomatic subjects. Spine (Phila Pa 1976), 2015. 40(6): p. 392–8.

Gemäß der oben genannten Erkenntnis ist es kein Wunder, dass eine Operation oftmals keine große Besserung bewirkt. Zahlreiche placebokontrollierte Studien zeigen, dass eine Placebo-Operation oft genauso wirksam sein kann wie eine echte Operation [13–16].

11.1.3 Was sind weitere Ursachen für Beschwerden?

Auch andere Faktoren können Beschwerden verursachen. Natürlich können biomechanische Faktoren wie Fehlstellungen, Versteifungen und Fehlbildungen dazu beitragen, dass der Patient nicht fähig ist, Bewegungen zu korrigieren oder zu kontrollieren. Eine schlechte Fußstellung (Plattfuß, starke Pronation, etc.) oder ein chirurgisch versteifter Rücken oder eine Gelenkprothese behindern zum Beispiel die Behandlung in Bezug auf Bewegung und Kontrolle.

Ergonomische Probleme, wie z. B. ein falscher Stuhl oder Schreibtisch oder eine schlechte Arbeitshaltung, können auch von Bedeutung sein. Wenn der Patient nicht in der Lage ist, seine Körperhaltung in Bezug auf die Arbeitsergonomie zu ändern, helfen die Übungen des Physiotherapeuten nicht viel. Natürlich spielen neben den körperlichen Einschränkungen oft auch psychosoziale Faktoren wie die Arbeitszufriedenheit eine Rolle. Der Patient kann die Beschwerden auf die Arbeit zurückführen, d. h. die Arbeit für alle Probleme verantwortlich machen und vergisst dabei, dass Haltungskorrekturen, Bewegungskontrolle usw. helfen könnten.

PRAXISTIPP

Psychologische Faktoren und Yellow Flags sind weitere wichtige Einflussfaktoren. Es ist wichtig zu wissen, was der Patient selbst hinter seinen Symptomen vermutet.

Psychosoziale Faktoren spielen eine große Rolle beim Erleben von Schmerzen. Psychosoziale Faktoren der Schmerzchronifizierung werden als Yellow Flags bezeichnet. In ➤ Tab. 11.4 sind die wichtigsten Yellow Flags aufgeführt. Zur Beurteilung der Yellow Flags können verschiedene Fragebogen eingesetzt werden. Der bekannteste ist der Örebro-Fragebogen, entwi-

Tab. 11.4 Yellow Flags

Haltungen und Überzeugungen	Angstvermeidendes Verhalten, passive Haltung. Der Glaube, dass alle Beschwerden beseitigt sein müssen, bevor man wieder arbeiten kann. Katastrophisierende Gedanken.
Schmerzverhalten	Übermäßige Ruhepausen aufgrund von Schmerzen, niedriges Aktivitätsniveau. Boom-Bust-Zyklus (zu viel tun und dann zu lange ruhen). Hohe VAS-Werte (10/10 oder sogar 11/10). Übermäßiger Gebrauch von Hilfsmitteln (Stöcke, Schienen, Bandagen, Stützen). Rauchen, schlechte Schlafqualität.
Finanzielle Forderungen	Es hat keine finanziellen Auswirkungen, ob Patient zur Arbeit geht oder nicht. Streitigkeiten über Versicherungsansprüche, Rechtsstreitigkeiten.

Tab. 11.4 Yellow Flags. *(Forts.)*

Diagnostik	Iatrogene Probleme (Einschüchterung durch die Diagnose). Unterschiedliche Diagnosen in verschiedenen Kliniken, Dramatisierung durch Ärzte („Es sieht nicht gut aus."). Lateinische Ausdrücke und Wörter, die der Klient nicht versteht, lassen den Patienten u. U. das Schlimmste befürchten.
Emotionen und emotionale Faktoren	Angst, dass die Schmerzen bei Aktivitäten schlimmer werden. Depression, Gefühl der Nutzlosigkeit. Hypervigilanz (übermäßige Überwachung der Symptome). Stress und mangelnde Kontrolle über das eigene Leben.
Familie	Ein überfürsorglicher Partner (Ehe- oder Lebenspartner) oder eine übermäßige Unterstützung durch die Familie. Ein überfürsorglicher Partner (die schmerzgeplagte Person darf nichts unternehmen, weil der Partner Angst hat, dass die Symptome schlimmer werden). Gleichgültige Haltung von Partner und Familie. Sozialer Rückzug; es gibt niemanden, mit dem man reden kann.
Arbeit	Monotone Arbeit. Der Glaube, dass Arbeit Schmerzen und Symptome verursacht, weil sie zu schwer ist. Der Glaube, dass Arbeit schädlich ist, wenn sie Schmerzen verursacht. Geringes Bildungsniveau. Schlechte Unterstützung durch den Arbeitgeber. Stress am Arbeitsplatz.

ckelt vom schwedischen klinischen Psychologen Steve Linton [17, 18]. Der Name des Fragebogens stammt vom schwedischen Wohnort des Entwicklers.

11.1.4 Prognostizierbare oder absehbare Faktoren

Prognostizierbare Faktoren sind eine wichtige Hypothesenkategorie für klinische Überlegungen. Es lässt sich vermuten, welche Faktoren im Falle des Patienten auf einen voraussichtlich guten oder schlechten Krankheitsverlauf hindeuten. In den vorherigen Kapiteln haben wir bereits Denkprozesse, psychologische, arbeitsbezogene und andere absehbare Faktoren besprochen. Die Dauer der Krankengeschichte, die Arbeitsbelastung, der Hintergrund bezüglich Sport und Aktivitäten, Selbstwirksamkeit, frühere Erfahrungen, Einstellung, Ängste, Katastrophisierung und Zuversicht sind alles Faktoren, die eine gute oder schlechte Erholung vorhersagen können.

11.1.5 Wann ist Vorsicht geboten?

MERKE

Hinweise auf eine ernsthafte Erkrankung (Red Flags) können eine Kontraindikation für die Behandlung sowie das Training sein.

Beispiele für typische Red Flags, d. h. Anzeichen für potenziell schwerwiegendere Erkrankungen

- Schmerzen nur nachts – tagsüber überhaupt keine Schmerzen (Tumore)
- Neurologische Befunde: sensorische Defizite, motorische Veränderungen (neurologische Erkrankungen, Radikulopathien)
- Sinnesveränderungen: Hören, Sehen, Riechen (Hirnnervenprobleme)
- Inkontinenz oder Symptome im Reithosenareal; Taubheitsgefühl im Genitalbereich (Cauda equina)
- Krebs- und Tumorvorgeschichte (Rezidiv)
- Kürzlicher Unfall und nicht untersucht (Frakturen)
- Osteoporose (Frakturen)
- Alter über 60 Jahre (alle Krankheiten nehmen mit dem Alter zu)
- Gehunfähigkeit, Zerrungen (Frakturen, Nekrosen)
- Längere Anwendung von Kortison (Brüche, Risse)
- Fieber, allgemeines Krankheitsgefühl (systemische Erkrankung)
- Schneller, ungewöhnlicher Gewichtsverlust (Krebs).

Es kann sich um Frakturen, systemische Erkrankungen, schwere Osteoporose oder chirurgische Probleme, wie z. B. lockere Schrauben nach orthopädischen Operationen, handeln.

Viele Hinweise sind als relative Kontraindikationen zu betrachten, deren Vorliegen eine Behandlung nicht ausschließt, sondern vielmehr eine regelmäßige Kontrolle erfordert. Dazu gehören z. B. neurologische Befunde. Sie verhindern zwar nicht die Behandlung und das Training, müssen aber ständig im Auge behalten und überwacht werden, um sicherzustellen, dass sie sich nicht verschlimmern. Aber auch Faktoren aus der Anamnese wie ein Krebsleiden in der Vergangenheit müssen im Auge behalten werden.

PRAXISTIPP

Schmerzintensität und Irritabilität sind gute klinische Indikatoren, damit sich ein Patient eher vorsichtig bewegt. Bei einer hohen Schmerzintensität, d. h. über 7/10, ist in jedem Fall Vorsicht bei der Dosierung der Übungen und der Behandlung geboten. Man muss sich unbedingt fragen, was hinter der hohen Schmerzintensität steckt.

Die Irritierbarkeit ist ein wichtiger Begriff. Wenn eine kleine Bewegung starke Schmerzen verursacht oder eine leichte Bewegung eine langanhaltende Reaktion hervorruft, ist bei der Behandlung Vorsicht geboten. Diese Indikation durch die

11

Reizbarkeit des Körpers ist sehr praktisch: Auch wenn wir nicht wissen, warum der Körper so reagiert, weist die Reaktion darauf hin, dass wir bei Behandlungen und Übungen vorsichtig sein müssen. Auch hier ist es wichtig, den zugrunde liegenden Schmerzmechanismus zu analysieren. Eine hohe Irritierbarkeit kann die Folge eines akuten peripheren Problems sein, sie kann aber auch auf eine zentrale Sensibilisierung schließen lassen. Die zentrale Sensibilisierung hingegen kann entweder spinal (sekundäre Hyperalgesie) oder zerebral, d. h. hauptsächlich kognitiv-affektiv, sein. Die Dosierung der Behandlung muss entsprechend der Reizung angepasst werden.

11.1.6 Was denkt der Patient selbst über die Gründe für die Beschwerden?

Das ist ein sehr wichtiger Punkt. Wenn ein Patient eine starke persönliche Meinung zu den Ursachen seiner Beschwerden hat, kann es schwierig sein, ihn davon abzubringen. Er wird eher zurückhaltend gegenüber aktiven Übungen sein, wenn er sie für irrelevant oder sogar kontraproduktiv hält. Betrachten Sie zum Beispiel die sehr häufige Aussage: „Meine Muskeln sind verspannt, ich brauche eine Massage." Auch wenn der Therapeut aus der Anamnese und der körperlichen Untersuchung auf ein ischämisches Schmerz- und Muskelschwäche-Muster schließt, wird der Patient bei seiner Meinung bleiben. Oder weil der Patient in einer früheren Sitzung eine Triggerpunkt-Behandlung erhalten hat, ist er jetzt überzeugt, dass diese Behandlung immer am besten ist, auch wenn das Problem dieses Mal ganz woanders liegt.

PRAXISTIPP

Es lohnt sich immer, den Patienten nach seinen eigenen Ansichten zu den Ursachen des Problems zu befragen.

Wenn es Meinungsverschiedenheiten gibt, müssen wir zunächst ein gemeinsames Verständnis davon haben, was in der Behandlung wichtig ist und nützlich sein könnte. Manchmal kommt dieser gemeinsame Nenner einfach nicht zustande. Dann wissen wir, dass es schwierig sein wird, den Patienten dazu zu bringen, dass er die Übungen, die wir ihm mitgegeben haben, umsetzen wird.

11.2 Klinische Untersuchung von muskuloskelettalen Beschwerden (Clinical Framework)

Peter O'Sullivan und sein Team haben ein Modell für die Beurteilung von Patienten mit muskuloskelettalen Beschwerden entworfen und veröffentlicht: das Musculoskeletal Clinical Translation Framework [19]. Es ist ein modernes Modell des biopsychosozialen Clinical Reasonings, welches versucht, die besten verfügbaren Daten (Evidenz) und die klinische Forschung mit einer individuellen Untersuchung und persönlichen Problemlösung durch den Patienten zu kombinieren. Das Modell basiert auf zehn verschiedenen Kategorien oder Elementen, von denen jedes das individuelle Problem des Patienten und alle beteiligten Faktoren zu berücksichtigen versucht. Es folgt eine kurze Einführung in die verschiedenen Elemente.

11.2.1 Individuelle Basis

Zuallererst ist die Sicht des Patienten gefragt. Was verursacht das Problem, was provoziert den Schmerz und was lindert ihn aus seiner Sicht? Ein weiterer wichtiger Punkt, den es zu berücksichtigen gilt, ist die Frage, wie sehr die Beschwerden im Alltag stören, d. h. wie groß die empfundenen Unannehmlichkeiten bei täglichen Aktivitäten sind. Diese Frage sollte standardisiert gestellt werden, d. h. unter Verwendung eines geeigneten Fragebogens (siehe Abschnitt 2.3). Weiter werden die Erwartungen des Patienten an die Therapie und die Zielsetzung festgestellt. Dies kann beispielsweise mit Hilfe einer Zielerreichungsskala (GAS, Goal Attainment Scale) geschehen, die dazu dient, konkret anzugeben, was der Patient erreichen möchte (➤ Abb. 11.2). Am Ende der Therapie werden die Ergebnisse mit den Erwartungen verglichen.

11.2.2 Diagnose

Die Diagnose bestimmt erst einmal, ob eventuell eine Red Flag vorliegt, d. h. eine potenziell schwerwiegende Diagnose, die eine Überweisung des Patienten an einen Arzt für eine weitere Untersuchung erfordert. Ist dies nicht der Fall (bei etwa 95 % der muskuloskelettalen Beschwerden), wird geprüft, ob es ein eindeutiges spezifisches Muster gibt, das nach Lehrbuch behandelt werden kann. Nehmen wir zum

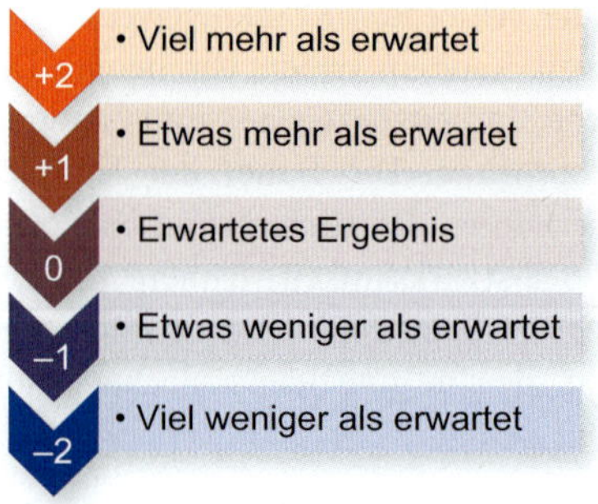

Abb. 11.2 GAS Goal Attainment Scale (GAS). [P214/L231]

Beispiel ein sogenanntes Läuferknie, das zwar eine eindeutige Diagnose ist, aber nicht ärztlich behandelt werden muss. Ein Physiotherapeut weiß, was zu tun ist und kann das Problem selbst behandeln.

PRAXISTIPP

Selbst in sogenannten eindeutigen Fällen sollten alle Elemente des Modells analysiert werden.

Die dritte Gruppe sind unspezifische Voraussetzungen, bei denen alle Elemente der Analyse explizit berücksichtigt werden. Die Diagnose wird in folgende Ergebnisse unterteilt: Red Flags, eine spezifische oder eine unspezifische Diagnose oder ein bestimmtes klinisches Muster.

11.2.3 Dauer der Symptome

Hier wird festgestellt, ob der Zustand akut, subakut, wiederkehrend oder chronisch ist. Akut umfasst, wie der Name schon sagt, frische Verletzungen und Entzündungen, die entsprechend behandelt werden (siehe Schmerzmechanismen, ➢ Kap. 4).

PT-PRAXIS

Bei einem subakuten Zustand kann es sich auch um ein proliferatives Problem handeln, das entsprechend behandelt werden muss. Wie hoch ist die Belastbarkeit? Wie viel Belastung und Bewegung sind für eine physiologische Heilung nötig und möglich?

Bei fortdauernden oder wiederkehrenden Problemen müssen wir in erster Linie nach den Faktoren suchen, die das Wiederauftreten verursachen. Diese können mit der Ergonomie, der Biomechanik, der Bewegungssteuerung oder psychosozialen Faktoren zusammenhängen. Chronische Erkrankungen können durchaus stärker mit psychosozialen Faktoren in Zusammenhang stehen als mit körperlichen Befunden alleine.

11.2.4 Faktoren in Verbindung mit Schmerzen

Hier werden Schmerzen in nozizeptive, entzündliche, neuropathische und noziplastische (zentrale Sensibilisierung) Schmerzen sowie in Kombinationen dieser verschiedenen Mechanismen unterteilt. An dieser Stelle verweisen wir auf den Abschnitt über den Schmerzmechanismus (➢ Kap. 4).

Vergessen Sie dabei nicht, klinisch zu denken: Ist das Symptom eher mechanischer Natur oder nicht? Es lohnt sich, die Reizbarkeit zu berücksichtigen – führt eine kleine Bewegung zu starken Schmerzen oder eine kleine Bewegung zu langanhaltenden Schmerzen?

11.2.5 Psychosoziale Faktoren (Yellow Flags)

Dazu gehören kognitive, affektive und soziale Faktoren. Die kognitiven Faktoren sind die eigenen Gedanken des Patienten, eine mögliche Katastrophisierung, das Selbstvertrauen, usw. Zu den affektiven Faktoren gehören Ängste, Depressionen, Beklemmung, Frustration, usw. Die sozialen Faktoren sind der Bildungshintergrund, finanzielle Aspekte, Beziehungen, Arbeit, usw. Siehe dazu ➢ Tab. 11.4.

11.2.6 Arbeitsbedingte Faktoren (Blue und Black Flags)

PT-PRAXIS

Arbeitsbedingte Faktoren können in zwei verschiedene Bereiche unterteilt werden, wobei die Blue Flags Faktoren sind, die mit der Arbeitszufriedenheit zusammenhängen, während Black Flags eher Aspekte wie Arbeitsergonomie, Arbeitsbelastung und andere physische Faktoren betreffen.

11.2.7 Lebensstilfaktoren

Unter dieses Element fallen Themen, die mit dem eigenen Lebensstil des Patienten zusammenhängen. Schlaf und Qualität des Schlafs sind wichtige Faktoren, ebenso wie die körperliche Aktivität/Inaktivität. Raucht der Patient? Wie viel Alkohol konsumiert er? Adipositas und Gewichtsmanagement sowie Essgewohnheiten fallen ebenfalls in diese Kategorie.

PT-PRAXIS

Es spielt keine große Rolle, was der Therapeut empfiehlt und sagt oder welche Übungen er instruiert. Wenn die Gewohnheiten des Patienten eher destruktiv sind, wird es schwierig, die Schmerzsituation des Patienten durch den Therapeuten zu ändern und zu verbessern.

Es braucht einiges, um die Gewohnheiten und Vorlieben eines Menschen zu ändern. Dennoch muss der Therapeut ganzheitlich denken und versuchen, ein Umdenken zu erreichen.

11.2.8 Allgemeines Wohlbefinden

Dieses Element umfasst die Familienanamnese, genetische Faktoren, die medizinische Vorgeschichte, die Anwendung von Medikamenten, usw. Es ist wichtig, in Bezug auf diese Faktoren sensibilisiert zu sein. Viele Medikamente können Nebenwirkungen wie Müdigkeit verursachen (z. B. Medikamente gegen neuropathische Schmerzen) oder den Patienten glauben lassen, dass alles in Ordnung ist (z. B. Opiate oder NSAR). Es gibt Patienten, die Schmerzmittel mit Antibiotika vergleichen und das Gefühl haben, dass wenn Antibiotika Bakterien abtöten und so den Zustand einer Person heilen können, Schmerzmittel auf die gleiche Weise wirken. Dies ist jedoch nicht der Fall. Schmerzmittel lindern nur kurzfristig die Symptome, beseitigen aber nicht das ursprüngliche Problem.

11.2.9 Funktionelles Verhalten

Hierunter fallen die eigenen Verhaltensmuster des Patienten.

PT-PRAXIS

Ist der Patient als Person eher vorsichtig oder löst er durch sein Verhalten die Schmerzen immer wieder aus? Mit anderen Worten: Vermeidet er jede Aktivität, die bedrohlich erscheint? Oder provoziert er seine Probleme eher, zum Beispiel durch exzessiven Sport und Bewegung?

Mit dem entsprechenden Wissen über den Patienten, kombiniert mit einer Betrachtung des Schmerzverhaltens, können wir abwägen, ob die Funktionsbeeinträchtigung eher mit einer Bewegungsbeeinträchtigung oder einer Beeinträchtigung der Bewegungskontrolle zusammenhängt oder ob der Patient einfach nur überfordert ist.

11.2.10 Klinische Entscheidungsfindung

Nachdem die verschiedenen Faktoren diskutiert und berücksichtigt worden sind, kann ein Überblick gemacht werden. Bitte beachten Sie dazu das Profil eines potenziellen Einzelpatienten in der Darstellung unten.

Zu diesem Thema empfehle ich das Buch von Tim Mitchell, welches online erhältlich ist (https://itunes.apple.com/au/book/musculoskeletal-clinical-translation-framework-from/id1294673229?mt=11).

11.3 Zusammenfassung der klinischen Argumentation: multidimensionale Faktoren, die den Schmerz beeinflussen

Riikka Holopainen

Obwohl die Klassifizierung von Patienten nach Schmerztypen nichts über die individuelle multidimensionale Natur ihrer Schmerzen aussagt, ist es für das Verständnis der Situation des Patienten und die Planung der Behandlung nützlich, sich der verschiedenen Schmerzmechanismen bewusst zu sein (siehe Abschnitt über Schmerzmechanismen, ➤ Kap. 4). Lokalisierte Schmerzen in Verbindung mit einer eindeutigen mechanischen Reiz-Schmerz-Reaktion (Schmerzen, die kurzzeitig durch Bewegungen oder Körperhaltungen provoziert werden) können auf einen peripheren nozizeptiven Mechanismus hindeuten, der bei anhaltenden Schmerzen oft mit einer eingeschränkten Bewegungsfähigkeit und einem Schmerzvermeidungsverhalten einhergeht. Bei anderen ist der Schmerz weiter gestreut und unpräzise und der Reiz führt zu einer abnormalen Schmerzreaktion (z. B. bleibt der Schmerz nach einer geringen Belastung lange Zeit bestehen). Schmerz kann auch mit Druck-, Kälte-, Bewegungs- und Belastungsempfindlichkeit verbunden sein. In diesem Fall ist der primäre Schmerzmechanismus wahrscheinlich zentral, obwohl oft mehr als nur ein Schmerzmechanismus gleichzeitig beteiligt ist.

Aus der Wissenschaft

Bei der Mehrheit der Menschen mit Rückenschmerzen kann die einzelne pathoanatomische Ursache von Schmerzen nicht genau bestimmt werden [20]. Auch bei Vorhandensein von nozizeptiven Reizen variieren die Schmerzintensität, die damit verbundenen Ängste und die Funktionseinschränkungen aufgrund der Interaktion individueller Faktoren.

Die Faktoren, die die Pathogenese beeinflussen, sind oft solche, auf die wir keinen Einfluss nehmen können. Manchmal heilt die Krankheit sogar von selbst. Dem Patienten den Beitrag dieser Faktoren gut zu erklären, ist von größter Bedeutung, da viele Bedenken des Patienten damit zusammenhängen und eine ungenaue Angabe dieser Faktoren zu iatrogenen Schäden und erhöhter Angst führen können. Daher ist es oft hilfreich, nach dem Ausschluss einer spezifischen Pathologie den Fokus auf andere Faktoren zu verlagern, die an der Symptomatik beteiligt sind, um dem Patienten die multidimensionale Natur der Faktoren, die zum Schmerz beitragen, klar zu vermitteln.

Belastungen der Wirbelsäule im Zusammenhang mit täglichen Aktivitäten, Arbeit und Bewegung/Sport, einschließlich schwerem Heben und ungünstigen Arbeitshaltungen, werden mit einschränkenden Rückenschmerzen in Verbindung gebracht. Bewegungsmuster, Fitnesslevel und Ermüdungserfahrungen, allgemeiner Gesundheitszustand und psychologische Faktoren erhöhen das Risiko für assoziierte Schmerzen; aber diese Faktoren müssen individuell betrachtet werden, sowie deren jeweiliger Beitrag zur Symptomatik des einzelnen Patienten.

Schmerzbezogene Verhaltensweisen sind motorische Reaktionen auf Schmerzen, auf die Bedrohung durch Schmerzen und die damit verbundene Angst. Dazu gehören verlangsamte, starre und wenig abwechslungsreiche Bewegungsabläufe, eine erhöhte Aktivität der Körpermuskulatur und die Unfähigkeit, die Rückenmuskulatur bei Bewegungen wie der Frontalflexion zu entspannen. Diese Reaktionen können schützend und adaptiv, d. h. angemessen sein, z. B. im Zusammenhang mit einer akuter Gewebepathologie oder einem Trauma. Sie stehen jedoch oft in keinem Verhältnis zur Beeinträchtigung, insbesondere bei anhaltenden Schmerzen, und bleiben auch nach der Erholung des Gewebes bestehen, was sie unangemessen und oft schädlich und symptomverstärkend macht. Wenn die Schmerzen des Patienten beispielsweise durch Sitzen, Vorwärtsbeugen und Heben provoziert werden, geht dies oft mit einer Schutzspannung in Flexions- oder Extensionsrichtung einher oder die Belastung der schmerzhaften Körperseite wird vermieden. So wird z. B. mehr Gewicht auf eine Extremität gelegt und die schmerzhafte Seite wird kaum mehr benutzt (dies geschieht oft unbewusst). Wenn intensive schmerzbedingte Angst und Behinderung dazukommen, spiegelt sich dies oft in Schmerzverhaltensweisen wider, wie beispielsweise sich zu schonen, Vermeiden von Belastung oder Bewegung der betroffenen Regionen, ständiges Berühren der Schmerzstelle, „Überprüfen" des Schmerzes und sogar das Gesicht verziehen und stöhnen.

PT-PRAXIS

Die oben beschriebenen Muster werden oft von Reaktionen des vegetativen Nervensystems begleitet (flache Atmung, intensive Muskelanspannung, Augenlidflattern, Schwitzen und Unruhe). Sie treten insbesondere dann auf, wenn Aktivitäten anstehen, die potenziell Schmerzen verursachen könnten.

Frühere Erfahrungen und Umgebungsfaktoren spielen ebenfalls eine Rolle bei Schmerzen. Die Familiengeschichte, der sozioökonomische und Bildungshintergrund, die Einwirkung von belastenden Lebensereignissen und schädliche Beziehungen sind Beispiele für solche Faktoren. Soziale Faktoren sind nicht immer beeinflussbar, aber sie sollten besprochen werden, damit der Patient ihren Beitrag zum Symptommuster verstehen kann.

Lebensstilfaktoren spielen bei Schmerzen eine wichtige Rolle. Es gibt einen Zusammenhang zwischen Schlafproblemen und behindernden Rückenschmerzen. Eine schlechte Schlafqualität ist ein Prädiktor für das Auftreten und die Verschlimmerung von Rückenschmerzen und andererseits sind Rückenschmerzen wiederum ein Prädiktor für Schlafprobleme. Schlaf beeinflusst auch andere Aspekte der Gesundheit, wie z. B. das psychische Wohlbefinden und Stress. Der Zusammenhang zwischen körperlicher Aktivität und Rückenschmerzen ist U-förmig, was bedeutet, dass sowohl ein niedriges als auch ein sehr hohes Maß an körperlicher Aktivität mit Rückenschmerzen verbunden sein kann.

MERKE

Ein geringes Maß an körperlicher Aktivität beeinträchtigt unser Immunsystem und unsere allgemeine Gesundheit bis hin zur Qualität und Stärke der Knochen.

Insbesondere die Ermüdung des Rumpfes scheint sowohl durch Belastungs- als auch durch Entzündungsprozesse mit Schmerzen im unteren Rückenbereich verbunden zu sein. Rauchen ist auch ein unabhängiger Risikofaktor für Rückenschmerzen. Der Effekt ist jedoch nicht groß und der genaue Mechanismus bis heute noch unklar.

Ein allgemein schlechter Gesundheitszustand trägt ebenfalls zu einer funktionellen Behinderung bei und stellt eine Herausforderung für die Rehabilitation dar. Viele Grunderkrankungen haben konsistente neuroendokrinologisch-immunologische Wirkungen, wie z. B. diagnostizierte psychische Störungen, Schlafapnoe, Schmerzprobleme, Adipositas, Schlaflosigkeit und das Reizdarmsyndrom (➤ Abb. 11.3).

11

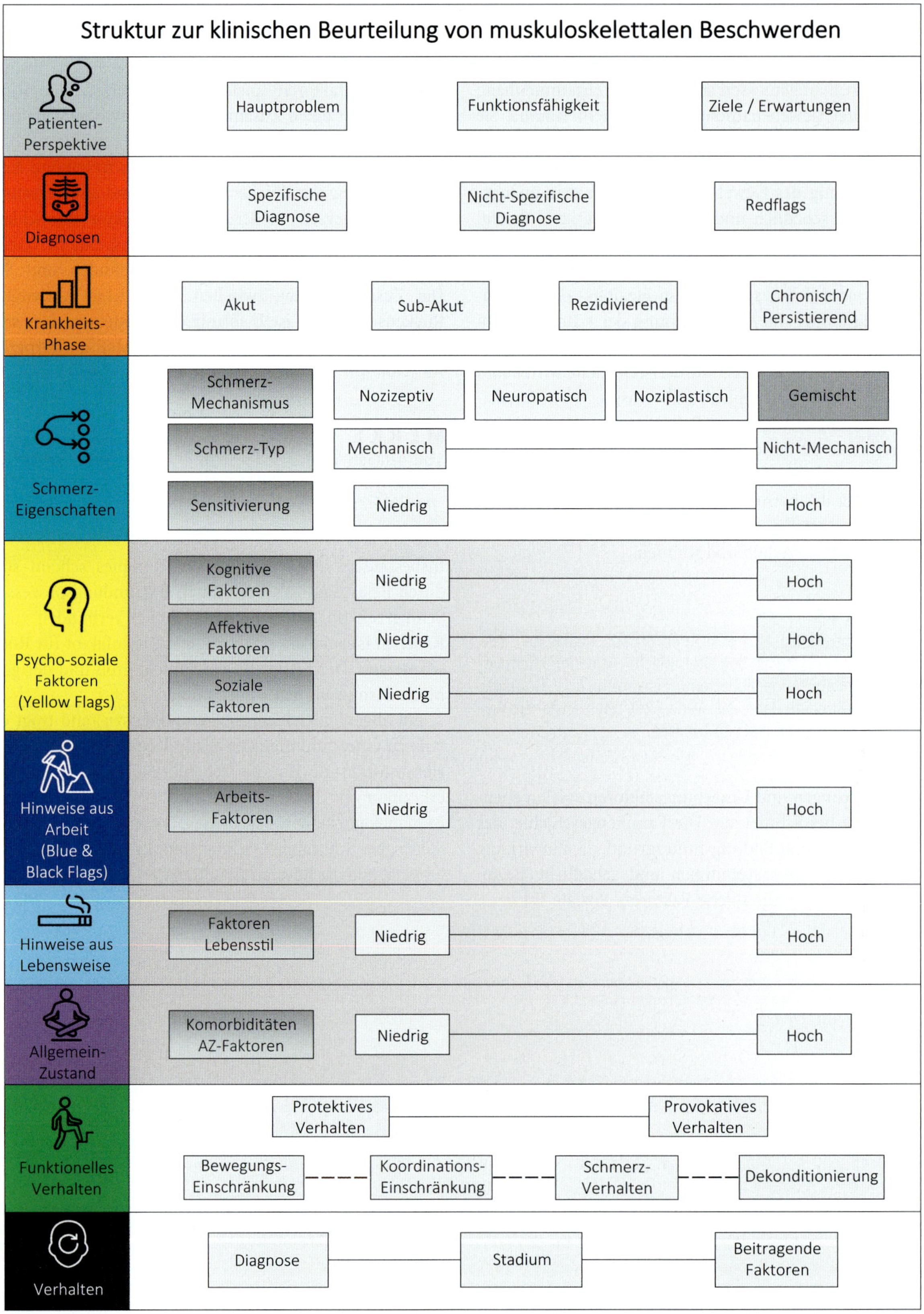

Abb. 11.3 Musculoskeletal Clinical Translation Framework (MCTF) zur strukturierten, klinischen Beurteilung muskuloskelettaler Beschwerden. [E1104]

KAPITEL

12 Therapeutische Beziehung, Interaktion und Erstgespräch

Riikka Holopainen

Der Aufbau einer effektiven und vertrauensvollen therapeutischen Beziehung ist entscheidend für den Erfolg einer Behandlung. Forschungsergebnisse stützen die praktische Erfahrung, dass empathische Interaktion, das Schaffen positiver Erwartungen und positiver Botschaften einen Effekt haben können, der sogar mit der Wirkung von Schmerzmitteln vergleichbar ist. Eine Studie von Howick et al. ergab eine Verringerung von 1–2 Punkten auf einer von 0–10 reichenden visuellen Analogskala (VAS-Skala) ohne negative Auswirkungen und zeigte, dass einige andere Outcome-Variablen auch positiv beeinflusst werden konnten [21].

Eine gute Beziehung zwischen dem Therapeuten und dem Patienten kann einen positiven Einfluss auf die Behandlungsergebnisse, den Schweregrad der Symptome, den Gesundheitszustand, die Zufriedenheit mit der Behandlung [22, 23] und die Therapietreue [24] haben, wobei der stärkste Effekt auf die funktionelle Leistungsfähigkeit gemessen wurde [25].

Eine kürzlich durchgeführte systematische Übersichtsarbeit zur therapeutischen Beziehung deutet jedoch darauf hin, dass positive Ergebnisse in Bezug auf Schmerzen nur in Studien erzielt wurden, in denen Physiotherapeuten eine Schulung zum Aufbau einer therapeutischen Beziehung erhalten hatten. In Studien mit nicht geschulten Therapeuten schien die therapeutische Beziehung kein signifikanter Faktor für die Schmerzlinderung zu sein [26]. Eine starke therapeutische Beziehung ist ein pädagogischer Prozess, der auf gegenseitigem Respekt, Vertrauen und einem gemeinsamen Verständnis beruht [27].

12.1 Was macht eine gute therapeutische Beziehung aus?

Miciak et al. [28] haben ein Modell mit Eckpfeilern für eine therapeutische Beziehung konstruiert. In diesem Kapitel werden wir die therapeutische Beziehung auf der Grundlage von Miciaks Modell erforschen, indem wir sowohl darauf aufbauen als auch andere diesbezüglich relevante Studien und praktische Erfahrungen mitberücksichtigen.

Die therapeutische Beziehung kann als ein sicherer Raum beschrieben werden, der auf einem Boden mit Wänden basiert: Präsenz und Aufnahmebereitschaft. Commitment und Authentizität sind variablere Merkmale der therapeutischen Beziehung und können als die beweglichen Ebenen des Raumes gesehen werden (➤ Abb. 12.1). Es liegt in der Verantwortung des Therapeuten, die Atmosphäre und die Bedingungen dafür zu schaffen, dass ein entsprechender Raum entsteht. Man trifft sich darin sozusagen auf halbem Weg und

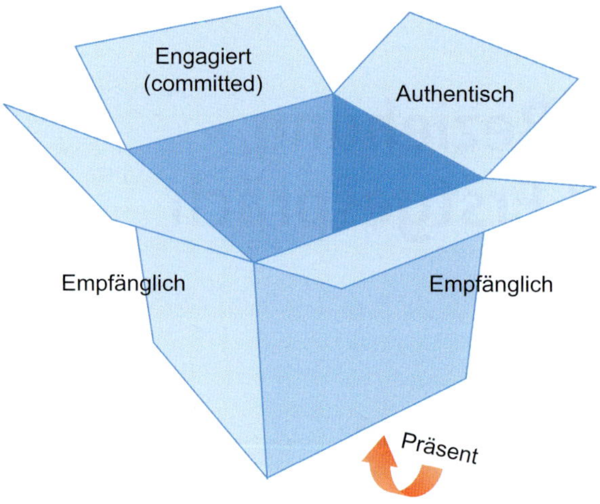

Abb. 12.1 Die therapeutische Beziehung. [P214/L231]

stellt sich dem anderen. Das Entstehen einer therapeutischen Beziehung erfordert die gegenseitige Beteiligung des Therapeuten und des Patienten [28].

Präsenz bezieht sich auf die Atmosphäre um eine Behandlungssituation, in der sowohl der Therapeut als auch der Patient im Moment anwesend sind. Sie bezieht sich auf körperliche und emotionale Präsenz in Zeit und Raum. Präsenz ermöglicht eine volle Übernahme der Kontrolle der Situation.

Wir können unsere Patienten nicht täuschen; sie werden es merken, wenn unsere Aufmerksamkeit abgelenkt ist.

Wenn Patienten nach ihren Erfahrungen bei Begegnungen mit dem Gesundheitspersonal befragt werden, wird oft Eile und das Gefühl von Zeitmangel auf Seiten der medizinischen Fachkräfte erwähnt [29, 30]. Aber sind wir nicht darauf trainiert, die Probleme der Patienten so schnell wie möglich zu lösen?

Sobald wir auch nur einen kleinen Anhaltspunkt haben, auf den wir reagieren können, kommt unser Wunsch nützlich zu sein und die Situation zu lösen schnell ins Spiel. Wir haben einen starken eingebauten Korrekturreflex.

Wenn wir denken, dass ein Patient eine falsche Vorstellung von etwas hat, sind wir oft schnell dabei, diese zu korrigieren. Es ist bekannt, dass Ärzte ihre Patienten nach durchschnittlich 23 Sekunden unterbrechen, wenn diese von ihren Symptomen berichten [31]. Unsere Arbeitstage fühlen sich oft hektisch an. Wenn wir uns aber einen Moment länger Zeit nehmen könnten, macht der Patient die positive Erfahrung, dass ihm zugehört wird und der Heilungsprozess würde damit sogar schneller verlaufen. Eine Studie untersuchte, wie lange Patienten zu Beginn eines Termins spontan sprechen und fand heraus, dass die meisten innerhalb von zwei Minuten ihren Standpunkt klar gemacht hatten. So viel Zeit sollten wir alle zum Zuhören haben. Beschäftigt zu sein und gehetzt zu sein sind zwei verschiedene Dinge. Ob wir in der Situation tatsächlich mit unseren Gedanken anwesend sind oder nicht macht den Unterschied. Wenn unsere Gedanken bereits bei zukünftigen Problemen, möglichen Lösungen und der Notwendigkeit, die Arbeit rechtzeitig zu erledigen sind, verlieren wir die Verbindung zum gegenwärtigen Moment und die Fähigkeit, wirklich präsent zu sein. Eine Richtlinie könnte sein, zuzuhören, bis der Patient fertig ist, oder so lange abzuwarten, bis Ihre Neugierde so groß ist, dass Sie nicht mehr still sein können. Unterbrechen Sie für einmal nicht, um das Problem möglichst schnell zu lösen oder Wahrnehmungen zu korrigieren.

Nehmen Sie sich einen Moment Zeit, um darüber nachzudenken, wie oft Sie Ihren Patienten unterbrechen und warum dies der Fall sein könnte. Und wie wirken Sie wohl auf andere, wenn Sie sich gehetzt fühlen?

Reaktionsfähigkeit bedeutet, eine offene Einstellung zur Behandlungsplanung zu haben und sich auf die Faktoren zu konzentrieren, die für den Patienten und seine Bedürfnisse wichtig sind. Voraussetzung dafür ist, dass man der Geschichte des Patienten zuhört und die Therapie in einer offenen Art und Weise und nicht nach einer vorgegebenen Agenda durchführt.

Es ist wichtig, sensibel für verbale und nonverbale Botschaften zu sein.

Es ist von großer Bedeutung, unsere eigenen Vorurteile zu erkennen. Schmidt et al. [32] untersuchten den Einfluss des Verhaltens gegenüber Patienten, die als schwierig wahrgenommen werden, auf die Genauigkeit der Diagnosen. Wenn ein Arzt einen Patienten für äußerst schwierig hielt, war die Wahrscheinlichkeit, dass er eine falsche Diagnose stellte, um 42 % höher. Dabei spielte es keine Rolle, ob das Problem einfach oder komplex war oder wie viel Zeit zur Verfügung stand. Wenn Sie sich das nächste Mal dabei ertappen, wie Sie Interpretationen über Ihren Patienten oder einen Kollegen anstellen (z. B. über jemanden, den Sie als schwierigen Typ definieren), denken Sie daran, dass diese Interpretationen nicht unbedingt richtig sind. Es ist bekannt, dass eine einschließende und unterstützende Interaktion mit einer guten therapeutischen Beziehung verbunden ist. Solche Interaktionen beinhalten echtes Zuhören, Hinterfragen und eine Sensibilität für die emotionalen Belange des Patienten [33].

„Das Gefühl, dass einem zugehört wird und dass man ernst genommen wird, ist wichtig und es ist irritierend, wenn man merkt, dass die Krankenschwester vor allem daran denkt, wie spät es bereits schon wieder ist oder was sie noch alles zu tun hat oder was sie nach ihrer Schicht machen wird." [29]

Woher weiß der Patient, dass Sie zuhören und ihn verstehen? Woher wissen Sie, dass Ihr Patient das Gefühl hat, dass Sie ihm zuhören und ihn verstehen?

Eine empathische Behandlung führt potenziell zu besseren Gesundheitsergebnissen. Sie ermutigt den Patienten, über seine Schmerzen zu sprechen. Eine fürsorgliche Haltung baut Vertrauen auf und bestärkt den Patienten darin, aktiv an seiner eigenen Behandlung mitzuwirken [34, 35]. Es wurde festgestellt, dass eine empathische Kommunikation, positive Botschaften und das Schaffen positiver Erwartungen einen

12

Einfluss auf Ergebnisvariablen wie Schmerz und Angst bei einer Vielzahl von Patientengruppen haben. Fachkräfte, die darauf achten, wie sie Empathie ausdrücken und positive Botschaften vermitteln und sich Zeit nehmen, werden daher wahrscheinlich kleine positive Veränderungen in einer Reihe von Ergebnisvariablen bewirken und die Zufriedenheit der Patienten mit der Behandlung verbessern [21].

„Menschliche Wärme ist ein wesentlicher Bestandteil der physiotherapeutischen Dienstleistung."

Philosoph E. Saarinen, Messe für Physiotherapie und Rehabilitation, 2018

12.2 Was ist der Unterschied zwischen Sympathie, Empathie und Mitgefühl?

„Manchmal heilen, oft lindern, immer trösten."

Hippokrates

Mitgefühl ist die Fähigkeit, die emotionalen Zustände anderer wahrzunehmen, zu bemerken und zu verstehen, sowie die emotionale Verbundenheit und die Bereitschaft, im Namen anderer zu handeln und damit zum Wohlbefinden anderer beizutragen. Sein Nachbarbegriff, die Empathie, bezieht sich auf die emotionale Verbindung und die Beteiligung an den Gefühlen eines anderen, die Fähigkeit zu sehen, wie die Welt aus der Perspektive eines anderen aussieht. Empathie ist also ein Aspekt des Mitgefühls, aber Mitgefühl umfasst auch den Wunsch zu helfen und den tatsächlichen Akt der Unterstützung oder der Hilfe für einen anderen. Sympathie hingegen bedeutet, mit den Gefühlen des anderen in Resonanz zu gehen, aber aus einer gewissen Distanz heraus mitzufühlen, ohne sich mit ihm zu identifizieren oder sich in ihn einzufühlen und ohne zu versuchen, die Sorgen des anderen zu reduzieren. Wenn wir jedoch zu sehr mit den Gefühlen des anderen leben, kann das unsere eigene Energie auffressen und unser Denken einnebeln [36].

Obwohl Empathie in der Schmerzbehandlung unerlässlich ist, wurde vorgeschlagen, dass wir Fachleute gut daran täten, den Unterschied zwischen der Vorstellung, wie es sich anfühlen könnte, in der Haut eines anderen zu stecken und dem Nachdenken darüber, wie sich das anfühlen würde, zu verstehen.

Wenn das Leiden des Patienten zum Leiden des Therapeuten führt, verlagert sich der Fokus auf die Linderung unseres eigenen Leidens und ist weit weg davon, dem Patienten zu helfen, und reduziert gleichzeitig unsere Empathie [37].

Authentizität

Authentizität bedeutet, man selbst zu sein, warmherzig, vertrauenswürdig und verfügbar, und eine Umgebung zu schaffen, in der auch der Patient er selbst sein kann.

„Sie war wirklich gut darin, mir das Gefühl zu geben, dass ich einfach normal bin." [28]

Es ist wichtig, eine gleichberechtigte Beziehung zu haben, in der der Therapeut sich selbst einbringt, während sie den Fokus auf den Patienten behält. Es ist bekannt, dass Patienten die Möglichkeit schätzen, den Therapeuten auch als Person kennen zu lernen. Die andere Person sympathisch zu finden und eine emotionale Bindung aufzubauen, die durch die Arbeit an einem gemeinsamen Ziel entsteht, ist eine positive gemeinsame Erfahrung, welche den Heilungsprozess durchaus unterstützt [34, 35].

Oft entwickelt sich im Laufe der Behandlung die Zusammenarbeit so, dass sich der Patient aktiver beteiligt und allmählich mehr Verantwortung übernimmt. Der Patient lernt den Therapeuten und seine Arbeitsweise kennen, was zu einem Gefühl der Sicherheit und einer entspannten Haltung führt. Es entstehen gemeinsame Momente und Erinnerungen und nach und nach werden sensiblere Erfahrungen geteilt, da ein besseres mehrdimensionales Verständnis der Situation entwickelt wird [38]. Wie in jeder anderen Beziehung kann es auch in der therapeutischen Beziehung unweigerlich Risse geben. Sie werden dann nachgebessert und dienen als notwendige Schritte zur Veränderung [38, 39]. Authentizität bedeutet Ehrlichkeit, Transparenz, Direktheit und Realismus in der Therapie.

Gegenseitiges **Commitment** in der Behandlung ist wichtig.

Die meisten unserer Patienten verstehen, dass sie sich um sich selbst kümmern müssen; ein Experte allein kann sie letztlich nicht gesund heilen. Der Therapeut muss sich verpflichten, zu versuchen, die Situation des Patienten zu begreifen. Es kostet Mühe und Zeit, sich in eine andere Person einzufühlen. Um die Situation des Patienten wirklich zu erfassen, muss der Therapeut den Hintergrund, die Bedürfnisse, Überzeugungen, Werte, Erwartungen, die Motivation und die Umstände des Patienten verstehen [40]. Dementsprechend wird der Patient gedrängt, seine eigene Situation zu verstehen. Der Schlüssel zu einer Verbesserung der Situation des Patienten ist, dass die behandelnde Person nicht ständig wechselt; die Kontinuität der therapeutischen Beziehung ist bei der Behandlung einer Person, die mit Schmerzen lebt, von größter Bedeutung. Viele Menschen mit Schmerzen haben das Gefühl, dass niemand wirklich die Verantwortung für ihre Behandlung übernimmt und dass sie von Behandler zu Behandler geschoben werden [29]. Es ist wichtig, dass die Behandlung für den Patienten zu einem guten Erlebnis wird.

So viele Menschen leiden unter Einsamkeit, selbst wenn sie Familie und Freunde um sich haben. Viele Menschen sind mit ihren Schmerzen allein, weil sie ihre Angehörigen nicht belasten wollen, indem sie über ihre Schmerzen „klagen", oder weil sie das Gefühl haben, dass andere sie sowieso nicht verstehen können. Die Rede ist von einer Einsamkeit in der Behandlung durch einen Mangel an mitfühlenden Begegnungen [41].

Wir müssen uns darüber bewusst sein, dass wir Fachleute vielleicht die einzigen Menschen sind, mit denen unsere

Patienten über ihr Leben im weiteren Sinne sprechen können und die sich um sie kümmern.

„Vielleicht ist es die Tatsache, dass sich niemand wirklich um mich kümmert und wenn es dann jemand tut, fühlt es sich wirklich gut an."

Eine E-Mail von einem meiner Patienten fasst das Bedürfnis nach Unterstützung eines Menschen zusammen, der schon sehr lange an Schmerzen leidet (veröffentlicht mit Erlaubnis des Verfassers). Patienten haben nicht immer die Ressourcen, um sich zu melden oder sie tun sich schwer damit. Deshalb ist es für uns Experten manchmal gut, proaktiv zu sein, um sicherzustellen, dass sich die Therapie in die richtige Richtung bewegt.

„Für mich war es sehr wichtig, dass Sie mich kontaktiert haben, und vor allem, dass Sie selbst Kontakt mit mir aufgenommen haben. Ich hätte es selbst nicht gewagt. Wenn man sich in den Schmerz zurückzieht, kommt es einem sowieso nicht in den Sinn, Kontakt zu suchen. Wichtig für mich ist, dass wir vereinbart haben, dass ich nächste Woche wieder ins Fitnessstudio gehe. Das gibt mir eine Perspektive und die Vorstellung, dass es mir nächste Woche besser gehen wird und das Leben weitergeht. Die Schwelle, ins Fitnessstudio zu gehen, ist im Moment recht hoch und es wäre einfach, es noch hinauszuzögern. Ich befürchte zwar, dass ich wieder Schmerzen haben werde. Das ist wohl der Punkt, an dem viele Menschen aufgeben."

Unser Hauptziel ist es, das Selbstvertrauen und das Gefühl der Autonomie des Patienten zu stärken und ihn schrittweise immer unabhängiger zu machen. Wenn man jedoch Patienten befragt, scheint es, dass es einiger Einsicht und Motivation bedarf, wann sie bereit sind, wieder über sich selbst zu bestimmen.

„Und jedes Mal habe ich mich so [aufs Fitnessstudio] gefreut und, na ja… Irgendwann wäre ich auch wieder hingegangen… Dann wurde mir aber klar, dass es nicht noch schlimmer werden würde als jetzt, sondern dass es Zeit ist, dass ich jetzt wieder mein eigenes Ding mache."

Wie kommt es zu solchen Erfahrungen?

12.3 Zuhören ist Therapie!

Eine gute Interaktion ist ein wesentlicher Bestandteil des Aufbaus einer therapeutischen Beziehung und kann als Eckpfeiler der Schmerzbehandlung gesehen werden, da sie Auswirkungen auf eine gute und erfolgreiche Behandlung hat. So kann sie die Genauigkeit von Diagnosen steigern, die patientenzentrierte Entscheidungsfindung unterstützen, die Behandlungsergebnisse, die Adhärenz und die Sicherheit verbessern, dem Patienten helfen, sich an das Besprochene zu erinnern, behandlungsbedingte Beschwerden reduzieren und die Zufriedenheit mit der Behandlung grundsätzlich verbessern. Darüber hinaus kommt eine gute Interaktion auch uns als Fachleuten zugute, indem sie unser Wohlbefinden bei der Arbeit verbessert und Stress reduziert [42–44]. Der Umgang mit einer Person, die unter Schmerzen leidet, ist jedoch nicht immer einfach, vor allem, wenn die Ursache der Symptome unklar ist oder es keine offensichtliche Heilung gibt [45]. In diesem Fall ist die Interaktion eine ebenso wichtige Fähigkeit, genauso wie die Untersuchung eines Patienten oder die Durchführung einer Behandlung.

Genau wie bei anderen Fähigkeiten können wir lernen, unsere Interaktionen zu verbessern. Dazu brauchen wir aber Training und Feedback zu unserer Arbeitsweise.

12.4 Die Herausforderungen der Interaktion

Obwohl die Bedeutung einer guten Interaktion inzwischen unter den Fachleuten allgemein bekannt ist, berichten Patienten immer noch von schlechter Kommunikation mit Gesundheitsfachkräften [29], was bedeutet, dass wir alle, selbst wenn wir uns als kompetente Fachkräfte betrachten, viel Potenzial haben, um in unseren Interaktionen noch geschickter zu werden. Wir nehmen die Interaktion mit dem Patienten oft als selbstverständlich hin und schenken ihr wenig Aufmerksamkeit. Wir Fachleute überschätzen oft unsere Interaktionsfähigkeiten, wie eine Studie von Tongue et al. zeigt [46]. 75 % der orthopädischen Chirurgen hielten ihre Interaktion mit Patienten für gut, aber nur 21 % der Patienten waren damit zufrieden. Die Forschung deutet darauf hin, dass Physiotherapeuten oft Schwierigkeiten haben, die Perspektive des Patienten zu erfassen und zu verstehen. So ignorieren sie die Erwartungen des Patienten und ihre Vorstellungen über die Ursachen des Schmerzes bzw. ihre Sorgen für die Zukunft [47]. Es wurde festgestellt, dass Physiotherapeuten lauter sprechen als Patienten und überwiegend geschlossene Fragen stellen [48].

Sowohl Ärzte als auch Physiotherapeuten unterbrechen den Patienten oft und dominieren den Entscheidungsprozess. Viele Patienten erleben ein Gefühl von Hektik während der Konsultation und wünschen sich mehr Zeit [29, 49].

Obwohl es nicht ganz klar ist, worin schlechte Kommunikation besteht, sind es die negativen Emotionen, die am Schluss in Erinnerung bleiben und Probleme verursachen. Negative Emotionen lenken die Aufmerksamkeit ab und untergraben daher die Fähigkeit zuzuhören und hindern den Patienten daran, sensible Informationen zu teilen, die für die Behandlung wichtig sein könnten [45]. Das biomedizinische Modell und der daraus resultierende therapeutenzentrierte

Ansatz, der im Licht der Forschungsergebnisse immer noch dominant zu sein scheint, hemmt das Sich-Öffnen des Patienten gegenüber dem Therapeuten. Weiter ignorieren die Fachleute oft die von den Patienten aufgeworfenen Fragen [47]. Es kann also sein, dass wir wichtige Aspekte der Situation des Patienten übersehen, wenn die Kommunikation nicht optimal funktioniert.

Das mag damit zusammenhängen, dass vieles von dem, was wir Fachleute sagen, von den meisten unserer Patienten sofort wieder vergessen und die Hälfte von dem, woran man sich erinnert, falsch interpretiert wird [50]. Katastrophisierung und Depression sind mit dem Scheitern bei der Übermittlung der biopsychosozialen Aussage verbunden. So können diejenigen, für die ein größeres Verständnis für die Komplexität der Faktoren, die den Schmerz beeinflussen, besonders wichtig wäre, diese Information oft nicht aufnehmen. Es ist bekannt, dass negative Einstellungen und Emotionen das Verständnis von Informationen während der Behandlung beeinflussen. Der Patient kann sich von dem, was wir ihm gesagt haben, nur losgelöste Information merken. Er verwendet sie dann in seinen Gedanken auf eine Art und Weise, die wir nicht beabsichtigt haben, denn die vergangenen Erfahrungen und Einstellungen beeinflussen, was in seinem Kopf bleibt. Die meisten von uns haben wahrscheinlich schon einmal erlebt, wie ein Patient mitgeteilt hat, dass er auf unsere Anweisungen hin gehandelt hat und wir genau wissen, dass wir keine solchen Anweisungen gegeben haben. Wenn unsere Patienten die Erklärung von Schmerzen nicht als multidimensional akzeptieren, haben sie ein erhöhtes Risiko für Einschränkungen und zeigen eine geringere Zufriedenheit mit der Behandlung [51]. Es gibt also mehrere Aspekte, warum eine gute Interaktion in der Schmerzbehandlung so wichtig ist.

Oft verlassen die Menschen die Arztpraxis mit einem Rezept in der Hand oder nehmen ein Blatt der Physiotherapie mit Übungsanweisungen mit nach Hause. Zusätzlich zu diesen Übungen möchten Menschen mit Rückenschmerzen jedoch ein Protokoll dessen, was während des Besuchs besprochen worden ist und einen klaren Plan für die nächsten Schritte. Als ich Patienten mit Rückenschmerzen für die Studie interviewte und wir uns ein Video von ihrem ersten Besuch ansahen, sagten viele von ihnen, dass sie sich kaum an diesen ersten Termin erinnern konnten [29]. Ein schriftliches Protokoll würde helfen, sich im Nachhinein daran zu erinnern, was besprochen worden ist.

„Also irgendwie ist es gut, sich das hinterher nochmals anzuschauen, weil ich mich im Moment nicht an den ersten Termin erinnere. Es wäre toll, wenn man ein schriftliches Protokoll der Sitzung bekäme, weil das Ganze dann besser in Erinnerung bleibt. Es wäre vielleicht für mich nützlicher, wenn es auf einem Stück Papier schriftlich festgehalten bleibt… Ich habe die Gymnastikanweisungen schriftlich bekommen, aber es wäre gut gewesen, ein Protokoll der Sitzung zu bekommen."

Es ist eine gute Idee, zu überprüfen, ob der Patient verstanden hat, was wir meinen, ihm gesagt zu haben, um Missverständnisse zu vermeiden. Protokolle zeigen dem Patienten auch, dass wir zugehört haben, was er gesagt hat. Sie können das Verständnis des Patienten z. B. mit der Kieran-O'Sullivan-Frage überprüfen:

„Wenn Sie jetzt nach Hause gehen und jemandem, der Ihnen nahesteht, von diesem Termin erzählen, was werden Sie dann sagen?"

12.5 Was können wir besser machen?

Patienten schätzen an Therapeuten gute zwischenmenschliche Fähigkeiten und eine wechselseitige Kommunikation. Wege zu einer solchen Interaktion sind u. a. Zuhören, Reflektieren und Erklären sowie Schmerzen verständlich machen [52]. Das Selbstvertrauen, das Wissen und die Professionalität des Therapeuten werden ebenfalls als wichtiger Teil der Interaktion wahrgenommen [29, 52].

Patienten wollen gehört werden, den Therapeuten vertrauen können und im Zentrum der Behandlung stehen. Die Erfahrung des Patienten, dass das Ausmaß seiner Schmerzen anerkannt wird, ist von größter Bedeutung. Wenn die Interaktion nicht funktioniert, verursacht sie Stress für beide Parteien. Eine gute Interaktion trägt dazu bei, dass der Patient das Gefühl hat, dass die Behandlung individuell auf seine Bedürfnisse zugeschnitten ist [49]. Zusammenarbeit, Beteiligung, Verhandeln und die Berücksichtigung der Patientenperspektive sind wichtige Elemente einer guten Interaktion [38].

Kleinigkeiten können einen großen Unterschied machen. Lesen Sie mehr über die Bedeutung der Sprache im Abschnitt über Gedankenviren (➤ Kap. 1.8).

12.6 Validierende Interaktion als Lösung?

Die Wurzeln der validierenden Interaktionen liegen in der Dialektisch-Behavioralen Therapie (DBT), bei der der Zweck der Validierung darin besteht, bei einer Regulierung der Emotionen zu helfen. Ihre Bedeutung im Umgang mit Schmerzpatienten wurde hervorgehoben. Sie kann eine gute Option zur Verbesserung der Interaktion sein, um den Menschen zu versichern, dass ihre Symptome harmlos sind [45].

Validierung ist eine Kommunikation, die die Erfahrungen, Gefühle, Bedenken und Handlungen des Patienten als real und gültig anerkennt, ohne zu urteilen.

Validierung bedeutet nicht unbedingt, dass man zustimmt, sondern dass man die Meinung des Patienten akzeptiert und versucht, die Situation aus seiner Sicht zu sehen. Die Vorteile der Validierung von Zusammenhängen sind durch die experimentelle und klinische Forschung gut bekannt. Validierende Interaktion kann negative emotionale Zustände [53] und Katastrophisierung und damit die Bildung von falschen Erinnerungen reduzieren. Die Verwendung von höheren Validierungsebenen in der Kommunikation ist mit Behandlungszufriedenheit, Vertrauen und damit der Therapietreue verbunden [54].

Nicht zu validieren hingegen bedeutet, die Gedanken, Gefühle und Erfahrungen einer Person abzulehnen, zu ignorieren oder als falsch und fremd zu beurteilen.

Viele gut gemeinte Versuche von medizinischem Fachpersonal, die Menschen im Hinblick auf die Gutartigkeit der Symptome und eine gute Prognose zu beruhigen, werden oft als belastend empfunden [55], was zu einer Verstärkung von negativen Emotionen und vermehrten Versuchen, die Realität der Symptome zu beweisen, führen kann [53].

Wenn eine Person in einer stressigen Situation überfordert ist, erhöht sich ihre physiologische und emotionale Erregung, und sie kann sich zu wenig an diese neue Situation anpassen. Die entgegengesetzte Reaktion, eine Anpassung und Beruhigung, wird durch Validierung erreicht [53]. Dies ist bei Patienten mit Langzeitschmerzen, deren autonomes Nervensystem überaktiv sein kann, besonders wichtig. Die Herausforderung bei der Validierung besteht darin, ein Gleichgewicht zwischen der Reduzierung negativer Emotionen und Gedanken und einer Erhöhung des Schmerzverhaltens als Folge von Aufmerksamkeit und Sympathie herzustellen. Es geht also nicht darum, Handlungen und Gedanken zu überprüfen, die der Situation des Patienten schaden. Um solche Themen zu klären, muss zunächst Vertrauen durch Validierung aufgebaut werden. Die Herausforderung der Artikulation spiegelt sich in der Tatsache wider, dass in den Behandlungsempfehlungen dazu geraten wird, den Patienten anhand von Informationen über die Gutartigkeit der Symptome zu beruhigen, jedoch gibt es nirgends eine Anleitung, wie dies geschehen soll. Wichtiger als die Validierung der Kommunikation kann es sein, in Situationen, in denen eine Validierung notwendig wäre, eine abwertende Sprache zu vermeiden. Wir sollten also zunächst lernen, abwertende Botschaften in unseren Interaktionen zu erkennen und versuchen, sie möglichst neutral zu halten (> Tab. 12.1).

Tab. 12.1 Validierung von Interaktionen

Validierung	Invalidierung
Machen Sie deutlich, dass Sie verstehen und glauben, dass das, was der Klient sagt, fühlt und erlebt, real ist.	Äußern Sie Zweifel am Wahrheitsgehalt dessen, was der Klient sagt, fühlt und erlebt.
Akzeptieren Sie das, was Ihnen der Klient gesagt hat, ohne Kritik.	Definieren Sie zum Beispiel einen Klienten als „Katastrophisierer".
Erkennen und bemerken: wiederholen und reflektieren.	Ungläubig, herablassend, überheblich sein, die Botschaft des Klienten leugnen.

12.7 Nonverbale Kommunikation

Nonverbale Kommunikation ist eine wichtige Bestimmungsgröße für die Zufriedenheit mit der Behandlung, der Adhärenz und den Ergebnissen [56]. Dazu gehören Blickkontakt, Mimik, Berührung, Abstand, Gestik, Körperhaltung, Tonfall, Kleidung und die Art der Behandlung (> Abb. 12.2).

Nonverbale Kommunikation kann einen noch größeren Einfluss auf unsere Verständigung haben als verbale Kommunikation. Verbale Interaktion ist meist bewusst und kommuniziert unsere kognitiven Gedanken mehr als unsere Emotionen. Die nonverbale Kommunikation ist dagegen schwieriger zu interpretieren. Sie setzt sich in der Stille fort und verläuft eher unbewusst. Sie vermittelt Haltungen, Emotionen und Gefühlsausdrücke. Nonverbale Kommunikation trägt zum Aufbau zwischenmenschlicher Beziehungen bei, liefert Hinweise auf unausgesprochene Anliegen und Emotionen und hilft, unsere verbalen Äußerungen zu bestätigen oder zu widerlegen [57].

Wenn verbale mit nonverbaler Kommunikation in Konflikt steht, neigen wir dazu, die Aussage entsprechend der nonverbalen Botschaft zu interpretieren [58]. Eine geschlossene Frage kann offen beantwortet werden, wenn sie durch Gestensprache unterstützt wird. In ähnlicher Weise wird zum Beispiel eine Beruhigung über die Gutartigkeit von Symptomen nicht beim Patienten ankommen, wenn unsere Körpersprache Unsicherheit ausstrahlt.

Es ist wichtig, dass wir als Fachleute darin geübt sind, die nonverbale Kommunikation des Patienten zu beobachten und laut auszusprechen, was uns auffällt, denn oft bemerken die Patienten selbst ihr Schmerzverhalten nicht, wie z. B. Seufzen oder das Gesicht verziehen aufgrund von Schmerzen durch Bewegungen. Emotionen werden oft nonverbal und unbewusst ausgedrückt und bleiben unbemerkt.

Ein gutes Beispiel für die Bedeutung der nonverbalen Interaktion zeigt die Studie von Swayden et al. [59], die die Erfahrungen von Patienten untersuchte. Es wurde gefragt, wie lange sie die Zeit einschätzen, die ein Arzt an ihrem Krankenbett verbracht hatte. Manche Ärzte saßen und manche standen bei der Visite, wenn sie mit dem Patienten sprachen. Die Tatsache, dass ein Arzt an der Seite des Bettes sitzt, hatte einen signifikant positiven Einfluss auf die Patientenzufriedenheit (95 % vs. 61 % bei stehenden Ärzten), die Adhärenz der Behandlung und die Arzt-Patienten-Beziehung. Insbesondere kommentierten viele, dass es schön war, dass der Arzt sich die Zeit nahm, zuzuhören. Wenn der Arzt stand

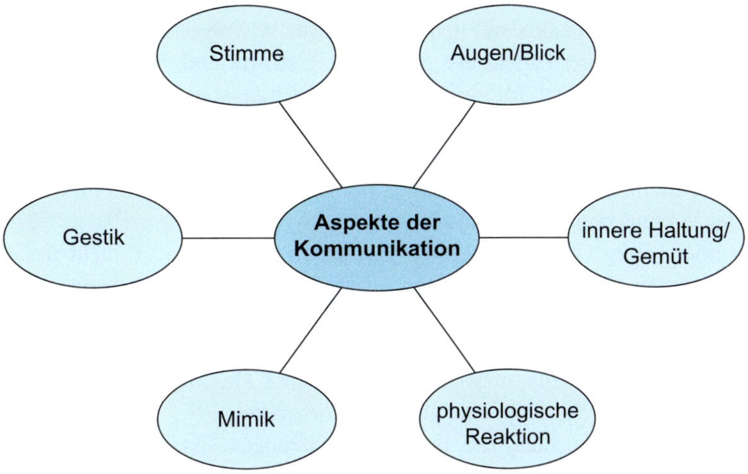

Abb. 12.2 Verbale und nonverbale Kommunikationselemente. [R469]

(tatsächlich für durchschnittlich 1 Minute 28 Sekunden), schätzten die Patienten, dass der Arzt durchschnittlich 3 Minuten 44 Sekunden anwesend war. Wenn der Arzt saß (tatsächlich durchschnittlich 1 Minute 4 Sekunden), schätzten die Patienten, dass der Arzt mehr als 5 Minuten mit ihnen gesprochen hatte.

12.8 Die Bedeutung der Interaktion im Erstgespräch

Das Wort „Interview" lässt an einen Journalisten denken, der eine Liste von Fragen hat, die er beantwortet haben möchte und erwartet, dass der Befragte dazu Stellung nimmt. In der Tat ist das Interview traditionell eine Methode der Datensammlung für die Diagnose, die sich auf biomedizinische, biomechanische und pathoanatomische Faktoren konzentriert [60].

Im Licht des aktuellen Wissensstandes ist das Interview immer noch die Grundlage der klinischen Argumentation; es kann jedoch viel mehr sein als eine Methode zur Datensammlung. Wenn es patientenzentriert umgesetzt wird, ist es zumindest eine eigenständige therapeutische Vorgehensweise.

Der biopsychosoziale Ansatz erfordert, dass das Gespräch patientenzentriert ist und die Möglichkeit einer individuellen, wechselseitigen und sinnvollen Kommunikation zwischen dem Patienten und dem Therapeuten schafft [61]. Der englische Begriff „history taking" scheint mir besser zum aktuellen Denken zu passen: die Geschichte des Patienten aufnehmen. Aus Mangel einer guten englischen Übersetzung werde ich von nun an den Begriff „Erstgespräch" verwenden.

Die Hauptziele des Erstgesprächs bestehen darin, die Interaktion zu stärken und eine gute Arbeitsbeziehung zwischen dem Patienten und dem Therapeuten herzustellen. Ein gutes Erstgespräch hilft dem Therapeuten, den Patienten besser zu verstehen und zu behandeln. Die Herausforderung ist jedoch oft die begrenzte Zeit und die Angst, die Büchse der Pandora zu öffnen. Diese Faktoren können Therapeuten davon abhalten, patientenzentriert zu sein und offene Fragen zu stellen, was zu längeren Antworten oder schwierigeren Themen führen kann, die sie nicht zu diskutieren bereit sind. Diese Barrieren können jedoch durch Schulungen und Mentoring überwunden werden [62].

Das Erstgespräch beginnt damit, dass wir uns zunächst die Geschichte des Patienten anhören. Das Ziel ist herauszufinden, wo der Patient steht und von dort aus zu beginnen, zu versuchen zu verstehen, was der Patient versteht, und die Welt durch seine Augen und gemäß seinen eigenen Worten zu sehen. Wenn wir die Annahme zugrunde legen, dass alles, was für eine Veränderung oder Genesung nötig ist, bereits im Patienten vorhanden ist, ist es die Aufgabe des Therapeuten dabei zu helfen, es hervorzubringen. Der Patient ist der beste Experte für sein eigenes Leben, aber Schmerzen und andere Stressoren können sein Denken einengen und er benötigt Hilfe, um aus diesem Teufelskreis herauszukommen. Wir wollen die Erfahrungen, Wahrnehmungen, Überzeugungen, Hoffnungen, Bedenken und Erwartungen des Patienten verstehen. Dies erfordert von uns als Fachleuten, dass wir ruhig zuhören, ohne zu früh Schlussfolgerungen zu ziehen. Das alte Sprichwort, dass wir zuhören sollen, um zu verstehen, nicht um zu antworten, gilt auch hier. Natürlich müssen wir die Anzeichen für schwerwiegende Probleme und andere wichtige Faktoren im Bericht des Patienten identifizieren, um die klinische Argumentation zu unterstützen. Die Herausforderung besteht jedoch darin, dass der Prozess der klinischen Argumentation, der uns durch den Kopf geht oder ein einzelner Faktor in der Geschichte des Patienten, der unsere

Aufmerksamkeit erregt hat, leicht unseren Fokus von der Gegenwart ablenken kann, mit dem Risiko etwas Wichtiges zu übersehen, das der Patient uns gerade erzählen will und so unser Denken einengt. Mindestens genauso wichtig ist es, unsere eigene Wahrnehmung zu kennen, das Hintergrundwissen und die Erfahrungen, anhand derer wir die Botschaften des Patienten interpretieren, damit wir nicht aufgrund unserer Voreingenommenheit falsche Annahmen treffen.

In einer Studie von Kamper et al. [63] gaben 60 % der Menschen mit Rückenschmerzen an, dass sie sich eine Physiotherapie wünschen, um auch andere Probleme in ihrem Leben zu besprechen. Ein biopsychosozialer Ansatz für das Erstgespräch ist dafür notwendig, aber oft sind Physiotherapeuten auf solche Gespräche gar nicht vorbereitet [64]. In einer Nachuntersuchung der Behandlungssitzungen von OMT-Physiotherapeuten wurden 98 % der Gesprächszeit auf die Besprechung somatischer Symptome verwendet [65]. Auch in der Studie von Hiller et al. [48] war die Interaktion expertenzentriert und auf physiotherapeutische Faktoren fokussiert. Der Einsatz von Fragebogen zur Unterstützung des Interviews ist sinnvoll. Ein von mir befragter Physiotherapeut berichtete, dass er die Fragebogen sozusagen als Tarnung benutzt, um schwierigere Themen in die Diskussion einzubringen. Die Tatsache, dass ein Fragebogen wie der Örebro-Schmerzfragebogen ausführlich nach psychosozialen Faktoren fragt, vermittelt dem Patienten den Eindruck, dass wir uns für sein allgemeines Wohlbefinden interessieren, und die Themen kommen dann für den Patienten im Erstgespräch nicht mehr überraschend.

Auch wenn es nicht die Absicht von Physiotherapeuten ist, in die Fußstapfen eines Psychologen zu treten, so ist doch jeder von uns in der Lage, zuzuhören und ein offenes Ohr für einen anderen Menschen zu haben.

Genauso hören wir uns die Sorgen unserer Familiengehörigen an, wie eine von mir interviewte Physiotherapeutin beschreibt:

„Ich denke, dass es in Ordnung ist, die Zeit [für das Interview] bei der Patientenaufnahme zu nutzen, aber ich war mir dessen vorher nur wenig bewusst. Ich bin Spezialistin auf dem Gebiet der Physiotherapie und keine Psychologin, deshalb sollte ich mich auf diesem Gebiet nicht einmischen, weil ich keine Expertin bin. Aber ich kann als Mensch für die Person da sein und zuhören." (Holopainen et al., im Druck).

Eines der Ziele des Erstgesprächs ist herauszufinden, worüber sich der Patient Sorgen macht. Oft ist das erste Anliegen, welches der Patient äußert, nicht das wichtigste und wir dürfen uns nicht in diesem ersten Anliegen unter Ausschluss aller anderen Anliegen verfangen [66]. Unsere Patienten haben also oft eine „versteckte Agenda", die sie uns gegenüber nicht automatisch laut äußern. Unsere Aufgabe ist es, die tatsächliche Agenda zu erkennen, die oft mit Sorgen oder Angst verbunden ist. Es ist wichtig herauszufinden, was die Wünsche und Erwartungen unserer Patienten in Bezug auf ihre Behandlung sind.

Ein gutes, patientenorientiertes Erstgespräch

- ist selbst eine therapeutische Maßnahme – Zuhören ist Therapie!
- hilft, den Patienten besser zu verstehen und ihm somit besser zu helfen
- dient als Grundlage für die klinische Argumentation
- verbessert die Zufriedenheit mit der Behandlung und die Ergebnisse
- stärkt die Interaktion und trägt zum Aufbau einer vertrauensvollen Beziehung bei.

In diesem Kapitel appelliere ich an alle Schmerztherapeuten, ihre Interaktionen mit Patienten kritisch zu hinterfragen.

Zeichnen Sie zum Beispiel eine Patientensituation auf und analysieren Sie sie im Nachhinein.

Denken Sie unbedingt daran, den Patienten um Erlaubnis für die Aufzeichnung zu bitten.

Da wir oft blind für unsere eigenen Praktiken sind, wäre es eine gute Idee, einen Kollegen zu bitten, die eigene Arbeit zu beobachten und zu überprüfen. Hören Sie bis zum Ende zu oder unterbrechen Sie Ihren Patienten? Stellen Sie eher offene oder geschlossene Fragen? Schaffen Sie mit Ihrer Wortwahl ein Gefühl der Sicherheit oder verstärken Sie seine Sorgen und Ängste? Wie reagiert der Patient körperlich auf das, was Sie sagen? Ist die Situation ruhig oder hektisch? Warum? Bestätigen Sie die Bedenken, Gefühle und Handlungen des Patienten? Wie sieht es mit der Körpersprache aus – stimmt sie mit Ihrer verbalen Kommunikation überein? Verwenden Sie eine verständliche Sprache und greifen Sie auf die eigenen Worte des Patienten zurück? Stellen Sie sicher, dass Sie den Patienten richtig verstanden haben und dass der Patient Sie verstanden hat? Wie berücksichtigen Sie die Erwartungen und Meinungen des Patienten? Vorgefertigte Interaktions-Checklisten oder z. B. der Calgary Cambridge Guide für medizinische Interviews helfen Ihnen, das Erstgespräch mit dem Patienten und weitere Interaktionen zu optimieren: http://www.skillscascade.com/handouts/CalgaryCambridgeGuide.pdf.

Wäre es nicht erstrebenswert, dass Schmerzpatienten ein paar Jahre nach ihrer Behandlung nur von guten Begegnungen im Gesundheitswesen erzählen, davon, dass man ihnen zugehört, sie verstanden, sich um sie gekümmert und sie gut versorgt hat? Was können Sie tun, damit mehr Menschen eine positive Erfahrung mit der Gesundheitsversorgung machen? Was wäre, wenn Freundlichkeit und Empathie im Gesundheitswesen allgemein als Standard und als selbstverständlich angesehen würden?

Ich möchte Sie daran erinnern, dass es nicht nur darauf ankommt, wie wir mit unseren Patienten kommunizieren. Die Kommunikationskultur einer Praxis oder z. B. unter den

Mitarbeitern eines Krankenhauses, kann sich ebenfalls auf das Schmerzerlebnis des Patienten und auf die Atmosphäre der Praxis auswirken. Eine respektvolle, mitfühlende Begrüßung des Krankenhauspersonals reduziert nachweislich die von den Patienten empfundenen Schmerzen und beschleunigt die Genesung [67, 68]. Angehörige von Patienten empfehlen eher ein Krankenhaus, dessen Arbeitsatmosphäre sie als mitfühlend und empathisch wahrnehmen [69].

Checkliste für eine gute Interaktion

- Hören Sie sich die Geschichte des Patienten an – Patientenzentrierung → Zeit geben, Unterbrechungen vermeiden!
- Einfühlsam sein: zuhören und Verständnis für die Sorgen, Überzeugungen, Ängste, die Motivation, Ziele und Werte des Patienten zeigen
- Spiegeln: Identifizieren, z. B. mit den eigenen Worten des Klienten, Überprüfen von Interpretationen
- Verständliche Sprache verwenden und eher offene als geschlossene Fragen stellen
- Reflektierende Befragung einsetzen
- Konfrontationen vermeiden, wenn Sie auf Widerstand stoßen – Strategiewechsel
- Widersprüche aufzeigen und rücksichtsvoll darstellen
- Psychosoziale Faktoren und die gesamte Lebenssituation des Klienten in das Gespräch einbeziehen, Fragebogen als Hilfsmittel verwenden
- Angemessener Einsatz von Humor
- Positives Verhalten verstärken, ermutigen
- Anerkennung/Würdigung geben
- Placebo einsetzen, Nocebo vermeiden
- Zusammenfassen.

KAPITEL 13

Hannu Luomajoki

Wie wird Schmerz gemessen? Was kann überhaupt und was sollte gemessen werden?

Schmerz ist eine subjektive Erfahrung. Es gibt keine effektive Maßeinheit, um Schmerz zu messen.

Wir können nicht messen, wie viel Schmerz ein Mensch tatsächlich verspürt. Schmerz ist eine emotionale Erfahrung, die mit einer Gewebeverletzung verbunden sein kann. Schmerz kann aber auch dann empfunden werden, wenn keine Verletzung vorliegt oder die Verletzung bereits verheilt ist. Daher besteht der beste Weg, Schmerz zu messen darin, nach der subjektiv empfundenen Intensität zu fragen. Die Befragung kann ganz einfach sein und soll Aufschluss über das Ausmaß und die Art der Schmerzen sowie über das Leiden und die Unannehmlichkeiten geben, die sie verursachen. Für eine Prognose sind eher emotionale und psychologische Faktoren ausschlaggebend.

13.1 Gute Fragen

Im Erstgespräch wird zunächst nach der Krankengeschichte gefragt, d. h. wann und wo das Schmerzproblem begonnen hat und wie lange es schon besteht. Die Schmerzintensität kann mit der Frage „Wie stark sind Ihre Schmerzen auf einer Skala von 0–10" auf einer numerischen Ratingskala (NRS) angegeben werden (➤ Abb. 13.1). Wie in ➤ Kap. 1 bereits besprochen wurde, sollte man sich überlegen, wann und wie oft man die Schmerzintensität thematisieren möchte. Denn durch diese Frage fokussiert sich der Patient wieder auf seinen Schmerz. Und das ist nicht immer das, was wir wirklich wollen. Es ist hilfreich, nach der Qualität der Schmerzen zu fragen: „Wie fühlt es sich an?", „Wie würden Sie Ihre Schmerzen beschreiben?", „Sind sie eher brennend, pochend oder ausstrahlend oder wie können Sie sonst die Art Ihrer Schmerzen erklären?" Sie können auch fragen, was der Patient aufgrund der Schmerzen nicht mehr tun kann. Kann der Patient noch arbeiten, Hobbys, Haus- oder sogar Gartenarbeit erledigen? Für eine Vorhersage der Entwicklung von Schmerzen oder des potenziellen Risikos einer Chronifizierung sind psychologische Faktoren ausschlaggebend.

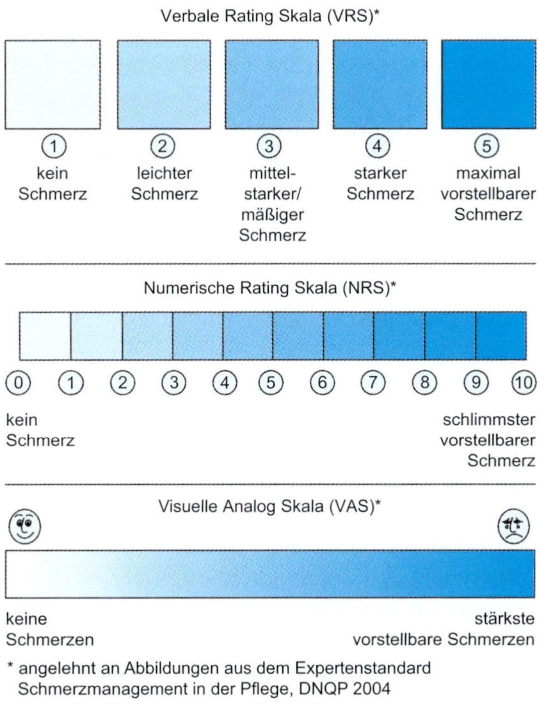

Abb. 13.1 Schmerzskalen in Anlehnung an Expertenstandard „Schmerzmanagement in der Pflege". [L138]

Ein sehr wichtiger Faktor ist Vertrauen und Selbstvertrauen. Das Gegenteil ist die Katastrophisierung und die eigene Angst oder Einschätzung, dass der Zustand niemals besser werden könnte.

Diese Faktoren können ermittelt werden, indem man den Patienten fragt, welche Ursachen er hinter den Schmerzen vermutet. Versuchen Sie herauszufinden, wie zuversichtlich der Patient ist, dass es ihm besser gehen wird. Es lohnt sich zu eruieren, ob der Schmerz des Patienten mit Angst, Verwirrung oder Unsicherheit verbunden ist. Es ist aber auch eine gute Idee, etwas objektivere Elemente einzusetzen, wie z. B. standardisierte Fragebogen. Diese werden typischerweise in Schmerzstudien eingesetzt, sollten aber auch im Arbeitsalltag verwendet werden. Anhand der Fragebogen wird die Ausgangssituation konkret abgebildet und Veränderungen können im Laufe der Zeit überprüft und dokumentiert werden.

13.2 Körperliche Indikatoren

Obwohl der Schmerz als solcher nicht objektiv, z. B. durch Labortests oder Röntgenaufnahmen, gemessen werden kann, helfen bestimmte physische Messungen, um eine Identifizierung des Schmerzmechanismus zu ermöglichen.

Auch als Wiederbefund können physische Messwerte hilfreich sein, um die Entwicklung der Situation aufzuzeigen.

Neuropathische Schmerzen können durch bestimmte physische Tests diagnostiziert werden. Neurologische Tests (motorisch, sensorisch, Reflexe) belegen eine Neuropathie, wenn es Befunde in den Tests gibt. Die quantitative sensorische Testung (QST) wird eingesetzt, um leichte Neuropathien zu erkennen. Neurodynamische Tests vermitteln ein Bild über die Auslösbarkeit des Schmerzproblems. Sie können als Kontrolle der Behandlung herangezogen werden; verändert sich die Gewebereizung mit der Zeit und/oder der Behandlung? Physische Tests werden konkret im Kapitel „Was untersucht der Physiotherapeut?“ erklärt (➢ Kap. 15).

13.3 Einsatz von Fragebogen

Die Verwendung von Fragebogen ist empfehlenswert.

Fragebogen lassen sich unterteilen in solche, die die Alltagsbeeinträchtigung (Beeinträchtigung bei alltäglichen Aufgaben) messen, und solche, die den psychischen Gesundheitszustand messen. Letztere geben Aufschluss über die Prognose und die beitragenden Faktoren.

13.3.1 Fragebogen zur Messung der Behinderung

Behinderungsfragebogen messen die durch Schmerzen verursachten Beeinträchtigungen und Beschwerden bei alltäglichen Aktivitäten. Es gibt sie in den unterschiedlichsten Formen. Zum einen gibt es gut bewährte Fragebogen für die verschiedenen Körperteile, zum anderen gibt es spezifische Fragebogen für verschiedene Verletzungen und Diagnosen. Nicht alle sind übersetzt und validiert, es gibt jedoch beispielsweise Bücher, die verschiedene Fragebogen und Beurteilungsinstrumente vorstellen und erklären [70].

Es gibt mehrere bekannte Indikatoren für Beschwerden im Wirbelsäulenbereich.

Für Schmerzen im unteren Rückenbereich ist der Oswestry Disability Index (ODI) [71] wahrscheinlich der bekannteste, zusammen mit dem Roland Morris Questionnaire (RMQ) (➢ Tab. 13.1) [71]. Da beide seit beinahe 40 Jahren im Einsatz sind, können wir auf eine große Menge an Erfahrung zurückgreifen. Eine wahrgenommene Beeinträchtigung ist gering, wenn weniger als 25 % der maximalen Punktzahl erreicht wird; beim RMQ sind dies 4 Punkte oder weniger (max. 24 Punkte) und beim ODI höchstens 12 Punkte (max. 50 Punkte). Eine wahrgenommene Beeinträchtigung ist mäßig, wenn sie im Bereich von 25–50 % der maximalen Punktzahl liegt, und hoch, wenn sie über 50 % liegt. Typischerweise ist ein Patient bei 50 % der maximal zu erreichenden Punktzahl arbeitsunfähig.

Das bekannteste Instrument zur Erfassung von Einschränkungen im Alltag durch Nackenschmerzen ist der Neck Disability Index (NDI) [72]. Er ist analog zum ODI aufgebaut. Es gibt 10 verschiedene Kategorien, wie z. B. Lesen, Schlafen, Fahren, Kopfschmerzen usw. Jedes Element hat sechs verschiedene Subskalen, die von 0 bis 6 bewertet werden. Je höher der Wert, desto größer ist die empfundene Beeinträchtigung im Alltag (➢ Tab. 13.1).

Eine durch Schulterschmerzen verursachte Beeinträchtigung kann mit dem Shoulder Pain and Disability Index (SPADI) gut gemessen werden [73]. Eine Behinderung der gesamten oberen Extremitäten oder der Hand kann mit dem DASH-Fragebogen (Disabilities of the Arm, Shoulder and Hand) eruiert werden [74]. Der DASH-Fragebogen enthält zusätzliche Abschnitte für Personen, die Sport treiben und Musik machen.

Für die unteren Extremitäten gibt es eine Reihe von verschiedenen Fragebogen. Mit dem Lower Extremity Functional Scale (LEFS) [75], ähnlich dem ODI und NDI, können alle Beeinträchtigungen der unteren Extremitäten erfasst werden (➢ Tab. 13.2). Probleme aufgrund von Arthrose bei Knie oder Hüfte werden mit dem WOMAC-Index (Western Ontario and McMaster Universities Osteoarthritis Index) festgestellt (➢ Tab. 13.2) [76]. Zur Messung einer Hüftdysfunktion kann der Hip Osteoarthritis Outcome Score (HOOS) [77]

Tab. 13.1 Typische und häufig verwendete Fragebogen bei Wirbelsäulenproblemen

Befragung	Punkte	Einteilung	Minimale klinisch bedeutsame Veränderung	Anmerkungen
NRS/VAS Numerische Ratingskala Visuelle Analogskala (➢ Abb. 13.1) *Schmerzintensität*	0–10	0–3 leichte Schmerzen 4–7 starke Schmerzen 8–10 sehr starke Schmerzen	Leichte Schmerzen 0,5 Starke Schmerzen 2 Chronische Schmerzen 2 Veränderungen um ungefähr 1,5 sind erforderlich, um klinische Signifikanz zu erreichen	Klinisch bedeutsame Veränderungen sind subtil; eine Veränderung von weniger als 20 % ist unwesentlich, eine Veränderung von 20–50 % ist deutlicher, nur eine Veränderung von mehr als 50 % ist als wesentlich anzusehen.
RMQ Roland Morris Disability Questionnaire *Behinderung im Alltag wegen Rückenschmerzen*	0–24	0–4 geringe Behinderung 5–11 große Behinderung > 12 große wahrgenommene Behinderung	2–3 Punkte	Korreliert relativ gut mit dem ODI und der PSFS. Ein sehr häufig eingesetztes Instrument zur Beurteilung von Rückenschmerzen.
ODI Oswestry Disability Index *Behinderung im Alltag wegen Rückenschmerzen*	0–50 Punkte: multipliziert × 2 = prozentuale Behinderung im Alltag	0–20 % leichtgradige Behinderung 20–40 % mittelgradige Behinderung 40–60 % starke Behinderung 60–80 % invalidisierend 80–100 % bettlägerig	18 %, z. B. von 30 % auf 24 %	Korreliert gut mit dem RMQ, obwohl eine völlig andere Formel eingesetzt wird.
NDI Neck Disability Index *Behinderung im Alltag wegen Nackenschmerzen*	0–50 Punkte: multipliziert × 2 = prozentuale Behinderung im Alltag	0–4 keine Einschränkungen 5–14 leichte Einschränkungen 15–24 mittelmäßige Einschränkungen 25–35 starke Einschränkungen > 35 totale Einschränkungen	3.5 Punkte	Auf der Grundlage des ODI aufgebaut, das wichtigste Beurteilungsinstrument für Einschränkungen aufgrund von Nackenschmerzen.

oder The Copenhagen Hip and Groin Outcome Score (HAGOS) [78] angewendet werden. Knieschmerzen können mit dem Knee Osteoarthrosis and Osteoarthritis Outcome Score (KOOS) [79], dem Lysholm-Score [80] oder der Kujala-Skala [81] für anteriore Knieschmerzen beurteilt werden.

Die patientenspezifische Funktionsskala (PSFS) [82] ist generisch, d. h. sie kann für jedes funktionelle Problem angewendet werden, das mit einer individuellen Beeinträchtigung verbunden ist.

Zunächst wird die schmerzgeplagte Person gefragt, welche Tätigkeit oder Situation die meisten Schmerzen verursacht.

Der Patient sagt zum Beispiel: beim Sitzen.

- Wie lange sind Sie in der Lage zu sitzen?
- Eine halbe Stunde ist das Maximum.
- Wie stark ist der Schmerz oder das Unbehagen nach einer halben Stunde Sitzen, von null bis zehn?
- Es liegt bei 7/10.

Auf diese Weise können Sie z. B. die drei am meisten belastenden Aktivitäten eruieren.

13.3.2 Qualitätskriterien für Fragebogen

Ein wichtiger Aspekt bei der Verwendung der Fragebogen ist, dass sie veröffentlicht und validiert worden sind. Validierung bedeutet, dass die Fragebogen auch tatsächlich das testen, was sie vorgeben zu testen. Des Weiteren ist die Zuverlässigkeit wichtig. Wenn zum Beispiel ein Fragebogen an zwei Tagen innerhalb eines kurzen Zeitraums ausgefüllt wird, sollten die Ergebnisse ziemlich gleich ausfallen. Sensitivität hingegen bedeutet, dass der Fragebogen tatsächlich eine konkrete Veränderung anzeigt, wenn sich die Situation der gemessenen Person in Bezug auf die alltägliche Beeinträchtigung verändert hat. Wichtig ist, die minimale klinisch

Tab. 13.2 Typische und häufig verwendete Fragebogen bei Problemen der Extremitäten

Befragung	Punkte	Einteilung	Minimale klinisch bedeutsame Veränderung	Anmerkungen
SPADI Shoulder Pain and Disability Index *Schmerzen und Behinderung durch Schulterschmerzen*	5 schmerzbezogene Fragen und 8 funktionsbezogene Fragen. Max. 130 Punkte. Je höher die Punktzahl, desto größer ist das Problem.	Nicht publiziert	20 Punkte	Korreliert gut mit dem DASH. Gute Zuverlässigkeit dokumentiert.
DASH Disabilities of Arm, Shoulder and Hand *Funktionseinschränkungen durch Schmerzen in der oberen Extremitäten*	30 Fragen, die mit 1–5 Punkten bewertet werden. Je mehr Punkte, desto größer ist die Behinderung im Alltag. Die Summen werden in Prozentsätze umgerechnet.	Es müssen mindestens 27 Fragen beantwortet werden. Hinzu kommen die Kategorien Musiker und Sportler.	Mindestens 10 Punkte Unterschied	Korreliert bei Patienten mit Schulterschmerzen gut mit dem SPADI.
LEFS *Schmerzen und Behinderung aufgrund von Problemen der unteren Extremitäten*	20 Items mit 5 Antwortstufen (0–4 Punkte), wobei 0 die schlechteste Bewertung ist. Je weniger Punkte, desto schlechter ist der funktionelle Status. Max. 80 Punkte = keinerlei Probleme.	Nicht publiziert	Mindestens 8–12 Punkte Unterschied (unterschiedliche Werte veröffentlicht)	Korreliert gut mit dem WOMAC und dem HOOS. Gute Zuverlässigkeit.
WOMAC Durch Arthrose verursachte Behinderung (untere Extremitäten)	24 Fragen insgesamt (5 zu Schmerzen, 2 zu Steifheit, 17 zu Einschränkungen im Alltag)	Max. 240 Punkte (schlimmster Fall)	17–22 % Veränderung	Stimmt gut mit anderen Erhebungen überein. Seit über 20 Jahren weit verbreitet.

relevante Veränderung (MCIC, minimal clinically important change) zu ermitteln; interessanterweise ist oft eine Veränderung von bis zu 15 % erforderlich, damit die Aussage klinisch relevant ist. Die Tabellen zeigen die Kriterien der verschiedenen Fragebogen.

13.3.3 Prognostische oder prädiktive Fragebogen

Die Risikofaktoren für eine chronische Erkrankung sind inzwischen recht gut bekannt.

Dazu gehört zum Beispiel die Angst vor Bewegung. Sie kann mit dem Fear Avoidance Beliefs Questionnaire (FABQ) [83] oder der Tampa Scale of Kinesiophobia (TSK) [84] gemessen werden. Beide wurden auf Deutsch validiert. Der Schmerz-Katastrophisierungs-Score (PCS) kann in verschiedenen Fällen relevant sein. Depressionen sind ein häufiges schmerzbedingtes Phänomen. Sie werden mit der Depressionsskala (DEPS) [85] oder der Hospital Anxiety and Depression Scale (HADS) [86] getestet.

Psychosoziale Risikofaktoren für eine chronische Erkrankung werden anhand des Örebro-Fragebogens gemessen [87]. Der Fragebogen ist nach der schwedischen Stadt benannt, in der ihr Entwickler, Steve Linton, tätig ist. Der ursprüngliche Fragebogen ist mit 50 Fragen recht umfangreich. Glücklicherweise gibt es eine validierte verkürzte Form davon, bestehend aus nur 10 Fragen [18, 88].

Das Subgroups for Targeted Treatment (STarT) Back Screening Tool (SBST) evaluiert das Risiko für chronische Rückenschmerzen [89]. Das Tool besteht aus neun Fragen, die Rückenschmerzpatienten in Kategorien mit einem geringen, mittleren oder hohen Risiko für die Entwicklung einer Chronifizierung einteilen. Bei den Fragen 5 bis 9 handelt es sich um psychologische Faktoren, die primär die Höhe des Risikos bestimmen. Das SBST ist grundsätzlich für alle anderen Patienten mit muskuloskelettalen Erkrankungen anwendbar. Hierzu wurden jedoch die psychometrischen Eigenschaften noch nicht untersucht.

KAPITEL

14 Was untersucht der Arzt?

Jani Takatalo

Die Aufgabe eines Arztes ist, vereinfacht ausgedrückt, die Diagnose und Behandlung von Krankheiten. Die medizinische Herangehensweise an Gesundheit und Krankheit basiert im Allgemeinen auf dem Wissen über die pathologischen Prozesse im Körper. Dieser Ansatz ist jedoch in vielerlei Hinsicht eine Herausforderung bei der Diagnose und Behandlung von Erkrankungen des Bewegungsapparates, da es schwierig sein kann, zwischen pathologischen und altersbedingten strukturellen Veränderungen zu unterscheiden. Da die Mehrheit der Muskel-Skelett-Erkrankungen (z. B. mehr als 90 % der Rückenschmerzen) durch etwas anderes als einen eindeutig nachweisbaren pathologischen Prozess verursacht werden, ist es weitgehend die Aufgabe des Arztes, in erster Linie gefährliche Zustände auszuschließen. Die Zeit heilt einen großen Teil der Erkrankungen des Bewegungsapparates, aber in vielen Fällen kann die Genesungszeit durch Bewegung und Therapie deutlich verkürzt werden. Deshalb ist die Zusammenarbeit des Arztes mit anderen Fachexperten bei Erkrankungen des Bewegungsapparates besonders wichtig.

14.1 Ausschließen von Red Flags

Red Flags sind Hinweise auf Muskel-Skelett-Erkrankungen, die sofortige oder dringende Aufmerksamkeit und Behandlung benötigen, da sie für den Patienten im schlimmsten Fall lebensgefährlich sein können. Der vermutlich erste schriftliche Hinweis auf Red Flags findet sich in einem Fallbericht im Zusammenhang mit Rückenschmerzen aus dem frühen 20. Jahrhundert [90]. Die Entdeckung von Red Flags während eines Patientengesprächs oder einer klinischen Untersuchung ist ein Hinweis darauf, dass der Patient möglicherweise eine ernsthafte Erkrankung hat und weitere Untersuchungen erforderlich sind [91]. Ich möchte hier betonen, dass es sich um eine ernsthafte Erkrankung handeln KANN und selbst gutartige Verläufe sehr schwere Symptome verursachen können. Red Flags sollten dem Patienten als Befund oder Symptom vorgestellt werden, welche weitere Untersuchungen erfordern. Im Hinblick auf Befunde und weitere Abklärungen sollte dem Patienten immer die Möglichkeit gegeben werden, Fragen zu Themen zu stellen, die ihn beschäftigen.

Oftmals erhofft sich der Patient eine Antwort auf Fragen wie „Habe ich eine schlimme Krankheit?“, „Was ist die Ursache für meinen Zustand?“ und „Wie lautet die Prognose?“

Die Häufigkeit von schweren Erkrankungen ist sehr gering. Jedoch kann es sein, dass diese in spezifischen Bereichen des Gesundheitswesens (z. B. in der Rheumatologie) höher ist. Grund ist hier, dass in Spezialabteilungen und -gebieten andere Patienten zu finden sind als in der allgemeinen Hausarztpraxis. So haben im ambulanten Bereich 0–0,7 % der Rückenschmerzpatienten einen bösartigen Tumor; 0,2–7 % der ambulanten Patienten, die zur Bildgebung überwiesen werden und bis zu 5,9 % der Rückenpatienten, die zur fachärztlichen Versorgung überwiesen werden, können einen bösartigen Tumor haben. Im Rückenbereich ist der häufigste Ort der malignen Metastasierung die Lendenwirbelsäule, wobei die häufigsten Primärtumore in der Brust, Lunge oder Prostata gefunden wurden [90]. Die Nützlichkeit von Red Flags in der klinischen Arbeit ist bis heute wenig untersucht worden und neuere Studien haben keine sehr guten Ergebnisse zur Sensitivität und Spezifität von Red Flags geliefert [90, 93]. Die klinisch relevantesten und nützlichsten Red Flags bei Rückenschmerzen scheinen das Vorliegen einer bereits bestehenden Krebserkrankung und ein starker klinischer Verdacht auf eine spezifische Erkrankung zu sein. Andere nützliche (aber weniger aussagekräftige) Red Flags für Rückenschmerzen sind Gewichtsverlust, eine nicht erfolgreiche Behandlung über 4–6 Wochen, Beinschwäche, Paraparese, starke Traumata und eine langfristige Anwendung von Kortikosteroiden [90, 91]. Bei Rückenschmerzen scheinen weniger bedeutsame Red Flags atypische Schmerzen, nächtliche Schmerzen, ein fortgeschrittenes Alter, Übelkeit, Fieber, Appetitlosigkeit, schnell zunehmende Müdigkeit, progressive Symptome und mehrere Krebsrisikofaktoren zu sein. Red Flags sind bis heute noch nicht oft untersucht worden, so dass keine klaren Schlussfolgerungen aus einzelnen Studien gezogen werden können [90].

Wenn mehrere Red Flags auftauchen, wird der Patient mit größerer Wahrscheinlichkeit für weitere Untersuchungen überwiesen werden [94].

Natürlich sollte die Evidenz aus der Forschung beim Ausschluss von Red Flags berücksichtigt werden, aber denken Sie daran, alle Red Flags für verschiedene muskuloskelettale Systeme zu berücksichtigen, da eine geringe Menge an Forschungsevidenz nicht bedeutet, dass eine einzelne Red Flag auf individueller Ebene nicht signifikant sein kann [93]. Die beim Patienten gesammelten anamnestischen Daten können zusammen mit der klinischen Untersuchung und der Nachverfolgung der Wirksamkeit der Behandlung Anlass zu einer Überweisung des Patienten zu weiteren Untersuchungen geben, daher sollte die klinische Entscheidungsfindung (Clinical Reasoning) während der gesamten Patient-Therapeut-Beziehung durchgeführt werden. Als Red Flags werden periphere, zentralnervöse, systemische, traumatische und metabolische (einschließlich Tumoren) sowie Faktoren in Zusammenhang mit dem Blut- und Lymphsystem berücksichtigt, so dass alle möglichen Faktoren bei jedem muskuloskelettalen Problem in Betracht gezogen werden können.

14.2 Der Stellenwert der Bildgebung

Die muskuloskelettale Untersuchung mittels Bildgebung sollte ein reines Hilfsmittel für eine gute und genaue Anamneseerhebung und klinische Untersuchung des Patienten sein, d.h. die Bildgebung sollte zur Bestätigung der Diagnose oder als Ausschlussverfahren verwendet werden. Eine genaue Anamneseerhebung und eine gute klinische Untersuchung ermöglichen die angemessene Wahl der bildgebenden Methode [95, 96].

Ohne klinische Untersuchung und Kenntnis der Patientenanamnese ist die muskuloskelettale Bildgebung von geringem Wert, da auffällige Befunde z.B. im Bereich des Nackens und der Lendenwirbelsäule in einem sehr jungen Alter bei einem relativ hohen Prozentsatz der Menschen auftreten [92, 96, 97].

Das Gleiche gilt für die anderen großen Gelenke im Körper. Wenn man sich jedoch für eine Bildgebung entscheidet, sollte der überweisende Arzt die Befunde zu den Symptomen des Patienten in Beziehung setzen und dem Patienten die Befunde der Bildgebung und ihre Bedeutung für seinen Zustand gut erklären [95, 97]. Bei der Planung der Bildgebung müssen die Auswirkungen auf den Patienten berücksichtigt werden. In diesem Zusammenhang können das Alter, das Geschlecht und die Grunderkrankungen des Patienten die Wahl der bildgebenden Methode beeinflussen [97].

Bildgebende Untersuchungen sollten zur Klärung oder Bestätigung einer Diagnose herangezogen werden, was Auswirkungen auf die Behandlungsstrategie haben kann. In diesem Fall ist die Voraussetzung für eine bildgebende Untersuchung erfüllt.

Bei einem akuten Trauma ist bei Verdacht auf eine mögliche Fraktur das Röntgenbild oder die Computertomografie die bevorzugte Bildgebungsmethode. Die Bildgebung nach einem Unfall unterscheidet sich stark von der Bildgebung ohne Trauma oder bei längerfristigen Symptomen. In der Unfallabteilung werden mögliche Gewebeschäden (Knochenbrüche, Belastungsfrakturen usw.) bewertet und die Notwendigkeit einer dringenden Behandlung beurteilt, wobei die Bildgebung eine größere Rolle spielt als bei Behandlungsentscheidungen für langfristige muskuloskelettale Erkrankungen. Wenn keine Bildgebung zum Zeitpunkt des Unfalls durchgeführt worden ist und die Erkrankung bereits länger andauert, ist eine detailliertere Beurteilung der klinischen Zeichen und der Krankengeschichte im Hinblick auf die Notwendigkeit einer Bildgebung erforderlich.

Bei akuten, nicht-traumatischen, lokalisierten Rücken- und Nackenschmerzen ist eine Bildgebung fast nie relevant, es sei denn, es tauchen bei der Untersuchung Red Flags auf oder es findet sich ein starker Hinweis auf eine spezifische Erkrankung, die durch die Bildgebung eventuell erkannt werden könnte [95, 97].

Manchmal kann eine Bildgebung jedoch trotzdem relevant sein, wie z.B. bei einer vermuteten osteoporotischen Fraktur oder rheumatischen Nackenbeschwerden. Eine entsprechende Notwendigkeit sollte immer individuell beurteilt werden.

Bei längerfristigen lokalen muskuloskelettalen Problemen ist die primäre Untersuchung oft ein einfaches Röntgenbild. Das Bild kann die Ursache des Schmerzes aufdecken und dient hauptsächlich als Ausschlussuntersuchung. Muskuloskelettale Probleme, die ohne Trauma begonnen haben, sind oft nicht auf signifikante Weichteilveränderungen zurückzuführen, aber wenn sich das Problem mit der Zeit und im Zuge einer Therapie nicht verbessert, sollte eine Weichteilbildgebung in Betracht gezogen werden. Ultraschall ist ein gutes bildgebendes Verfahren zur Untersuchung von Weichteilproblemen, wobei ein MRT noch genauer ist als ein Ultraschall. Eine zusätzliche Abbildungsgenauigkeit kann durch die Zugabe eines Kontrastmittels im Rahmen einer MRT-Untersuchung erreicht werden, wobei bei den modernen Hochleistungsgeräten ein Kontrastmittel kaum mehr erforderlich ist. Bei entzündlichen muskuloskelettalen Erkrankungen sind das MRT und die Isotopentomografie die genauesten Bildgebungsmethoden [92, 95, 97]. Bei belastungsbedingten Erkrankungen der oberen Extremitäten sind bildgebende Untersuchungen selten relevant, können aber nach einer fachärztlichen Begutachtung sehr wohl durchgeführt werden [98].

Manchmal ist der Patient so sehr auf die Strukturen der verursachten Schmerzen fixiert und über seine eigenen Symptome besorgt, dass eine Bildgebung aus diesen Gründen angebracht ist, um die therapeutische Beziehung und die Motivation zur Rehabilitation aufrechtzuerhalten. In solchen Fällen ist es jedoch sehr wichtig, dass der überweisende Arzt die Ergebnisse der Bildgebung mit dem Patienten in einer entspannten Art und Weise bespricht, so dass der Patient die bildgebenden Befunde und deren Relevanz für seinen eigenen Zustand versteht.

In den meisten Fällen kann die Therapie jedoch ohne oder vor der Bildgebung begonnen werden, vorausgesetzt, es gibt nichts, was nach der Anamnese und der klinischen Untersuchung den Anschein erweckt, dass sich der Behandlungsverlauf des Patienten in irgendeiner Weise dadurch ändern würde.

Eine Bildgebung kann später notwendig werden, wenn ein Fortschritt in der Therapie nicht wie erwartet auftritt. Zu diesem Zeitpunkt wird die Bildgebung hauptsächlich zur Verfeinerung der Diagnose und Prognose sowie zum Ausschluss bestimmter Diagnosen eingesetzt. Es ist dann unerlässlich, dass der überweisende Arzt die Bilder mit dem Patienten gut durchgeht und dem Patienten die Bedeutung der Befunde erklärt, damit er keinen falschen Eindruck von den durchgeführten Untersuchungen bekommt.

14.3 Sind Laboruntersuchungen notwendig?

In der Regel spielen Laboruntersuchungen bei muskuloskelettalen Problemen in der ambulanten Sprechstunde keine große Rolle. Am häufigsten entsteht die Notwendigkeit einer Laboruntersuchung, wenn der Verdacht auf eine systemische entzündliche Erkrankung besteht. Die Auswahl der durchzuführenden Labortests richtet sich dann nach dem Befund der klinischen Untersuchung des Patienten. Laborwerte, die auf eine Entzündung hinweisen, sind C-reaktives Protein (CRP), Laktat (Lak), das kleine Blutbild (KB) und hauptsächlich Leukozyten (Leuk.). Leukozyten zeigen eine Entzündung am schnellsten an, gefolgt von C-reaktivem Protein. Der Laktatwert reagiert am langsamsten. Daher ist es bei Entzündungszuständen, die einige Tage andauern, nicht sehr relevant, dessen Messung anzuordnen. Es handelt sich hier um allgemeine Entzündungsmarker, d. h. sie geben keinen Aufschluss darüber, um welche spezifische Krankheit es sich handelt. Wenn ein einzelnes Gelenk geschwollen ist, kann eine Arthroskopie eine Erklärung für diese Schwellung liefern. Eine schnell einsetzende Entzündung eines einzelnen Gelenks ist sehr typisch für Gicht. In diesem Fall können Labortests Urat nachweisen, das während eines akuten Gichtanfalls allerdings nicht zwingend erhöht ist. Bei einer symmetrischen Arthrose von mehreren Gelenken kann es sich um eine rheumatoide Arthritis handeln, die durch das Vorhandensein von Entzündungsmarkern, aber nicht immer durch erhöhte Werte des Rheumafaktors (RF) und Citrullin-Antikörper (CCP-Ak) diagnostiziert wird, auch wenn der Patient eine rheumatoide Arthritis hat. Das Gewebeantigen HLA-B27 (Humanes Leukozyten-Antigen B27) ist ebenfalls mit rheumatischen Erkrankungen, insbesondere Spondyloarthritis, assoziiert. Für die Diagnose von hochgradig multisymptomatischen rheumatischen Erkrankungen (systemischer Lupus erythematodes und systemische Sklerose) sind antinukleäre Antikörper (ANA) erforderlich. Bei ausgedehnten Muskelschmerzen sollte man die sehr komplexen Myopathien in Betracht ziehen, zu deren grundlegenden Labortests die Messung der Kreatinkinase (CK) gehört. Darüber hinaus können verschiedene Infektionen mit muskuloskelettalen Erkrankungen einhergehen, so dass je nach klinischer Situation auch andere Untersuchungen notwendig sind. Mit anderen Worten: Wenn sich die Symptome nicht bessern oder sehr untypisch für funktionelle Muskel-Skelett-Erkrankungen sind, sind weitere Untersuchungen angebracht, wie z. B. ein Urintest, Tests auf verschiedene Infektionen und ein Elektrokardiogramm (EKG) [97, 99–102].

14.4 Systemische muskuloskelettale Symptome

Rheumatische Erkrankungen bilden eine große Gruppe von systemischen Erkrankungen mit muskuloskelettalen Symptomen. Dazu gehören die rheumatoide Arthritis, die axiale Spondyloarthropathie (ankylosierende Spondylitis) und das Sjögren-Syndrom mit Prävalenzraten von mehr als 1 % [100], 0,3 % [103] bzw. mehr als 2 % [104] der Bevölkerung. Rheumatische Erkrankungen sind Autoimmunerkrankungen, deren Ursachen noch nicht vollständig geklärt sind. Bei der rheumatoiden Arthritis sind meist mehrere Gelenke gleichzeitig entzündet, das Gelenk ist geschwollen und steif und schmerzt bei Bewegung. Die häufigsten Entzündungsherde sind die Fingerknöchel, die proximalen Gelenke der Finger, die Handgelenke und die Kopfregion. Die rheumatoide Arthritis ist durch Morgensteifheit gekennzeichnet [100].

Die axiale Spondyloarthropathie ist eine entzündliche Rückenerkrankung, die nicht nur die Wirbelsäule, sondern auch andere Gelenke betreffen kann, wobei auch Schmerzen an Sehnenansatzstellen auftreten können. Zu den Symptomen gehören Rückensteifheit und Schmerzen.

Häufig tritt Steifheit am Morgen auf und der damit verbundene Schmerz kann einen Menschen in den frühen Morgenstunden wach werden lassen [105]. Die Hauptmerkmale des Sjögren-Syndroms sind das sogenannte Sicca-Syndrom mit Trockenheit der Augen, des Mundes, des Rachens und anderen Schleimhäuten. Diese Symptome treten bei 95 % der Menschen mit einem Sjögren-Syndrom auf. Es werden dabei allgemeine Symptome wie Müdigkeit und Schmerzen, Angst und Depression hervorgerufen. Systemische Symptome können in den muskuloskelettalen Systemen auftreten, von Muskelschmerzen bis hin zu sensorischen Defiziten und Symptomen des peripheren Nervensystems [106]. Gicht ist eine rheumatische Stoffwechselerkrankung, bei der sich Uratkristalle in Geweben und Körperflüssigkeiten bilden und eine Entzündungsreaktion hervorrufen.

Gicht tritt bei weniger als 5 % der Bevölkerung auf. Gicht verursacht Schwellungen, Hitze und Schmerzen im Gelenk. Die Symptome beginnen schnell und erreichen ihren Höhepunkt innerhalb von 12 Stunden und können manchmal von Fieber begleitet sein.

Die häufigsten Symptome treten in den unteren Extremitäten auf, wobei das am häufigsten betroffene Gelenk das Großzehengrundgelenk ist. Hohe Serum-Uratwerte sind der wichtigste Indikator für Gicht, wobei aber nicht alle Menschen mit hohen Uratwerten Gichtsymptome entwickeln. Wenn Gicht chronisch wird, kann es zur Bildung von Tophi (Natriumuratkristallen) im Bewegungsapparat kommen. Zu den Risikofaktoren für Gicht gehören männliches Geschlecht, Übergewicht, Bluthochdruck, übermäßiger Alkoholkonsum, die Einnahme von entwässernden Medikamenten, ein hoher Verzehr von Fleisch und Meeresfrüchten, Niereninsuffizienz und Gicht in der familiären Vorgeschichte [101, 107, 108].

Sarkoidose ist eine Krankheit, die oft mit Lungensymptomen beginnt, aber die Symptome können auch an vielen anderen Körperstellen auftreten, was eine Diagnose schwierig macht. Diese histologisch sichtbare granulomatöse entzündliche Erkrankung wird in der Regel durch Lungenröntgen diagnostiziert (90 % der Patienten haben Lungenschäden), 40 % der Patienten leiden an Hautausschlag. Manche Patienten haben längeres Fieber und ein Drittel zeigt muskuloskelettale Symptome. Die Symptome können in den Knochen, Gelenken oder Sehnen auftreten. Das häufigste muskuloskelettale Symptom ist eine akute Arthritis, die sich oft als Löfgren-Syndrom präsentiert, welches neben Arthritis auch mit Haut- und Lymphknotenveränderungen im Bereich der Lunge einhergeht. Erbliche Faktoren spielen beim Löfgren-Syndrom eine größere Rolle als bei anderen Sarkoidosen und die Prognose ist relativ gut. Die Erkrankung bildet sich in der Regel innerhalb von 24 Monaten zurück. Die Beschwerden treten am häufigsten beidseitig an den Knöcheln auf, mit möglicher Ausbreitung auf die Knie, Handgelenke, Ellenbogen und die Fingergrundgelenke. Sarkoidose kann eine chronische Polyarthritis verursachen, ähnlich einer Tendosynovitis. Wenn eine Synovitis in den größeren Gelenken auftritt, sollten weitere Untersuchungen durchgeführt werden. Die Entzündung eines einzelnen Gelenks ist selten und in diesem Fall wird Gicht, auch mit Sarkoidose in Verbindung gebracht, zu einer Differenzialdiagnose.

Auch andere Gelenksymptome können mit einer Sarkoidose in Verbindung stehen. So wurde beispielsweise festgestellt, dass die axiale Spondyloarthritis möglicherweise mit einer Sarkoidose zusammenhängt. Daktylitis ist eine häufige Erkrankung im Rahmen einer Sarkoidose und wird oft in Zusammenhang mit einer axialen Spondyloarthritis gesehen, was wiederum eine mögliche Verbindung zwischen den beiden Krankheiten untermauert. Veränderungen in der Skelettmuskulatur werden bei fast der Hälfte der Sarkoidose-Patienten beobachtet, aber weniger als 3 % sind symptomatisch, mit Müdigkeit, Schwäche und verminderter körperlicher Leistungsfähigkeit. Muskelschmerzen können sehr chronischer Natur sein, mit Symptomen in den proximalen Muskeln. Sie treten häufiger bei Frauen auf. Bei der Sarkoidose können sich in den Muskeln schmerzhafte einzelne Gewebeknötchen (Granulome) bilden, die dann später die Muskelfunktion beeinträchtigen und sogar die Entwicklung von Muskelkrämpfen verursachen können. Selten entwickelt sich eine akute Sarkoidose-Myopathie, bei der der Kreatinkinase-(CK-)Wert wie bei anderen Muskelleiden ansteigt. Bis zu 15 % der Sarkoidose-Patienten weisen Skelettveränderungen auf, oft im Knochen unter einer Hautverletzung. Die Sarkoidose ist in der Regel eine unheilbare Erkrankung, die vorübergehend etwas nachlassen kann. Bei symptomatischen Patienten wird üblicherweise Kortison zur Behandlung eingesetzt [109].

Osteoporose ist ein Ungleichgewicht zwischen Knochenaufbau und -abbau, das durch Zytokine, Hormone und Vitamin D beeinflusst wird. Die Prävalenz von Osteoporose ist hoch, insbesondere bei Frauen nach der Menopause.

Osteoporose kann Schmerzen verursachen, insbesondere wenn eine Kompressionsfraktur der Wirbel vorliegt, die bei einem Menschen mit Osteoporose auch bei sehr gering belastenden Tätigkeiten auftreten kann.

Als Ursache von Hüftschmerzen muss man daher auch an Osteoporose zu denken. Osteoporotische Frakturen können bei älteren Menschen die Ursache von Oberschenkel-, Nacken- und Handgelenkschmerzen sein, da das Osteoporoserisiko mit dem Alter deutlich ansteigt [110].

Es gibt viele seltenere Erkrankungen, die sich auf die Wirbelsäule auswirken können. Diese sollten untersucht werden, wenn die Symptome und die Vorgeschichte des Patienten entsprechend kompatibel sind und eine Therapie keine Besserung der Symptome des Patienten bewirkt [111].

KAPITEL 15

Hannu Luomajoki

Was untersucht ein Physiotherapeut? Körperliche Untersuchungen und Tests

15.1 Wie läuft eine körperliche Untersuchung durch einen Physiotherapeuten ab?

Bei Schmerzpatienten kann sich der Physiotherapeut bei einer körperlichen Untersuchung nicht einfach auf die Haltung, Mobilität, aktive und passive Bewegungen, Palpation und so weiter fokussieren. Natürlich werden diese Elemente auch untersucht, aber es ist wichtig, vorerst eine Vorstellung davon zu bekommen, was beim Patienten überhaupt spezifisch zu untersuchen ist, um danach eine sinnvolle Schmerztherapie planen zu können. Ein guter Ansatz ist es, zuerst dem Schmerzmechanismus auf den Grund zu gehen.

Der gesamte Untersuchungsprozess für den Patienten umfasst das Erstgespräch, die Planung der körperlichen Untersuchung und die körperliche Untersuchung selbst (➤ Abb. 15.1). Entweder vor der Untersuchung oder nach dem Erstgespräch füllt der Patient im Idealfall einen standardisierten Fragebogen aus.

Einschränkungen der Lebensqualität eines Patienten können z. B. anhand des Oswestry Disability Index (ODI) gemessen werden. Dieser Behinderungsfragebogen misst, wie groß die Einschränkungen oder Beeinträchtigungen aufgrund von Rücken-, Nacken- oder Schulterbeschwerden im Alltag sind. Mögliche Risikofaktoren für eine Chronifizierung können mit einem Fragebogen, der spezifisch die Bewegungsangst erfasst, gemessen werden. Wenn die Zeit während der Untersuchung nicht ausreicht, kann der Fragebogen dem Patienten ausgehändigt werden und er wird gebeten, ihn bis zum nächsten Termin auszufüllen.

Physiotherapeutische Untersuchung eines Schmerzpatienten

- Gegenseitiges Kennenlernen, Einführung, Allianzbildung („Bonding“)
- Interview
- Ausfüllen von Fragebogen
- Gestaltung der physischen Erhebung, körperliche Untersuchung
- Aufzeichnung der Ergebnisse und Erläuterung der Ergebnisse gegenüber dem Patienten
- Behandlungsplanung.

Beispiele für Testungen peripherer Schmerzen

- Schmerz- und Impingement-Tests
- HWS-Kombinationstests; bei eingeschränkter Rotation und Schmerzen bei kontralateraler Beugung der gegenüberliegenden Lateralflexion liegt die Ursache der Beschwerden im Bereich des oberen Halses. Sind diese Bewegungen hingegen in dieselbe Richtung eingeschränkt, liegt das Problem in der unteren Extremität

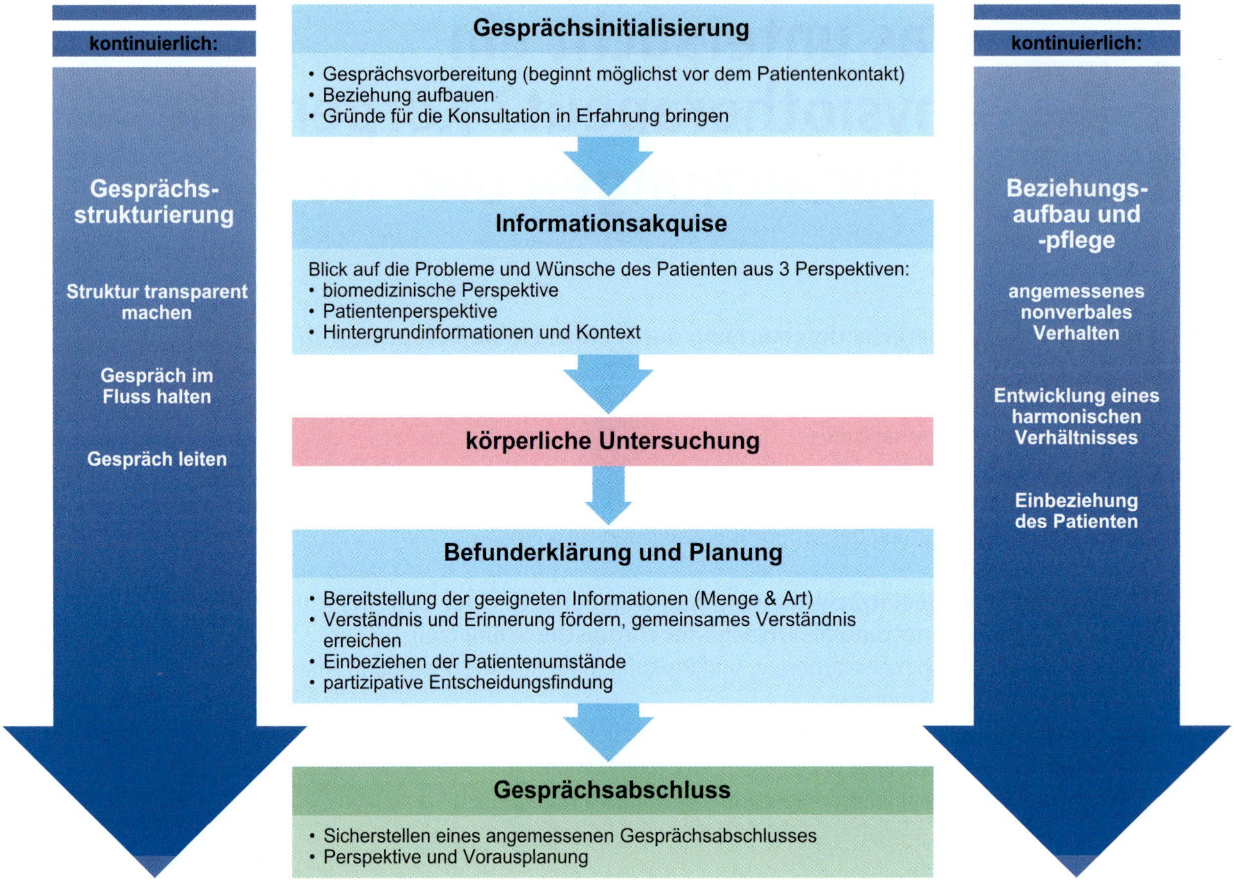

Abb. 15.1 Idealstruktur therapeutischer Gespräche nach den Calgary-Cambridge Guides (in Anlehnung an Kurtz 2003 Arzt-Patient-Kommunikation Calgary-Cambridge Guides). [H276-001/L141]

- Segmentale Provokationstests, wie zentrale PA (posterior-anterior) oder unilateraler Druck, sind bei mechanischen Funktionsstörungen schmerzhaft. Im Gegensatz dazu ist das andere Segment, in dem keine Beschwerden auftreten, schmerzfrei
- Triggerpunkt-Provokation im Muskel. Die Palpation löst genau den Schmerz aus, den der Klient empfindet
- Alle aktiven und passiven Bewegungstests und Palpationen. ▮▮

Die Bedeutung des Erstgesprächs darf nicht unterschätzt werden. Tatsächlich gewinnt der Therapeut daraus bereits ca. 80 % der gesamten Informationen über den Patienten (➤ Abb. 15.1).
Diese Betrachtung widerspricht der sehr häufig vorherrschenden Ansicht, man müsse unbedingt immer eine Röntgenaufnahme machen und das betroffene Gewebe untersuchen und dann zu denken, dass auf diese Weise die Ursache für die Schmerzen und Beschwerden gefunden werden könnte. In Wirklichkeit sagt uns diese sogenannte medizinische Diagnose aber nur sehr wenig über die tatsächlichen Probleme des Schmerzpatienten.

15.2 Körperliche Untersuchung entsprechend dem Schmerzmechanismus

Während des Erstgesprächs müssen Sie in der Lage sein, sich ein Bild davon zu machen, welche verschiedenen Mechanismen am Werk sind und welcher möglicherweise der wichtigste davon sein könnte. Das heißt, es gilt herauszufinden, ob die Beschwerden hauptsächlich peripher, also mechanisch, entzündlich oder ischämisch bedingt sind. Ist das Schmerzmuster eindeutig, ist die Anamnese relativ kurz und klar und der wahrgenommene Schmerz oder das Leiden relativ einfach zu mindern. Wenn das Schmerzmuster z. B. weitgehend für einen peripheren Mechanismus spricht, wird auch die körperliche Untersuchung entsprechend durchgeführt.

15.2.1 Peripherer Schmerzmechanismus

Bei einem mechanischen Schmerz versucht der Therapeut, den betroffenen Körperteil, von dem der Schmerz ausgeht, zu lokalisieren. Aktive und passive Bewegungstests sowie Provokationstests werden durchgeführt. Dies ist klassischerweise die

Domäne der manuellen Therapie. Es gilt jedoch zu bedenken, dass die Genauigkeit von körperlichen Tests, z. B. die Untersuchung der Schulter, nicht immer gegeben ist [12]. So ist die Reliabilität der Tests oft recht gering, insbesondere bei palpatorischen Befunden [112–117]. Provokationstests sind zuverlässiger [117–120]. Aber das Wichtigste ist vielleicht nicht, mit 100%-iger Sicherheit zu wissen, welcher Körperteil betroffen ist, sondern zu bedenken, dass, wenn das Problem eindeutig mechanisch ist, es auch mechanisch behandelt werden kann.

Typische Beispiele für Tests siehe Abschnitt „Beispiele für Testungen peripherer Schmerzen" auf S. 119.

Bei entzündlichen Schmerzen ist die Betrachtung von außen wichtig: Gibt es Schwellungen, Rötungen? Spüren Sie bei Berührung Wärme oder vermuten Sie eine lokale Hyperalgesie (primäre Hyperalgesie)? Sie sollten versuchen, die Schwellung mit einem Messband oder einer anderen Methode zu quantifizieren. Die Hauttemperatur kann ertastet, aber auch durch Thermografie gemessen werden (ein Infrarot-Oberflächenthermometer ist im Baumarkt erhältlich).

Bei ischämischen Schmerzen versuchen wir, uns ein Bild von den Haltungsgewohnheiten des Patienten zu machen. Ergonomische Aspekte wie Arbeitshaltung und Arbeitsbedingungen sind entscheidend. Kann der Patient typische Arbeitshaltungen vorführen? Wenn eine Hypermobilität (Überbeweglichkeit) Beschwerden verursacht, bewirkt sie ischämische Schmerzen. Der Beighton-Score ist ein Screening-Test zur Feststellung der Hypermobilität (➤ Abb. 15.2).

Bewegungskontrolltests können wichtige Informationen über Patienten mit Störungen der Bewegungskontrolle liefern. Beispiele von Bewegungskontrolltests finden sich in ➤ Abb. 15.3 (aus dem Buch *Bewegungs- und Bewegungskontrollstörungen* [121]). Diese Tests sind gut erforscht [122–124]. Verspannte, überaktivierte Muskeln, Bindegewebe und Faszien können ebenfalls ischämische Schmerzen verursachen. Sie werden abgetastet und mit Provokationstests untersucht.

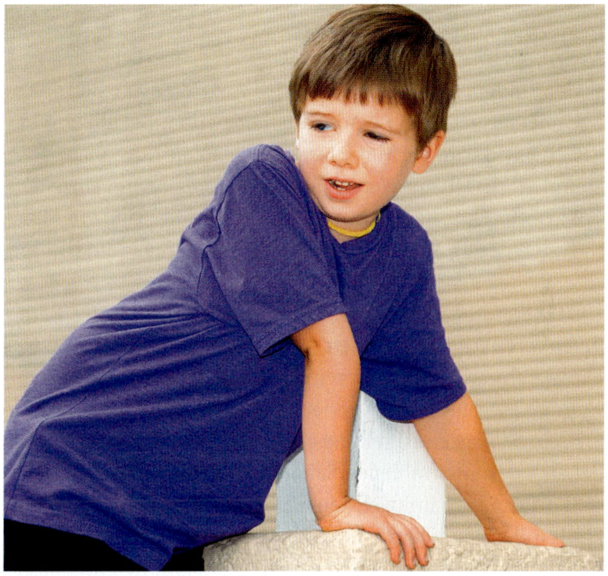

Abb. 15.2 Hypermobilität wird anhand des Beighton-Scores beurteilt. [J808]

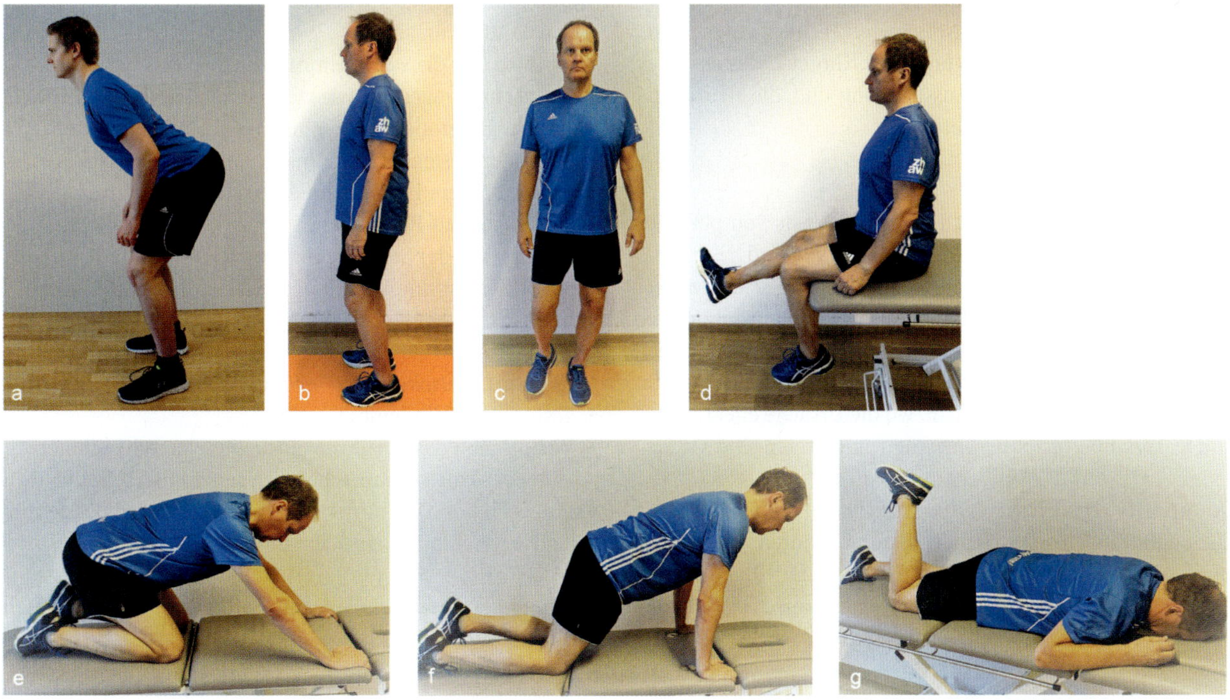

Abb. 15.3 Bewegungskontrolltests für die Lendenwirbelsäule: a: Kellnerbeuge, b: Beckenkippung, c: Einbeinstand, d. Kniestreckung sitzend, e und f: Verschiebung im Vierfüßler nach hinten und nach vorne, f: Kniebeugung in Bauchlage. [P1284]

15.2.2 Neurogene/neuropathische Schmerzmechanismen

Der neurogene Schmerz unterscheidet sich vom nozizeptiven Schmerz vor allem dadurch, dass er durch ausstrahlende Schmerzen charakterisiert ist. Der empfundene Schmerz und das wahrgenommene Leiden sind viel größer als bei reinen nozizeptiven Schmerzen. Untersucht wird anhand von neurologischen und neurodynamischen Tests.

Neurologische Untersuchungen:
- Empfindlichkeit: Untersucht wird z. B. mit einer dünnen Papierserviette oder einer anderen leichten Berührung
- Gemessen wird die Muskelkraft (segmentale Muskulatur) und die peripheren Nerven in Zusammenhang mit einzelnen Muskeln. Gute Kenntnisse der Neuroanatomie sind ein Muss!
- Testen der Muskeleigenreflexe (➤ Abb. 15.4a und b)

Unterscheidung zwischen segmentalen, radikulären und peripheren Nervenläsionen
Die Anamnese liefert bereits eine Menge Informationen. Handelt es sich um eine eindeutige periphere Verletzung, wie z. B. ein Schlag, eine Prellung oder eine tiefe Verletzung? Oder hat sich der ausstrahlende Schmerz z. B. nach vielem Heben und Tragen erst am nächsten Tag bemerkbar gemacht? Liegt eine eindeutige Ursache für eine periphere Nervenverletzung vor? Im Falle eines eingeklemmten Nervs könnte eine massive Muskelverspannung oder -verkrampfung die Ursache sein, also keine eigentliche Verletzung. Typischerweise treten die Symptome bei einer peripheren Nervenläsion distal zur Verletzungsstelle auf. Bei einer Nervenwurzel- oder einer proximal gelegenen Plexusbeteiligung (z. B. Thoracic-Outlet- oder Piriformis-Syndrom) sind Ausstrahlung und die neurologischen Symptome weiter entfernt.

Neurodynamische Tests:
Neurodynamische Tests sind Provokationstests von peripheren Nerven, welche heutzutage standardisiert sind.

Neurodynamische Tests (➤ Tab. 15.1) sind relativ zuverlässig, so dass sie als guter Indikator bei der Beurteilung der Weiterentwicklung der Behandlung oder sogar während der Behandlung eingesetzt werden können. Wenn ein Test positiv ist, weiß man jedoch noch nicht, wo die Ursache effektiv liegt und warum überhaupt Beschwerden aufgetreten sind [125].

Quantitativ sensorische Testung (QST) (➤ Abb. 15.5)
Zur quantitativen sensorischen Testung gehören Vibrationsempfinden-, Kälte- und Hitze- (CPT und HPT), Pinprick-, Druckschmerzschwellen- (PPT) und Wattebausch-Allodynie-Tests (siehe Abschnitt „Quantitative sensorische Testung").

Quantitative sensorische Testung
- Vibrationssinn
- Druckschmerzschwelle
- Sensibilität
- Allodynie
- Kälte-/Hitzeschmerz.

Prüfung des Vibrationsempfindens
- Eine Prüfung erfolgt mit einer Stimmgabel, z. B. 256 Hz
- Messen Sie, ob der Patient diese Vibration spüren kann (z. B. bei Patienten mit einer Diabetes-Polyneuropathie kann das Gefühl in der Achillessehne verschwunden sein)
- Messen Sie, wie lange der Patient die Vibration spürt und vergleichen Sie sie mit der anderen Körperhälfte.

Kälte- und Hitzeschmerz
- Ein metallisches Objekt wird gekühlt oder erwärmt
- Berühren Sie damit den Schmerzbereich
- Kann der Patient erkennen, ob es sich um Kälte oder Hitze handelt?
- Verursacht die Berührung Schmerzen oder nur ein Gefühl von Kälte oder Hitze?
- Die Normwerte sind variabel, aber der Kältebereich liegt irgendwo zwischen 10 und 12 °C; bei einem gesunden Menschen fühlt sich das kalt an, aber bei einem Schmerzpatienten kann es Schmerzen verursachen. Die Schwelle für Hitzeempfindungen liegt bei etwa 45 °C.

Pinprick Test (➤ Abb. 15.6)
- Der Pinprick-Test prüft, ob eine sekundäre Hyperalgesie vorliegt.
- Berühren Sie die Schmerzstelle leicht mit einem Zahnstocher und fragen Sie, wie viel Schmerz dies auf einer Skala von 0–10 verursacht.
- Berühren Sie die Stelle zehnmal mit dem gleichen Druck (leicht) und fragen Sie, wie viel Schmerz dies nun verursacht.
- Besteht ein großer Unterschied zwischen den Werten, z. B. 1/10 beim ersten und 7/10 nach zehnmaligem Drücken, ist der Befund ein Hinweis auf eine sekundäre Hyperalgesie (sog. Wind-up-Phänomen).
- Die Ursache der Schmerzempfindlichkeit ist in diesem Fall eine Überempfindlichkeit des Hinterhorns des Rückenmarks.

Prüfen mit Wattebausch (Berührung)
- Testung auf Allodynie
- Wenn schon das Berühren eines Wattebauschs schmerzt, leidet der Patient wahrscheinlich unter einer Allodynie
- Eine Allodynie ist immer auf eine Dysfunktion des zentralen Nervensystems zurückzuführen.

Messung der Druckschmerzempfindlichkeit (Pressure Pain Threshold, PPT)
- Dazu ist ein Algometer, auch Dolorimeter genannt, erforderlich
- Damit kann die Druckschmerzschwelle gemessen und quantifiziert werden

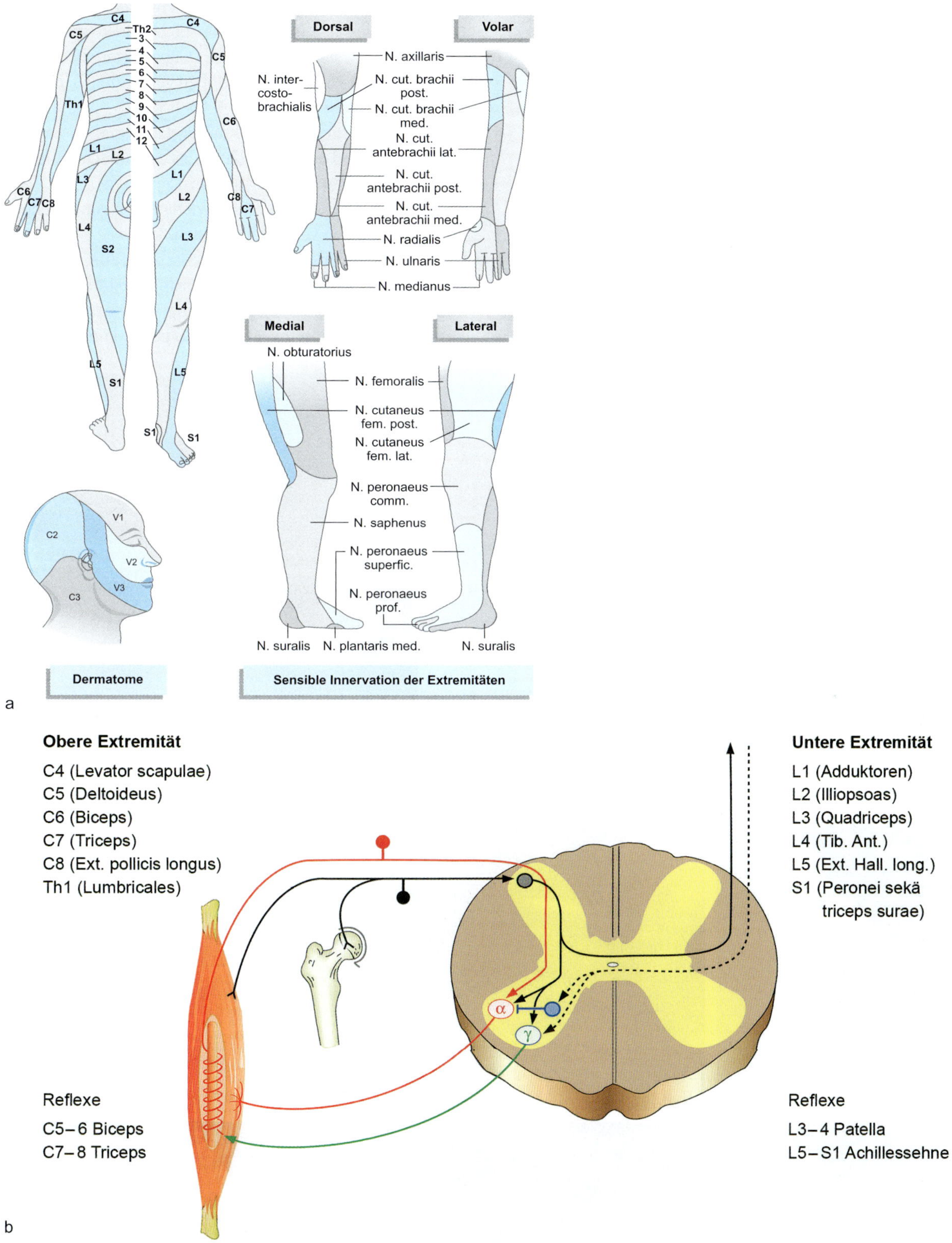

Abb. 15.4a Regelung des Muskeltonus. Dehnung des Muskels führt zu vermehrten Impulsen aus der Muskelspindel, diese fließen nach einmaliger Umschaltung im Rückenmark zur motorischen Einheit und es kommt zu einer Muskelzuckung [L157]. **b** Als Beispiel für einen segmentalen polysynaptischen Reflex ist eine Bahn von Nozizeptoren im Hüftgelenk zu einem Neuron des Tractus spinothalamicus und von dort über eine Axonkollaterale zum α-Motoneuron eingezeichnet (schwarz). Schmerz im Hüftgelenk führt so zu verstärkter Muskelkontraktion. Unter Umständen bildet sich ein Teufelskreis, denn Dauerkontraktion kann ihrerseits Nozizeptoren im Muskel (gezeigt) oder anderswo im betroffenen Bewegungsapparat (nicht gezeigt) erregen, die den Schmerzreflex aufrechterhalten. Eingezeichnet ist auch ein GABAerges Interneuron (blau), das Motoneurone über postsynaptische GABAB-Rezeptoren hemmt. [P253]

- Unterschiede sind sehr individuell, können aber anhand von Vergleichen mit anderen Körperbereichen evaluiert werden
- Bei einer niedrigeren Schmerzschwelle (d. h. Schmerzen können sehr früh ausgelöst werden) könnte eine primäre oder sekundäre Hyperalgesie vorliegen.

15.2.3 Schmerzempfindlichkeit im zentralen Nervensystem

Die dorsale Wurzel des Rückenmarks ist der erste Bereich, in dem die Schmerzverarbeitung im zentralen Nervensystem gestört sein kann. Dies kann mit dem Pinprick-Test und dem Berührungstest (Wattebausch) geprüft werden. Ist einer dieser beiden Befunde positiv, hat die getestete Person eine sekundäre Hyperalgesie oder Allodynie, welche ihren Ursprung im zentralen Nervensystem hat. In diesem Fall sind periphere passive Techniken nicht geeignet; jeder Reiz wird die Situation nur verschlimmern.

Tab. 15.1 Neurodynamische Tests

Untere Extremitäten, Rücken, Nacken	Obere Extremitäten
• SLR (straight leg raise) • Slump-Test • PNB (prone knee bend)	• ULNTs (upper limb neurodynamic test) • ULNT 1 (N. medianus) • ULNT 2 a (N. medianus) • ULNT 2 b (N. radialis) • ULNT 3 (N. ulnaris)

Die Schmerzempfindlichkeit des zentralen Nervensystems (noziplastische Schmerzen) kann nicht direkt getestet werden. Es handelt sich eher um eine Diagnose, auf die zurückgegriffen werden kann, wenn alle oben genannten Tests negativ waren, die nozizeptiven Tests jedoch positiv. In diesem Fall sind die Tests nicht aussagekräftig; das bedeutet, wenn alle Tests positiv sind oder einer davon, ist es wahrscheinlich, dass das Problem nicht peripher, sondern zentral ist.

In diesem Fall können verschiedene Arten von psychologischen Fragebogen verwendet werden.

Es gibt keine ausschließlich physischen Tests, die das Vorliegen einer zentralen Sensibilisierung bestätigen können. Unterstützung kann hier jedoch die deutsche Version des Central Sensitization Inventory (CSI) geben [126].

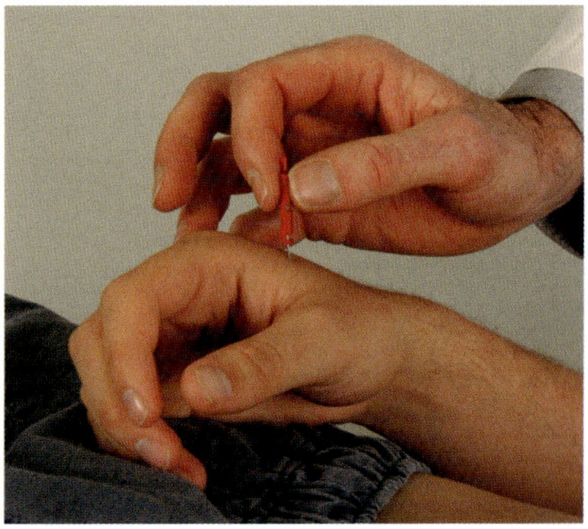

Abb. 15.6 Pinprick-Test. Prüfung des Schmerzempfindens mit einer Einwegnadel: „Fühlt sich das scharf oder stumpf an?" [E1106]

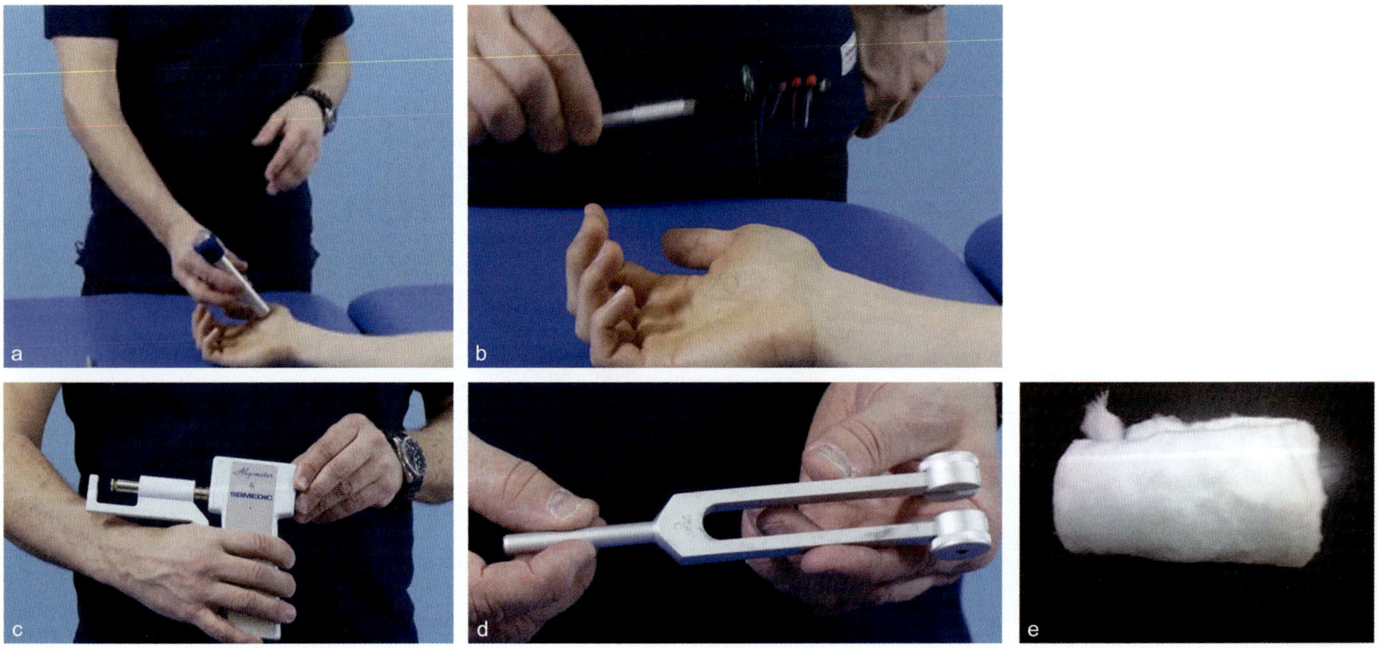

Abb. 15.5 Quantitativ-sensorische Testung. [P1284]

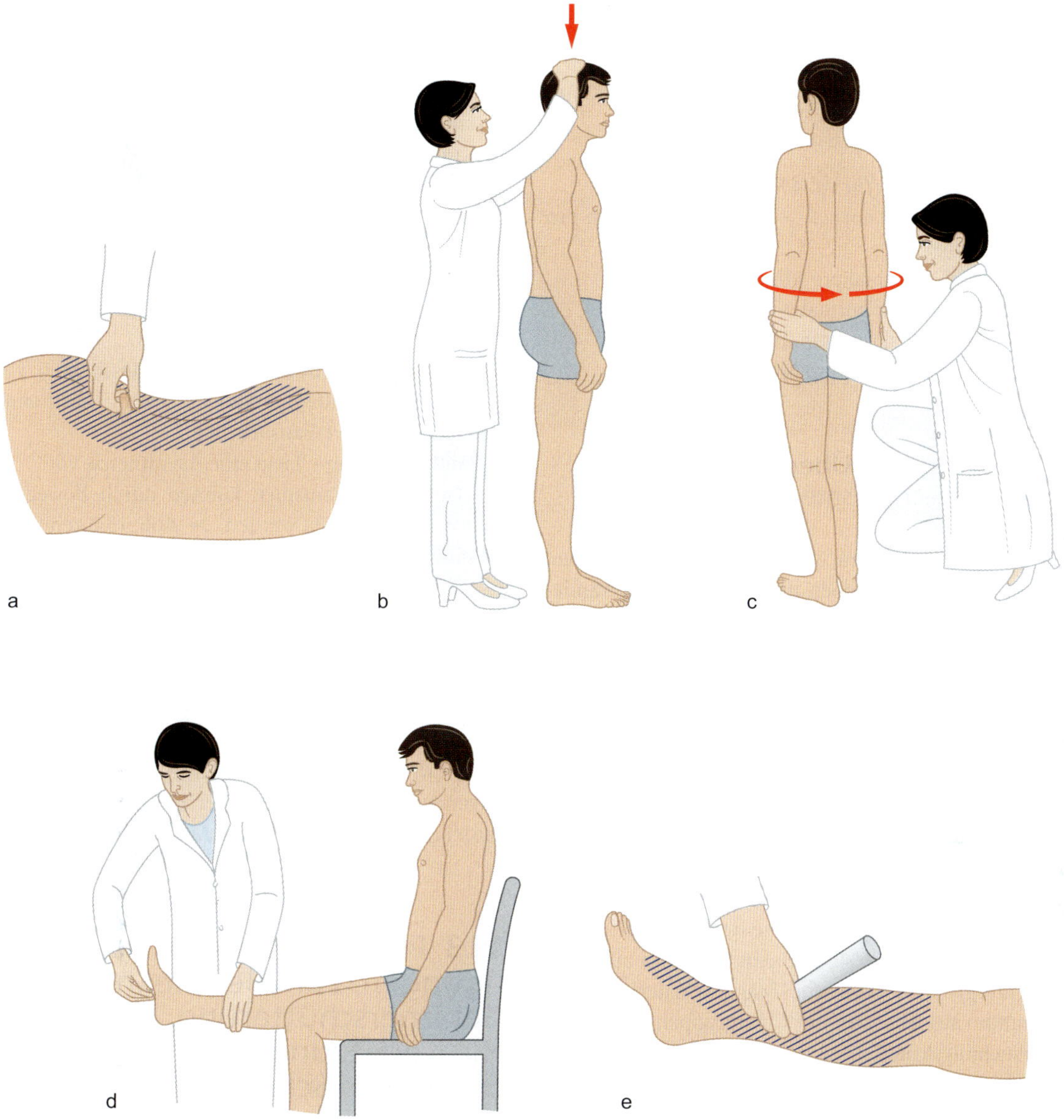

Abb. 15.7 Waddell-Zeichen. A, Oberflächliche Empfindlichkeit gegenüber leichtem Kneifen.
B, Axiale Belastung verursacht Schmerzen im unteren Rückenbereich. C, Passive Rotation der Schultern und des Beckens in derselben Ebene, die Rückenschmerzen verursacht. D, Anheben des gestreckten Beins in sitzender Position. E, strumpfförmig begrenztes sensorisches Defizit. [E1128/L231]

Es ist wichtig, die allgemeine Leistungsfähigkeit und Fitness bei Patienten mit einer Schmerzempfindlichkeit im zentralen Nervensystem zu testen und deshalb offensichtliche Bewegungseinschränkungen, Bewegungskontrollstörungen und neurodynamische Befunde zu untersuchen. Die sogenannten Waddell-Tests (➤ Abb. 15.7) können gute Ergebnisse dazu liefern: oberflächliche Druckempfindlichkeit bei leichtem Druck auf den Kopf (was normalerweise keine Reaktionen hervorrufen sollte), Frage nach Schmerzen bei einer Wirbelsäulenrotation von unten (Patient sitzt auf einem Stuhl, der sich drehen lässt) im Vergleich zu einer Eigenrotation des Patienten oder der Slump-Test im Vergleich zum Straight-Leg-Raise-(SLR-)Test.

Bei Patienten mit einer Schmerzempfindlichkeit im zentralen Nervensystem, welche typischerweise chronisch und damit unkonditioniert ist, sollte die allgemeine Fitness beurteilt werden. Folgende Test können dabei hilfreich sein:

BMI (Body-Mass-Index):
Gewicht/Größe in Metern hoch zwei = (z. B. 87 kg/1,83 m × 1,83 m = BMI 26)

Untergewicht unter 19, normal 19–25, leichtes Übergewicht 25–30, Übergewicht >30.

Wenn der BMI deutlich erhöht ist, ist die wichtigste Behandlung in erster Linie eine Gewichtsabnahme.

Messung der Taille
Für Männer: erhöhtes Risiko bei > 94 cm, deutlich erhöhtes Risiko bei > 102 cm.

Bei Frauen: erhöhtes Risiko bei > 80 cm, deutlich erhöhtes Risiko bei > 88 cm.

Allgemeine Fitness-Tests (für ca. 40-Jährige):
Springen auf einem Bein: normal > 25 Wiederholungen pro Minute
Kniebeuge: normal > 40-mal pro Minute
Aufstehen aus dem Sitzen: normal > 40-mal pro Minute
Sit-ups: normal > 25-mal pro Minute
Liegestütze: normal > 15-mal pro Minute

15.2.4 Messung und Überprüfung der Output-Mechanismen

Output-Mechanismen können Symptome des sympathischen Nervensystems, Stressreaktionen und hormonelle Veränderungen sein. Koordination, Bewegungskontrolle, Muskelkondition, Gleichgewicht und Körperwahrnehmung sind zu prüfen. Hier sind einige Ideen für sinnvolle Tests:

Der nebenstehende Kasten zeigt ein Beispiel von Kriterien für ein komplexes regionales Schmerzsyndrom (CRPS).

Klinische Kriterien für das komplexe regionale Schmerzsyndrom (CRPS)

Budapester Kriterien (Diagnose eines möglichen CRPS):

A. Anhaltende Schmerzen, die in keinem Verhältnis zu einer vorangegangenen auslösenden Ursache stehen

B. Vorgeschichte mit mindestens einem Symptom aus jeder der drei Untergruppen (klinische Diagnosekriterien) oder einem Symptom aus jeder der vier Untergruppen (diagnostische Untersuchungskriterien):

1. sensorische Symptome: Hyperästhesie, Allodynie oder beides
2. vasomotorische Symptome: Asymmetrie der Hauttemperatur, Variation oder Asymmetrie der Hautfarbe
3. Veränderungen der Feinmotorik oder Ödeme: Schwitzen, Asymmetrie oder Ödeme
4. motorische oder trophische Veränderungen: Bewegungsunfähigkeit, motorische Funktionsstörungen (Kraftverlust, Tremor, Dystonie) oder trophische Veränderungen (Haare, Nägel, Haut).

C. Zum Zeitpunkt der Untersuchung liegt mindestens ein diagnostischer Statusbefund in zwei oder mehr Untergruppen vor:

1. taktile Anomalie: Hyperalgesie (Schärfe) oder Allodynie (leichte Berührung, Druck oder Gelenkbewegung) oder beides
2. Blutzirkulationsveränderungen: Temperaturasymmetrie, Hautfarbenschwankungen oder Asymmetrie
3. Veränderungen der Schweißsekretion oder Schwellungen: Schwellungen, Schwankungen oder Asymmetrie der Schweißsekretion
4. motorische oder trophische Veränderungen: eingeschränkte Mobilität, motorische Funktionsstörungen (Kraftverlust, Tremor, Dystonie) oder trophische Veränderungen (Haare, Nägel, Haut).

D. Keine andere diagnostische Erklärung für die Symptome und Befunde.

Die Output-Mechanismen können uns wichtige Hinweise liefern:

- Messen der Schwellung mit einem Messband
- Messen der Hauttemperatur mit einem Thermometer
- Palpation; Schweißausbrüche?
- Hautbeurteilung – Liegt eine Asymmetrie vor?

Die Output-Mechanismen können durch Bewegungssteuerungstests untersucht werden. ➤ Abb. 15.8 zeigt ein Beispiel für einen typischen Bewegungskontrolltest: Verschiebung im Vierfüßler nach hinten. Bleibt der Rücken in einer neutralen Position?

Joint Position Error Test (JPE). Ein Beispiel für einen Nacken-JPE-Test: Kann der Patient den Kopf mit geschlossenen Augen in die gleiche Position zurückbringen (➤ Abb. 15.9)?

Gleichgewichtstests sind ebenfalls aussagekräftig. So kann man z. B. untersuchen, ob der Patient mit geschlossenen Augen mit den Füßen in einer Linie hintereinanderstehen kann (Tandem-Standtest) (➤ Abb. 15.10).

15.3 Posttraumatische Beeinträchtigungen, zum Beispiel nach einer Gehirnerschütterung, d. h. leichte Hirnverletzung als Ursache für chronische Schmerzen

Jani Mikkonen

Die Gehirnerschütterung (Concussion) ist das weltweit häufigste neurologische Trauma [127]. Das zentrale Nervensystem enthält Hunderte von Milliarden von Nervenzellen und Stützzellen, die praktisch alle unsere Funktionen regulieren und steuern und Informationen empfangen und verarbeiten. Alle Kopftraumata beeinflussen das zentrale Nervensystem mehr oder weniger stark auf zellulärer Ebene und verursachen verschiedene strukturelle und funktionelle Veränderungen. Einige dieser Veränderungen bilden sich nie vollständig zurück und können sehr komplexe Auswirkungen auf verschiedene Aspekte der Funktionsweise haben und diese beeinträchtigen.

Die häufigste Nachwirkung einer Gehirnerschütterung sind Spannungs- oder migräneartige Kopfschmerzen.

Dieser Schmerz, der meist nur von kurzer Dauer ist, betrifft mehr als 90 % der Betroffenen einer Gehirnerschütterung [128].

Ein Patient mit einem Trauma, das die Kriterien für eine Gehirnerschütterung oder ein leichtes Hirntrauma erfüllt, erholt sich in der Regel mit Ruhe innerhalb von 7–10 Tagen. Zwischen 10–30 % der Patienten mit einer Gehirnerschütterung entwickeln jedoch ein langfristiges, mehrdimensionales posttraumatisches Syndrom, das länger als drei Monate andauert. Bei einigen von ihnen werden die Kopfschmerzen und andere Schmerzsymptome zu einem chronischen postkommotionellen Syndrom [129]. Veränderungen in den absteigenden und aufsteigenden Schmerzregulationssystemen, zusammen mit Veränderungen in verschiedenen motorischen, autonomen, kognitiven und emotionalen Systemen, führen zu chronischen Schmerzen [130–132]. Im Allgemeinen zeigen neuere Studien höhere Prävalenzraten von postkommotionellen Syndromen, da neben verschiedenen körperlichen Symptomen auch kognitive und emotionale Symptome besser berücksichtigt werden [133].

Die Symptome nach einer Gehirnerschütterung können dramatisch und unmittelbar sein, aber manchmal zeigen sich die Auswirkungen über einen längeren Zeitraum als subtile Veränderungen, die sich erst im Laufe der Zeit als chronisches posttraumatisches Syndrom manifestieren.

Die häufigsten Veränderungen sind körperliche Symptome, eine Verschlechterung der funktionellen Leistungsfähigkeit, Stimmungsschwankungen, Schlafstörungen, kognitive Beeinträchtigungen und eine höhere Inzidenz verschiedener neurodegenerativer Erkrankungen [134, 135].

Für einen Außenstehenden mag oberflächlich betrachtet alles einigermaßen normal aussehen, aber die Person, die die Verletzung erlitten hat, weiß, fühlt und merkt, dass sich etwas verändert hat und nicht mehr so ist, wie es vor der Verletzung war, oft ohne die subtilen Veränderungen genauer definieren zu können.

Bei Athleten sind diese verletzungsbedingten Veränderungen in der Regel leichter zu beobachten, da die zugrunde liegende sportliche Basis viel deutlicher ist als bei anderen Menschen und kleine Veränderungen offensichtlicher sind, da sie große Leistungsunterschiede verursachen können [136–138].

Wir konzentrieren uns jetzt auf die Identifizierung des postkommotionellen Syndroms und auf die chronischen Schmerzen als eines seiner Symptome und schauen uns die Richtlinien für die entsprechende neurologische Untersuchung und Rehabilitation an. Die Erkennung des postkommotionellen Syndroms durch Therapeuten in verschiedenen Bereichen des deutschen Gesundheitswesens ist sicherlich verbesserungswürdig. Für einige chronische Schmerzpatienten, die an einem Kopf- oder Nackentrauma leiden, kann die Erkennung, Untersuchung und genauere neurologische Aufarbeitung der Untersuchungsergebnisse eine ganzheitlichere Schmerzbehandlung und verbesserte Funktionsfähigkeit ermöglichen.

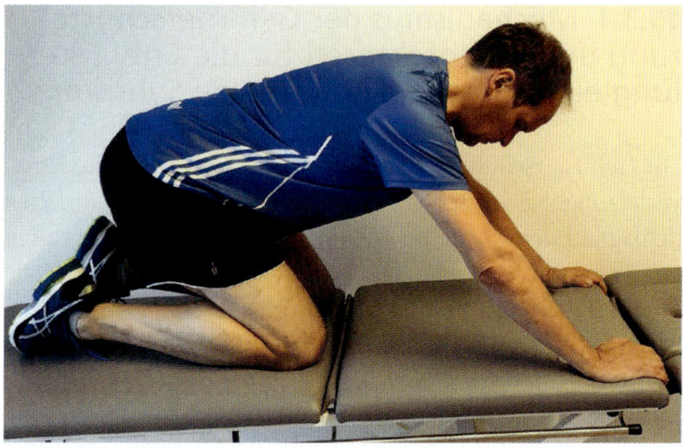

Abb. 15.8 Bewegungskontrolltest: Verschiebung im Vierfüßler nach hinten. [P1284]

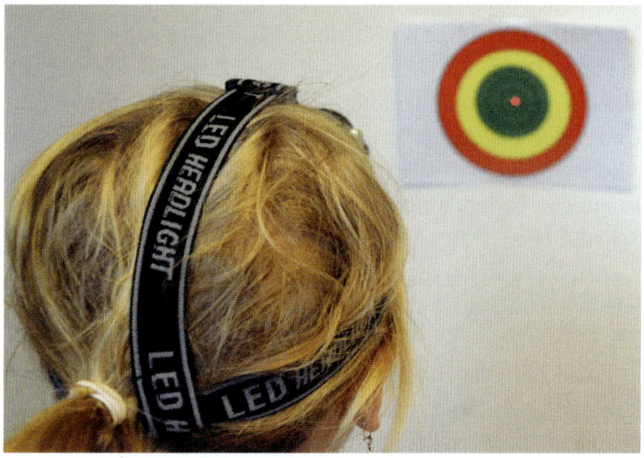

Abb. 15.9 Joint Position Error Test (JPE). [P1284]

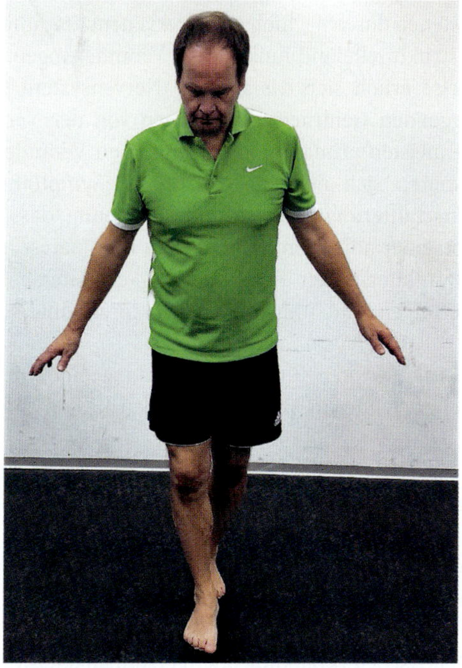

Abb. 15.10 Tandem-Standtest zur Prüfung des Gleichgewichts. [P1284]

15.3.1 Mechanismus der Gehirnerschütterung und Risikofaktoren für die Entwicklung eines postkommotionellen Syndroms

Die Gehirnerschütterung ist die mit Abstand häufigste Kopfverletzung. Sie entsteht durch einen direkten oder indirekten Schlag auf den Kopf. Der Begriff bezieht sich auf eine durch ein Trauma verursachte leichte Hirnverletzung, deren erste Symptome Bewusstlosigkeit und Amnesie sein können. Die genauen Diagnosekriterien variieren in der Literatur je nach Zeitpunkt und Symptomen [127, 137].

Wie der Name schon sagt, wird eine Gehirnerschütterung durch einen Stoß des Gehirns an die Schädelwand verursacht, zuerst auf der Seite der Verletzung und dann auf der anderen Seite.

Eine leichte Hirnschädigung kann aus einer schweren Kopfverletzung ohne unmittelbares Trauma resultieren.

Die Art und der Schweregrad einer Gehirnerschütterung hängen vom Unfallhergang, der Richtung, Intensität und Dauer der Belastung sowie von individuellen Faktoren wie Alter, Gesundheitsgeschichte und Gesundheitszustand ab. In einigen Fällen können eine Gehirnerschütterung und ein Schädel-Hirn-Trauma im Zuge desselben Unfalls auftreten, was zu Mehrfachverletzungen führt. Es ist schwierig die Verletzungen anhand der Symptome voneinander zu unterscheiden [129, 132].

Eine Kopfverletzung hat immer sowohl kurzfristige als auch langfristige Auswirkungen, da sie die Struktur und Funktion des Gehirns auf zellulärer Ebene individuell verändert. Die primäre Kopfverletzung selbst resultiert aus strukturellen und funktionellen Schäden an Blutgefäßen, Gehirnzellen und deren Vernetzung zum Zeitpunkt des Unfalls. Sekundärschäden entstehen durch nachfolgende Nervenentzündungen und andere strukturelle und funktionelle Veränderungen. Glücklicherweise erholt sich das zentrale Nervensystem bei den überwiegenden Gehirnerschütterungen von der Verletzung und die meisten primären oder sekundären Veränderungen manifestieren sich nicht als anhaltende Symptome einer Gehirnerschütterung, sondern sind mild genug, dass sie sich nicht von einer normalen funktionellen Hemiparese, normalen Schwankungen der Funktionsfähigkeit, altersbedingten Veränderungen und individuellen Faktoren unterscheiden lassen [131, 132].

Die Risikofaktoren für die Entwicklung eines postkommotionellen Syndroms sind im folgenden Kasten aufgeführt [134].

Risikofaktoren für eine Schmerzchronifizierung nach einer Hirnverletzung

Zu den prätraumatischen Risikofaktoren für die Entwicklung eines posttraumatischen Syndroms gehören
- Vorheriges oder vergangenes Kopftrauma
- Psychiatrische Erkrankung oder Persönlichkeitsstörung
- Bestehende Kopfschmerzen
- Aufmerksamkeitsdefizitstörung
- Bestimmte genetische Faktoren, junges Alter und weibliches Geschlecht.

Zu den Risikofaktoren für die Entwicklung eines posttraumatischen Stresssyndroms gehören
- Schwere Symptome unmittelbar nach der Verletzung
- Außerhalb des Sports erlittene Verletzungen.

Risikofaktoren für die Entwicklung eines posttraumatischen Syndroms nach einer Verletzung sind
- Schlechte Bewältigungs- und Selbstregulierungsfähigkeiten
- Vortäuschen und Übertreiben von Symptomen
- Unzureichende Befolgung der Behandlungsrichtlinien
- Laufende Gerichtsverfahren und belastende berufliche Angelegenheiten.

15.3.2 Multidimensionale Symptome des postkommotionellen Syndroms

Bei leichteren Gehirnerschütterungen sind Kopfschmerzen und Schmerzen sowie Verspannungen des Bewegungsapparats ein häufiges Nachsymptom während einiger Tage. Selbst in milderen Fällen ist es wichtig, die Person zu beobachten und darauf zu achten, ob sich die allgemeine Funktionsfähigkeit wieder normalisiert, denn gelegentlich führen solche Verletzungen (manchmal sogar innerhalb von Tagen oder Wochen) zum Auftreten einer neuen und vielfältigen Reihe anderer Symptome, die typisch für das postkommotionelle Syndrom sind. Die Symptome in den Tagen nach der Gehirnerschütterung sind normalerweise eher körperlicher Natur. In der Folge zeigt sich tendenziell eine stärkere kognitive und emotionale Veränderung. Es kann vorkommen, dass sich die Symptome fast vollständig zurückbilden, aber unter körperlicher und/oder psychischer Belastung sehr leicht wieder auftreten können.

Besonders herausfordernd sind Situationen, bei denen sich der Schmerzbetroffene noch nicht vollständig vom vorangegangenen Trauma erholt hat und bereits ein neues Trauma erleidet (Second Impact Syndrome).

Chronische Schmerzen, die durch posttraumatische Kopf- und Nackensyndrome verursacht werden, sind immer noch relativ wenig erforscht und anerkannt, sowohl vom Gesundheitssystem im Allgemeinen als auch von den Schmerzpatienten selbst. Die Symptomatik kann sehr vielfältig sein und neben körperlichen Symptomen auch eine ausgeprägte Beeinträchtigung der psychosozialen Funktionsfaktoren beinhalten. Diese subjektiven Veränderungen, die für den Schmerzpatienten offensichtlich sind, sind objektiv schwer zu messen.

Objektivere Tests, wie z. B. eine Bildgebung oder verschiedene andere Biomarker (messbare Parameter), zeigen in der Regel keine subtilen funktionellen Veränderungen im zentralen Nervensystem oder weisen eine andere Korrelation mit den Symptomen auf [127, 135, 140].

Das postkommotionelle Syndrom wird im Sport bereits besser erkannt, anerkannt und behandelt, da sich selbst kleine Veränderungen in der Leistungsfähigkeit direkt auf die Gesamtleistung auswirken und sich in den Ergebnissen niederschlagen. Natürlich sind die Ressourcen zur Behandlung des Syndroms insbesondere im Profisport besser [129, 136, 137].

Die Liste der postkommotionellen Syndrome umfasst ein breites Spektrum verschiedener körperlicher, psychischer und sozialer Merkmale, anhaltende Schmerzen und Begleiterscheinungen ähnlich wie bei einer Überarbeitung, d. h. ein chronisches Erschöpfungssyndrom, chronische Schmerzen, Arbeitsmüdigkeit, Schlafstörungen, Verdauungsstörungen und/oder verschiedene psychische Probleme, welche wiederum prä-unfallbedingte Risikofaktoren für die Entwicklung eines postkommotionellen Syndroms sind [128, 134].

Bei einem postkommotionellen Syndrom werden die Symptome in körperliche, kognitive, emotionale und schlafbezogene Faktoren unterteilt (siehe folgende Abschnitte).

Körperliche und kognitive Probleme nach einer Gehirnerschütterung

Die häufigsten körperlichen Symptome des Post-Concussion-Syndroms

- Migräne oder Kopfschmerzen vom Spannungstyp
- Chronische Schmerzen des Bewegungsapparats
- Geräusch- und Lichtempfindlichkeit sowie Übelkeit/Erbrechen/Schwindel, Benommenheit und Gleichgewichtsstörungen
- Motorische Schwierigkeiten und Energiemangel.

Die häufigsten kognitiven Symptome beim Post-Concussion-Syndrom

- Schlechte Konzentration
- Probleme mit dem Gedächtnis
- Verlangsamung der kognitiven Funktionen
- Schwierigkeit, mehrere Dinge gleichzeitig zu tun.

Emotionale Probleme und Schlafstörungen nach einer Gehirnerschütterung

Häufigste emotionale Symptome beim Post-Concussion-Syndrom

- Zunahme der Reizbarkeit
- Depression/Traurigkeit
- Unruhe/Angstzustände
- Schnelle Stimmungsschwankungen
- Antriebsminderung.

Die häufigsten schlafbezogenen Symptome beim Post-Concussion-Syndrom

- Schlaflosigkeit
- Übermäßiger Schlaf
- Schlafstörungen
- Ein- und Durchschlafschwierigkeiten
- Ständige Müdigkeit.

15.3.3 Neurologische Untersuchung bei Langzeitsymptomen nach einer Gehirnerschütterung

Im finnischen Gesundheitswesen ist die Diagnose und Notfallbehandlung von Kopftraumata gut entwickelt. So sind praktisch alle Patienten, die mit postkommotionellen Syndromen zum Therapeuten kommen, bereits bezüglich einer Gehirnerschütterung abgeklärt und einer neurologischen Basisuntersuchung unterzogen worden, die z. B. eine Beurteilung des Wahrnehmungsvermögens, der motorischen und sensorischen Funktionen und der Hirnnervenfunktion beinhaltet und haben gegebenenfalls bereits eine Bildgebung in einem prämedizinischen Rahmen durchlaufen.

Eine grundlegende muskuloskelettale Untersuchung bildet immer die Basis, ist aber bei postkommotionellen Syndromen nicht ausreichend, da sie viele wichtige Aspekte der neurologischen Funktionen, wie Gleichgewicht und Sehvermögen, nicht erfasst, die einer spezifischeren, individuelleren und effektiveren Aufarbeitung bei herausfordernden und langanhaltenden Nachwirkungen bedürfen [135, 140–144]. Es ist wahrscheinlich, dass eine Ganganalyse zukünftig vermehrt Teil der Forschung sein wird, aber es gibt derzeit noch keine klaren Richtlinien, was bei einem postkommotionellen Syndrom genau untersucht werden soll [145]. Gehirnerschütterungssymptome und -untersuchungen überschneiden sich oft mit denen einer Halswirbelsäulenverletzung, so dass bei einer akuten Gehirnerschütterung mit einiger Vorsicht eine weitere Untersuchung und Rehabilitation des Gleichgewichts- und Sehsystems in Betracht gezogen werden kann [146].

In der wissenschaftlichen Forschung gibt es keine einzig korrekte oder als Standard geltende Methode [142, 147, 148].

Das Gleichgewichtssystem (vestibuläres System) besteht aus dem Gleichgewichts-, Sehnen- und Muskelsinn des Innenohrs und dem visuellen System. In der klinischen Untersuchung sind die in der Literatur am häufigsten verwendeten validierten Testverfahren für postkommotionelle Syndrome die verschiedenen Versionen des BESS-Tests (Balance Error Scoring System) für das vertikale statische Gleichgewicht und das vestibulär-okuläre motorische Screening [149]. Alle Teile des Gleichgewichtssystems arbeiten zusammen, daher untersuchen die Tests verschiedene Teile desselben Systems, die alle miteinander interagieren. Diese Behandlungen werden in der Literatur allgemein als vestibuläre Therapie bezeichnet [150]. Die am häufigsten verwendete Methode zur Identifizierung von Gehirnerschütterungen bei Sportlern ist der SCAT, der Sport Concussion Assessment Test [151], der im deutschsprachigen Raum inzwischen in der 5. Auflage verwendet wird [152].

Der BESS-Test misst die Gleichgewichtsfähigkeit bei drei verschiedenen Beinpositionen: Füße zusammen, Stehen auf einem (dem nicht-dominanten) Fuß und die Tandem-Position (nicht-dominanter Fuß hinten). Alle Tests werden

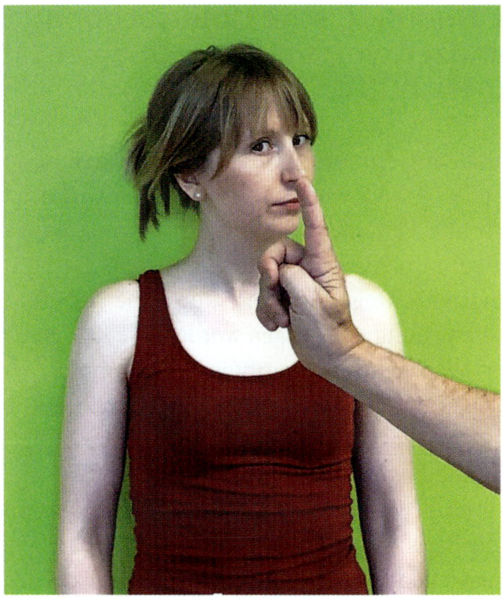

Abb. 15.11 Prüfung der Augen-Kopf-Koordination. [P1284]

sowohl auf ebenen als auch auf instabilen Oberflächen durchgeführt. Die Zeit für jeden Test beträgt 20 Sekunden und die Tests werden auf der Grundlage einer separaten Fehleranalyse gemessen [153]. Das vestibulär-okuläre Screening misst die Symptomprovokation auf einer Skala von 0–10 während verschiedener standardisierter okulärer Motorikfunktionen. Die Symptome, die beobachtet werden, sind Kopfschmerzen, Schwindel, Übelkeit und unscharfes Sehen. Zu den Tests, die zur Überprüfung der Symptomprovokation verwendet werden, gehören das Verfolgen eines sich bewegenden Objekts, schnelle horizontale und vertikale Augenbewegungen, Augenkonvergenz, horizontaler und vertikaler vestibulär-okulärer Reflex (VOR) und visuelle Bewegungsempfindlichkeitstests (➤ Abb. 15.11) [154].

15.3.4 Richtlinien für die Rehabilitation bei chronischen posttraumatischen Schmerzen

Postkommotionelle Syndrome sollten behandelt und rehabilitiert werden, sobald die Schmerzsymptome chronisch werden oder wenn nach einer Ruhephase immer noch körperliche Funktionsstörungen bestehen. Die Symptome sind durch tägliche Schwankungen gekennzeichnet, aber auf die Dauer lohnt es sich, eine Untersuchung und eine entsprechende Behandlung zu initiieren. Es ist eine Herausforderung, die Behandlungsnotwendigkeit und die Ursache-Wirkungs-Beziehungen unabhängig voneinander festzustellen, da sich die verschiedenen Symptome Wochen oder Monate nach der eigentlichen Kopfverletzung durch sekundäre Verletzungsmechanismen ergeben können. Wenn die eigentliche Verletzung mild und die Erholung aus der Ruhephase eigentlich gut war, ist es oft schwer zu glauben, dass die eigentliche Ursache der Symptome immer noch diese vergangene Kopfverletzung war. Die kausalen Zusammenhänge sind deshalb oft nicht nachweisbar, weil viele andere biopsychosoziale Faktoren gleichzeitig zur Chronifizierung von Symptomen wie Schmerzen beitragen können, da die Faktoren in einer dynamischen Wechselwirkung stehen [155–157].

In den ersten zwei Wochen nach der Kopfverletzung ist Ruhe immer noch die beste Empfehlung und während dieser Ruhephase ist von intensivem körperlichem Training oder Rehabilitation abzusehen. Eine Rückkehr zu leichter Bewegung und körperlicher Aktivität wird erst 7–10 Tage nach der Gehirnerschütterung empfohlen. Bei Sportlern kann die Rückkehr zur Aktivität jedoch bereits nach 2–3 Tagen erfolgen [137, 138, 158]. Auch die Qualität und Quantität des Schlafs spielen eine wichtige Rolle bei der Erholung [159]. Weltweit erfolgt die Behandlung von langwierigen Gehirnerschütterungen individualisiert, symptomatisch und multidisziplinär.

Körperliche Rehabilitation erfolgt mit besonderem Schwerpunkt auf Gleichgewichts- und Sehtraining.

Wie in der Forschung gibt es auch für die Rehabilitation kein Patentrezept, weil das Symptomprofil eines postkommotionellen Syndroms sehr individuell ist. Dies ist offensichtlich eine große klinische Herausforderung, da die Untersuchung verschiedener Aspekte des Gleichgewichts- und Sehsystems hinreichend genau sein sollte, um eine Rehabilitation mit ausreichender Präzision zu steuern [135, 143, 161]. Die Forschung zu diesem Thema ist ebenfalls spärlich, wobei die vorläufigen Ergebnisse aus Studien zur Gleichgewichts- und Sehrehabilitation für die Behandlung eines postkommotionellen Syndroms vielversprechend sind [143].

Weltweit wird die individuelle neurologische Gleichgewichts- und visuelle Rehabilitation vor allem bei einem länger andauernden postkommotionellen Syndroms eingesetzt, insbesondere wenn körperliche Beschwerden die Symptomatik dominieren. Es ist wahrscheinlich, dass die neurologische Rehabilitation eines der zukünftigen Gebiete für die Behandlung des postkommotionellen Syndroms mit chronischen Kopf- oder muskuloskelettalen Schmerzen sein wird [162].

KAPITEL

16 Wann ist es sinnvoll, einen Psychologen aufzusuchen?

Tiina Röning

Ein Psychologe ist ein Experte mit einem Master-Abschluss in Psychologie. Ein Psychologe ist der geeignete Fachmann in einer Situation, in der das Problem des Patienten aus der Sicht der psychischen Funktion und Gesundheit verstanden werden muss. Der Psychologe hilft, belastende Denk- und Handlungsmuster zu definieren und zu erkennen, vermittelt Methoden der Schmerzbewältigung und beurteilt, welche Art von Hilfe für die jeweilige Person notwendig ist. Der Psychologe begutachtet und leitet die Behandlungsplanung und führt psychologische Untersuchungen und Auswertungen durch, die als Grundlage für Diagnosen und andere Entscheidungen dienen.

Für die Behandlung und Rehabilitation von Langzeitschmerzen ist ein multidisziplinärer Ansatz erforderlich. Schmerzpatienten mit starken Schmerzsymptomen müssen stabile Beziehungen zu vielen medizinischen Fachpersonen haben (aktuelle Behandlungsempfehlung). Die Verantwortung für die Behandlung liegt beim Arzt, der die Diagnose stellt und über Behandlung (z. B. Medikamente) und Rehabilitation (z. B. Physiotherapie, Psychotherapie) entscheidet. Der Arzt sollte von einem multidisziplinären Team unterstützt werden, das je nach Situation mindestens einen Physiotherapeuten und einen Psychologen umfasst. Es können auch Fachärzte oder Sozialarbeiter hinzugezogen werden. Die multidisziplinäre Rehabilitation umfasst den gesamten Prozess, von einem guten Verständnis der Situation des Patienten über die Beurteilung der Schmerzen und der Lebenssituation, die Wahl der Behandlungsoptionen, die Beratung des Patienten, eine gute Interaktion, die Nachsorge sowie die Bewertung der Ziele [163]. In all diesen Phasen kann es notwendig sein, einen Psychologen hinzuzuziehen, der dem Team hilft, ein umfassendes Bild der Persönlichkeitsstrukturen des Patienten, der Schutz- und Risikofaktoren der Lebenssituation und der Stärken, auf denen die Behandlung des Patienten aufbauen soll, zu erstellen.

Ein großer Teil der Schmerzpatienten, vor allem in Universitätskliniken oder anderen tertiären Versorgungs- und Rehabilitationseinrichtungen, hat Stimmungsprobleme, Ängste und eine Überempfindlichkeit gegenüber dem Erleben von körperlichen Symptomen. Es ist oft nicht sinnvoll, zu überlegen, was zuerst da war, der Schmerz oder die Stimmung, da die Probleme in Wechselwirkung zueinander stehen. Es gibt auch allgemeine prädisponierende Faktoren, wie z. B. die Fehlregulationen des sympathischen Nervensystems, grundlegende Verhaltensmuster und frühe traumatische Erfahrungen und deren Auswirkungen auf das zentrale Nervensystem. Insbesondere dann, wenn während der Schmerzbehandlung ein erheblicher psychischer Leidensdruck besteht oder wenn die Person immer wieder mit einem neuen Problem oder einer neuen Symptomatik in die Praxis kommt, ist in der Regel eine weitergehende psychologische Beurteilung notwendig. Wenn andere psychische Probleme vermutet werden, ist es ebenfalls wichtig, differenzialdiagnostische Fragen zu berücksichtigen und koexistierende Probleme in Zusammenarbeit mit einem psychiatrischen Facharzt zu behandeln.

Schmerz ist mit vielen herausfordernden Emotionen verbunden, z. B. mit Wut und Ängsten. Diese Ängste können leicht zu Vermeidungsverhalten führen, was zu einer Reduzierung der Funktionsfähigkeit des Patienten beiträgt. Es wurde festgestellt, dass Wut mit stärkeren Schmerzen, größerem psychologischen Stress und schlechterer Bewältigung verbunden ist. Sie ist ein Prädiktor für eine schlechtere Funktionsfähigkeit und beeinträchtigt die Beziehung und die Adhärenz zur Behandlung [164]. Besonders wenn der Patient in einer reaktiven Phase der Krise feststeckt, kann Wut die dominierende Emotion des Patienten sein und sie behindert die Erholung von der Krise und deren Verarbeitung. In diesen Situationen ist es hilfreich, einen Psychologen in den Prozess einzubeziehen, der dem Patienten hilft, mit der herausfordernden Lebenssituation umzugehen. Insbesondere wenn der Patient suizidale Gedanken und eine dementsprechende Sprache oder eindeutig selbstverletzendes Verhalten zeigt, ist es wichtig, unverzüglich einen Psychologen oder Psychiater zu konsultieren.

In der klinischen Praxis ist zu beobachten, dass die Patienten oft nicht von vornherein gegen die Einschätzung des Psychologen sind. Dies ist insbesondere dann der Fall, wenn die von ihnen gemeldeten Probleme in einer Weise beschrieben werden, die sie aus einer ganzheitlichen Perspektive verstehen können. Viele Patienten erkennen den Zusammenhang zwischen psychologischen Faktoren und dem Erleben von Schmerzen, sind aber oft nicht in der Lage, ihr Denken und Verhalten aus eigener Kraft zu ändern. Schon 2–3 Besuche bei einem Psychologen oder einem Psychotherapeuten mit Fachkenntnissen auf diesem Gebiet können eine große Hilfe sein. Das Problem ergibt sich oft aus der mangelnden Verfügbarkeit von Psychotherapeuten mit Schmerzexpertise in den Teams oder aus der Angst der anderen Berufsgruppen vor den Reaktionen der Patienten auf die Überweisung an einen Psychologen. Der folgende Kasten fasst zusammen, wann ein Psychologe konsultiert werden sollte.

Wann Sie einen Psychologen hinzuziehen sollten

- Die psychische Belastung des Klienten übersteigt langfristig die Ressourcen
- Der Klient ist daran interessiert, nicht-pharmakologische Schmerzbehandlung und andere psychologische Fähigkeiten zu erlernen
- Bewertung des Psychotherapiebedarfs
- Der Klient kehrt immer wieder mit neuen Symptomen zurück (sogenannte Übersomatisierung)
- Der Klient hat deutliche depressive Symptome (z. B. BDI über 18)
- Der Klient leidet unter schweren Angstsymptomen oder wiederkehrenden Panikattacken im Alltag
- Ein hohes Maß an Vermeidungsverhalten und Verhaltensbeschränkung
- Der Klient hat außergewöhnlich starke emotionale Reaktionen, die schwer zu bewältigen sind, z. B. Wut und Angst
- Die Katastrophisierung und der Kummer des Klienten verschwinden nicht durch Informationen und unterstützende professionelle Interaktion – die Rehabilitation steckt fest
- Der Klient hat gleichzeitig auftretende psychische Probleme
- Der Klient produziert traumatische Inhalte, oder die Krise ist langwierig und kompliziert
- Der Realitätssinn des Klienten ist stark beeinträchtigt (z. B. visuelle oder auditive Halluzinationen oder wiederkehrende Dissoziation)
- Der Klient hat wiederkehrende Gedanken an den Tod oder Selbstmordgedanken
- Andere selbstverletzende Verhaltensweisen (z. B. Schnitt- und Ritzwunden, selbst herbeigeführtes Erbrechen).

III Die verschiedenen Möglichkeiten der Schmerzbehandlung

Abschnitt III ist der umfangreichste in diesem Buch. Wir wollen darin über Möglichkeiten und Ideen zur Behandlung von Schmerzen, insbesondere von chronischen Schmerzen sprechen. Der Themenbereich ist riesig und die Möglichkeiten sind endlos. Wir haben versucht, uns auf diejenigen Optionen zu konzentrieren, für die es bereits wissenschaftliche Studien und Forschungsergebnisse gibt. Das vorliegende Kapitel basiert zum Teil aber auch auf den eigenen Erfahrungen und Ansichten der Autoren. Die aktuellen Behandlungsempfehlungen und Behandlungsrichtlinien sind sehr breit und allgemein gehalten. Die Probleme von Schmerzpatienten sind jedoch sehr individuell. Deshalb ist es schwierig, wenn nicht gar unmöglich, ein Rezept zu entwickeln, das für alle Fälle passt. Wir befassen uns mit den häufigsten und am besten erforschten Themen der heutigen Behandlung chronischer Schmerzen. Da sich diese mit der Zeit und auf der Basis neuer Forschungsergebnisse immer wieder ändern können, lohnt es sich auf alle Fälle, sich über Entwicklungen und neue Erkenntnisse in diesem Gebiet auf dem Laufenden zu halten.

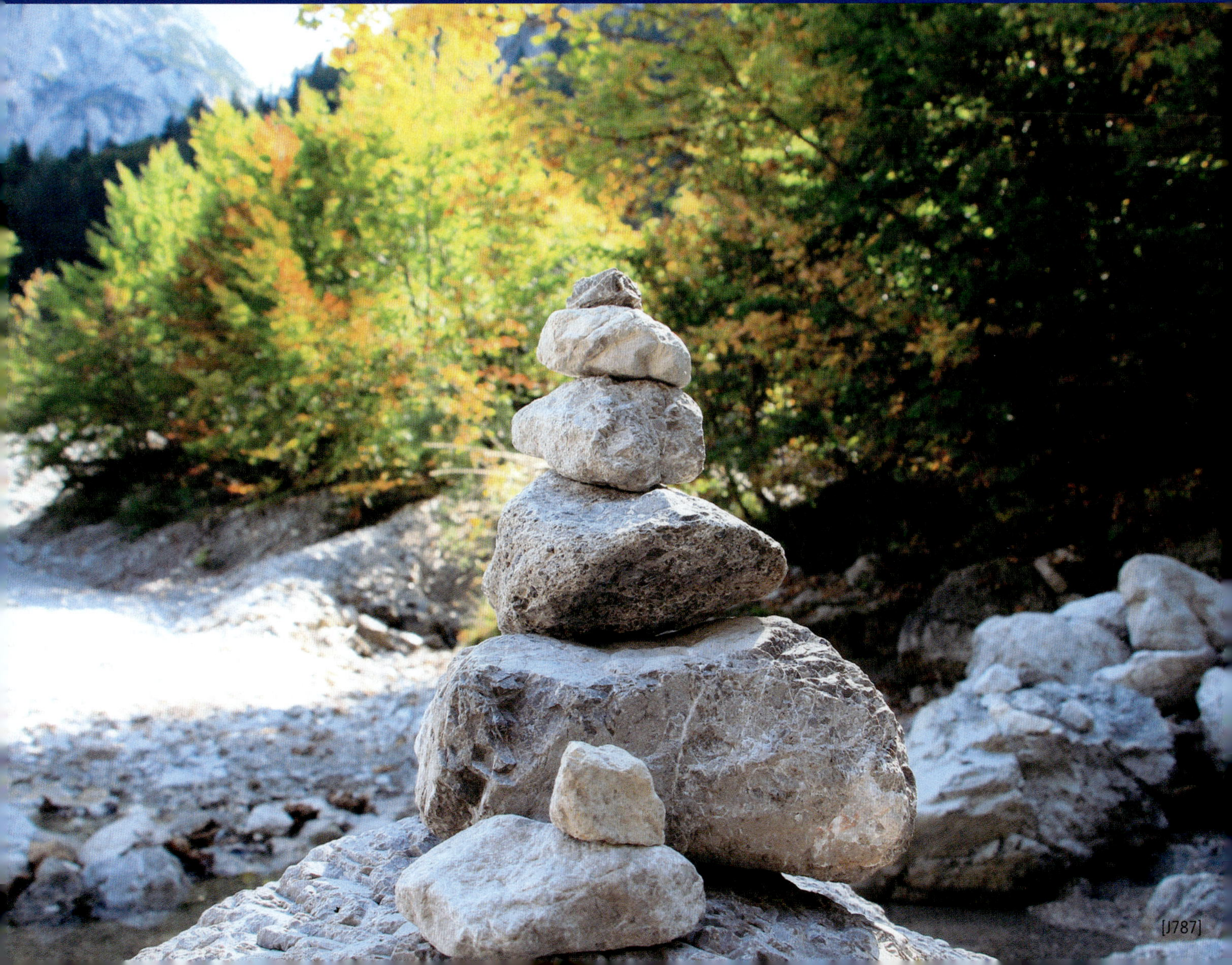

[J787]

KAPITEL

17

Sami Tarnanen

Schmerz und Training

Bewegung und Bewegungstherapie sind Schlüsselelemente in den aktuellen Behandlungsempfehlungen für muskuloskelettale Schmerzen [1–5]. Die Wirksamkeit von Bewegung wurde in zahlreichen empirischen Studien deutlich erwiesen [6]. In der Schmerztherapie sollten Bewegung und körperliche Aktivität jedoch nicht nur als Maßnahme gegen Schmerzen betrachtet werden, sondern ihre positiven Auswirkungen auf die funktionelle Kapazität einer Person, den allgemeinen Gesundheitszustand und auch auf nicht-muskuloskelettale Erkrankungen dürfen nicht außer Acht gelassen werden.

Aus der Wissenschaft

Regelmäßige körperliche Aktivität ist Teil der Vorbeugung, Behandlung und Therapie vieler langfristiger Erkrankungen, wie z. B. Arterienerkrankungen, Adipositas, Diabetes, Lungenverengung, Gedächtnisstörungen, Depressionen und vieler Krebsarten, zusätzlich zur Behandlung von muskuloskelettalen Erkrankungen [7].

In der Schmerztherapie ist Bewegung Teil eines ganzheitlichen Prozesses der Lebensstiländerung.

Um den Einsatz von Bewegung und Training in der Therapie näher zu beleuchten, muss zunächst der Begriff definiert werden. Körperliche Aktivität kann als Überbegriff für alle Formen der Bewegung angesehen werden, umfasst aber auch alle anderen Aktivitäten, die im Alltag stattfinden und schließt sämtliche Formen von Tätigkeiten im Wachzustand ein. Ein Training ist eine zielorientierte und geplante Aktivität, deren Inhalt auf einen spezifischen Zweck ausgerichtet ist. Ein Training kann als therapeutisches Programm betrachtet werden, wenn es darauf abzielt, Funktionsstörungen zu reduzieren oder zu verhindern, die Gesundheit zu optimieren und die Fitness, die funktionelle Kapazität und das Wohlbefinden zu verbessern.

Bewegung kann als eine Aktivität verstanden werden, die geplant ist, sie kann aber auch ungeplant und rein sozial motiviert sein. Obwohl es erhebliche Überschneidungen zwischen den verschiedenen Konzepten gibt und eine inhaltliche Abgrenzung nicht immer möglich ist, lassen sich die Begriffe anhand des folgenden Diagramms grob unterscheiden (➤ Abb. 17.1). Im Rahmen der Schmerztherapie ist es schwierig, jedoch nicht immer notwendig, zwischen den Wirkungen verschiedener Formen von körperlicher Aktivität zu unterscheiden. Ein guter Ansatzpunkt für die Schmerztherapie kann z. B. sein, das Niveau der körperlichen Aktivität auf einen Level zu erhöhen, der den allgemeinen gesundheitlichen Bewegungsempfehlungen entspricht [7].

Aus Sicht der Rehabilitation oder Therapie eines Schmerzpatienten könnte man meinen, dass jede Aktivität wichtig ist. Das Entscheidende ist, eine Form der Bewegung zu finden, die sich für Sie sinnvoll anfühlt, Spaß macht und zu Ihnen passt, denn nur Bewegung, die auch regelmäßig erfolgt, kann überhaupt effektiv sein, wobei eine übertriebene Planung wiederum zu einem Rückgang der körperlichen Aktivität führen kann. Das Gefühl der Freude, das sich aus dem Training ergibt, kann für die Funktionsfähigkeit und die Bewältigung des Alltags genauso wichtig oder sogar wichtiger sein als die physiologischen Reaktionen auf das Training. Andererseits ist es unrealistisch zu glauben, dass ein Training zu einer Verbesserung der Leistung oder einer strukturellen Stärkung führen kann, wenn der Inhalt des Trainingsprogramms auf keiner Ebene die physiologischen und biomechanischen Grundlagen zur Verbesserung dieser Eigenschaften berücksichtigt.

Die Planung eines Trainings sollte immer auf einer Identifizierung der wichtigsten Bereiche in Bezug auf das Schmerzproblem basieren, damit die Durchführung auf die individuellen Bedürfnisse zugeschnitten werden kann.

PRAXISTIPP

Für die inhaltliche Gestaltung von Trainingsprogrammen darf sich die Identifizierung von Problemen nicht nur auf physische (z. B. Gewebedehnung) und biologische (z. B. Sensibilisierung des Nervensystems, lokale und systemische Entzündungen des Körpers) Faktoren beschränken, sondern muss von einer Beurteilung psychologischer und sozialer Aspekte begleitet werden.

Sobald die zugrundeliegenden Ursachen des Problems bekannt sind, können die Bereiche ausgewählt werden, die durch das Training angegangen werden sollen [11].

Dieses Kapitel konzentriert sich auf das therapeutische Training als zielorientierte Aktivität (im Folgenden als Training bezeichnet). Aus Sicht der Schmerztherapie fokussiert der Inhalt des Kapitels weitgehend auf biologische und körperliche Faktoren. Es ist jedoch zu beachten, dass die Konzentration auf diese Faktoren allein nicht das Ziel der Therapie ist. In der Praxis muss das Training immer in einem biopsychosozialen Rahmen durchgeführt werden. Die Effekte von Bewegung werden anhand der Wahrnehmung von Schmerzen, der körperlichen Auswirkungen und der Gesundheit und

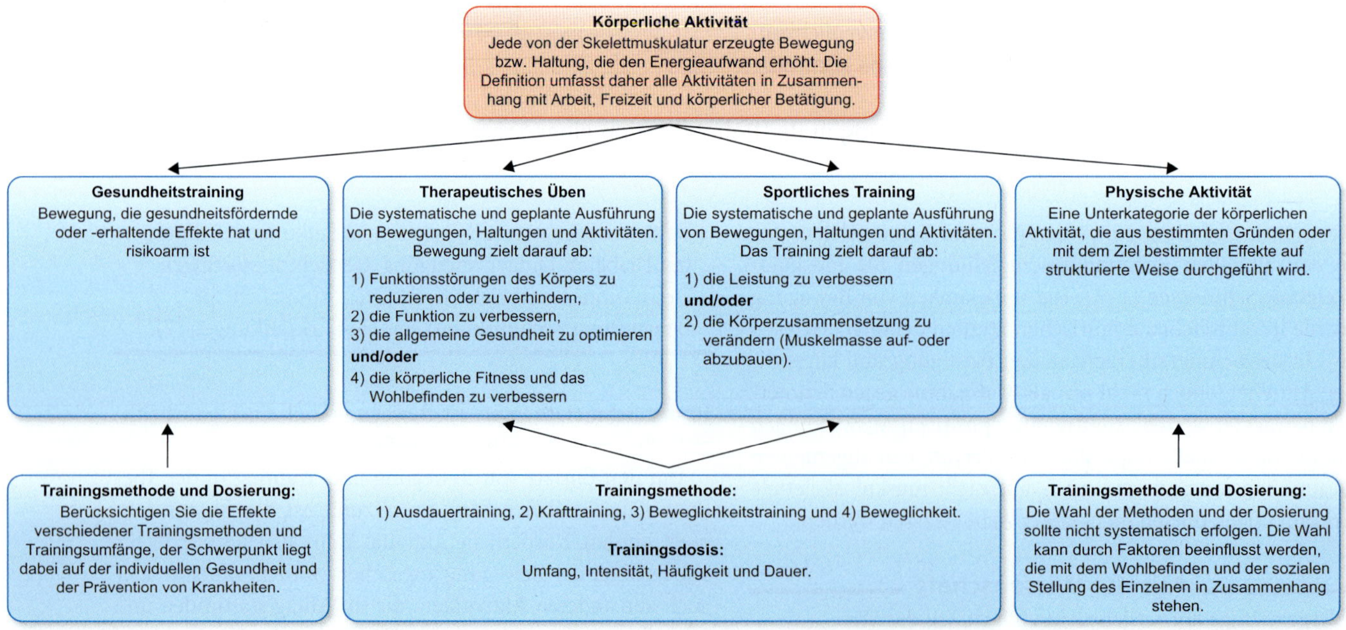

Abb. 17.1 Klassifizierung der körperlichen Aktivität unter dem Gesichtspunkt des Trainings. Adaptiert aus [7–10]. [L231]

Funktion des Gewebes (Muskeln, Knochen, Sehnen, Knorpel, Nervengewebe) untersucht. All diese Aspekte haben einen direkten oder indirekten Einfluss auf das Schmerzerleben, die Funktionsfähigkeit und das Wohlbefinden des Schmerzpatienten. Der Trainingsaufbau berücksichtigt die Erkenntnisse, die bei gesunden Personen beobachtet worden sind, da es bis heute nur wenige gut durchgeführte Studien zur Dosis-Wirkungs-Beziehung von Bewegung bei Schmerzpatienten gibt [12]. In diesem Kapitel werden nur allgemeine Richtlinien für die Durchführung eines Trainings gegeben. Individuelle Faktoren (Alter, Geschlecht, Lebensstil, Verletzungshistorie, Trainingshintergrund, Fitnessniveau, Gesundheitszustand, Arbeits- und Freizeitbelastungsfaktoren, usw.) bilden dann die Grundlage für die endgültige Planung des Trainings.

17.1 Die Wirkung von Training auf Schmerzen

Die Schmerzlinderung durch Bewegung kann entweder kurz- oder langfristig beurteilt werden. Die kurzfristige Verringerung der Schmerzwahrnehmung nach dem Training wird als trainingsinduzierte Hypoalgesie (THA) bezeichnet. Die Existenz und das Ausmaß dieses Phänomens wurden sowohl nach experimentell induzierter Schmerzauslösung (z. B. Druck, Hitze, Kälte) bei gesunden Probanden als auch bei Schmerzpatienten untersucht. In einer Metaanalyse von Naugle et al. [13] wurde festgestellt, dass die Wirkung der trainingsinduzierten Hypoalgesie bei gesunden Probanden bei allen untersuchten Trainingsmodalitäten (aerobes Training sowie isometrisches und dynamisches Krafttraining) mindestens moderat war, wobei das isometrische Training den größten Effekt aufwies. Bei chronischen Schmerzpatienten war es viel schwieriger, Schlussfolgerungen zu ziehen, da der Effekt der Reaktionen stark schwankte. Bei Probanden mit lokalen Schmerzen variierte das Ausmaß der trainingsinduzierten Hypoalgesie stark, während bei Probanden mit großflächigen Schmerzen kein Effekt beobachtet wurde oder die Bewegung die Schmerzen sogar verschlimmerte [13].

Der Wirkungsmechanismus einer trainingsinduzierten Hypoalgesie ist nicht eindeutig erforscht.

Aus der Wissenschaft

Mehrere Studien haben gezeigt, dass während und nach dem Training endogene Systeme aktiviert werden und Substanzen und Neurotransmitter wie Opioide, Stickoxid, Serotonin, Katecholamine und Endocannabinoide freigesetzt werden, die an der Regulation des Schmerzempfindens beteiligt sind.

Neuere Studien deuten darauf hin, dass antiinflammatorische Zytokine (Interaktionen zwischen Immunsystem und Nervensystem), Irisin und der Wachstumsfaktor BDNF *(brain-derived neurotrophic factor)* ebenfalls an der analgetischen Wirkung von Bewegung beteiligt sein könnten [14, 15].

Die Interaktion zwischen der Schmerzregulation und dem kardiovaskulären System wurde ebenfalls als ein Erklärungsmechanismus vorgeschlagen, basierend auf der Beteiligung der gleichen Hirnstammkerne, Neurotransmitter (z. B. Monoamine) und Neuropeptide (Opioide) an der Regulation dieser Systeme. Darüber hinaus wurde festgestellt, dass ein erhöhter Blutdruck und eine erhöhte Herzfrequenz mit Veränderungen der Schmerzempfindlichkeit verbunden sind. Bewegung kann auch aufsteigende und absteigende Bahnen aktivieren, die die Schmerzwahrnehmung hemmen. Es ist möglich, dass die Dauer, die Intensität, die Trainingsmethode und der Rhythmus der Trainingseinheit beeinflussen, welches System aktiviert wird. Da die Hinweise auf die Rolle der verschiedenen Mechanismen teilweise widersprüchlich sind, ist es möglich, dass eine trainingsinduzierten Hypoalgesie durch das Zusammenspiel mehrerer Mechanismen ausgelöst wird [15].

Basierend auf den vorhandenen Erkenntnissen ist es schwierig, Empfehlungen für das Erreichen einer trainingsinduzierten Hypoalgesie in Bezug auf die Auswahl der Trainingsmethode und die Dosierung zu geben. Studien weisen jedoch darauf hin, dass die Intensität ausreichend anspruchsvoll (etwa 75 % der maximalen Sauerstoffaufnahme) und vorzugsweise von längerer Dauer (> 10 Minuten) sein sollte, um den Effekt beim aeroben Training zu erzielen. Beim dynamischen Krafttraining wurde die trainingsinduzierte Hypoalgesie mit 10 Wiederholungen des Widerstands bei 75 % des Maximums erreicht. Beim isometrischen Training wird die trainingsinduzierte Hypoalgesie unabhängig von der Intensität, der Dauer oder der belasteten Muskelgruppe erreicht. Bei isometrischem Training ist die Tendenz jedoch so, dass der Effekt größer zu sein scheint, wenn die Intensität der Übung niedriger und die Dauer der Übung länger ist.

PRAXISTIPP

Beim isometrischen Training ist es vorzuziehen, in einem schmerzfreien Bereich zu trainieren und z. B. bei Schmerzen in den Extremitäten diese nicht zu belasten.

Die akute Wirkung von Bewegung auf den Schmerz ist relativ kurzlebig und die trainingsinduzierte Hypoalgesie scheint innerhalb von 10–30 Minuten fast vollständig zu verschwinden [13]. Die Evidenz zur Trainingsmodalität und -dosierung ist noch so begrenzt, dass hier Raum für klinische Reflexion und individualisierte Trainingsgestaltung besteht. In der Therapie ist es einfach, Praktiken als dauerhafte Richtlinien zu übernehmen, ohne die Beweise hinter den Richtlinien ausreichend zu hinterfragen. Ein gutes Beispiel dafür ist die

Überbewertung der Bedeutung des isometrischen Trainings (zur Schmerzlinderung) bei der Therapie einer Tendinopathie [16].

Wie bereits erwähnt, kann es bei einigen Patienten zu einer Zunahme der Schmerzwahrnehmung und der Schmerzempfindlichkeit als Folge eines Trainings kommen. Diese Reaktion wird z. B. bei Patienten mit großflächigen Schmerzen oder einer Fibromyalgie beobachtet. Bei diesen Personen führt die Aktivierung der Muskeln im Schmerzbereich nicht zu einer Verringerung der Schmerzempfindlichkeit in den trainierten Muskeln oder in anderen Bereichen des Körpers. Im Gegenteil – eine spannungsinduzierte Ischämie kann zu einer Sensibilisierung der peripheren Mechanorezeptoren führen, was den durch Muskelarbeit verursachten Anstieg des intramuskulären Drucks in einen nozizeptischen Reiz umwandeln kann. Bei Patienten mit Fibromyalgie ist die Muskeldurchblutung bei statischer Muskelbelastung schwächer als bei gesunden Personen und der oben beschriebene Mechanismus kann deshalb zu einer peripheren Sensibilisierung und einer Zunahme der trainingsinduzierten Hypoalgesie führen. Außerdem führt aerobes Training nicht bei allen Schmerzpatienten zu einer endogenen Analgesie. Dies gilt insbesondere für Patienten mit einer eindeutig nachweisbaren zentralen Sensibilisierung (z. B. chronisches Schleudertrauma, Fibromyalgie und chronisches Müdigkeitssyndrom). Bewegung ist aber auch in diesen Gruppen nicht kontraindiziert. Ein Training sollte individuell geplant werden, damit der Fortschritt schrittweise erfolgen kann. Aerobe Übungen sollten hier der exzentrischen und isometrischen Muskelarbeit vorgezogen werden. Die Berücksichtigung der Bedeutung von Emotionen, Erwartungen, Depressionen und katastrophalen Gedanken bei der Therapieplanung ist bei diesen Patienten besonders wichtig (siehe Abschnitt „Praktische Vorschläge für die Gestaltung eines Bewegungsprogramms für Menschen mit z. B. ausgedehnten Schmerzen und Fibromyalgie“). Zur Unterstützung der Bewegungstherapie kann eventuell auch eine medikamentöse Behandlung erforderlich sein [15, 17].

Praktische Vorschläge für die Gestaltung eines Bewegungsprogramms für Menschen mit z. B. ausgedehnten Schmerzen und Fibromyalgie. Adaptiert aus Nijs et al. [17]

- Wählen Sie Sportarten und Übungen, die Spaß machen. Entwerfen Sie gemeinsam mit dem Patienten ein Übungsprogramm, das seinen Bedürfnissen und Anforderungen entspricht
- Setzen Sie aerobe und wenig belastende Übungen ein
- Wenden Sie exzentrische Übungen mit Bedacht an
- Integrieren Sie Übungen für nicht schmerzhafte Körperteile in das Programm
- Legen Sie einen moderaten Ausgangswert fest und setzen Sie sich entsprechende Ziele
- Legen Sie genügend Pausen vom Training ein
- Beobachten Sie das Auftreten und die Verschlimmerung der Symptome und passen Sie das Training entsprechend an, insbesondere zu Beginn und bei einer Steigerung des Trainingsumfangs
- Leichte Exazerbationen sind normal, sollten aber mit zunehmender Stabilität der Aktivität abnehmen
- Erhöhen Sie das Trainingsvolumen nicht, wenn schwerere Exazerbationen auftreten.

17.2 Schmerzen beim Training

Die Auffassung, ob man beim Training Schmerzen empfinden sollte, hat sich in den letzten Jahren geändert. In der Vergangenheit ging man in der Schmerzrehabilitation davon aus, dass eine Bewegungstherapie keine Schmerzen verursachen sollte. Seitdem hat sich die Ansicht dahingehend geändert, dass Schmerzen akzeptabel sind, wenn sie die Art und Weise, wie eine beabsichtigte Bewegung ausgeführt werden sollte, nicht beeinflussen. Die Einstellung zu Schmerzen während des Trainings hat sich geändert, insbesondere in Bezug auf die Therapie von Sehnenerkrankungen. In den späten 1990er Jahren wurde mit dem Achillessehnen-Trainingsprotokoll von Alfredson ein „positiver“ Umgang mit Schmerzen eingeführt [18]. Zu jener Zeit wurde jedoch Schmerz noch als Indikation für die Trainingsintensität herangezogen. Eine Übung wurde als nicht intensiv genug angesehen, wenn sie keine Schmerzempfindung auslöste. Später entwickelten Silbernagel et al. [19] ein Schmerzüberwachungsmodell für die Therapie der Achillessehnen-Tendinopathie. Dieses Schmerzmonitoring wurde genutzt, um sowohl das Krafttraining als auch die Dosierung der täglichen und freizeitbezogenen körperlichen Aktivitäten zu regulieren. Der Schmerz wurde während des Trainings, nach dem Training und am Morgen des folgenden Tages beurteilt. Zur Klassifizierung der Schmerzintensität (akzeptabel bis sehr stark) wurde eine Schmerzskala verwendet (➤ Abb. 17.2). Wenn während der Übung Schmerzen empfunden wurden, aber der Gesamtschmerzpegel nicht anstieg, wurde die Übung als angemessen eingestuft.

Nach heutigem Verständnis darf der Schmerzpatient so lange trainieren, bis er Schmerzen verspürt. Er wird sogar ermutigt, mit dem Training bis an diese Grenze zu gehen.

Aus der Wissenschaft

Ein Training mit Schmerzen ist ein evidenzbasiertes Training. Aus Metaanalysen liegt Evidenz dafür vor, dass eine Behandlung mit schmerzhaften Übungen kurzzeitig effektiver Schmerzen reduziert als schmerzfreie Übungen [20].

Die Ergebnisse lassen sich möglicherweise dadurch erklären, dass ein Training bis zum Schmerzpunkt automatisch effek-

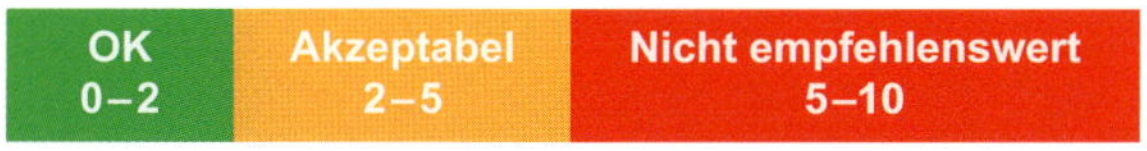

Abb. 17.2 Einstufung gemäß eines Schmerzüberwachungsmodells. [L231]

tiver wird, als wenn man vorher damit aufhört. Zudem kann eine trainingsinduzierte Hypoalgesie die Angst, die mit dem Schmerz verbunden ist, reduzieren. Die positiven Effekte einer Übung bis zum Auftreten von Schmerz können auch durch den Umfang der Maßnahme erklärt werden. Wenn bis zum Schmerz trainiert wird, steigt mit der Dosierung auch die Trainingsintensität und schlussendlich der Erfolg des Trainings.

Bei der Durchführung von Übungen ist es wichtig zu bedenken, dass Schmerzen während der Bewegung mit vielen Erinnerungen und damit Annahmen und Verhaltensweisen verbunden sein können, so dass der Einbezug von schmerzhaften Übungen in ein Therapieprogramm dem Patienten erst einmal erklärt werden sollte [21].

17.3 Systemische Effekte des Trainings

Adipositas und Inaktivität und damit verbundene Stoffwechselstörungen (metabolisches Syndrom), wie z. B. Insulinresistenz, Diabetes, gestörte Glukosetoleranz, Hypercholesterinämie, Hypertriglyzeridämie und niedrige HDL-Cholesterinwerte sind mit vielen der pathologischen Prozesse, die muskuloskelettalen Erkrankungen zugrunde liegen, und in gewissem Maße auch mit der Schmerzwahrnehmung selbst verbunden [22]. Leider sind bei vielen Schmerzpatienten auch Schlafprobleme und Stress Teil der Beeinträchtigungen. In diesen Fällen müssen zuerst andere Lösungen gefunden werden, bevor man mit der Erarbeitung eines Trainingsprogramms beginnen kann.

Aus der Wissenschaft

Adipositas (insbesondere eine viszerale Fettansammlung) und Inaktivität sind mit einem anhaltenden niederschwelligen Entzündungszustand des Körpers verbunden.

Das Fettgewebe ist eine endokrine Drüse, welche sogenannte Adipokine absondert. Adipokine lösen eine Reihe von Reaktionen aus, die zur Freisetzung von Entzündungsmediatoren und zur Entwicklung eines niederschwelligen Entzündungszustandes führen. Eine niederschwellige Entzündung wiederum führt zur Entwicklung von Insulinresistenz und Atherosklerose und damit zu Typ-2-Diabetes und Herz-Kreislauf-Erkrankungen. Es wurde festgestellt, dass Atherosklerose mit Bandscheibendegenerationen [23] und Adipositas (und eine damit verbundene Arthrose) mit Osteoarthritis assoziiert sind [24]. Darüber hinaus sind Blutfettwerte, wie z. B. erhöhte Gesamtcholesterin-, LDL-Cholesterin- und Triglyzeridwerte sowie niedrigere HDL-Werte mit dem Auftreten von Erkrankungen wie z. B. einer Tendinopathie verbunden [25].

Aus Sicht von muskuloskelettalen Erkrankungen kann eine niederschwellige Entzündung eine Sarkopenie verursachen, die die funktionelle Kapazität weiter reduziert und die Inaktivität erhöht.

Aus der Wissenschaft

Inaktivität wiederum erhöht die viszerale Fettansammlung [26]. Damit ist der Teufelskreis geschlossen.

Somit trägt eine Adipositas nicht nur aufgrund der erhöhten Belastung durch das Körpergewicht zur Entwicklung von Problemen mit muskuloskelettalen Erkrankungen bei, sondern die Zusammenhänge zwischen Adipositas und Problemen mit muskuloskelettalen Erkrankungen sind möglicherweise viel komplexer [27, 28].

Es gibt starke Hinweise darauf, dass Diabetes zu einer Tendinopathie, einer adhäsiven Kapsulitis und einer Arthroseprogression führen kann [29–31]. Störungen des Glukosestoffwechsels können strukturelle Veränderungen in den Stützgeweben verursachen. Ein erhöhter Glukosespiegel induziert die Bildung von fortgeschrittenen Glykationsendprodukten (AGE). Die Zunahme von AGE führt außerdem zur Bildung von kovalenten Quervernetzungen zwischen Kollagenmolekülen, was die Struktur und Funktion des Bindegewebes schwächt und verändert. Darüber hinaus induzieren AGE prooxidativen Stress, der weiter zu einem anhaltenden Anstieg proinflammatorischer Mediatoren führt. Bei der Entwicklung von muskuloskelettalen Erkrankungen ist es schwierig, zwischen den Auswirkungen von Adipositas und Stoffwechselstörungen zu unterscheiden [27, 28]. ➤ Abb. 17.3 veranschaulicht die Reihe von Reaktionen, die durch Adipositas und den Glukosestoffwechsel bei der Entwicklung einer Tendinopathie der unteren Extremitäten ausgelöst werden.

Natürlich treten Schmerzzustände auch ohne pathologische Veränderungen der Strukturen auf und die Schmerzwahrnehmung kann durch eine Sensibilisierung oder Empfindlichkeit des peripheren und zentralen Nervensystems beeinflusst werden. Es gibt Hinweise darauf, dass systemische Entzündungen im Körper mit dieser neuronalen Sensibilisierung verbunden sind. Die Auswirkung einer Adipositas auf den Schmerz wird möglicherweise durch eine Dysfunktion der Hypothalamus-Hypophysen-Nebennierenrinden-Achse (HHN-Achse) (Kortisolsekretion) und psychologischen Faktoren verursacht [32].

Der Einfluss des metabolischen Syndroms und einer niederschwelligen Entzündung auf die muskuloskelettale

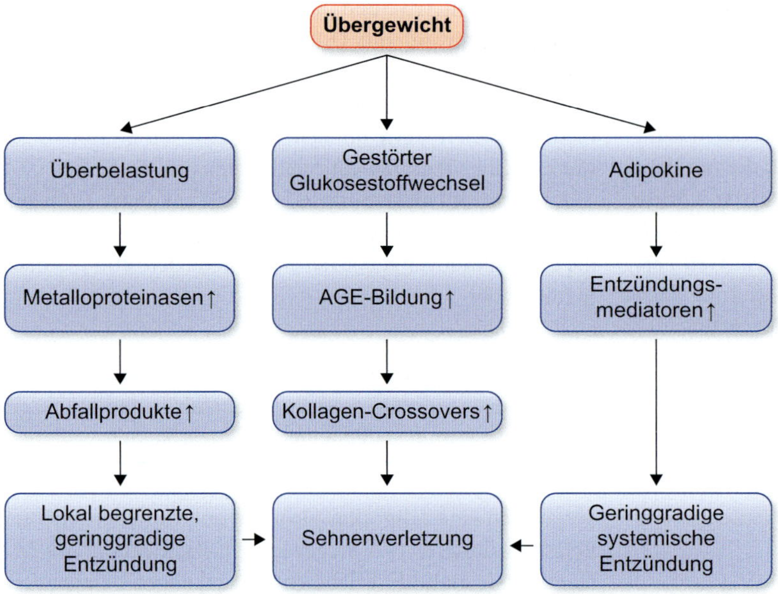

Abb. 17.3 Einfluss von adipositasbedingten Veränderungen auf die Entwicklung einer Belastungsfraktur. [L231]

Gesundheit und Schmerzen wird möglicherweise durch das Immunsystem (zytokinvermittelte Immunantwort), das Darmmikrobiom und psychologische Faktoren bedingt [33–35]. Die Untersuchung dieser Zusammenhänge ist jedoch aufgrund des Zusammenspiels der verschiedenen Faktoren und des Einflusses mehrerer lebensstilbezogener Faktoren (wie z. B. Rauchen, Alkoholkonsum, Schlaf, Stress), sowie der durch das Altern bedingten Veränderungen eine Herausforderung. Allerdings spielen Bewegung und körperliche Aktivität zusammen mit anderen Änderungen des Lebensstils eine wichtige Rolle bei der Vorbeugung der Auswirkungen niederschwelliger Entzündungen und des metabolischen Syndroms auf die muskuloskelettalen Strukturen und Schmerzen.

17.3.1 Die Rolle der Myokine: trainingsinduzierte entzündungshemmende Wirkung

Der Muskel ist ein endokrines Organ. Zytokine und andere Peptidhormone, die Muskeln absondern, werden Myokine genannt.

Aus der Wissenschaft

Myokine beeinflussen den Glukose- und Lipidstoffwechsel, die Angiogenese und das Muskelwachstum und vermitteln die Verbindung des Muskelgewebes zu anderen Organen und Organsystemen, wie z. B. dem Fettgewebe (Muskel-Fett-Cross-Talk) [36].

Eines der bekanntesten Myokine ist Interleukin-6 (IL-6). Obwohl IL-6 im Allgemeinen als proinflammatorisches Zytokin angesehen wird, hat es im Muskel entzündungshemmende Eigenschaften [26]. IL-6 spielt auch eine Schlüsselrolle als Regulator des Energie- und Glukosestoffwechsels [26].

Während des Trainings steigern ein erhöhter intramuskulärer Kalziumspiegel die Bildung von Sauerstoffradikalen und ein reduzierter Muskelglykogengehalt die Produktion von IL-6 im Muskel, welches dann in den Blutkreislauf freigesetzt wird.

PRAXISTIPP

Bei einem intensiveren Training (75 % der VO_2-Maximalleistung) steigt der IL-6-Spiegel in den ersten 30 Minuten beispielsweise um das Fünffache. Nach dem Training kehrt die Konzentration schnell auf das Ausgangsniveau zurück.

Die IL-6-Reaktion wird am deutlichsten von der Dauer des Trainings bestimmt, aber auch die Anzahl der beteiligten Muskeln (Muskelmasse) und die Intensität des Trainings haben einen Einfluss. Neben den trainingsbedingten Faktoren wird die IL-6-Reaktion durch den Glykogengehalt des Muskels beeinflusst. Je niedriger der Muskelglykogengehalt ist, desto mehr IL-6 wird in den Blutkreislauf ausgeschüttet. Daher haben untrainierte Personen mit geringeren Muskelglykogenspeichern eine höhere IL-6-Reaktion als erfahrenere Trainierende. Die Art des Trainings hat weniger Einfluss auf die IL-6-Reaktion, obwohl bei exzentrischem Training eine etwas geringere Reaktion festgestellt worden ist [26].

MERKE

Regelmäßige Bewegung verhindert die Anhäufung von viszeralem Fett und damit die Entstehung von niederschwelligen Entzündungen.

Es ist wahrscheinlich, dass ein Teil dieses Effekts durch Myokine vermittelt wird. Es wurde festgestellt, dass IL-15 eine anabole Wirkung auf die Muskeln hat, aber es führt auch zu einem Abbau von Fettmasse. Darüber hinaus kann es die negativen Auswirkungen des Tumornekrosefaktors alpha (TNF-α) (Entwicklung einer peripheren Insulinresistenz, Anstieg der Triglyzerid- und LDL-Werte und Abnahme der HDL-Werte, Atherosklerose durch endotheliale Dysfunktion) bei Personen mit einer chronischen niederschwelligen Entzündung hemmen. IL-15 und IL-6 spielen beide eine wichtige Rolle im Lipidstoffwechsel. Mehrere Myokine sind an der Regulation von Muskelwachstum und -erhalt beteiligt und schützen so vor einer viszeralen Fettbildung [26].

17.3.2 Die Bedeutung des Mikrobioms

Das Darmmikrobiom (die Gesamtheit der gastrointestinalen Mikrobiota, ihrer Gene und Interaktionen) kann einen Einfluss auf die Pathogenese von Stoffwechsel- und Entzündungskrankheiten haben. Der Zustand des Darmmikrobioms kann durch Faktoren wie körperliche Aktivität, Ernährung, Rauchen, Stress und Schlaf beeinflusst werden.

Aus der Wissenschaft

Eine beeinträchtigte Funktion des Mikrobioms wird mit vielen Stoffwechsel- und Entzündungskrankheiten in Verbindung gebracht.

So hat man begonnen, die Auswirkungen einer Dysbiose, dem Ungleichgewicht der Darmflora, in Bezug auf die Entwicklung von muskuloskelettalen Problemen, insbesondere Arthrose, zu untersuchen. Die aktuellen Forschungsergebnisse zum Einfluss des Mikrobioms konzentrieren sich weitgehend auf die Problematik in Bezug auf metabolische Faktoren, Adipositas und kardiovaskuläre Faktoren – daher stammt der Begriff metabolische Osteoarthritis. Es wird angenommen, dass eine Dysbiose das Ergebnis des Zusammenspiels einer ungesunden Lebensweise und genetischer Faktoren ist und durch eine Aktivierung des Immunsystems die muskuloskelettalen Strukturen beeinflusst. Im Hinblick auf die Therapie eines Arthrosepatienten ist also davon auszugehen, dass ein Training nicht nur auf lokale Faktoren (Muskel, Gelenk, Knochen), sondern auch auf systemische Faktoren wie die Zusammensetzung des Mikrobioms ausgerichtet sein sollte [37].

PRAXISTIPP

Die Reduktion des viszeralen Fettgewebes und die Behandlung des metabolischen Syndroms durch Bewegung und eine gesunde Ernährung könnten einen wichtigeren Faktor bei der Behandlung von Arthrose darstellen als eine Veränderung des Body-Mass-Index.

Es gibt erste Belege dafür, dass aerobes Training einen positiven Effekt auf das Darmmikrobiom haben kann und dass dieser positive Effekt die allgemeinen Effekte von Sport auf die menschliche Gesundheit teilweise erklären kann [38].

17.3.3 Stimmungswechsel

Erhöhte körperliche Aktivität und Bewegung verbessern die Stimmung und das Wohlbefinden, indem sie Depressionen reduzieren und den Schlaf verbessern. Das Ergebnis ist eine gesteigerte Lebensqualität und eine Verringerung der Auswirkungen von chronischen Schmerzen auf das Leben einer Person. Bei übergewichtigen Menschen erklärt sich die Schmerzreduktion durch Bewegung und eine Verringerung von niederschwelligen Entzündungen, eine Verringerung der mechanischen Belastung und eine Verbesserung des psychischen Zustands.

Aus der Wissenschaft

Übergewichtige Menschen profitieren von Bewegung, auch wenn keine Gewichtsabnahme erfolgt, da sich das Blutfettprofil bei erhöhter körperlicher Aktivität verbessert [32, 39].

17.3.4 Dosis-Wirkungs-Beziehung

Im Hinblick auf systemische Effekte scheint es vorteilhaft zu sein, die Bewegung regelmäßig (idealerweise Beibehaltung/Steigerung der körperlichen Aktivität als Teil der täglichen Aktivitäten) und abwechslungsreich (eine Kombination aus aerobem und Krafttraining) zu gestalten [40]. Es gibt bis heute jedoch keine konkreten Empfehlungen für ein Training zur Reduzierung von systemischen Entzündungen.

Aus der Wissenschaft

Forschungsergebnisse deuten jedoch darauf hin, dass es eine Dosis-Wirkungs-Beziehung zwischen körperlicher Betätigung und der Reduktion niederschwelliger Entzündungen geben könnte, da die wirksamsten Interventionen zur Reduktion niederschwelliger Entzündungen bei Patienten mit Diabetes solche mit einer längeren Übungsdauer und einer höheren Übungsfrequenz sind [41].

Auch im Hinblick auf Diabetes und Gewichtsabnahme empfiehlt sich eine Kombination aus aerobem Training und Krafttraining. Aerobes Training zielt darauf ab, die Insulinsensitivität zu verbessern, indem es eine negative Energiebilanz und Gewichtsabnahme bewirkt. Krafttraining hingegen zielt darauf ab, die Muskelmasse während der Gewichtsabnahme zu vergrößern oder zu erhalten. Es wurde gezeigt, dass längeres Krafttraining die Insulinsensitivität der trainierten Muskeln erhöht, wenn es mit mehr als 50 % des 1-RM-Wertes durchgeführt wird [42].

Bei der Gestaltung eines Trainingsprogramms für Patienten mit muskuloskelettalen Erkrankungen, die das Ziel haben, nicht nur die funktionelle Kapazität zu steigern und Schmerzen zu reduzieren, sondern auch Gewicht und niederschwellige Entzündungen zu reduzieren, sollte bedacht werden, dass diese Patienten wahrscheinlich schlechter auf das Training ansprechen als ein „gesunder" Schmerzpatient, da die Fähigkeit des Stützgewebes, höhere Belastungen zu tolerieren, beeinträchtigt sein kann. Somit ist das Verletzungsrisiko höher, insbesondere in den frühen Phasen des Trainings [43, 44].

17.4 Der Einfluss des Trainings auf die muskuloskelettalen Strukturen

Bewegung verursacht strukturelle und funktionelle Veränderungen im Muskel-, Binde-, Knorpel- und Knochengewebe. Trainingsinduzierte Reaktionen werden hier in Bezug auf verschiedene Gewebegruppen betrachtet, obwohl z. B. Muskel- und Bindegewebe strukturell und funktionell miteinander verbundene Einheiten sind. Die Fähigkeit der verschiedenen Gewebe, auf Belastung und die Veränderung des trainingsinduzierten Gleichgewichtszustandes bzw. einer Homöostase zu reagieren, können sehr unterschiedlich sein. Im muskuloskelettalen System ist die Elastizität bzw. Anpassungsfähigkeit in hohem Maße von der Durchlässigkeit der einzelnen Gewebe und damit von der Versorgung mit Sauerstoff und Nährstoffen abhängig.

Die Fähigkeit von Geweben, auf eine körperliche Anstrengung zu reagieren, basiert auf der zellulären mechanischen und metabolischen Belastung, die durch die Bewegung verursacht wird. Die Mechanismen und Signalwege, welche die spezifischen zellulären Reaktionen und die Gewebesynthese regulieren, sind sehr komplex und die derzeitigen Forschungsergebnisse reichen noch nicht aus, um alle Mechanismen vollständig zu verstehen. In den folgenden Abschnitten wird die Reaktion von Gewebe auf Belastung im Allgemeinen diskutiert. Es sollte berücksichtigt werden, dass Gewebepathologien wie eine Tendinopathie, Arthrose, Bandscheibendegeneration oder Muskelermüdung wahrscheinlich nicht durch die durchaus positiven Effekte eines Trainings reversibel gemacht werden können.

Es ist sinnvoller, ein Training so zu gestalten, dass es auf das vorhandene gesunde Gewebe abzielt und dessen Belastbarkeit allmählich erhöht, anstatt sich ausschließlich auf das symptomatische Gewebe zu fokussieren.

Dies kann möglicherweise das Fortschreiten eines pathologischen Zustands aufhalten und die Leistungs- und Funktionsfähigkeit des Patienten wiederherstellen. Gleichzeitig wird dem Patienten geholfen, den Glauben wiederzuerlangen, dass trotz einer möglichen Gewebepathologie die Teilnahme an bevorzugten und normalen täglichen Aktivitäten möglich ist.

17.4.1 Mechanotransduktion

Während des Trainings wird die mechanische Belastung des Bewegungsapparates auf zellulärer Ebene in eine intrazelluläre oder interzelluläre biochemische Reaktion umgewandelt, die zu weiteren strukturellen Veränderungen im Gewebe führt. Dieses Phänomen wird als Mechanotransduktion bezeichnet (➤ Abb. 17.4) [45, 46]. Auf Mechanotransduktion basierende Behandlungen nutzen die Fähigkeit von muskuloskelettalem Gewebe, auf mechanische Belastungen zu reagieren und sich diesen anzupassen. Die Gewebeadaption kann in Form einer Vergrößerung des Gewebes, einer Verbesserung der mechanischen Eigenschaften und bis zu einem gewissen Grad auch als Regeneration von degenerier-

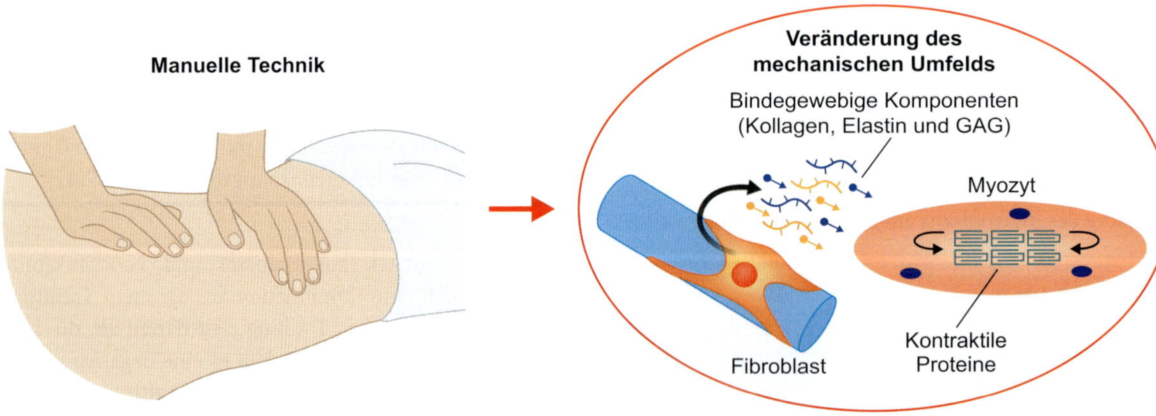

Abb. 17.4 Mechanotransduktion: Mechanische manuelle Stimulierung wird von den Myozyten und den Fibroblasten in biologische Signale umgewandelt (GAG: Glykosaminoglykane). [L231]

tem Gewebe beobachtet werden. Mit zunehmender Größe und besseren Gewebeeigenschaften der Strukturen erhöht sich deren Belastungstoleranz und die Leistungsfähigkeit des Individuums verbessert sich. In diesem Kapitel wird die Mechanotransduktion aus der Perspektive der Bewegungstherapie diskutiert, wobei fast alle physiotherapeutischen und manuellen Behandlungen (Mechanotherapie), die in der muskuloskelettalen Physiotherapie eingesetzt werden, mechanotransduktionsbasierte Reaktionen hervorrufen [46].

Eine Mechanotransduktion erfordert ein mechanisches Signal, das auf die Mikroumgebung der Zellen einwirkt und eine signalempfangende Funktionsmaschinerie in den Zellen. In Muskelzellen z. B. kann ein solches Kraftmesssystem aus einer Anordnung von Zellmembran und intrazellulären Gerüststrukturen (Aktin- und Myosinfilamente) und einem Zellmembranrezeptor (Integrine) bestehen, der diese miteinander verbindet. Der Stimulus, der das zelluläre Antwortsignal auslöst, kann ein Zug, Druck oder eine Quetschung sein, aber auch andere mechanische Reize wie ein hydrostatischer Druck oder eine Vibration. Auch durch Flüssigkeitsbewegungen erzeugte Kräfte können als Auslöser der Mechanotransduktion wirken.

Die zelluläre Antwort hängt weitgehend von der Qualität, Quantität und Dauer der Krafteinwirkung und den biochemischen und physikalischen Eigenschaften des die Zellen umgebenden Mediums (Matrix) ab [46].

Mechanische Belastungen des Bewegungsapparates führen zu Veränderungen auf der Gewebe-, Zell- sowie molekularen Ebene. Wenn ein mechanischer Stimulus eine Änderung der auf ein zelluläres Medium ausgeübten Kraft auslöst, bewirkt der Stimulus auch eine Änderung des mechanischen Gleichgewichtszustands der mit dem zellulären Medium verbundenen Zelle.

Veränderungen in der Form des intrazellulären Gerüsts beeinflussen die Struktur des von der DNA und den assoziierten Proteinen gebildeten Komplexes (Chromatin) und damit die Aktivierung eines ersten Schrittes der Proteinsynthese, der Gentranskription. Es ist möglich, dass die Umwandlung eines mechanischen Reizes in eine Molekularreaktion durch mechanosensitive Proteine vermittelt wird, die die Zellmembran durchdringen. Jede Kraft, die Veränderungen in der Struktur und Organisation des intrazellulären oder zellulären Mediums hervorruft, kann Veränderungen in der Tendenz der Zellen, sich aneinander zu binden, oder in ihrer ionischen Permeabilität verursachen und so eine Reihe von molekularen Reaktionen auslösen. Durch diese Mechanismen wird die mechanische Kraft schließlich in eine biochemische Reaktion umgewandelt. Das erzeugte biochemische Signal verlagert sich entweder in den Zellkern, wo es die Bildung von mechanosensitiven Genen auslöst, oder breitet sich zu Zielzellen im Interzellularraum aus [46].

Es muss berücksichtigt werden, dass bei vielen muskuloskelettalen Problemen, wie z. B. Osteoporose und Arthrose, die Fähigkeit des Gewebes zur Mechanotransduktion beeinträchtigt oder gestört sein kann. Das Verständnis der molekularen Ebene der Mechanotransduktion eröffnet auch von medizinischer Seite die Möglichkeit, pharmakologische Lösungen zur Normalisierung des Regenerationsprozesses zu finden. In diesen Situationen kann eine kluge Kombination aus Mechanotherapie und regenerativer Medizin die effektivsten Ergebnisse erzielen.

Andererseits ist zu bedenken, dass einige Medikamente einen negativen Einfluss auf eine trainingsinduzierte Gewebeadaption haben können [46].

17.4.2 Effekte des Trainings auf den Muskel

Der Muskel besitzt eine ausgeprägte Fähigkeit, sich an Belastungen anzupassen. Der Schlüsselmechanismus für die Muskelanpassung ist eine Vergrößerung der Muskelzellen (Muskelfasern), die sogenannte Hypertrophie. Andererseits erfolgt in der umgekehrten Situation, d. h. bei fehlender Belastung, die Anpassung auch in die entgegengesetzte Richtung und führt zu einer Atrophie. Der Verlust von Muskelmasse und damit verbundener Muskelkraft kann in Form eines fortschreitenden und ganzkörperlichen altersbedingten Prozesses, einer Sarkopenie [47], einer schmerzbedingten spezifischen Atrophie [48] oder einer Kombination dieser beiden Erscheinungen unter dem Einfluss systemischer Faktoren (metabolisches Syndrom) [49] auftreten. Zum Beispiel kann eine bestimmte gelenkspezifische Muskelatrophie bis zu einem gewissen Grad den zukünftigen Schweregrad von Rückenschmerzen, die Häufigkeit von Rückenschmerzepisoden und die funktionelle Kapazität vorhersagen, aber die Belege hierfür sind nicht sehr stark [50]. Im Gegensatz dazu kann eine Sarkopenie bei älteren Patienten das Risiko von Stürzen, Frakturen, Behinderungen und sogar das Mortalitätsrisiko deutlich erhöhen [47].

Zu den Reizen, die eine Hypertrophie auslösen, gehören neben der mechanischen Belastung durch das Training auch Nährstoffe, Muskelaktivierung, Zytokine, Wachstumsfaktoren und Hormone. Verschiedene Stimuli können sowohl eine Proteindegradation als auch eine Proteinsynthese bewirken. Bei wiederholtem Training (und ausreichender Proteinzufuhr über die Ernährung) gibt es kumulative Perioden mit höherer Proteinsynthese im Muskelgewebe als Proteinabbau. Langfristig führt dies zu einer positiven Netto-Proteinbilanz und Muskelhypertrophie. Eine Hypertrophie resultiert aus einer Zunahme der Anzahl und Größe der myofibrillären Proteine, nämlich der Aktin- und Myosinproteine. Mit dem Wachstum der Muskelzelle nimmt auch die Menge des Muskelstützgewebes und des Wasseranteils zu [51].

Die erhöhte Muskelproteinsynthese kann teilweise auf die trainingsinduzierte Aktivierung von Muskelsatellitenzellen zurückzuführen sein. Bewegung erhöht die Anzahl der Satellitenzellen, die sich im Raum zwischen der Muskelzellmembran und der Basalmembran, die die Muskelzelle umgibt, befinden, und mit der Muskelzelle verschmelzen und ihren Zellkern an die Muskelzelle abgeben. Dadurch wird die Proteinsynthesekapazität des Muskels erhöht und eine Muskelhypertrophie gefördert [52].

Die Mechanotransduktion spielt im Muskelgewebe eine klare Rolle bei der Auslösung der Proteinsynthese und damit der Induktion einer Muskelgewebehypertrophie. Zusätzlich zur Mechanotransduktion wird die Proteinsynthese im Muskelgewebe durch die Stoffwechselbelastung beim Training erhöht. Die Wirkung der metabolischen Belastung auf die Muskelbildung, die anabole Hormonsekretion, die Myokinsynthese (Zytokine und andere Peptide), die Produktion reaktiver Sauerstoffspezies und die Zellschwellung wurden als Mechanismus vermutet, der eine Hypertrophie verstärkt [53].

Es wurde vermutet, dass eine erhöhte Proteinsynthese – zumindest teilweise – das Ergebnis der trainingsinduzierten Entzündungsreaktion und des Reparaturprozesses ist, der durch die Mikroschädigung der Muskelzellmembran und der Basalmembran sowie des umgebenden Bindegewebes verursacht wird. Die Belege für die Muskelschädigungstheorie sind jedoch nicht sehr stark [54].

Es ist wahrscheinlich, dass die kombinierte Wirkung von sowohl mechanischen als auch metabolischen Belastungsmechanismen erforderlich ist, um eine optimale Proteinsynthese im Muskel auszulösen.

Wahrscheinlich sind jedoch höhere mechanische Belastungen erforderlich, um die Wirkmechanismen der Mechanotransduktion zu induzieren, während die Wirkung der metabolischen Belastung auf die Proteinsynthese bereits bei niedrigeren Belastungsniveaus ausgelöst werden kann. Insgesamt wird eine erhöhte Muskelproteinsynthese durch viele parallele zelluläre Signalwege beeinflusst, deren genaue Mechanismen noch nicht bekannt sind [55].

Die Belege für trainingsinduzierte hypertrophe Muskelreaktionen sind stark. Im Gegensatz dazu gibt es weniger Belege für andere trainingsinduzierte Muskelreaktionen. Das gleichzeitige Training einer Vielzahl von Muskelzellen scheint einen sehr begrenzten Effekt zu haben. Sowohl Typ-I- als auch Typ-II-Muskelzellen reagieren auf die durch ein Training erzeugte Belastung, aber es ist wahrscheinlich, dass Typ-II-Muskelzellen eine stärkere hypertrophe Reaktion auf ein Training zeigen. Eine Übung kann auch moderate Veränderungen in der Verteilung von Muskelzelltypen verursachen, zumindest anfänglich, aber die längerfristigen Auswirkungen sind ungewiss [56].

17.4.3 Hypertrophie-Training

Für eine Hypertrophie muss die Trainingsbelastung die tägliche Belastung des neuromuskulären Systems übersteigen. Die Anzahl der Trainingseinheiten pro Woche sollte 1–3 betragen, die Anzahl an Wiederholungen spielen keine große Rolle.

Aktuelle Forschungen zeigen, dass Muskelwachstum mit einem breiten Spektrum an Wiederholungen erreicht werden kann, solange die einzelnen Trainingseinheiten bis zu einem ausreichend hohen Ermüdungsgrad durchgeführt werden. Das Intensitätsniveau im Hypertrophie-Training (➤ Abb. 17.5) kann daher von einer niedrigen Belastung um 30–50 % des 1 RM (Wiederholungsmaximum) bis zu einer höheren Belastung von >70 % des 1 RM reichen. Wenn zuvor untrainierte Personen bis zu einem gewissen Ermüdungsgrad trainieren, scheint der Umfang des Trainings bei diesen Personen keinen großen Einfluss auf die Trainingsreaktion zu haben. Das Trainingsvolumen sollte jedoch >10 Wiederholungen/Muskel/Woche betragen. Bei erfahreneren Trainierenden wird durch die Erhöhung des Trainingsvolumens die Trainingsreaktion bis zu einer bestimmten Grenze (ca. 15 Sätze/Muskelgruppe) gesteigert.

Eine Steigerung des Trainings ist wesentlich für das Ergebnis.

In der muskuloskelettalen Therapie lohnt es sich, eine Steigerung in Maßen aufzubauen, sowohl durch Erhöhung der Intensität als auch der Gesamttrainingsbelastung (Anzahl der Sätze). Wenn der Patient zum Training motiviert ist und das Training über einen ausreichend langen Zeitraum fortgesetzt wird, ist es sinnvoll, den Reiz (Bewegungen, Ausführungstechniken, Intensität, Volumen) von Zeit zu Zeit zu variieren, um einen Fortschritt zu gewährleisten [57, 58].

Eine Hypertrophie kann neben dem dynamischen Krafttraining auch durch isometrisches Training erreicht werden. Vor allem in den frühen Stadien einer Schmerztherapie kann isometrisches Training oft effektiver sein. Um eine Hypertrophie zu erreichen, wird eine Intensität von ca. 75 % der maximalen willentlichen kontraktilen Aktivität empfohlen. Die Anspannungsdauer sollte 3–30 Sekunden betragen und die Gesamtanspannungsdauer pro Übung sollte länger als 80–150 Sekunden sein [59]. Die Reaktion auf isometrische Übungen kann größer ausfallen, wenn Anspannungen über eine längere Muskelpartie ausgeführt werden [60].

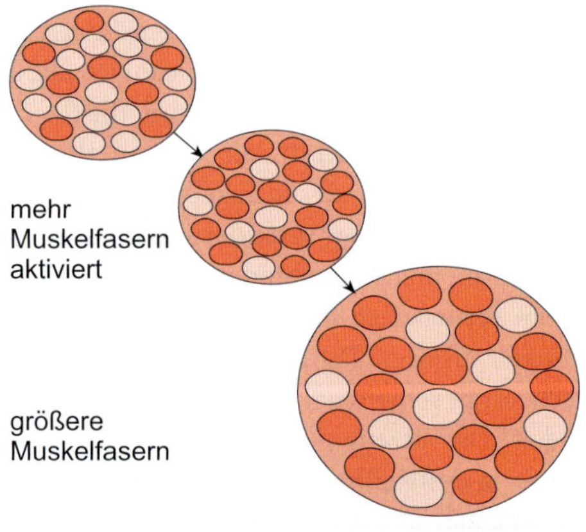

Abb. 17.5 Kraftzunahme eines Muskels durch Training (Schemazeichnung). Links: Ausgangssituation. Mitte: Primär durch Erhöhung der Anzahl von aktivierbaren motorischen Einheiten. Rechts: Sekundär durch Hypertrophie des Muskelgewebes, wobei sich der Durchmesser der Muskelfasern und somit auch der des ganzen Muskels vergrößert. [L190]

17.4.4 Effekte des Trainings auf die Sehne

Obwohl es sich bei Bindegewebe um eine relativ stabile Struktur handelt, wird angenommen, dass es in der Lage ist, seine Kapazität durch Veränderungen der Größe und der mechanischen Eigenschaften aufgrund regelmäßiger Bewegung erheblich zu verbessern (➢ Abb. 17.6). Andererseits reagiert das Bindegewebe auf das Fehlen mechanischer Belastung stark mit Kollagenverlust, Strukturveränderungen und einer Abnahme der Belastbarkeit. Die Struktur und Funktion der Sehne verändert sich sowohl durch eine Tendinopathie als auch durch Alterung. Nach heutigem Verständnis gilt die Tendinopathie als ein Problem der Überlastung der Sehnen.

Es scheint also naheliegend, dass eine Sehne in der Lage sein sollte, sowohl Unter- als auch Überlastungen in Bezug auf ihre Funktion auszugleichen. Für die allgemeine Gesundheit einer Sehne scheint eine moderate Belastungserhöhung unerlässlich zu sein [61].

Neben den Beanspruchungsfaktoren beeinflussen auch der Lebensstil (z. B. Ernährung, Gewichtsmanagement), der allgemeine Gesundheitszustand (Probleme mit dem Zucker- und Fettstoffwechsel, Herz-Kreislauf-Erkrankungen) und die Verletzungsgeschichte die Belastungsfähigkeit der Sehne.

Die Reaktion des Bindegewebes auf Bewegung wurde zumindest für die großen Sehnen der unteren Extremitätenmuskeln nachgewiesen.

Es dauert viel länger, einen Trainingseffekt im Bindegewebe zu erreichen als im Muskel.

Eine Vergrößerung der Querschnittsfläche des freien Bindegewebes (Sehne) zu erzielen kann Monate oder sogar Jahre regelmäßiges Training erfordern. Es ist unwahrscheinlich, dass eine Ausdehnung der Sehnenquerschnittsfläche in der gesamten Sehne auftritt, aber die proximalen und distalen Enden der Extremitätensehnen zeigen ausgeprägtes Wachstum. Die belastungsinduzierte Zunahme der Kollagensynthese scheint in den äußeren Teilen der Sehne stärker konzentriert zu sein als in den inneren [62–64].

Das Bindegewebe reagiert auf eine akute oder chronische Belastung mit einem Anstieg des Blutflusses, der Stoffwechselaktivität, sowie des Prostaglandin- und Zytokinspiegels. Diese Veränderungen gehen mit einem Anstieg der Kollagensynthese, der proteolytischen Enzyme und des Kollagenabbaus einher. Bewegung induziert also eine Reihe von Reaktionen, zumindest im äußeren Teil der Sehne, die zur Regeneration von Kollagenstrukturen führen. Bei diesem akuten Anpassungsprozess nach Belastung können entzündliche Reaktionen im Gewebe eine sehr wichtige Vermittlerrolle spielen. Daher haben entzündungshemmende pharmakologische Behandlungen einen nachteiligen Effekt auf die Belastungsreaktion der Sehne. Im Gegensatz dazu wurde bei chronisch überlastetem Bindegewebe (z. B. einer Tendinopathie der Sehnen) eine Entzündungsreaktion weder akut nach einer Belastung noch in Ruhe beobachtet [65]. Ähnlich wie beim Muskelgewebe hängt die Reaktion des Bindegewebes auf die Belastung vom Gleichgewicht der anabolen und katabolen Reaktionen nach der Belastung ab. Nach akuter Belastung sind die Abbauprozesse des Bindegewebes intensiver, aber mit fortschreitender Erholung steigt der Beitrag der Kollagensynthese und die Nettobilanz wird positiv.

Wenn die Belastung zu oft wiederholt wird und die Erholung unzureichend ist, kann die Kollagensynthese im Bindegewebe negativ werden und es wird kein positiver Effekt des Trainings erreicht [62].

Die Verbesserung der mechanischen Eigenschaften der Sehne infolge Belastung ist jedoch wahrscheinlich nicht auf eine Bindegewebshypertrophie beschränkt, sondern ein erhöhter Kollagengehalt kann ebenfalls einen signifikanten Effekt haben. Eine trainingsinduzierte Steigerung der

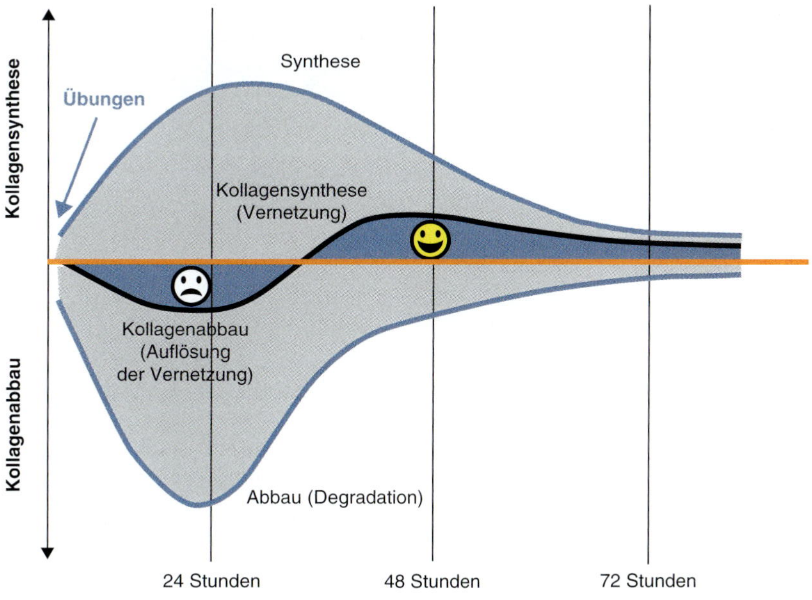

Abb. 17.6 Kollagenveränderungen nach Übungsbehandlung. Die obere Kurve zeigt nach dem Training eine vermehrte Kollagensynthese in Sehnen. Doch die stimulierten Fibroblasten beschleunigen auch den Kollagenabbau. Interessanterweise überwiegt in den ersten Tagen nach dem Training der (Kollagen-)Abbau, während sich die Situation danach umkehrt und die (Kollagen-) Synthese stärker wird. Um das Gewebe zur Kräftigung von Sehnen ausreichend zu stimulieren, sollte das Faszien-Fitness-Training 1–2 ×/Woche erfolgen. Modifiziert nach: Schleip R, Müller DG. Training principles for fascial connective tissues: scientific foundation and suggested practical applications. J Bodyw Mov Ther. 2013; 17(1): 103–115. [F735-002]

Kollagensynthese über eine Mechanotransduktion ist wahrscheinlich, obwohl die Mechanismen nicht gut verstanden sind. Die Zunahme des Kollagengehalts im Bindegewebe aufgrund der Kollagensynthese impliziert eine Zunahme der Anzahl an Verbindungen zwischen den Kollagenfilamenten, was die Festigkeit des Bindegewebes weiter erhöht [63]. Es ist wahrscheinlich, dass die Belastung auch einen Einfluss auf die Organisation des intramuskulären Bindegewebes hat [66].

Neben der Mechanotransduktion wird die Belastungsadaption des Bindegewebes von vielen metabolischen und hormonellen Faktoren beeinflusst, die einen wesentlichen Einfluss auf die Regulation der Kollagensynthese haben können. Dies wird durch die Tatsache belegt, dass bei Frauen der durch die Belastung induzierte Anstieg der Kollagensynthese viel geringer ist als bei Männern. Bei den Sehnen der unteren Extremitäten scheinen Frauen eine geringere Belastungstoleranz zu haben. Der genaue Grund für den Einfluss des Geschlechts auf die Bindegewebestruktur und die Belastungsreaktion ist jedoch nicht bekannt. Es wurde vermutet, dass ein erhöhter Östrogenspiegel mit einer verringerten Kollagensynthese einhergeht. Östradiol selbst kann eine hemmende Wirkung auf die Kollagensynthese in Sehnen und Bändern haben und ganz allgemein die Konzentration von zirkulierenden Wachstumsfaktoren wie dem insulinähnlichen Wachstumsfaktor (IGF-1) beeinflussen [67].

In der Regel spricht die Sehne relativ schnell auf das Training an. Schon ein zweimonatiges Training bewirkt Veränderungen in der Zugkraft der Sehne.

Das Krafttraining kann entweder dynamisch (konzentrisch und exzentrisch) oder isometrisch sein. Um die Zugkraft der Sehne zu verbessern, sollte die Übung von ausreichender Intensität sein (>70 % 1 RM) und die Belastung der Sehne sollte mehrere Sekunden andauern. Die Anzahl der Wiederholungen und die Häufigkeit des Trainings sollten auf der Grundlage der individuellen Hintergrundfaktoren (Belastungsgeschichte, Problem, andere Bedingungen, z. B. metabolisches Syndrom, Alter und Geschlecht) bestimmt werden. Im Falle eines metabolischen Syndroms sollte ein zusätzliches aerobes Training in das Programm eines Patienten mit Sehnenschmerzen aufgenommen werden [61, 68].

Für das Management von Tendinopathien, insbesondere bei einer Achillessehnen- und Patellarsehnentendinopathie, wurden verschiedene Trainingsprogramme entwickelt (➤ Tab. 17.1). Entsprechend der Häufigkeit der Probleme wurden die Programme ursprünglich für die Bedürfnisse von aktiven Sportlern oder Athleten entwickelt, wurden aber später auch im Rahmen der Therapie von Tendinopathien in der Allgemeinbevölkerung angewendet. Zumindest bis zu einem gewissen Grad können die Programme auch bei anderen Sehnenproblemen als nur bei der Achillessehne und Patellarsehne angewendet werden. Allen entwickelten Programmen ist gemeinsam, dass die Belastung allmählich gesteigert wird, die Trainingsperioden auf eine längere Dauer ausgelegt sind (>12 Wochen) und dass Schmerzen nicht als Hindernis für das Training angesehen werden. Dies sind vielleicht die wichtigsten Einflussfaktoren der Sehnenrehabilitation. Die Durchführung von ausschließlich exzentrischen Übungen stellt keine evidenzbasierte Sehnenrehabilitation dar [69].

Zusätzlich zum Krafttraining sollte die Rehabilitation einer Tendinopathie alle durch die Beschwerden beeinträchtigten Aktivitäten einbeziehen. Um die Lage zu beruhigen, z. B. bei Tendinopathien der unteren Extremitäten, kann anfangs eine Reduzierung des Gehens und Laufens erforderlich sein, gefolgt von einer allmählichen Steigerung der Belastung, bis das normale Aktivitätsniveau der Person wieder erreicht ist. Informationen über Schmerzen während des Tages und nach der Belastung sowie die wahrgenommene Anstrengung können zur Planung einer Rückkehr zu normalen Aktivitäten nützlich sein (➤ Tab. 17.2) [70].

Tab. 17.1 Programme für das Krafttraining

Programm	Trainingsmethode	Serien, Wiederholungen, Intensität	Frequenz	Progression	Schmerz
Alfredson (Achillessehne) [18]	Exzentrisch	3, 15	2×/Tag	Nach Schmerzangaben	Intensität bis zu einem Niveau mit mindestens mäßigen Schmerzen
Silbernagel (Achillessehne) [70]	Exzentrisch-konzentrisch → plyometrisch	Mehrere	1×/Tag	Volumen, Trainingsmethode	Ok, wenn 0–5 (auf einer Skala von 0–10)
HSR (Patellarsehne) [71]	Exzentrisch-konzentrisch	4, 15–6	3×/Woche	15 RM → 6 RM	Ok, wenn nicht noch schlimmer nach dem Training
TNT (Patellarsehne) [72]	Isometrisch Isotonisch	5 × 45 s, 80 % MVIC 8 × 80 %	4×/Woche	Isotonisch 2,5 % Steigerung/Woche	Ok, wenn der Schmerz die Leistung nicht beeinträchtigt
Berliner Methode [73] (Achilles- und Patellarsehne)	Isometrisch	5, 4 × 3 s, ≥ 85 %	2×/Woche → 4×/Woche	Nach Kraftniveau	Zulässig

HSR = heavy slow resistance, TNT = tendon neuroplastic training, MVIC = maximal voluntary isometric contraction, RM = repetition maximum

Tab. 17.2 Klassifizierung der Belastung nach Schmerz und wahrgenommener Anstrengung bei einem Patienten mit Achillessehnenentzündung. Adaptiert aus Silbernagel et al. [70]

	Leicht	Mäßig	Stark
Schmerzintensität bei Aktivität (NRS)	1–2	2–3	4–5
Schmerzintensität am Tag nach der Übung (NRS)	1–2	3–4	5–6
Wahrgenommene Anstrengung in der Wade und der Achillessehne (RPE)	0–1	2–4	5–10
Notwendigkeit von Erholungstagen zwischen den Übungstagen	Kann täglich durchgeführt werden	2	3
Beispiel für einen Läufer	Spazieren	Joggen auf flachem Gelände	Laufen mit hoher Intensität

NRS = numerische Ratingskala, RPE = rating of perceived exertion scale

17.4.5 Effekte des Trainings auf die Bandscheibe

Nach heutigem Wissensstand erklären die strukturellen Faktoren der Bandscheibe allein Rückenbeschwerden nur unzureichend. Funktionell spielen die Strukturen der Bandscheibe jedoch eine Schlüsselrolle für jedes einzelne Bewegungssegment und damit für die Funktion der gesamten Wirbelsäule.

Die Bandscheibe ist anfällig für degenerative Veränderungen, da die Stoffwechselaktivität der Bandscheibe, mit Ausnahme des äußeren Teils des Faserrings, aufgrund der fehlenden Neubildung von Blutgefäßen gering ist.

Somit besteht für die Bandscheibe kaum die Möglichkeit, sich an Belastungsänderungen anzupassen bzw. entstandene Schäden zu reparieren. Faktoren, die mit dem metabolischen Syndrom zusammenhängen, wie z. B. vom Fettgewebe abgesonderte Adipokine und Diabetes (Hyperglykämie, AGE, Adipokine und Zytokine), werden ebenfalls als erklärende Faktoren für die Bandscheibendegeneration vermutet [71, 72]. Es steht jedoch außer Frage, dass Belastungen einen starken Einfluss auf die Gesundheit der Bandscheiben haben.

Der durch die strukturelle Schädigung der interzellulären Flüssigkeit verursachte Druckabfall verändert die normalen biologischen Prozesse im Zwischenraum, indem er u. a. die Synthese von Proteoglykanen reduziert und die intrazelluläre Fragmentierung erhöht, was die negative Ladung des Kerns und damit den Wassergehalt des Zwischenraums weiter reduziert. Als Folge der Abnahme des Wassergehalts sinkt der intrazelluläre Druck und die Belastung des Faserrings steigt. Eine erhöhte Belastung hemmt die Bildung der zellulären Matrix des Faserrings und erhöht die Aktivität der zytosolabbauenden Enzyme (Matrix-Metalloproteinasen) sowie die Bildung von entzündlichen Zytokinen (IL-1 und TNF-α). Die Fähigkeit der Zellen, normal zu funktionieren, wird durch Veränderungen der mechanischen Umgebung beeinträchtigt, wodurch auch Heilungsprozesse gehemmt werden [73]. Um dieser Kette von Ereignissen vorzubeugen, lohnt es sich zu versuchen, die Gesundheit der Bandscheiben mit den vorhandenen Mitteln, d. h. einer gesunden Lebensweise und vernünftiger Bewegung zu erhalten.

Die mechanische Stimulation der intrazellulären Matrix bewirkt eine Veränderung der Zellform und des Volumens, eine Dehnung der Zellmembran, eine Dehnung des intrazellulären Gerüsts und eine Veränderung der elektrischen Ladung. Andererseits führen Veränderungen in der physikalischen Umgebung der Zelle, die durch eine mechanische Belastung verursacht werden, zu Veränderungen in der Zusammensetzung der die Zelle umgebenden Flüssigkeit, zu einem Anstieg der Konzentration von Proteoglykanen und zu Veränderungen des pH-Wertes, die wiederum Veränderungen in der Konzentration von Nährstoffen und Metaboliten in der intrazellulären Flüssigkeit bewirken. Die Anpassungsmechanismen der intrazellulären Flüssigkeit können teils auf mechanischen und teils auf metabolischen Reaktionen beruhen. Höhe, Häufigkeit und Dauer der Belastung haben einen Einfluss auf die Ausprägung der Belastungsreaktionen [74].

Das Vorhandensein von anabolen mechanobiologischen Faktoren verursacht eine Zunahme der Produktion von Proteoglykanen und in gewissem Maße auch von Typ-II-Kollagen im Kern. Im Zellkern ist ein solcher mechanobiologischer Faktor für den hydrostatischen Druck verantwortlich. Der hydrostatische Druck ist abhängig von der chemischen Zusammensetzung der Bandscheibe (Erhöhung des osmotischen Drucks aufgrund der negativen Ladung der Proteoglykanmoleküle) und der auf die Bandscheibe wirkenden Last. Bei zu hohem oder zu niedrigem Druck wird z. B. die Diffusion von Sauerstoff und die Diffusionsrate in der Bandscheibe beeinträchtigt [75].

Der Flüssigkeitsstrom in und aus dem Zwischenraum entsteht durch die Veränderung des Abstands aufgrund der mechanischen Belastung. Durch die Belastung entsteht ein Pumpmechanismus, bei dem während der Kompression die Flüssigkeit aus dem Zwischenstück herausgepresst wird und wenn die Wirbel durch Bewegung auseinander gedrückt werden, fließt die Flüssigkeit wieder hinein.

Die durch die dynamische Belastung induzierte Erhöhung der Flüssigkeitsbewegung trägt zum Ein- und Austritt wasserlöslicher Moleküle bei, insbesondere von größeren Molekülen [75].

Der Pumpmechanismus kann sich positiv auf die Diffusion von kleinen Molekülen durch die Endplatten auswirken und der Effekt der Belastung scheint sowohl bei gesunden als auch bei degenerierten Bandscheiben positiv zu sein. Die Häufigkeit der Belastung beeinflusst die Diffusion. Eine niedrige Frequenzbelastung erhöht den Nettotransport von Molekülen in das Gewebe, während eine höhere Frequenzbelastung diesen verringert [76].

Bei Patienten mit Bandscheibenproblemen sollte eine gewisse Grundregel befolgt werden. Die Bandscheibe sollte eher dynamisch, axial, langsam oder höchstens mäßig schnell und in einer Größenordnung wie beim Gehen oder Joggen belastet werden.

Im Gegensatz dazu können bei Personen, die seit langem nicht mehr trainiert haben, statische Belastung, Rotation, Flexion in Kombination mit Kompression und plötzliche oder sprunghafte Bewegungen ungünstig für die Bandscheiben sein (➢ Tab. 17.3). Unter den Sportarten sind Ausdaueraktivitäten wie Laufen und Skifahren in aufrechter Position vorteilhaft, während Schwimmen, Gewichtheben, Rudern, Baseball und Reiten eher nachteilig sind.

17.4.6 Effekte des Trainings auf den Gelenkknorpel

Arthrose ist weltweit die häufigste Gelenkerkrankung. Arthrose in den großen Gelenken, die das Gewicht der unteren Extremitäten tragen (d.h. Hüfte und Knie), kann die Funktionsfähigkeit eines Patienten erheblich einschränken. Wie die Sehne und die Bandscheibe regeneriert sich auch im Gelenkknorpel degeneriertes und geschädigtes Gewebe nicht bzw. nur sehr langsam.

Aber nur weil Knorpelgewebe nicht die Fähigkeit besitzt, sich zu regenerieren, heißt das nicht, dass es nicht auf Belastungen reagiert.

Tab. 17.3 Wirkung verschiedener Belastungsfaktoren auf die Bandscheibe [75]

	Gut	Eventuell schädlich
Art der Bewegung	Dynamische Bewegung	Statische Bewegungen, Ruhigstellung und Inaktivität des Rückens, mit Stößen verbundene Bewegungen
Richtung der Bewegung	Axiale Belastung	Extremer Bewegungsumfang, Rotation, Flexion und Kompression des Rumpfes
Frequenz und Geschwindigkeit	Vermutlich sind langsame und häufige Bewegungen gut, z. B. ca. 6–60×/min, zyklische Bewegungen	Plötzliche, schnelle, harte Kraftbewegungen. Andererseits können schnelle Wiederholungen, wie 1×/s, auch schädlich sein.
Höhe der Belastung	Optimale Belastung 0,2–0,8 MPa (Innendruck der Bandscheibe zwischen 0,3–1,2 MPa)	Heben von mehr als 20 kg im Liegen, harte und explosiv ausgeführte Übungen
Dauer der Belastung	Max. 8 Stunden Belastung/Tag. Ein Wechsel zwischen Training und Ruhe über den Tag verteilt kann die beste Lösung sein.	?

Arthrose entsteht auf dem Boden eines Missverhältnisses zwischen Belastung und Belastungsfähigkeit des Gelenkknorpels. Durch eine kurzzeitige, zu hohe Belastung oder durch wiederholte und länger andauernde Beanspruchung, z.B. durch Arbeit oder Sport, kann die Belastbarkeit des Gelenks überschritten werden. Eine Überlastung schädigt das Kollagennetzwerk und verursacht eine Reduktion der Proteoglykane. Die Reihe der katabolen Reaktionen beinhaltet eine Entzündungsreaktion. Zu den Risikofaktoren für Arthrose gehören neben der Belastungsregulation auch das Gewichtsmanagement (systemische Faktoren im Zusammenhang mit der Belastung und dem metabolischen Syndrom), der Erhalt/die Steigerung der Muskelkraft und die Verletzungsprävention. Das Altern an sich verursacht keine Arthrose, obwohl es einen Risikofaktor für Knorpelschäden und die Abnahme der Fähigkeit des Knorpels, kleinere Schäden zu reparieren, darstellt [77].

Im Rahmen einer Immobilisierung wird die Fähigkeit des Gelenkknorpels, auf Belastung zu reagieren, besonders deutlich. So führt z.B. die vorübergehende Ruhigstellung von Gelenken in einem Gipsverband zu einer Reduktion der Proteoglykane und einer Atrophie im Knorpel, aber nicht zu einer tatsächlichen Arthrose. Beschränkt sich die Ruhigstellung auf nur wenige Wochen, bleibt das Kollagennetzwerk intakt und die Knorpeleigenschaften kehren in der postoperativen Phase auf ein annähernd gleiches Niveau zurück. Unter normalen Bedingungen sind Chondrozyten in der Lage, den Knorpelabbau und die strukturellen Prozesse aufrechtzuerhalten, obwohl die metabolische Aktivität der Chondrozyten im Zuge der Alterung abnimmt [69].

Der Gelenkknorpel ist in der Lage, auf Belastung mit reversiblen Veränderungen des Knorpelvolumens zu reagieren.

Langzeit-Trainingstherapiestudien sowohl bei asymptomatischen als auch bei Patienten mit leichter Arthrose haben gezeigt, dass Knorpelgewebe die Fähigkeit besitzt, sich an eine erhöhte Belastung anzupassen, unter anderem durch Veränderungen der biochemischen Zusammensetzung.

Obwohl das Training im Erwachsenenalter wahrscheinlich keinen Einfluss auf die Größe oder Form des Knorpels hat, können die qualitativen Eigenschaften des Knorpels dadurch verbessert werden. Mechanische Belastung erhöht den Proteoglykangehalt des Knorpels [77, 78].

Ein körperlich aktiver Lebensstil in Verbindung mit angemessener Bewegung scheint für den Erhalt der biomechanischen/chemischen Eigenschaften und der Knorpelgesundheit von Vorteil zu sein. Bei Patienten mit leichter Arthrose hat sich gezeigt, dass selbst anstrengendere Übungen die Arthrose oder die wahrgenommenen Symptome nicht verstärken [77, 79]. Es ist schwierig, spezifische Empfehlungen zum „Knorpeltraining" zu geben. Aus präventiver Sicht scheinen sowohl ein passiver Lebensstil als auch längeres Laufen mit hohem Volumen oder hoher Intensität das Auftreten von Arthrose zu erhöhen. Mit anderen Worten: Sowohl zu wenig als auch zu viel Belastung sind für die Knorpelgesundheit suboptimal [80].

Bei der Therapie einer Arthrose sollte die Behandlung sowohl auf die Symptome und die Dysfunktion als auch auf systemische Faktoren abzielen [81].

17.4.7 Effekte des Trainings auf den Knochen

Die mechanische Festigkeit des Knochens wird von der Gesamtmasse des Knochens, der Mineraldichte und der Knochenstruktur beeinflusst. Sowohl die Masse als auch die Struktur des Knochens verändern sich durch Belastung. Diese Veränderungen können in Bezug auf den Knochenmineralgehalt und die Knochendichte beurteilt werden. Körperliche Betätigung ist für die Zunahme und den Erhalt der Gesamtknochenmasse während des gesamten Lebens wichtig, insbesondere aber in jungen Jahren. Das Wachstum der Knochenmasse nimmt mit dem Alter ab und selbst Belastungsänderungen führen nicht mehr zu einer so guten Reaktion wie in jüngeren Jahren. Vor allem bei Frauen ist die Abnahme der Knochenmasse deutlich. Bei Frauen unterscheidet sich die Beziehung zwischen körperlicher Belastung und Knochenmasse von der bei Männern. Alterung und hormonelle Veränderungen bremsen jedoch den Knochenaufbau nicht vollständig. Der wichtigste Aspekt der Belastung ist das Erreichen einer möglichst hohen Spitzenknochenmasse während der Wachstumsphase, was eine deutliche Schutzwirkung gegen osteoporotische Veränderungen und Frakturen im späteren Leben hat [82–84].

Knochengewebe reagiert auf eine Belastung, indem es seine Struktur und Mineraldichte verändert. Wie bei Muskel- und Bindegewebe basiert die Bildung von festem Knochen auf dem Abbau und Wiederaufbau von Gewebe. Die Mechanotransduktion spielt eine sehr zentrale Rolle im Prozess der Osteogenese (Knochenbildung) und der Osteozyt, die Knochenzelle, fungiert in diesem Prozess wahrscheinlich als eine Struktur, die mechanische Belastungen wahrnimmt. Die Knochenregeneration erfolgt in den Knochen, die einer erhöhten Belastung ausgesetzt sind, d. h. die Reaktion ist zielspezifisch [83].

Die durch das Training erzeugte Knochenreaktion wird durch vier grundlegende Faktoren bestimmt:

1. Größe und Geschwindigkeit der Belastung
2. Anzahl der Wiederholungen
3. Zeit seit dem letzten Belastungszyklus
4. Änderung der „typischen“ Belastungsrichtung

Die Reaktion des Knochens auf eine Belastung ist proportional zum Produkt aus der Größe der Belastung und der Belastungsrate. Die Empfindlichkeit des Knochens für steigende Belastungszyklen nimmt schnell ab. Schon wenige Belastungszyklen bewirken eine gute Knochenreaktion und mit zunehmender Anzahl der Wiederholungen steigt der Effekt nur geringfügig. Werden zu viele Belastungszyklen in zu kurzer Zeit auf den Knochen ausgeübt, erhöht sich die Anzahl der Mikroschäden und damit das Risiko von Belastungsverletzungen des Knochens. Hohe Belastungen und schnelle Belastungsraten sind vorteilhaft für den Knochen, gleichzeitig kann die Anzahl der Belastungszyklen gering gehalten werden. Vier Stunden Ruhe reichen aus, um die Belastungsfähigkeit wiederherzustellen. Dieser Umstand kann genutzt werden, indem das Gesamtvolumen des Knochentrainings auf mehrere Trainingseinheiten mit mindestens vier Stunden Pause dazwischen aufgeteilt wird. Es wurde festgestellt, dass die Belastungsrichtung die Knochenreaktion beeinflusst. Da die Muskeln immer in der gleichen Richtung Kräfte auf den Knochen ausüben, ist dieses Phänomen schwieriger auszunutzen. Allerdings können Sportarten mit schnellem Richtungswechsel das Skelett in einer atypischen Richtung belasten und so die Knochenreaktion optimieren [85].

Springen und Stoßbelastungen sind der beste Weg, um die Knochen der unteren Extremitäten zu stärken.

Ballsportarten sowie Springen und Steppen werden ebenfalls empfohlen, um die Knochen zu stärken und die Skelettstärke zu erhalten. Allerdings ist z. B. das Training in einem Fitnessstudio nicht besonders gut für die Knochen. Selbst bei den stärksten Sportlern bleibt die Belastung der unteren Extremitäten bei Hebe- und Zugübungen auf einem Niveau, das etwa dem Zweifachen des Körpergewichts entspricht. Beim Joggen liegt die Kontaktkraft auf die unteren Extremitäten bei etwa dem 2,5-fachen des Körpergewichts und bei einigen Sprungübungen kann die entsprechende Kraft mehr als das 10-fache des Körpergewichts betragen. Ein weiterer Faktor, der den Unterschied in der Knochenreaktion zwischen Sprungsportarten und dem Fitnessstudio-Training erklärt, ist die Dauer der Belastung. Im Fitnessstudio kann ein einzelner Hebevorgang mehrere Sekunden dauern, während die Dauer des Bodenkontakts beim Laufen und Springen höchstens einige Zehntelsekunden beträgt, so dass die knochenstimulierende Wirkung des Bodenkontakts bis zu zehnmal stärker sein kann als die einer Hebeleistung [85].

Für das Knochengewebe sind die Empfehlungen ein wenig klarer als für andere Gewebearten.

Für ältere Menschen wird empfohlen, 4–7-mal pro Woche ein Sprungtraining (Stoßkraft mehr als das Vierfache der Körpermasse auf zwei Beinen) mit 50 Sprüngen pro Einheit (z. B. 5 × 10 Sprünge) durchzuführen. Um Stürze zu vermeiden, umfassen die Empfehlungen intensives Krafttraining und Gleichgewichtstraining. Menschen mit Osteoporose wird geraten, Rotationen des Rückens eher vorsichtig durchzuführen. Was die Knochen der Extremitäten betrifft, so ist es wahrscheinlich, dass die Knochen eines Osteoporosepatienten auch Bewegungen mit hoher Intensität standhalten können [86]. Die Fähigkeit des Skeletts, sich an mechanische Belastungen anzupassen, variiert von der Kindheit bis ins hohe Alter. Kindheit und Jugend sind optimale Zeiten, um den Knochenmineralgehalt zu erhöhen und die Knochenstruktur zu stärken und sollten effektiv genutzt werden, um einen späteren altersbedingten Knochenverfall, der zu Frakturen führt, zu verhindern [85].

17.4.8 Effekte des Trainings auf das Nervensystem

Die durch das Training hervorgerufenen Veränderungen im Nervensystem werden als sensomotorische Adaption bezeichnet. Bewegung kann strukturelle und funktionelle Veränderungen sowohl in den sensorischen als auch in den motorischen Netzwerken des Nervensystems bewirken. Veränderungen im Nervensystem können sowohl im zentralen (Gehirn, Hirnstamm und Rückenmark) als auch im peripheren Nervensystem auftreten. Die Strukturen des Zentralnervensystems, die für die Planung, Ausführung, Regulation und Korrektur von Bewegung und Fortbewegung wesentlich sind, sind der motorische (primäre und prämotorische) und der somatosensorische Kortex des Großhirns, das Kleinhirn, der Thalamus, der Hirnstamm und der Nucleus accumbens sowie das Rückenmark für die Informationsübertragung. Eine wichtige Struktur für motorisches Lernen und Gedächtnis ist der Hippocampus (Hirnstamm) [87].

Es gibt zahlreiche Theorien über die Auswirkungen von Verletzungen und Schmerzen bzw. der Gefahr durch Verletzungen und Schmerzen oder Beeinträchtigungen der Struktur und Funktion des Nervensystems. Gemäß diesen Theorien ist die motorische Anpassung durch folgendes gekennzeichnet:

1. Sie geht einem Schmerz/einer Verletzung voraus
2. Sie führt zu zahlreichen Veränderungen, deren Ausmaß von einer Umverteilung der intramuskulären oder intermuskulären Aktivität bis zur Vermeidung ganzer Bewegungen reicht
3. Sie ist individuell-spezifisch, unter Umständen aufgabenspezifisch und wird von zahlreichen Faktoren, einschließlich psychosozialen Faktoren, beeinflusst
4. Zumindest kurzfristig wird versucht, eine gefährdete oder schmerzhafte Körperstelle zu schützen
5. Sie hat bei längerer, übermäßiger oder unangemessener Dauer einen negativen Einfluss auf die muskuloskelettalen Aktivitäten und Strukturen
6. Sie wird durch eine Reihe von Mechanismen auf verschiedenen Ebenen des Nervensystems unterstützt, die durch biologische, psychologische und soziale Komponenten des Schmerzes beeinflusst werden [88].

Theoretisch können diese Mechanismen herangezogen werden, um Trainingsmaßnahmen auf eine breite Palette von Bedürfnissen abzustimmen, von der Aktivierung einzelner Muskeln bis zur Steigerung der allgemeinen körperlichen Aktivität.

Alle Ansätze sollten sich auf die Bedeutung der Bewegungsvariabilität konzentrieren, d. h. die Förderung der Variation.

Behandlungen, die auf die motorische Funktion abzielen, sollten die neuronale Reaktion auf das Training und die Grundlagen der motorischen Kontrolle oder des Geschicklichkeitstrainings berücksichtigen [89, 90].

Im Nervensystem ist die Trainingsanpassung maßgeblich von den Nervenimpulsen und deren Bahnen in den Nerven und neuronalen Netzwerken abhängig. Veränderungen können in der Nervenzelle selbst, dem Neuron, oder an der Verbindungsstelle zwischen zwei Nervenzellen, den Synapsen, auftreten. Während des Trainings verursacht ein Nervenimpuls, der sich durch die Nerven ausbreitet, eine elektrische Aktivierung der Synapse und Veränderungen der Neurotransmitter und Proteine in der post-synaptischen Bahnung. Wenn die akute Reaktion auf einen Nervenimpuls oft genug wiederholt wird, kann sie dauerhafte strukturelle Veränderungen an der Synapse hervorrufen. Die Fähigkeit des Nervensystems, die Verarbeitung von Informationen als Ergebnis früherer Aktivitäten zu verändern, ist die Grundlage für neuronale Funktionen wie Gedächtnis und Lernen. Darüber hinaus haben Nervenimpulse eine trophische oder erhaltende Wirkung auf das gesamte Neuron. Anpassungen im Nervensystem lassen sich z. B. in Form einer genaueren Wahrnehmung von Sinnesreizen, einer gesteigerten Muskelkraftproduktion, in Form von Veränderungen in der Muskelkoordination und des Erlernens neuer Bewegungsmuster beobachten. Belastungsinduzierte Veränderungen im Nervensystem können unmittelbar, langanhaltend und sogar dauerhaft sein [87].

Die Aktivität des neuronalen Gewebes wirkt also als Basisreiz, um eine Regeneration und Reorganisation auszulösen. Die neuronale Aktivität erhöht die Synthese von Neurotrophinen in postsynaptischen Zellen. Neurotrophe Faktoren wiederum regulieren das Wachstum und die Entwicklung des Nervensystems. Neurotrophe Faktoren können die Freisetzung von Neurotransmittern aus dem präsynaptischen Bereich beeinflussen und die Dichte der Neurotransmitterrezeptoren im postsynaptischen Bereich erhöhen, was wiederum zu einer Steigerung der synaptischen Effizienz der Neuronen führt.

Durch diese Mechanismen kann bereits eine kurze Reizung zu einer langanhaltenden Verbesserung der synaptischen Funktion führen.

Darüber hinaus beeinflussen neurotrophe Faktoren das Gerüst des Neurons und tragen so zu strukturellen Veränderungen im Nervensystem bei [87, 91].

Die Bildung von Nervenzellen, auch Neurogenese genannt, führt dazu, dass neue Verzweigungen und Synapsen in den Nervenzellen gebildet werden. Zumindest in einigen Teilen des Nervensystems können neue neuronale Zellen gebildet werden. Die Generierung neuer Neuronen basiert wahrscheinlich auf der Funktion von neuralen Stammzellen. Stammzellen differenzieren sich zunächst in Vorläuferzellen und dann in Neuronen. Neurotrophe Faktoren spielen wahrscheinlich ebenfalls eine Schlüsselrolle in dieser Abfolge von Ereignissen [87, 91].

Bewegung kann eine Anpassung im Nervensystem auf zwei Ebenen bewirken: supraspinal und spinal. Supraspinale Veränderungen treten in kortikospinalen, subkortikalen, inhibitorischen und exzitatorischen interkortikalen Neuronen auf. Auf spinaler Ebene kommt es zu Veränderungen bei Motoneuronen sowie inhibitorischen und exzitatorischen Interneuronen. Verschiedene Trainingsformen, wie Geschicklichkeitstraining, Krafttraining und aerobes Ausdauertraining, verursachen Veränderungen im Nervensystem, aber die Veränderungen basieren auf unterschiedlichen Mechanismen und die Trainingsreaktionen sind daher verschieden [92].

Es gibt Hinweise darauf, dass Geschicklichkeitstraining strukturelle und funktionelle Veränderungen in verschiedenen Teilen des Nervensystems, wie den Basalganglien, dem Kleinhirn und dem Großhirn, hervorrufen kann.

Geschicklichkeitstraining bewirkt Veränderungen in der Anzahl und Funktion der kortikalen Synapsen im motorischen Kortex (Synaptogenese bzw. Bildung neuronaler Verbindungen) und in der Ausprägung der Muskelrepräsentationsbereiche. All diese Veränderungen erfordern eine Proteinsynthese im neuronalen Gewebe. Es ist wahrscheinlich, dass die neuronale Aktivität der Faktor ist, der den Anstieg der Proteinsynthese im neuronalen Gewebe auslöst. Obwohl die genauen Regulationsmechanismen der motorischen Kortexplastizität nicht bekannt sind, ist es wahrscheinlich, dass der Wachstumsfaktor BDNF (brain-derived neurotrophic factor) eine Schlüsselrolle bei der Regeneration des neuronalen Gewebes spielt [92].

Im zentralen Nervensystem bewirkt Geschicklichkeitstraining im primären motorischen Kortex unter anderem eine Erweiterung und Reorganisation von Bereichen der Bewegungsrepräsentation und eine Erhöhung der Sensitivität von kortikalen und kortikospinalen Arealen, die an der spezifischen Muskelaktivierung und Bewegungserzeugung beteiligt sind. Eine Störung der sensorischen kortikalen Wahrnehmung wurde mit chronischen Schmerzen in Verbindung gebracht [93–95].

Die Effekte des Geschicklichkeitstrainings auf den motorischen Kortex scheinen auf genau den Bereich zu fokussieren, der die Aktivität der Muskelgruppen steuert, die beim Training eingesetzt werden.

Auf der Ebene der Wirbelsäule kann Geschicklichkeitstraining die Ausprägung der spinalen Reflexe beeinflussen, indem es Veränderungen in der Empfindlichkeit der α-Motoneuronen oder in der Anzahl der mit den Motoneuronen verbundenen erregenden Synapsen auslöst. Veränderungen in der Synchronisation der motorischen Einheiten können mit präzisen motorischen Funktionen in Verbindung gebracht werden, bei denen längeres Trainieren einer bestimmten Bewegungsaufgabe den gesamten Input zu den motorischen Neuronen reduziert, um die Leistungsfähigkeit zu verbessern [92, 96].

Obwohl es starke Hinweise darauf gibt, dass neuronale Faktoren eine Schlüsselrolle bei der durch Krafttraining hervorgerufenen Steigerung der Kraftkapazität spielen, bleibt unklar, welche spezifischen neuronalen Mechanismen diese Anpassung bewirken. Veränderungen in den Einstellungsmustern der motorischen Einheiten (erhöhte Anzahl und Frequenz von Entzündungen, verstärkte Synchronisation) und erhöhte zentralnervöse Aktivität (neuronaler Antrieb) wurden als mögliche Mechanismen vorgeschlagen. Krafttraining kann den kollektiven Input aus dem zentralen Nervensystem erhöhen, was sich dann in gesteigerter Kraft niederschlägt. Verursacht das Geschicklichkeitstraining einen stärkeren Effekt auf der supraspinalen Ebene in Form von Veränderungen in den rezeptiven Bereichen von Bewegungen, so verursacht das Krafttraining eine deutlichere Veränderung auf der spinalen Ebene, die als erhöhte Synaptogenese beobachtet werden kann [56, 92, 97].

Ausdauertraining steigert die Aktivität des motorischen Kortex und fördert die Durchblutung vieler Bereiche des Gehirns. Ein erhöhter Blutfluss wirkt wahrscheinlich als Stimulus zur Verbesserung der Gefäßneubildung bzw. der Regeneration von Blutgefäßen im motorischen Kortex.

Ausdauertraining erleichtert die langfristige Potenzierung synaptischer Verbindungen zwischen Neuronen und erhöht die Bildung neurotropher Wachstumsfaktoren, insbesondere des intrazerebralen neuronalen Wachstumsfaktors im motorischen Kortex.

Durch diese Mechanismen kann ein Ausdauertraining bessere Bedingungen für die neuronalen Anpassungsmechanismen schaffen, die durch andere Trainingsmethoden hervorgerufen werden. Da das Training die Durchblutung des somatosensorischen Kortex und des Kleinhirns erhöht, könnten ähnliche Veränderungen auch in diesen Gehirnregionen möglich sein. Allerdings scheint Ausdauertraining wenig Einfluss auf die Reorganisation des motorischen Kortex und der Synaptogenese zu haben [92, 98, 99].

17.5 Effekte des Trainings auf die Leistung und die funktionelle Leistungsfähigkeit

Die körperliche Leistungsfähigkeit bezieht sich auf die physische Fähigkeit einer Person, die für sie wichtigen Aufgaben des täglichen Lebens zu bewältigen. Die Strukturen des Bewegungsapparates und die Stärkung oder Schwächung dieser Strukturen tragen zur körperlichen Leistungsfähigkeit eines Menschen bei. Darüber hinaus haben Schmerzen, Lebensstil, Alter und psychosoziale Faktoren einen großen Einfluss auf unsere Funktionsfähigkeit. Zur körperlichen Leistungsfähigkeit zählen unter anderem Muskelkraft, Ausdauer, Gelenkbeweglichkeit und Bewegungskontrolle.

Die funktionellen Veränderungen, die als Folge von Bewegung auftreten, sind sehr stark mit strukturellen Veränderungen in den Muskeln und im Nervensystem verbunden. Strukturelle Veränderungen können objektiv beobachtet werden, aber die Messung funktioneller Veränderungen wird von vielen Faktoren beeinflusst, die dem zu messenden Patienten innewohnen, wie z. B. Motivation, Schmerztoleranz und Angst vor Schmerzen. Strukturelle, funktionelle und psychologische Faktoren sind also stark miteinander verknüpft. Kritisch anzumerken ist, dass die Wirkmechanismen der Bewegungstherapie auf Schmerzen und funktionelle Kapazität möglicherweise nicht vollständig durch Veränderungen der Patientenleistung erklärt werden können. Dies wurde z. B. bei Patienten mit Rückenschmerzen in Bezug auf Muskelkraft, Ausdauer und Gelenkflexibilität nachgewiesen [100]. In ähnlicher Weise kam eine randomisierte Interventionsstudie bei Patienten mit Rückenschmerzen zu dem Ergebnis, dass Schmerzen etwa 20 % der funktionellen Kapazität erklärten, leistungsbezogene Faktoren (z. B. Muskelkraft, Stärke der Wirbelsäule, etc.) etwa 20 %, lumbale Mobilität, Muskelkraft und Ausdauer 25 % und psychologische Faktoren (persönliche Einstellung, Angstvermeidungsverhalten, Bewältigungsstrategien) 36 %. Nur die Veränderungen der Schmerzen und der psychologischen Faktoren erklärten signifikant die Veränderung der funktionellen Kapazität während einer Behandlung [101].

Die Leistungssteigerung ist ein wesentlicher Bestandteil der Rehabilitationsmaßnahmen (z. B. für die Motivation, Erfolgserlebnisse und andere physiologische Reaktionen wie systemische Effekte), aber ihre Bedeutung für Symptome und die Funktionsfähigkeit ist möglicherweise nicht so zentral, wie allgemein angenommen wird.

Oder zumindest kann man davon ausgehen, dass Leistungsverbesserungen nicht für alle Patienten die gleiche Bedeutung haben.

17.5.1 Effekte des Trainings auf die Muskelkraft

Die Auswirkungen von Krafttraining auf die Kraftproduktion beruhen auf Veränderungen im Nervensystem, der Muskelmasse und der Muskelstoffwechselfunktion [102, 103]. Durch die Variation von Trainingsintensität, Wiederholungsrate, Gesamtbelastung und Leistungsrate, Übungshäufigkeit, Pausen zwischen den Einheiten und anderen Variablen, kann das Training auf gewünschte Eigenschaften ausgerichtet werden, wie z. B. die Verbesserung von Muskelkraft und Ausdauer. Obwohl die vorhandene Evidenz nicht direkt zeigt, dass die Verbesserung der Muskelkraft Schmerzen reduziert, hat Krafttraining eine legitime Rolle in der Schmerzrehabilitation, und zwar aufgrund seiner direkten und indirekten Effekte auf die Leistung und die funktionelle Kapazität (insbesondere in Bezug auf das Altern), das Gewichtsmanagement, kardiometabolische Faktoren, die muskuloskelettale Funktion und psychologische Faktoren. Darüber hinaus ist Krafttraining wichtig für die Prävention vieler schwerwiegender Krankheiten und damit für die Gesamtgesundheit des Menschen [104].

Der Körper ist in der Lage, sich während des gesamten Lebenszyklus an ein Krafttraining anzupassen, obwohl das Alter einer Person, die Ernährung und Krankheiten einen erheblichen Einfluss auf das Ausmaß der Trainingsreaktion haben können. In der Schmerzrehabilitation sollten bei der Trainingsplanung die allgemeinen Richtlinien für das Krafttraining berücksichtigt werden [58, 105].

Die Verbesserung der Muskelleistung ist größtenteils auf die strukturellen Veränderungen in den Muskeln und im Nervensystem zurückzuführen, die durch das Training verursacht werden, wie in den vorherigen Abschnitten erläutert worden ist. Die strukturellen Veränderungen sind wiederum das Ergebnis der mechanischen Belastung des Muskel-Sehnen-Komplexes durch die Last, der erhöhten Nervenaktivität und der metabolischen und hormonellen Veränderungen. Faktoren, die den Energiestoffwechsel der Muskeln (Energiespeicher, Enzymaktivität) beeinflussen, spielen ebenfalls eine wichtige Rolle bei der Verbesserung der Kraftleistung, insbesondere im Hinblick auf die Ausdauereigenschaften [56, 102, 103].

Die durch Krafttraining ausgelösten Reaktionen auf die Eigenschaften der Muskelleistung sind individuell. Die Art der Muskelkontraktion (dynamisch, konzentrisch, exzentrisch, isometrisch), die Auswahl der Bewegungen, die Intensität, die Dosierung und andere Elemente des Trainingsprogramms sollten entsprechend der Art der Kraftrückgabe-Eigenschaften, die das Training verbessern soll, gestaltet werden.

Die Bedeutung des Übertragungseffekts des Trainings muss berücksichtigt werden, insbesondere dann, wenn das Ziel darin besteht, die Krafteigenschaften für eine bestimmte Leistung oder Aktivität zu verbessern (z. B. Bewältigung der Hausarbeit für einen älteren Patienten mit Schmerzen).

Die Reaktion auf Krafttraining kann unter verschiedenen Menschen sehr unterschiedlich ausfallen. Eine Studie kam zu dem Ergebnis, dass gesunde Personen unterschiedlichen Alters (19–78 Jahre), die zuvor nicht trainiert hatten, während eines 20–24-wöchigen Krafttrainings die Muskelgröße um durchschnittlich etwa 5 % und die Muskelkraft um 21 % gegenüber dem Ausgangswert gesteigert haben. Beim Vergleich der Trainingsgruppe mit einer untrainierten Kontrollgruppe zeigten 29 % der Probanden eine geringfügige muskuläre Hypertrophie und 7 % eine geringe Zunahme der Muskelkraft [107]. Dieser Befund muss aus klinischer Sicht bei der Zielsetzung berücksichtigt werden, da es wahrscheinlich ist, dass einige Patienten selbst moderate Ziele nicht erreichen werden und somit die Motivation zum Training automatisch reduziert wird. Die Studie zeigt nicht unbedingt, dass bei manchen Menschen keine Trainingsreaktion erreicht wird, sondern dass nicht jeder mit dem gleichen Trainingsprogramm dieselbe Trainingsreaktion erzielt, auch wenn die Programme nach allgemeinen Empfehlungen gestaltet sind. Wenn allgemeine Empfehlungen als Basis für das Training herangezogen werden, sollte man den Inhalt des Programms abändern, um die erwarteten Reaktionen erreichen zu können. Es sollte bedacht werden, dass das Training von anderen

Wirkmechanismen geprägt ist als der Erhöhung der Muskelmasse und -kraft, so dass selbst wenn keine Veränderung dieser Parameter auftritt, dies nicht unbedingt bedeutet, dass mit dem Training keine Fortschritte erzielt werden [107].

Wenn das Ziel des Trainings die Steigerung der Muskelkraft ist, sollte die Intensität des Trainings hoch genug sein.

Die Dosierung ist je nach Trainingsniveau unterschiedlich (siehe Abschnitt „Trainingsdosierung nach Trainingsniveau").

Trainingsdosierung nach Trainingsniveau

- Für Anfänger oder wenig Trainierte ist ein Widerstandsniveau von 60–70 % von 1 RM ausreichend, so dass das Gefühl der Anstrengung während des Trainings mäßig bis stark sein sollte
- Bei älteren Menschen und Personen, die zuvor nicht aktiv waren, kann die Belastung sogar noch niedriger sein (40–50 % von 1 RM und eine sehr leichte bis leichte Anstrengung)
- Für erfahrenere Trainierende sollte das Belastungsniveau höher sein, > 85 % von 1 RM, mit einem Gefühl der Anstrengung von stark bis sehr stark [8, 58]
- Bei der Normalbevölkerung liegt die Anzahl der Wiederholungen in einem Satz beim Muskelkrafttraining bei 8–12, bei älteren Menschen und in der Anfangsphase des Trainings bei 10–15
- Bei Wiederholungszahlen ≥ 15–20 verschiebt sich die Wirkung des Trainings in Richtung Ausdauer. 2–4 Sätze 2–3-mal pro Woche sind eine angemessene Belastung für die Anfangsphase
- Ein allgemeiner Richtwert für Trainingspausen sind 2–3 Minuten zwischen den Sätzen und ≥ 48 h zwischen Trainingstagen [8].

Um die Belastungsintensität zu bestimmen, ist das 1 Repetition Maximum (1 RM) bei Schmerzpatienten nicht immer möglich oder notwendig. Alternativ kann ein Test wie z. B. das 10 Repetition Maximum (10 RM) angewendet werden oder der Grad der Anstrengung kann durch eine Skala der wahrgenommenen Anstrengung (Borg/RPE-Skala, 6–20 oder 0–10; keine Anstrengung – extrem anstrengend) definiert werden [108].

Beim isometrischen Training gelten folgende allgemeine Richtlinien für eine Steigerung der Muskelkraft: Intensität 80–100 % der maximalen Spannung, Anspannungsdauer 1–5 Sekunden und Gesamtanspannungsdauer während einer einzelnen Trainingseinheit 30–90 Sekunden. Beim isometrischen Training wird die beste Reaktion im Gelenkwinkel erzielt, in dem die Übung ausgeführt wird, und daher sollte der Gelenkwinkel während der Übung variiert werden [59].

Für Patienten mit Schmerzen sind isometrische Übungen oft weniger schmerzhaft als dynamische Übungen.

Daher kann insbesondere in den frühen Phasen isometrisches Training eine gute Option sein, um eine Hypoalgesie zu erreichen und die Kraft zu steigern.

Wenn Schmerzen nur auf einer Seite der Extremitäten vorhanden sind, oder wenn die andere Seite z. B. immobilisiert ist oder sich von einer Operation erholt, ist es empfehlenswert, beim Krafttraining die schmerzfreie/nicht verletzte Seite zu belasten. Das liegt daran, dass einseitiges Training Auswirkungen auf die Muskelkraft der kontralateralen Seite hat. In der englischsprachigen Literatur werden dafür die Begriffe *cross-education, cross-transfer, cross-over effect, cross-exercise, contralateral training* bzw. *inter-limb transfer* verwendet.

So haben Studien gezeigt, dass kontralaterales Training die durch die Ruhigstellung verursachte Reduktion der Muskelkraft und -größe verhindert [109, 110].

Die neuronale Anpassung erklärt den Mechanismus besser als die Muskelanpassung. Unilaterales Training bewirkt keine vaskulären oder histologischen Veränderungen in den Muskeln der kontralateralen Seite. Als Theorien der neuronalen Adaptation wurden das „Kreuzaktivierungsmodell" (bilaterale Aktivierung der motorischen Bahnen) und das „bilaterale Zugriffsmodell" (nachträglicher bilateraler Zugriff auf Gedächtnisspuren, induziert durch unilaterales Training) vorgeschlagen [111, 112].

Unilaterales Training erhöht die Muskelkraft der gegenüberliegenden, untrainierten Seite der Extremität. Der größte Effekt wurde beim exzentrischen Training beobachtet, mit einer Durchführung von 3–5 × 8–15 und einer Erholungszeit von 1–2 Minuten. Es besteht ein Mangel an Forschungsdaten zur Bestimmung des Volumens und der Intensität des Trainings. Der Effekt kann bei älteren Menschen vernachlässigt werden, soll aber nicht ganz außer Acht gelassen werden. Der Effekt eines unilateralen Trainings auf die kontralaterale Muskelkraft beträgt im Durchschnitt etwa 8 %, was etwa 50 % der Trainingsantwort der ipsilateralen Seite entspricht [111, 112].

17.5.2 Effekte des Trainings auf die Gelenkbeweglichkeit

Eine eingeschränkte Gelenkbeweglichkeit ist mit vielen muskuloskelettalen Problemen verbunden. Dies wurde insbesondere an der Wirbelsäule sowohl bei Nackenschmerzpatienten [113] als auch bei Patienten mit Rückenschmerzen [114] gezeigt. Da Mobilitätsprobleme häufig sind, sind Mobilitätstraining und Stretching ein integraler Bestandteil der muskuloskelettalen Therapie geworden [2–5]. Die Beweglichkeit und der Bewegungsumfang eines Gelenks können durch eine Vielzahl von Faktoren bestimmt werden, z. B. durch die Knochenstrukturen, das Aktivitätsniveau der Muskeln, die das Gelenk umgeben, die passiven Eigenschaften der Muskeln, Sehnen und Bänder, die Fähigkeit der Person, das Gefühl der Dehnung zu tolerieren und Ängste vor Bewegung oder Schmerzen.

Eindeutige Belege für die Effektivität einer als alleinstehende Maßnahme durchgeführten Dehnung in der muskuloskelettalen Therapie gibt es nicht viele.

Dehnen hat auch im Hinblick auf die Verletzungsprävention seine Berechtigung. Es gibt Hinweise, dass Dehnungsübungen vor einer Überbeanspruchung die Inzidenz von muskuloskelettalen Zerrungsverletzungen nicht reduzieren, aber sie können die Inzidenz von Zerrungsverletzungen verringern [115].

Dehnungsübungen bewirken akut eine Zunahme der Gelenkbeweglichkeit, höchstwahrscheinlich entweder infolge einer Verringerung der mechanischen Steifigkeit von Muskel und Sehne oder infolge einer Zunahme der Toleranz der Dehnungsempfindung aufgrund neuronaler Adaption. Die akute Reaktion auf ein Dehnungstraining dauert typischerweise weniger als 30 Minuten [116]. Für die Dorsalflexionsbeweglichkeit des Knöchels hat eine systematische Studie beispielsweise gezeigt, dass das Dehnen der Wadenmuskeln die Sprunggelenksbeweglichkeit um 2,1–3,0° erhöht, wenn sie 5–30 Minuten nach dem Dehnen beurteilt wird. Obwohl die Veränderung statistisch signifikant war, muss kritisch betrachtet werden, ob eine solche Zunahme der Mobilität irgendeinen klinischen Effekt hat [117].

Regelmäßiges Dehnungstraining kann einen längerfristigen Effekt (Veränderungen, die mehr als einen Tag nach dem Dehnen beobachtet werden) auf die Gelenkbeweglichkeit haben. Es wurde festgestellt, dass ein 3–10-wöchiges Dehnungstraining der Wadenmuskulatur die Sprunggelenksbeweglichkeit in Dorsalflexion um etwa 5° erhöht [118]. In ähnlicher Weise wurde gezeigt, dass Dehnungsinterventionen, die 3–12 Wochen andauern, die Elastizität der Gesäßmuskulatur erhöhen [119]. Der Mechanismus, der eine Verbesserung der Beweglichkeit der Gelenke durch Dehnübungen bewirkt, ist nicht gut verstanden. Es wird vermutet, dass die Steigerung der Beweglichkeit das Ergebnis einer Zunahme der sensorischen Toleranz gegenüber der Dehnung (sensorische Theorie) bzw. einer Änderung der mechanischen Eigenschaften des Muskel-Sehnen-Komplexes und der Entspannung des gedehnten Muskels (mechanische Theorie) ist [120, 121].

Eine Metaanalyse von Freitas et al. [122] bewertete den Effekt von Dehnübungen auf die mechanischen Eigenschaften der Muskel-Sehnen-Einheit. In den in die Analyse einbezogenen Studien reichte die Dauer der Dehnungsinterventionen zwischen 3 und 8 Wochen und die durchschnittliche Dauer des Dehnens betrug 1.165 s/Woche. Die Analyse zeigte einen vernachlässigbaren Effekt auf den Dehnungswiderstand und die Sehnen- und Muskelsteifigkeit. Im Gegensatz dazu wurde eine geringe Auswirkung auf die maximale Torsionskrafttoleranz beobachtet. Die Metaanalyse unterstützt daher die Wirkung des Dehnens auf Basis der sensorischen Theorie. Es kann jedoch sein, dass längerfristige Maßnahmen erforderlich sind, um mechanische Veränderungen zu bewirken.

In Dehnungsstudien wurde der Intensität der Dehnung sehr wenig Aufmerksamkeit gewidmet, so dass ihre Beziehung zu Schmerzen nur unzureichend verstanden ist.

Außerdem ist die Grundlagenforschung zum Dehnen weitgehend auf gesunde Personen beschränkt [123]. Der untenstehende Kasten zeigt die Dosierung von Dehnungsübungen [8].

Dosierung von Dehnungstraining

- In den Trainingsempfehlungen wird eine Häufigkeit des Mobilitätstrainings von 2–3-mal pro Woche empfohlen
- Die tägliche Bewegung hat jedoch wahrscheinlich die größte Wirkung
- Dehnen wird bis zu dem Punkt empfohlen, an dem es zu Verspannungen kommt oder leichtes Unbehagen verspürt wird
- Die Dauer der Dehnung sollte 10–30 Sekunden betragen
- Die Dehnung sollte 2–4-mal wiederholt werden
- Für jede Dehnungsübung wird eine Gesamtdauer von > 60 s empfohlen [8].

Es wird allgemein angenommen, dass ein Krafttraining ruckartige Bewegungen verursacht und den Bewegungsbereich der Gelenke einschränkt. In Wirklichkeit gibt es keine wissenschaftliche Grundlage für diese Behauptung. Andererseits scheinen in einzelnen Studien die Auswirkungen des Krafttrainings auf die Beweglichkeit in die gleiche Richtung zu gehen wie das Dehnen. Zum Beispiel wurde festgestellt, dass die Wirkung von Krafttraining im Rahmen einer fünfwöchigen Behandlung ähnlich oder sogar besser als die Wirkung von statischem Dehnen auf die Beweglichkeit von Knie-, Hüft- und Schultergelenken war [124]. In einer 12-wöchigen Trainingsbehandlung hatte Krafttraining die gleiche Wirkung auf den Sit-and-Reach-Flexibility-Test wie Dehnen oder eine Kombination aus Dehnen und Krafttraining [125]. Im Vergleich zu einer untrainierten Kontrollgruppe erhöhte ein sechswöchiges exzentrisches Wadenmuskeltraining mit dem Sehnenrehabilitationsprotokoll nach Alfredson die Dorsalflexion des Knöchels (ca. 6°), hatte aber keinen Einfluss auf die Achillessehnensteifigkeit [126]. In der oben genannten Studie verbesserte sich die Muskelkraft in den Krafttrainingsgruppen, aber nicht in den Dehnungsgruppen [124, 125].

Eine Erhöhung des Trainingsvolumens scheint keinen negativen Einfluss auf die durch Krafttraining induzierte Steigerung der Beweglichkeit zu haben [127].

17.5.3 Effekte des Trainings auf die motorische Kontrolle

Therapeutische Übungen in der Schmerzrehabilitation sind von zentraler Bedeutung für die Entwicklung der motorischen Kontrollfähigkeiten. Für das Training der motorischen Kontrolle wurden viele verschiedene Trainingsarten entwickelt. Obwohl es viele Gemeinsamkeiten zwischen den verschiedenen Methoden gibt (Körperwahrnehmung, kontrollierte Haltung/Bewegung), gibt es auch Unterschiede, z. B. im Hinblick auf den Trainingsverlauf. ➤ Tab. 17.4 fasst die in

Tab. 17.4 Trainingsmethoden zur Entwicklung der motorischen Kontrolle [128–132]

Name des Trainingsformats	Definition	Ausführung/Beispiel
Motorische Kontrolle und Steuerung (Schmerzen im unteren Rücken und im Nacken) [128]	Ziel ist es, die Nutzung des Körpers (Haltung, Bewegung und Muskelaktivierung) zu verändern, um die Belastung der Bewegungsstrukturen zu kontrollieren. Die Hypothese lautet, dass bei Schmerzpatienten die Kontrolle der Muskeln verändert ist und ihre typischen Haltungen, Bewegungen und Muskelaktivierungsstrategien mit dem Auftreten, der Aufrechterhaltung und der Chronizität der Symptome zusammenhängen.	Von muskelspezifischen Aktivierungsübungen hin zu mehr funktionellen Übungen, bei denen die Aktivierung eines bestimmten Muskels mit der Aktivierung anderer Muskeln kombiniert wird.
Neuromuskuläres Training (Probleme der unteren Gliedmaßen) [129]	Ziel ist es, eine kontrollierte Bewegung mit korrekt koordinierter Muskelaktivität auszuführen und das Handgelenk/die Gliedmaßen während der Aktivitäten in einem definierten Bewegungsbereich oder einer bestimmten Position zu halten.	Ausrichtungsübungen für die unteren Gliedmaßen, Einnahme und Halten der „neutralen Position" der Lendenwirbelsäule beim Muskelkrafttraining. Durchführung hauptsächlich in Form von Übungen für die geschlossene kinetische Kette.
Sensomotoriktraining (Ganzkörper) [130]	Das Training zielt darauf ab, Bewegungsstörungen zu beheben, indem muskuläre Ungleichgewichte im Körper beseitigt werden (Ungleichgewichte zwischen Spannung, Höhe und Muskeln).	Üben einer optimalen Fußpositionierung, Übergang zu statischen und dynamischen Gleichgewichtsübungen, auf instabilem Untergrund und funktionellen Bewegungen.
Propriozeptives Training (Ganzkörper) [131]	Das Training zielt darauf ab, die propriozeptive Funktion zu verbessern. Das ultimative Ziel des propriozeptiven Trainings ist die Wiederherstellung oder Verbesserung der sensomotorischen (propriozeptiven und taktilen) Funktion.	Gleichgewichtsübungen durch Veränderung der Körperhaltung, der Stützfläche und der Instabilität der Plattform sowie durch Ausschluss anderer Informationsquellen (z. B. des Sehsinns).
Bewegungskontrolle (unterer Rücken, Nacken, Schulter und untere Gliedmaßen) [132]	Ausgangspunkt für das Training der Bewegungskontrolle ist die Korrektur von deren Störungen. Störungen der Bewegungskontrolle sind richtungsspezifisch und äußern sich in einem Mangel an Haltungskontrolle bei Bewegungen benachbarter Körpersegmente.	Richtungsspezifisches Training. Kontrolle der zentralen Position des unteren Rückens bei Bewegungen der Hüfte oder des Brustkorbs in verschiedene Richtungen.

der Literatur verwendeten Trainingsmethoden zur Entwicklung der Bewegungskontrolle, ihre Definitionen und Beispiele für die Umsetzung zusammen.

Aus Sicht eines Schmerzpatienten sind mit diesen Methoden viele Vorteile verbunden. Durch die Kombination verschiedener Methoden ist es oft möglich, selbst für die schmerzhaftesten Situationen machbare Übungen mit geringer Belastung zu finden. Übungen ohne Bewegung des schmerzhaften Gelenks oder Körperteils können unter dem Gesichtspunkt der Symptommodifikation als sinnvoll angesehen werden, was wiederum Auswirkungen auf das Schmerzproblem selbst haben kann, z. B. durch psychologische Faktoren [128]. Es gibt aber einige Herausforderungen bei der Anwendung dieser Methoden.

Da Schmerzprobleme in der Regel mit einer Reduktion des Bewegungsumfangs und einer Einseitigkeit der Bewegung (= Einschränkung der Beweglichkeit) einhergehen [88], muss kritisch geprüft werden, ob es sinnvoll ist, einer Person nur eine „richtige" Art und Weise beizubringen, ein Gelenk oder Körperteil zu bewegen [129].

Es wird angenommen, dass eine reduzierte Mobilität zu degenerativen Veränderungen führt, die mit Schmerzen verbunden sind [89].

Auf einer allgemeinen Ebene zielt Bewegungstraining darauf ab, die Art und Weise, wie sich der Patient bewegt, zu verändern oder zu verbessern, ähnlich einem koordinativen Training. Der Einsatz von koordinativem Training in der Schmerzrehabilitation basiert auf der Beobachtung, dass Schmerzen negative Auswirkungen auf das zentrale Nervensystem haben, sowohl in Bezug auf die neuronale Struktur (z. B. Reduktion der grauen Substanz im Gehirn) als auch auf die Funktion (z. B. Störung der spezifischen Muskelaktivierung) sowie auf der Tatsache, dass sich die Effekte von Geschicklichkeitstraining auf das zentrale Nervensystem nahezu umkehren [130]. Der Einsatz von Geschicklichkeitstraining in der Schmerzrehabilitation wird gerade mit den neuronalen Effekten begründet, die es hervorruft, wie z. B. die Reorganisation des motorischen Kortex [24].

Koordinative Übungen und Bewegungen, die eine hohe Präzision und Geschicklichkeit erfordern, induzieren Veränderungen im Kortex, die nicht unbedingt mit denen vergleichbar sind, die z. B. durch freies Krafttraining ausgelöst werden [131].

Das Konzept des Geschicklichkeitstrainings wurde in seiner einfachsten Form in die Schmerztherapie beim Tendinopathietraining eingebracht, indem ein Training im Rhythmus eines Metronoms implementiert wurde [132].

Diese Form des Trainings (Tendon Neuroplastic Training, TNT) berücksichtigt die Regulationssysteme sowohl der Kraftproduktionskapazität als auch der Bewegungsproduktion und die Auswirkung von Schmerz darauf (erhöhte kortikale Hemmung und Sensibilität). Eine der zugrunde liegenden Ideen hinter der Entwicklung dieser Trainingsform ist, dass man annimmt, dass Schmerzen zu einseitiger Bewegung und der Entwicklung oder Aufrechterhaltung einer Tendinopathie führen (➤ Abb. 17.7). Neuroplastisches Training zielt nicht nur auf eine Schmerzreduzierung ab, sondern auch auf eine Steigerung der Kraftproduktionskapazität und eine Normalisierung der Funktion des zentralen Nervensystems durch zeitgesteuertes Training zur Verbesserung der Genauigkeit der Kraftproduktion. Darüber hinaus definiert das TNT-Protokoll auch andere Trainingsparameter genau (Intensität, Volumen, Progression, Bewegungsumfang und Zeit unter Belastung).

Bewegungskontrolle beschreibt die Fähigkeit und die Art und Weise einer Person, eine zweckmäßige Bewegung in einer gegebenen Umgebung auszuführen. Als Konzept kann Bewegungskontrolle so verstanden werden, dass sie die motorische Kontrolle, die Wahrnehmung und Steuerung von Haltung und Bewegung zwischen Gelenken und verschiedenen Körperteilen umfasst. Bewegungskontrolle ist ein umfassendes Konzept, das nicht nur anhand einer einzelnen Bewegungskomponente beurteilt werden kann. Die Fähigkeit und Fertigkeit, ein Bewegungsmuster so zu modifizieren, dass es weniger schmerzhaft ist und die Zielkriterien für die auszuführende Bewegung aber immer noch erfüllt werden können, ist für die vermutete Bewegungsstörung wesentlich. Die Prinzipien des Geschicklichkeitstrainings können für das Training der Bewegungskontrolle im Zusammenhang mit dem muskuloskelettalen Schmerz genutzt werden. Obwohl das Konzept des Geschicklichkeitstrainings eher leistungsorientiert ist, ist es ein umfassender Ansatz für das, was als wesentlich für das Erlernen von schmerzfreien Bewegungsmustern und für die Erhöhung und Aufrechterhaltung der Variabilität zwischen Bewegungsleistungen angesehen werden kann. Die derzeitige Tendenz, ein „einzig richtiges“ Bewegungsmuster des Körpers zu lehren, ist nicht unbedingt in Bezug auf die muskuloskelettalen Strukturen oder die motorische Funktion des Körpers zu begründen.

Einseitige Übungen und Bewegungen können der Gesundheit mehr schaden als nützen.

Anstatt über richtige und falsche Bewegungsmuster (oder schwache/aktive Muskeln) zu sprechen, wäre es sinnvoller, über symptomkontrollierende oder symptommodifizierende Übungen zu sprechen. Das Ziel ist es, einen anderen Weg (oder Wege) zu finden, um Aufgaben auszuführen, die durch den Schmerz eingeschränkt sind [133].

Beim Training zur Verbesserung der motorischen Kontrolle hat sich die Beratung traditionell auf die Beschreibung technischer Details gestützt, was für den Schmerzpatienten eine große Herausforderung darstellt.

In überfordernden Situationen findet das Lernen nicht auf die effektivste Weise statt und es kann leicht Frustration entstehen, was wiederum die Motivation verringert.

Übertriebene technische Anweisungen sind oft unnötig und können das Erlernen einer Bewegung sogar beeinträchtigen [129].

Ziel des Trainings der Bewegungskontrolle ist es, dass die erlernte Bewegungsausführung neben der Trainingssituation auch im Rahmen alltäglicher Aktivitäten ausgeführt werden kann. Es hat sich herausgestellt, dass ein Training, das die Kontrolle auf die äußeren Aspekte des Körpers (oder das Ziel der Bewegung) fokussiert, effektiver ist als die Konzentration auf die inneren Aspekte des Körpers (z. B. die zu aktivierenden Muskeln oder die zu bewegenden Gelenke). Die Aufmerksamkeit des Schmerzpatienten kann bewusst auf etwas anderes gelenkt werden (z. B. mathematische Aufgaben, Subtraktion von Zahlen usw.), so dass sich der Körper selbst organisiert, um den geeigneten Weg zur Ausführung der Bewegung zu finden. In den frühen Phasen des Trainings genügt es, dass ein Schmerzpatient seinen Fokus auf das Innere des Körpers richtet, aber früher oder später lohnt es sich, die Aufmerksamkeit des Patienten auf Objekte außerhalb des Körpers zu lenken.

Wenn die Aufmerksamkeit des Patienten auf den eigenen Körper gerichtet ist, ist die Arbeit oft langsam, unbeholfen, ungenau und ineffizient. Wenn die Aufmerksamkeit nach

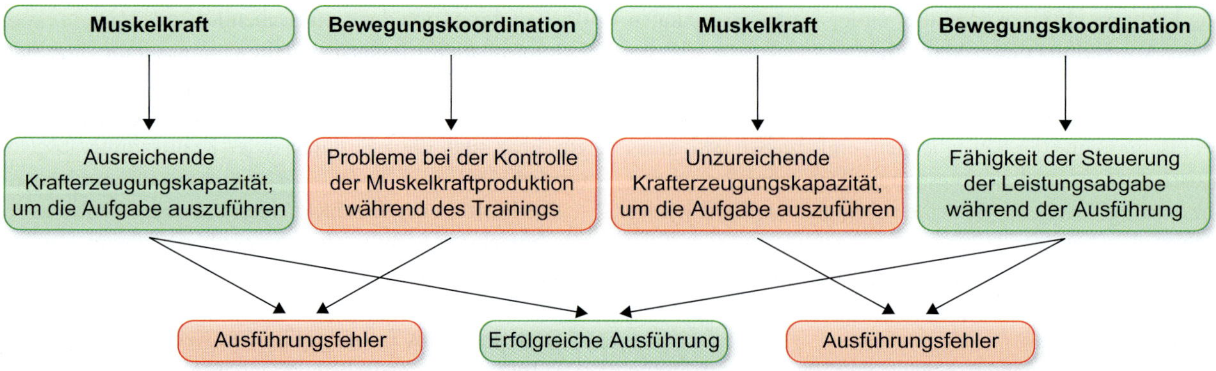

Abb. 17.7 Auswirkungen der Stärke und der Regulierung auf die Leistung [132]. [L231]

außerhalb des Körpers verlagert wird, wird die Leistung fließender und ökonomischer [129, 133].

Beim Training der Bewegungskontrolle und beim Erlernen von Fertigkeiten basiert die Reaktion weitgehend auf der Menge und Variation des Trainings und dem Feedback aus dem Training. Fertigkeiten werden nur durch Übung erlernt, aber die Menge der Übungen wird von den Trainingszielen und den Eigenschaften beeinflusst, die der Patient mitbringt. Ein hohes Maß an Übung ist der Schlüssel zum Erlernen von Fähigkeiten. Durch die Variation der Art und Weise, wie eine Trainingsaufgabe ausgeführt wird, wird das Bild der Leistung vielfältiger und verfeinert. Es sollte bedacht werden, dass die Leistung verschiedener Patienten nicht identisch sein muss. Jeder Mensch hat seine ureigene Art, sich zu bewegen. Wenn eine Person in der Lage ist, ihre Leistung zu variieren, ist es wahrscheinlicher, dass die erlernte Fähigkeit auch Alltagsbedingungen zur Anwendung kommt.

Einseitiges und repetitives Training bewirkt das Gegenteil, d. h. es erschwert die Übertragung der Fertigkeit auf andere Umgebungen und Situationen.

Lernen ist immer abhängig vom Lernenden, von der zu bearbeitenden Aufgabe und von der Lernumgebung. Diese drei Faktoren stehen immer in einer Wechselwirkung: Ändert sich einer der Faktoren, so ändern sich auch die beiden anderen [129].

Wenn ein Schmerzpatient eine neue Bewegung oder eine neue Art der Ausführung einer Bewegung erlernt, braucht er Feedback zu seiner Leistung. Die Wirksamkeit des Feedbacks wird durch die Qualität des Feedbacks, den Zeitpunkt des Feedbacks und die Häufigkeit des Feedbacks beeinflusst. Wenn eine Leistung oder ein Ergebnis erzielt wurde, kann Feedback gegeben werden. In den frühen Phasen des Lernens benötigt der Lernende mehr Feedback als in späteren Phasen. Mit zunehmendem Lernfortschritt verliert externes Feedback an Bedeutung und der Patient lernt, Feedback aus seinen eigenen Empfindungen und Gefühlen zu ziehen. Feedback muss nicht für jede Leistung gegeben werden. In der Regel reicht es aus, wenn etwa nach jedem fünften Versuch Feedback gegeben wird [129].

Was das Training der motorischen Kontrolle anbelangt, so sollte an das einseitige Training bei Schmerzen in den Extremitäten und deren Immobilisation gedacht werden. Genauso wie Krafttraining zu einer Zunahme der Muskelkraft in der gegenüberliegenden Extremität führen kann, kann ein einseitiges Bewegungskontrolltraining einen bilateralen Transfereffekt haben, d. h. die Fähigkeit, Trainingsaufgaben auszuführen, verbessert sich in beiden Extremitäten, auch wenn nur eine Extremität trainiert wird. Der Lerneffekt ist in den oberen Extremitäten am größten, aber auch beim Beinhandling wurden Lerneffekte beobachtet [134].

Die Fähigkeit zur Wahrnehmung von Gelenkposition, Bewegung und Kraft sowie der Reaktionsfähigkeit und des Gleichgewichts werden durch Training entwickelt.

Bewegung hat das Potenzial, zur Verbesserung der propriozeptiven Funktion des Körpers beizutragen. Auf theoretischer Ebene basiert die positive Wirkung von Bewegung auf einer Verringerung der propriozeptiven Hemmung bzw. einer Verbesserung der Propriozeption. Eine Reduzierung der Hemmung ist möglich, indem auf die Faktoren eingewirkt wird, die die propriozeptive Funktion stören. Zu diesen Faktoren gehören Schmerzen, Schwellungen und Muskelermüdung. Wie jedoch in den vorangegangenen Abschnitten erwähnt, lösen verschiedene Trainingsmethoden spezifische Reaktionen im zentralen Nervensystem aus, so dass die Effekte verschiedener Trainingsmethoden auf die Propriozeption wahrscheinlich ebenfalls unterschiedlich sind [135].

Das Niveau der Muskelaktivität und Aktivierungsmuster beeinflussen z. B. die Gelenkposition, die Reaktionsfähigkeit auf plötzliche Laständerungen, die Haltungskontrolle und die Gelenksteifigkeit. Es gibt Forschungsergebnisse, die belegen, dass ein Trainingsprogramm mit plötzlichen, unerwarteten und antizipierten Belastungen des Körpers die Reaktion auf plötzliche, unerwartete Belastungsänderungen verbessern kann [136, 137]. Gleichgewichtstraining verbessert das Ganzkörpergleichgewicht (Ausmaß des Schwankens und Zeit bis zum Ausbalancieren) bei gesunden Personen, wenn sie auf einem Fuß oder auf beiden Füßen stehen. Der Effekt des Gleichgewichtstrainings scheint sich jedoch auf die im Trainingsprogramm enthaltenen Aktivitäten zu konzentrieren und ein Transfereffekt des Trainings auf andere gleichgewichtsfordernde Tätigkeiten ist begrenzt [138].

17.6 Ganzheitlicher Einsatz von Bewegung in der Rehabilitation eines Schmerzpatienten

Leider wird der Einsatz von Bewegung in der Schmerzrehabilitation häufig als isolierte Intervention betrachtet und auf den Bereich des Schmerzes ausgerichtet. Bewegung ist nur eine Methode unter anderen und ihre Wirkung als Einzelmethode, getrennt vom gesamten Rehabilitationsprozess, ist nicht sehr stark. Wenn sie vernünftig durchgeführt wird, hat Bewegung sicherlich ein breiteres Anwendungsspektrum als jede medizinische Behandlung. Das Beste daran ist, dass mehrere Organsysteme gleichzeitig davon profitieren können, mit zusätzlichen psychologischen und sozialen Vorteilen. In der Schmerzrehabilitation sollte Training als Teil eines größeren Ganzen gesehen werden. Der Therapeut muss verstehen, welche Bedeutung Bewegung für den Patienten hat.

Wenn ein Training bestimmte Reaktionen hervorrufen soll, sollten sich die Trainingsziele auch in der Wahl der Trainingsmodalität sowie in der Dosierung und im Rhythmus des Trainings widerspiegeln. Zu Beginn des Trainings sollten jedoch für alle Schmerzpatienten konkrete Ziele festgelegt werden und das Wichtigste dürfte zu Beginn sein, den Patienten zu ermutigen, seine eigene körperliche Aktivität konkret und Schritt für Schritt zu steigern. Die Empfehlungen für eine gesunde körperliche Aktivität orientieren sich an folgendem Leitfaden:

Mindestens 150 Minuten pro Woche mäßig anstrengender Ausdauersport, z. B. Gehen, oder 75 Minuten pro Woche anstrengender Sport, z. B. Laufen.

Ziel ist es, zusätzlich zum Ausdauertraining zweimal pro Woche Aktivitäten zur Muskelkonditionierung und Bewegungskontrolle durchzuführen [7]. Alternativ könnte als Maßnahme zur Steigerung der körperlichen Aktivität die Anzahl der pro Tag zurückgelegten Schritte als Ziel festgelegt werden. Liegt die Anzahl der Schritte pro Tag unter 5.000, kann diese schrittweise erhöht werden, z. B. auf 7.500; diese Zahl entspricht dem Aktivitätsniveau eines körperlich aktiven Menschen [139]. Interventionen zur Steigerung der körperlichen Aktivität haben sich bei chronischen Schmerzpatienten als nicht sehr wirksam erwiesen, so dass die Methoden zur Steuerung der Interventionen weiterentwickelt werden müssen, um effektiver zu sein [140].

In das Trainingsprogramm sollten verschiedene Stufen eingebaut werden. Es kann eine allgemeine Komponente geben, um die generelle körperliche Aktivität zu steigern, sowie eine spezifischere Komponente, die zum Beispiel auf den Bereich der Schmerzen abzielt. Wenn die Begeisterung für Bewegung vorhanden ist, kann das Trainingsprogramm in Zukunft nach Belieben variiert werden. Andererseits ist Bewegung nicht für alle Patienten ein Vergnügen und das muss es auch nicht sein. Manche Patienten haben die Gewohnheit, täglich ihr eigenes Trainingsprogramm zu absolvieren, auch wenn sie es als sehr langweilig oder sogar unangenehm empfinden. Es kann jedoch sein, dass die betreffende Person aufgrund ihrer persönlichen Erfahrung die Durchführung einer solchen Routine als notwendig oder sogar unerlässlich für ihre Gesundheit ansieht und dass der Therapeut das, was funktioniert, nicht ändern muss.

Letztlich ist nur wenig über die Mechanismen, wie Bewegung Schmerzen von Patienten verringert und ihre Funktionsfähigkeit verbessert, bekannt (> Abb. 17.8). Dies mag darin begründet sein, dass der Schmerz selbst ein vielschichtiges Phänomen ist und dass Bewegung eine vielschichtige Methode ist. Wir können vielleicht wenig in Bezug auf die Gewebepathologie tun, aber müssen wir das wirklich? Bewegung kann als Maßnahme zur Entwicklung vorhandener Qualitäten und zur Stärkung der physischen und psychischen Widerstandsfähigkeit angesehen werden. Wäre die Wirkung des Trainings lediglich eine Steigerung der Kraft, der Beweglichkeit bzw. der Bewegungskontrolle, dann wären diese Zusammenhänge sicherlich bereits hergestellt. Dies bedeutet jedoch nicht, dass die oben genannten Maßnahmen nicht die richtige Indikation für Bewegung bei einem Schmerzpatienten sind, sondern dass gleichzeitig mit diesen Maßnahmen viele andere Dinge im Hintergrund ablaufen, die die vom Patienten erlebte Situation und die Veränderung der Situation beeinflussen. Das Wichtigste ist, dass der Schmerzpatient in Bewegung bleibt. Wenn der Zweck und die Ziele der Bewegung zu eng gefasst sind, können einige der Vorteile nicht genutzt werden.

Bei der Planung des Trainingsprogramms muss der Therapeut verstehen, was er tut, denn der er muss in der Lage sein, dem Patienten das Programm zu erklären. Übungsanweisungen müssen klar sein, damit sie letztendlich durchführbar sind.

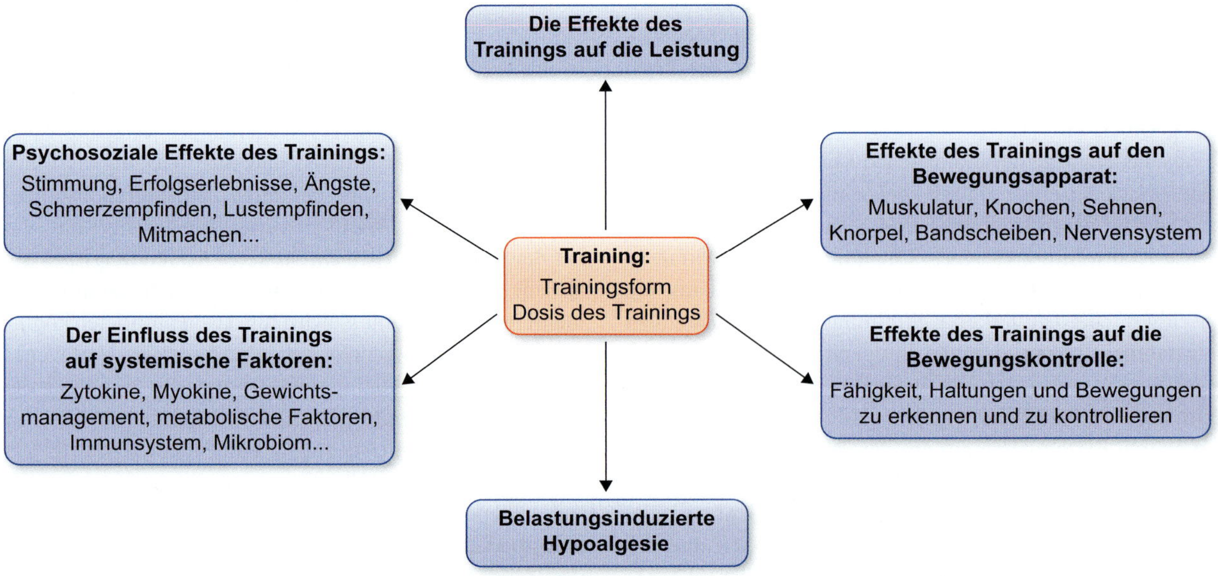

Abb. 17.8 Mögliche Wirkmechanismen von Bewegung in der Schmerzrehabilitation. [L231]

Je vager die Anweisungen und je spärlicher bzw. je schlechter die Vorschläge zur Durchführung sind, desto unsicherer wird der Schmerzpatient sein und desto wahrscheinlicher wird es sein, dass er das Programm nicht durchführt.

Deshalb reicht es nicht aus, wenn die Anweisungen lauten: „Bewegen Sie sich so, wie Sie möchten und wie Sie sich wohlfühlen." Was zu tun ist, warum es zu tun ist und wie es zu tun ist, muss sowohl dem Therapeuten als auch dem Patienten klar sein. Nur wenn die Umsetzung auch tatsächlich erfolgt, ist sie wirksam.

KAPITEL

18 Psychologisch fundierte Behandlung

Riikka Holopainen

18.1 Einführung

Das biopsychosoziale Modell kann sowohl als Philosophie, die der klinischen Arbeit zugrunde liegt, als auch als Vorgehensweise bei der klinischen Arbeit betrachtet werden [141]. Im Zusammenhang mit muskuloskelettalen Erkrankungen zielen die von Physiotherapeuten durchgeführten biopsychosozialen Interventionen darauf ab, die multidimensionalen Faktoren, die den Schmerzen einer Person zugrunde liegen, anzugehen. Dazu gehören biomedizinische, psychologische und soziale Lebensstil- und Umweltfaktoren [142]. Psychologisch informierte Praxis (PIP) [143] bzw. psychologisch-informierte Physiotherapie (PIPT) [144] sind ebenfalls Begriffe, die verwendet werden, um Behandlungen zu beschreiben, bei denen Physiotherapie in einem psychologischen Rahmen durchgeführt wird.

Auf biomedizinischen Modellen basierende Ansätze haben bei der Behandlung von muskuloskelettalen Beschwerden nur kurzfristige Ergebnisse erbracht oder die Wirkung war beschränkt (Effektgröße).

Physiotherapeuten setzen heutzutage vermehrt biopsychosoziale Behandlungen ein und erzielen damit vielversprechende Ergebnisse bei der Therapie von Krankheitsschüben [144–146]. Main & George [143] haben PIP als eine Brücke zwischen der traditionellen biomedizinischen Physiotherapiepraxis und kognitiven Verhaltensmethoden definiert, die ursprünglich für die Behandlung psychischer Probleme entwickelt worden sind (➤ Abb. 18.1).

Guerrero et al. [145] erstellten eine systematische Übersichtsarbeit und Metaanalyse zur Wirksamkeit psychologischer Behandlungen durch Physiotherapeuten bei der Therapie von muskuloskelettalen Beschwerdebildern. Im Durchschnitt war die Wirkung gering, aber psychologische Behandlungen zeigten vielversprechende Effekte auf gesundheitsbezogene Ergebnisse, insbesondere auf psychologische Merkmale. Therapien, die eine größere Wirkung zeigten, waren häufig individuell zugeschnitten, setzten sich mit den krankhaften Denkmustern der Patienten unter Verwendung kognitiver Techniken auseinander, versuchten, die krankhaften Verhaltensweisen der Patienten zu ändern und ihre Aktivität durch Bewegungsstrategien zu steigern. Die Forscher kamen zum Schluss, dass es für einen einzelnen Experten, wie z. B. einen Physiotherapeuten, potenziell von Vorteil ist, die biologischen, psychologischen und sozialen Faktoren zu berücksichtigen, die die Situation des Patienten beeinflussen. Dies ermöglicht eine Integration der Behandlungskomponenten und einen besseren Zugang zu ihnen und senkt die Kosten im Vergleich zu einer Situation, in der jede Komponente von einem anderen Experten erbracht wird.

Psychologische Behandlungen basieren in der Regel auf einem kognitiven Verhaltensmodell und umfassen z. B. Stressmanagement, Entspannungstechniken, Imaginationstraining, Hypnose, Achtsamkeitstraining, Techniken der

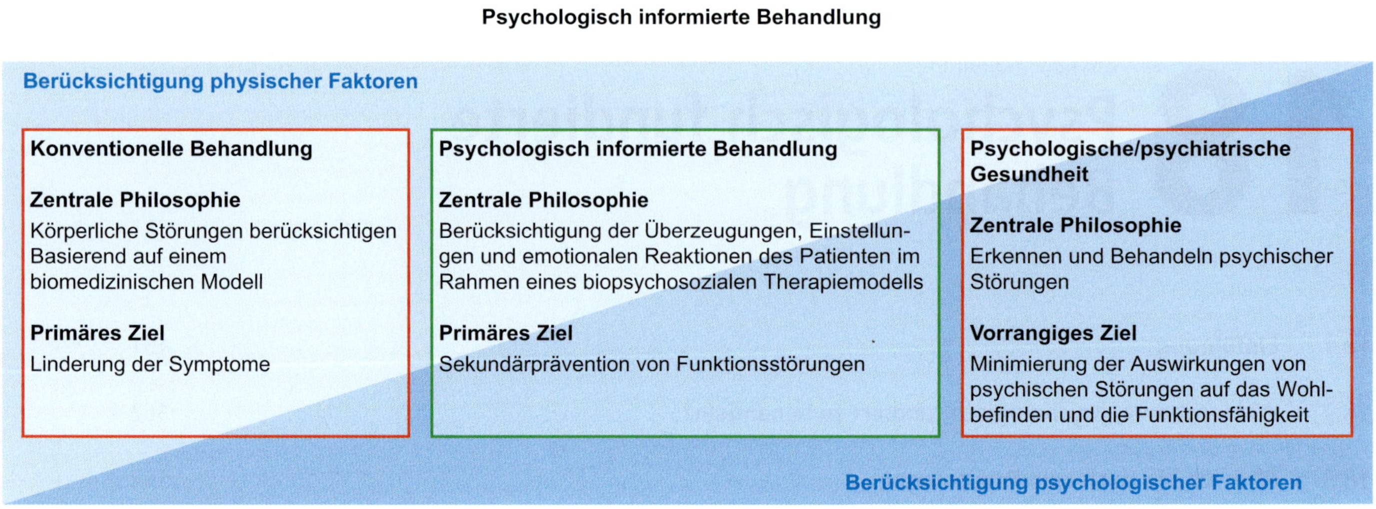

Abb. 18.1 Psychologisch fundierte Behandlung. [L231]

Akzeptanz- und Commitment-Therapie (ACT), Training von Bewältigungsstrategien, Problemlösungstraining, Zielsetzungstheorie, schrittweise Auseinandersetzung mit der Situation und motivierende Gespräche, welche mit der traditionellen Physiotherapie kombiniert werden [146–148]. Das übergreifende Ziel der psychologisch fundierten Behandlung wurde als Sekundärprävention definiert, d.h. als Versuch, die psychologischen und sozialen Faktoren zu beeinflussen, die eine Verlängerung der Schmerzdauer bewirken und die Genesung behindern.

Der Schlüssel ist ein mehrdimensionales Verständnis von den Schmerzen des Patienten und eine individuell zugeschnittene Behandlung. Dies verbessert die Therapietreue und die Ergebnisse, möglicherweise zu geringeren Kosten [148].

Ein typischer psychologischer Faktor, der beeinflusst werden kann, ist die Angst vor Bewegung. Sie kann mit Hilfe einer schrittweisen Auseinandersetzung mit der Situation behandelt werden, bei der eine kognitive Einsicht gegenüber beängstigenden oder vermiedenen Aktivitäten genutzt wird, um dem Patienten zu helfen, sein Leben zurückzuerobern.

Die Verhaltenskomponenten der psychologisch orientierten Behandlung beziehen sich auf das Tun und Handeln. Sie zielen unter anderem auf Vermeidungsverhalten, verminderte Aktivität und Überwachen der Symptome ab, die, wenn sie andauern, zur Aufrechterhaltung des Schmerzproblems beitragen können. Kognitive Komponenten beziehen sich auf die Art und Weise, wie das Denken einer Person beeinflusst wird und wie sie Situationen, Symptome und Ereignisse wahrnimmt, sowie auf die Berücksichtigung dieser Faktoren im Rahmen der Behandlung. Sie zielen darauf ab, dem Betroffenen zu helfen, seine bewussten und unbewussten Denkprozesse zu verstehen. Es geht nicht darum, dass der Physiotherapeut ohne Ausbildung in die Psychotherapie einsteigt, sondern um eine gute Interaktion und die Nutzung der Kernkompetenzen des Physiotherapeuten, um die Funktionsfähigkeit des Patienten und vor allem seine Selbstfürsorge zu unterstützen. Ziel ist es, dem Patienten zu helfen, sich auf das zu fokussieren, was ihm wichtig ist und zu den Aktivitäten zurückzukehren, die für ihn von Bedeutung sind.

18.2 Wie lernt man, psychologisch fundiert zu behandeln?

Obwohl die Erkenntnis über die Bedeutung eines biopsychosozialen Ansatzes nicht neu ist, haben die meisten Physiotherapeuten und andere Rehabilitationsfachleute noch nicht viel biomedizinische Ausbildung erhalten und nur wenige von uns wurden darin unterrichtet, wie man eine psychologisch fundierte Behandlung durchführt – zumindest nicht auf einem Niveau, das ausreichen würde, diese in der Praxis anzuwenden und Methoden wirksam umzusetzen. Ein Großteil der Physiotherapeuten hat bei ihrer Arbeit mit schmerzgeplagten Patienten zu tun, bei denen viele Faktoren außerhalb der Therapie eine zusätzliche Herausforderung für die Rehabilitation darstellen. Weder unsere Erstausbildung noch unser traditionelles Weiterbildungsangebot vermitteln ausreichende Fähigkeiten, um mit solchen Situationen umzugehen. Physiotherapeuten sind meistens unsicher im Umgang mit diesen Faktoren [148]. Ausgehend von den Forschungsergebnissen können wir keine guten Behandlungsergebnisse von Therapeuten erwarten, die keine angemessene Ausbildung und Unterstützung erhalten haben.

Menschen mit chronischen Schmerzen haben oft schon mehrere erfolglose Behandlungsversuche hinter sich, bevor sie sich an die Physiotherapie wenden und deshalb müssen wir in der Lage sein, die Kontrolle über die Situation zu übernehmen, um den Behandlungszyklus zu durchbrechen [149].

18.3 Aber ich bin doch kein Psychologe!

Ein großer Teil der Therapeuten fühlt sich unsicher, wenn es um die Berücksichtigung psychosozialer Faktoren geht, und die Faktoren werden traditionell als außerhalb der beruflichen Rolle eines Physiotherapeuten betrachtet. Der biopsychosoziale Ansatz ist mit vielen Missverständnissen verbunden. Wenn von psychosozialen Faktoren die Rede ist, wird oft die Sorge geäußert, dass wir die biologischen Faktoren vergessen. Weiter besteht die Befürchtung, dass wir „im Revier" der Psychologen „wildern" und Psychologie ohne Fachkenntnisse anwenden.

Ein guter Grund dafür, warum Physiotherapeuten zumindest ein Grundverständnis für psychologische Faktoren haben sollten, ist die Tatsache, dass ein großer Teil der Menschen, die wegen eines körperlichen Leidens in die Klinik kommen, an depressiven Symptomen leiden. Es wäre wichtig, diejenigen Patienten zu identifizieren, die tatsächlich psychologische Unterstützung benötigen und sie entsprechend weiterzuvermitteln. Andererseits ist die mit den Schmerzen verbundene gedrückte Stimmung in vielen Fällen nicht mit einer „echten" Depression gleichzusetzen. Wenn Schmerzen einen Menschen daran hindern, Dinge zu tun, die ihm Spaß machen und die für ihn von Bedeutung sind, ist es kein Wunder, dass seine Stimmung nicht auf dem Höhepunkt ist. Es hat deshalb Priorität, dem Patienten dabei zu helfen, zu Aktivitäten zurückzukehren, die für ihn wichtig sind, was wiederum häufig bereits wieder zu einer besseren Gemütsverfassung führt.

Jeder von uns ist in der Lage, für einen anderen Menschen da zu sein – dem Patienten zuzuhören und sicherzustellen, dass er sich verstanden fühlt.

Fragebogen helfen uns, psychosoziale Faktoren und den Unterstützungsbedarf des Patienten zu beurteilen. So können wir die Gefühle, Erfahrungen und das Verhalten des Patienten besser einschätzen, genaue Informationen liefern und Symptome auf sinnvolle Weise erklären. Wir können auf die Bedenken des Patienten eingehen, eine neutrale, sichere Sprache verwenden und dem Patienten helfen, Vorstellungen zu überwinden, die die Genesung behindern. Wir können Hoffnung wecken und unsere Patienten auf ihrem Weg begleiten und dürfen dabei nicht vergessen, dass viele Menschen mit ihrem Schmerz wirklich allein sind.

18.4 Kognitiv-funktionelle Therapie (CFT)

Um das Verständnis dafür zu schaffen, was eine psychologisch fundierte Therapie in der Praxis bedeuten kann, wird das Beispiel der CFT (Cognitive Functional Therapy) herangezogen. Es handelt sich um einen integrativen verhaltenstherapeutischen Ansatz für die individuelle Behandlung von Patienten mit Rückenschmerzen, nachdem schwerwiegende Ursachen und spezifische Pathologien im Vorfeld ausgeschlossen worden sind. Sie kann als eine sich ständig weiterentwickelnde praktische Anwendung der besten aktuellen Forschungsergebnisse bei der Behandlung von Rückenschmerzen betrachtet werden [150]. Wenn Sie weiterlesen, werden Sie feststellen, dass viele der beteiligten Komponenten nicht CFT-spezifisch sind, sondern sich auf zahlreiche der zuvor aufgeführten psychologisch fundierten Behandlungsmethoden sowie auf Prinzipien guter Interaktion stützen, die auch in vielen anderen Ansätzen verwendet werden.

18.4.1 Geschichte der CFT

Die CFT wurde von Professor Peter O'Sullivan und seinem Forschungsteam entwickelt, um wissenschaftliche Erkenntnisse mit klinischer Erfahrung zu verbinden. Der Ansatz hat sich aus der Integration von Physiotherapie und kognitiven und verhaltenstherapeutischen Interventionen entwickelt und basiert auf der Theorie des Angstvermeidungsverhaltens [151]. Die Entwicklung der CFT begann zwischen 1997 und 2005 mit der Erforschung von Bewegungsmustern und schmerzauslösenden Faktoren und hieraus entstand das bekannte O'Sullivan-Klassifizierungsmodell für Rückenschmerzen. Es gab eine Zeit, in der der Schwerpunkt auf das Training der tiefen Bauchmuskulatur gelegt wurde [152]. Der Fokus lag schon damals stark auf einer guten Interaktion mit Hilfe von motivierenden Gesprächen und der Auswertung der Erfahrungen des Patienten und zielte auf Bewegung und eine Änderung des Lebensstils ab. Mit zunehmendem Forschungsstand entwickelten sich auf Basis des Trainings der tiefen Bauchmuskulatur Klassifikationsmodelle und die CFT selbst wurde zunächst als CB-CFT (klassifikationsbasierte kognitive funktionelle Therapie) bezeichnet.

Im Jahr 2005 veröffentlichte O'Sullivan einen viel beachteten Artikel über schlecht angepasste Bewegungsmuster und deren Klassifizierung [153] und mit dem immer größer werdenden Wissenszuwachs erschien 2012 ein Leitartikel mit dem Titel *It's time for change with the management of chronic non-specific low back pain* [154].

Allmählich hat man sich von einer Klassifizierung von Bewegungsmustern hin zu einem individualisierten, mehrdimensionalen Ansatz entwickelt, der sich auf Forschung und klinische Erfahrung stützt.

Die moderne und sich weiterentwickelnde CFT nahm Gestalt an, als die Bedeutung der individuellen Behandlung besser verstanden wurde und man sich bewusst wurde, dass eine Behandlung auf der Grundlage einer Klassifizierung allein nicht funktionierte. Ziel war es, die Faktoren, die die Situation einer Person beeinflussen, zusammenzuführen, um den Schmerz zu verstehen – ohne genaue kausale Schlussfolgerungen zu ziehen.

18.4.2 Was ist CFT?

Die CFT unterscheidet sich von vielen anderen verhaltenstherapeutischen Ansätzen dadurch, dass sie einen multidimensionalen Rahmen für die klinische Argumentation einsetzt, um die veränderbaren Faktoren, welche Schmerzen und Funktionsfähigkeit beeinflussen, zu identifizieren und auf eine patientenzentrierte Weise anzugehen. Die CFT konzentriert sich auf die Schmerzkontrolle während der Auseinandersetzung mit beängstigenden und schmerzauslösenden Bewegungen, indem sie negative und falsche Denkweisen in Frage stellt und die körperliche Leistung modifiziert, z. B. durch Entspannung, Körperkontrolle und Änderung des Schmerzverhaltens. Ein Schlüsselelement des Ansatzes besteht darin, ungünstige Bewegungsmuster anzusprechen und zu verändern, und das Vertrauen des Patienten in seinen eigenen Körper zu stärken (➤ Abb. 18.2). Die Rolle des Therapeuten besteht nicht darin, zu reparieren oder zu behandeln, sondern zu coachen und zu befähigen. Die CFT kann als eine Brücke über die Schlucht gesehen werden, die den Patienten von den Aktivitäten trennt, die ihm wichtig sind.

Die Behandlung basiert auf aufmerksamem Zuhören, dem Einbeziehen der Geschichte des Patienten und dem Studium seiner Schmerzreaktionen und Verhaltensmuster.

Im Zusammenhang mit Schmerzen im unteren Rückenbereich geht es darum, die individuellen Faktoren zu berücksichtigen und diejenigen zu ermitteln, die veränderbar sind. Weiter soll dem Patienten geholfen werden, seine Schmerzerfahrung in ihrem Kontext zu verstehen und einen personalisierten Behandlungsplan zu erstellen, der darauf fokussiert ist, Ziele zu erreichen, die für ihn bedeutsam sind und ihn dazu anzuleiten, seine Situation selbst in den Griff zu bekommen.

Durch Selbstreflexion, Erfahrungsaustausch und individuelle Beratung wird ein neues Verständnis für den Schmerz erreicht. Der Prozess schafft Erfahrungen, die sich von den Erwartungen unterscheiden, indem er dazu beiträgt, frühere negative Denkmuster zu verändern. Dadurch wird es dem Patienten ermöglicht, ein neues Verständnis für seine Schmerzerfahrung zu gewinnen. Biopsychosoziale Faktoren, die dem Symptom zugrunde liegen, werden ermittelt und die Behandlung wird individuell auf die veränderbaren Faktoren ausgerichtet, die das Symptom verursachen. Einige sind eher psychologisch, andere funktionell oder durch den Lebensstil bedingt; oft sind alle diese Faktoren miteinander verwoben.

Der Prozess ist patientenorientiert, mit dem Ziel, den Patienten dazu zu bringen, funktionierende Strategien zu erkennen oder neu zu finden [150].

18.4.3 Was bedeutet CFT in der Praxis?

Erste Diskussion und Untersuchung

Vor der ersten Konsultation füllt der Patient eine Körpertabelle und einen Screening-Fragebogen aus. Diese können wertvolle Informationen über seine Schmerzerfahrung liefern. Peter O'Sullivan selbst verwendet in seiner Klinik eine

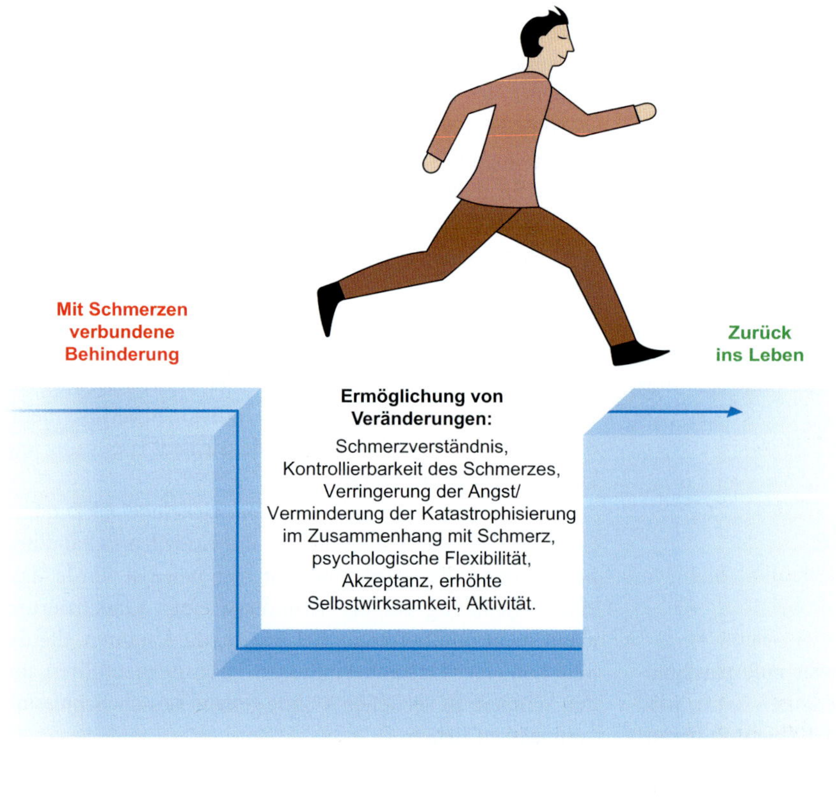

Abb. 18.2 Faktoren, die zu einer Verbesserung von schmerzbedingten Beeinträchtigungen beitragen. [L231]

Kurzversion des Örebro-Screening-Fragebogens. Der Fragebogen dient nicht dazu, die Patienten zu kategorisieren, sondern vielmehr, Themen, die im Fragebogen auftauchen, zur Diskussion zu stellen.

Der Aufbau einer starken therapeutischen Beziehung ist der Schlüssel zur CFT.

Ziel ist es, durch motivierende Gespräche und reflektierende, empathische und wertschätzende Interaktionen dem Patienten das Gefühl zu geben, dass er gehört und verstanden wird (siehe ➢ Kap. 12 zur Interaktion). Eine gute Interaktion erleichtert es dem Patienten, umfassendere Informationen über seine Situation zu geben, verstärkt positive Gesundheitsverhaltensweisen und hilft, über Widersprüche zwischen Ansichten und Praktiken nachzudenken, wobei Konfrontation und Manipulation vermieden werden sollte.

Das erste Gespräch beginnt mit einer offenen Frage, z. B. „Erzählen Sie mir Ihre Geschichte“. Sie ermöglicht dem Patienten, sein eigenes Verständnis über seine Situation darzulegen. Die folgenden Elemente sollten während der Diskussion erfragt werden, wobei gegebenenfalls spezifischere, reflektierende Fragen gestellt werden können:

1. Schmerzanamnese und Kontextfaktoren beim Auftreten der Schmerzen: „Was war sonst noch aktuell in Ihrem Leben als die Schmerzen begannen?“ Es ist wichtig, Traumata von geringfügigen mechanischen Reizen und allmählich auftretenden Schmerzen zu unterscheiden und die Lebenssituation des Patienten in einem größeren Zusammenhang zu sehen.
2. Faktoren aufdecken, die Schmerzen auslösen und lindern, wie Haltung, Belastung, Bewegung und Ruhe.
3. Die individuelle Schmerzwahrnehmung: Ansichten über die Ursache des Schmerzes und Erwartungen für die Zukunft, Kontrollierbarkeit, Vorhersagbarkeit und Intensität des Schmerzes. Besprechung von Bildgebungsbefunden, insbesondere wenn sie beim Patienten negative Vorstellungen hervorgerufen haben.
4. Emotionale Reaktionen auf den Schmerz, wie z. B. Angst, schmerzbedingte Ängste und der aktuelle soziale Kontext, z. B. das Verhalten am Arbeitsplatz, zu Hause.
5. Verhaltensbedingte Reaktionen auf Schmerzen, wie Bewältigung, Vermeidungsverhalten/Einstellung, schützende Anspannung, Haltungs- und Bewegungsgewohnheiten, Lebensstil.
6. Schmerzhafte, beängstigende und vermiedene Aktivitäten identifizieren, die für den Patienten wichtig wären.
7. Allgemeiner Gesundheitszustand, Müdigkeit, andere Krankheiten und deren Zusammenhang mit Schmerzen und Behinderung.
8. Wahrgenommene Hindernisse für einen gesunden Lebensstil.
9. Relevante Ziele, wahrgenommene Hindernisse für die Erreichung dieser Ziele und Erwartungen.

Spätestens am Ende des Erstgesprächs wird eine Zusammenfassung der Geschichte des Patienten erstellt, um zu überprüfen, ob wir ihn richtig verstanden haben. Auch kürzere Zusammenfassungen während des Gesprächs sind möglich.

Die problematischen Verhaltensweisen, die sich aus der Geschichte des Patienten ergeben und die Ziele, auf die er Wert legt, bilden den roten Faden für die Untersuchung und Behandlung.

Die Forschung zielt darauf ab, sowohl Faktoren zu ermitteln, die verändert werden können, als auch Faktoren, die sich unserer Kontrolle entziehen, die aber zu den Faktoren gehören, die zu den Schmerzen, dem Leiden und der Behinderung des Patienten beitragen. Einige dieser Faktoren können die Genesung behindern und erfordern neben der Physiotherapie eine multidisziplinäre Behandlung, z. B. durch Medikamente, die Behandlung von Begleiterkrankungen wie Diabetes oder Schlafapnoe und psychologische Interventionen wie die Behandlung von Depressionen. Die Forschung konzentriert sich auf patientenrelevante, schmerzhafte, angsterzeugende oder vermiedene Aktivitäten, wie z. B. Haltungen, Bewegungen und Aktivitäten, die sich während des Erstgesprächs herauskristallisiert haben, anstatt ein spezifisches Untersuchungsprotokoll durchzugehen. Während der Untersuchung wird die Bewegungsstrategie des Patienten beobachtet, wobei das Schmerzverhalten und die Reaktionen des sympathischen Nervensystems berücksichtigt werden. Bei der Untersuchung wird die Grundfitness, die Kraft und die Ausdauer des Patienten beurteilt. Durch Abtasten werden die Empfindlichkeit des Gewebes, die Schutzspannung der Körpermuskulatur und die Atmung ermittelt.

Es ist wichtig, die Einstellung, Emotionen, Körperempfindungen und Schmerzreaktionen des Patienten zu erforschen bevor erste Schritte unternommen werden. Der Prozess macht die Diskrepanzen zwischen Erwartung und Einstellung und den tatsächlich durchgeführten Maßnahmen sichtbar. Dies ist ein wirkungsvolles Instrument zur Veränderung der Einstellung und zur Förderung des Selbstvertrauens. Auf der Grundlage der während der Untersuchung gemachten Beobachtungen werden funktionelle Experimente durchgeführt, die mit Bewegungen und Aktivitäten verknüpft werden, die für den Patienten von Bedeutung sind. Erstgespräch, Untersuchung und Behandlung sind keine getrennten Prozesse, sondern in einer praktischen Kennenlernphase miteinander verwoben.

Der CFT-Ansatz zur Behandlung von Rückenschmerzen basiert auf drei Komponenten:

1. **Den Schmerz verständlich machen**
   Es ist wichtig, dem Patienten dabei zu helfen, den Schmerz und die damit verbundenen Reaktionen auf eine mehrdimensionale Art und Weise zu verstehen. Diese mehrdimensionale Sichtweise berücksichtigt die Geschichte des Patienten und kontextuelle Faktoren, negative Überzeugungen und Ängste sowie die damit verbundenen emotionalen und funktionellen Reaktionen, wie z. B. das Schmerzverhalten. Schmerzen einen Sinn zu geben ist ein reflexiver Prozess, bei dem Gespräche

dazu dienen, die eigene Geschichte und Erfahrung des Patienten mit funktionalen Experimenten zu verbinden. Auf diese Weise können frühere negative Gedankengänge in Frage gestellt und durch ein neues Verständnis für die Situation ersetzt werden. Ziel ist es, für den Patienten ein sinnvolles, multidimensionales Verständnis von Schmerz zu schaffen, das auf einem modernen wissenschaftlichen Ansatz beruht. Es reicht nicht aus, einfach nur Informationen zu geben, „den Schmerz zu erklären"; der Schlüssel liegt darin, das Verständnis zu verbessern, indem man sich damit auseinandersetzt, was der Patient sagt.

Vor allem bei anhaltenden Schmerzen ist oft ein Teufelskreis im Gange, der den Patienten daran hindert, wertvolle Ziele zu erreichen (➤ Abb. 18.3). Das Ziel der Behandlung besteht darin, einen Ausweg aus dem Teufelskreis zu finden. Es wird eine Zusammenfassung der Faktoren erstellt, die im Rahmen der anfänglichen Diskussion und dem Erstgespräch identifiziert wurden. Diese wird mit dem Patienten besprochen, um ein gemeinsames Verständnis zu gewährleisten und um die multidimensionalen Faktoren, die die Situation des Patienten beeinflussen, zu verstehen. Gleichzeitig überlegen der Patient und der Therapeut gemeinsam, was getan werden kann, um aus dem Teufelskreis auszubrechen und wie die Ziele, die dem Patienten wichtig sind, erreicht werden können. Der Patient erhält Links zu hilfreichem Infomaterial (zum Thema Schmerz und Schmerzmanagement) zur Unterstützung des Lernprozesses [150].

2. **Praktische Erfahrungen**

   Praktische Erfahrungen zielen darauf ab, die Einstellung des Patienten in Bezug auf beängstigende Aktivitäten oder solche, die er zu vermeiden versucht, zu verändern. Bevor man den Patienten diesen Aktivitäten aussetzt, ist es wichtig, die Reaktionen des sympathischen Nervensystems zu reduzieren und das Schmerzverhalten durch Techniken wie Bauchatmung, Entspannungstechniken und Präsenzübungen sowie einer Stärkung des Kontrollgefühls zu verändern. Wenn der Patient starke Angst vor Schmerzen hat, kann vor dem eigentlichen Training ein Imaginationstraining durchgeführt werden. Visuelles und taktiles Feedback, wie z. B. der Einsatz von Spiegeln, Videos, Demonstrationen durch den Therapeuten und eine manuelle Anleitung, ist oft hilfreich. Wenn möglich wird versucht, Lösungen zu finden, um die Symptome zu verändern.

   Gemeinsam mit dem Patienten suchen wir nach wirksamen Strategien, um die Schmerzen so weit wie möglich zu kontrollieren und arbeiten auf Ziele hin, die für den Patienten wertvoll sind, um sein Selbstvertrauen zu stärken und Hoffnung zu schaffen. Dabei handelt es sich um einen Veränderungsprozess, der auf Erfahrungslernen basiert und ein ursprünglich in der Psychologie entwickeltes Modell der schrittweisen Auseinandersetzung anwendet, um die Einstellung des Patienten zu hinterfragen. Der Prozess wird durch angeleitete praktische Erfahrungen umgesetzt.

   Die Reaktionen des sympathischen Nervensystems (z. B. flache Atmung in den oberen Lungenflügeln und Körperspannung) und das Schmerzverhalten (z. B. schützende Anspannung, Anhalten des Atems, Vermeiden von Bewegungen und Festhalten), die während der Konfrontation mit schmerzhaften, beängstigenden oder solchen

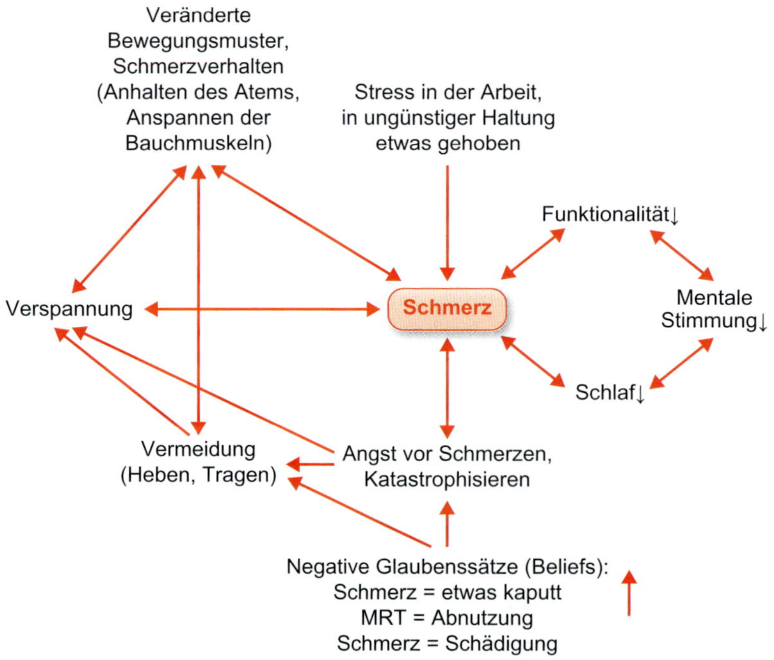

Abb. 18.3 Der Teufelskreis. [L231]

Aktivitäten auftreten, die der Patient zu vermeiden versucht, werden kontrolliert und angepasst.
Dadurch erhält der Patient Möglichkeiten, sich zu entspannen, die Atmung zu kontrollieren, eine normale Körperhaltung wiederherzustellen und schmerzhafte, beängstigende oder diejenigen Bewegungsmuster zu normalisieren, die er zu vermeiden versucht. Die neuen Strategien werden sofort in die alltäglichen Aktivitäten integriert, um die eigene Leistungsfähigkeit zu steigern. Dies hat zum Ziel, zu Aktivitäten zurückzukehren, die für den Patienten wertvoll sind, ohne Provokation von und ohne Angst vor Schmerzen. Das erfordert häufig eine schrittweise Erhöhung der Belastung unter Berücksichtigung der individuellen Umstände des Patienten.
Es ist wichtig, die Diskrepanzen zwischen den Erwartungen des Patienten und der tatsächlichen Schmerzerfahrung hervorzuheben, damit der Patient eine Bewegung nicht mehr als bedrohlich empfindet. Ziel ist es, durch Erfahrungslernen zu demonstrieren, dass die Belastung des Gelenks ohne Schutz und Schonung sicher ist und die Schmerzreaktionen kontrollierbar sind. Gleichzeitig wird die Wahrnehmung gestärkt und die Ausrichtung auf Ziele, die für den Patienten wertvoll sind, gefestigt. Übermäßige Schmerzprovokation, Stress und Überreaktionen des sympathischen Nervensystems werden vermieden, um den Zusammenhang zwischen Schmerzverschlimmerung und Funktion und die Unkontrollierbarkeit der Symptome nicht zu verstärken.
Es ist wichtiger, auf den Stresspegel und die Angst des Patienten zu achten, als auf den Schmerz.
Der Patient soll sich jederzeit sicher fühlen. Der Prozess kann starke emotionale Reaktionen, Angst und manchmal sogar Panik auslösen. Es ist wichtig, dass der Therapeut ruhig und einfühlsam bleibt, indem er die Reaktionen des Patienten reflektiert und ein Gefühl der Sicherheit vermittelt.
Während dieses Prozesses wird der Fokus vom Schmerz weggelenkt, indem er beispielsweise auf den Einsatz der Beine oder die Entspannung des Nackens während der Bewegung gerichtet wird. Der Schmerz lässt oft während des Prozesses nach und der Fokus verlagert sich alsbald auf die Entspannung und die Änderung des Schmerzverhaltens, während gleichzeitig Ziele verfolgt werden, die für den Patienten wertvoll sind und sein Selbstvertrauen stärken [150].

Änderung von Überzeugungen durch erfahrungsbasiertes Lernen

- Identifizieren Sie schmerzprovozierende Bewegungen, z. B. im Zusammenhang mit der Überzeugung „es ist gefährlich, sich zu bücken“
- Üben, den Körper zu entspannen
- Erkennen und Ändern von Schmerzverhalten zur Schmerzkontrolle
- Allmähliche Exposition (vorwärts bücken)
- Unerwartetes Ergebnis → Bücken tut nicht weh
- Verstärkung von neuen Verhaltensweisen
- Veränderte Überzeugungen – weniger Angst, mehr Selbstvertrauen → „Es ist sicher, sich zu bücken“.

3. Änderung des Lebensstils

Auch die Berücksichtigung von Lebensstilfaktoren ist wichtig, vor allem, wenn ein längerfristiges Wohlbefinden des Patienten erreicht werden soll. Der Patient wird beim Übergang zu einem aktiven Lebensstil unterstützt, indem er Wege findet, sich zu bewegen und am gesellschaftlichen Leben teilzunehmen, so wie es seinen Vorlieben entspricht. Dies kann den Willen, sich zu bewegen fördern. Die Übungen sollten für den Patienten sinnvoll sein und in einem klaren Zusammenhang mit den Zielen stehen, die ihm wichtig sind. Der Nutzen von Bewegung im Hinblick auf nicht-physische Faktoren soll diskutiert werden. Für einige kann beispielsweise das Wissen, dass sich Bewegung positiv auf die Stimmung, den Schlaf und das Lernen auswirkt, ein wichtiger Motivator sein. Wenn die Symptome des Patienten leicht zu provozieren sind und der Patient nur wenige Möglichkeiten hat, mit ihnen umzugehen, werden die Grundsätze eines allmählichen Belastungsaufbaus angewandt, so dass die Dauer der Aktivität durch eine vorher vereinbarte, allmählich ansteigende Trainingszeit und nicht durch den Schmerz bestimmt wird. Wenn jedoch starke Schmerzen auftreten, sollte dies während des Sports beachtet werden. Wenn die angestrebte Aktivität die Symptome stark provoziert, sollte der Patient mit weniger provozierenden Aktivitäten beginnen und sich allmählich an das Ziel herantasten, ohne in einen „Boom-and-Bust“-Zyklus zu fallen.
Verspannungen und Schlafstörungen werden je nach Bedarf behandelt. Dazu können Empfehlungen zur Schlafhygiene, Gespräche über Einschlafprobleme, die Überprüfung der Schlafposition oder Ratschläge zur Behandlung von Schlafapnoe gehören. Ein regelmäßiger Tagesrhythmus, Entspannungsübungen, Meditationstechniken und Bewegung können helfen, den Schlaf zu verbessern.
Stressreduktion kann auch ein Ziel bei der Änderung des Lebensstils sein.
Die derzeitigen Erkenntnisse legen nahe, dass die Reduzierung von Stressoren nicht unbedingt eine wirksame Strategie für ein weniger stressiges Leben ist, sondern dass wir Widerstandsfähigkeit entwickeln [155] und uns unserer Reaktionen auf stressige Situationen bewusst werden sollten. Achtsamkeits- und Meditationsübungen, Atemübungen, guter Schlaf und körperliche Aktivität sind hier oft hilfreich. Übergewicht sollte behutsam ins Gespräch gebracht und gegebenenfalls an einen Spezialisten verwiesen werden, der den Prozess der Lebensstiländerung diesbezüglich unterstützen kann.

Im Rahmen der Studie von Goubert et al. [155] fanden die physiotherapeutischen Termine während der ersten drei Wochen wöchentlich statt und dann weniger häufig, nur alle 2–3 Wochen, wenn die Selbstkompetenz und die Fähigkeit des Patienten, die Situation zu beeinflussen, zugenommen hatten. Im Rahmen der Studie wurde die Behandlung drei Monate lang fortgesetzt. Der Bedarf an Unterstützung ist jedoch individuell verschieden und in der Praxis kann der Prozess manchmal länger dauern, wenn eine lange Schmerzgeschichte vorliegt und der Patient zu Beginn ein geringes Selbstvertrauen hat. Während des Prozesses werden Rückfälle als Gelegenheit gesehen, neue Wege zu erlernen, um auf Schmerzen zu reagieren, ohne auf Schmerzverhalten und -vermeidung auszuweichen. Es ist wichtig, vor dem Ende des Behandlungszeitraums einen Rückfallplan zu erstellen, damit der Patient weiß, was zu tun ist, wenn die Symptome wieder auftreten: Erörterung der symptomauslösenden Faktoren in einem biopsychosozialen Rahmen, Identifizierung früherer Reaktionen auf eine Schmerzverschlimmerung (z. B. Panik, Anspannung, Vermeidung, Ruhe, Krankschreibung) und Konsolidierung neu erlernter Reaktionen (z. B. Verständnis dafür, dass Schmerz nicht mit einer Verletzung gleichzusetzen ist). Darüber hinaus werden Entspannung und Atmung gefördert, sowie das sanfte In-Bewegung-Bleiben und eine allmähliche Steigerung der Bewegung.
Der Patient sollte die Möglichkeit haben, den Therapeuten zu kontaktieren, wenn er Fragen hat oder Probleme auftauchen.

18.4.4 Forschungsergebnisse zur CFT

Die CFT hat in der Forschung vielversprechende Langzeitergebnisse in Bezug auf die Verringerung von Angst, Schmerzen und Funktionseinschränkungen im Vergleich zu einer Bewegungstherapie und manuellen Therapie gezeigt [156]. In einer kürzlich durchgeführten randomisierten Kontrollstudie wurde die CFT mit der Gruppenphysiotherapie verglichen, wobei sich kurzfristig Unterschiede bei der Messung der funktionellen Kapazität und der Schmerzen ergaben und nach längerer Nachbeobachtung weitere Unterschiede in der funktionellen Kapazität zu verzeichnen waren [157]. Qualitative Studien und Fallstudien haben weitere Einblicke in den Veränderungsprozess in der Physiotherapie ermöglicht, aber zu den Faktoren, die den Wandel beeinflussen, ist noch mehr Forschung notwendig. Ein größeres Forschungsprojekt, die RESTORE-Studie, wurde 2018 in Australien initiiert [158]. Außerdem gibt es eine Reihe kleinerer laufender Projekte zu diesem Thema. Die CFT wird derzeit auch für die Behandlung von Nacken-, Hüft- und Knieschmerzen untersucht.

18.5 Wie die Komponenten einer psychologisch fundierten Behandlung erlernt werden können

- Entwickeln Sie ein Verständnis für den biopsychosozialen Ansatz, der die Faktoren, die zu den Schmerzen beitragen, über den biomedizinischen Blickwinkel hinaus betrachtet.
- Informieren Sie sich über moderne Schmerzforschung, Schmerzneurophysiologie und Verhaltenspsychologie.
- Entwickeln Sie Ihre zwischenmenschlichen Fähigkeiten: Fähigkeiten zur motivierenden Gesprächsführung, um eine starke Beziehung aufzubauen und Hindernisse für eine Änderung des Lebensstils zu erkennen und anzugehen. Entwickeln Sie Fähigkeiten zur wertschätzenden Interaktion, zum Zuhören und zum Dialog.
- Denken Sie darüber nach, auf welche Art und Weise Sie dem Patienten etwas sagen, indem Sie Placebo einsetzen und Nocebo vermeiden. Lernen Sie, wie man Geschichten und Metaphern sinnvoll einsetzt.
- Lernen Sie die klinische Argumentation in einem biopsychosozialen Rahmen zu beherrschen. Ihr Vertrauen in den Ausschluss von Red Flags und spezifischen Ursachen ist wichtig, um Ihren Patienten von der Gutartigkeit der Symptome zu überzeugen. Üben Sie sich darin, diese Fragen dem Patienten gegenüber zu artikulieren, indem Sie wertschätzende Interaktionen anwenden, um die Bedenken des Patienten und Ihre eigene Perspektive auf die Ursache der Symptome anzusprechen. Eine gute Grundlage dafür findet sich z. B. im Buch von Tim Mitchell et al., *Musculoskeletal Clinical Translation Framework* (https://www.musculoskeletalframework.net/).
- Beobachtungsfähigkeiten sind ebenfalls wichtig. Üben Sie sich darin, das Schmerzverhalten zu erkennen, zwischen angepassten und fehlangepassten Bewegungsmustern zu unterscheiden und Veränderungen in der Physiologie des Patienten festzustellen, wenn er seine Geschichte erzählt, sowie nonverbale Reaktionen wahrzunehmen, zum Beispiel wenn Sie eine bestimmte Übung vorschlagen.
- Erwerben Sie Fähigkeiten zur Berücksichtigung psychosozialer Faktoren – die Unsicherheit im Hinblick auf diese Faktoren stellt eines der Haupthindernisse für den Einsatz biopsychosozialer Interventionen dar.
- Helfen Sie dem Patienten durch vielseitiges Feedback, seine eigenes Verhalten zu verstehen.
- Lernen Sie, Entspannungs- und Atemübungen zu kontrollieren.
- Nutzen Sie die Prinzipien der Achtsamkeit und der Akzeptanz- und Commitment-Therapie.
- Lernen Sie die Grundsätze der schrittweisen Anspannung und des allmählichen Loslassens.
- Schulen Sie Ihre Fähigkeiten, die Ergebnisse wissenschaftlicher Forschung zu studieren und Ihre eigene Vorgehens-

weise kritisch zu reflektieren. Halten Sie sich auf dem aktuellen Wissensstand und passen Sie Ihre Behandlung den neuen Erkenntnissen an.

- Organisieren Sie sich einen Mentor, der Ihnen Feedback zu Ihrer Arbeit gibt. Beobachten Sie die Arbeit von anderen und gehen Sie gemeinsam die Situationen der Patienten mit Hilfe des Clinical-Reasoning-Formulars und der Interaktions-Checkliste durch.
- Schaffen Sie für sich selbst ein multidisziplinäres Netzwerk, damit Sie wissen, an wen Sie Ihre Patienten verweisen können, wenn sie beispielsweise psychologische Unterstützung benötigen. Überlegen Sie, wie Sie in Ihrem eigenen Arbeitsumfeld ein ausreichendes Zeitfenster für ein fundiertes Erstgespräch und eine gründliche Untersuchung schaffen können. Geben Sie dem Patienten die Möglichkeit, einen längeren Termin für den ersten Besuch zu vereinbaren und erklären Sie ihm, warum dies wichtig ist.
- Denken Sie daran, dass manche Patienten normalerweise eine passive Therapie erwarten, dass aber Patienten, die z. B. an CFT-Studien teilgenommen haben, langfristig zufriedener mit der aktiven Therapie waren als Patienten, die eine passive und traditionelle Bewegungstherapie erhalten haben. Lernen Sie, Ihren Ansatz zu begründen und lassen Sie funktionale Studien für sich sprechen.
- Erwarten Sie nicht, dass Sie alles schnell lernen. Studien haben gezeigt, dass Physiotherapeuten, die CFT und eine kognitiv-verhaltenstherapeutisch orientierte Physiotherapie in ihrer Behandlung eingeführt haben, bis zu 200 Stunden Ausbildung benötigten, einschließlich Mentoring, praktischer Ausbildung und Feedback, zusätzlich zu den Ausbildungstagen.

KAPITEL

19 Behandlung von Angst im Zusammenhang mit Schmerzen

Petteri Koho

19.1 Angstvermeidungsverhalten – eine zusätzliche Herausforderung für den physiotherapeutischen Prozess

Häufig wird Angstvermeidungsverhalten oder Angst vor Schmerzen oder Bewegung in Betracht gezogen, wenn Hinweise vorliegen, dass der Zusammenhang zwischen wahrgenommenen Schmerzen und der resultierenden Beeinträchtigung falsch verstanden wird oder wenn trotz einer Verbesserung der biomechanischen Funktion (Bewegungsbereich oder Gelenkbeweglichkeit, Ausdauer oder Kraft) keine Veränderung des Symptoms, der Schmerzen oder der Funktionsfähigkeit selbst zu verzeichnen ist oder nur sehr langsame Trainingsfortschritte oder Schwierigkeiten bei der Suche nach schmerzfreien Übungen bestehen.

Angstvermeidungsverhalten und Angst vor Schmerzen oder Bewegung stellen den Physiotherapeuten vor eine zusätzliche Herausforderung im gesamten therapeutischen Prozess, von der Anamnese bis zur Nachbehandlung und Bewertung der Ergebnisse. Wenn ein Angstvermeidungsverhalten nicht erkannt und berücksichtigt wird, erfolgt die Auswahl und Anleitung der Übungen aus der – oft biomechanischen – Sicht des Therapeuten. Die Perspektive des Patienten, seine Erfahrungen, Ängste und Einstellungen zu Bewegung und Sport bleiben unberücksichtigt. Wenn der Patient die Übungen nicht als sicher, nützlich und notwendig empfindet, wird er sie nicht durchführen und Angst und Vermeidungsverhalten werden verstärkt. Dies kann die Abhängigkeit von passiven Behandlungen unterstützen, die in den meisten Fällen den Kreislauf der Negativität fortsetzen und intensivieren. Wenn Angst oder Vermeidungsverhalten angedeutet oder klar erkennbar sind, besteht die wesentliche Frage darin, inwieweit die Schmerzen und die Beeinträchtigung durch Angst und Vermeidungsverhalten bzw. inwieweit sie durch eine Funktionsstörung bedingt sind.

Andererseits hilft es dem Patienten auch nicht, wenn Probleme psychologisiert werden oder er das Etikett „ängstlich“ oder „Vermeider“ bekommt. In der Anfangsphase sollte man sich darauf konzentrieren, schmerzbedingte Ängste zu lindern, das Katastrophisieren zu reduzieren und Vermeidungsverhalten abzubauen. Erst wenn die „Katze aus dem Sack ist“, wenn die Probleme des Vermeidens und der Ängste angesprochen und identifiziert sind, können Übungen und Bewegung von Nutzen sein.

Angstvermeidungsverhalten und Angst vor Schmerzen oder Bewegung können eine Rehabilitation verlangsamen oder sogar verhindern.

Angst vor Bewegung oder Schmerzen kann den Patienten davon abhalten, überhaupt zu trainieren und sich zu bewegen oder den Fortschritt frustrierend langsam machen. Die Angst vor Bewegung beruht häufig auf einem erlernten (konditionierten) Modell, bei dem der Patient Bewegung bzw. körperliche Aktivität mit einer Verschlimmerung der Schmerzen in Verbindung bringt. Oftmals werden Schmerzen auch als schädlich oder gefährlich interpretiert. Wenn angstauslösende Bewegungen und Aktivitäten nicht identifiziert, konfrontiert und angegangen werden, verbleiben die Patienten in einem negativen Teufelskreis aus Schmerz, Angst und körperlichen Einschränkungen, aus dem es schwierig ist, sich selbst zu befreien. Diese Ängste können jedoch z. B. durch schrittweise Auseinandersetzung und die Wortwahl des Physiotherapeuten in Therapiesituationen abgebaut werden (➤ Abb. 19.1).

19.2 Schrittweise Exposition und allmähliche Steigerung der Aktivität

Behandlungsmodelle, die auf einer schrittweisen Exposition bzw. einer allmählichen Steigerung der Aktivität basieren, können zur Behandlung von Angstvermeidungsverhalten und Bewegungsangst eingesetzt werden. Bei der auf klassischer Konditionierung basierenden abgestuften Exposition (Graded Exposure) [159] wird der Patient allmählich an die mit Ängsten verbundene Aktivität gewöhnt, indem die angstverursachende Bewegung bzw. Aktivität in kleinere Teile zerlegt wird, die dann während des Expositionsprozesses nacheinander behandelt werden, bis die Aktivität nicht mehr als beängstigend wahrgenommen wird.

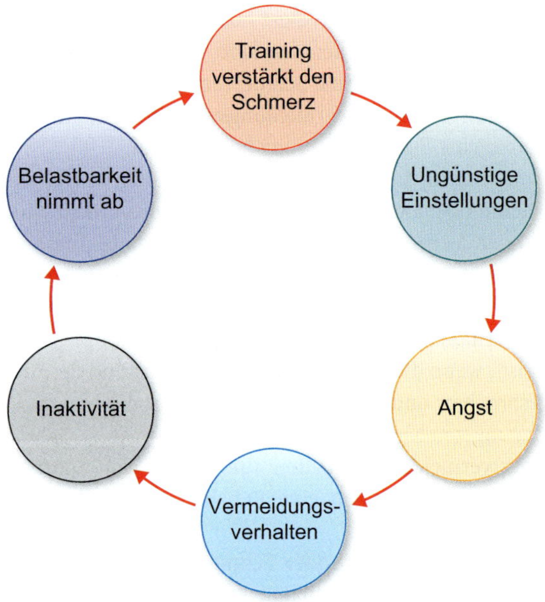

Abb. 19.1 Der Teufelskreis von belastungsinduziertem Schmerz und Vermeidungsverhalten. [L231]

Die allmähliche Steigerung der Aktivität basiert auf der sogenannten operanten Konditionierung [151], bei der Belohnungen eingesetzt werden, um die Aktivität des Patienten in die gewünschte Richtung zu lenken und zu verstärken. Kurz gesagt, wird ein zeit- oder belastungsbasiertes Ziel für die Übung festgelegt, nach dessen Erreichen der Patient ein positives Feedback erhält und zum nächsten Ziel übergeht.

In einem direkten Vergleich scheint die abgestufte Schmerzexposition (Graded Exposure) die Beeinträchtigung und das Katastrophisieren kurzfristig besser zu reduzieren als eine allmähliche Erhöhung der Aktivität [160].

19.2.1 Abgestufte Exposition (Graded Exposure)

Das Modell der Graded Exposure wurde bereits zur Behandlung einer Vielzahl von Ängsten eingesetzt. Graded Exposure erfordert, dass der Patient bereit ist, mental zu arbeiten und Unannehmlichkeiten zu ertragen; es geht darum, sich durch ein spezifisches körperliches Training Dingen zu stellen, die Furcht, Besorgnis und Ängste auslösen.

Der Therapeut braucht Geduld und die Fähigkeit, den Patienten anzuleiten, sich unbequemen Themen, Rückschlägen und Schwierigkeiten zu stellen und mit ihnen umzugehen.

Die fünf Stufen der Graded Exposure

1. Einigung auf ein konkretes Ziel
2. Orientierung und Beratung
3. Erkennen von angstauslösenden Bewegungen und Handlungen
4. Schrittweise Konfrontation mit den Angstauslösern
5. Erstellung eines Plans für das Follow-up und die Nachbereitung.

Die Graded Exposure erfolgt in fünf Stufen:

1. **Einigung auf ein konkretes Ziel**
   Sobald das Angstvermeidungsverhalten bzw. die Angst vor Bewegung oder Schmerz identifiziert worden ist und der Patient den Wunsch hat, daran zu arbeiten, beginnt die Exposition mit der Definition eines Ziels. Das Ziel sollte klar, konkret und funktional sein, so dass seine Erreichung eindeutig beobachtet, bzw. gemessen werden kann. „Ich werde wissen, dass ich mein Ziel erreicht habe, wenn ich einen Kilometer laufen, drei Stockwerke hochsteigen und wieder Dinge vom Boden aufheben kann." Das Ziel sollte für den Patienten von Bedeutung sein und das Erreichen des Ziels sollte die Lebensqualität innerhalb eines angemessenen Zeitraums verbessern. Gute Fragen, um den Patienten zu motivieren, sind zum Beispiel: „Wie wird sich Ihr Leben verbessern?" Oder „Was ist die für Sie kleinste Veränderung, anhand derer Sie feststellen können, dass sich die Situation verändert hat?" Schmerzlinderung oder schmerzfreie Bewegung ist kein

gutes Ziel für eine Graded Exposure, obwohl sie natürlich ansonsten eine gute und wünschenswerte Sache für das Ganze ist. Bei der Graded Exposure wird der Patient mit konkreten Aktivitäten konfrontiert, die Schmerzen und Angst auslösen und es ist sehr wahrscheinlich, dass er Schmerzen empfindet. Wenn eine schmerzfreie Bewegung angestrebt wird, besteht die Gefahr, dass das Angstvermeidungsverhalten verstärkt wird, sobald der Patient das Gefühl hat, dass es keine Möglichkeit gibt, sich ohne Schmerzen zu bewegen. In der Anfangsphase ist es besser, den Fokus auf die Verbesserung der Funktion und erst später auf die Linderung der Schmerzen selbst zu legen. In der zweiten Phase geht es darum, die Gedanken und Vorstellungen im Zusammenhang mit dem Angstvermeidungsverhalten und dem Zustand des Patienten zu überprüfen und gegebenenfalls zu verändern.
Es ist wichtig, katastrophisierende und andere schädliche Denkmuster und falsche Vorstellungen über die Krankheit zu erkennen. Durch die Stärkung der eigenen Steuerungsinstrumente und -fähigkeiten des Patienten wird eine Katastrophisierung verringert.

2. **Orientierung und Beratung**
   Bei der Behandlung von Schmerzangst und Vermeidungsverhalten wurden durch verschiedene kognitive Verhaltenstherapien, Mini-Interventionen und die Graded Exposure gute Ergebnisse erzielt. Verstärktes Katastrophisieren und Depressionen werden mit einem schlechteren Verständnis der bio-psycho-sozialen Botschaften in Verbindung gebracht; in ähnlicher Weise beeinträchtigen verzerrte Vorstellungen und negative Emotionen das Verstehen von Informationen während der Behandlung. Dies wirkt sich auf das Behandlungsergebnis aus, indem es das Risiko für eine Zunahme der Beeinträchtigung und eine schlechtere Behandlungszufriedenheit erhöht. Um die Kommunikation und das gegenseitige Verständnis zu verbessern, sollte der Therapeut Rückmeldung über die Geschichte des Patienten geben und auch um Rückmeldung bitten, ob der Patient die Einschätzung des Therapeuten über seinen Zustand, seine Empfehlungen und Anweisungen und den Aktionsplan für das physiotherapeutische Management verstanden hat. Es kann nicht oft genug betont werden, wie wichtig es ist, nachzufragen, ob die vermittelte Botschaft beim Patienten angekommen ist.
   Gute Fragen könnten sein: „Wie denken Sie darüber?", „Wie haben Sie das verstanden?“ oder „Wie wäre dies in Ihrer derzeitigen Lebenssituation umsetzbar?“

3. **Erkennen von angstauslösenden Bewegungen und Handlungen**
   Manche Patienten haben bereits Vermeidungs- oder Angstfaktoren identifiziert und bringen sie im Gespräch zur Sprache: „Ich traue mich nicht, mich zu bücken“ oder „Ich mache keine Rückenübungen mehr im Fitnessstudio, weil es immer weh tut“. Einige identifizieren das Phänomen während des Interviews: „Ja, ich habe mich gefragt, ob ich irgendwie zu vorsichtig bin, wenn ich meinen Rücken beuge.“ Manche Patienten haben überhaupt nicht an die Möglichkeit eines Angstvermeidungsverhaltens gedacht, obwohl das Vermeidungsverhalten ganz offensichtlich ist: „Mir wurde vor drei Jahren gesagt, dass Treppensteigen nicht gut für mein Knie ist. Seitdem habe ich nicht mehr versucht, die Treppe hinaufzugehen, obwohl mich mein Knie nicht wirklich stört.“ Diese Gruppe von Patienten ist für den Therapeuten die größte Herausforderung.
   Der erste Schritt besteht darin, das Phänomen identifizierbar und sichtbar zu machen, denn nur dann können die Faktoren ermittelt werden, die Angst oder Vorsicht auslösen.
   Der TSK- (Tampa Scale of Kinesiophobia) und der FABQ-Fragenbogen (Fear Avoidance Beliefs Questionnaire) bieten eine Möglichkeit, Angst vor Schmerzen zu erkennen und mit dem Patienten zu besprechen. Die Punktwerte der Fragebogen sind ein guter Indikator, aber die Antworten eröffnen Einblicke in die persönlichen Ansichten und Gedanken des Patienten, wenn man im Nachgang spezifischere Fragen zu einzelnen Antworten stellt. Fragen wie „Was meinen Sie mit dieser Antwort?“ oder „Wie kommen Sie auf diese Idee?“ helfen dabei, die Situation aus der Perspektive des Patienten zu betrachten. Andererseits ist es selbstverständlich, den Patienten zu fragen, wie er sich fühlt, wenn er schmerzhafte Bewegungen ausführt oder schmerzhafte Körperhaltungen einnimmt, wenn es um Einschränkungen bei alltäglichen Aktivitäten oder Hobbys geht. In diesem Zusammenhang sollte der Patient dazu angehalten werden, seine persönlichen Gedanken zum Thema Schmerz mitzuteilen, z. B. durch die Frage: „Ist es sicher, sich zu bewegen oder Sport zu treiben?“ oder „Haben Sie Angst, etwas in Ihrem Körper zu verletzen oder zu beschädigen?“
   Eine andere Möglichkeit, angstauslösende Bewegungen oder Handlungen zu identifizieren, ist die Verwendung des an der Universität Maastricht entwickelten Programms Phoda-SeV (Photograph Series of Daily Activities – Short Electronic Version, verfügbar über Google). Das Programm ermöglicht es dem Patienten, 40 Fotos von alltäglichen Aktivitäten und Handlungen auf einer Skala von 0 bis 100 nach der wahrgenommenen Schädlichkeit oder Bedrohung einzuordnen. Auf diese Weise wird deutlich, welche Bewegungen, Haltungen oder Handlungen die größte Besorgnis oder Angst auslösen.

4. **Konfrontation mit den Angstauslösern**
   Sobald die angstauslösende(n) Bewegung(en) identifiziert sind, geht es darum, sie in kleinere, besser handhabbare Teile zu zerlegen. Dadurch wird der Angstauslöser

überschaubarer und die Beunruhigung nimmt ab. Die Exposition kann mit mentalem Training beginnen, bei dem sich der Patient eine Bewegung vorstellt, wobei er mit einem kleinen Bewegungsbereich beginnt und den Umfang oder die Schwierigkeit der Bewegung allmählich erhöht. Die Aufgabe des Therapeuten besteht darin, den Patienten vor und während der eigentlichen Bewegung anzuleiten, die mit der Angst verbundenen Gedanken zu verarbeiten: „Können Sie sagen, warum diese Bewegung oder was Ihnen an dieser Bewegung Angst macht?", „Woran denken Sie während der Bewegung oder wenn Sie Schmerzen verspüren?" Es ist normal, dass man während der Exposition Unbehagen, Unsicherheit und Schmerzen empfindet. Die Gefühle des Patienten sollten angehört werden und man sollte auf sie eingehen.
Die eigenen Gedanken des Patienten in Frage zu stellen, kann zwar Widerstand hervorrufen, ist aber ein wirksames Mittel, um Ideen zu entwickeln: „Könnte es sein, dass die Schmerzen eher auf Inaktivität und Nichtnutzung als auf Abnutzung zurückzuführen sind?"
Wenn das Ziel beispielsweise darin besteht, Dinge durch Bücken vom Boden aufzuheben, kann die Übung damit beginnen, dass der Patient sich daran gewöhnt, seinen Körper in der Seitenlage oder im Sitzen nach vorne zu beugen und sich gegen einen Widerstand zu stemmen, um sich aus der Vorwärtsbeugung wieder aufrichten zu können. Dann geht er zum Kniestand über, bei dem er sich nach vorne gegen eine Stütze oder mit Hilfe der Hände nach oben lehnt, bis er schließlich den Mut hat, sich aus dem Stand nach vorne zu lehnen. Jeder Schritt wird ausreichend lange geübt und der nächste Schritt wird erst dann unternommen, wenn der vorherige Schritt auf natürliche Weise und ohne Angst ausgeführt wurde.
Während der Exposition werden die Natürlichkeit, die entspannten Bewegungen und Bewegungsabläufe beobachtet. Angst geht sehr oft mit erhöhter Muskelspannung und stockendem Atem einher, was an sich schon die Bewegung erschwert. Die Anleitung zu einer entspannten Bewegung und einer ruhigen Atmung bringen jedoch Erleichterung.
Zunächst werden verschiedene Bewegungsmuster und -abläufe erlernt und erst später, wenn die Angst abnimmt und sich die Bewegungsfunktion und der Bewegungsablauf verbessern, wird angestrebt, physiologische Veränderungen herbeizuführen und die Mobilität, Ausdauer und Kraft zu verbessern.

5. **Überwachung**
Es ist ratsam, sich bereits in der Planungsphase Gedanken über die Nachbehandlung zu machen: Wie können die erzielten Ergebnisse erhalten und weiter verbessert werden? Wie lange ist eine Nachbehandlung erforderlich? Was wird unternommen, wenn die angstauslösende Aktivität weiter einschränkt und erneut Besorgnis und Angst auslöst? Rückfälle sind relativ häufig und bedeuten nicht, dass die Exposition fehlgeschlagen ist. Eine gute Frage im Umgang mit Ängsten ist, inwieweit Ängste verlernt werden können und inwieweit anstelle von Angst eine neue Art des Handelns und Reagierens gelernt wird.
Der Patient sollte darauf hingewiesen werden, dass eine erneute Exposition wahrscheinlich kürzer und einfacher ist; oft handelt es sich nur um eine Wiederholung und Intensivierung dessen, was bereits durchlaufen wurde.
Sobald das Training so weit fortgeschritten ist, dass die kontrollierten Übungen weder Besorgnis noch Bedrohung noch eine signifikante Zunahme der Schmerzen verursachen, kann die schrittweise Exposition in anspruchsvolleren Situationen fortgesetzt und ein funktionelles und dynamisches Training durchgeführt werden.

19.2.2 Allmähliche Steigerung der Aktivität

Bei einer allmählichen Steigerung der Aktivität wäre die wichtigste Erkenntnis für den Patienten die Harmlosigkeit der Schmerzen und eine Neubewertung der Bedeutung von Schmerzen (➤ Abb. 19.2). In diesem Fall kann das Training anstelle einer schmerzbegrenzten Übung zeit- oder belastungsbegrenzt sein. Mit anderen Worten: Das Training darf bewusst leicht schmerzhaft oder unangenehm sein, aber der Schmerz darf die Übungen nicht einschränken, die innerhalb einer bestimmten Anzahl von Wiederholungen oder eines Zeitlimits durchgeführt werden. Die Zunahme von Schmerz ist nicht der Zweck, das Ziel der zeit- oder belastungsbegrenzten Übung besteht vielmehr darin, eine Anpassung des sensibilisierten Schmerzsystems des Patienten herbeizuführen und ihn von der ständigen Hypervigilanz im Hinblick auf die Situation und den Schmerz wegzubringen. Ziel ist es, die Übung so zu dosieren, dass die Schmerzen bereits nach etwa einer halben Stunde gelindert oder auf das Ausgangsniveau zurückgeführt werden. Die für die Übung festgelegten Ziele sollten für den Patienten sinnvoll, leicht messbar und realistisch erreichbar sein.

Bei zeit- oder belastungsbegrenztem Training müssen die Erfahrungen und Wahrnehmungen des Patienten vor, während und nach dem Training besprochen werden.

Der Patient muss bereit sein, die Situation wahrzunehmen und chronische Schmerzen als ein Problem des Gehirns und nicht als ein peripheres Problem zu verstehen. Ziel ist es, dass sich der Patient sicher fühlt und den Schmerz nicht als bedrohlich oder gesundheitsgefährdend empfindet. Das Wichtigste ist die Klärung der Gedanken und Befürchtungen bezüglich der mit der Übung verbundenen Schmerzen [161, 162].

Die Übungen werden durch kognitive oder psychosoziale Herausforderungen ergänzt, indem beispielsweise Situationen simuliert werden, die früher zu Schmerzen oder Beeinträchtigungen geführt haben. Ziel ist es, das schmerzempfindliche System und seine Wahrnehmung zu normali-

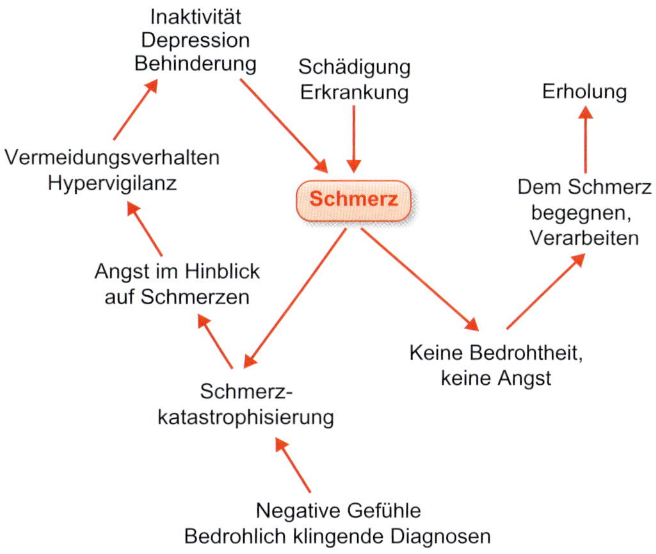

Abb. 19.2 Das Angst-Vermeidungs-Modell (Fear Avoidance Model) nach Vlaeyen & Linton (2000). [L231]

sieren, es systematisch zu desensibilisieren und maladaptive, schmerzhafte Bewegungserinnerungen durch neue, sichere Erinnerungen zu ersetzen.

19.3 Schmerzmanagement bei Bewegung oder Sport

Eine schmerzfreie Übung ist der Idealfall. Dies ist jedoch bei chronischen Erkrankungen nicht immer möglich, insbesondere wenn sie mit einer peripheren oder zentralen Sensibilisierung einhergehen. Es gibt also keine einheitliche Antwort auf die Frage „Kein Fortschritt ohne Schmerz oder völlig schmerzfreies Training?". Andererseits ist eine leichte Zunahme eines „gesunden" Schmerzes im Zusammenhang mit körperlicher Betätigung nicht schädlich und in gewissem Maße sogar notwendig für die Entwicklung von Muskelkraft oder Ausdauer. Hingegen ist eine kontinuierliche Verschlechterung oder Verschlimmerung der Symptome durch das Training nicht hilfreich und kann sogar zu einer Verlängerung der Krankheit beitragen.

Da völlig schmerzfreie Übungen bei chronischen Erkrankungen nur selten erfolgreich sind, ist es oft sinnvoller zu versuchen, das Verständnis des Patienten für die Schmerzmechanismen zu verbessern und seine Fähigkeiten zur Schmerzbewältigung zu steigern, als verzweifelt zu versuchen, völlig schmerzfreie Übungen zu finden. Die Einsicht, dass eine vorübergehende Verschlimmerung der Schmerzen durch Sport nicht schädlich oder gefährlich ist, ist einer der wichtigsten Faktoren (wenn nicht der allerwichtigste Faktor), um die Angst der Patienten zu verringern.

Das Bewusstsein, dass der Schmerz auf Inaktivität oder die Ungewohntheit der Bewegung bzw. auf eine unangemessene Reaktion des nozizeptiven Systems zurückzuführen ist, hilft, den Schmerz zu tolerieren und zu akzeptieren.

Hinweise zur Verbesserung des Trainings

- Schmerzen, die mit Bewegung verbunden sind und innerhalb von 20–30 Minuten vergehen, sind normal.
- Sie sind in der Regel auf Inaktivität oder Untätigkeit zurückzuführen, die mit fortschreitendem Training nachlässt.
- Wenn Sie Schmerzen und leichtes Unbehagen ertragen können, trainieren Sie weiter.
- Wenn Sie das Gefühl haben, dass der Schmerz unkontrollierbar ist oder mehr als 24 Stunden nach dem Training anhält, sollten Sie die Belastung reduzieren, um den Schmerz zu lindern.
- Wenn es nicht ausreicht, die Belastung zu verringern, reduzieren Sie die Anzahl der Wiederholungen.

19.3.1 Die Falle des schmerzfreien und sicheren Trainings

Ein völlig schmerzfreies Training anzustreben, vermeidet das unangenehme Gefühl des Schmerzes und kann lohnende Erfolgserlebnisse bringen. Diese Bemühungen können jedoch zu einer Falle werden, die paradoxerweise zu anhaltenden Problemen führt. Die Gefahr liegt im ständigen Fokussieren auf Schmerzlosigkeit oder die Abwesenheit von Schmerz. Wenn als Grenze der Sicherheit das Auftreten von Schmerzen angesehen wird, wird das Schmerzempfinden zum Beobachtungsgegenstand. Je mehr der Fokus auf Schmerzen (bzw. auf die Abwesenheit von Schmerzen) ist, desto wahrscheinlicher

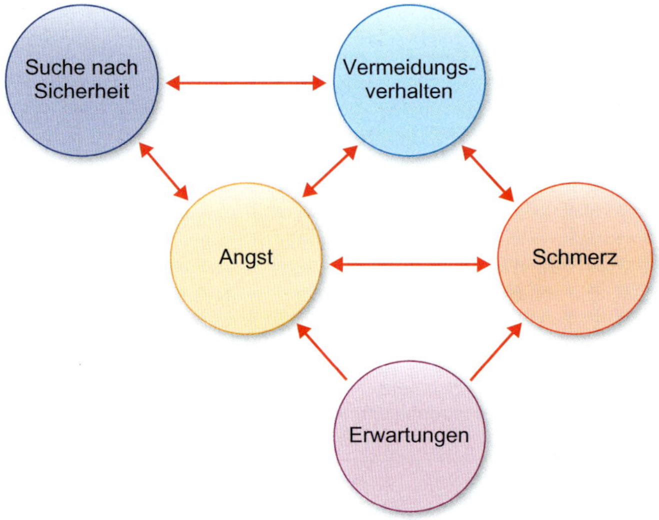

Abb. 19.3 Zusammenhänge zwischen schmerzbezogener Antizipation, Angst, Schmerz, Vermeidungsverhalten und Sicherheitssuche. [L231]

ist es, dass sie wahrgenommen werden. Wenn die Schmerzüberwachung mit der negativen Vorstellung einhergeht: „Ich werde die Übungen nicht machen können ohne Schmerzen zu haben" oder „Ich werde die Übungen nicht machen können ohne dass die Schmerzen schlimmer werden", kann dies das Vermeidungsverhalten sowie die Hilflosigkeit und Unfähigkeit des Patienten, mit den Schmerzen umzugehen, aufrechterhalten und verstärken (➤ Abb. 19.3). Diese Situation kann zu einer Frustration des Patienten (und des Therapeuten) führen, wenn schmerzfreie Übungen trotz großen Anstrengungen nicht erfolgreich sind [163–165].

Vorher – während des Trainings – nachher
- „Fühlt sich diese spezielle Übung in irgendeiner Weise bedrohlich/gefährlich/schädlich an?"
- „Wie kommen Sie darauf, dass diese Übung gefährlich ist?"
- „Sind Sie zuversichtlich, dass Sie diese Übung/Bewegung erfolgreich durchführen können?"
- „Haben Sie das Gefühl, dass die Übung für Ihre Genesung hilfreich ist?"
- „Was glauben Sie, wird passieren, wenn Sie diese Übung machen?"

Herausfordernde Gedanken zum Thema Schmerz
- Schmerz ist eine bewusste Erfahrung, die von einer Vielzahl von Wahrnehmungen beeinflusst wird, nicht nur von den Informationen aus dem Gewebe.
- Der Schmerz wird dort empfunden, wo das Gehirn das Problem vermutet, und nicht unbedingt dort, wo er sich befindet.
- Der Schmerz hängt davon ab, wie sehr das Gehirn uns in Gefahr wähnt, und nicht, wie sehr wir in Gefahr sind.
- Nozizeption ist nicht notwendig, um Schmerzen zu empfinden.
- Das Schmerzsystem kann wie ein defekter Feueralarm wirken.

Herausfordernde Gedanken zum Training
- Hurt versus Harm (Diese Übung mag zwar Schmerzen verursachen, aber keine Schädigung…)
- Um Schmerzen zu empfinden, ist keine Gewebeschädigung erforderlich.
- Der „Rauchmelder" ist möglicherweise zu empfindlich.
- Leichte Beschwerden, die mit dem Sport verbunden sind, sind nicht schädlich.
- Verändert sich der Schmerz durch Bewegung, Training oder körperliche Aktivität? Durch Erholungszeit?

19.4 Angstvermeidendes Verhalten und Kommunikation

Die Ursachen für ein schädliches Angstvermeidungsverhalten und die mit dem Angstvermeidungsmuster verbundenen Faktoren sind komplex und ihre Wechselbeziehungen sind individuell sehr unterschiedlich. Ein Schlüsselelement für die Entstehung von schädlichem Verhalten ist jedoch die wahrgenommene Bedrohung und das Katastrophisieren. Dies hängt mit einer verstärkten Neigung zusammen, sich über Schmerzen und die von ihnen ausgehende Bedrohung Sorgen zu machen, sowie mit einem Gefühl der Hilflosigkeit und Trägheit im Umgang mit Schmerzen. Katastrophisierung wird mit der Tendenz in Verbindung gebracht, aus Gesprächen zwischen Therapeut und Patient oder aus gegebenen Anweisungen selektiv selbst empfundene verstärkende Botschaften zu entnehmen. Bei jeder Kommunikation, ob mündlich oder schriftlich, ist es wichtig, die Worte sorgfältig abzuwägen und zu setzen, um Missverständnisse zu vermeiden, und immer zu überlegen, ob der Patient die Informationen, die er erhält, auch versteht.

Der Therapeut sollte sich seines eigenen Standpunkts und seiner eigenen Denk- und Kommunikationsweise bewusst sein.

Wir müssen uns unseren eigenen Ängsten stellen, wenn wir Patienten zu Bewegung und Sport anleiten. Leider sind wir als Angehörige der Gesundheitsberufe nicht völlig neutral oder frei von Ängsten gegenüber körperlicher Betätigung. Bei einigen Patienten ist die Entwicklung oder Aufrechterhaltung eines Angstvermeidungsverhaltens auf iatrogene, vom medizinischen Personal verursachte Gründe zurückzuführen. Die Haltung des Therapeuten überträgt sich auf den Patienten, im Guten wie im Schlechten. Es gibt hinreichende Anhaltspunkte dafür, dass die Einstellung eines Therapeuten, der zu Angstvermeidungsverhalten neigt, die Angst des Patienten vor Bewegung verstärkt. Darüber hinaus neigen diese Therapeuten dazu, Einschränkungen bei der Arbeit und körperlichen Aktivität aufzuerlegen, so dass sie bei akuten und chronischen Rückenschmerzen Ruhe und die Vermeidung von Aktivitäten empfehlen [166]. Bei körperlichen Leistungstests bricht ein Therapeut, der dazu neigt, Bewegungen und deren mögliche Folgen hinsichtlich Schmerz und/oder Schädigung der Gewebestrukturen ängstlich zu interpretieren, den Test früher ab als sein angstfreier Kollege [167].

Der Therapeut sollte bei der oben beschriebenen allmählichen Exposition und auch sonst bei der Arbeit mit Patienten, welche Angst vor Schmerz oder Bewegung haben, auf seine eigene Wortwahl und Sprache achten. Der Experte kann unbewusst und ungewollt mit seinen eigenen Worten bzw. seiner Haltung eine Katastrophisierung verstärken.

Aussagen wie „die Bandscheibe ist kaputt“ oder „die Wirbel sind in der falschen Position“, erzeugen mehr Angst, als dass sie eine mögliche Ursache von Rückenschmerzen erklären.

Wiederholte Bemerkungen über Funktionsstörungen der Wirbelsäule („Dieser L4 ist schon wieder eingeklemmt, was haben Sie gemacht?“) und der wiederholte Einsatz der manuellen Behandlung als einzige Behandlung, können ebenfalls Angst verstärken. In diesem Fall glaubt der Patient, dass das Bewegen der Wirbelsäule oder der normale Gebrauch der Wirbelsäule Wirbel blockieren könnte oder dass der Rücken ohne regelmäßige Behandlung nicht intakt bleiben kann. Die oben genannten Faktoren können zu einer Verschlimmerung des Vermeidungsverhaltens führen und die Abhängigkeit des Patienten vom Therapeuten erhöhen und seine eigenen Bewältigungsmechanismen verringern.

Es ist wichtig, dass Sie bei der Anleitung von Übungen auf Ihre Worte achten. Die Aussage „Jetzt fangen wir vorsichtig an zu trainieren“ kann dem Patienten leicht die Botschaft vermitteln: „Mit Ihrem Rücken ist etwas nicht in Ordnung, Sie müssen vorsichtig sein, um weitere Schäden zu vermeiden“. Wenn die Absicht besteht, die Übung mit einer leichten Belastung zu beginnen, können Sie direkt sagen, dass der Plan darin besteht, die Übungen vorsichtig fortzusetzen. Auch in der Rückenbehandlung schadet eine zu starke Betonung biomechanischer Faktoren oder das Beharren auf einer bestimmten, spezifisch korrekten Bewegungsausführung mehr als sie nützt, wenn beim Patienten der Eindruck entsteht, dass „ich meinen Rücken straff halten muss und mich deshalb nicht bücken darf“, dass „wenn ich nicht ständig stabilisierende Übungen mache, mein Wirbel brechen oder ich einen Bandscheibenvorfall bekommen könnte“ oder, dass „die Übungen genau richtig gemacht werden müssen, sonst kann der Rücken Schaden nehmen“. Diese Situation kann durch den Wunsch verschärft werden, Übungen ohne Schmerzen durchzuführen, wobei jedes Schmerzempfinden als Zeichen dafür gewertet wird, dass die Übungen nicht korrekt ausgeführt werden.

Verschiedene Ausdrücke, die oft im Zusammenhang mit Degeneration verwendet werden, können Ängste verstärken und mit schlechter Rehabilitation in Verbindung gebracht werden. Beispiele dafür sind: „Das Gelenk oder der Rücken ist abgenutzt“, „diese Übung wird Ihrem Rücken schaden“, „Ihr Rücken ist wie der eines 70-Jährigen“, „Sie haben eine Degeneration“ oder „ein Knochen stößt an einen anderen Knochen“. Sätze wie „Sie müssen vorsichtig sein“ und „Sie müssen vermeiden, sich nach vorne zu bücken“ können das Vermeidungsverhalten verstärken [166, 168].

Verbote und Einschränkungen in Bezug auf Arbeit, Hobbys oder Freizeit sollten sorgfältig geprüft werden. Sie erweisen einem Patienten u. U. einen schlechten Dienst, wenn Sie ihm Grenzen setzen mit der Begründung, dass „Ihr Rücken dem nicht gewachsen sein könnte“.

Die Patienten würden mehr davon profitieren, wenn sie ihre eigene Kontrolle durch ergonomische Anweisungen erhöhen, die Belastung verringern oder alternative Bewegungsmöglichkeiten finden könnten.

Bei der Anleitung von Übungen ist Sensibilität für die Gefühle des Patienten erforderlich, um Unstimmigkeiten zu vermeiden. Eine schlechte Interaktion in einer Therapiesituation kann die Symptome des Patienten verschlimmern. Ein Mangel an Vertrauen, der zu emotionalen und physiologischen Reaktionen und Stress führt, entsteht leicht, wenn den Symptomen des Patienten nicht geglaubt wird. Der Schwerpunkt liegt hier auf der Rückmeldung über die Schilderung des Patienten; der Patient soll sich gehört fühlen [166, 168]. Anstelle von Worten, die Einschränkungen, Besorgnis und Angst verstärken, sollten Sicherheit und Vertrauen gestärkt werden. Verwenden Sie bei der Anleitung des Patienten Metaphern, die die Positivität verstärken und sicherstellen, dass die Botschaft verstanden wird: „Wie verstehen Sie das, was ich gesagt habe?“ [161, 168]. Unnötiger Schutz sollte vermieden werden und es ist gut, sich auf das zu konzentrieren, was der Patient tun kann, anstatt zu betonen, was er vermeiden sollte. Vielmehr sollte sich der Patient auf seine verbleibende Funktionsfähigkeit sowie auf Stärken und Fähigkeiten konzentrieren und sich nicht von den anatomischen Strukturen und deren Veränderungen ablenken.

19.4.1 Alternative Formulierungen in Bezug auf Angst und Schmerzempfindungen: Beispiele

Verringern Sie die Angst und stärken Sie das Selbstvertrauen mit Sätzen wie:

- Aufgrund der geringen Nutzung und Mobilität ist die Belastungsverträglichkeit der Knie reduziert. Schmerzen sind kein Zeichen für eine Gewebeschädigung. Das Knie muss bewegt und trainiert werden, um es für die Belastung und den Gebrauch zu stärken.
- Beginnen Sie mäßig, wenn Sie längere Zeit nicht mehr trainiert haben oder körperlich aktiv waren. Erhöhen Sie zuerst die Anzahl der Wiederholungen und Serien und dann den Widerstand oder die Intensität.
- Bei chronischen Schmerzen sind zunehmende Schmerzen bei körperlicher Betätigung nur selten ein Zeichen für eine Gewebeschädigung.
- Verstärkte Schmerzen sind auf ein überempfindliches Schutzsystem zurückzuführen. Sie warnen nicht vor der Gefahr einer Gewebeschädigung, was der Zweck eines normal funktionierenden Schmerzsystems ist.

19.5 Zusammenfassung

Der Umgang mit und die erfolgreiche Behandlung von Angstvermeidungsverhalten erfordert ein breites Spektrum an therapeutischem Fachwissen, wie z. B. ein Verständnis über die Funktionsweise von Schmerzmechanismen und die Auswirkungen von Angstvermeidungsfaktoren, insbesondere das Katastrophisieren und die Angst vor Schmerzen oder vor Mobilität und Beeinträchtigungen sowie ein Bewusstsein für die Bedeutung von zwischenmenschlichen Fähigkeiten bei der Behandlung von chronischen Erkrankungen. Darüber hinaus muss die Anwendung verschiedener Methoden der Schmerzbewältigung (z. B. Graded Exposure, Schmerzakzeptanz) in unterschiedlichen Situationen beherrscht werden.

Was in der Praxis benötigt wird, ist ein umfassendes Wissen zur Erkennung von Schmerzphänomenen. Dies erfordert praktische Fähigkeiten und Erfahrungen, die durch eine aktive Beschäftigung mit dem Fachgebiet und ständige Weiterbildung aufrechterhalten werden müssen [162].

Beratung erfordert einen erzieherischen und verhaltensorientierten Ansatz. Die Patienten sollten an ihre Eigenverantwortung und ihre Rehabilitation erinnert werden. Sie sollten dabei unterstützt werden, die positiven Zeichen des Fortschritts und die sicherheitsfördernden Faktoren zu erkennen. Es sollten alle Anstrengungen unternommen werden, um ihre Fähigkeit zu fördern, sich um ihre eigene Situation kümmern zu können. Die Forschung hat gezeigt, dass ein größeres Selbstvertrauen und eine höhere Erwartung an die Genesung zu Beginn der Behandlung ein Prädiktor für ein geringeres Maß an Schmerzen und Beeinträchtigungen ist. Es ist bekannt, dass die Erwartung von Genesung und ein gutes Gefühl der Selbstwirksamkeit bei Patienten stark mit einer zukünftigen Schmerzlinderung und einer geringeren Beeinträchtigung verbunden sind [161, 169]. ➤ Abb. 19.4 zeigt eine leicht vereinfachte Version des Angst-Vermeidungs-Modells von Vlaeyen und Linton, die das Gefühl der Verwundbarkeit und die Bedeutung der Interpretation der Situation hervorhebt. Ein erhöhtes Gefühl der Verletzlichkeit kann mit dem Risiko verbunden sein, eine Situation, die Schmerzen, Sorgen oder Stress verursacht, falsch zu interpretieren, was wiederum zu längerem Leiden führt [170].

Eine Therapie führt nicht immer zum gewünschten Ergebnis. Es kann Gründe geben, die unabhängig vom Therapeuten und vom Patienten sind, wie in ➤ Tab. 19.1 zusammengefasst ist. Sich dieser Gründe bewusst zu sein, kann die eigene Frustration des Therapeuten in einer Situation verringern, in

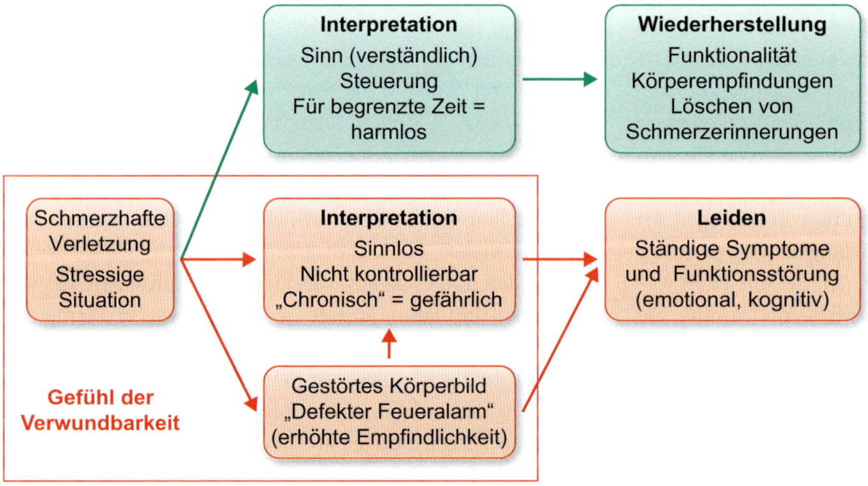

Abb. 19.4 Vereinfachte Darstellung der Schlüsselelemente des Angst-Vermeidungs-Modells. [L231]

Tab. 19.1 Verschiedene Hindernisse für Bewegung und körperliche Aktivität

Hindernisse für Bewegung und Mobilität
Patientenbezogene Faktoren
Angst- und Vermeidungsverhalten Einstellungen und Überzeugungen, insbesondere in Bezug auf Schmerzen und Training Schlechte Stimmung, geringes Selbstbewusstsein, geringes Vertrauen in die Selbstwirksamkeit.
Umweltfaktoren
Übungsmöglichkeiten Bedingungen Zeitmangel (gefühlt oder tatsächlich) Keine Unterstützung durch Familie oder Arbeit Finanzielle Hindernisse.
Gesundheitsbezogene Faktoren
Übermäßiger Fokus auf biomedizinische Aspekte von Schmerzen Nichtberücksichtigung der Rolle von psychologischen Faktoren und des zentralen Nervensystems Fehlende Multidisziplinarität Unzureichende Kommunikation über die Bedeutung und Relevanz von Bewegung und Mobilität Mangelnde Anleitung und Überwachung; Sport wird nicht als sicher empfunden.

der die therapeutischen Bemühungen keine Ergebnisse bringen.

Gute zwischenmenschliche Fähigkeiten sind erforderlich, um dem Patienten Informationen zu vermitteln und die Perspektive des Patienten zu verstehen: Was weiß, glaubt und erwartet der Patient? Die Patienten schätzen die zwischenmenschlichen und kommunikativen Fähigkeiten des Therapeuten noch mehr als seine fachlichen Fähigkeiten. Aus der Sicht des Patienten werden die Fähigkeit zuzuhören, zu ermutigen, zu fördern, sich einzufühlen und Vertrauen zu erwecken als wesentliche Qualitäten angesehen, ohne die es für den Patienten schwierig sein kann, dem Therapeuten zu vertrauen. Aus Sicht des Therapeuten sollten Respekt und Rücksichtnahme auf die Individualität des Patienten der Ausgangspunkt sein. Das beste therapeutische Ergebnis wird durch eine Zusammenarbeit erzielt, bei der beide Parteien in einer guten Interaktion die Ansichten des anderen anhören und respektieren [171].

KAPITEL

20 Explain Pain

Hannu Luomajoki

20.1 Wie kann man Schmerz erklären?

Explain Pain (zu Deutsch: Schmerzen verstehen) ist eine ursprünglich in Australien entwickelte Schmerzbehandlungsmethode, die hauptsächlich auf den Forschungen von Lorimer Moseley beruht. In den frühen 2000er Jahren führte Moseley mehrere kontrollierte Studien [172–175] durch, in denen Schmerzpatienten Vorträge über Schmerzphysiologie gehalten wurden. Ziel war es, Schmerzpatienten durch ein Verständnis der Neurophysiologie von Schmerz in die Lage zu versetzen, ihre Bewältigungsstrategie zu verbessern und ihre Schmerzen zu verringern. Zusammen mit David Butler veröffentlichte Moseley 2003 ein Buch mit dem Titel *Explain Pain* (in der deutschen Fassung: *Schmerzen verstehen*) [176], das genau das gleiche Ziel verfolgt. Das Buch erfreute sich großer Beliebtheit und ist eines der meistverkauften Physiotherapiebücher überhaupt. Im Jahr 2017 wurde eine neue Version des Buches, *Explain Pain Supercharged* (noch nicht auf Deutsch erschienen) [177], veröffentlicht. Butler und Moseley ließen dabei die neuesten Erkenntnisse aus der schmerzphysiologischen Forschung einfließen. Die erste Version des Buches richtete sich direkt an Schmerzpatienten, während sich die neuere Version hauptsächlich an Therapeuten richtet.

Moseley stellte in seinen ursprünglichen Studien fest, dass Angehörige der Gesundheitsberufe über unzureichende Kenntnisse der Schmerzphysiologie verfügen [175, 176].

Er begann, Fortbildungskurse sowohl für Schmerzpatienten als auch für Therapeuten zu veranstalten, in denen er Wissen über Schmerzphysiologie vermittelte. Zu Beginn umfassten die Kurse für beide Gruppen nur vier Unterrichtsstunden. Heutzutage sind die Kurse für Therapeuten jedoch eher ein- oder zweitägig und werden oft noch als zu kurz angesehen, da Schmerzphysiologie einerseits relativ schwierig zu verstehen ist und andererseits das Wissen ständig zunimmt.

Moseley hat Tests zum Wissen über Schmerzphysiologie durchgeführt. ➤ Tab. 20.1 zeigt eine Version der Tests, mit der das Wissen von Patienten und Therapeuten untersucht werden kann.

20.2 Explain Pain – Inhalt der Edukation für Menschen mit Schmerzen

Ursprünglich handelte es sich bei den Erklärungskursen, die sich an Schmerzpatienten richteten, um einfache Vorträge über die Physiologie des Schmerzes. Die Terminologie wurde so geändert, dass schwierige lateinische Wörter und Ausdrücke durch verständliche Wörter der Landessprache ersetzt wurden. So wurde beispielsweise ein Nozizeptor als Gefahrenalarm oder ein Wide Dynamic Range Interneuron (WDR) als Zelle des zentralen Nervensystems bezeichnet. Im Laufe der Zeit hat sich der Inhalt leicht verändert. Mehr dazu weiter unten.

Der folgende Kasten zeigt konkrete Themen für einen vierstündigen Vortrag zum Thema *Explain Pain,* welcher in Gruppen oder direkt mit einzelnen Patienten durchgeführt werden kann. Der Kurs kann in einer Sitzung oder (vorzugsweise) in vier verschiedenen Teilen gehalten werden, gemäß dem Inhalt von Moseleys ursprünglicher Forschung über die Erklärung von Schmerzgruppen.

Tab. 20.1 Umfrage zum neurophysiologischen Schmerzwissen (Catley et al. 2013) [178]

Fragen		Vorher			Nachher		
		R	F	WN	R	F	WN
1.	Es ist möglich, dass man Schmerzen hat, diese aber nicht wahrnimmt.						
2.	Wenn ein bestimmter Körperteil verletzt wird, leiten spezialisierte Schmerzrezeptoren Gefahreninformationen an das Gehirn weiter.						
3.	Schmerzen treten nur auf, wenn Sie verletzt sind oder die Gefahr einer Verletzung besteht.						
4.	Wenn Sie verletzt sind, leiten bestimmte Rezeptoren diese Gefahreninformationen an das Rückenmark weiter.						
5.	Spezialisierte Nervenzellen im Rückenmark leiten die Gefahreninformationen an das Gehirn weiter.						
6.	Die Nervenzellen passen sich an, so dass die normale Ruheschwelle verändert wird.						
7.	Chronische Schmerzen bedeuten, dass die Verletzung nicht richtig verheilt ist.						
8.	Ihr Körper teilt Ihrem Gehirn mit, wenn er Schmerzen hat.						
9.	Die Nervenzellen passen sich so an, dass die Ionenkanäle für längere Zeit geöffnet sind.						
10.	Absteigende Bahnen sind immer hemmend.						
11.	Schmerzen treten immer dann auf, wenn man eine Verletzung hat.						
12.	Wenn man eine Verletzung hat, haben Umweltfaktoren keinen Einfluss.						
13.	Das Gehirn entscheidet, wann Sie Schmerzen empfinden.						
14.	Ihr Schmerz ist genau derselbe, den auch Ihre Großeltern hatten.						
15.	Nervenverletzungen verursachen immer Schmerzen.						

R = richtig; F = falsch; WN = weiß nicht. Hinweis: Nicht validiert; kann nicht in wissenschaftlichen Studien verwendet werden.

Explain Pain – Schmerztraining (Moseley 2004)

1. Was ist eine Nervenzelle? Wie sieht sie aus, wie funktioniert sie?
2. Rezeptoren und Ionenkanäle
3. Aktionspotenzial: Wie wird ein Aktionspotenzial erzeugt?
4. Wie wird die Information von der Nervenendigung zum zentralen Nervensystem übertragen?
5. Synapse: die Rolle von Neurotransmittern, hemmenden und erregenden Neurotransmittern
6. Nozizeptoren: freie Nervenendigungen, „Gefahrensignale“, ihre wichtige Rolle als solche
7. Nervenzellen zweiter Ordnung: „Möglicherweise Überträger von Schmerzbotschaften im zentralen Nervensystem“
8. Reaktion des Gehirns auf einen potenziellen Schmerzreiz
9. Faktoren, die mit der Reaktion des Gehirns verbunden sind, wie Ängste, Gefühle, Erfahrungen, positive und negative Faktoren
10. Die Rolle der absteigenden Bahnen: Schmerzhemmung, einschließlich der Rolle von Placebo
11. Probleme mit peripheren Nervenzellen: neuropathische Schmerzen, unphysiologische Ionenkanäle, Funktion von Nervenwurzelganglien, neurogene Entzündungen, Substanz P
12. Mögliche Sensibilisierung der sekundären Nervenzelle: sekundäre Hyperalgesie, Wind-up, Sensibilisierung, „Volumenknopf“.

20.3 Eine neue Art, Schmerz zu erklären

Butler und Moseley haben die Inhalte des Schmerztrainings im Laufe der Zeit verändert.

➤ Tab. 20.2 zeigt die wesentlichen Inhalte der neueren Version.

Tab. 20.2 Explain Pain – Schulungsziele (Moseley & Butler 2017, *Explain Pain Supercharged*).

	Ziel	Inhalt
1.	Schmerz ist normal, persönlich und immer real.	Alle Schmerzerfahrungen sind normal und eine wichtige, wenn auch unangenehme Reaktion auf das, was das Gehirn als bedrohlich empfindet.
2.	Wir haben Gefahrenalarme (Sensoren), keine Schmerzsensoren.	Wir haben ein Gefahrenwarnsystem; keine Schmerzsensoren, keine Schmerzbahnen, keine Schmerzterminals.
3.	Schmerz und Gewebeschäden korrelieren schlecht miteinander.	Schmerz ist kein zuverlässiger Indikator für das Ausmaß der Gewebeschädigung – beides kann unabhängig voneinander vorhanden sein.
4.	Die Schmerzerfahrung hängt vom Gleichgewicht zwischen Bedrohung und dem Gefühl der Sicherheit ab.	Wir empfinden Schmerz, wenn unser Gehirn die Situation eher als bedrohlich und gefährlich denn als sicher und schützend einstuft.
5.	Bei Schmerzen werden mehrere Gehirnbereiche aktiviert.	Wir haben keinen spezifischen Schmerzbereich im Gehirn. Schmerz ist eine Erfahrung, bei der verschiedene Bereiche des Gehirns aktiviert werden, und das können unter verschiedenen Umständen unterschiedliche Bereiche sein.
6.	Schmerz ist immer kontextabhängig.	Schmerz steht im Zusammenhang mit dem, was Sie sehen, hören, riechen, schmecken oder berühren, was Sie sagen, was Sie glauben und denken, was Sie tun, wohin Sie gehen, mit Menschen in Ihrem Leben und mit Empfindungen in Ihrem Körper (DIMs, *Danger in Me,* und SIMs, *Safety in Me*). Wenn das Gehirn eine Bedrohung wahrnimmt, aktiviert der Körper eine Reihe verschiedener Systeme, darunter das Immun- und das endokrine System, das autonome System, das Atmungssystem, das kognitive und emotionale System sowie das Schmerzsystem. Jedes dieser Systeme kann überreagieren, und das ist sehr individuell.
7.	Schmerz ist nur eine von mehreren Schutzreaktionen des Körpers.	Jeder Schmerz ist real… Alle Schutzsysteme können zwar überaktiviert werden, aber sie können sich auch mit der Zeit wieder erholen.
8.	Wir sind bioplastisch.	Aus biologischer Sicht kann nicht behauptet werden, dass sich der Schmerz nicht auch verändern und nach längerer Zeit verschwinden kann.
9.	Das Erlernen und Verstehen der Physiologie des Schmerzes hilft dem Einzelnen und ist auch für die Gesellschaft wichtig.	Schmerz zu verstehen ist Therapie. Wenn Sie verstehen, warum Sie Schmerzen haben, lässt er nach. Wenn Sie Schmerzen haben, sind Sie nicht allein – Millionen andere haben sie auch. Aber es gibt viele Forscher und Therapeuten, die helfen können.
10.	Aktive Behandlungsmethoden fördern die Heilung.	Wenn Sie Ihre Schmerzen besser verstehen, fangen Sie an, sich anders zu verhalten und anders zu denken: Probieren Sie andere Bewegungsmöglichkeiten aus, verbessern Sie Ihre Fitness, essen Sie gesünder, schlafen Sie besser, werden Sie DIMs los, finden Sie SIMs. Mit der Zeit werden Sie immer mehr Dinge tun.

20.4 Patientenaufklärung und Schmerzschulung kombiniert

Das ursprüngliche Modell war in der Tat rein neurophysiologisch. In einer neueren Studie [179] haben Traeger und seine Mitarbeiter (u. a. Moseley) das schmerzphysiologische Training sehr viel konkreter beschrieben.

In der Studie wurde bei Patienten mit akuten Rückenschmerzen eine individuelle Schmerzedukation durchgeführt (zweimal eine Stunde). Die Ergebnisse im Hinblick auf die Schmerzintensität derjenigen Gruppe, die eine individuelle Schmerzedukation erhielt, waren nicht besser als die der Gruppe, die eine Placebo-Edukation bekam. Jedoch gab es zwischen den beiden Gruppen signifikante Unterschiede bezüglich der wahrgenommenen Beeinträchtigung durch die Rückenschmerzen.

1. **Einleitung und Präsentation**
   - Der Therapeut stellt sich selbst, seine Ausbildung und Berufserfahrung vor
   - Mechanismus der Verletzung, was ist passiert, wie hat das Gewebe auf die Verletzung reagiert, normale Heilung, Zeitfaktor, Geschwindigkeit der Gewebeheilung
   - Neurologische Untersuchung und ihre Ergebnisse
   - Ansprechen der Bedenken des Patienten in Bezug auf Verletzungen und Schmerzen („Machen Sie sich Sorgen?").

2. **Erklärung der Diagnose**
   a) Erklärung der gewebebasierten Faktoren und ihrer Unspezifität
   Zum Beispiel, Erklärung der Funktion der Bandscheibe (betonen Sie, wie stark Bandscheiben sind), der Facettengelenke, des Iliosakralgelenks, der Nervenwurzel. Ziel ist es, eine Katastrophisierung im Zusammenhang mit gewebebasierten Befunden zu vermeiden.

20

b) Erläuterung der medizinischen Diagnose
Was bedeuten z. B. Arthrose, Arthritis, Instabilität. Es lohnt sich zu erklären, wie häufig und wie unspezifisch diese Diagnosen teilweise sind
Viele gesunde Menschen haben diese Befunde, jedoch kaum Beschwerden [180–183]. Die Zuverlässigkeit von radiologischen Untersuchungen ist gering; wobei verschiedene Radiologen Befunde sogar unterschiedlich lesen [184].

c) Die eigenen Vorstellungen des Patienten („Mein Rücken ist kaputt, etwas ist verletzt.")
Die Patienten haben sehr unterschiedliche, oft rätselhafte Vorstellungen über die Ursachen ihrer Beschwerden (siehe ➤ Kap. 8: *Gedankenviren*). Andererseits lohnt es sich, nach diesen zu fragen und sie zu thematisieren. Es geht darum, falsche und mystifizierende Wahrnehmungen zu korrigieren.

3. Bisher angewandte Therapien erläutern

d) Physiotherapie
Mechanismen typischer physiotherapeutischer Maßnahmen erklären, wann sie geeignet sind und wann nicht, wie z. B. manuelle Therapie, McKenzie-Therapie, Stabilisierungsübungen, Massage, Triggerpunktbehandlung und Ähnliches. Erklären Sie nicht nur, wo sie nützlich sein können, sondern auch, dass es keine großen Unterschiede in der Wirkung der verschiedenen Therapien gibt. Mit anderen Worten: Der einzelne Patient braucht eine Therapie, die für seinen individuellen Fall geeignet ist. Es gilt nicht die gleiche Therapie für alle. Erklären Sie, was unter Schmerztherapie zu verstehen ist und warum sie so wichtig ist (damit der Patient verstehen kann, was im Nervensystem passiert, wenn er Schmerzen hat).

e) Medizinische Methoden
Die Wirkung von Medikamenten ist oft unzureichend [185–187], Operationen sind häufig gar nicht notwendig und der Nutzen ist überraschend gering (oft sind Placebo-Operationen ebenso wirksam) [188–193]. Die Wirkung von Injektionen und Spritzen ist begrenzt und kurzlebig [194, 195].
Neben kognitiven Behandlungsansätzen können auch Medikamente eingesetzt werden, vor allem wenn Schmerzen und das Leiden akut sind. Denken Sie aber daran zu betonen, dass Medikamente nur das Symptom behandeln und nicht das Problem selbst. Schmerzmittel wirken nicht wie ein Antibiotikum, das die Bakterien und damit die Ursache der Infektion abtötet. Schmerzmittel können bei Patienten falsche Hoffnungen wecken.

f) Therapien wie Akupunktur und andere alternative Behandlungen haben einen unterschiedlichen Nutzen und potenzielle Nachteile. Es ist ungewiss, ob der Patient auf die Behandlung anspricht; ein Placebo-Effekt ist möglich.

4. Schmerzphysiologie erklären

g) Was ist Schmerz?
- Wie entsteht das Schmerzempfinden?
- Schmerz ist normal
- Schmerz ist ein Schutzmechanismus
- Schmerz warnt vor Gefahren
- Schmerz ist die Antwort des Gehirns auf Informationen, die aus der Peripherie kommen
- Schmerzen müssen nicht gewebebedingt sein und das Ausmaß der Gewebeschädigung korreliert nicht mit der Schmerzintensität
- Schmerz ist ein komplexes Ereignis, das von einer Vielzahl von Faktoren beeinflusst wird und daher kontextspezifisch ist.

Verwenden Sie eine Wortmetapher als Beispiel: Wie entsteht Durst? Es ist ein Gefühl – aber woher kommt es? Es ist ein sehr komplexes Phänomen.
Sie können sich Ihre eigenen Erklärungen ausdenken. Es ist eine gute Idee, verschiedene Metaphern in Ihrem Instrumentarium zu haben, die für verschiedene Patienten unterschiedlich funktionieren können.

h) Wie entsteht Schmerz und was passiert im Nervensystem?
- Nozizeption ist nicht dasselbe wie Schmerz
- Gefahr für das Gewebe ist nicht dasselbe wie Schmerz
- Schmerz bedeutet nicht immer Gefahr
- Erklären Sie die verschiedenen Mechanismen des Schmerzes (Peripherie, zentrales Nervensystem, Gehirn) – zeichnen Sie ein Diagramm
- Mechanismen der Gewebeheilung (Entzündung, Proliferation, struktureller Umbau, Zeitfaktoren, was ist der normale Heilungszeitrahmen?)
- Periphere Modulation; entzündliche Verspannungen
- Schmerzmodulation im Rückenmark (Verstärker)
- Hemmende Wirkung der absteigenden Bahnen; was ist daran beteiligt (Angst, aber auch Placebo, Glaube, eigene Prognose, eigenes Verständnis der Schmerzursachen)?
- Schmerzmatrix, Schmerz-*Neurotag*, Automatisierung, wie beeinflussen kontextuelle Faktoren die Schmerzverarbeitung?
- Output-Systeme, Kortisol, Stress, neuroimmunologische Faktoren
- Wie gefährlich ist Schmerz (welches Bild macht sich das Gehirn vom Schmerz)?

i) Empfindliches Warnsystem
- Die Wirbelsäule reagiert übervorsichtig (Beispiel: Pfeil und Bogen)
- Wenn das Gehirn das Leiden/den Schmerz als gefährlich einstuft, reagiert es, indem es uns mehr Schmerz empfinden lässt

- Jeder Mensch reagiert anders und ein und dieselbe Person reagiert anders auf verschiedene Situationen
- Metapher für Gefahrensysteme (Feueralarm, überfülltes Glas, Stereoverstärker)
- Normale Schmerzreaktion auf eine Verletzung, Entzündungsphase von einigen Tagen Dauer, dann Proliferationsphase über 2–6 Wochen, Remodellierungsphase über 6 Wochen bis 1–1 ½ Jahre
- Belastungsgrenze des Gewebes: in der akuten Phase ist es normal, sich zu schützen und vorsichtig zu sein, aber mit der Zeit kann und sollte man sich wieder vermehrt bewegen und weniger schonen
- Beispiele für akute und chronische Sensibilisierung (z. B. persönliche Erfahrungen oder Erzählungen von anderen Patienten).

j) Wiederkehrende Schmerzen (Schlussfolgerung)
- Schmerz ist ein Warnsystem
- Schmerzen können das, was tatsächlich passiert ist, überbewerten; Gewebeschäden korrelieren nicht mit Schmerzen
- Ihr eigenes Verhalten und Ihre Gedanken haben den größten Einfluss auf Ihr Schmerzempfinden.

5. **Wie geht es jetzt weiter?**
   - Was ist zu erwarten (was bleibt zurück)?
   - Prognose (meist gut)
   - Pacing (es lohnt sich, sich nach und nach an mögliche Maßnahmen zu gewöhnen)
   - Unterschiedliche Tipps für jeden Einzelnen (was ist für den Patienten wichtig, welche guten Erfahrungen hat er gemacht?)
   - Rückkehr zur Arbeit (so schnell wie möglich).

6. **Typische „unangenehme Fragen“ … (seien Sie darauf vorbereitet, diese zu beantworten …)**
   - Meinen Sie, dass sich alles nur in meinem Kopf abspielt?
   - Glauben Sie, dass ich mir diese Schmerzen wirklich nur einbilde?
   - Gibt es etwas, das man übersehen/nicht untersucht hat?
   - Wieso bekomme ich keine Massage? Wieso behandeln Sie mich nicht?
   - Sollte ich nicht ein MRT machen lassen?

KAPITEL

21

Hannu Luomajoki

Protectometer

Der Protectometer ist ebenfalls eine Idee und Methode, die von Moseley und Butler [196] entwickelt worden ist. Dabei werden die positiven und negativen Aspekte des Schmerzproblems gemeinsam mit dem Patienten thematisiert. Die sogenannten DIMs *(Danger in Me)* und SIMs *(Safety in Me)* werden diskutiert (➤ Abb. 21.1). Der Protectometer ist als Buch und als App erhältlich. Leider sind beide nur in englischer Sprache verfügbar, so dass Sie, wenn Sie nicht gut genug Englisch sprechen, ohne die elektronischen Hilfsmittel vorgehen sollten. Benutzen Sie dafür Zettel mit vorformulierten SIMs und DIMs. Alternativ kann der Patient selber Notizen machen oder das Thema anhand eines Flipcharts behandeln. Der Patient hat so die Möglichkeit, darüber nachzudenken, was gut ist und was schädlich sein könnte.

Wenn die Dinge klar auf dem Tisch liegen, kann der Patient sein eigenes Denkmuster hinterfragen. Was könnte ich ändern?

Wie kann ich mehr von den Dingen tun, die eigentlich gut für mich sind? Was sind die Nachteile? Kann ich sie verbessern?

21.1 Typische SIMs und DIMs

SIMs und DIMs können in verschiedene Bereiche unterteilt werden: Dinge, die man hört, riecht, schmeckt oder berührt. Dinge, die Sie sagen. Orte, an die Sie gehen. Dinge, die in Ihrem Körper geschehen. Gedanken und Überzeugungen. Menschen in Ihrem Umfeld, in Ihrem Leben. Andere wichtige Faktoren. Diese Faktoren werden auf Zettel geschrieben und entweder auf die positive oder die bedrohliche Seite des Bildes gelegt.

Dinge, die Sie hören, sehen, riechen, schmecken oder berühren

Beispiele für DIMs

- Bestimmte Geräusche (Verkehrslärm, Kindergeschrei, Nachbarschaftsstreitigkeiten, Punkrock)
- Gerüche (antiseptischer Geruch wie in einem Krankenhaus, brennender Gummi, Fäulnisgeruch)
- Geschmack (übermäßig scharfe Speisen, Pfeffer, Weinbergschnecken …)
- Berührung (haarig, scharf, Messer…)

Beispiele für SIMs

- Was ist Ihre Lieblingsmusik? Was entspannt Sie? Was bringt Sie in gute Stimmung?
- Der Geruch von Blumen, Wald, frischer Luft, Meeresluft, einer sauberen Wohnung, des Parfüms, das Sie lieben
- Ihr Lieblingsessen, Ihr Lieblingsgetränk, Beeren, Obst, …
- Eine Massage, eine Umarmung oder eine Berührung durch einen geliebten Menschen oder ein Kind, das Streicheln eines Haustiers

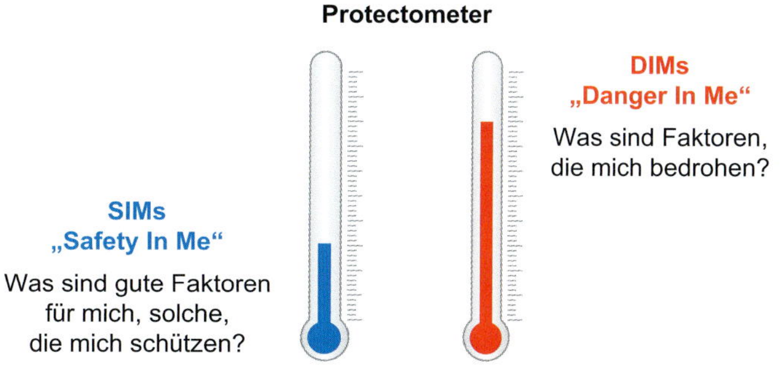

Abb. 21.1 DIMs und SIMs – Welche Faktoren schützen mich und welche empfinde ich als Bedrohung? [L231]

Dinge, die Sie sagen

DIMs

- Streit
- Schimpfwörter
- Laute Stimme
- Worte, die an Schmerz erinnern, „Ich halte das nicht aus, mein Rücken ist kaputt…"
- Worte können negative Gefühle und Schmerzreaktionen verstärken

SIMs

- Der Name Ihres Partners, die Namen Ihrer Kinder, die Namen Ihrer Angehörigen
- Positive Emotionen und entsprechende Wörter

Orte, die Sie besuchen

DIMs

- Krankenhaus
- Orte, an denen es überfüllt ist
- Verkehrsüberlastung
- Kaufhaus

SIMs

- Physiotherapie
- Kino oder Theater
- Ferienhaus
- Wellness, Sauna

Dinge, die im Körper passieren

DIMs

- Magenverstimmung
- Stress
- Verletzung
- Steifheit
- Menstruation
- Kopfschmerzen

SIMs

- Entspannung
- Guter Schlaf
- Schwitzen in der Sauna
- Bevorzugter Sport, Radfahren, Wandern

Gedanken und Vorstellungen

DIMs

- Es wird nie besser werden.
- Keiner weiß, was ich habe.
- Sie verstehen mich nicht.
- Sie denken, ich sei ein Hypochonder.
- Das muss etwas Gefährliches sein.
- Das wird nie funktionieren.
- Mein Rücken fühlt sich an wie der eines Hundertjährigen.

SIMs

- Mir geht es besser als vor einem Monat.
- Ich habe einen guten Therapeuten/Arzt.
- Ich bin in bester Obhut.
- Ich bin in guten Händen.
- Ich denke, dass es gelingen wird.
- Ich werde das durchstehen.

Menschen um Sie herum, in Ihrem Leben

DIMs

- Ein streitlustiger Nachbar
- Ein Versicherungsvertreter
- Der Chef
- Ein Kollege
- Ein lästiger Verwandter

SIMs

- Kinder und Familienangehörige
- Partner
- Freunde
- Ein guter Arzt/Therapeut

Andere wichtige Faktoren – Denkmuster und Metaphern

Es ist wichtig zu wissen, dass oft sowohl die Dinge, die Ihnen Sicherheit geben, als auch die Dinge, die Sie bedrohen, in Wirklichkeit Gedanken und Bilder sind. Es sind Ihre eigenen Gedanken und Sie sind Herr Ihrer Gedanken. Dieses Denkmodell entspricht der Idee der Gedankenkontrolle und der bewussten Präsenz, welches in ➢ Kap. 23 näher erläutert wird.

KAPITEL

22 Graded Motor Imagery (GMI) und Körperwahrnehmungstraining

Hannu Luomajoki

22.1 Einführung: Körperwahrnehmung

Die Körperwahrnehmung findet im sensorischen Kortex in der Kleinhirnrinde statt. Der Homunkulus, das sogenannte „Menschlein", zeigt dort die Proportionen der verschiedenen Körperareale (➢ Abb. 22.1). Je größer die Repräsentationsareale im sensorischen Homunkulus sind, wie z. B. das Gesicht oder die Fingerspitzen, umso besser ist die entsprechende Körperwahrnehmung. Im Gegensatz dazu sind Bereiche wie der untere Rücken oder die Extremitäten viel weniger gut vertreten (und belegen eine kleinere Fläche) und haben eine viel schlechtere und undifferenziertere Körperwahrnehmung.

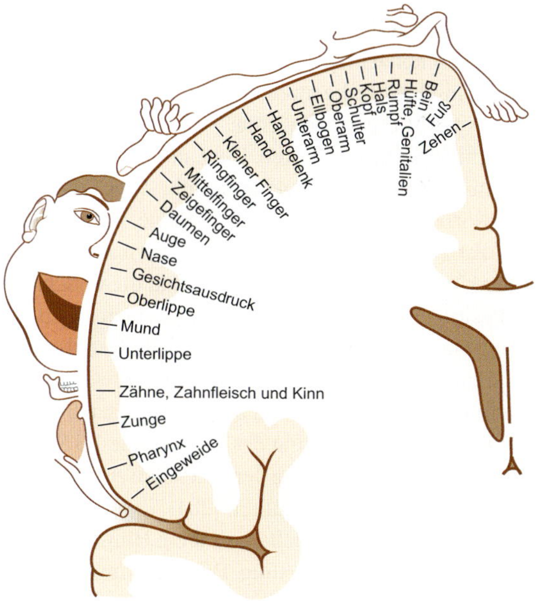

Abb. 22.1 Homunkulus der sensiblen kortikalen Repräsentation. [L126]

Schmerz stört und verändert das Gefühl für Bewegung und die Körperwahrnehmung. Das beste Beispiel dafür sind Phantomempfindungen und -schmerzen [197]: So können amputierte Menschen tatsächlich ein fehlendes Glied spüren.

Dies wird damit begründet, dass das amputierte Körperteil im sensorischen Kortex noch vorhanden ist. Studien deuten darauf hin, dass jeder chronische Schmerz unabhängig von einer Amputation die gleiche Art von Störung der Homöostase verursacht [95, 198, 199]. Auch beim Karpaltunnelsyndrom kann die Körperwahrnehmung gestört sein [200].

Es wurden verschiedene Tests und Übungen entwickelt, um die Fähigkeit des Gehirns, den Körper wahrzunehmen, zu untersuchen und zu trainieren:

- Lateralitätserkennungs-Test
- Mentaltraining (Vorstellung von Bewegungen)
- Zwei-Punkt-Diskrimination
- Übungen mit dem Spiegelkasten
- Graphästhesie

Die Körperwahrnehmung kann anhand des untenstehenden Fragebogens (➢ Tab. 22.1) gemessen werden (nicht validiert – kann nicht für Forschungszwecke verwendet werden).

22.2 Graded Motor Imagery (GMI)

Moseley et al. haben mit dem Graded Motor Imagery gute Ergebnisse bei der Behandlung von CRPS-Patienten erzielt [202–203]. Sie umfasst:

Tab. 22.1 Körperwahrnehmung des Rückens: Fremantle-Back-Awareness-Questionnaire [201]

	Fühlt sich nie so an	Fühlt sich selten so an	Fühlt sich gelegentlich bzw. manchmal so an	Fühlt sich häufig bzw. oft so an	Fühlt sich immer bzw. meistens so an
	0	1	2	3	4
Manchmal habe ich keine Kontrolle über die Bewegungen, die mein Rücken macht.					
Wenn ich Alltagsaufgaben ausführe, weiß ich **nicht,** wie mein Rücken sich bewegt.					
Wenn ich Alltagsaufgaben ausführe, bin ich mir nicht genau sicher, in welcher Position sich mein Rücken befindet.					
Ich kann die Umrisse meines Rückens nicht genau wahrnehmen.					
Mein Rücken fühlt sich so an, als sei er größer als er eigentlich ist (geschwollen).					
Mein Rücken fühlt sich so an, als sei er kleiner geworden.					
Mein Rücken fühlt sich so an, als sei er schief (asymmetrisch).					

1. **Lateralitätserkennung**
   Der Test bezieht sich auf die Erkennung der Körperlateralität in Bildern. Die Bilder können zum Beispiel einen Arm oder ein Bein zeigen, aber der Blickwinkel kann in jedem Bild sehr unterschiedlich sein. Zum Beispiel ist die Hand in einer ungewohnten Position. Die Lateralitätserkennung ist als App verfügbar (Recognise App) und kostet ca. 7 US$ pro Körperteil (erhältlich z. B. im App Store). Die App kann als Test für die Erkennung der Körperlateralität und als Trainingsinstrument verwendet werden.

2. **Explizite Bewegungsvorstellung**
   Diese Vorstellung von Bewegungen basiert auf der Aktivierung von Spiegelneuronen. Jeder Mensch hat in seinem Gehirn ein sogenanntes Spiegelneuron-Areal, das Nachahmung und Empathie ermöglicht.
   Das bedeutet, dass wir durch die Spiegelneuronen in der Lage sind, uns in die gleiche Situation zu versetzen, wenn wir eine andere Person etwas tun sehen – als ob wir die Handlung selbst ausführen würden.
   Die Funktion der Spiegelneuronen ist eng mit der Motivation verbunden. Wenn ich etwas tun will, z. B. eine Leistung nachahmen, kann ich die Spiegelneuronaktivität verstärken, indem ich mich darauf konzentriere. Dies wird im Sport mit Erfolg eingesetzt. Indem wir einen anderen Sportler bei seinen Höchstleistungen beobachten, können wir uns in ihn hineinversetzen. Diese Funktion kann auch in der Rehabilitation eingesetzt werden: Der Patient sieht sich Bilder oder Videos an, auf denen eine andere Person bei einer Tätigkeit zu sehen ist und konzentriert sich auf die Vorstellung, diese Tätigkeit selbst auszuführen. Dies verbessert seine Körperwahrnehmung.

3. **Spiegeltherapie**
   Dabei wird das schmerzhafte Körperteil (in der Regel ein Arm oder ein Bein) in einen Kasten oder hinter einen Spiegel positioniert.
   Im Spiegel sieht die gesunde Seite des Körpers so aus, als sei sie der schmerzhafte Teil des Körpers. Das Gehirn wird so dazu verleitet, ein positives Bild vom schmerzhaften Körperteil zu bekommen, da es völlig normal aussieht.
   Das Wichtigste ist, eine Illusion zu erzeugen, d. h. man muss wirklich das Gefühl haben, dass das, was man im Spiegel sieht, der Teil des Körpers hinter dem Spiegel ist. Allein das Anschauen ist schon eine gute Übung. Außerdem kann der Patient den Körperteil bewegen, während er sich auf das Gefühl der Bewegung des schmerzenden Körperteils konzentriert.
   In der Moseley-Studie mussten die CRPS-Patienten ein intensives Training absolvieren: 7–8-mal täglich, einmal pro Stunde für fünf Minuten. Die Lateralitätserkennung wird mit Hilfe einer App geübt. Es gibt Apps für verschiedene Körperteile: Rücken, Nacken, Beine, Knie, Schulter. Dem Patienten werden Bilder des Körperteils gezeigt (die Bilder können auf dem Kopf stehen und die verschiedensten Positionen darstellen, so dass das Gehirn arbeiten muss). Die Ergebnisse können sowohl als Test als auch als Übung verwendet werden. Die Standardwerte für die Erkennung von Extremitäten betragen 1,8 ± 0,5 Sekunden und für die Erkennung der Wirbelsäule 1,5 Sekunden ± 0,3 Sekunden. Die Hälfte der Zeit sollte zu einer 80 % richtigen Identifizierung führen [204]. Ergebnisse, die von diesen Werten abweichen, sind ein Hinweis auf eine gestörte Körperwahrnehmung. Das Programm kann und soll auch als Übung genutzt werden. Am einfachsten ist

es, wenn der Patient die App auf seinem Smartphone herunterlädt und mehrmals am Tag übt.
Virtuelle Körperbewegungen bedeuten, dass sich der Patient mit Hilfe des oben beschriebenen Lateralitätsprogramms beim Betrachten der Bilder vorstellen und konzentrieren muss, wie er die Aktivität ausführt. Mit anderen Worten handelt es sich um eine mentale Übung, die ähnlich wie beim Sport zur Leistungssteigerung eingesetzt wird.
Die letzte Übung in GMI ist die Spiegelboxübung. So wird zum Beispiel eine Hand in eine Schachtel mit einem Spiegel gelegt. Wenn der Patient in die Box schaut, sieht er die gesunde Seite seiner Hand, als wäre es die symptomatische Hand. Auf diese Weise wird das Gehirn so „manipuliert", dass die Hand ganz normal aussieht. Dies ist eine wirksame, aber extreme Behandlung. Chronische CRPS-Patienten können beispielsweise heftig mit einer Zunahme der Symptome und Schwellungen reagieren [205]. Das Prinzip des Spiegelkastens wurde von V. S. Ramachandran in den späten 1980er Jahren erfunden. In seinen Büchern erzählt er interessante Geschichten über verschiedene Fälle, denen er in seiner Laufbahn begegnet ist und bei denen die Körperwahrnehmung im Gehirn gestört war [206].
In Moseleys Studien absolvierten CRPS-Patienten zunächst ein zweiwöchiges Aufmerksamkeitstraining, dann ein zweiwöchiges Imaginationstraining, gefolgt von einem zweiwöchigen Spiegelboxtraining. Die Übungen wurden an jedem Wochentag bis zu achtmal pro Stunde durchgeführt. Die Ergebnisse waren gut: Nach sechs Wochen erfüllten mehr als die Hälfte der Patienten die CRPS-Kriterien nicht mehr [203].
Das Training mit der Spiegelbox wurde zur Behandlung von Patienten mit einer Halbseitenlähmung eingesetzt und scheint sich auf die motorischen Funktionen der Patienten auszuwirken [207].

22.3 Zwei-Punkt-Diskrimination

Die Zwei-Punkt-Diskrimination (Two-Point-Discrimination, TPD) soll die Fähigkeit zur Körperwahrnehmung im sensorischen Kortex testen. Die TPD ist bei chronischen Rückenschmerzen verändert [208–211].

Bei Gesunden liegen die Werte zwischen 4 und 5 cm, während sie bei Patienten mit Rückenschmerzen über 6 cm liegen. Nach einer Übersichtsarbeit von Catley et al. besteht eine 90-prozentige Sicherheit, dass die Körperwahrnehmung bei einer TPD von mehr als 6 cm abnormal ist.

Ben Wands Studien über die Fähigkeit zur Körperwahrnehmung

Ben Wand, ein Physiotherapeut und Professor aus Perth, Australien, hat einige interessante Untersuchungen zur Körperwahrnehmung durchgeführt. Erstens zeigte er, dass die TPD nicht mit der sensorischen Funktion der Haut zusammenhängt; es gab keine Unterschiede zwischen Gesunden und Patienten mit Rückenschmerzen [212]. Stattdessen gab es einen großen Unterschied bei der TPD, der tatsächlich auf das zentrale Nervensystem oder das Gehirn zurückgeführt werden konnte.

Ben Wand und sein Team konnten drei Patienten mit starken chronischen Rückenschmerzen (die eine Erwerbsunfähigkeitsrente bezogen) allein mit sensomotorischen Übungen behandeln [213].

Während der etwa viermonatigen Laufzeit des Programms trainierten die Teilnehmer sehr intensiv, aber mit an sich sehr einfachen Übungen (verglichen mit Krafttraining). Die Ergebnisse waren sehr gut: Alle drei Teilnehmer waren nach vier Monaten Training beschwerdefrei.

Das sensomotorische Training umfasste TPD-Training, Graphästhesie, kleine einfache motorische Kontrollübungen, die Verwendung von Spiegeln und visuellem Feedback, aber keine wirkliche Physiotherapie.

Dasselbe Forscherteam unter der Leitung von Ben Wand hat gezeigt, dass bereits eine Trainingseinheit mit einem Spiegel im Vergleich zu einer Trainingseinheit ohne Spiegel statistisch signifikant schmerzreduzierender ist [214].

22.4 Graphästhesie-Training

Bei der Graphästhesie (➤ Abb. 22.2) werden Zahlen oder Buchstaben auf den Rücken der Versuchsperson gezeichnet

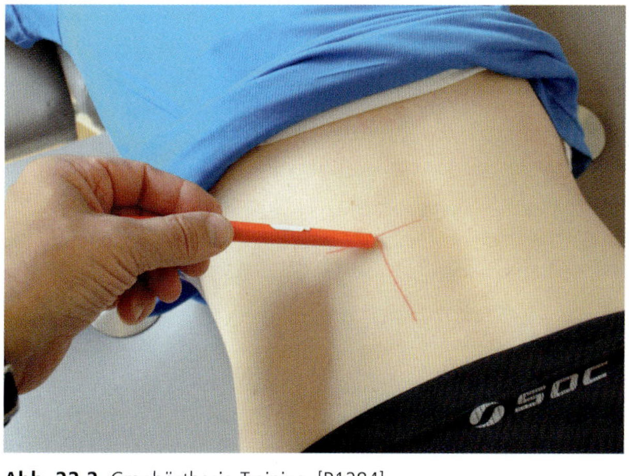

Abb. 22.2 Graphästhesie-Training. [P1284]

und sie soll erkennen, um welche Zahl oder welchen Buchstaben es sich handelt. Es ist bemerkenswert, dass dies mit der TPD korreliert: die geschriebenen Zahlen und Buchstaben müssen größer sein als die TPD. Graphästhesie kann sowohl als Test als auch als Trainingsübung angewendet werden.

Unser eigenes Forschungsteam hat bei Patienten mit Rückenschmerzen gute Ergebnisse erzielt, wenn Bewegungskontrollübungen mit Graphästhesie-Training kombiniert wurden [215]. Ich selber habe in meinem Buch *Bewegungsdysfunktion und Bewegungskontrolle* eine Fallstudie beschrieben, in der ein Patient mit chronischen Rückenschmerzen nicht nur mit Übungen zur Bewegungskontrolle, sondern auch mit Graphästhesie behandelt wurde. Rückenschmerzen, die der Patient seit zehn Jahren hatte, konnten vollständig beseitigt werden [216, S. 143].

KAPITEL

23 Werkzeuge des Psychologen

Tiina Röning

23.1 Die wichtigsten kognitiven und verhaltenstherapeutischen Instrumente bei Schmerzpatienten

Der wichtigste Faktor bei der Bewältigung von chronischen Schmerzen und der Linderung der damit verbundenen Leiden ist der Mensch selbst. Das bedeutet jedoch nicht, dass der Patient mit verschiedenen Fitnessprogrammen und Motivationsberatung allein zurechtkommen soll.

Auch wenn es trotz aller Bemühungen nicht immer möglich ist, das Schmerzempfinden zu beseitigen, so können dessen Auswirkungen und Bedeutung doch grundsätzlich verändert werden. Neue Fähigkeiten zum Stressabbau müssen vermittelt werden, um die Schmerzbewältigung zu fördern. Diese psychologischen Fähigkeiten sollten vom Therapeuten, der in der Praxis mit einem Schmerzpatienten arbeitet, aktiviert und unterstützt werden. In Situationen, in denen der Stress anfängt, die verfügbaren Ressourcen zu überfordern, ist es äußerst wichtig, die Patienten zu motivieren, ihren Lebensstil und ihre Einstellung zu ändern und gut für sich selbst zu sorgen. Im Grunde versuchen wir also, Stress so weit wie möglich zu reduzieren und die Ressourcen des Patienten dort zu erhöhen, wo sie am leichtesten zu finden sind. Dieser Prozess ist eine interaktive Mobilisierung, Vermittlung und Klärung von Bewältigungskompetenzen – egal, ob dies durch den Arzt, den Physiotherapeuten oder Psychologen geschieht.

23.1.1 Leiden und Schmerzen

Moderne Methoden der Schmerzbehandlung beruhen auf der zentralen theoretischen Erkenntnis, dass das Denken eine wichtige Rolle beim Erleben von Schmerzen spielt. Dieser kognitive Prozess wird oft von einer emotionalen und verhaltensspezifischen Reaktion begleitet. Leiden kann auch als eine Folge von Gedanken und Interpretationen gesehen werden, die mit der Schmerzerfahrung einhergehen.

Obwohl Schmerz und Leid oft zusammen auftreten, sind sie nicht gleichbedeutend. Zum Beispiel kann eine Frau trotz Schmerzen die Geburt als eine positive Erfahrung empfinden. Auch selbst zugefügte körperliche Schmerzen, wie z. B. das Ritzen der Haut, können manchmal als Erleichterung von Angst und seelischem Schmerz empfunden werden.

Während es oft ausreicht, akute Schmerzen zu behandeln, indem man deren Ursache auf den Grund geht, reicht dies nicht aus, um chronische Schmerzen zu behandeln. Hier muss die psychosoziale Situation der Person untersucht werden. Zu lernen, mit Schmerzen zu leben, ist daher ein wichtiges Ziel der Behandlung. Das Leben mit Schmerzen erfordert Schmerzmanagement und Bewältigungsstrategien. Es kann auch eine Umstellung des Lebensstils, der Gewohnheiten und des Gesundheitsverhaltens verlangen und erfordert vor allem eine Änderung des Denkens und der Einstellungen. Bei einer solchen Schmerzrehabilitation werden psychologische Ansätze relevant.

23.1.2 Bewältigungsstrategien

In der Psychologie wird der Begriff Bewältigungsstrategie oder Coping-Strategie mit zwei verschiedenen Bedeutungen verwendet. Erstens werden damit alle Versuche einer Person beschrieben, auf Stress und stressige Reize zu reagieren. Bei diesem Ansatz wird nicht unterschieden, ob die eingesetzten Mittel nützlich oder schädlich sind, ob sie Stress abbauen und die Anpassung fördern oder ob sie die Situation noch schwieriger machen. Zweitens bezieht sich Coping auf die positiven Ansätze, die dem Menschen helfen, seine Notlage zu überwinden oder seine eigenen belastenden Erfahrungen zu lindern.

In diesem Buch bezieht sich der Begriff „Coping" auf die Versuche, mit einer Situation fertig zu werden. Wann immer wir einem Stressreiz begegnen, wie zum Beispiel der Erfahrung oder der Angst vor Schmerzen, reagieren wir.

Ob unsere Reaktion nun tatsächlich effektiv ist oder nicht, sie ist ein erster Versuch der Bewältigung. Diese Versuche und Mittel zur Bewältigung können positive und negative Auswirkungen haben, manchmal sogar beides.

Es wird allgemein angenommen, dass Menschen immer versuchen, sich so zu verhalten, dass ihr Handeln ein positives Ergebnis hat. Doch so einfach ist es nicht. Die Menschen greifen oft weiterhin zu unwirksamen Mitteln, auch wenn sie von außen betrachtet nicht das gewünschte Ergebnis erzielen und viele der Folgen vor allem verschlimmernd sind. Ein Grund dafür ist, dass unser Verhalten oft so automatisch abläuft, dass wir z. B. nicht erkennen, dass wir auf eine bestimmte Weise reagieren. Wir sind uns dann der Zusammenhänge von Ursache und Wirkung nicht bewusst. Die Folge sind oft Verwirrung und Frustration, die, wenn sie länger andauern, zu Gefühlen der Hilflosigkeit und Hoffnungslosigkeit führen. Andererseits kann es sein, dass wir uns bewusst sind, dass die gewählte Vorgehensweise nicht gut für uns ist, wir uns aber trotzdem weiterhin so verhalten und gar nicht anders handeln können. Dies geschieht häufig in einer Situation, in der das Verhaltensmuster kurzfristig funktioniert und erst langfristig negative Folgen nach sich zieht. Es ist dann leicht, die Änderung des Verhaltens auf später zu verschieben. Zum Beispiel ist das Essen von Leckereien oder der Konsum von Alkohol zur Stressbewältigung genau diese Art von Verhalten. Kurzfristig lindert es die Angst, aber langfristig verstärkt es gesundheitliche, emotionale und funktionelle Probleme. Die dritte Möglichkeit besteht darin, dass Menschen zu nicht vertretbaren Mitteln greifen, wenn sie keinen anderen Weg kennen. Wenn es nur eine einzige zwingende und fast automatische Reaktion zu geben scheint, hat man wirklich keine Wahl. Selbst wenn man weiß, dass dies nicht funktioniert, kennt man keinen anderen Ausweg.

Um ein Verhalten zu ändern, muss man Optionen haben. Viele Maßnahmen der kognitiven Verhaltenstherapie zielen speziell darauf ab, das Bewusstsein für die eigenen Verhaltensweisen zu schärfen, die Motivation zur Veränderung zu steigern und neue alternative Fähigkeiten zu vermitteln. Wenn Sie tun, was Sie immer getan haben, werden Sie bekommen, was Sie immer bekommen haben. Wenn Sie ein anderes Ergebnis wollen, müssen Sie zuerst Ihre Reaktionen (Gedanken, Handlungen) ändern.

Persönlichkeitsmerkmale und die Lerngeschichte einer Person beeinflussen die von ihr gewählten Bewältigungsstrategien. Häufig werden die Mittel in aktiv und passiv unterteilt. Mehrere Studien (z. B. [217]) haben dies festgestellt:

Menschen, die passiv an Bedrohungen und Herausforderungen herangehen, erleben mehr Stress und Belastung als diejenigen, die aktiv versuchen, Probleme zu lösen und Auswege zu finden.

Ebenso bewegen diejenigen, die glauben, dass sie in der Lage sind, mit Schmerzen umzugehen und sie zu bewältigen, sogar bis zu einem gewissen Grad mehr und erreichen durch die Rehabilitation eine bessere funktionelle Kapazität.

Unabhängig davon, ob die Behandlung oder Rehabilitation eines Schmerzpatienten eher traditionell oder ganzheitlich ausgerichtet ist, ist es von entscheidender Bedeutung, dem Patienten zu helfen, sich der Art und Weise bewusst zu werden, wie er mit dem Schmerz umgeht. Nur wenn sich der Patient bewusst wird, was er tut und wie es wirkt, wird er allmählich in der Lage sein, aktiver mit seinem Schmerz umzugehen. In dem Maße, wie das Verständnis dafür zunimmt, was funktioniert und was nicht, gewinnt der Patient ein größeres Gefühl der Kontrolle über seine Schmerzen und wird so ermutigt, sein Verhalten möglicherweise zu ändern und zu aktivieren. Erst wenn der Patient die Auswirkungen seines Verhaltens versteht und motiviert ist, es zu ändern, können Beratung und Behandlung greifen. Aus diesem Grund ist es wichtig, dass der Therapeut in der Lage ist, seine Intervention und sein Eingreifen an das Stadium der Veränderung anzupassen, in dem sich der Patient befindet. Ein wichtiges Instrument hierfür ist die von Miller in den 1990er Jahren entwickelte motivierende Gesprächsführung. Miller [218] beschreibt die Phasen des Wandels wie in ➢ Abb. 23.1 beschrieben.

1. Verleugnung, Nichtbeachtung
2. Reflexionsphase, Aufkeimen von Verständnis
3. Entscheidungsfindung
4. Neue Wege finden und einüben, Engagement
5. Integration in den Alltag/Rezidive

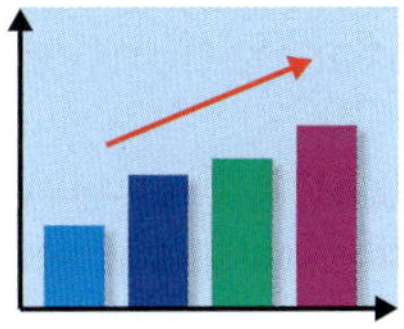

Abb. 23.1 Phasen der Veränderung nach einer motivierenden Gesprächsführung [218]. [L231]

23.1.3 Informationen über, Vorhersehbarkeit von und Verständnis für Schmerzen

Ein wichtiger Katalysator für den Wandel und eine Erleichterung der Anpassung ist das Verständnis. Die Kenntnis über und das Verständnis für Schmerz und die Mechanismen, die Schmerz verursachen oder aufrechterhalten, helfen, den Dingen einen Sinn zu geben.

In Bezug auf die Information sind zwei Arten der Bewältigung zu beobachten. Diejenigen, die als Bewältigungsmechanismus hauptsächlich die Ablenkung vom Schmerz nutzen, profitieren nicht davon, wenn der Arzt während der Behandlung ständig beschreibt, was als nächstes passiert und warum. Wenn der Bewältigungsmechanismus einer Person darin besteht, angenehme Gedanken zu denken, zu beten oder sogar in Gedanken zu singen, wird sie nicht davon profitieren, wenn man sie zwingt, sich auf den Schmerz oder die Ursache des Schmerzes zu konzentrieren. Besteht der Bewältigungsmechanismus hingegen darin, sich auf das Schmerzereignis zu konzentrieren und es intellektuell zu verstehen, so profitiert man davon, dass man jederzeit informiert ist und versteht, was getan wird und warum. In diesem Fall hilft die Vorhersehbarkeit bei der Verarbeitung und Schmerzbewältigung. Wenn Sie z. B. wissen, wie lange eine schmerzhafte Behandlung, z. B. beim Zahnarzt, dauert, können Sie besser mit der Situation und dem Stress umgehen. Aus diesem Grund ist es wichtig, nach dem individuellen Bewältigungsstil des Patienten zu fragen, um ihn in seinem natürlichen Umgang mit der Situation zu unterstützen.

Obwohl es Unterschiede in der Art und Weise gibt, wie die Aufmerksamkeit als Bewältigungsmechanismus gelenkt wird, haben die Menschen eine deutliche Tendenz zu versuchen, ihren Erfahrungen einen Sinn zu geben. Nur eine schwere Depression oder andere extreme Belastungen (z. B. Folter im Gefängnis) kann eine Person in einen Zustand versetzen, in dem sie nicht mehr daran interessiert ist, dem, was in ihrem Leben geschieht, einen Sinn zu geben. Das Bedürfnis nach Klarheit und Logik in den eigenen Lebenserfahrungen kann sowohl Aktivierung als auch Frustration erzeugen. Die Auseinandersetzung mit dem Schmerz durch echtes Verstehen stellt das Alltagsdenken in Frage und reduziert Ängste und Befürchtungen. Wirksame Bewältigungsstrategien hängen stark davon ab, dass man versteht, woher der Schmerz kommt und was ihn auslöst bzw. nicht auslöst. Der Stress, nicht zu wissen, woher die Schmerzen kommen, führt in Verbindung mit einer vagen Diagnose leicht zu der Annahme, dass es sich um eine schwere Krankheit oder ein Leiden handelt, das selbst Ärzte nicht erklären können.

Vielleicht ist dies der Grund, warum die schwierigste Situation oft diejenige ist, in der Patienten wiederholt Hilfe für Probleme suchen, deren Ursache nicht bekannt ist und die sie beunruhigen, da „niemand wirklich weiß, was mit mir los ist".

23.1.4 Psychoedukation und Informationsvermittlung

Die Menschen wollen Dinge grundsätzlich verstehen und es fällt ihnen oft leichter, Dinge zu akzeptieren, die sie verstehen und deren Fakten bekannt sind. Es ist daher wichtig, das Wissen über die Mechanismen von Schmerz mit persönlichen Erfahrungen zu verbinden und das Thema psychologisch zu bearbeiten. Dabei ist die Unterstützung durch die einzelnen Fachleute während des gesamten Prozesses von wesentlicher Bedeutung. Biopsychosoziale Fakten werden, wenn sie hinreichend verständlich dargestellt werden, für eine beträchtliche Anzahl von Menschen eine Erleichterung bewirken, aber für andere werden sie allein nicht ausreichen, um Unsicherheit und Ängste zu lindern. Dies hängt damit zusammen, inwieweit die Menschen selbst Zugang zu Ressourcen und Kontrollmöglichkeiten haben.

Bei der Psychoedukation geht es darum, sowohl das Wissen als auch das Verständnis zu verbessern. Für Schmerzpatienten ist es wichtig, das Bewusstsein für Schmerzmechanismen und Schmerzmanagement zu schärfen. Der Patient soll darüber informiert werden, was er für sich selbst tun kann und was von ihm in Bezug auf Behandlung und Rehabilitation erwartet wird. Es ist wichtig, dass der Patient versteht, wie seine Gefühle, Gedanken und vor allem seine Handlungen die Schmerzen und sein Wohlbefinden beeinflussen. Um zu verhindern, dass der Unterricht zu einer „Predigt" oder einem Vortrag des Therapeuten wird, ist es wichtig, die Informationsvermittlung interaktiv und nicht didaktisch zu gestalten [219]. Die im folgenden Kasten dargestellten Optionen sind dabei hilfreich.

Psychoedukative Optionen

- Zeichnen auf einem Flipchart, Verwendung von maßstabsgetreuen Modellen, Illustration
- Fragen an den Klienten stellen, um zu überprüfen, ob er/sie verstanden hat
- Den Klienten nach seinen eigenen Beispielen fragen, sich erinnern und sie hervorholen
- Verhaltenstests oder Exposition gegenüber belastenden Dingen während der Sitzung
- Bereitstellung von geeigneter Literatur für die Lektüre zu Hause und Diskussion darüber.

Falls Instrumente zur Stressbewältigung, Problemlösung und Emotionsregulation bereits bekannt sind, reicht eine einfache Unterweisung und Anleitung.

Schon ein geringes Maß an Anleitung und Einsicht wird helfen, aktiv etwas für das eigene Wohlbefinden zu tun. Diejenigen, die das Gefühl haben, dass Krankheit, Schmerzen oder die Sorge um die Unversehrtheit ihres Körpers so überwältigend sind, dass sie ihre Ressourcen und ihre Funktionsfähigkeit erschöpfen, benötigen eine umfassendere Rehabilitation, um ihre Schutzfaktoren zu stärken und neue Bewältigungsmöglichkeiten zu erlernen bis hin zu einer Psychotherapie. In solchen Fällen übernimmt die Angst Oberhand und fixiert das Verhalten, so dass mehr für die Bewältigung von Ängsten getan werden muss. Unabhängig davon, wie viele Hilfsmittel zur Verfügung stehen, wird jeder Mensch in eine Situation kommen, in der seine Ressourcen erschöpft sind. In diesem Fall muss erst einmal Energie gewonnen werden. Das kann bedeuten, dass man sich vorübergehend krankschreiben lässt oder seine Aufgaben an eine andere Person delegiert. Der Inhalt der Belastung und die benötigten Ressourcen sind immer individuell und erfordern oft eine gründliche Prüfung.

Das Erlernen und Üben von Bewältigungs- und Managementfähigkeiten kann in der Praxis eines Arztes oder Physiotherapeuten, in einer Peer Group oder in einer Psychotherapie stattfinden. Es gibt eine breite Palette von Ansätzen zur Behandlung von Schmerzen und schmerzbedingten Verhaltensweisen, die erforscht sind und sich auf unterschiedliche Weise als wirksam erwiesen haben. In diesem Buch stellen wir einige klinische und evidenzbasierte Ansätze vor, die auf psychologischen Theorien beruhen und die für eine gute Schmerzbehandlung und Schmerzrehabilitation machbar und wünschenswert sind.

23.2 Ein ressourcenorientierter Ansatz für die psychische Gesundheit und das Wohlbefinden

23.2.1 Was ist psychisches Wohlbefinden?

Psychisches Wohlbefinden ist eine positive Definition von psychischer Gesundheit. Ein gesunder Geist wirkt als Gegengewicht zu Depressionen, Ängsten und ständigem Unwohlsein.

Es geht nicht darum, dass Sie niemals Schmerzen, Leiden oder Widrigkeiten erleben werden. Vielmehr handelt es sich um eine menschliche Fähigkeit, mit der verschiedene Lebensabschnitte und Ereignisse bewältigt werden können. Es geht um die individuelle Erfahrung des Gleichgewichts und darum, dass die eigenen Ressourcen ausreichen oder wachsen, um jede Herausforderung zu meistern, egal ob es sich um ein glückliches oder ein schmerzhaftes Gefühl handelt. Es ist die Vorstellung, dass man, auch wenn man nicht alle Umstände oder inneren Gefühle ändern kann, immer etwas gegen diese Situationen tun kann. Es handelt sich um eine Reihe von Bewältigungs- und Managementfähigkeiten, die sich im Laufe des Lebens verändern und akkumulieren. Psychisches Wohlbefinden ist eine aktive Bereitschaft und Fähigkeit, das eigene Leben und Handeln in verschiedenen Situationen zu steuern und sich an gute und schlechte Zeiten anzupassen [220].

23.2.2 Schlüsseldimensionen des psychischen Wohlbefindens

Die Erhaltung des allgemeinen Wohlbefindens ist eine der Säulen des psychischen Gleichgewichts. Es gibt viele Möglichkeiten, das Wohlbefinden zu fördern. Humor, Kultur, Natur, Bewegung, Ernährung, Schlaf und sinnvolle Freizeitgestaltung tragen zu den Ressourcen bei und sind ebenfalls sehr wichtige Faktoren bei der Schmerzbehandlung. Man kann sich um das eigene Wohlbefinden kümmern, indem man zum Beispiel Achtsamkeit, Entspannung oder Selbstvertrauen lernt. Schnelle und unvorhersehbare Veränderungen erfordern flexibles Denken und Stressmanagement. Soziale Beziehungen, Erinnerungen und gute Taten tragen ebenfalls zum individuellen Wohlbefinden bei. Seelisches Wohlbefinden ist eine alltägliche Fähigkeit, die wir im Laufe unseres Lebens erlernen und anwenden, die aber leicht in Vergessenheit gerät, wenn der Stress des Lebens zunimmt.

23.2.3 Faktoren, die das psychische Wohlbefinden fördern

Das Wohlergehen der Psyche hängt nicht nur von der Person selbst ab, sondern auch von den Begleitumständen. Unter den richtigen, förderlichen Umständen nehmen die Ressourcen für das psychische Wohlbefinden zu, aber unter ungünstigen Umständen können sie stärker verbraucht werden, als die Person Zeit hat, neue hinzuzugewinnen. Faire Behandlung, Empowerment und Respekt für die persönlichen Erfahrungen des Einzelnen, auch in der Gesundheitsversorgung, unterstützen beispielsweise das psychische Wohlbefinden einer Person, die Schmerzen hat.

Faktoren, die das psychische Wohlbefinden fördern

- Guter Tagesrhythmus und gesunde Ernährung, gemeinsames Essen
- Fähigkeit und Bereitschaft, auf andere einzugehen, gute soziale Netzwerke und soziale Kompetenz
- Fähigkeit und Bereitschaft zur Interaktion, gute emotionale Fähigkeiten und sichere Bindungen
- Fähigkeit und Bereitschaft zur Arbeit, zu aktivem Verhalten oder zur Teilnahme am gesellschaftlichen Leben
- Mittel zur Bewältigung von Schwierigkeiten und zur Lösung von Problemen bzw. zum Erhalt von Hilfe
- Gute Fähigkeiten zur Stresstoleranz und zum Umgang mit Ängsten
- Fähigkeit und Bereitschaft, sich um die eigene Gesundheit zu kümmern und sich in der Natur zu bewegen
- Sinnvolle und angenehme Dinge für den Alltag und das Leben finden
- Realitätssinn, so dass auch in schwierigen Situationen und unter Stress zwischen eigenen Gedanken und der äußeren Realität unterschieden werden kann
- Soziale Unabhängigkeit, Identität und individuelle Kreativität, Selbstachtung und starkes Selbstwertgefühl
- Die Erfahrung des Sinns im Leben und die Entdeckung des Wertvollen.

Psychisches Wohlbefinden und Gesundheit gehen Hand in Hand und beeinflussen sich gegenseitig, aber sie sind nicht zwei Seiten derselben Medaille. Gesundheit ist ein wichtiger Schutzfaktor sowohl für das menschliche Wohlbefinden als auch für die Funktionsfähigkeit. Der Verlust der Gesundheit ist eine Krise, die Fähigkeiten und Ressourcen zur Bewältigung erfordert, aber auch entwickelt.

Seelische Gesundheit und seelisches Wohlbefinden sind die Grundlage für Lebensfreude – sie ermöglichen es, dass sich das Leben auch inmitten von Krisen und Schwierigkeiten zumindest eine Zeit lang lebenswert anfühlt.

23.2.4 Selbstfürsorge und gesunde Lebensweise

Es ist wichtig, dass der Patient versteht, was er in seinem eigenen Leben beeinflussen kann und was gut für sein Wohlbefinden ist. Für das körperliche und geistige Wohlbefinden kann und muss auch dann gesorgt werden, wenn das Leben von Schmerzen oder Krankheit geprägt ist. Viele Aspekte des Gesundheitsverhaltens, wie z. B. Ernährung, Bewegung und Ruhe, sind von zentraler Bedeutung für die Bewältigung des Alltags und der Schmerzen. Wenn stressige Ereignisse, Schmerzen oder Krankheiten in das Leben eines Menschen eintreten, beginnen viele Menschen, Kompromisse bei ihrer eigenen Bewegung und Ernährung einzugehen. Der Schwerpunkt verlagert sich auf das, was falsch ist, aber nicht direkt beeinflusst werden kann. Dabei werden die Dinge vergessen, die für das Wohlbefinden wichtig sind und die in schwierigen Zeiten beeinflusst werden können. Selbst eine kleine Verbesserung in diesen Bereichen wird oft mit einem besseren Lebensgefühl belohnt. Die wichtigsten Ressourcen stammen aus den täglichen Entscheiden (➤ Abb. 23.2).

23.3 Motivational Interviewing

23.3.1 Verhaltensänderung in der Therapie

Eine Verhaltensänderung ist schwieriger als oft angenommen, denn die Änderung von Routinen ist harte Arbeit. Deshalb gehen viele gute Ratschläge oder Informationen, die in der Praxis gegeben werden, leicht verloren. Um hartnäckige Meinungen oder Verhaltensweisen, auf die Menschen ihr tägliches Leben oder ihr Handeln aufgebaut haben, dauerhaft zu ändern, brauchen es eine starke Motivation. Viele Patienten

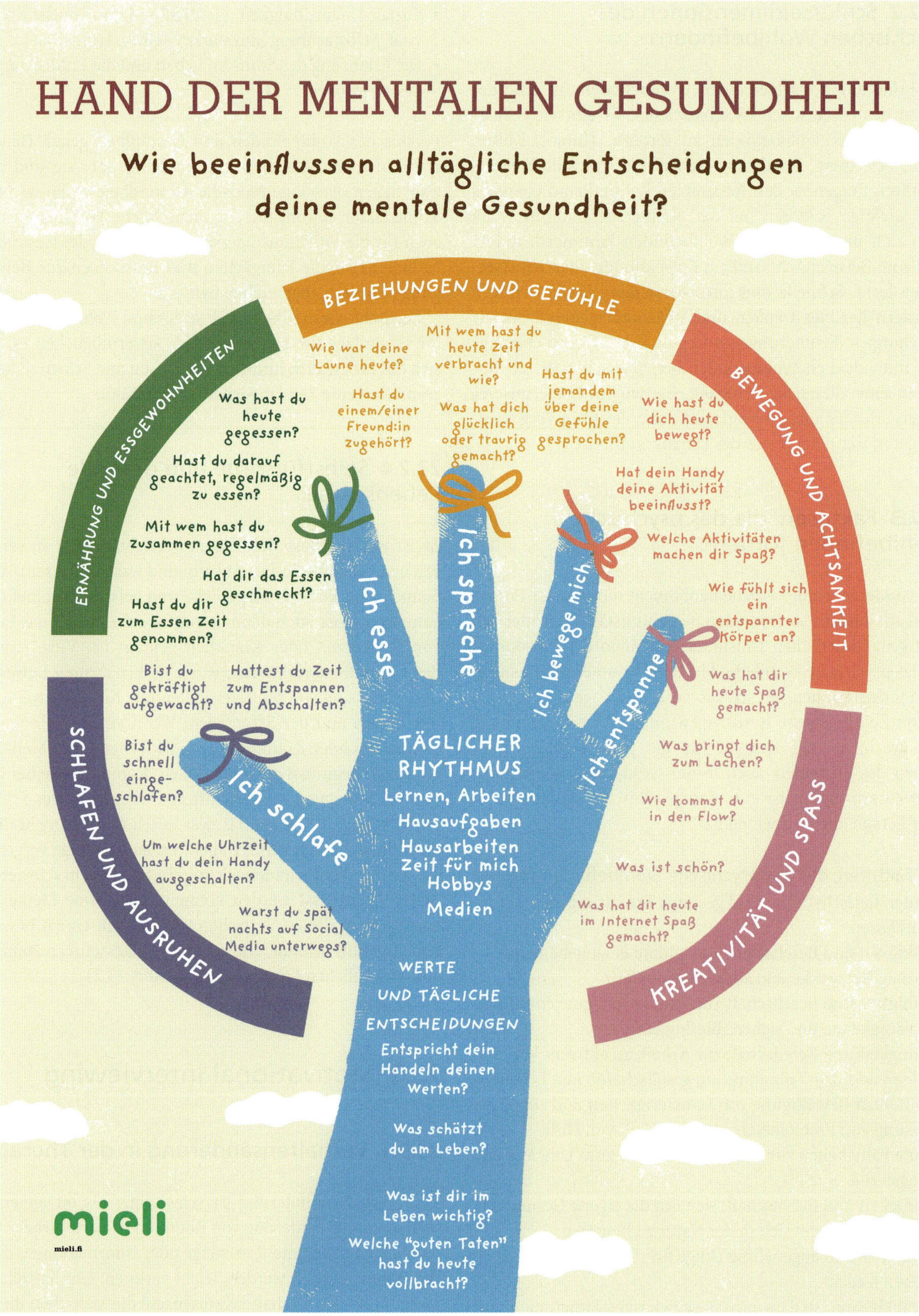

Abb. 23.2 Die Kraft der psychischen Gesundheit. Mit freundlicher Genehmigung der Mind Association. [W1198]

möchten ihre Schmerzen schnell in den Griff bekommen und sind nicht immer sehr motiviert, neue Wege der Selbsttherapie und Rehabilitation zu gehen. Bei chronischen Schmerzen kann es vorkommen, dass der Patient bereits mehrere Versuche hinter sich hat, was den Wunsch, etwas Neues zu versuchen, noch weiter schwächt. Aus diesem Grund muss der Therapeut vor der Beratung und dem Training neuer Übungen in der Lage sein, die Motivation des Patienten zur Veränderung zu untersuchen und nach Möglichkeit zu steigern. Wenn der Patient noch unschlüssig ist, ob er sich auf etwas Neues einlassen soll, ist die Gefahr groß, dass er zu Hause beschließt, die vorgeschlagenen Übungen nicht zu machen. Dies frustriert in der Folge sowohl den Therapeuten als auch den Patienten. Daher ist die Fähigkeit, den Patienten zu motivieren, Teil der Kompetenz des Therapeuten. Motivation ist keine Eigenschaft des Einzelnen, sondern das Ergebnis der Zusammenarbeit.

Es wurde eine spezifische Interaktionsmethode entwickelt, um die Motivation für Veränderungen zu steigern, die allgemein anerkannt ist und weltweit gute Ergebnisse erzielt hat.

Motivational Interviewing hat nachweislich und mit einem geringen Aufwand langfristige Auswirkungen auf alle wichtigen Lebensstile (Drogenmissbrauch, Ernährung und körperliche Betätigung).

In den 2000er Jahren wurden mehrere Metaanalysen zur Bewertung der Wirksamkeit des Motivational Interviewing [221–225] sowie eine systematische Übersicht über die Ausbildung in motivierender Gesprächsführung [226] veröffentlicht.

23.3.2 Was ist die Motivation für Veränderungen?

Motivational Interviewing ist eine in den 1980er Jahren in Amerika entwickelte Methode der Beratung und Gesprächsführung, die sich vor dem Hintergrund herausfordernder Patientenfälle im Rahmen der klinischen Arbeit entwickelt hat. Es handelt sich um eine Methode, die den Therapeuten von den Rehabilitanden „gelehrt" wird, um herauszufinden, was in der therapeutischen Praxis einer Veränderung förderlich ist und was nicht. Es handelt sich um einen Interaktionsstil, der darauf abzielt, die Motivation des Einzelnen für Veränderungen zu stärken und den Patienten dabei zu helfen, ohne Druck oder Schuldzuweisungen von außen Veränderungen in ihrem Lebensstil und ihren Einstellungen herbeizuführen. Motivierende Gesprächsführung kann in der Gesundheitsversorgung in Situationen, die eine Änderung des Lebensstils des Patienten erfordern (z. B. Sucht, Änderung der Ess- und Bewegungsgewohnheiten, Wertekonflikte, chronische Schmerzen), umfassend eingesetzt werden [218].

Die motivierende Gesprächsführung zielt darauf ab, die eigene Motivation des Patienten für eine Veränderung zu wecken, die auf seinen eigenen Werten und Ausgangspunkten beruht, so dass eine Änderung des Lebensstils bzw. Gesundheitsverhaltens wahrscheinlicher und wirksamer ist als bei einer herkömmlichen Gesundheitsberatung oder -anleitung.

Die Interaktion basiert auf Respekt und der Bereitschaft, zuzuhören und zu helfen und nicht auf Druck oder der Aufstellung von Regeln von außen. Der Ansatz des Gesprächs oder Interviews ist explorativ und patienten-, aber auch zielorientiert. Durch das Stellen der richtigen Fragen und das Lenken der Aufmerksamkeit soll der Patient dazu gebracht werden, die notwendigen Einsichten zu gewinnen und die für eine Veränderung erforderliche psychologische Arbeit zu leisten. Erst wenn der Patient nach einer Bedenkzeit beschlossen hat, sein Verhalten zu ändern, ist es Zeit für eine Intervention und Beratung.

Die menschliche Motivation kann auch zerstört werden. Im Allgemeinen wollen die Patienten nicht, dass man ihnen vorschreibt, wie sie ihr Leben zu führen haben. Deshalb werden direkte Ratschläge wie „Sie sollten mit dem Rauchen aufhören" mehr Widerstand hervorrufen als den gewünschten Effekt. Überreden und Zureden verschlimmern die Situation, denn je mehr der Patient Gründe erfindet, um z. B. weiter zu rauchen, desto mehr glaubt er an seine eigenen Gründe. Eine anmaßende oder herablassende Herangehensweise ist nicht Teil der motivierenden Gesprächsführung.

23.3.3 Schlüsselprinzipien der motivierenden Gesprächsführung

Akzeptanz und Mitgefühl zeigen. Es ist wichtig, dass der Patient das Gefühl hat, dass der Therapeut an ihm und seinen Problemen interessiert ist. Der einfachste Weg, Interesse zu zeigen, besteht darin, Blickkontakt zu haben, aufmerksam zuzuhören und das Gespräch in Gang zu halten. Der Patient hat den Mut, ganz ehrlich zu sein, wenn er sich verstanden und akzeptiert fühlt. Akzeptanz bedeutet nicht Zustimmung, sondern Akzeptanz des Patienten und seiner inneren Realität. Sie validiert die Erfahrungen und Gefühle des Patienten, hilft ihm aber gleichzeitig, andere Perspektiven zu finden. Letztlich setzt die Akzeptanz das eigene Denken und die Problemlösung des Patienten für Veränderungen frei. Einfühlungsvermögen führt jedoch nicht zu Bevorzugung oder Mitleid mit dem Patienten, sondern schafft die Grundlage für eine vertrauensvolle Beziehung, die es dem Patienten ermöglicht, sein Verhalten zu ändern.

Stärkung der Selbstständigkeit und Kompetenzen. Es ist wichtig, den Glauben des Patienten an seine eigene Fähigkeit zu stärken, mit Veränderungen fertig zu werden und sie erreichen zu können. Wenn der Patient keine Hoffnung in Bezug auf seine Veränderungsfähigkeit hat, wird er in der Regel nichts versuchen und jede therapeutische Intervention wird von vornherein sinnlos (oder zumindest frustrierend) sein.

Ziel der Gespräche ist es, die Stärken des Patienten zu erkennen und zu fördern, wobei immer von den guten Seiten und kleinen Fortschritten ausgegangen wird.

Die Erwartungen des Therapeuten sind für den Patienten wichtig. Außerdem wird der Glaube des Patienten an seine eigenen Fähigkeiten gestärkt: „Wenn andere es können, können Sie es auch" oder „Wir können es gemeinsam schaffen, ich weiß, wie es geht". Die Eigenverantwortung des Patienten für Veränderungen wird jederzeit unterstützt und betont. Der Patient kann die Änderung nicht nur vornehmen, sondern er muss es tun, weil niemand anders es für ihn tun kann. Die gute Nachricht ist jedoch, dass der Patient es nicht alleine tun muss.

Widersprüche sichtbar machen. Oft kommt es nicht zu Veränderungen, weil die Motive der Menschen im Widerspruch zueinander stehen. Es besteht der Wunsch, „den Kuchen zu essen und ihn gleichzeitig zu behalten". In diesem Fall beginnen die Patienten ihre Antworten oft mit den Worten „Ja, aber…". Wenn der Konflikt nicht gelöst wird, wird der Patient leicht auf Ausweichmanöver und Erklärungen zurückgreifen oder der Prozess wird stecken bleiben. Wenn ein Patient sich widersprüchlich verhält oder spricht, wird ihm mit Geduld und Neugier begegnet. Die Rolle des Therapeuten besteht darin, den Widerspruch zwischen den Motiven zu finden und dem Patienten zu helfen, ihn zu erkennen und wahrzunehmen. Nur wenn der Motivationskonflikt gelöst ist, kann eine dauerhafte Veränderung stattfinden.

Eine Änderung des Lebensstils wird durch einen wahrgenommenen Konflikt zwischen dem aktuellen Verhalten und den Zielen, die dem Patienten wichtig sind, motiviert. Ziel ist es, diese Diskrepanz sichtbar zu machen und dem Patienten zu helfen, sich für Veränderungen einzusetzen. Es ist wichtig, dass der Patient die unbequeme Realität seiner Situation erkennt. Letztlich ist es der Patient, der die Gründe für die Notwendigkeit einer Veränderung bestimmt.

Argumenten aus dem Weg gehen, Widerstände mitmachen. Der Patient hat oft ein anderes Verständnis als der Therapeut. Bleibt der Patient seinen Ansichten treu, werden die Erklärungen des Therapeuten die Situation in der Regel nicht verbessern. In diesem Fall ist es am besten, das Thema für eine Weile ruhen zu lassen und in einem anderen Zusammenhang darauf zurückzukommen. Es ist klüger für den Therapeuten, den Widerstand zu akzeptieren und sich nicht provozieren zu lassen, selbst wenn der Patient nicht in der gewünschten Weise handelt.

Der Therapeut kritisiert nicht, sondern er zeigt Verständnis für die Reaktionen und Akzeptanz des Widerspruchs: „Ich verstehe, dass es schwierig ist, ein regelmäßiges Training zu beginnen."

Anstatt zu argumentieren oder zu beweisen, sollte der Therapeut den Patienten mit den richtigen Fragen dazu bringen, über seine eigene Situation nachzudenken. Der beste Weg, die Einstellung des Patienten zu ändern, sind letztlich die Worte des Therapeuten.

23.3.4 Unterstützung des Veränderungsprozesses

Wenn Patienten mit Schmerzen und Problemen in die Klinik kommen, befinden sie sich oft in einer Situation, in der ihre eigenen Bewältigungsmechanismen nicht funktioniert haben. Sie sind gestresst und frustriert. Die Maßnahmen, die sie ergriffen haben, haben den Schmerz und das Leiden nicht vollständig beseitigt. Es liegt auf der Hand, dass die Motivation für neue Initiativen und Experimente gering ist. Sie haben weder die Energie noch den Willen, sich weiter anzustrengen. Aus diesem Grund sind die bereits oben beschriebenen Einstellungen und Gesprächsmethoden, die die Motivation zur Veränderung fördern, wichtig, um den Patienten überhaupt zur Mitarbeit zu bewegen. Es ist ausschlaggebend, dass der Therapeut erkennt, wo der Patient steht, damit er nicht versucht, etwas zu fordern, wozu der Patient mental noch nicht bereit ist. Ist der Konflikt noch ungelöst, muss er toleriert und analysiert werden. Für die Motivation muss Zeit eingeplant werden.

Schlüsselstrategien für den Wandel

- Rückblick auf einen typischen Tag
- Reflexion und Vergleich
- Abwägung der Vor- und Nachteile
- Bereitstellung und Weitergabe von Informationen (z. B. über die Langsamkeit von Veränderungen, Schmerzbehandlung usw.)
- Bewertungsfeedback (z. B. AUDIT, BDI, Schmerzmesser)
- Werteanalyse
- Kettenanalysen, Verhaltensanalysen (z. B. A-B-C-Modell)
- Vorstellungen von der Zukunft
- Abwägen von Entscheidungen
- Planung von Änderungen, Terminierung
- Schnelle Entscheidungsfindung
- Überwachung der Wirksamkeit der Strategien.

Die motivierende Gesprächsführung ist dann erfolgreich, wenn der Patient am Ende des Gesprächs einen Plan für eine Veränderung oder eine Aktion im Kopf hat [227].

Ein gemeinsam formulierter Plan passt zu den Werten, Bedürfnissen, Zielen und Ressourcen des Patienten und ist daher in der Regel realisierbar. Es ist jedoch wichtig daran zu denken, dass die Patienten in dem Tempo motiviert werden, zu dem sie in der Lage sind und dass die Reifung nicht überstürzt werden kann. Manchmal hinterlässt eine motivierende Interaktion eine kleine Idee im Kopf, manchmal löst sie sofort eine große Veränderung aus. Es ist wichtig, daran zu denken, dass nicht alle Patienten die Fähigkeit oder die Möglichkeit haben, Schmerzen und Rehabilitation auf die gleiche Weise wahrzunehmen oder unabhängige Entscheidungen über ihr eigenes Verhalten zu treffen. Der Therapeut sollte daher in der Lage sein, die Fähigkeiten der Patienten einzuschätzen und gegebenenfalls eine aktivere Rolle übernehmen, um den Patienten in die Richtung zu führen, wo er am meisten profitieren kann.

23.4 Kognitive und Verhaltenstherapien zur Schmerzbehandlung

Die kognitive Therapie entstand in den 1960er Jahren als Ergebnis der Arbeit des amerikanischen Psychiaters Aaron T. Beck und des Psychologen Albert Ellis. Die kognitive Therapie ist Teil eines breiteren Trends in der kognitiven Verhaltenstherapie (CBT), die eine Vielzahl von Hintergrundtheorien hat. Für mehrere Formen der CBT gibt es entweder gute oder mittelgradige Evidenz für die Behandlung von Depressionen, Angststörungen, Traumata usw. [228]. Die jüngsten therapeutischen Trends in diesem Bereich werden als kognitive Verhaltenstherapien der dritten Welle bezeichnet. Was sie gemeinsam haben, ist die Anwendung von Achtsamkeits- und Aufmerksamkeitsübungen als Teil der Therapie. Zumindest die Akzeptanz- und Commitment-Therapie (ACT), die achtsamkeitsbasierte kognitive Therapie (Mindfulness Based Commitment Therapy, MBCT) und die Dialektisch-Behaviorale Therapie (DBT) sind bei der Behandlung von chronischen Schmerzen erfolgreich eingesetzt worden. Darüber hinaus gibt es eine Fülle von unterschiedlichen und zielgerichteten CBT-Behandlungsmodellen und Gruppentherapien mit unterschiedlichen Komponenten für Schmerzpatienten, je nach deren Erkrankung oder Symptomen. Der zentrale Punkt ist jedoch, dass der zugrundeliegende Mechanismus in der Entfremdung der eigenen Gedanken von der Realität gesehen wird. Die Reaktionen der Psyche verursachen emotionale und Verhaltensänderungen, die das Leiden und die Symptome (Angst, Depression, Ängste) noch verstärken.

Im Mittelpunkt der kognitiven Therapie steht daher die Identifizierung und Veränderung von Denk- und Handlungsmustern, die Leiden verursachen und die Untersuchung der damit verbundenen emotionalen Reaktionen.

Eine erfolgreiche Therapie erhöht die Management- und Bewältigungskompetenzen des Patienten, d. h. die Lebenskompetenzen, die es ihm ermöglichen, das Leben und den begonnenen Prozess selbständig fortzusetzen [229]. Kognitive und verhaltenstherapeutische Modelle konzentrieren sich darauf, dem Patienten im „Hier und Jetzt" zu helfen. Zu den Hilfsmethoden gehören funktionale Methoden, Verhaltensänderung und das Erlernen von Fähigkeiten sowie Selbsterkenntnis, Information und Motivation zur Veränderung.

➢ Abb. 23.3 zeigt die Bestandteile wirksamer CBT-Schmerzbehandlungsmaßnahmen.

23.4.1 Neuinterpretation von Ideen

Eine der wichtigsten und am häufigsten angewandten kognitiven Methoden für verschiedene Arten von Problemen ist die kognitive Umstrukturierung.

Es erfordert zunächst, dass man beginnt, seinen Gedanken Aufmerksamkeit zu schenken und sich ihrer bewusst zu werden. Wenn eine Person einen negativen oder sogar verzerrten Gedanken wahrnimmt, wird ihm beigebracht, wie er diesen korrigieren kann, damit er der Realität besser entspricht.

Oft denken wir, dass äußere Auslöser (z. B. das, was andere tun oder nicht tun) uns dazu bringen, schwierige Gefühle zu empfinden. In Wirklichkeit ist es jedoch häufiger der innere Auslöser – unsere eigene Interpretation der Situation –, der unsere Emotionen auslöst. Wenn uns beispielsweise ein Bus an einer Haltestelle stehen lässt, ist die Intensität des Gefühls der Wut eine andere, wenn wir denken: „Der Fahrer hat das absichtlich gemacht und wollte mich verärgern", als wenn wir uns bewusst sind, dass „er mich wahrscheinlich nicht gesehen hat, als ich einen Block weiter zur Haltestelle gerannt bin – schade". Oft können sogar völlig neutrale Handlungen anderer (z. B. „jemand lachte, als ich vorbeiging") enormen Ärger, Angst oder Scham auslösen, wenn wir sie als gemein, absichtlich oder persönlich interpretieren, obwohl es viel wahrscheinlicher ist, dass die Person z. B. über die Geschichte eines Freundes etwas zu laut gelacht hat und dies nichts mit der vorbeigehenden Person zu tun hatte.

Auch körperliche Empfindungen, die mit Schmerzen verbunden sind, können als externe Auslöser wirken. In diesem Fall ist es der innere Auslöser, der bestimmt, welcher Art oder wie stark die Emotionen sind. Wenn der innere Auslöser, d. h. die eigenen Gedanken, leicht verzerrt werden, z. B. durch die Annahme des Schlimmsten oder Übertreibung, führt diese Fehlinterpretation zu negativen Gedanken, Angst und Vermeidung. Deshalb ist es wesentlich, dass die Menschen lernen, den Gedanken, den die Situation in ihnen ausgelöst hat, zu erkennen und ihn dann allmählich zu ändern, damit er der Realität besser entspricht. Der Patient sollte innehalten und ein wenig über seine Gefühle, Gedanken und sein Verhalten nachdenken und analysieren, anstatt automatisch zu reagieren. Der Patient lernt sich zu fragen, was diese starken Gefühle von Angst oder Unruhe in ihm ausgelöst haben. Es ist eine gute Idee, dem Patienten die Möglichkeit zu geben, die Wahrnehmung seiner Angst auf der Grundlage der Empfindung einschätzen zu lassen (auf einer Skala von 0–100) [219].

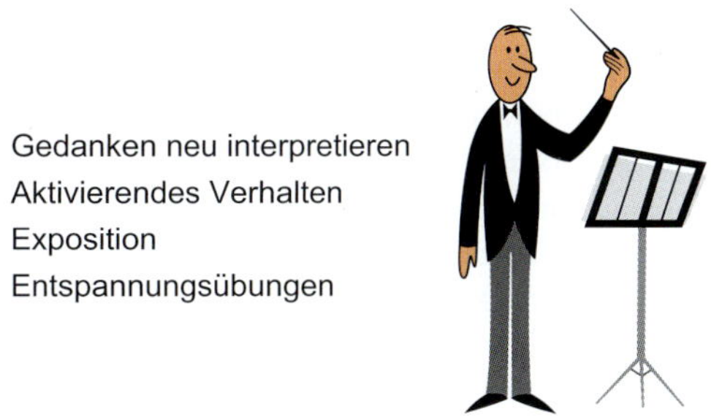

Abb. 23.3 Was sind die Bestandteile wirksamer Schmerzbehandlungsmaßnahmen im Rahmen der CBT? [L231]

Nehmen wir ein Beispiel: Ein Patient weiß, dass die Wahrscheinlichkeit, bei einer Schmerzattacke in Ohnmacht zu fallen, bei 0–1 % liegt. Dies beruht auf seiner eigenen Erfahrung, da er in der Öffentlichkeit zahlreiche Schmerzanfälle hatte, aber nie in Ohnmacht gefallen ist. Allerdings hatte er immer das unangenehme Gefühl: „Ich könnte in Ohnmacht fallen." Infolgedessen vermeidet er normale Einkäufe, weil „der Schmerz kommen und ich in Ohnmacht fallen könnte" und weil dies auf seiner tiefsten Angst vor einem Kontrollverlust an einem öffentlichen Ort beruht. In einem solchen Fall helfen sowohl die Umdeutung der Gedanken als auch Expositionsübungen, die Angst zu überwinden.

Es ist wichtig, dem Patienten klarzumachen, dass sich realistische oder positive Denkfähigkeiten nicht über Nacht entwickeln, sondern geübt werden müssen. Jede Situation kann unterschiedlich interpretiert werden.

Ein wichtiges Ziel der Arbeit ist es, das Bewusstsein des Patienten zu schärfen, d. h. der Patient muss lernen, seine Gedanken auf der Grundlage anderer Interpretationen als derjenigen, die auf Angst beruhen, zu bewerten. Mit der Zeit und mit etwas Übung fällt es dem Patienten leichter, alternative Interpretationen zu entwickeln und die Bedeutung von Interpretationen, die auf Katastrophisierung oder Pessimismus beruhen, beginnt zu schwinden.

23.4.2 Aktivierungsverhalten

Wenn Menschen in ihrem Leben mit Schwierigkeiten konfrontiert sind oder Angst vor Dingen haben, werden sie leicht passiv und unbeweglich. Die Erfahrung, dass ein Leiden andauernd ist und sich ihrer Kontrolle entzieht, schafft ein Gefühl der Hoffnungs- und Hilflosigkeit. Gefühle von Hoffnungslosigkeit und Stress begünstigen die Entstehung von Depressionen. Es entsteht ein Teufelskreis aus schlechten Gefühlen und Passivität, in dem die Menschen es versäumen, Dinge zu tun, die das Leben früher sinnvoll und angenehm gemacht haben. Gefühle der Hoffnungslosigkeit, Verlust von Wohlbefinden und passives Verhalten führen leicht zu Depressionen. Es kann vorkommen, dass Menschen Probleme und soziale Beziehungen ignorieren, weil sie glauben, dass sie ihre Situation nicht verändern können. Indem sie den Schmerz vermeiden, fangen die Menschen an, das Leben zu meiden, das sie eigentlich führen sollten.

Verhaltensaktivierung ist eine traditionelle Behandlung von Depressionen. Ursprünglich zielte es darauf ab, die Erfahrungen von Freude und Erfolg zu steigern [230]. Darüber hinaus wird in der Akzeptanz- und Commitment-Therapie versucht, die Aktivität mit wertkonformen (und manchmal störenden) Handlungen und mit der Lösung aktueller Lebensprobleme zu verbinden. Ziel ist es nicht nur, angenehme Emotionen einzufangen, sondern auch, das Leben des Patienten mehr in Richtung der Werte zu lenken, die ihm wichtig sind [231].

Verhaltensaktivierung beinhaltet einen systematischen Ansatz zur Aktivierung des Patienten zwischen den Sitzungen mit dem Therapeuten. Die Aktivitäten und Dinge, die mit dem Patienten geplant werden, können Aktivitäten sein, die das geistige Wohlbefinden oder die Gesundheit fördern (z. B. Spaziergänge im Freien, Theaterbesuche), Aktivitäten, die Vergnügen und Freude bereiten (z. B. Treffen mit Freunden oder ein Wellness-Tag) oder Aktivitäten, die das persönliche Wohlbefinden fördern (z. B. Staubsaugen, Rechnungen bezahlen).

Der Schlüssel zur Aktivierung des Verhaltens liegt nicht darin, sich Sorgen zu machen und Dinge aufzuschieben, sondern kleine aktive Dinge in den Alltag einzubauen, und zwar in einer Reihenfolge, die den Ressourcen und der Motivation des Patienten entspricht. Ziel ist es, den Menschen die Erfahrung zu vermitteln, dass das Leben wieder lebenswert ist, wenn sie es selbst in die Hand nehmen, und sei es auch nur durch kleine Aktionen, und dass das Leiden nicht mehr Raum einnimmt als notwendig.

23.4.3 Expositionstherapien

Da schätzungsweise 10–50 % der chronischen Schmerzpatienten gleichzeitig an einer posttraumatischen Belastungsstörung leiden und ein noch höherer Anteil andere belastende Ereignisse in der Kindheit erlebt hat, die ihre Anfälligkeit erhöhen, ist es oft notwendig, den Zusammenhang zwischen Vermeidungsverhalten und verschiedenen Bedrohungsbildern und deren Bedeutung für das Wohlbefinden und die Funktionsfähigkeit anzusprechen und dem Patienten zu vermitteln. Beide Probleme werden durch ein hohes Maß an selektiver und eingeschränkter Aufmerksamkeit und die Vermeidung verschiedener Aktivitäten, Gedanken und Dinge verursacht, die als bedrohlich oder beunruhigend empfunden werden. Viele Ängste sind mit Schmerzen verbunden und führen zu Passivität und zur Vermeidung verschiedener beängstigender Dinge oder Erfahrungen. Als Gegengewicht und zur Behandlung von Vermeidungsverhalten werden bei vielen kognitiven Verhaltenstherapien Expositionstherapien eingesetzt, damit der Patient lernt, die Stressreaktion zu reduzieren. Diese werden besonders bei der Behandlung von Ängsten angewendet und sind sehr wirksam.

In Expositionstherapien wird den Patienten auf unterstützende und konkrete Weise geholfen, sich Dingen zu stellen, die sie manchmal fälschlicherweise gefürchtet und vermieden haben.

Ziel der Behandlung ist es, das Vermeidungsverhalten und die darauf basierenden katastrophalen Gedanken zu reduzieren, so dass der Patient schrittweise und kontrolliert den inneren und äußeren Dingen in seinem Kopf ausgesetzt wird, die Angst und Bedrohung verursachen. In der Praxis geschieht dies dadurch, dass der Patient eine Liste mit belastenden Dingen erstellt, die er vermeiden möchte und sich dann schrittweise mit ihnen auseinandersetzt, wobei er vom einfachsten zum schwierigsten übergeht. Zu Beginn werden die Expositionen gemeinsam mit dem Therapeuten durchgeführt. Ein wichtiger Aspekt der Exposition ist die Verlagerung der Aufmerksamkeit von einer bedrohungsorientierten und eingeschränkten Wahrnehmung hin zu einer umfassenderen Wahrnehmung des eigenen Handelns und der Umgebung. Gleichzeitig geht es darum, falsch erlernte sprachliche Assoziationen oder „Regeln" (z. B. „Sport im Fitnessstudio verschlimmert die Schmerzen und ist gefährlich") aufzulösen, indem man sie durch Erfahrung entlarvt und erkennt, dass es sich um falsche Meinungen handelt. Durch die Konfrontation mit dem, was Angst verursacht, lernt der Patient erfahrungsgemäß, dass die Überzeugung falsch war (z. B. „die richtige Art von Bewegung ist gut für meinen Körper und ich fühle mich dadurch gut") und allmählich, durch eine Gewöhnungsreaktion, wird die Angst in diesen Situationen nachlassen.

23.4.4 Entspannungsübungen

Bevor ein regelmäßiger Umgang mit Dingen, die als beängstigend oder belastend empfunden werden, eingeleitet werden kann, muss sichergestellt werden, dass der Patient über Instrumente zur Bewältigung der körperlichen Symptome von Angst und Stressreaktionen verfügt [232]. Die einfachsten Übungen zur körperlichen Entspannung und zum Abbau von Ängsten sind verschiedene Atemübungen. Die Patienten sind sich oft nicht bewusst, in welchem Ausmaß Schmerzen und Stress die Muskelspannung und die Funktionen des autonomen Nervensystems verändern [233]. Daher ist es wichtig, solche Übungen mit einer angemessenen Psychoedukation über psychosomatische Reaktionen zu kombinieren und den Patienten zu motivieren, zwischen den Sitzungen Entspannung und Körperbewusstsein zu üben. Neben Atemübungen sind die am weitesten verbreiteten und am besten untersuchten Trainingsformen die progressive Muskelentspannung [234] sowie verschiedene Meditations- und Körperwahrnehmungsübungen. Der Zweck der angewandten Entspannungsübungen als Teil der therapeutischen Interventionen besteht darin, somatische Spannungen und Übersteuerungen des autonomen Nervensystems abzubauen und dem Patienten Instrumente an die Hand zu geben, mit denen er sowohl chronische als auch akute Ängste besser bewältigen kann. Jeder dieser Bereiche wird in diesem Kapitel gesondert beschrieben.

23.5 Achtsamkeitstechniken

Achtsamkeit hat sich im 21. Jahrhundert zu einem großen Trend entwickelt. Achtsamkeitstechniken werden bei einer Vielzahl von körperlichen und geistigen Problemen gelehrt und angewendet. Achtsamkeit ist die Praxis, die Aufmerksamkeit in einer akzeptierenden und konfrontierenden Weise auf Körperempfindungen und geistige Bewegungen zu richten. Die Methode der achtsamen Präsenz ist in der östlichen Meditationstradition seit Tausenden von Jahren bekannt. Die westliche Anwendung dieser Fähigkeiten begann sich in den 1970er Jahren zu verbreiten, als der US-Amerikaner Jon Kabat-Zinn begann, chronisch Kranken und Schmerzpatienten ein auf Achtsamkeit basierendes Stressmanagementprogramm zu vermitteln [235]. Tatsächlich wurden aus dieser westlichen Version mehrere Methoden entwickelt, die unter anderem in der Krankenpflege, im Bildungswesen, am Arbeitsplatz und in der Therapie eingesetzt werden.

Die klassische Zen-Meditation konzentriert die Aufmerksamkeit auf die Empfindungen des Körpers und die Bewegungen des Geistes. Die Praxis beginnt oft damit, die Aufmerksamkeit auf die Erfahrung im gegenwärtigen Moment zu richten. Gleichzeitig beobachtet man die Veränderungen der Gedanken, Gefühle und verschiedenen Empfindungen.

Die Aufmerksamkeit wird reguliert, indem sie auf einen Bereich des Körpers gerichtet wird und versucht wird, die Aufmerksamkeit auf dem Ziel zu halten. Ein Beispiel für ein solches körperliches Ziel ist die Zwerchfellatmung: Wenn die Aufmerksamkeit abschweift, kehrt man immer wieder zur Zwerchfellatmung zurück. Achtsamkeitsfähigkeiten ermöglichen ein Erfahren des eigenen Körpers. Achtsamkeitsfähigkeiten sind Instrumente, die die Erfahrung der Körperwahrnehmung vertiefen [236].

Die Akzeptanz der bewussten Präsenz bezieht sich auf einen Seinszustand, in dem Körperempfindungen, verschiedene emotionale Zustände und Gedanken als sich ständig verändernd wahrgenommen werden. Die Patienten lernen, sich nicht an etwas zu klammern, das nicht von Dauer ist; Gedanken kommen und gehen einfach. Akzeptanz bedeutet in diesem Zusammenhang, einen Gedanken oder ein Gefühl wahrzunehmen und zu verstehen, wie wir es durch unsere Sinne im Körper erfahren. Auf diese Weise wird das Denken zum Fühlen [235]. Akzeptanz bedeutet, dass man versucht, sowohl negativen als auch positiven Empfindungen gegenüber freundlich und neugierig zu sein. Wir wissen aus Erfahrung, dass sich diese Empfindungen verändern werden. Wir nehmen unseren Platz im Hier und Jetzt ein und trennen uns von unseren Erfahrungen.

Die physiologischen Determinanten des verkörperten Erlebens werden seit den 1970er Jahren erforscht; ursprünglich an der Pain Clinic der University of Massachusetts Medical School [237]. In Studien wurde festgestellt, dass Achtsamkeitsübungen Körperspannungen und Schmerzen lindern können. Man kam zu dem Ergebnis, dass Achtsamkeitsübungen einen Rückfall in eine chronische Depression verhindern können [238]. In der Folge wurde die Methode erfolgreich zur Behandlung von Schlaflosigkeit, Stress und Angstsymptomen eingesetzt [239, 240].

In der Tat kann man sagen, dass die über dreißig Jahre andauernde medizinische Forschung vielversprechende Erkenntnisse zu den Effekten eines regelmäßigen Achtsamkeitstrainings liefert (z. B. [241]).

23.5.1 Chronische Schmerzen und Achtsamkeitsfähigkeiten

Vor dem Hintergrund des in dieser Arbeit beschriebenen Verständnisses von Schmerz und seinen Entstehungsmechanismen stellt der Einsatz von Achtsamkeitsfähigkeiten und Achtsamkeitsübungen einen natürlichen Ansatz für die Behandlung chronischer Schmerzen und der damit verbundenen emotionalen Belastungen dar. Denkweisen, die Sorgen und Ängste verstärken (z. B. Grübeln, Katastrophisierung) sind Beispiele für verzerrte Aufmerksamkeitsprozesse. Es ist, als ob der Verstand abschweift und in einem falschen Film stecken bleibt, in dem sich die Realität verengt und allmählich zu einem düsteren und bedrohlichen Bild verzerrt wird. Zu dem ursprünglichen Problem kommt ein weiteres hinzu. Diese Denkweisen machen den Schmerz zu einer Belastung und stehen in Zusammenhang mit depressiven Symptomen, Schlafproblemen und Angstzuständen [229].

Die achtsamkeitsbasierte Behandlung zielt darauf ab, die Normalität der Erfahrung Schmerz zu verstärken und nutzt Achtsamkeitsfähigkeiten, um dem Patienten dabei zu helfen, den Schmerz bzw. das Leiden in diesem Moment zu akzeptieren.

Anstatt zu versuchen, dem Schmerz aus dem Weg zu gehen und ihn mit anderen Gedanken, mit Handlungen oder Untätigkeit zu bekämpfen, wird er akzeptiert. Erst dann kann man versuchen, den Schmerz zu lindern oder abzumildern.

Damit soll ein sekundärer Leidensmechanismus verringert werden, der durch die „Gedankenmühle" (z. B. Besorgtheit oder Katastrophisieren) oder durch Handlungen zur Schmerzvermeidung verursacht wird, die das Leiden aufrechterhalten.

23.5.2 Achtsamkeitsfähigkeiten: Was zu tun ist

Sensibilisierungsfähigkeiten

1. Wachsam sein
   Stärkung des internen Beobachters. Sie sind nicht Ihre Gedanken, Gefühle oder Handlungen. In dem Maße, in dem Sie Abstand gewinnen, nehmen Ihre Endlosreaktionen ab und Sie können anfangen zu entscheiden, wie Sie reagieren oder handeln wollen. Sie sind frei.
2. Beschreiben
   Beschreiben Sie die Situation und die Dinge, die Ihnen durch den Kopf gehen. Bringen Sie es zu Papier oder beschreiben sie es Ihren Angehörigen, damit Sie es besser einordnen können. Worte binden die Angst. Der Schlüssel liegt darin, sich durch Beschreibungen von den Ereignissen, Gedanken und Gefühlen zu distanzieren.
3. Mitmachen
   Nehmen Sie am Moment und an dem teil, was gerade geschieht. Achten Sie darauf, wie Sie Bewältigungs- und Managementfähigkeiten im gegenwärtigen Moment einsetzen. Wählen Sie passive Aktivität statt aktiver Passivität, d. h. Realitätsvermeidung.

23.5.3 Achtsamkeitsfähigkeiten: Wie es zu tun ist

Achtsamkeitsfähigkeiten: Wie es zu tun ist

1. Nicht urteilen und nicht verurteilen. Urteilen und stigmatisieren Sie nicht. Trennen Sie Ihre Meinung von den Fakten und bleiben Sie bei den Fakten (wer, wo, was, wie?). Hinterfragen Sie nicht die Motive Anderer oder färben Sie die Dinge nicht in Ihrem Kopf. Erkennen Sie, was gut und was schlecht für Sie ist. Und seien Sie offen zu sich selber.
2. Konzentration. Konzentrieren Sie sich auf eine Sache in diesem Moment.
3. Tun, was funktioniert. Denken Sie nicht darüber nach, ob etwas fair oder unfair, richtig oder falsch ist usw. Vergessen Sie, wie die Dinge „sein sollten" oder wie Sie sie „gerne hätten". Handeln Sie so geschickt wie möglich im Rahmen der gegebenen Situation. Akzeptieren Sie die Fakten, behalten Sie Ihre Ziele im Auge und seien Sie fair.

Achtsamkeit kann dabei helfen, Depressionen, Ängste, Stress und Schmerzen zu lindern, aber sie kann auch der Schlüssel zu einem entspannten, bewussten Leben und Wohlbefinden sein.

Es wurde sogar festgestellt, dass regelmäßige Achtsamkeitsübungen die körperliche Gesundheit fördern und das Immunsystem stärken.

Menschen, die regelmäßig Achtsamkeitsübungen machen, können beobachten, dass diese sich positiv auf den Körper und den Geist auswirken. Auch Kinder und Jugendliche profitieren von Achtsamkeitsübungen, die mit gutem Erfolg in Schulen und Kindergärten eingesetzt werden, um ihre Konzentrations- und Lernfähigkeit zu steigern und sie zur Ruhe kommen zu lassen (z. B. [242]).

23.6 ACT – Akzeptanz- und Commitment-Therapie

Die ACT (Akzeptanz- und Commitment-Therapie) gehört zu den sogenannten Therapien der dritten Welle. Sie basiert auf Verhaltenstherapien, kognitiver Psychologie und dem Studium der Sprache und ihrer Bedeutungen. Ihre grundlegende philosophische Prämisse ist, dass das Ziel nicht darin besteht, die persönliche Erfahrung einer Person, sondern die Bedeutung (Funktion, Wirkung) der Erfahrung zu verändern.

Man kann unangenehme Gefühle oder Gedanken nicht loswerden, aber man kann lernen, seine Einstellung zu ihnen zu ändern. Der Kampf im Geist wird reduziert und auf diese Weise wird die Erfahrung verändert und erhält eine neue Bedeutung.

Diese Veränderung erfolgt durch die Beeinflussung der inneren Prozesse im Menschen, wobei Gedanken und Emotionen verschiedene Handlungen auslösen und in nachfolgende Denk- und Verhaltensmuster resultieren. Diese neigen dazu, automatische Verhaltensketten auszulösen, worüber der Mensch kaum Kontrolle hat [243]. Diese Verhaltensketten wiederum ziehen den Menschen in ihren Bann, übernehmen allmählich die Kontrolle über das Denken und die Gefühle und beginnen, das Leben einzuschränken.

Eine Schmerzkette kann zum Beispiel dem in im folgenden Kasten [244] dargestellten Muster folgen.

Die Schmerzkette

1. Echtes Schmerzempfinden
2. Die Art und Weise, wie der Verstand auf Schmerz reagiert
3. Vermeidungs- und Fluchtverhalten basierend auf dem, was der Verstand produziert
4. Langfristige Entscheidungen auf der Grundlage von Vermeidungserfahrungen
5. Leere, Drogenmissbrauchsprobleme, Depressionen, Beziehungsprobleme, Behinderung, usw. [239].

Die ACT betont die individuelle Definition von Werten. Alle Aktivitäten werden im Zusammenhang mit den von der Person gewählten Werten und Zielen betrachtet. Der Schwerpunkt liegt darauf, ob eine Entscheidung oder ein Verhalten einem Ziel dient und nicht darauf, ob etwas als Regel richtig oder wahr ist. In der Akzeptanz- und Commitment-Therapie ist der Ausgangspunkt der Behandlung immer die Erkenntnis, dass menschliches Leiden universell ist. Die Ursache des Leids liegt darin, dass sprachliche Problemlösungsinstrumente eingesetzt werden, um Probleme oder Fragen zu lösen, bei denen sprachliche Problemlösungen nicht funktionieren. Das führt zum Beispiel dazu, dass Menschen versuchen, unangenehme Erfahrungen oder Gefühle und Gedanken loszuwerden. Das funktioniert in der Regel nicht, weil es für uns schwierig ist, innere Vorgänge zu verändern oder zu regulieren. Eine der grundlegenden Fragen in der Therapie ist also, wie man lernen kann, diejenigen Dinge zu akzeptieren, die man nicht ändern kann oder muss, und wie man lernen kann, diejenigen Dinge zu ändern, die man ändern kann und will. Dieses Thema steht im Mittelpunkt der Behandlung, denn mehrere Studien haben gezeigt, dass der Versuch, unangenehme Gefühle oder Gedanken loszuwerden bzw. einen inneren Auslöser zu vermeiden und ihm zu entkommen, oft eher zu einer Zunahme als zu einer Abnahme dieser Gefühle oder Gedanken führt [245].

Die Vermeidung von Schmerzen ist genau in diesem Sinne problematisch. Gemäß der Akzeptanz- und Commitment-Therapie bedeutet das Widerstreben, sich dem Schmerz zu stellen, eine erfahrungsbedingte Vermeidung von Schmerz. Wenn ein Mensch die mit dem Schmerz verbundenen Gefühle von Traurigkeit, Unsicherheit und Unwürdigkeit nicht akzeptiert, wird die Schmerzerfahrung zum Leiden.

Das Grübeln über schmerzhafte Erfahrungen und Leiden führt unbemerkt dazu, dass eine Person beginnt, Ereignisse, Reize oder Dinge zu vermeiden, die ihr früher ein gutes Gefühl gegeben haben. Es entsteht ein Teufelskreis des chronischen Schmerzsyndroms.

Deshalb ist es wichtig, den Unterschied zwischen Schmerz und Leiden zu erkennen und zu lernen, den Vermeidungsmechanismus zu durchbrechen, denn Vermeidung verstärkt den Schmerz. Die drei Schlüsselthemen, die den Patienten vermittelt werden und von denen sie unabhängig von ihren Schmerzen profitieren können, sind Akzeptanz, Engagement und Beteiligung [246].

Ein allgemeines Gefühl des Wohlbefindens stellt sich ein, wenn keine Schmerzen, kein Leiden und keine unerwünschten Empfindungen vorhanden sind. Aus diesem Grund ist das Vermeidungsverhalten ein menschlicher, aber ziemlich unwirksamer Bewältigungsmechanismus. Vermeidungsverhalten umfasst alle Strategien, die ein Patient einsetzt, um Situationen zu vermeiden, in denen der Schmerz zunehmen könnte. Schmerzpatienten wenden oft enorme Mengen an Energie auf, um gegen ihre Schmerzen anzukämpfen. Wie oben dargestellt, gehören dazu nicht nur körperliche Empfindungen, sondern auch Gefühle, Erinnerungen, Bilder und Gedanken über den Schmerz. Im Kampf gegen den Schmerz reduzieren Menschen ihre körperliche Aktivität, ziehen sich zurück, vermeiden Gedanken an den Schmerz oder aber denken zwanghaft über den Schmerz nach, meiden soziale Kontakte, beobachten hypervigilant die Veränderungen ihres Körpers, machen sich Sorgen über Dinge, die Schmerzen verursachen, klagen, suchen unermüdlich nach Informationen über Diagnosen oder Behandlungen, suchen Medikamente oder neue Ärzte und Therapeuten, usw. Dieses Muster der Suche nach schneller Erleichterung, der Vermeidung körperlicher und emotionaler Beschwerden und des starren Festhaltens kann als „destruktive Erfahrungsvermeidung" oder psychologische Inflexibilität bezeichnet werden. Sie lindert kurzfristig die Angst, verschlimmert aber langfristig die Probleme, indem sie die Schmerztoleranz verringert und den Schweregrad der Schmerzen erhöht [155].

Während es in der menschlichen Natur liegt, die Erfahrung von Schmerz zu vermeiden, zielt die ACT im Gegenteil darauf ab, das durch Schmerz verursachte Leiden im Leben eines Menschen durch psychologische Resilienz zu verringern.

Die ACT konzentriert sich daher nicht so sehr auf die Symptomreduktion, sondern auf die Veränderung der Reaktionen des Patienten hin zu effektiveren und zielgerichteteren Handlungen [247].

Psychologische Resilienz ist in diesem Zusammenhang also die Fähigkeit des Patienten, sein Verhalten im Sinne seiner Werte und Ziele fortzusetzen oder zu ändern und dabei einen bewussten und offenen Umgang mit unangenehmen und unbehaglichen Erfahrungen zu pflegen. Wenn eine Person über diese Fähigkeit verfügt, kann sie den Schmerz „aktiv akzeptieren" und das Leben mit all seinen Erfahrungen leben, anstatt auf unwirksame Bewältigungsmechanismen zurückzugreifen und sich in einem Hamsterrad zu verrennen, in dem der Schmerz immer wieder Leid erzeugt. Bei der psychologischen Resilienz geht es nicht nur um die radikale Akzeptanz von Erfahrungen. Sie umfasst außerdem fünf weitere therapeutische Prozesse.

23.6.1 ACT-Methoden

ACT-Methoden (> Abb. 23.4)

1. Akzeptanz ist die Fähigkeit, unerwünschte Erfahrungen (Schmerzen, Gedanken, Gefühle, Erinnerungen) anzunehmen, wenn sie mit einer auf Werten und Zielen basierenden Tätigkeit verbunden oder Teil davon sind.
2. Kognitive Defusion (Entschärfung von Gedanken) ist die Fähigkeit, Gedanken von Erfahrungen zu trennen. Dazu gehört auch die Fähigkeit, Gedanken „nur als Gedanken" wahrzunehmen, ohne mit ihrem buchstäblichen Inhalt zu verschmelzen und sich darin zu verlieren.
3. In Kontakt mit dem jetzigen Moment zu sein, bedeutet, im Hier und Jetzt bewusst präsent zu sein und Sinneserfahrungen aufzunehmen.
4. Das beobachtende Selbst (reines Gewahrsein) trennt das einfache Wahrnehmen von Gedanken, Gefühlen und Erfahrungen.
5. Werte sind frei gewählte Überzeugungen, die für eine Person wichtig sind und die Entscheidungen und die Richtung des Lebens bestimmen.
6. Wertegebundenes Handeln ist Handeln im Einklang mit Werten und Zielen, auch wenn dies das Durchleben unangenehmer Erfahrungen erfordert.

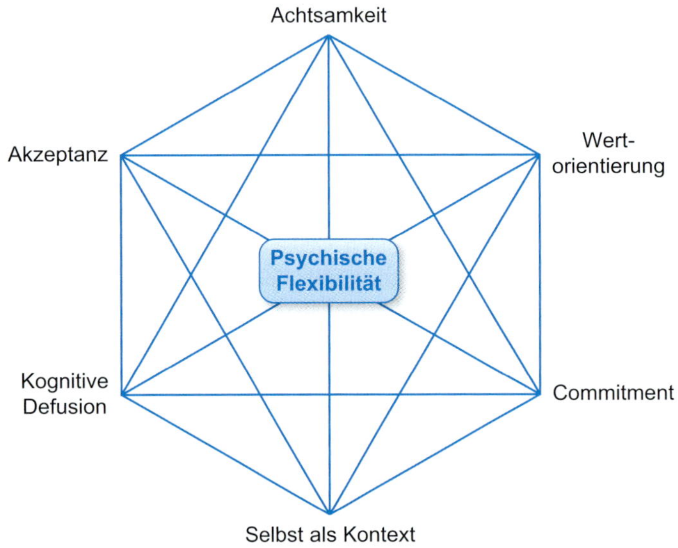

Abb. 23.4 ACT-Methoden. [L231]

KAPITEL

24 Verschiedene Optionen für eine medikamentöse Behandlung

Jani Takatalo

24.1 Muskuloskelettale Erkrankungen sind die häufigste Ursache für Schmerzen

Chronische Schmerzen betreffen am häufigsten den Bewegungsapparat, wobei es vor allem Rückenschmerzen sind, vorwiegend im Bereich des unteren Rückens, die vermehrt auftreten. Bis zu einem Fünftel der Erwachsenen hatte schon einmal eine Schmerzepisode, die länger als sechs Monate andauerte, aber auch bei Kindern sind Schmerzen des Bewegungsapparats sehr häufig. Schmerzen des Bewegungsapparats führen deshalb zu einer sehr hohen Anzahl von Arztbesuchen und dementsprechend hohen Kosten. Neuropathische Schmerzen hingegen betreffen weniger als einen von zehn Menschen.

Die Eckpfeiler einer Schmerzbehandlung sind nichtpharmakologische Behandlungen, die jedoch je nach Bedarf mit Medikamenten kombiniert werden können.

Mittlerweile wissen wir, dass eine Schmerztherapie eine ganzheitliche Behandlung und Rehabilitation in Zusammenarbeit mit dem Patienten sein soll.

➤ Abb. 24.1 zeigt die Möglichkeiten der Schmerzbehandlung. Die Schmerzbehandlung und die Rehabilitation der Arbeits- und Funktionsfähigkeit müssen mit dem Patienten so ausführlich besprochen werden, dass er dabei eine aktive Rolle übernehmen kann. Es ist sinnvoll, mit dem Patienten die zu erwartenden Wirkungen von Medikamenten zu besprechen und ihm klarzumachen, dass es bei lang anhaltenden Symptomen in der Regel nicht möglich ist, die

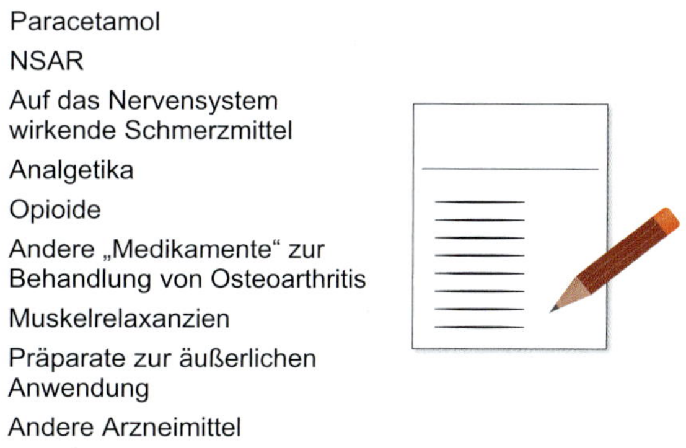

Abb. 24.1 Medikamentöse Behandlungsmöglichkeiten im Rahmen einer Schmerztherapie. [L231]

Schmerzen mit Medikamenten vollständig zu beseitigen, sondern dass nicht-pharmakologische Behandlungen und häufig ein multidisziplinärer Rehabilitationsansatz erforderlich sind. Grundlegend für eine medikamentöse Therapie ist ein individualisierter Ansatz unter Berücksichtigung der Art der Schmerzen des Patienten, anderer medizinischer Erkrankungen, seiner Risikofaktoren und der psychosozialen Situation, um eine bestmögliche Schmerzlinderung und eine positive Auswirkung auf die Funktionsfähigkeit und Lebensqualität zu erreichen. Je mehr Grunderkrankungen der Patient hat, je älter er ist und je mehr Medikamente er bereits einnimmt, desto mehr Aufmerksamkeit muss der Wahl des Medikaments gewidmet werden. Bei Kindern hingegen richtet sich die Dosierung von Analgetika fast ausnahmslos nach dem Körpergewicht. Bei Frauen muss bei der Wahl eines Medikaments berücksichtigt werden, ob ein eventueller Schwangerschaftswunsch besteht oder eine Schwangerschaft vorliegt bzw. ob die Frau stillt.

Ein guter Umgang mit akuten Schmerzen und die frühzeitige Erkennung des Risikos einer Schmerzchronifizierung sind wichtige Faktoren für die Behandlung.

Paracetamol gehört zu einer eigenen Gruppe von Schmerzmitteln, die eine zentrale Wirkung haben. Paracetamol wirkt zwar ähnlich schmerz- und fiebersenkend wie ein nichtsteroidales Antirheumatikum (NSAR), hat aber im Vergleich zu diesem eine schwächere Wirkung auf die Entzündungsreaktion und die Thrombozytenfunktion. Bei Entzündungen sind hohe Peroxidspiegel vorhanden, die die Wirkung von Paracetamol verringern. Paracetamol kann die Cyclooxygenase, welche überall im Körper Entzündungsreaktionen steuert, hemmen und dadurch analgetisch wirken. Das Enzym Cyclooxygenase wandelt Arachidonsäure, die von den Zellmembranen synthetisiert wird, in Endoperoxid um, das wiederum z. B. zu Prostaglandin weitersynthetisiert wird, welches eine Entzündungsreaktion verstärkt.

Am Ort der Entzündung produzieren die Entzündungszellen so viele Peroxide, dass die Wirkung von Paracetamol nur gering ist.

Im Hypothalamus wirkt Paracetamol jedoch durch eine wirksame Hemmung der Prostaglandinsynthese. Außerdem werden bei Paracetamol mehrere Wirkmechanismen vermutet, von denen nur derjenige des Leberstoffwechselprodukts bei der Behandlung von Schmerzen genau bekannt sind. Obwohl Paracetamol den Cyclooxygenase-Stoffwechsel nicht so stark beeinflusst wie die NSAR, kann es in hohen Dosen den Magen-Darm-Trakt reizen, entweder unabhängig oder durch die Verstärkung der Nebenwirkungen der NSAR. In hoher Dosierung kann es die Funktion der Blutplättchen beeinträchtigen und zu Asthmaexazerbationen führen (bei etwa 5 % der Asthmatiker). Paracetamol ist als hepatotoxisch bekannt, kann aber auch negative Auswirkungen auf die Nieren haben, insbesondere wenn es in Kombination mit anderen Medikamenten angewendet wird. Nach der Einnahme großer Mengen von Paracetamol können bereits nach wenigen Tagen Leberschäden auftreten. Der Metabolit von Paracetamol wird durch Glutathion gepuffert, solange Glutathion verfügbar ist. Wenn das Glutathion zur Neige geht, reichert sich der giftige Paracetamol-Metabolit in der Leber an und die Schädigung der Leberzellen beginnt. Alkoholkonsum, die Einnahme von Medikamenten, die die Verstoffwechselung von Paracetamol beschleunigen, ein schlechter Ernährungszustand und erbliche Faktoren können die Hepatotoxizität von Paracetamol erhöhen.

Paracetamol ist ein schwaches Analgetikum, das bei der Behandlung von Schmerzen des Bewegungsapparats keine große Rolle zu spielen scheint. Aufgrund seiner geringen Nebenwirkungen wird Paracetamol jedoch weiterhin für Behandlungen empfohlen.

Jüngste Studien belegen die geringe Wirksamkeit von Paracetamol nachdrücklich und seine Rolle als Mittel der ersten Wahl wird beispielsweise bei der Behandlung von Knie- und Hüftgelenksarthrose in Frage gestellt [250, 251]. Akute und chronische Rückenschmerzen sollten nicht mit Paracetamol behandelt werden – es bewirkt weder eine zufriedenstellende Schmerzlinderung noch eine Verbesserung der Funktionsfähigkeit, der Lebensqualität, der Geschwindigkeit der Genesung oder der Schlafqualität [187, 252]. Auch die regelmäßige oder bedarfsgerechte Einnahme von Paracetamol bei Rückenschmerzen hat keinen positiven Einfluss auf das Behandlungsergebnis [187].

Machado et al. [253] fanden in ihrer Metaanalyse keinen Nutzen von Paracetamol bei Rückenschmerzen.

Auch bei Arthroseschmerzen wurde bei der Einnahme von Paracetamol ein geringer Nutzen festgestellt, der außerdem nur von kurzer Dauer war. Bei akuten muskuloskelettalen Verletzungen scheint Paracetamol allerdings ebenso wirksam zu sein wie ein entzündungshemmendes Medikament (Diclofenac) [254]. Bei mittelschweren bis schweren Spannungskopfschmerzen dagegen wirkt Paracetamol (1.000 mg) innerhalb von zwei Stunden nach der Einnahme ungefähr gleich wie Ibuprofen (400 mg) und Ketoprofen (25 mg) [255].

24.2 NSAR

Nicht-steroidale Antirheumatika (NSAR) sind eine breite Gruppe schmerzlindernder und entzündungshemmender Substanzen, die auf das Enzym Cyclooxygenase (COX) wirken und so die Bildung von Prostaglandinen wirksam hemmen (➤ Abb. 24.2).

Wie der Name schon sagt, werden NSAR am besten zur Behandlung von entzündlichen Schmerzen eingesetzt und verursachen bei richtiger Anwendung relativ wenig Nebenwirkungen. NSAR haben jedoch eine sehr geringe Wirkung auf neuropathische Schmerzen. NSAR lassen sich nach ihren Wirkmechanismen in COX-1- und COX-2-Hemmer

1. Die Bildung von Prostaglandinen vom Typ E und Prostacyclin zu verringern und dadurch die Sensibilisierung der nozizeptiven Nervenendigungen für andere Entzündungsmediatoren und physikalische Einwirkungen zu reduzieren.
2. Die Synthese von Prostanoiden (Prostaglandine, Prostacyclin und Thromboxan) in den an der Schmerzregulation beteiligten Bereichen des zentralen Nervensystems zu reduzieren.
3. Potenziell direkte Auswirkungen auf die Wirbelsäule. COX-1 ist auch für die Blutplättchenaggregation (Thromboxan), die Gefäßerweiterung (Prostacyclin) und den Schutz der Magenschleimhaut (Prostaglandin) verantwortlich.

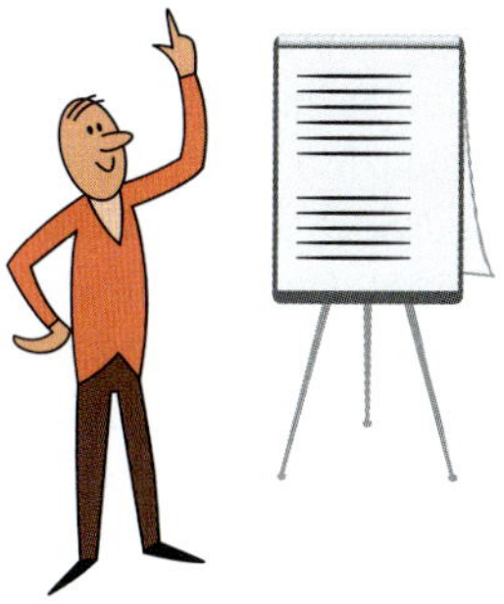

Abb. 24.2 Wirkmechanismen von NSAR. [L231]

unterteilen. Beide Gruppen von NSAR sind gleich wirksam und haben ein sehr ähnliches Nebenwirkungsprofil, abgesehen von einer geringeren Reizung des Magen-Darm-Trakts bei COX-2-Inhibitoren.

Es wurde festgestellt, dass NSAR mindestens drei Wirkmechanismen in Bezug auf Schmerzen haben.

Entzündungshemmende COX-1-Inhibitoren wirken sich negativ auf verschiedene andere physiologische Funktionen des Körpers aus. Das COX-2-Enzym hat neben der Entzündungsreaktion noch andere physiologische Wirkungen; diese werden aber durch die Entzündungsreaktion stark induziert und es werden Prostanoide in sehr großen Mengen synthetisiert. Daher beeinträchtigen NSAR, die speziell auf das COX-2-Enzym wirken, die anderen physiologischen Funktionen der Prostanoide nicht.

NSAR scheinen bei der Behandlung von Schmerzen wirksamer zu sein als Paracetamol und die Kombination von NSAR mit Opioiden ist unter dem Gesichtspunkt der Schmerzbehandlung sinnvoll, da sie sich gegenseitig in ihrer Wirkung verstärken. NSAR haben jedoch eine schwächere Wirkung auf die Entzündungsreaktion als Glukokortikoide, insbesondere bei entzündlichen Erkrankungen, bei denen die Entzündungsreaktion länger andauert. NSAR wie auch Paracetamol haben eine fiebersenkende Wirkung.

Es gibt viele verschiedene Arten von NSAR mit unterschiedlichen Eigenschaften, so dass es für den Therapeuten wichtig ist, die spezifischen Eigenschaften der verschiedenen NSAR zu kennen. Die häufigsten Nebenwirkungen von NSAR sind Magen-Darm-Probleme. Die langfristige Einnahme von NSAR, eine Vorgeschichte von Magen-Darm-Problemen einschließlich Magengeschwüren, bestimmte andere Medikamente (Kortison, Antibotika usw.) und das fortgeschrittene Alter des Patienten sind wichtige Faktoren, die zu berücksichtigen sind. Diese Probleme können vermieden werden, indem das COX-1 hemmende NSAR durch ein COX-2 hemmendes NSAR ersetzt oder ein Magenschutz verschrieben wird, der gleichzeitig mit dem NSAR eingenommen wird. NSAR können bei Asthmatikern (bei etwa 10 %) aufgrund eines Anstiegs der Leukotriene Asthmasymptome hervorrufen. Einige Asthmatiker vertragen COX-2 hemmende NSAR, aber es mangelt an Belegen für die sichere Anwendung bei Asthmatikern. Das bedeutet, dass Paracetamol für Asthmatiker eine sicherere Option ist, obschon es als Schmerzmittel schlechter wirkt. Obwohl Allergien gegen NSAR selten sind (2 % gegen Salicylsäure-Derivate), sollte Celecoxib als COX-2-Hemmer bei Allergien gegen Sulfonamide in Betracht gezogen werden.

Acetylsalicylsäure ist ein Molekül, das irreversibel an Thrombozyten bindet und dessen Auswirkungen auf die Blutgerinnungseigenschaften der Thrombozyten langanhaltend sind, während die Wirkungen von COX-1 hemmenden NSAR aufgrund ihrer reversiblen Bindung an die Thrombozyten nur für die Dauer der Einnahme anhalten.

Daher ist der Einsatz von Acetylsalicylsäure als Analgetikum wahrscheinlich nicht die beste Option aus der Gruppe der COX-1 hemmenden NSAR und wird häufiger als Kreislaufmedikament eingesetzt.

NSAR, die COX-2 hemmen, haben keine Auswirkungen auf die Thrombozytenfunktion und erhöhen daher das Blutungsrisiko nicht wesentlich. Sie wirken sich stärker auf das Risiko einer arteriellen Thrombose aus und sollten daher bei Personen mit einem erhöhten Risiko für einen Arterienverschluss (koronare Herzkrankheit, zerebrovaskuläre Erkrankungen, Diabetiker und Raucher) vermieden werden. NSAR können Wechselwirkungen mit Antikoagulanzien verursachen, so dass NSAR in Verbindung mit Antikoagulanzien nur mit großer Vorsicht angewendet werden sollten. Paracetamol ist die sicherste Option und Proprionsäurederivate (Ibuprofen, Ketoprofen und Naproxen) sind wahrscheinlich die sichersten NSAR, die man verwenden kann.

Die vierte häufige Nebenwirkung von NSAR ist ein erhöhtes Risiko für Herz-Kreislauf-Erkrankungen wie zum Beispiel Herzinfarkte sowie Nierenversagen. Prostaglandine regulieren die Nierendurchblutung, die Erythropoetinfreisetzung, die Reninspezifität, die glomeruläre Filtration sowie die Wasser- und Salzausscheidung. Wenn die Prostaglandinproduktion reduziert wird, werden all diese Funktionen durch sämtliche NSAR, sowohl COX-1- als auch COX-2-Hemmer, beeinträchtigt. Darüber hinaus erhöhen NSAR in Kombination mit nierentoxischen Medikamenten (z. B. Methotrexat) das Risiko einer Nierenfunktionsstörung noch zusätzlich. Unter den NSAR scheinen Indometacin und Acetylsalicylsäure die Niere am stärksten anzugreifen. Für gesunde Nieren stellen NSAR kein großes Problem dar. Bei Menschen mit einer Herzerkrankung erhöhen sie das Risiko einer Herzinsuffizienz um das bis zu Zehnfache. Sie können den Blutdruck erhöhen und zumindest die Wirksamkeit von blutdrucksenkenden Medikamenten, die das Renin-Angiotensin-System (RAS) beeinflussen, verringern.

NSAR sind auch als topische Präparate erhältlich, deren systemische Nebenwirkungen gering sind.

Bei der Behandlung von mäßigen bis starken Arthroseschmerzen scheinen NSAR wirksamer zu sein als Paracetamol [256]. Dies hat sich bei der Knie- und Hüftarthrose gezeigt; aber die gleiche Palette von Medikamenten kann auch bei einer Knöchelarthrose eingesetzt werden [257]. Bei Kniearthrose hat Naproxen gute Ergebnisse in Bezug auf Schmerzen und die Funktionsfähigkeit gezeigt [259]. Celecoxib, ein COX-2-Hemmer, scheint bei der Behandlung von Schmerzen und im Hinblick auf die Verbesserung der Funktion bei Osteoarthritis etwas wirksamer zu sein als andere NSAR [258], aber es ist zu bedenken, dass die Gruppe der NSAR eine sehr große Anzahl von Medikamenten umfasst und bis heute kein Vergleich zwischen allen NSAR durchgeführt worden ist.

Bei akuten und chronischen Rückenschmerzen, die auch eine radikuläre Komponente haben können, scheint die Behandlung mit NSAR nicht klinisch relevant zu sein, obwohl die Patienten eine Schmerzlinderung erfahren [253]. Bei der Behandlung akuter Weichteilverletzungen scheint es keinen Unterschied zwischen NSAR und anderen oralen Medikamenten zu geben. Schwellungen und die Funktion normalisieren sich unter Paracetamol ebenso schnell wie mit NSAR, aber NSAR verursachen wesentlich häufiger gastrointestinale Nebenwirkungen als Paracetamol [260].

Bei akuten muskuloskelettalen Schmerzen, die nicht auf ein Trauma zurückzuführen sind, sprechen Patienten auf intravenös verabreichtes Dexketoprofen besser an als auf Paracetamol, aber der Unterschied zugunsten von Dexketoprofen ist sehr gering [261]. Topische NSAR scheinen bei lokalen Verstauchungen und Zerrungen ebenso wirksam zu sein wie orale NSAR, jedoch wird bei einer topischen Anwendung ein großer Teil der unerwünschten Wirkungen vermieden [262]. Darüber hinaus hat sich gezeigt, dass lokale NSAR (Diclofenac und Ketoprofen) bei der Behandlung von Arthrose der Hand und des Knies mindestens so wirksam sind wie orale NSAR [263]. NSAR scheinen wenig Wirkung auf Fibromyalgieschmerzen zu haben [264]. Bei entzündlichen Rückenbeschwerden können NSAR das Fortschreiten der radiologischen Befunde verlangsamen, aber wie bei langwirksamen NSAR sind Nebenwirkungen im Allgemeinen recht häufig und sollten bei der Erwägung einer Medikation berücksichtigt werden [265]. Bei der Behandlung von Spannungskopfschmerzen erzielt Ketoprofen zu 25 mg bei einem Viertel der Patienten eine gute Wirkung, aber es gibt kaum einen Unterschied zu Paracetamol (1.000 mg) [266].

Zu den möglichen Auswirkungen von NSAR auf den Knochenheilungsprozess und die Heilung einer vorderen Kreuzbandrekonstruktion gibt es wissenschaftliche Artikel, die darauf hindeuten, dass die Einnahme von NSAR in den ersten Tagen nach einer Verletzung oder Operation die Heilung beeinträchtigen kann, aber die Belege sind nicht sehr überzeugend [267, 268].

Schließlich gibt es zahlreiche Untersuchungen zu den negativen Auswirkungen von NSAR auf das Herz. Das Risiko eines Myokardinfarkts ist bei mehreren NSAR in einer hohen Dosierung erhöht. Das Risiko steigt bereits nach einer Woche an, erreicht aber seinen Höhepunkt nach einem Monat, wenn das Medikament kontinuierlich in hoher Dosierung eingenommen worden ist [269].

24.3 Wirkstoffe gegen neuropathische Schmerzen

Einschießende oder elektrisierende Schmerzen sind typisch für Nervenschädigungen. Antiepileptika können die Erzeugung spontaner Nervenimpulse reduzieren und so die Schmerzen verringern. Gabapentinoide (Pregabalin und Gabapentin) wirken am besten bei einer postherpetischen Neuralgie und einer diabetischen Neuropathie, werden aber auch bei anderen Arten von neuropathischen Schmerzen eingesetzt. Der Schwerpunkt liegt hier vor allem auf den Wirkmechanismen der Gabapentinoide, wobei die anderen NSAR (Carbamazepin, Oxcarbazepin, Lamotrigin, Topiramat, Natriumvalproat und Phenytoin; sie beeinflussen den Na^+-Kanal und den GABA-Spiegel), die zum Teil wegen der häufiger beobachteten unangenehmen Nebenwirkungen viel seltener verwendet werden, außer Acht gelassen werden. Gabapentinoide binden präsynaptisch an spannungsabhängige Ca^{2+}-Kanäle und blockieren die Freisetzung von Neurotransmittern, die die Nozizeption vermitteln, in den synaptischen Spalt. Gabapentin hat sich jedoch als weniger wirksam erwiesen als trizyklische und dual wirkende Antidepressiva. Gabapentin wurde mit guten Ergebnissen bei der Behandlung von Fibromyalgie und zentralen Schmerzen aufgrund von Rückenmarksverletzungen eingesetzt. Gabapentin wirkt sich nachweislich positiv auf den Schlaf aus. Gabapentinoide wirken angstlösend, was bei Schmerzpatienten ebenfalls wichtig ist. Gabapentinoide haben den Vorteil, dass kaum Wechselwirkungen mit anderen Arzneimitteln und nur selten schwere Nebenwirkungen auftreten.

Zu den häufigen Nebenwirkungen von Gabapentinoiden gehören Schläfrigkeit, Müdigkeit, Schwindel, Sehstörungen, periphere Ödeme, Gedächtnisprobleme und Kopfschmerzen [249].

Pregabalin hat sich bei der Behandlung der postherpetischen Neuralgie und der diabetischen Neuropathie in Tagesdosen von 300–600 mg als hilfreich erwiesen, scheint aber bei anderen chronischen neuropathischen Schmerzen weniger nützlich zu sein. Bei etwa der Hälfte der Patienten wird eine klinisch signifikante Schmerzlinderung erreicht und die Wirksamkeit des Medikaments ist mit der anderer NSAR vergleichbar [270]. Im Hinblick auf akute und chronische Ischiasschmerzen, die Lebensqualität, die Funktionsfähigkeit und Rückenschmerzen zeigte Pregabalin nach 8 und 52 Wochen in einer neueren Studie keine Wirkung [271]. Darüber hinaus hilft bei ca. 10 % der Fibromyalgiker eine tägliche Dosis von 300–600 mg, eingenommen für die Dauer von mindestens 12–26 Wochen mit geringen Nebenwirkungen [272].

Gabapentin (1.800–3.600 mg pro Tag) kann auch bei einer postherpetischen und diabetischen Neuralgie helfen. Wie bei Pregabalin sind die Belege für die Wirksamkeit bei anderen neuropathischen Schmerzen begrenzt. Vier von zehn Patienten erfahren eine Schmerzlinderung von mindestens 50 %. Bei mehr als der Hälfte der Patienten treten jedoch Nebenwirkungen auf oder sie profitieren eindeutig nicht von Gabapentin als Analgetikum [273]. Wie Pregabalin kann auch Gabapentin (1.200 mg täglich) bei einem großen Teil der Patienten eine gewisse Linderung der Fibromyalgieschmerzen bewirken, aber die Hälfte der mit Gabapentin behandelten Fibromyalgiker profitiert nach 12 Wochen Behandlung immer weniger [274, 275]. Gabapentin scheint bei der kurzfristigen Behandlung von Phantomschmerzen zu helfen [276]. Neben anderen NSAR hat sich Oxcarbazepin als hilfreich bei einer diabetischen Neuropathie und Radikulopathie erwiesen [277] und Carbamazepin kann bei neuropathischen Schmerzen wirksam sein, aber Pregabalin, Gabapentin und Analgetika bleiben Mittel der ersten Wahl. Nur etwa die Hälfte der Patienten mit einer Trigeminusneuralgie spricht gut auf Carbamazepin an [278].

24.4 Antidepressiva

Trizyklische Antidepressiva werden zur Behandlung von Depressionen und zur langfristigen Schmerzbehandlung eingesetzt, insbesondere bei Schmerzen nach Nervenschäden, einer postherpetischen Neuralgie, einer diabetischen Neuropathie, Spannungskopfschmerzen und Schmerzen nach zerebrovaskulären Unfällen. Die Wirkung eines Medikaments ist von Mensch zu Mensch sehr unterschiedlich, wobei viele verschiedene Faktoren dabei eine Rolle spielen können.

Chronische Schmerzen gehen häufig mit einem Stimmungsabfall oder gar einer Depression einher, was sich auf die Wirksamkeit von Schmerzmitteln auswirkt. Im Allgemeinen tritt die Wirkung auf den Schmerz jedoch schneller ein als auf die Stimmung.

Trizyklische Antidepressiva (Amitriptylin und Nortriptylin) haben eine von der Depression unabhängige schmerzstillende Wirkung. Sie hemmen nicht nur die Wiederaufnahme von Serotonin und Noradrenalin durch die Nervenzellen und beeinflussen so die Weiterleitung des Schmerzimpulses, sondern blockieren auch Na^+-Kanäle und stillen den Schmerz über diesen Weg. Trizyklische Antidepressiva weisen große Unterschiede in der biologischen Wirksamkeit und in der Verstoffwechselung auf, was zu großen Unterschieden in ihrer Effizienz führt. Die analgetische Wirkung tritt innerhalb von 4 bis 5 Tagen ein. Innerhalb von 1 bis 2 Wochen wird eine stabile Plasmakonzentration erreicht, so dass eine Erhöhung der Dosis moderat sein sollte.

Zu den häufigsten Nebenwirkungen von Amitriptylin (ein Antidepressivum) gehört Schläfrigkeit. Das Medikament kann deshalb zur Behandlung der schlechten Schlafqualität bei Schmerzpatienten eingesetzt werden.

Dies ist zum Teil auf die Wirkung des H1-Rezeptors zurückzuführen, der ebenfalls zu einer Gewichtszunahme führen kann. Nortriptylin ist der aktive Metabolit von Amitriptylin und hemmt die Wiederaufnahme von Noradrenalin in das präsynaptische Neuron. Es wirkt deutlich weniger sedierend als Amitriptylin. Bei der Verschreibung von trizyklischen Antidepressiva an Patienten mit Herz-Kreislauf-Erkrankungen sowie älteren Menschen ist Vorsicht geboten. Antidepressiva haben aufgrund ihres Wirkmechanismus anticholinerge Nebenwirkungen: Mundtrockenheit, Tachykardie, Verstopfung und Harnverhalt. Von den Antidepressiva hat Amitriptylin die höchste Inzidenz anticholinerger Nebenwirkungen, gefolgt von Nortriptylin, während Venlafaxin und insbesondere Duloxetin diese Nebenwirkungen nur selten aufweisen.

Bei der Behandlung chronischer Schmerzen ist die Noradrenalin-Wiederaufnahmehemmung wichtiger als die Serotonin-Wiederaufnahmehemmung. Duloxetin und Venlafaxin sind so genannte SNRI und beeinflussen daher die Serotonin- und Noradrenalin-Wiederaufnahmehemmung. Venlafaxin ist in niedrigeren Dosen eher ein Serotonin-Wiederaufnahmehemmer, so dass die Dosis auf mindestens 150 mg erhöht werden sollte. Venlafaxin hat so gut wie keine anticholinergen Nebenwirkungen, ist aber oft etwas weniger wirksam als Amitriptylin und wird, wie trizyklische Antidepressiva, von den Patienten sehr unterschiedlich vertragen. Duloxetin hat sich als sehr wirksam bei peripheren diabetischen Neuropathien, aber auch bei Osteoarthritis und

Fibromyalgie erwiesen. Duloxetin aktiviert das absteigende schmerzhemmende System gut und hat von den Antidepressiva die wenigsten anticholinergen Nebenwirkungen. SSRI (fast ausschließlich Serotonin-Wiederaufnahmehemmer; Citalopram, Fluoxetin und Paroxetin) können ebenfalls zur Behandlung chronischer Schmerzen eingesetzt werden, ihre Wirksamkeit ist jedoch schwächer als die der oben genannten Medikamente, da sie nur eine sehr geringe Wirkung auf die Noradrenalin-Wiederaufnahmehemmung haben [249].

Obwohl Amitriptylin nur bei einem Teil der Patienten mit neuropathischen Schmerzen eine deutliche Schmerzlinderung zu bewirken scheint, sollte es aufgrund jahrelanger guter klinischer Erfahrungen in der Behandlung neuropathischer Schmerzen nicht fehlen.

Insbesondere gibt es keine wissenschaftlichen Belege dafür, dass Amitriptylin bei der Behandlung von neuropathischen Schmerzen unwirksam ist [279]. Bei Schmerzen des Bewegungsapparats wurde Amitriptylin vor allem bei der Behandlung von Rückenschmerzen, Rheuma und Langzeitschmerzen der oberen Extremitäten untersucht, bei denen Amitriptylin eine positive Wirkung haben könnte [280]. Nortriptylin kann bei neuropathischen Schmerzen helfen, aber die Evidenzlage ist so dürftig, dass Nortriptylin nicht Therapie der ersten Wahl für neuropathische Schmerzen sein sollte [281]. Venlafaxin kann bei neuropathischen Schmerzen helfen, aber gemäß dem Cochrane-Review ist seine Wirksamkeit nicht sehr stark [282]. Venlafaxin ist jedoch ein sicheres und gut verträgliches Medikament und die Wirksamkeit bei neuropathischen Schmerzen scheint mit steigender Dosis bis 150 mg zuzunehmen, da die Wirkung dann stärker auf die Noradrenalin-Wiederaufnahme ausgerichtet ist [283, 284]. Duloxetin ist bei neuropathischen Schmerzen wirksamer als Nortriptylin [281]. Auch bei einer Kniearthrose hilft Duloxetin und Patienten vertragen das Medikament gut [285]. Innerhalb der ersten Woche nach Beginn der Behandlung wurde eine Besserung festgestellt und die Wirksamkeit nahm bei längerer Behandlung zu [286].

Bei neuropathischen Schmerzen sollte mehr als nur ein Medikament ausprobiert werden, da sich die Wirksamkeit hier anders verhalten kann als bei anderen Schmerzen [279].

24.5 Opioide

Opioide sind Substanzen, die sich an Opioidrezeptoren im Körper binden; die bekanntesten körpereigenen Opioidpeptide sind die Endorphine.

Opioide beeinflussen das Gehirn (Mittelhirn, Hirnstamm, PAG, Raphe-Kerne und den Nucleus paragigantocellularis), das Rückenmark (Substantia gelatinosa) und das periphere Nervensystem, so dass das nozizeptive Signal nicht weitergeleitet werden kann. Wenn Opioide auf das Gehirn wirken, aktivieren sie die absteigenden Hemmbahnen und verhindern so die Weiterleitung des nozizeptiven Signals im Rückenmark.

Im Gehirn finden sich Opioidrezeptoren vor allem in dem Bereich, in dem emotionsgeladene Erfahrungen verarbeitet werden. In der Peripherie werden die durch Entzündungen aktivierten Opioidrezeptoren durch Morphin gut gehemmt, zumindest einigen Studien zufolge. Opioide werden am besten zur Schmerzlinderung bei akuten Gewebeschäden, Entzündungen und ischämischen Schmerzen eingesetzt. Bei neuropathischen Schmerzen lässt sich die Wirksamkeit von Opioiden nur schwer vorhersagen, aber sie sind nicht die erste Wahl. Bei chronischen Schmerzen ist der Einsatz von Opioiden problematisch, da die Dosierung oft so hoch angesetzt werden muss, dass unerwünschte Nebenwirkungen auftreten. Bei akuten Schmerzen sind Gefühle wie Furcht und Angst üblich. Diese können durch Opioide gelindert werden. Bei chronischen Schmerzen können Furcht und Angst ein Faktor sein, der die Schmerzen verlängert. Eine entsprechend lange Opioidbehandlung kann zu Abhängigkeit führen.

Ein schnelles Absetzen von hochdosierten Opioid-Dauermedikamenten führt fast immer zu Entzugserscheinungen, weshalb es wichtig ist, das Medikament langsam auszuschleichen. Die Opioidabhängigkeit ist ähnlich wie die Nikotinsucht, da sich der Entzug als schwierig erweist. Es gibt mehrere Faktoren, die eine Sucht fördern, zu denen auch psychosoziale Faktoren gehören. Ein längerer Konsum von Opioiden kann zu einer Toleranzentwicklung im zentralen Nervensystem führen, so dass immer mehr eingenommen werden muss, um die gleiche Wirkung zu erzielen. Im schlimmsten Fall können Opioide das Schmerzsystem empfindlicher machen. Zu den häufigsten Nebenwirkungen von Opioiden gehören Müdigkeit, Erbrechen und Übelkeit, Mundtrockenheit, Verstopfung, Hypotonie und Atemdepression. Bei langfristigem Konsum können Opioide die Schlafqualität beeinträchtigen.

Das Auftreten von Nebenwirkungen ist sehr individuell und hängt vom verwendeten Opioid und der Dauer der Einnahme ab. Mit einer niedrigen Dosis von Naloxon (einem Opioid-Antagonisten) können die Nebenwirkungen (insbesondere Verstopfung) verringert und das Medikament kann somit besser vertragen werden. In einigen Fällen kann eine transdermale Verabreichung von Opioiden in Betracht gezogen werden, insbesondere wenn es Probleme mit der oralen Medikation gegeben hat. Bei der Behandlung von Langzeitschmerzen muss das Ansprechen auf das Medikament eindeutig sein, damit eine Fortsetzung der Medikation in Betracht gezogen werden kann.

Opioide lassen sich grob in drei Gruppen einteilen: 1) schwache (Codein und Tramadol), 2) mittelstarke (Buprenorphin) und 3) starke Opioide (Fentanyl, Hydromorphon, Methadon und Oxycodon).

Bei den letzten beiden Gruppen von Opioiden gibt es einen sogenannten Ceiling-Effekt, bei dem eine Erhöhung der Dosierung keinen weiteren Nutzen mehr bringt. Das Opioid Tramadol hat auch eine trizyklische, antidepressive Wirkung.

Dies führt dazu, dass Tramadol für die Behandlung von chronischen und neuropathischen Schmerzen besser geeignet ist als andere Opioide [249].

Es gibt keine stichhaltigen Beweise für den Einsatz von Tramadol bei Arthrose, aber etwa 15 % der mit Tramadol behandelten Personen sind der Meinung, dass sie einen gewissen Nutzen erfahren haben, so dass Tramadol in einigen Fällen für die Behandlung von Arthroseschmerzen in Betracht gezogen werden kann [287]. Bei einer Arthrose der Hüfte und des Knies kann eine kurzfristige Anwendung anderer Opioide eine Option sein, aber die Wirksamkeit der Medikamente ist wahrscheinlich recht gering und mögliche Nebenwirkungen sollten berücksichtigt werden [288]. Die Kombination eines Opioids mit einem NSAR oder Paracetamol scheint keinen signifikanten zusätzlichen Nutzen bei der Behandlung von Arthroseschmerzen zu bringen [289]. Bei rheumatoider Arthritis profitieren einige Patienten von schwachen Opioiden als Analgetika, aber in vielen Fällen behindern die Nebenwirkungen den Einsatz der Medikamente [290].

Bei neuropathischen Schmerzen ist Tramadol möglicherweise nur von begrenztem Nutzen [291], während sich die Belege für die Wirksamkeit von Oxycodon bei neuropathischen Schmerzen auf die postherpetische Neuralgie und die diabetische Neuropathie beschränken – jedoch nur mit einer begrenzten Wirkung [292]. Bei der Behandlung von Kopfschmerzen kann Morphin von kurzfristigem Nutzen sein [276]. Bei Patienten mit chronischen Rückenschmerzen können Opioide eine kurzfristige und mäßige Schmerzlinderung bewirken, aber bei der empfohlenen Dosierung wird keine klinisch signifikante Schmerzlinderung erreicht [293]. Bei der Behandlung chronischer Schmerzen wirken Opioide bei einigen Patienten gut als Analgetika, aber es gibt keine eindeutigen Belege für die Wirksamkeit in Bezug auf die Lebensqualität und die Veränderung der Funktionsfähigkeit. Die Mehrheit der chronischen Schmerzpatienten ist jedoch gezwungen, die Medikation aufgrund der Nebenwirkungen von Opioiden abzusetzen [294].

24.6 Weitere Arzneimittel zur Behandlung von Osteoarthritis

Der Gelenkknorpel setzt sich aus Kollagenfasern, Hyaluronan-Proteoglykan-Aggregaten, Knorpelzellen und Wasser zusammen und bildet ein elastisches Gewebe. Mehrere Proteoglykane sind an das Hyaluronan-Grundgerüst gebunden und wasserreich. Keratinsulfat- und Chondroitinsulfatketten binden sich an die Proteoglykan-Kernproteine.

Bei Arthrose nimmt mit der Abnahme des Proteoglykanspiegels auch die Wasserbindungskapazität des Gelenkknorpels ab [295].

Das Disaccharid, welches Keratinsulfat und Hyaluronan enthält, ist ein Glukosamin mit einer glukoseähnlichen Struktur, das für die Knorpelzelle nicht direkt verfügbar ist. Große extrazelluläre Mengen an Glukosamin aktivieren die intrazelluläre Aktivität der Knorpelzelle, wo das Nukleotid an Glukosamin gebunden ist. Glukuronsäure und Galaktosamin bilden die Disaccharideinheit von Chondroitinsulfat. Disaccharideinheiten bilden eine Polysaccharidkette, die an die Proteoglykan-Kernproteine gebunden ist. Der Wirkmechanismus von Glukosamin und Chondroitinsulfat besteht in ihrer Fähigkeit, die Proteoglykansynthese zu steigern und möglicherweise die Bildung von knorpelabbauenden Substanzen (Aggrekanasen, Metalloproteinasen und Interleukin 1) zu hemmen. Bei oraler Einnahme bleiben die Konzentrationen dieser beiden Produkte in der Gelenkflüssigkeit jedoch sehr niedrig und ihre Wirkung wurde in Frage gestellt [296]. Hyaluronat wird in Knorpel- und Synovialzellen synthetisiert und dient als Schmiermittel für das Gelenk. Es heißt, dass eine Injektion in das Gelenk die Entzündung verringert, die Viskosität der Synovialflüssigkeit verändert und eine direkte Wirkung auf Knorpel und Synovialzellen hat, aber in Wirklichkeit sind die Wirkungsmechanismen unklar. Die Molekulargewichte von Hyaluronat variieren stark und können unterschiedliche Auswirkungen auf den Mechanismus und die Dauer haben. Bei der Injektion in das Gelenk setzt die Wirkung langsamer ein als bei Glukokortikoiden, aber die Wirkungsdauer kann länger sein [297].

Glukosamin scheint eine positive Wirkung auf Arthroseschmerzen und die Funktionsfähigkeit zu haben [298].

Chondroitinsulfat allein oder in Kombination mit Glukosamin kann die Schmerzen bei Arthrose verringern und die Funktion zumindest kurzfristig verbessern [299]. Bei einer Kniearthrose scheinen Chondroitinsulfat und Glukosamin allein oder in Kombination keinen Einfluss auf den WOMAC-Score, der die Auswirkungen einer Osteoarthritis des Hüft- und/oder Kniegelenks misst, zu haben. Sie verringern aber die Schmerzen [300]. Bei einer Kniearthrose scheinen Injektionen von Hyaluronsäure in das Knie Schmerzen zu lindern, die Kniefunktion zu verbessern, den Bedarf an Schmerzmitteln zu verringern und möglicherweise sogar eine Arthroplastik um einige Jahre hinauszuschieben. Außerdem halten diese Wirkungen im Vergleich zu Kortikosteroiden länger an, während sie bei der Hyaluronsäure etwas langsamer eintreten [301]. Bei einer Knöchelarthrose kann die Injektion von Hyaluronsäure als zweite Option empfohlen werden, wenn mit Analgetika keine ausreichende Schmerzlinderung erzielt werden konnte [257].

24.7 Muskelentspannende Mittel

Tizanidin ist ein Alpha-2-Rezeptorblocker, der hauptsächlich im Rückenmark wirkt und die Freisetzung von Aminosäuren reduziert, die die NMDA-Rezeptoren stimulieren. Es hat eine zentrale analgetische Wirkung und ist bei spastischen Schmerzzuständen wirksam. Die sedierende Wirkung und der Blutdruckabfall stellen jedoch ein Problem dar. Von den Antihistaminika kann Orphenadrin, das auch einen muskelentspannenden Effekt hat, eine schmerzlindernde Wirkung haben. Aufgrund seiner entspannenden Wirkung wird es zur akuten Behandlung von Rückenschmerzen eingesetzt. Bei sorgfältiger Abwägung und Überwachung kann die muskelentspannende Wirkung von Diazepam ausgenutzt werden, allerdings nur kurzfristig und in niedriger Dosierung [249].

Muskelrelaxanzien sind wirksame Medikamente zur Behandlung akuter Rückenschmerzen, haben jedoch häufig Nebenwirkungen. Daher sollte ihr Einsatz immer individuell beurteilt werden [302].

Benzodiazepine und ihre Derivate scheinen bei der kurzfristigen Behandlung von Schmerzen bei rheumatoider Arthritis nicht hilfreich zu sein und unerwünschte Wirkungen treten zu häufig auf [303].

24.8 Lokale Analgetika

NSAR sind die am häufigsten verwendeten topischen Arzneimittel und wurden bereits weiter oben behandelt.

Na^+-Kanalblocker werden zur Behandlung von neuropathischen Schmerzen eingesetzt, wobei Lidocain topisch verabreicht und häufig als Anästhetikum eingesetzt wird. Es blockiert Na^+-Kanäle auf der Hautoberfläche und hemmt die nozizeptive Signalübertragung.

Der Lidocainfilm wird zweimal täglich aufgetragen. Als Salbe kann Lidocain dreimal täglich angewendet werden [249].

Topisches Lidocain hilft nur einer Untergruppe von Patienten, welche an neuropathischen Schmerzen leiden, daher gibt es keine eindeutige Empfehlung für die topische Anwendung von Lidocain [304].

Die Wirkung von Capsaicin beruht auf der Bindung an Vanilloidrezeptoren, die die Freisetzung von Neurotransmittern der C-Fasern und damit ein brennendes Gefühl auf der Haut verursachen. Nach der Desensibilisierung der C-Fasern beginnt die taktile Sensibilität der Haut zu verschwinden. Capsaicin kann bei einer Allodynie der C-Fasern eingesetzt werden. Bei einer postherpetischen Neuralgie erfahren bis zu 50 % der Patienten eine deutliche Schmerzlinderung. Das Medikament wird viermal täglich auf die Haut aufgetragen und der Schmerz reduziert sich innerhalb einer Woche nach Beginn der Behandlung. Die Behandlung ist für den Patienten recht anspruchsvoll und man sollte sich bewusst sein, dass die behandelte Haut empfindlich auf Hitze, Sonne und Schweiß reagiert. Nach der Erstbehandlung mit NSAR und Lidocain kann Capsaicin zur Behandlung von peripheren lokalen neuropathischen Schmerzen in Betracht gezogen werden [249].

Kortikosteroide sind bei der Behandlung von muskuloskelettalen Beschwerden weit verbreitet, obwohl die wissenschaftlichen Belege für ihre Wirksamkeit eher schwach sind.

Es gibt eine bessere wissenschaftliche Evidenz für den hauptsächlich kurzfristigen Einsatz von Kortikosteroid-Injektionen bei entzündlichen Gelenkerkrankungen und einer Arthrose des Knies [305]. Die Behandlung sogenannter Triggerpunkte mit Anästhetika scheint wirksamer zu sein als die mit Kortikosteroiden [306], aber auch hier ist die Wirkung nur von kurzer Dauer. Bei der Anwendung von Kortikosteroid-Injektionen sind mögliche Nebenwirkungen zu berücksichtigen, die wesentlich umfangreicher sind als bei Anästhetika. Zu den unerwünschten Nebenwirkungen gehören die Atrophie des subkutanen Fettgewebes [307] und Spannungsrisse [308], aber die Liste der Nebenwirkungen ist in Wirklichkeit viel länger. Bei der Behandlung degenerativer Tendinopathien scheint es keinen eindeutigen Nutzen durch den Einsatz injizierter Kortikosteroide zu geben [309].

Es gibt einige wissenschaftliche Belege für den kurzfristigen Nutzen einer Kortikosteroid-Injektion bei folgenden muskuloskelettalen Beschwerden: Schultereckgelenk- und Glenohumeralgelenkschmerzen, Schultersteife, Karpaltunnelsyndrom, Fingersehnenentzündung (De-Quervain-Syndrom und Trigger-Finger), Morton-Neurom und Kiefergelenkarthrose [307, 310–315]. Ebenso scheint die lumbale Nervenwurzelblockade eine gute Wirkung bei radikulären Symptomen der unteren Extremitäten zu zeigen, allerdings nur kurzfristig [316–318]. Die Injektion von Botulinumtoxin scheint bei Schmerzen des Bewegungsapparats bestenfalls eine mäßige Hilfe zu sein, aber es gibt eindeutige Belege für eine positive Wirkung bei Patienten mit einer Spastizität nach Rückenmarksverletzungen und bei einem CRPS könnte die Wirkung noch bedeutender sein [319, 320]. Allerdings können fast alle der oben genannten Ursachen für Schmerzen des Bewegungsapparats (beinahe) ebenso wirksam durch Physiotherapie behandelt werden, so dass der Einsatz von Injektionen als Behandlung immer individuell im Hinblick auf Schaden und Nutzen bewertet werden sollte. Weitere Informationen zur invasiven Behandlung von Schmerzen des Bewegungsapparats finden Sie in ➤ Kap. 26.

24.9 Andere Arzneimittel

Körpereigene Cannabinoide regulieren viele der Funktionen des Körpers, die durch von außen zugeführte Cannabinoide beeinträchtigt werden. Endocannabinoide sind Lipid-Neurotransmitter, deren Rezeptoren (CB1) sich im zentralen und peripheren Nervensystem befinden, wo sie die Freisetzung von Neurotransmittern regulieren, aber auch im Fettgewebe, in der Leber, in der Skelettmuskulatur, in der Bauchspeicheldrüse und im Verdauungstrakt finden sich

Rezeptoren. CB2-Rezeptoren befinden sich im Immunsystem und in den Mikroglia, über die die entzündungshemmende Wirkung von Cannabis übertragen wird. In Cannabis ist Δ9-Tetrahydrocannabinol der wichtigste partielle CB1- und CB2-Antagonist, der Schädigungen des zentralen Nervensystems und das Risiko einer Suchtentwicklung verursacht. Cannabidiol (CBD) ist die häufigste der nicht-psychoaktiven Substanzen und hat eine ausgeprägte therapeutische Wirkung. Cannabis, das zu medizinischen Zwecken angebaut wird, enthält einen hohen CBD-Gehalt, der die therapeutische Wirkung verstärkt, während Zubereitungen aus Cannabisblüten einen sehr hohen Gehalt an Δ-9-Tetrahydrocannabinol aufweisen, der das Risiko einer Abhängigkeit erhöht und gleichzeitig die medizinische Wirkung verringert. Aufgrund der zahlreichen kognitiven, psychiatrischen Nebenwirkungen wird Cannabis derzeit NICHT für die Behandlung von Schmerzen, insbesondere von akuten Schmerzen, empfohlen [249]. Darüber hinaus hat Cannabis bei der Behandlung von neuropathischen Schmerzen keinen eindeutigen Nutzen gezeigt [321].

➢ Tab. 24.1 gibt einen Überblick über die verschiedenen Arzneimittel und ihre Handelsnamen.

Tab. 24.1 Wirkstoffe und Handelsnamen verschiedener Arzneimittel

Wirkstoff	Handelsnamen	Wirkstärken (mg)	Wirkung	Dosierung (mg max./Tag)
Paracetamol	Panadol, Dafalgan	250, 500 und 1.000	Ein starkes fiebersenkendes und schmerzstillendes Mittel (schwache entzündungshemmende Wirkung)	1.000, 3× täglich
Ibuprofen	Ibuprofen	20 mg/ml, 40 mg/ml 100, 200, 400, 600 und 800	Behandlung von entzündlichen Schmerzen und zur Fiebersenkung. Hemmung der Prostaglandinsynthese und der Cyclooxygenase-Aktivität	800, 3× täglich
Ketoprofen	Ketesse, Fastum (Gel)	25, 50 und 100		100, 2× täglich
Naproxen	Apranax, Proxen, Aleve, Vimovo (Kombination mit Esomeprazol)	220, 250, 500, 550		550, 2× täglich
Diclofenac	Voltaren,	25, 50, 75, 100	Behandlung von Entzündungen. Hemmung der Prostaglandinsynthese und der Cyclooxygenase-Aktivität	75, 2× täglich
Celecoxib	Celebrex	100, 200	Behandlung von Entzündungen. COX-2-spezifischeres entzündungshemmendes Medikament	In Absprache mit dem Arzt
Etoricoxib	Arcoxia	30, 60, 90, 120		In Absprache mit dem Arzt
Acetylsalicylsäure (ASS)	Aspirin	250 und 500	Behandlung von entzündlichen Schmerzen und zur Fiebersenkung. Hemmung der Prostaglandinsynthese und der Cyclooxygenase-Aktivität. Beeinflussung der Blutgerinnungseigenschaften auch bei niedrigen Dosen	1.000, 3× täglich Kürzerer Gebrauch als andere NSAR
Topische Salben	Voltaren Ibuprofen-Creme Fastum-Gel	11,6 mg/g 23,2 mg/g 50 mg/ml	Gele zum Auftragen auf die Haut, die entzündungshemmende und schmerzlindernde Mittel enthalten. Geringe systemische Wirkung	2–3× täglich

KAPITEL

25 Medikamentöse Behandlung als Teil einer Schmerzbehandlung

Jukka Pekka Kouri

25.1 Erfahrungen von Schmerzärzten

In den letzten zehn Jahren ist das Bewusstsein für die Bedeutung nicht-pharmakologischer Behandlungen von Schmerzen gewachsen.

Dies ist zum Teil auf die Tatsache zurückzuführen, dass sich die medizinische Behandlung von Schmerzen mehr oder weniger in der Krise befindet. Man ist sich bewusst, dass eine medikamentöse Behandlung nur einem Teil der chronischen Schmerzpatienten hilft.

Eine medikamentöse Behandlung hilft nur etwa 30–50 % der Patienten und viele von ihnen leiden gleichzeitig an Nebenwirkungen. Das Konzept der Number Needed to Treat (NNT) [siehe Abschnitt „Number Needed to Treat" auf S. 220], die Anzahl der notwendigen Behandlungen, welches zur Beschreibung der Wirksamkeit einer medikamentösen Therapie verwendet wird, vermittelt kein sehr schmeichelhaftes Bild von der Effektivität einer medikamentösen Behandlung bei Patienten, welche z. B. an neuropathischen Schmerzen leiden. Eine medikamentöse Behandlung bringt oft nur bei einem von drei oder einem von sechs Patienten bis zu 50 % Schmerzlinderung.

Natürlich kann man behaupten, dass andere Behandlungen bei starken Schmerzen oder neuropathischen Schmerzen keine besseren NNT-Werte erzielen. Nur eine eigentliche Neuromodulationstherapie mit Rückenmarkstimulation kann bei starken Schmerzen bei entsprechend ausgewählten Patienten bessere NNT-Werte erzielen.

Chronische Schmerzen werden in leichte, mittelstarke und starke Schmerzen unterteilt. Leichte, vorübergehende Schmerzen können oft ohne Therapie durch symptomatische Behandlungen (Hausmittel, Kälte und Wärme, rezeptfreie Medikamente usw.) geheilt werden. Bei mittelstarken und vor allem subakuten Schmerzen liegt der Schwerpunkt auf nicht-pharmakologischer Schmerzlinderung (Physiotherapie, Bewegung, Stimulation, kognitive Therapien) und kurzfristigen entzündungshemmenden oder anderen vorübergehend eingesetzten Schmerzmitteln. Starke Schmerzen erfordern Physiotherapie, eine Schmerzrehabilitation und oft einen multidisziplinären Ansatz, aber möglicherweise auch eine Reihe von minimalinvasiven Schmerzbehandlungen und medikamentösen Therapien (Nervenwurzelanästhesie, andere Eingriffe, stärkere chronische Schmerzmedikamente wie Antiepileptika und andere schmerzstillende Medikamente).

Number Needed to Treat

- Die NNT ist ein wichtiges Konzept für den Vergleich der Wirksamkeit verschiedener Behandlungen, z. B. von Arzneimitteln
- Die NNT kann anhand der Ergebnisse einer randomisierten Studie berechnet werden
- Wenn beispielsweise ein Medikament mit einem Placebo verglichen wird und die medikamentöse Behandlung um 20 % wirksamer ist (z. B. bei Schmerzen – Schmerzlinderung um mindestens 50 %), dann beträgt die NNT 100/20 = 5
- Dies bedeutet, dass nur einer von fünf Patienten von dem Medikament profitieren wird
- Eine gute NNT wird mit 1–2 angegeben. Grundsätzlich kann sie auch zur Berechnung der Kostenwirksamkeit herangezogen werden, d. h. zum Vergleich der Kosten einer Behandlung mit ihrer Wirksamkeit.

Die Behandlung sehr starker chronischer Schmerzen ist ein schwieriger und anspruchsvoller Bereich, der die Zusammenarbeit zwischen verschiedenen Berufsgruppen erfordert. Notwendig sind sehr gute berufliche Fähigkeiten und eine umfassende Erfahrung, z. B. bei der Behandlung von Patienten mit schweren neuropathischen Schmerzen oder CRPS. Insbesondere bei sehr starken neuropathischen Schmerzen und den schwereren Formen von CRPS profitieren die Patienten häufig von einer Rückenmarkstimulation, die allerdings eine kontinuierliche Überwachung in der Schmerzklinik und wiederholte Eingriffe alle zwei bis drei Jahre erfordert.

Sowohl Physiotherapie als auch Ergotherapie sind wichtig für die Funktionsfähigkeit und die Rehabilitation der Patienten.

Bei der Behandlung sehr starker neuropathischer Schmerzen wird häufig eine Kombination aus einem Schmerzmittel und einem Antiepileptikum gewählt, vor allem wenn der Patient z. B. aufgrund der Schmerzen Schlafprobleme hat. Wenn eher eine Depression im Mittelpunkt steht, kann mit einem Antidepressivum wie Duloxetin oder Venlafaxin kombiniert werden, die beide in der Behandlung von neuropathischen Schmerzen wissenschaftlich gut belegt sind. Nur als letztes Mittel werden starke Opioide wie Oxycodon oder andere morphinähnliche Schmerzmittel eingesetzt. Davor lohnt es sich, mildere Opioid-Präparate wie Tramadol, Codein-Kombinationspräparate und Buprenorphin-Pflaster auszuprobieren. Die Einnahme von Opioiden sollte sorgfältig überwacht und so kurz wie möglich gehalten werden, um das mit Opioiden verbundene Risiko der Abhängigkeit und des Überkonsums zu vermeiden.

Das Schmerzerlebnis ist immer eine individuelle und subjektive Angelegenheit.

Wir müssen uns sehr stark auf die Informationen verlassen, die uns die Patienten geben, denn Schmerzen lassen sich nicht objektiv messen. Die Schmerztoleranz ist von Mensch zu Mensch sehr unterschiedlich. Schmerz ist nicht nur eine sensorische Erfahrung, sondern hat oft auch eine kräftezehrende Komponente. Diese Dualität muss nicht nur bei der Behandlung von Schmerzen, sondern auch bei allen anderen Aspekten der Behandlung von Schmerzpatienten berücksichtigt werden. Chronische Schmerzen sind häufig mit Schlafstörungen und Erschöpfung, Depressionen und Angstzuständen verbunden. Das limbische System übernimmt dann die Schmerzerfahrung und der Leidensaspekt tritt stärker in den Vordergrund. Der Wortschatz der Patienten ist oft von Ausdrücken dominiert, die mit Leiden und emotionalen Erfahrungen zu tun haben. So werden bei der Verschreibung von Schmerzmitteln für chronische Schmerzpatienten auch verstärkt Antidepressiva, z. B. trizyklische Antidepressiva, eingesetzt, die bekanntermaßen bei chronischen Schmerzen und Depressionen helfen und die Stimmung verbessern.

Arthroseschmerzen hingegen entstehen als Folge einer Reihe von biochemischen Vorgängen, die durch Entzündungen und Knorpelschäden gekennzeichnet sind. Diese Entzündungssituation wird am besten mit NSAR und gegebenenfalls mit einer Kortikosteroid-Injektionstherapie behandelt. Entzündliche Schmerzen stehen in Zusammenhang mit der Prostaglandinsynthese und es ist naheliegend, Medikamente einzusetzen, die diesen Mechanismus hemmen. Bei entzündlichen Schmerzen ist anfangs eine höhere Dosis erforderlich, um die Prostaglandinsynthese einzudämmen und in der Regel kann die Dosis nach 3–4 Tagen reduziert und die Behandlung mit einer niedrigeren Dosis fortgesetzt werden.

Das Kriterium für eine NSAR-Behandlung ist, ob der Patient 3–4 Tage nach Beginn der Behandlung einen deutlichen Nutzen erkennt.

Wenn der Patient davon profitiert, liegt ein entzündlicher Schmerz vor. Wenn nicht, sollte die Behandlung noch einmal überdacht werden. Bei Morbus Bechterew beispielsweise handelt es sich um eine entzündliche Erkrankung, bei der das entzündungshemmende Medikament in der Regel sofort wirkt und der Patient gleich am Tag nach Behandlungsbeginn weniger Schmerzen hat. Bei Morbus Bechterew treten die schlimmsten Symptome in der Regel am Morgen auf, so dass es am besten ist, den Entzündungshemmer am Abend einzunehmen. Eine Arthrose hingegen verschlimmert sich im Laufe des Tages bis zum Abend, so dass es besser ist, den Entzündungshemmer morgens einzunehmen.

Vor allem bei der Behandlung älterer Menschen besteht die Gefahr, dass NSAR zu lange eingenommen werden und in gewissem Sinne weiterwirken, obwohl der Grund für die Behandlung, die Arthritis, längst abgeklungen ist. Das Gleiche gilt heutzutage für Paracetamol, das viele ältere Menschen längerfristig einnehmen, obwohl der aktuelle Stand der

Wissenschaft zeigt, dass es z. B. bei arthrotischen Beschwerden nicht sehr wirksam ist. Das Kriterium für eine Fortsetzung der Behandlung mit einem Arzneimittel ist, ob es für den betreffenden Patienten tatsächlich noch von Nutzen ist oder nicht.

25.2 Eine medikamentöse Behandlung kann die multidisziplinäre Rehabilitation unterstützen

Medikamente bieten bei richtiger Anwendung eine Art Schutzschirm, unter dem sich der Patient körperlich, sozial und psychisch rehabilitieren kann. Wenn sich die Situation verbessert und der Schmerz nachlässt, wird dieser Schutz fürs Erste nicht mehr benötigt. Die Dinge laufen selten so ideal ab. Der Grundgedanke ist jedoch, dass Arzneimittel als Teil einer ganzheitlichen Behandlung gesehen werden sollen, die ein viel breiteres Konzept umfasst. Das Problem besteht darin, dass die Mittel für die Schmerzbehandlung seit jeher sehr begrenzt sind und die Patienten nur über eine Selbstbeteiligung Zugang zu vielen Schmerzbehandlungen haben. Eine große Herausforderung in diesem Zusammenhang ist, dass es viel zu wenige nicht-pharmakologische Schmerzbehandlungen gibt, wie z. B. Schmerzgruppen, Übungsgruppen für Schmerzpatienten, Physiotherapie und Schmerzpsychologen.

Idealerweise laufen nicht-pharmakologische und pharmakologische Behandlungen parallel und wirken nahtlos zusammen.

Die Situation wird durch den Mangel an qualifizierten Schmerzspezialisten in allen Kategorien verschärft: Schmerzärzte, Schmerztherapeuten, Schmerzphysiotherapeuten und Schmerzpsychologen. Das Problem liegt auch auf der Kostenebene. Schmerzpatienten sind in der Regel nicht sehr wohlhabend und oft arbeitsunfähig und können die Besuche oder Therapien bei Fachpersonen kaum privat bezahlen.

Aus gesellschaftlicher Sicht liegt der Schwerpunkt von Schmerztherapien häufig auf dem Besuch einer Schmerzklinik und der medikamentösen Behandlung. In gewisser Weise war das alte Modell kostenorientiert. Man hielt dies für ausreichend und wirtschaftlich vorteilhaft. In Wirklichkeit führt eine multidisziplinäre Arbeitsweise jedoch oft zu einem besseren langfristigen Ergebnis und kann daher eine bessere und kostengünstigere Lösung für die Gesellschaft bedeuten.

Medikamente und ihre Anwendung können durchaus notwendig sein und durch die Linderung von Schmerzen eine wirksamere Physiotherapie und Rehabilitation erst richtig ermöglichen. Beispielsweise können Patienten mit CRPS bessere Fortschritte in ihrer Rehabilitation machen, wenn die akuten Schmerzen durch eine medikamentöse Therapie gelindert werden. Ebenso sind bei stärkeren neuropathischen Schmerzen nur wenige Menschen in der Lage, sich auf Übungen oder Entspannungstechniken zu konzentrieren, wenn die Schmerzen zuvor nicht durch Medikamente gelindert worden sind.

Der Arzt möchte, dass der Physiotherapeut die ganzheitliche Behandlung des Patienten unterstützt und seine eigenen starken beruflichen Fähigkeiten einbringt. Die medikamentöse Therapie liegt weitgehend in der Verantwortung derjenigen, die dafür ausgebildet sind.

Es ist jedoch gut, den Patienten zu ermutigen, seinen Arzt zu informieren, wenn die vereinbarte einzunehmende Medikation nicht angemessen erscheint. Eine ablehnende Haltung eines Therapeuten gegenüber Medikamenten ist oft nicht im Interesse des Patienten und hilft ihm selten. Ähnlich verhält es sich, wenn ein Arzt Zweifel an der Physiotherapie äußert und sich weigert, eine Überweisung auszustellen. In diesem Fall ist es vernünftig zu fragen, auf welchem Wissen und welcher Erfahrung diese abweisende Haltung beruht. Nicht die Meinungen und Einstellungen unserer Experten sind entscheidend, sondern immer das Wohl des Patienten. Es ist wichtig, dass unsere Haltung nicht dazu beiträgt, dass die Patienten Angst vor der Krankheit oder ihren Behandlungen haben oder sie katastrophisieren.

Medizinische und nicht-medizinische Behandlungen lassen sich am besten durch multidisziplinäre Arbeit und Rehabilitation in Einklang bringen. In Finnland beispielsweise wurde die Schmerzrehabilitation von 1993 bis 2016 aktiv als stationäre Gruppenrehabilitation durchgeführt und von der finnischen Sozialversicherungsanstalt bezahlt. Die Basisteams für die Schmerzrehabilitation umfassten immer einen Schmerzarzt oder Physiologen, Physiotherapeuten, einen Ergotherapeuten, einen Sozialarbeiter und einen Psychologen. Der Rahmen war ein bio-psycho-sozialer Ansatz. In Deutschland und Schweden hingegen wurde die Schmerzrehabilitation eher als ambulante Rehabilitation organisiert, bei der die Betroffenen an Gesprächs- und Übungsgruppen (z. B. Wassergymnastik) an ihrem Wohnort für die Dauer von ca. 20 Wochen teilnehmen.

25.3 Grundlagen der medikamentösen Behandlung: Vor- und Nachteile

Meines Erachtens ist es unerlässlich, dass der Therapeut die Grundlagen der Anwendung verschiedener Medikamente, die Logik ihrer Verschreibung und ihre Nebenwirkungen kennt, damit er die Fragen des Patienten beantworten und ihn gegebenenfalls weiter beraten kann. Es ist nicht unsere Absicht, hier in die Geheimnisse der Arzneimitteltherapie einzutauchen – wir wollen jedoch einige praktische Anmerkungen in Zusammenhang mit Schmerzmitteln machen.

Ziel der medikamentösen Therapie ist es, die Schmerzen und andere Symptome des Patienten zu lindern und gleichzeitig eine bessere Funktionsfähigkeit und Lebensqualität zu ermöglichen, sowie dem Patienten zu helfen, sich so gut wie möglich zu erholen, um den Alltag, normale Aktivitäten und die Arbeit bewältigen zu können. Es werden die sichersten und individuell am besten geeigneten Optionen und Kombinationen von Arzneimitteln gewählt.

Der Grundgedanke bei der Anwendung von Medikamenten ist, dass die Medikation auf einer Analyse der spezifischen Schmerzen des Patienten und der Art der Schmerzen beruht. Schmerzen durch Gewebeschäden oder nozizeptive Schmerzen werden mit anderen Medikamenten behandelt als Schmerzen durch Nervenschäden oder neuropathische Schmerzen.

Der radikuläre Rückenschmerz ist jedoch ein gutes Beispiel dafür, dass Schmerzen sowohl nozizeptive als auch neuropathische Merkmale aufweisen können. Häufig wird der Begriff „Mischschmerz" verwendet.

Radikuläre Schmerzen können durch einen kürzlich aufgetretenen Bandscheibenvorfall verursacht werden. Dazu gehören:

1. mechanische nozizeptive Schmerzen, wenn die Bandscheibenmasse auf die Nervenwurzel drückt,
2. eine chemische nozizeptive Reizung, wenn die Nervenwurzel einem sauren chemischen Milieu exponiert ist, die durch die Bandscheibenmasse verursacht wird und dadurch eine chemische Entzündung auftritt, weiter
3. kann die Reizung der Nervenwurzel zu neuropathischen Schmerzen und neurogenen Entzündungen führen.

Die traditionelle Lösung für ein mechanisches Problem ist die Bandscheibenoperation, obwohl sie heute nur noch durchgeführt wird, wenn andere Behandlungen versagen oder die Situation so schwerwiegend ist, dass keine Alternativen in Aussicht sind. Wir versuchen, auf die chemisch-nozizeptive Situation mit entzündungshemmenden Medikamenten und eventuell einer lokalen Kortison-Injektion unter Röntgen- oder CT-Kontrolle einzuwirken. Bei neurogenen Entzündungen setzen wir Gabapentinoide und Analgetika ein. Oft wird die beste Reaktion durch eine Kombination mehrerer Medikamente zur gleichen Zeit erreicht, mit einer niedrigeren Dosierung des einzelnen Medikaments und häufig einem geringeren Ausmaß an Nebenwirkungen.

Schmerzmittel können Schmerzen und Schmerzbahnen auf unterschiedliche Weise beeinflussen:

1. Verhinderung der Schmerzverstärkung: NSAR hemmen zum Beispiel eine chemische Entzündung und die Synthese von Prostaglandinen
2. Hemmung der nozizeptiven Bahnen und Übertragung. So blockieren beispielsweise Anästhetika den Natriumkanal, Capsaicin (in Form eines Pflasters) reduziert die Anzahl der C-Fasern in der Haut und Gabapentinoide binden an die Kalziumkanäle in den Nervenzellen
3. Linderung des Schmerzempfindens auf der Ebene des zentralen Nervensystems. So blockieren beispielsweise Opioide die Opioidrezeptoren auf ZNS-Ebene und Antidepressiva wie SNRI hemmen die Serotonin- und Monoamin-Wiederaufnahme im zentralen Nervensystem.

Der Schlüssel zur Schmerzbehandlung liegt darin, eine individuelle und angemessene Behandlungslösung zu finden, die nicht zu viele Nachteile mit sich bringt, aber auch eindeutige Vorteile in Bezug auf die Verringerung der Schmerzen und die Verbesserung der funktionellen Kapazität hat. Wenn das Medikament nicht geeignet ist oder nicht ausreichend hilft, lohnt es sich, eine Änderung der Dosierung, eine andere Medikamentenoption oder eine Kombination mehrerer Medikamente zu versuchen.

25.3.1 NSAR: Probleme und Nebenwirkungen

Aspirin ist seit über hundert Jahren der Hauptpfeiler der Behandlung von Schmerzen und Entzündungen. Außerdem senkt es Fieber und wirkt gerinnungshemmend. Es wurde jedoch schon früh erkannt, dass die Einnahme von Aspirin neben seiner guten Wirksamkeit mit schwerwiegenden Darmproblemen verbunden ist. Die Entwicklung neuer NSAR, die in den 1950er Jahren begann, zielte daher insbesondere auf eine Verbesserung der Verträglichkeit der Produkte ab. Infolgedessen sind heute mehrere Dutzende entzündungshemmende Wirkstoffe auf dem Markt.

In den letzten Jahren wurde die Debatte über eine sichere Verwendung von NSAR mitunter heftig geführt. Ich würde jedoch behaupten, dass diese Debatte nützlich war. Wir sind nun besser in der Lage, den Einsatz von NSAR auf die richtigen Zielgruppen auszurichten – unter Berücksichtigung von Nutzen und Risiken dieser Arzneimittel. Das Problem besteht darin, dass viele Patienten aus Angst vor Nebenwirkungen bei der Einnahme von NSAR übervorsichtig geworden sind. Dies wiederum kann dazu führen, dass Schmerzen allein aufgrund von Einstellungen und Vorurteilen nicht ausreichend behandelt werden.

Warum werden NSAR immer noch benötigt?

NSAR sind eine sehr wirksame Gruppe von Medikamenten zur Behandlung von akuten Schmerzen, postoperativen Schmerzen und Fieber. Die Anzahl der notwendigen Behandlungen (NNT) für diese Indikationen liegt im Bereich von 2. Viele andere Analgetika liegen bei akuten Schmerzen deutlich über diesen Werten.

Bei chronischen Schmerzen haben NSAR eine Evidenz der Stufe A ➤ Tab. 25.1, auch für die Linderung von Symptomen der rheumatoiden Arthritis und die Behandlung von Patienten mit ankylosierender Spondylitis (Morbus Bechterew) und Osteoarthritis. Ein gemeinsamer Faktor bei all diesen Erkran-

Tab. 25.1 Einstufung der Wirksamkeit in den aktuellen Behandlungsempfehlungen

Code	Stufe	Erklärung
A	Starke Evidenz	Mehrere methodisch solide Studien mit ähnlichen Ergebnissen
B	Mäßige Evidenz	Mindestens eine oder mehrere methodisch fundierte Studien
C	Schwache Evidenz	Mindestens eine gültige wissenschaftliche Studie
D	Keine Evidenz	Experteninterpretation (bestes Urteil) von Daten, die nicht den Anforderungen einer auf wissenschaftlicher Forschung basierenden Evidenz entsprechen.

kungen sind entzündliche Schmerzen, die durch den Einsatz von NSAR, die die Prostaglandinsynthese hemmen, gelindert werden können. Ebenso zeigen Studien, dass es eindeutige Belege für den wirksamen Einsatz von NSAR bei akuten und chronischen Rückenschmerzen gibt.

Wenn es darum geht, Schmerzen, die durch akute und entzündliche Erkrankungen verursacht werden, wirksam zu behandeln, ist ein angemessener Einsatz von NSAR unerlässlich.

25.3.2 NSAR – praktische Probleme

Die Anwendung von NSAR in Deutschland ist jedoch nach wie vor mit den folgenden Problemen behaftet:

- NSAR werden nur gelegentlich eingenommen (bei Schmerzen werden Schmerzmittel eingenommen). Auf diese Weise werden zum Beispiel mechanische Schmerzen, die mit der Abnutzung des Kniegelenks einhergehen, nicht ausreichend gelindert. Es ist sinnvoll, die Medikamente längerfristig einzunehmen.
- Mehrere verschiedene NSAR werden gleichzeitig und in Kombination eingenommen. Häufig werden ein sogenanntes Medikament zur Selbstbehandlung und ein verschreibungspflichtiges Medikament gleichzeitig verwendet. Dadurch erhöht sich das Risiko für Magengeschwüre erheblich.
- Das Medikament wird zu kurzzeitig eingesetzt. Eine gute Schmerzlinderung wird dadurch nicht erreicht, d. h. der Entzündungsschmerz hat keine Zeit abzuklingen. In den meisten Fällen ist eine medikamentöse Behandlung von mindestens 5–8 Tagen erforderlich.
- Verzicht auf topische NSAR, die sicher sind und in Fällen wie Gelenkschmerzen gut wirken.

25.3.3 Nachteilige Effekte auf den Verdauungstrakt

Die intestinalen Nebenwirkungen von NSAR sind ein großes Problem für die öffentliche Gesundheit. Das Risiko schwerwiegender Komplikationen (Abszess, Darmdurchbruch, Perforation), insbesondere bei älteren und häufig mehrfach erkrankten NSAR-Anwendern, ist erheblich gestiegen. Eine mehrtägige Einnahme von NSAR kann zu Schleimhautveränderungen führen. Die Zunahme schwerer Darmschäden ist zum Teil darauf zurückzuführen, dass NSAR-induzierte Ulzerationen oft schleichend und schmerzlos verlaufen. So kann das erste Symptom eine bereits lebensbedrohliche Blutung sein.

Endoskopisch nachweisbare gastrointestinale Blutungen treten bei etwa 4 % der Bevölkerung auf. Die regelmäßige Einnahme von NSAR kann die Prävalenz bis zum Zehnfachen erhöhen.

Insbesondere bei Menschen über 65 Jahren steigt das Risiko für schwere Darmblutungen und Hospitalisierungen, die durch NSAR verursacht werden. In der Praxis bedeutet dies, dass insbesondere ältere Patienten bei der Einnahme von NSAR vorsichtig sein sollten, vor allem, wenn sie eine Vorgeschichte von Magengeschwüren und anderen Erkrankungen haben. Andererseits zeigen Studien, dass das Risiko einer Hospitalisierung in der Bevölkerung im arbeitsfähigen Alter gering ist und die Verwendung von NSAR bei diesen Patienten sicherer ist als bei älteren Menschen.

In den letzten Jahren wurden die Risikofaktoren für NSAR-assoziierte gastrointestinale Blutungen eindeutig identifiziert. Das höchste Risiko besteht bei Patienten, die in der Vergangenheit bereits andere Medikamente eingenommen haben. Sie sollten es vorziehen, auf die Einnahme von NSAR zu verzichten und andere Möglichkeiten der Schmerzbehandlung nutzen. Weitere Risikofaktoren sind ein Alter von über 65 Jahren, Allgemeinerkrankungen, eine Glukokortikoid-Therapie, die Einnahme von SSRI und eine Therapie mit Antikoagulanzien. Eine hohe Dosierung und die langfristige Einnahme von NSAR erhöhen das Risiko von gastrointestinalen Blutungen. Das Risiko von Magengeschwüren steigt bei traditionellen NSAR ab Beginn der Behandlung und bleibt bei längerer Anwendung erhöht.

Die vorliegenden Erkenntnisse deuten darauf hin, dass die Anwendung von Arzneimitteln der Gruppe der Coxibe (Etoricoxib und Celecoxib) die Rate schwerer Darmschäden und schwerer Komplikationen im oberen Verdauungstrakt im Vergleich zur Verwendung herkömmlicher NSAR um die Hälfte reduziert. Es gibt mehrere Metaanalysen und systematische Übersichtsarbeiten, die allesamt konsistent sind. Das Risiko von Blutungen im unteren Gastrointestinaltrakt wird bei der Verwendung von Arzneimitteln aus der Gruppe der Coxibe um etwa 50 % reduziert.

Es wurde darauf hingewiesen, dass der Schutz des Magens mit einem Säureblocker zwar einen mäßigen Schutz für den oberen Magen-Darm-Trakt bietet, aber den Dünn- oder Dickdarm nicht vor Schäden schützt.

25.3.4 Unerwünschte kardiovaskuläre Nebenwirkungen

Derzeit wird davon ausgegangen, dass NSAR nicht verwendet werden sollten, wenn der Patient eine ausgeprägte kardiovaskuläre Erkrankung hat. Zu den Kontraindikationen gehören eine koronare Herzkrankheit, etablierte zerebrovaskuläre Störungen, Herzinsuffizienz, eine periphere arterielle Verschlusskrankheit und unkontrollierter Bluthochdruck. Bluthochdruck, Hyperlipidämie, Diabetes und Rauchen werden als Kontraindikationen angegeben.

Derzeit geht man davon aus, dass es nur geringe Unterschiede zwischen den verschiedenen NSAR in Bezug auf die Häufigkeit kardiovaskulärer Probleme gibt. Es ist wichtig, die Dauer der Behandlung, die Dosierung und eine korrekte Indikation zu berücksichtigen. Selbst wenn die anfängliche Dosierung relativ hoch ist, kann sie bei Besserung der Symptome auf eine niedrigere Dosis reduziert werden, z. B. bei der Behandlung einer Kniearthrose.

Nierenschäden

Vorsicht ist bei der Verwendung von NSAR geboten, wenn der Patient Risikofaktoren für eine Nierenfunktionsstörung aufweist. Dazu gehören fortgeschrittenes Alter, Diabetes, Herzinsuffizienz, Dehydrierung, akute Infektionen und eine Behandlung mit Nierenmedikamenten.

In der Praxis sollten NSAR bei Menschen mit Nierenversagen vermieden werden. Auch bei Patienten mit Multipler Sklerose, bei älteren Menschen und bei akuten Erkrankungen sollte man auf diese Medikamente verzichten. Alle NSAR können Ödeme, Bluthochdruck, Hyperkaliämie und Hyponatriämie verursachen. In akuten Situationen kann es zu einer Herzinsuffizienz kommen. NSAR können die Wirksamkeit blutdrucksenkender Medikamente (insbesondere von Diuretika und ACE-Hemmern) verringern.

25.3.5 Nachteile und Ängste

Ein besseres Verständnis für die schädlichen Wirkungen von NSAR bedeutet eine bessere und sicherere medikamentöse Behandlung. Offensichtlich sind die Schäden kumulativ, insbesondere bei älteren Menschen und Menschen mit Mehrfacherkrankungen. Bei der Bevölkerung im erwerbsfähigen Alter ist die Verwendung von NSAR relativ sicher. Leider hat die zunehmende Diskussion in der Öffentlichkeit zu übergroßer Vorsicht und unnötiger Angst geführt. Das Risiko, dass die Medikamente aus unnötiger Angst nicht eingenommen werden, wird dadurch erhöht.

Die Furcht vor unerwünschten Nebenwirkungen sollte eine gute Schmerzbehandlung nicht untergraben. Der rationelle Einsatz von NSAR ist dabei ein wesentlicher Bestandteil. Viele entzündliche Schmerzzustände (rheumatoide Arthritis, Morbus Bechterew, Arthrose) können ohne NSAR nicht behandelt werden. Es gibt gute Erfahrungswerte für die Verwendung von NSAR und deshalb ist deren Einsatz weiterhin gerechtfertigt.

Bei der Anwendung von NSAR gibt es zwei Extreme: Menschen, die aus verschiedenen Gründen kaum auf diese Medikamente zurückgreifen, auch wenn sie genau die richtige Lösung für ihre Schmerzen wären, und Menschen, die vor allem rezeptfreie NSAR zu häufig einnehmen, zum Beispiel bei täglichen Kopfschmerzen. Sie laufen Gefahr, dass sich ein schmerzhafter Kopfschmerz zu einem chronischen Leiden entwickelt.

Wichtige Fakten zur Anwendung von NSAR

- Es sollte immer nur ein NSAR angewendet werden
- Patienten mit koronarer Herzkrankheit und Herzerkrankungen sollten keine NSAR einnehmen
- Die empfohlene Dosis sollte nicht überschritten werden
- Traditionelle NSAR sollten vermieden werden, wenn in der Vergangenheit Magengeschwüre aufgetreten sind
- NSAR können auch bei lokal begrenzten Beschwerden eingesetzt werden
- Andere medizinische Bedingungen und Medikamente sollten berücksichtigt werden
- Selbst wenn mit einer höheren Dosis begonnen wird, kann die Dosis in der Regel später reduziert werden
- Es lohnt sich, verschiedene NSAR auszuprobieren, da das Ansprechen auf die Behandlung individuell ist.

25.4 Paracetamol – für wen und wann?

In vielen früheren Empfehlungen für die Behandlung von Rückenschmerzen wurde Paracetamol als Mittel der ersten Wahl genannt, da es das beste Nutzen-Risiko-Verhältnis aufweist. In neueren Behandlungsempfehlungen wird der Einsatz bei akuten oder chronischen Rückenschmerzen nicht mehr als sinnvoll erachtet (USA 2017, UK 2016, Dänemark 2017) [322]. Im Jahr 2016 wurde in der führenden medizinischen Fachzeitschrift *Lancet* eine systematische Übersichtsarbeit zu Arthroseschmerzen veröffentlicht, in der auf der Grundlage von 74 Doppelblindstudien und Daten von rund 60.000 Patienten festgestellt wurde, dass Paracetamol keine wirksame Behandlung von arthrosebedingten Beschwerden darstellt [323].

Paracetamol ist jedoch für rezeptfrei zu behandelnde und leichte Schmerzen geeignet. Es hilft Fieber und Kopfschmerzen zu senken und bei akuten Schmerzen zu helfen. Die Wirksamkeit bei entzündlichen Schmerzen ist jedoch schwach und oft unzureichend.

Wenn Paracetamol nicht ausreichend wirkt, ist es an der Zeit, auf NSAR und andere Alternativen umzusteigen.

Wichtige Fakten zur Anwendung von Paracetamol

- Es sollte nicht mehr als ein Paracetamol-Präparat gleichzeitig eingenommen werden
- Die Dosis 3 Gramm pro Tag sollte nicht überschritten werden
- Bei Patienten mit Leberinsuffizienz und starkem Alkoholkonsum kann die Einnahme des Arzneimittels zu Leberschäden führen, ebenso bei Überschreitung der empfohlenen Dosis
- Kann bei Fieber und Kopfschmerzen wirksam sein, ist aber bei Patienten mit Nacken-, Rücken- und Arthroseschmerzen wenig wirksam.

25.5 Opioide – nicht ganz unumstritten

Es hat sich gezeigt, dass der Einsatz von Opioiden bei chronischen Schmerzen auf einer sehr dünnen Beweislage beruht. Jeder hat von der unkontrollierten Opioidkrise in den Vereinigten Staaten gehört, wo unverantwortlicher Verkauf, Marketing und Verschreibung zu etwa 400.000 drogenbedingten Todesfällen geführt hat. In Deutschland wird die Verwendung und Verschreibung von Arzneimitteln strenger kontrolliert und es gibt nur wenige Todesfälle durch verschreibungspflichtige Arzneimittel. Es gibt gute Gründe, bei der Verschreibung von Opioiden vorsichtig zu sein. Bei der Verordnung starker Opioide muss ein klarer medizinischer, zwingender Grund für den Einsatz dieser Medikamente vorliegen (Tumorschmerzen, kürzlich erlittene Frakturen, postoperative Schmerzen, starke und unerträgliche Schmerzen). Die Anwendung sollte vorzugsweise unter der Aufsicht eines Arztes erfolgen und es sollte angestrebt werden, die Dauer der Anwendung so kurz wie möglich zu halten. Besondere Vorsicht ist bei jungen Menschen geboten. Wenn Opioide bei nicht-malignen Schmerzen eingesetzt werden, sollte die Einleitung der Medikation vorzugsweise auf der Grundlage einer Beurteilung durch eine Schmerzklinik erfolgen. Wenn Opioide gelegentlich zur Behandlung nicht-maligner Schmerzen eingesetzt werden, ist es außerdem ratsam, eine ausreichend niedrige und sichere „Höchstdosis" festzulegen. Dieser Wert sollte nicht überschritten werden. Die Überwachung der Patienten und die Kontrolle der Behandlung sollten in angemessener Weise erfolgen.

Es gibt eine klare Unterscheidung zwischen starken und leichten oder mittelstarken Opioiden. Bei chronischen neuropathischen Schmerzen beispielsweise kann Tramadol als Mittel der zweiten Wahl eingesetzt werden und nur als Mittel der dritten Wahl, möglicherweise nur in den schwersten Fällen, sollten starke Opioide für einen kurzen Zeitraum verwendet werden. Bei neuropathischen Schmerzen sind Gabapentinoide (Schmerzmittel) und/oder schmerzstillende Medikamente wie Amitriptylin oder Duloxetin (Schmerzmittel) die erste Wahl.

Problematisch kann die Situation für den Patienten sein, wenn er jahrelang starke Schmerzmittel gegen starke Schmerzen eingenommen hat und die Medikamente dann schnell abgesetzt werden. Da die Schmerzen plötzlich nicht mehr ausreichend gelindert werden, entsteht Unzufriedenheit, weil zuvor wirksame Medikamente nicht mehr eingenommen werden können. Die Patienten haben das Gefühl, dass ihre Schmerzen nicht anerkannt und heruntergespielt werden.

Unangemessene Bemerkungen über Patienten sollten in der Gesundheitsversorgung vermieden werden; sie können als beleidigend empfunden werden und die jahrelange Arbeit untergraben, die darauf ausgerichtet war, Wege zu finden, wie der Patient mit der Situation fertig werden kann.

Es sollte möglich sein, konkrete Alternativen zu Opioid-Medikamenten und nicht-pharmakologischen Methoden der Schmerzbehandlung zu finden.

Die Nachteile starker Opioide sollten dem Patienten realistisch erklärt werden. Dazu gehören (je nach Dosis):

- Verstopfung, Übelkeit, Juckreiz, kognitive Beeinträchtigung, Albträume, Müdigkeit
- Darüber hinaus können sich bei langfristiger Einnahme Infektionsanfälligkeit, ein niedriger Testosteronspiegel bei Männern, ein Osteoporoserisiko und endokrinologische Störungen entwickeln
- Es kommt sehr leicht zu einer Toleranzentwicklung und das Risiko einer Abhängigkeit sollte bedacht werden
- Es gibt zahlreiche Forschungsergebnisse darüber, dass Opioide Schmerzen verstärken (opioidinduzierte Schmerzen) und die Schmerzreaktion verändern können.

Wissenswertes über die Anwendung von Opioiden

- Eine Opioid-Behandlung nicht ohne sorgfältige Überlegungen eingeleitet werden
- Substanzmissbrauch und Drogenabhängigkeit sollten geprüft werden
- Die psychosoziale und psychologische Situation sollte bewertet werden
- Ziel der medikamentösen Behandlung ist es, die Funktionsfähigkeit des Patienten zu verbessern, nicht nur die Schmerzen zu lindern
- Es sollten nur langwirksame Präparate verwendet werden
- Medikamente werden nur dann eingesetzt, wenn die Ursache der Schmerzen klar ist und andere Mittel nicht ausreichen, um die Schmerzen zu lindern
- Die Behandlung erfordert eine regelmäßige und sorgfältige Überwachung, und das Ansprechen auf die Behandlung muss regelmäßig überprüft werden
- Die Risiken und Nachteile der Behandlung für den Patienten werden ermittelt, und der Patient muss sich auf die vereinbarte Behandlung und Dosierung einlassen.

25.5.1 Schwache Opioide

Schwache Opioide werden in der Regel über kurze Zeiträume eingesetzt. Sie werden häufig bei akuten Schmerzen (akute starke Rückenschmerzen, Schmerzen bei Knochenbrüchen) oder bei postoperativen Schmerzen verwendet.

Codein ist ein kurzwirksames Analgetikum, das im Körper in Morphin umgewandelt wird. Es wird in Kombination mit Paracetamol oder Ibuprofen verwendet. Das Medikament ist mäßig wirksam bei akuten Schmerzen. Zu den Nachteilen gehören das Risiko einer Abhängigkeit bei steigender Dosierung, Verstopfung und Müdigkeit. Das Medikament ist nicht für die Langzeitanwendung geeignet, auch wenn es oft als solches angesehen wird.

Tramadol ist oft die bessere Wahl bei Langzeitschmerzen, da es auch bei neuropathischen Schmerzen wirksam ist. Tramadol wird vorzugsweise als Langzeitmedikament verwendet, das 1–2-mal täglich verabreicht wird. Es handelt sich einerseits um ein schwaches Opioid und andererseits um ein Medikament, das auf das Serotoninsystem wirkt. Dieser Vorteil birgt jedoch auch das Risiko, ein Serotonin-Syndrom zu entwickeln, wenn der Patient gleichzeitig andere serotonerge Arzneimittel (Antidepressiva) einnimmt.

Sowohl Codein als auch Tramadol werden durch bestimmte Leberenzyme metabolisiert. Einige von uns sind sogenannte schnelle Metabolisierer und andere sind langsame. Das bedeutet, dass manche Menschen schnell und stark auf die Medikamente ansprechen und Nebenwirkungen haben, während bei anderen die Medikamente nur wenig oder gar nicht helfen.

Zur Gruppe der schwach und mittelstark wirksamen Opioide gehört auch Buprenorphin, das als Pflaster bei chronischen Schmerzen eingesetzt wird. Das schnell wirkende Präparat in Tablettenform ist nicht für die Behandlung chronischer Schmerzen geeignet. Das Pflaster wird zur Behandlung mäßiger Schmerzen verwendet, z. B. bei stärkerer Arthrose. Die Dosis-Wirkungs-Beziehung ist gleichmäßig und das Pflaster wird einmal pro Woche gewechselt. Die Nebenwirkungen sind geringer als bei anderen Opioiden und das Pflaster eignet sich besser für die Schmerzbehandlung bei älteren Patienten. Es können jedoch Übelkeit und Hautreizungen auftreten.

25.6 Behandlung und Medikamente bei neuropathischen Schmerzen

Das Ziel bei der Behandlung neuropathischer Schmerzen ist es, einen individuellen Behandlungsplan zu entwickeln, der für den einzelnen Patienten am besten geeignet ist. Die medikamentöse Behandlung ist weitgehend symptomatisch und zielt darauf ab, die Schmerzen zu kontrollieren. Neben der medikamentösen Behandlung sind der Erhalt der Funktionsfähigkeit, Aktivität, Positivität und Bewegung sowie ein gesundes Alltags- und Arbeitsleben wichtig. Ziel ist es, diejenigen Faktoren zu ermitteln, die die Symptome verschlimmern und dem Patienten die Symptome so klar wie möglich zu erklären. Das Verständnis der Symptome im Sinne einer Reizbarkeit des Nervensystems und einer abnormalen Funktionsweise ist der Schlüssel zur Akzeptanz und zum Management der Schmerzen. Bewältigungsstrategien für chronische Schmerzen sollten also individuell festgelegt werden.

Passivität, Unbeweglichkeit und Angst, etwas zu tun, sind schlechte Mittel, um sich vor Schmerzen zu schützen.

Neuropathische Schmerzen sind häufig starke Schmerzen. In diesem Fall sind die Wahl der richtigen Medikamente und eine individuelle Planung wichtig. Die medikamentöse Behandlung wird durch psychologische Therapien und Physiotherapie gut unterstützt, doch in den meisten Fällen können starke Schmerzen damit allein nicht bewältigt werden. Eine Schmerzbehandlung ist ein ganzheitlicher Prozess, bei dem alle Teile des Puzzles zusammenpassen müssen. Je stärker die Schmerzen sind, desto besser ist die Möglichkeit einer echten multidisziplinären Zusammenarbeit in einem Schmerzteam.

Die medikamentöse Therapie ist die am besten untersuchte und dokumentierte Behandlung von neuropathischen Schmerzen.

Die Studien beruhen in der Regel auf Daten von Patienten mit einer diabetischen Neuropathie, Gürtelrose oder Schmerzen nach Nervenverletzungen. Die größte Gruppe im Bereich der neuropathischen Schmerzen sind jedoch wahrscheinlich chronische Rücken- und Nackenschmerzpatienten, die eine Radikulopathie erlitten haben oder die trotz einer Operation chronische Schmerzen haben.

In den meisten Fällen werden die verschiedenen Arzneimittel einzeln ausprobiert, zunächst systematisch entsprechend den Behandlungsempfehlungen und dann in Kombination mit anderen Arzneimitteln. Eine 30-prozentige Schmerzlinderung gilt bereits als Behandlungserfolg, doch in Schmerzkliniken und wissenschaftlichen Untersuchungen wird in der Regel eine Schmerzlinderung von 50 % angestrebt.

25.6.1 Antidepressiva

Trizyklische Antidepressiva (Amitriptylin und Nortriptylin) sind eine grundlegende Möglichkeit der Behandlung von neuropathischen Schmerzen. Sie haben sich sowohl bei peripheren als auch bei zentralen neuropathischen Schmerzen als wirksam erwiesen und werden in verschiedenen Behandlungsempfehlungen als erste Option erwähnt. Sie wirken auf verschiedene Weise auf den Schmerz: Sie verstärken die Hemmung der Serotonin- und Noradrenalin-Wiederaufnahme und wirken so auf der Ebene des Rückenmarks und hemmen den Schmerzpfad. Sie lindern sowohl anhaltende chronische Schmerzen als auch stechende Schmerzen, Allodynie und Parästhesien und verbessern häufig die Wahrnehmungstiefe. Eine erste Wirkung erzielen sie bereits in einer relativ niedrigen Dosierung für Nervenschmerzen (Dosis oft in Höhe von 25–75 mg/Tag). Erst bei einer höheren Dosierung kann eine sogenannte antidepressive Wirkung erreicht werden.

Die häufigsten Nebenwirkungen sind Müdigkeit, Mundtrockenheit, Schwierigkeiten beim Wasserlassen, Verstopfung und Schwindelgefühl bei älteren Menschen; auch Gewichtszunahme und sexuelle Funktionsstörungen können auftreten. Vorsicht ist geboten bei Glaukom-, Prostata- und Herzpatienten.

Unter den neuen Medikamenten aus der Gruppe der SNRI (selektive Serotonin-Noradrenalin-Wiederaufnahmehemmer), die auf das Serotonin- und Noradrenalin-System einwirken, haben wissenschaftliche Studien gute Ergebnisse mit Duloxetin und Venlafaxin gezeigt. Heute sind sie neben der Gruppe der Gabapentinoide und den trizyklischen Wirkstoffen in den Behandlungsempfehlungen erste Wahl bei neuropathischen Schmerzen (mit Ausnahme der Trigeminusneuralgie, für die Carbamazepin nach wie vor als Mittel der ersten Wahl empfohlen wird).

Bei neuen Medikamenten sind die Nebenwirkungen weniger schwerwiegend als bei trizyklischen Wirkstoffen. Bei der Anwendung von Venlafaxin sollte der Blutdruck überwacht werden. Bei der Anwendung von Duloxetin ist Übelkeit zu Beginn häufig, sie verschwindet aber in der Regel nach etwa 2–3 Wochen.

25.6.2 Antiepileptika als Schmerzmittel

Carbamazepin und Oxcarbazepin sind Antiepileptika, die als Erstlinientherapie bei einer Trigeminusneuralgie mit starken Kopfschmerzen eingesetzt werden. Ihre Wirkung beruht auf der Blockade des Natriumkanals. Diese Medikamente werden in der Regel von Neurologen verschrieben, wobei vor allem zu Beginn der Behandlung das Blutbild und die Leberwerte überwacht werden sollten. Natriumvalproat ist ein wirksames Mittel gegen Migräne und Clonazepam wird zur Vorbeugung schmerzhafter Muskelkrämpfe eingesetzt.

Die Gruppe der Gabapentinoide, die zur Behandlung neuropathischer Schmerzen eingesetzt werden, insbesondere Gabapentin und Pregabalin, haben denselben Wirkmechanismus, d. h. sie binden an die Rezeptoreinheit der spannungsabhängigen Kalziumkanäle. Sie sind beide wirksam bei einer diabetischen Neuropathie und postherpetischen Neuralgie. Pregabalin hat sich bei Schmerzen nach Rückenmarksverletzungen als wirksam erwiesen. Gabapentin wird für Schmerzen nach einer Amputation, bei krebsbedingten neuropathischen Schmerzen und bei Schmerzen im Zusammenhang mit CRPS II empfohlen.

Gabapentinoide werden über die Nieren ausgeschieden und haben daher keinen Einfluss auf den Leberstoffwechsel und keine nennenswerten Wechselwirkungen mit anderen Medikamenten. Sie gelten im Allgemeinen als eine sichere und wirksame Option für die Behandlung neuropathischer Schmerzen.

Diese Medikamente sind nicht für jeden geeignet oder wirksam genug. Zu den Nebenwirkungen gehören häufig Schwindel, Müdigkeit, Taubheitsgefühle oder Schwellungen, wenn die Dosis erhöht wird. Auch eine Gewichtszunahme, Magenverstimmung und Sehstörungen können auftreten.

Insgesamt haben die Patienten oftmals zu viel Angst vor der Einnahme von Arzneimitteln und müssen angemessen darüber informiert werden, warum Arzneimittel verordnet werden und dass sie genau erforscht und sicher in der Anwendung sind. Medikamente reichern sich nicht im Körper an, sondern werden verstoffwechselt, um aus dem Körper ausgeschieden zu werden.

Die medikamentöse Behandlung birgt bei rezeptfreien Medikamenten Gefahren. Die Einnahme von Paracetamol (mehr als 3–4 g/Tag) kann bei manchen Patienten zu Leberschäden führen. NSAR werden mit Herz- und Magen-Darm-Problemen in Verbindung gebracht, insbesondere bei älteren Menschen. Opioide können mit zunehmender Dosis zu einer Abhängigkeit und zu einer Reihe anderer Probleme führen. Gabapentinoide und Trizyklika verursachen Müdigkeit, können das zentrale Nervensystem schädigen und den Appetit steigern. Es ist wichtig, die Nachteile und den Nutzen dieser Medikamente zu kennen. Das Grundprinzip besteht darin, dass der Nutzen die Nachteile eindeutig überwiegen muss.

Andere Behandlungen bei neuropathischen Schmerzen

Als zweitwirksamste Gruppe von Behandlungen für neuropathische Schmerzen werden in den internationalen Empfehlungen häufig das schwache Opioid Tramadol, Capsaicin als Schmerzmittel in bestimmten Fällen und Lidocain als topisches Pflaster oder Gel angegeben.

Von diesen wurde Tramadol bereits oben kurz besprochen. Das Suchtpotenzial ist geringer als bei starken Opioiden. Seine Wirkung beruht nicht nur auf einem schwachen opioiden Effekt, sondern auch (wie bei den trizyklischen Wirkstoffen) auf dem Serotonin- und Noradrenalin-System. Dies birgt aber auch ein Risiko für die Entwicklung eines Serotonin-Syndroms, wenn das Arzneimittel in Kombination mit anderen serotonergen Arzneimitteln eingenommen wird, insbesondere bei einer höheren Dosierung. Im Bereich der neuropathischen Schmerzen hat sich Tramadol bei Polyneuropathien, Gürtelrose, Schmerzen nach Amputationen und bei Patienten mit Rückenmarksverletzungen als wirksam erwiesen. Die häufigsten Nebenwirkungen sind Schwindel, Müdigkeit und Kopfschmerzen.

Capsaicin-Pflaster sind relativ neue Produkte, die vielen Patienten mit Gürtelrose-Schmerzen oder peripheren Nervenschäden mit Allodynie als typischem Symptom helfen. Capsaicin bindet an die Vanilloid-1-Rezeptoren (TRPV1-Rezeptoren) und führt innerhalb weniger Tage nach der Behandlung mit dem Pflaster zu deren vollständiger zeitweiliger Zerstörung. Die Behandlung selbst dauert etwa eine Stunde in der Schmerzklinik, aber die Wirkung hält 2,5 bis 4 Monate an und muss regelmäßig wiederholt werden. Der Vorteil ist, dass die starke Sensibilisierung der Haut nachlässt, die Empfindlichkeit fast verschwindet und die Schmerzen für diese Zeit deutlich geringer sind.

Das Anästhetikum Lidocain wird topisch angewendet, entweder als milde Salbe oder, mit besonderer Verschreibung, als topisches Pflaster. Das Pflaster wird weltweit eingesetzt und hat sich als besonders nützlich bei Patienten mit Gürtelrose, schmerzhaften peripheren Neuropathien und peripheren Nervenschäden erwiesen.

Starke Opioide werden nur selten bei außergewöhnlich starken Schmerzen eingesetzt und sind das letzte Mittel bei der Behandlung neuropathischer Schmerzen. Viele Schmerzspezialisten sind der Meinung, dass dieser Behandlung Versuche wie die medulläre Stimulation in geeigneten Fällen oder andere minimalinvasive Schmerzbehandlungsverfahren vorausgehen sollten. Nach finnischer Auffassung gibt es keinen Platz und keine Rechtfertigung für Cannabinoidpräparate in der Schmerztherapie.

Ein bewusster Einsatz von Medikamenten ist für den Schmerzpatienten von Vorteil. Im besten Fall unterstützt die Pharmakotherapie die Umsetzung einer anderen, nichtpharmakologischen Schmerzbehandlung.

Medikamente alleine genügen nicht; nur mit Medikamenten alleine können starke Schmerzen nicht behandelt werden. Erforderlich ist ein ganzheitlicher Ansatz, der sich auf einen bio-psycho-sozialen Rahmen stützt und als Grundgerüst bereits gut etabliert ist.

KAPITEL

26 Stimulationsbehandlungen und invasive Verfahren

Jukka Pekka Kouri

26.1 Stimulationsbehandlungen – Einführung

Nicht-medikamentöse Schmerzbehandlungen spielen in der modernen Schmerztherapie eine wichtige Rolle. Dies ist auch in den aktuellen Behandlungsleitlinien definiert. Zu den nicht-medikamentösen Schmerzbehandlungen gehören alle nicht-pharmakologischen Behandlungen, von der psychologischen und kognitiven Therapie bis zur Physiotherapie und Schmerzrehabilitation. Es ist sinnvoll, eine möglichst breite Palette von Instrumenten für die Schmerzbehandlung zur Verfügung zu haben, aus der dann für jeden Einzelfall die am besten geeigneten und wirksamsten Instrumente ausgewählt werden können. Stimulationsbehandlungen sind nicht für jeden geeignet, so wie zum Beispiel auch Schmerzmittel nicht für jeden geeignet sind. Die Kunst besteht darin, unter den Schmerzpatienten diejenigen zu finden, bei denen beispielsweise Akupunktur oder TENS (transkutane elektrische Nervenstimulation) eine gute Behandlungswirkung erzielen kann. Für Patienten, die nicht darauf ansprechen, lohnt es sich nicht, diese Behandlungen überhaupt anzuwenden.

Bei den Stimulationstherapien handelt es sich um Schmerzbehandlungen, die hauptsächlich auf der Gate-Control-Theorie beruhen, wie z. B. Akupunktur oder eine Elektrotherapie (insbesondere TENS).

Ganz allgemein werden viele andere Behandlungsformen in der Physiotherapie (Elektrotherapie, Kryotherapie, manuelle Therapie) zumindest teilweise durch die Gate-Control-Theorie und die Aktivierung der absteigenden Schmerzbahnen erklärt.

Nach Melzack und Wall kann die Gate-Control-Theorie [324] in gewisser Weise mit einer Verkehrsüberlastung verglichen werden. Das nozizeptive Signal kommt im Verkehr nicht so gut und schnell an, wenn der Verkehr mit anderen Informationen, wie z. B. der TENS-Behandlung, überlastet ist. Sobald der Stau jedoch beseitigt ist, geht der Verkehr weiter wie zuvor, ähnlich wie nach der Behandlung die Schmerzen in der Regel wieder zurückkehren. Die Behandlung heilt den Schmerz nicht vollständig, sondern verlangsamt einfach die Information auf der nozizeptiven Bahn.

Strom wird seit Jahrhunderten zur Schmerzbehandlung eingesetzt. In der Antike wurden Kopfschmerzen bereits mit Stromschlägen behandelt. In den 1700er Jahren wurden geheimnisvolle Faradismus-Behandlungen angewendet. Die wirklich rasante Entwicklung der Elektroschockbehandlungen fand nach dem Zweiten Weltkrieg statt. Diese Entwicklung wurde einerseits durch technologische Fortschritte und andererseits durch ein besseres Verständnis der Neurophysiologie des Schmerzes vorangetrieben. Der Nobelpreisträger Patrick Wall sah bei der Entwicklung der TENS-Therapie im Jahr 1967, die auf der von ihm und Melzack 1965 aufgestellten Gate-Control-Theorie [324] basierte, zuerst die Theorie und dann die Anwendung vor. Wall ging von der Annahme aus, dass, wenn die Theorie richtig sei, die Stimulation von myelinisierten, dicken Nervenfasern die Aktivität der C-Fasern der nozizeptiven Bahn hemmen sollte. So entstand Anfang der 1970er Jahre gewissermaßen das westliche Pendant zur chinesischen Akupunkturtherapie.

Aktuelle Forschungsergebnisse deuten darauf hin, dass der Wirkmechanismus von TENS nicht nur auf den Gate-Control-Mechanismus beschränkt ist, sondern mehrere schmerzlindernde Mechanismen auf der Ebene des zentralen Nervensystems eine Rolle spielen, die die Aktivität der absteigenden Nervenbahnen und die zentrale Schmerzregulation beeinflussen. Die Weiterleitung der nozizeptiven Signale kann teilweise, aber nicht vollständig, durch die Blockierung der Aktivität der Opioidrezeptoren (U-Rezeptoren) verhindert werden. Auf der Grundlage von Tier- und Humanstudien kann davon ausgegangen werden, dass TENS die nachgeschalteten Schmerzmechanismen über die sogenannten muskarinischen Rezeptoren und GABA-Opioidrezeptoren beeinflusst. TENS ist in der Lage, die Überaktivierung des zentralen Nervensystems und die Sensibilisierung sowohl auf der Ebene des zentralen Nervensystems als auch auf der Ebene des Rückenmarks zu verringern. Tierstudien haben gezeigt, dass eine TENS-Behandlung die Produktion der Substanz P und von Glutamat – beides Wirkstoffe, die Entzündungsschmerzen verschlimmern – verringern kann. In einem peripheren Schmerzmodell bei Mäusen zeigte sich, dass TENS über den Alpha-2-Adrenozeptor eine starke Wirkung auf das autonome Nervensystem in der Peripherie hat.

In der Praxis bedeutet dies, dass ein Teil der Wirkung von TENS über das autonome Nervensystem vermittelt wird, was erklärt, warum TENS die periphere Durchblutung verbessern oder Patienten mit einer koronaren Herzkrankheit helfen kann.

Unterschiede zwischen verschiedenen Elektroschockbehandlungen ergeben sich aus der Intensität der Nervenstimulation, den Nebenwirkungen, der Verträglichkeit und der Durchführung. Der grundlegende Wirkmechanismus ist bei allen Behandlungen recht ähnlich. Ströme wie DIDY (diadynamische Ströme) oder URS (Ultrareizströme), welche früher angewendet worden sind, erzeugen eine empfindlichere Reizung der nozizeptiven C-Fasern, während TENS die dicken und myelinisierten sensorischen Fasern, die A-beta-Fasern, stärker aktiviert. Damit ist TENS als Schmerzbehandlung nach der Gate-Control-Theorie besser geeignet als z. B. DIDY. Ist hingegen eine intensive Gewebestimulation erwünscht und notwendig, wie z. B. bei einer chronischen Epicondylitis oder Plantarfasziitis, kann der geschickte Einsatz und das Wissen um einen solchen Reizstrom die Selbstheilungskräfte des Gewebes anregen. Neben anderen elektrokonvulsiven Behandlungen ist auch die Interferenztherapie zu erwägen, die ähnliche Ergebnisse und Vorteile wie TENS erzielt.

Bei der Selbstbehandlung der Patienten und einer Behandlung zu Hause ist TENS jedoch vorzuziehen. Die zunehmende Beliebtheit und die sinkenden Preise von TENS-Geräten führen heute zu deren weit verbreiteten Verwendung als Mittel zur Selbstbehandlung bei myofaszialen Schmerzsyndromen.

Eines der Ziele der Behandlung chronischer Schmerzen ist es, dass die Patienten lernen, unabhängig zu werden und andere Wege der Selbstversorgung und -bewältigung zu finden, anstatt von der Behandlung abhängig zu werden. Vor diesem Hintergrund ist die Anwendung von TENS oder eine lokale Akupressur durch die Patienten selbst, eine Kältetherapie zu Hause oder die Massage mit einem Faszienball durchaus sinnvoll und nützlich, insbesondere bei der Behandlung von myofaszialen Schmerzen. Es ist Aufgabe des Therapeuten, den Patienten zu beraten, um eine geeignete Behandlung zu finden und ihn anzuleiten. Nur die korrekte Anwendung der Behandlung, zum Beispiel mit einem TENS-Gerät, führt zu einem besseren Ergebnis.

26.2 TENS – eine alte Technik zu neuem Leben erweckt

Die TENS-Therapie eignet sich am besten für die Behandlung von myofaszialen und nozizeptiven Schmerzen im Allgemeinen. Die Therapie wird häufig bei Muskel-, Nacken-, Schulter- und Rückenschmerzen und bei Arthrose eingesetzt. Bei diesen Patientengruppen funktioniert TENS am besten als Selbstbehandlungsinstrument. Die Behandlung kann in täglichen Sitzungen von etwa 30 Minuten Dauer durchgeführt werden; zum Beispiel eine Woche lang oder je nach Bedarf. Die Behandlung kann mit einer hochfrequenten (80–100 Hz) Behandlung über mehrere Sitzungen beginnen und sobald der Schmerz nachlässt, mit einer niederfrequenten Behandlung (2 Hz oder als unterbrochene Impulsfolgen, Burst-TENS) fortgesetzt werden.

Bei hoher Frequenz von TENS muss die sensorische Schwelle überschritten werden, damit die sensorische Stimulation spürbar wird und bei niedriger Frequenz von TENS muss eine schmerzfreie Muskelkontraktion erzeugt werden. Die Behandlung sollte keine Schmerzen verursachen.

Die Elektroden werden häufig über den Triggerpunkten angebracht (➤ Abb. 26.1). Typische Ziele sind die Nacken- und Schultermuskeln M. trapezius, M. levator scapulae und M. infraspinatus. Im unteren Rücken können Elektroden

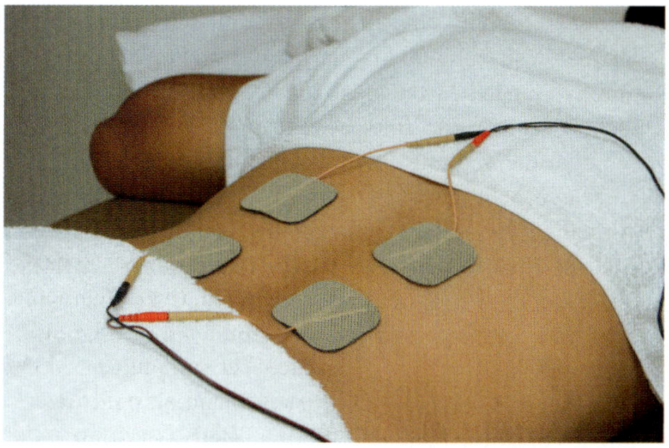

Abb. 26.1 Transkutane elektrische Nervenstimulation (TENS). [J751-100]

auf dem M. multifidus bei L5 auf beiden Seiten, auf dem M. quadratus lumborum, auf dem M. gluteus medius im Gesäß, gemäß den Muskeltriggerpunkten, angebracht werden. Bei Schmerzen in den unteren Extremitäten werden Elektroden häufig auf den M. tensor fasciae latae und auf die iliotibialen Faszien sowie auf die Wadenmuskeln und den M. tibialis anterior aufgelegt. Die Platzierung der Elektroden kann auf der Grundlage von Kenntnissen über Anatomie, Dermatome und Myotome, Triggerpunkte, motorische Punkte, periphere Nervenbahnen, Faszientheorie und Akupunkturpunkte erfolgen. Beinahe scheint es, dass alle Wege nach Rom führen. Die meiste Zeit sprechen wir über weitgehend dieselben Punkte im menschlichen Körper, aber wir betrachten sie immer im Licht eines anderen theoretischen Rahmens.

Eine weitere Anwendung von TENS ist die Behandlung von neuropathischen Schmerzen, bei denen der Schmerz durch eine Schädigung oder Erkrankung des Schmerzübertragungssystems verursacht wird. In den letzten Jahren wurden neue Erkenntnisse aus Studien gewonnen, in denen TENS bei Patienten mit einer diabetischen Polyneuropathie eingesetzt wurde. Die besten Ergebnisse wurden erzielt, wenn TENS in Kombination mit dem Schmerzmittel Amitriptylin angewendet wurde. Keine der beiden Behandlungen allein hat eine so gute Reaktion hervorgerufen, aber zusammen haben sie überraschend gute Ergebnisse erzielt. TENS wurde bei peripheren Nervenläsionen (oberhalb der Schmerzstelle und der Läsionsstelle oder über die gegenüberliegende Extremität), Polyneuropathien, radikulären Schmerzen (nach Nervenwurzel-Dermatomen und myotomalen Muskelbahnen) und Neuralgien eingesetzt.

Bei stärkeren Schmerzen wird meist eine TENS-Therapie mit hoher Frequenz, in Übereinstimmung mit der Gate-Control-Theorie angewandt.

Ziel ist es, diejenigen Patienten (vielleicht etwa 40 %) zu finden, die überhaupt auf TENS ansprechen. Bei der Gestaltung dieser Behandlung spielt die Vertrautheit des Physiotherapeuten mit den Möglichkeiten und der Durchführung der TENS-Therapie eine wichtige Rolle.

Eine dritte mögliche Anwendung ist die Behandlung von Schmerzen nach Operationen und Verletzungen. TENS wird unmittelbar nach chirurgischen Eingriffen und im Rahmen der Schmerzbehandlung während der Geburt eingesetzt. Die Ergebnisse sind gemischt. Eine Metaanalyse kam zu dem Schluss, dass TENS bei postoperativen Schmerzen nicht signifikant hilft. In einem anderen Fall wurde dieses Ergebnis der früheren Metaanalyse durch eine kritischere Bewertung der Art und Weise, wie TENS eingesetzt wurde, revidiert. Im Falle von Geburtsschmerzen kam die Cochrane-Studie zum Schluss, dass zwar nur ein Teil der entbindenden Frauen auf die Therapie anspricht (vor allem bezüglich Rückenschmerzen), dass aber die Sicherheit und die Erschwinglichkeit der Behandlung sie zu einer guten Option macht, die als Teil einer anderen Schmerzbehandlung ausprobiert und eingesetzt werden kann.

Darüber hinaus wurde TENS zur Verbesserung der Durchblutung der unteren Extremitäten und bei Patienten mit einer koronaren Herzkrankheit (NYHA-Stadium III-IV) eingesetzt, bei denen keine anderen durchblutungsfördernden Maßnahmen mehr möglich sind. Es wird postuliert, dass TENS mit niedriger Frequenz die Durchblutung soweit verbessern kann, dass z. B. chronische Geschwüre bei einer langfristigen Behandlung schneller abheilen können als ohne die Behandlung. Diese Studien zu Geschwüren wurden von der Forschungsgruppe von Clas Mannheimer in Schweden für Herzpatienten und von der Forschungsgruppe von Birger Kaada in Norwegen durchgeführt.

26.2.1 TENS – Gibt es Evidenz?

In den letzten Jahren hat sich die Anwendung von TENS und das Wissen über ihre Wirksamkeit mit der Durchführung von kontrollierten Behandlungsstudien und Metaanalysen deutlich verbessert. Andererseits ist festzustellen, dass es noch zu wenige Studien gibt und es schwierig ist, eindeutige Schlussfolgerungen über die Wirksamkeit zu ziehen. Darüber hinaus werden durch die Durchschnittsbildung von Patientengruppen oft Untergruppen übersehen, die eigentlich von der Behandlung profitieren würden. Es ist jedoch schwierig, Untergruppen zu identifizieren und das Entwerfen von Studien, die diese identifizieren sollen, ist häufig problematisch.

Studien haben gezeigt, dass es keinen eindeutigen Beweis für den Nutzen der TENS-Therapie bei akuten oder chronischen Rückenschmerzen gibt. Dies ist weitgehend auf die strukturellen Mängel und die schlechte Qualität der durchgeführten Studien zurückzuführen.

In einigen Studien wurde ein zu schwacher TENS-Strom verwendet, in anderen wurden akute und chronische Rückenschmerzen gleichzeitig untersucht und in einer dritten Studie wurden Rückenschmerzen bei Patienten mit Multipler Sklerose (MS) mit TENS und Nicht-MS-Patienten verglichen.

26

Daher ist es nicht wirklich möglich, sich ein klares Bild davon zu machen, ob TENS bei Patienten mit Rückenschmerzen wirksam ist oder nicht, und es ist fast unmöglich, eine Metaanalyse mit dem vorhandenen Datenmaterial durchzuführen.

Für die Wirksamkeit von TENS bei chronischen Schmerzen im Allgemeinen gibt es keine ausreichenden Forschungsergebnisse. Tatsächlich kommt der jüngste Cochrane-Review vom Februar 2019 zu dem Schluss, dass aufgrund unzureichender Patientendaten und einer zu großen Streuung und qualitativ schlechter Studien nicht gesagt werden kann, ob TENS bei der Behandlung von Schmerzen tatsächlich wirksam ist [325]. Einige Metaanalysen halten TENS für eine wirksame Behandlung, andere kommen zu widersprüchlichen Ergebnissen und wieder andere sind der Ansicht, dass die Wirksamkeit von TENS bei der Behandlung von Rückenschmerzen nicht erwiesen ist.

Bei einer Kniearthrose wurde TENS bereits in einem Cochrane-Review aus dem Jahr 2000 als wirksame Behandlung eingestuft, da bessere Ergebnisse als unter Placebo erzielt worden sind. Die Schmerzen bei Osteoarthritis wurden gelindert und die funktionelle Kapazität verbessert [326].

Als jedoch 2009 eine große, an einem Gesundheitszentrum durchgeführte Studie miteinbezogen wurde, bei der die Patienten von sechs verschiedenen TENS-Behandlungen ihre bevorzugte wählen konnten, war das Gewicht dieser Studie so groß, dass ein neuer Cochrane-Review die Wirksamkeit von TENS bei Kniearthrose nicht mehr bestätigen konnte [326].

In einer in der Fachzeitschrift *Pain* veröffentlichten Metaanalyse aus dem Jahr 2007 kam Johnson auf der Grundlage von 38 Studien zu dem Schluss, dass TENS eine wirksame Behandlung von Schmerzen des Bewegungsapparates ist [328].

Was neuropathische Schmerzen betrifft, so wurden mehrere Arbeiten zur diabetischen Polyneuropathie veröffentlicht. Hamza et al. verglichen die TENS-Therapie in einem Doppelblindversuch mit einer Placebo-Therapie und erzielten Ergebnisse in Bezug auf Schmerzen, Medikamentenverbrauch und Schlafverbesserung [329]. Ein aktueller Cochrane-Review aus dem Jahr 2017 kam zu dem Schluss, dass es keine Gewissheit über die Wirksamkeit von TENS bei der Behandlung von neuropathischen Schmerzen gibt, da die Studiendaten spärlich und die Qualität der Studien schlecht sei [330]. Einige neuere Studien legen nahe, dass auch Patienten mit Fibromyalgie von TENS profitieren können, sowie Patienten mit Rückenmarksverletzungen.

26.2.2 TENS – Wie lassen sich die Behandlungsergebnisse verbessern?

Ein paar einfache Dinge können die Wirksamkeit der TENS-Therapie erheblich verbessern und ein Therapeut kann dem Patienten Anweisungen für eine Behandlung zu Hause geben.

- Damit TENS eine Wirkung erreicht, müssen genügend Sitzungen stattfinden. Erst nach 8–10 Sitzungen können Sie zuverlässig beurteilen, ob die Behandlung hilft oder nicht. Der neurophysiologische Grund dafür ist, dass während der Behandlung das Spinalganglion zur Produktion von Neuropeptiden angeregt wird – oder auch nicht. Eine einmalige Behandlung kann auf der Grundlage der Gate-Control-Theorie kurzfristig wirken und die Schmerzen für die Dauer der Behandlung verringern, aber ein längerfristiges Ergebnis wird mit einer einmaligen Behandlung nicht erzielt.
- TENS wirkt umso besser, je öfter sie angewendet wird und je länger die Behandlungszeiten sind. TENS mit einer niedrigen Frequenz sollte täglich in 30–60-minütigen Sitzungen, bis zu 2–3-mal täglich, angewendet werden, wenn eine Endorphinwirkung und eine Verbesserung der Durchblutung erreicht werden sollen. TENS mit einer hohen Frequenz wird als Kontrollbehandlung und bei akuten Schmerzen eingesetzt. Die Wirkungsdauer entspricht in der Regel ziemlich genau der Dauer der Behandlung. Die Dauer der Behandlung sollte je nach Situation zwischen 20 und 60 Minuten betragen. Die Behandlung kann z. B. 3–4-mal pro Woche oder täglich wiederholt werden.
- Es lohnt sich, die verschiedenen Behandlungsmöglichkeiten mit dem Gerät auszuprobieren. Sie können mit Hochfrequenz beginnen und dann nach einigen Sitzungen zur Impulsstimulation übergehen oder eine niederfrequente Stimulation verwenden. Die Modulation bezieht sich auf die Variation der Intensität und Frequenz des Stroms. Damit wird verhindert, dass die Nerven gefühllos werden, d. h. sich an die gegebene Stimulation anpassen.
- Die TENS-Therapie muss mit einer ausreichenden Intensität durchgeführt werden. Eine zu milde Stimulation führt nicht zu so guten Ergebnissen wie eine intensive Stimulation. Das Ziel der niederfrequenten TENS ist es, eine schmerzfreie Muskelkontraktion zu erzeugen, während die hochfrequente TENS eine Empfindung oberhalb der sensorischen Schwelle hervorruft, die von den Patienten häufig als Summen wahrgenommen wird.
- Die Elektrodenplatzierung wird durch Studium und praktische Erfahrung erlernt. Der Grundgedanke der Elektrodenplatzierung besteht darin, das Myotom dort zu wählen, wo beispielsweise der Schmerz des Patienten durch die Nervenschädigung liegt, um eine niederfrequente Stimulation durchzuführen. Bei der S1-Radikulopathie wird auf den M. gastrocnemius als Typusmuskel gezielt und bei der L5-Radikulopathie werden der M. tibialis anterior und die Peroneusgruppe anvisiert. Bei starken neuropathischen Schmerzen (z. B. Schmerzen nach einer Gehirnerschütterung) ist es ratsam, das Schmerzgebiet nicht direkt zu stimulieren, sondern die gegenüberliegende Extremität oder Körperseite zu verwenden oder in einem späteren Stadium vorsichtig mit der Stimulation des oberen Dermatoms der Läsion zu beginnen. Das

Gleiche gilt für CRPS-Patienten. Ein direkter Zugang zum Schmerzbereich sollte vermieden werden, wenn die Extremität bereits hoch sensibilisiert ist (Allodynie und Hyperalgesie).

- Es gibt neue Hinweise darauf, dass das Anbringen von TENS-Elektroden an Akupunkturpunkten die Wirksamkeit der Behandlung erhöhen kann. Neue Forschungsergebnisse dokumentieren den Nutzen von Bewegung während einer TENS-Behandlung, z. B. in Form eines Trainingsprogramms.
- Schließlich ist zu bedenken, dass die Elektroden und Drähte sowie die TENS-Geräte selbst nicht ewig halten. Ein schlecht funktionierendes Gerät und veraltete Elektroden werden nicht die bestmögliche Reaktion auf eine TENS-Behandlung liefern.
- Zu den Kontraindikationen für die TENS-Therapie gehören Herzschrittmacher, Bauch- oder Rückenschmerzen während der Schwangerschaft, Hautinfektionen, Tumore im Behandlungsbereich und Angst. Zu den Komplikationen der TENS-Therapie gehören Hautreizungen, manchmal auch Verbrennungen, wenn der Hautkontakt unter der Elektrode schlecht ist. Manchmal führt TENS zu verstärkten Schmerzen, was nur durch eine sorgfältige Analyse vermieden werden kann.

In den letzten Jahren hat TENS in der praktischen Schmerzbehandlung an Bedeutung gewonnen. Der Hauptgrund dafür sind preisgünstigere Geräte und der Verkauf in Supermärkten. Dies bedeutet jedoch nicht, dass die korrekte Anwendung von TENS in irgendeiner Weise etabliert ist. Ich glaube, dass die Wirksamkeit der Behandlung noch erheblich verbessert werden kann, wenn die oben genannten Punkte berücksichtigt werden und wenn insbesondere Physiotherapeuten die Patienten bei der Anwendung von TENS zu Hause professionell anleiten. Heutzutage stellen viele Versicherungsgesellschaften ihren Versicherungsnehmern Geräte über die Unfallversicherung aus, wenn der Arzt dies wünscht. In einigen Gemeinden in Finnland wird das Gerät als Hilfsmittel zur medizinischen Rehabilitation an Patienten abgegeben.

26.3 Akupunktur

Akupunktur ist eine chinesische Behandlungsmethode, die mehr als 4.000 Jahre alt ist. Sie soll während eines Krieges aus der Beobachtung entstanden sein, dass Schmerzen im Zusammenhang mit einer Kriegsverletzung gelindert wurden, wenn eine Akupunkturnadel in einen anderen Bereich gestochen wurde. Die Akupunktur hat mindestens viermal den Weg in den Westen gesucht, aber erst in den 1960er Jahren begann sie die Welt zu erobern und sich global zu verbreiten. In den letzten dreißig Jahren hat sie sich zu einem festen Bestandteil der modernen Schmerzbehandlung entwickelt und die westliche Akupunktur hat versucht, auf der wissenschaftlichen Forschung und Praxis aufzubauen (➤ Abb. 26.2). Die Akupunkturforschung hat in den letzten 20 Jahren erheblich zugenommen und es wurde versucht, umfassende Doppelblindstudien zur Wirksamkeit und den Einsatzmöglichkeiten der Akupunktur durchzuführen.

Als Wirkungsmechanismus der Akupunktur wird zum einen die Endorphinwirkung und zum anderen die Gate-Control-Theorie der Schmerzkontrolle angenommen. Akupunktur verstärkt die Aktivität der absteigenden Bahn auf der Ebene des zentralen Nervensystems, wodurch die Schmerzbahn gehemmt wird.

Bei Menschen und Versuchstieren hat sich gezeigt, dass der Endorphinspiegel im Rückenmark nach einer Akupunkturbehandlung ansteigt.

Der Endorphinspiegel kann durch eine Niederfrequenz-TENS-Therapie, kräftige Bewegung, gute Laune und Lachen, Sex, Massage und Berührung erhöht werden.

In der Akupunktur werden bestimmte Punkte bei der Behandlung häufiger eingesetzt als andere. Mehrere Stellen befinden sich in den Muskelbäuchen und sind typische Muskeltriggerpunkte.

Andere Punkte befinden sich in der Nähe von peripheren Nerven, oft im Fasziengewebe, wo der Nerv durch die Faszie eintritt und sich verzweigt. In der Regel werden Akupunkturpunkte an Stellen platziert, an denen ein hohes Maß an lokaler Nervenspannung vorhanden ist und wo die Behandlung eine starke Nervenstimulation bewirkt. Der Hegu-Punkt im Daumenbereich und der Zusanli-Punkt am oberen Ende des M. tibialis anterior sind beispielsweise wichtige Akupunkturpunkte, die ein starkes Gefühl der Stimulation (De-Qi-Gefühl) vermitteln. Beide Punkte werden als Standard-Akupunkturpunkte in fast jedem Behandlungsplan verwendet. Beide Punkte verfügen über eine umfassende lokale Nervenversorgung und ihre Stimulation führt zu einer starken neuronalen Reaktion, die wiederum in der funktionellen Magnetresonanztomografie des Gehirns, insbesondere in den Schmerzzentren des Gehirns, sichtbar gemacht werden

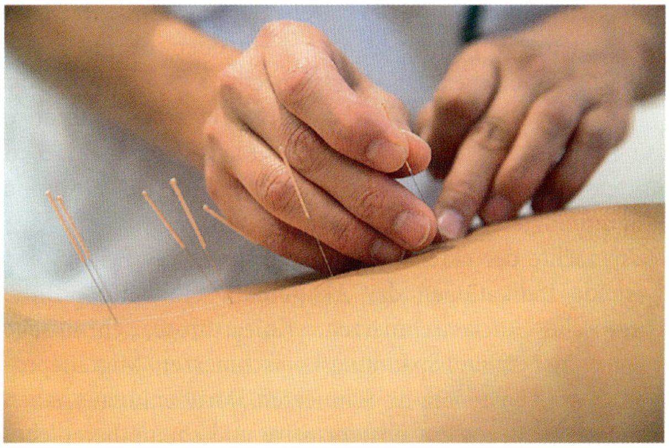

Abb. 26.2 Körperakupunktur – nicht nur von Naturheilkundlern, sondern auch von etlichen Ärzten angewendet. [J787]

kann. Es wird postuliert, dass diese Punkte zum Beispiel eine stärkere Endorphinreaktion auslösen als einige andere, weniger aktive Punkte.

In der westlichen Akupunktur basiert die Behandlung auf neurophysiologischem Denken, westlicher Medizin und Diagnostik sowie auf dem Wissen um die Mechanismen von Schmerz und ganzheitlicher Behandlung.

Die traditionelle chinesische Medizin beruht auf einer jahrhundertealten Tradition und die Diagnose basiert auf traditionellen Methoden wie der Pulsdiagnose. Oft folgt das Needling jedoch praktisch den gleichen Behandlungsmustern – obwohl es große Unterschiede im Hintergrunddenken gibt.

Für die Ausübung der traditionellen chinesischen Medizin ist keine medizinische Ausbildung erforderlich. Es handelt sich nicht um eine formale Ausbildung, die von der Gesellschaft und ihren Gesundheitsbehörden überwacht wird.

Akupunktur wird häufig zur Behandlung einer Vielzahl von Schmerzzuständen eingesetzt, insbesondere bei Kopfschmerzen, Migräne, Zahnproblemen, Nacken- und Schulter- sowie Rückenschmerzen.

In der Tat ist Akupunktur am besten für die Behandlung von myofaszialen und radikulären Schmerzzuständen geeignet. Akupunktur wird zudem zur Vorbeugung von Migräne und Kopfschmerzen eingesetzt.

Die Anwendung von Akupunktur hat in den letzten 20 Jahren im Rahmen der Schmerzbehandlung und vor allem im Rahmen einer vielseitigen Rehabilitation stetig zugenommen.

26.3.1 Wissenschaftlicher Nachweis der Wirksamkeit von Akupunktur

Bis vor 30 Jahren gab es kaum Forschungsergebnisse zur Akupunktur. In den letzten Jahrzehnten hat sich jedoch viel Information dazu angesammelt. Gleichzeitig hat auch die Zahl der Metaanalysen zugenommen. Im Jahr 2017 gab es bereits 1.000 verschiedene Metaanalysen zur Wirksamkeit der Akupunkturbehandlung. Wir können also nicht behaupten, dass es heutzutage an wissenschaftlichen Belegen mangelt.

In vielen Studien sind die Nachbeobachtungszeiten jedoch zu kurz, die Patientenzahlen zu klein oder die Methoden schlecht beschrieben und standardisiert.

Es ist nicht einfach, eine brauchbare Placebo-Alternative zur Akupunktur zu entwickeln. Der Mangel an finanziellen Mitteln ist das Hauptproblem und darum können viele große und umfangreiche Studien nicht durchgeführt werden.

Im Lichte der aktuellen Erkenntnisse ist die Evidenz für folgende Indikationen der Akupunktur eindeutig positiv: chronische Rückenschmerzen, Kniearthrose, chronische Kopfschmerzen und Spannungskopfschmerzen, Migräneprophylaxe und postoperative Schmerzen. Darüber hinaus haben Studien mit Bezug auf postoperative und chemotherapiebedingte Übelkeit sowie allergische Rhinitis positive Ergebnisse erzielt.

Für folgende Indikationen wurden die wissenschaftlichen Belege als potenziell positiv, aber nicht schlüssig eingestuft (häufig aufgrund einer unzureichenden Anzahl an Probanden oder Qualität der Studien): akute Rückenschmerzen, akute Hemiplegie, Beckenschmerzen während der Schwangerschaft, Geburtsschmerzen, Ellenbogenschmerzen, Nackenschmerzen, Schulterschmerzen, Beckenschmerzen, Ischiasschmerzen, Zahnschmerzen und Rehabilitation von Lähmungen. Für andere Indikationen ist die Evidenz zunächst positiv, aber nicht schlüssig: Angstzustände, Asthma, Verstopfung, Depression, Schlaflosigkeit, Reizdarmsyndrom, Prostatabeschwerden, Beckenschmerzen bei Männern und Raucherentwöhnung [331].

Im Folgenden werden ausgewählte Ergebnisse von Metaanalysen über den wissenschaftlichen Einsatz von Akupunktur im Vergleich zu anderen Behandlungen vorgestellt:

Im Jahr 2013 verglich eine Metaanalyse Behandlungen von Patienten mit Kniearthrose und stellte fest, dass Akupunktur insgesamt wirksamer gegen Schmerzen war als Bewegung, Gewichtsabnahme oder Placebo-Akupunktur [332].

Im Jahr 2015 verglich eine Netzwerk-Metaanalyse die Wirksamkeit von Akupunkturbehandlungen, die bei Schulterpatienten als Ergänzung zu einem Trainingsprogramm durchgeführt wurden und stellte fest, dass von den 17 verglichenen Behandlungen Akupunktur am wirksamsten und einer Kortison-Injektion, NSAR oder Ultraschalltherapie überlegen war [333].

Eine Studie aus dem Jahr 2016 verglich 20 verschiedene Behandlungsmethoden für Ischiasbeschwerden und kam zu dem Schluss, dass Akupunktur die zweitwirksamste Behandlung nach der medikamentösen Therapie war, besser als Manipulationsbehandlungen, epidurale Injektionen, Bandscheibenoperationen, Opioide oder Bewegung [334].

Die umfassendste und gründlichste Metaanalyse zur Akupunktur wurde 2012 von der Gruppe um Vickers und Andrews durchgeführt. In der Metaanalyse wurden Daten von 17.922 Patienten ausgewertet und 29 Zwillingsstudien von guter Qualität wurden in die Analyse miteinbezogen. Die Studien ergaben, dass die Akupunktur der Placebo-Akupunktur bei chronischen Schmerzen, Nackenschmerzen, Rückenschmerzen, Arthroseschmerzen, Schulterschmerzen bzw. Kopfschmerzen deutlich überlegen ist. Für alle diese Indikationen wurden die wissenschaftlichen Belege, die in einer hochrangigen internationalen Zeitschrift veröffentlich wurden, als solide angesehen. In der Praxis war die Wirksamkeit der Akupunktur bei diesen Indikationen etwa um 15–20 % besser als die der Placebo-Akupunktur [335].

Cochrane-Reviews haben ergeben, dass Akupunktur eine wirksame Behandlung für folgende Indikationen sein kann: Rückenschmerzen, Kopfschmerzen, Nackenschmerzen, Übelkeit nach Operationen sowie Rücken- und Beckenschmerzen während der Schwangerschaft. Bei rheumatoider Arthritis, unspezifischen Rückenschmerzen, Schulterschmerzen und dem Karpaltunnelsyndrom ergaben die Cochrane-Reviews keine zufriedenstellenden Resultate, wie auch bei Asthma, hämodynamischer Rehabilitation, Epilepsie, Schlaflosigkeit, Depression, Reizdarmsyndrom und Glaukom.

Die Rolle der Akupunktur als Teil der nichtpharmakologischen Schmerzbehandlung ist angesichts der zunehmenden Forschungsergebnisse in den letzten Jahren ein weiteres nützliches Instrument im Werkzeugkasten der Schmerzbehan*dlung*.

Für sich allein genommen ist Akupunktur keine Lösung, aber sie lässt sich gut mit Bewegung, ganzheitlicher Rehabilitation, Schmerzmanagement und Bewältigungsstrategien kombinieren.

Die Schäden und Risiken der Akupunktur sind gering und weitgehend vermeidbar – vorausgesetzt, die Behandler sind entsprechend ausgebildet.

26.4 Injektionen und minimalinvasive Behandlungen

26.4.1 Injektionen und Einsatz von Kortison

Injektionen werden in der Schmerztherapie sowohl als Behandlungs- als auch als Diagnoseverfahren eingesetzt. Zu den Anästhetika gehören z. B. Kortison bei der Nervenwurzelbetäubung, um die Entzündungsreaktion zu verringern und das Nervengewebe zu beruhigen, oder, in bestimmten seltenen Fällen, Phenol, um das Nervengewebe zu schädigen.

Bei Muskelschmerzen wird oft eine Trigger-Anästhesie an den typischen Schmerzpunkten der Muskeln angewendet. In diesem Fall wird eine einfache Anästhesie nach der Methode der amerikanischen Physikerin Janet Travell durchgeführt. Für die Muskelschmerzpunkte wird kein Kortison benötigt.

Nach den Injektionen sind außerdem Muskeldehnungen und myofasziale Schmerzbehandlungen sowie eine Muskelrehabilitation erforderlich.

Bei starken chronischen Rückenschmerzen und bei starken Langzeitschmerzen, wie sie z. B. nach einer Wirbelsäulenversteifungsoperation auftreten, können Botulinumtoxin-Injektionen zur Lösung chronischer schwerer Muskelverspannungen angewendet werden. In ähnlicher Weise können Behandlungen mit Botulinumtoxin bei einer zervikalen Dystonie, Spastizität und zur Vorbeugung von Migräne verschrieben werden.

Die Interkostalanästhesie wird z. B. zur Behandlung einer Interkostalneuralgie eingesetzt. Sympathikusblockaden werden zur Beruhigung eines überaktiven Sympathikus eingesetzt (z. B. bei CRPS und Kausalgie). Dazu gehören die Blockade des Ganglion stellatum, des Plexus coeliacus und des lumbalen Sympathikus. Diese Methoden werden jedoch nur sehr selten angewandt. Auch die Epiduralanästhesie und die Sakralanästhesie werden heute nur noch selten zur Behandlung chronischer Rückenschmerzen eingesetzt. Grundsätzlich können diese Behandlungen im Frühstadium schwerer Rückenschmerzen und in der Schmerzphase bei Patienten mit einer Spinalkanalstenose, z. B. nach drei Monaten, wirksam sein, aber nach einem Jahr sind die Ergebnisse schlecht und eine wiederholte Epiduralanästhesie wird nicht empfohlen. Diese Verfahren sollten unter Ultraschallkontrolle durchgeführt werden.

Die selektive Nervenwurzelanästhesie ermöglicht eine präzisere Ausrichtung der medikamentösen Therapie auf ein bestimmtes Nervenwurzelgebiet als die epidurale Technik. Eine spezifische Nervenwurzelanästhesie kann z. B. bei einem Bandscheibenvorfall oder einer Seitenstenose eingesetzt werden, wenn die Nervenwurzel aus mechanischen oder chemischen Gründen gereizt ist und Schmerzen verursacht. Die klinische Untersuchung ist entscheidend, um festzustellen, ob der Schmerz von den Nervenwurzeln ausgeht.

Kortison kann die Entzündungsreaktion lokal beruhigen. Die Injektion erfolgt in der Regel entweder mit Hilfe einer Computertomografie oder durch spezielle Röntgenaufnahmen [336].

Die Facettengelenksanästhesie wird angewendet, wenn die Rückenschmerzen vermutlich überwiegend faszialen Ursprungs sind, bedingt durch das Alter, den radiologischen Befund, das Fehlen eines radikulären Musters oder bedingt durch einen einseitigen Rückenschmerz, Schmerzempfindlichkeit sowie positive Provokationstests. Eine Injektion wird vorzugsweise mittels CT oder Ultraschall durchgeführt.

Bei der Anästhesie des Iliosakralgelenks, bei Schultergelenksinjektionen und ähnlichen Eingriffen werden meist ein leichtes Kortison und ein Anästhetikum zusammen verwendet. Es ist ratsam, diese Eingriffe nach Möglichkeit unter Ultraschallkontrolle durchzuführen.

In Beiträgen medizinischer Fachzeitschriften werden Kortison-Injektionen als wirksame Behandlung empfohlen, insbesondere bei einer Knie-Synovitis und einer Bursitis subacromialis. Injektionen sind auch nützlich bei der Behandlung von anderen Schleimbeutelentzündungen und bei einigen lokalen entzündlichen Schmerzzuständen, wie z. B. einer anhaltenden Plantarfasziitis. Bei der Behandlung der Plantarfasziitis ist es ratsam, die schmerzhafte Stelle vor der Injektion zu betäuben, da der Eingriff sonst zu schmerzhaft sein könnte.

Derzeit wird davon ausgegangen, dass Kortison-Injektionen bei einer Achillessehnenentzündung, Epicondylitis oder Muskelschmerzen nicht angewendet werden sollten.

Wenn Kortison in die Schulter gegeben wurde, sollten Sie die Schulter mindestens 3–4 Tage lang nicht belasten und keinen Sport treiben. Auch nach einer Kniespritze ist es ratsam, sich 2–3 Tage zu schonen und 3–5 Tage lang Sport und Belastungen zu vermeiden. Die maximale Anzahl von Kortison-Injektionen von 5–6 pro Jahr sollte nicht überschritten werden.

26.5 Hochfrequenztherapie

Eine spezielle Technik, die in Schmerzkliniken im Westen weit verbreitet ist, ist die Hochfrequenztherapie. Hierbei handelt es sich um eine Therapie, bei der mit einer dünnen Nadel ein Kontakt zum Zielnerv hergestellt wird (d.h. in der Nähe des Nervs) und dann die Schmerzfasern des Nervs möglichst selektiv mit einer elektrischen Spannung beeinflusst werden, so dass die Schmerzfasern des Nervs (C-Fasern und A-delta-Fasern) in ihrer Funktion reduziert werden und der Schmerz abnimmt. Es hat sich gezeigt, dass die Behandlung auch die Mikrogliazellen beeinflusst. Ursprünglich war die Rede von thermischen Schäden, wie sie bei der Hochtemperatur-HF-Therapie auftreten. Temperaturen von 68–80 °C führen zu einer Denervierung und Koagulation des Nervs. Zur Schmerzbehandlung wird in der Regel eine niedrigere Temperatur (42 °C) verwendet. Die Behandlung wird als gepulste HF-Therapie bezeichnet und führt nicht zu einer Koagulation des Nervs, da die Temperatur unterhalb der Koagulationsschwelle bleibt.

Neurochirurgen setzen die Hochtemperatur-HF-Therapie als Neuroablationstherapie bei schweren Trigeminusneuralgien und manchmal auch bei schweren Facettenschmerzen ein, um eine langfristige Schmerzlinderung der Rami dorsales in der Hals- oder Lendenwirbelsäule zu erreichen.

In der Regel werden bei HF-Verfahren heute gepulste Ströme verwendet, die sich gut für Eingriffe an einzelnen Nerven eignen (insbesondere Schmerzen des N. suprascapularis, des N. peroneus, des N. saphenus, des N. ulnaris und anderer Nerven der oberen Extremitäten) sowie für Nervenwurzeleingriffe an der Hals-, Brust- und Lendenwirbelsäule und Fasziennerveneingriffe (dorsaler Ast, medialer Ast) und bei Nervenschmerzen in der Leistengegend, z.B. bei einer Meralgia paresthetica oder bei der Behandlung des Morton-Neuroms als mildere Behandlung nach einer Operation.

Bei der Hochfrequenztherapie wird vor dem Eingriff eine ausführliche Status- und Situationsbeurteilung durchgeführt, gefolgt von einer Probeanästhesie (Nervenwurzel oder Faszien) vor dem Eingriff.

Die Eingriffe werden entweder radiologisch mit einem CT-Arm oder, noch besser, mit einem CT-Scan durchgeführt. Die CT-Bildgebung ist eine gute Möglichkeit, um sicherzustellen, dass die Nadel an der richtigen Stelle, d.h. in der Nähe des Nervs, sitzt. Bei der Nadel handelt es sich um eine spezielle dünne, silikonbeschichtete Nadel, die die Nervenstrukturen nicht verletzen kann. An die Spitze der Nadel wird eine elektrische Spannung in Form eines Spannungsfeldes angelegt, das sich wie eine Pumpennadel ausbreitet.

Die Behandlung selbst ist nicht schmerzhaft, da die Person die bei der Behandlung verwendete Frequenz von 500.000 Hz nicht spürt. Die Situation ist vergleichbar mit dem Blasen in eine Hundepfeife, die normalerweise für Menschen nicht hörbar ist.

Die Behandlung kann alle 6–12 Monate wiederholt werden, wenn sich eine deutliche Wirkung zeigt. Die Wirkung ist eine Verbesserung der Funktion, eine Verringerung der Schmerzen und Medikamente.

Manchmal kann es bis zu 1–2 Jahre dauern, bis der Patient auf die Behandlung anspricht. Im Erfolgsfall ermöglicht die Behandlung einen besseren Zugang zu Sport und Physiotherapie. In der Regel wird diese Behandlung nur bei starken Schmerzen eingesetzt.

In der Tat wurden zahlreiche wissenschaftliche Studien zur Hochfrequenztherapie durchgeführt. Es liegen eindeutige Belege für deren Wirksamkeit bei chronischen Facettengelenksschmerzen nach einem Schleudertrauma in Fällen vor, in denen keine andere Behandlung während einem Zeitraum von ca. acht Monaten geholfen hat. Mehrere Studien über lumbale Facettengelenkschmerzen zeigen recht gute Behandlungsergebnisse. Ähnlich gut sind die Ergebnisse für den N. suprascapularis.

Vor allem in den USA und in den Niederlanden wurde die minimalinvasive Schmerzbehandlung untersucht. Ergebnis dieser Studien ist ein gutes, evidenzbasiertes Lehrbuch, in dem für jede Schmerzerkrankung die richtige Reihenfolge der Behandlung erörtert und aufgezeigt wird, welche Behandlungen ausreichend belegt sind und welche nicht. Eine neue, aktualisierte Ausgabe des Buches wird derzeit veröffentlicht und ist sehr empfehlenswert, wenn Sie mehr über die Behandlungsmöglichkeiten von starken Schmerzen erfahren möchten [337].

26.6 Stimulation des Rückenmarks

Die Rückenmarkstimulationstherapie wird heute zunehmend zur Behandlung starker Schmerzen eingesetzt. Bei der Behandlung starker Schmerzen bietet die Rückenmarkstimulation eine bessere therapeutische Reaktion als Opioid-Medikamente bei neuropathischen radikulären Schmerzen und CRPS. Weltweit werden jedes Jahr etwa 15–20.000 Stimulatoren installiert, ein Drittel davon in Europa. Vorwiegend Patienten mit starken radikulären Schmerzen in der Hals- und Lendenwirbelsäule werden damit behandelt. Dies ist häufig auf einen Bandscheibenvorfall und Nervenwurzelschäden sowie auf postoperative Schmerzen zurückzuführen. Eine Schädigung der Spinalnerven ist ebenfalls eine recht häufige Indikation für die Rückenmarkstimulation. Es wird geschätzt, dass 50–75 % der Patienten mit CRPS von einer Rückenmarkstimulationstherapie profitieren.

Auch Patienten mit Rückenmarksverletzungen, die eine eingeschränkte Rückenmarksfunktion haben, können von dieser Methode der Schmerzbehandlung profitieren.

Die Behandlung kann auch ischämische Schmerzen lindern und wurde bei Patienten mit einer koronaren Herzkrankheit und schweren Durchblutungsstörungen der unteren Extremitäten angewandt. In Schweden ist die Behandlung schwerer koronarer Herzkrankheiten eine der wichtigsten Einsatzgebiete der Rückenmarkstimulationstherapie.

Der genaue Wirkmechanismus der Rückenmarkstimulation ist noch nicht vollständig bekannt. Er hat wahrscheinlich mehrere neurochemische und physiologische Komponenten.

Die Gate-Control-Theorie erklärt einen Teil der Wirkung, aber sie erklärt zum Beispiel nicht den Kreislaufeffekt. Die Verbesserung des Blutflusses wird durch die Vasodilatation, eine Verringerung der Ischämie und die Wirkung auf das autonome Nervensystem erklärt.

Kriterien für die Rückenmarkstimulationstherapie

EFIC-Empfehlung:

- Deutliche neuropathische oder ischämische Schmerzen mit eindeutiger Ätiologie
- keine Möglichkeit einer kausalen Behandlung
- starke Schmerzen trotz Behandlung
- zumindest teilweise Erhaltung der Wirbelsäule
- gute Motivation und Kooperation des Patienten.

Kontraindikationen:

- Schwere Immunschwäche
- Gerinnungsstörungen
- Herzschrittmacher oder implantierter Defibrillator
- schwere psychische Probleme
- Drogenabhängigkeit.

Das Ansprechen auf die Stimulationstherapie wird zunächst in einer Probestimulationssitzung getestet, bei der eine in der Nähe des Rückenmarks im Epiduralraum angebrachte Elektrode über einen externen Generator elektrisch stimuliert wird, um festzustellen, ob die Stimulation den richtigen Bereich trifft und die Schmerzen ausreichend lindert.

Die Studien werden meist in neurochirurgischen Abteilungen von Universitätskliniken oder in spezialisierten Einrichtungen durchgeführt. Wenn die Reaktion gut ist, wird ein Dauerstimulator eingesetzt, von dem es eine batteriebetriebene und eine aufladbare Version gibt. Bei der Mehrheit der Patienten bleibt die Schmerzlinderung langfristig gut. In spezialisierten Einrichtungen wird das Gerät in der Regel von medizinischen Fachkräften eingestellt.

Die beste wissenschaftliche Dokumentation über die spinale Stimulationstherapie wurde für die Behandlung anhaltender radikulärer Schmerzen nach Wirbelsäulenoperationen und für die Behandlung starker Schmerzen bei CRPS erstellt. Die Rückenmarkstimulation scheint bei CRPS-Patienten sowohl bei einer kurzen als auch bei einer mittleren Nachbeobachtungszeit (zwei Jahre) eine gute Linderung der neuropathischen Schmerzen zu bewirken.

Der technische Fortschritt auf diesem Gebiet ist rasant und es wurden neue Formen der Stimulation eingeführt, wie die DRG-Stimulation (dorsal root ganglion), die direkt auf das Spinalganglion abzielt und die Oberflächenstimulation, bei der die Elektrode unter der Haut in der Nähe des peripheren Nervs (z. B. des Ischiasnervs) angebracht wird. Auch die Stromformen entwickeln sich weiter, so dass heute neben der konventionellen Stimulation auch die Burst-Stimulation und hochfrequente Stromformen zur Verfügung stehen.

26.7 Transkranielle Magnetstimulation

Der motorische Kortex kann durch eine chirurgische Technik stimuliert werden, bei der mit Hilfe einer Neuronavigation Elektroden lokal im Epiduralraum im Gehirnbereich platziert werden, welche dann stimuliert werden.

Es handelt sich um ein seltenes Verfahren, das nur bei schwersten Schmerzzuständen durch Neurochirurgen angewendet wird.

Es ist jedoch möglich, den motorischen Kortex mithilfe einer anderen Technik mit Magneten von außen zu stimulieren. Diese Behandlung hat bei einigen CRPS- und Fibromyalgiepatienten sowie bei Patienten mit myofaszialen Schmerzen erste Ergebnisse und Linderung gebracht. Die Wirkung auf Depression und Stimmung war stärker als auf die Schmerzsymptome an sich. Die Methode befindet sich als neues Verfahren noch in der experimentellen Phase bzw. wird noch erforscht und etabliert sich aber allmählich in der Schmerztherapie.

KAPITEL

27

Jani Mikkonen

Die Bedeutung der manuellen Therapie

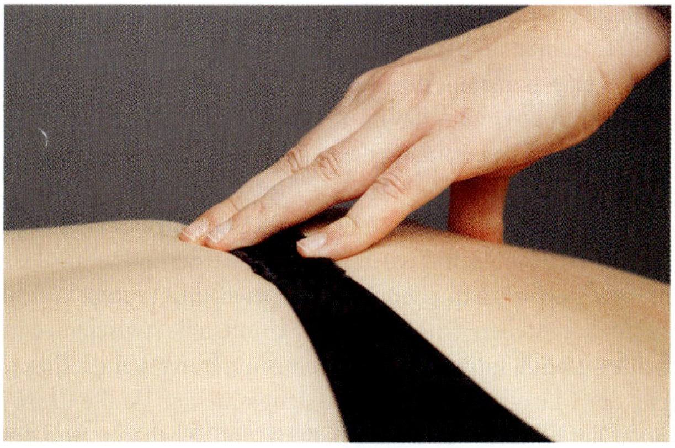

Abb. 27.1 Manuelle Therapie. [P1284]

27.1 Manuelle Therapie zur Schmerzbehandlung

Manuelle Therapie bedeutet eine Behandlung mit den Händen. Es gibt keine einheitliche, etablierte und offizielle Definition. In der Praxis ist die manuelle Therapie ein Oberbegriff für die praktische Behandlung durch eine geschulte Person, vor allem bei verschiedenen Beschwerden und Krankheiten des Bewegungsapparats.

Die gebräuchlichsten Basistechniken der manuellen Therapie sind Manipulations- und Mobilisationstechniken sowie verschiedene Weichteiltechniken wie Massage, Dehnung und Faszientechniken. Die manuelle Therapie umfasst verschiedene Techniken zur Mobilisierung des Nervengewebes sowie viszerale und kraniale Techniken, die zumindest im Prinzip nicht in erster Linie auf den Bewegungsapparat abzielen.

Innerhalb dieser Grundtechniken gibt es unzählige verschiedene Technikschulen und praktisch alle bieten manuelle Therapie mit unterschiedlichen Schwerpunkten an.

Auf individueller Ebene ist es offensichtlich, dass jeder Behandler, der eine manuelle Therapie anwendet, diese auf der Grundlage seiner eigenen Aus- und Weiterbildung und klinischen Erfahrung zumindest ein wenig anders ausführt als ein anderer. Bei der praktischen Arbeit stehen die kinästhetischen Fähigkeiten der Hände gegenüber dem theoretischen Verständnis im Vordergrund.

In diesem Kapitel werden wir uns hauptsächlich auf die manuelle Therapie im Allgemeinen, die Grundlagen und den Wirkmechanismus der Manipulations- und Mobilisationstherapie sowie die Wirksamkeit und Sicherheit der Therapie konzentrieren, da dies die am besten untersuchten und bekanntesten Bereiche der manuellen Therapie sind. Innerhalb der Berufe gibt es zahlreiche verschiedene Schulen von Techniken und die meisten von ihnen haben jeweils ihre eigenen Bücher und Kurse, in denen man die verschiedenen Ansichten und Schwerpunkte der einzelnen Techniken genauer studieren kann.

27.2 Geschichte und aktueller Stand der manuellen Therapie

In Deutschland, wie in vielen anderen Ländern, ist die manuelle Therapie traditionell ein Teil der Volksmedizin und der traditionellen Behandlungskultur. Die weltweit erste Erwähnung der manuellen Therapie in der Literatur stammt aus der Antike, als Hippokrates schrieb, dass er eine manuelle Therapie zur Behandlung von Rückenschmerzen einsetzte. Seitdem wurde die manuelle Therapie allmählich aus der medizinischen Grundausbildung herausgenommen und hat sich hauptsächlich auf die entsprechenden Therapiedisziplinen und Fachpersonen verlagert: Chiropraktiker, Osteopathen und Naprapathen, OMT-Physiotherapeuten und manipulative Physiotherapeuten. Es gibt viele ähnliche Entwicklungen und Erklärungsmodelle in der Geschichte der verschiedenen Berufe der manuellen Therapie, aber jeder hat seine eigene Terminologie und seinen eigenen Schwerpunkt [338, 339].

Der aktuelle Status der manuellen Therapie als Teil der Gesundheitsversorgung ist in mehrfacher Hinsicht historisch: Erstens ist die manuelle Therapie eine der nichtmedikamentösen Behandlungen von Schmerzen des Bewegungsapparats und wird in internationalen Behandlungsempfehlungen als primäre Behandlung von Schmerzen des Bewegungsapparats noch vor Schmerzmitteln empfohlen [340]. Zweitens hat der Einsatz der manuellen Therapie zugenommen, weil die Zahl der Praktiker weltweit ständig zunimmt und die Berufe besser organisiert sind [341]. Drittens sind mit der Zunahme der Quantität und Qualität der Forschung in den verschiedenen Disziplinen der manuellen Therapie deren Grundlagen, wie z. B. Wirkungsmechanismus, Wirksamkeit und Sicherheit der Behandlung heute viel besser bekannt als noch vor einigen Jahrzehnten. Dadurch hat sich die Skepsis in Bezug auf die manuelle Therapie erheblich verringert und die Akzeptanz der manuellen Therapie als alternative Behandlungsmethode im Gesundheitswesen deutlich erhöht. Die Zusammenarbeit zwischen verschiedenen Berufsgruppen hat zugenommen und ein Großteil der Forschung ist heute multidisziplinär. Darüber hinaus stehen die eher alternativen Teile der verschiedenen Berufsgruppen unter größerem Druck, die Grundsätze der modernen forschungsbasierten Gesundheitsversorgung zu übernehmen und frühere glaubensbasierte Erklärungsmodelle abzulehnen [342].

In Deutschland gibt es eine größere Anzahl unterschiedlicher Berufe und Bezeichnungen als international üblich, wenn es um Fachkräfte geht, die praktische, grundlegende Schmerzbehandlung leisten.

In Deutschland werden manuelle Therapien von zugelassenen oder registrierten medizinischen Fachkräften durchgeführt, darunter Manualmediziner, Chiropraktiker, OMT-Physiotherapeuten und manipulative Physiotherapeuten, Osteopathen und Massagetherapeuten. Darüber hinaus gibt es in Deutschland eine Vielzahl von Laienpraktikern mit unterschiedlichen, nicht-reglementierten Qualifikationen, die ebenfalls manuelle Behandlungen anbieten und nicht durch eine Patientenunfallversicherung abgedeckt sind. Es ist davon auszugehen, dass die manuelle Therapie in Deutschland in Zukunft noch besser organisiert sein wird und dass eine geregelte Ausbildung auch in Deutschland zu einer Grundvoraussetzung für die manuelle Therapie wird.

27.3 Grundlagen der manuellen Therapie

Manipulation und Mobilisation sind die beiden wohl zentralsten und am besten definierten Techniken der manuellen Therapie, die sogenannten „Gelenktechniken". Biomechanisch ist es jedoch nicht möglich, das Gelenk allein zu bewegen, sondern es führt immer zu einer mehr oder weniger intensiven Bewegung der Haut und des darunter liegenden Gewebes, des Bindegewebes, der Muskeln, der Gelenkstrukturen und der Bandscheiben, usw. So ist keine Technik der manuellen Therapie eine reine „Gelenk-, Muskel- oder Bindegewebetechnik", auch wenn sie oft so genannt wird.

Bei der manipulativen Therapie wird der Bewegungsumfang einzelner Gelenke des Rückens oder peripherer Gelenke durch eine kontrollierte Bewegung mit geringer Geschwindigkeit und Amplitude in Richtung der Bewegungsbahn des Gelenks manipuliert (die sogenannte High-Velocity-, Low-Amplitude- oder HVLA-Thrust-Technik). Bei der Mobilisierung ist die Bewegung in Richtung der Gelenkbahn breiter, langsamer und wird mehrmals wiederholt, ohne dass es zu einer wirklich schnellen Endbewegung kommt. Diese Techniken stellen eine wichtige Schnittstelle zwischen den beiden großen internationalen Schulen der manuellen Therapie, der Chiropraktik und der Osteopathie dar, da die Chiropraktiker traditionell mehr Manipulationstechniken und die Osteopathen mehr Mobilisierungstechniken anwenden [343].

Die Palpation spielt eine Schlüsselrolle bei der klinischen Beurteilung der zu behandelnden Struktur. Bei der statischen Palpation wird beispielsweise der Bewegungsumfang des Gelenks abgetastet, während sich der Betroffene in einer ruhigen Position befindet. Bei der Bewegungspalpation wird der Schmerzpatient während der Palpation passiv bewegt. Die Reproduzierbarkeit der motorischen Palpation ist schlecht und die zuverlässigsten und reproduzierbarsten Tests für Schmerzen haben sich als einfache lokale Schmerzprovokationstests erwiesen [344, 345].

Bei der manuellen Therapie übernimmt der Therapeut die „Arbeit", d. h. die Bewegung, so dass der größte Teil der Behandlung eine passive Therapie ist, bei der der Patient keine wesentliche aktive Rolle spielt. Daher ist die Rolle der manuellen Therapie, beispielsweise bei der Behandlung von

Schmerzen des Bewegungsapparats, von entscheidender Bedeutung, insbesondere zu Beginn der Behandlung, wenn es darum geht, die Symptome zu lindern und die Funktionsfähigkeit zu steigern, um aktive Behandlungen wie therapeutische Übungen und körperliche Betätigung zu ermöglichen und zu erleichtern. Aufgrund dieser Faktoren wird die manuelle Therapie in den Behandlungsempfehlungen nicht allein empfohlen, sondern in Kombination mit entsprechender Anleitung und aktiver Bewegung oder körperlicher Aktivität [346, 347].

Es gibt eine aktuelle, qualitativ hochwertige Studie über die manuelle Therapie als präventive Behandlung von Rückenschmerzepisoden, die darauf hindeutet, dass eine schonende Behandlung für Menschen mit rezidivierenden Rückenschmerzen eine gewisse präventive Wirkung vor Rückenschmerzrückfällen hat [348]. Dies ist jedoch wahrscheinlich auch der Bereich, in dem die manuelle Therapie am meisten scheitert, denn insbesondere bei chronischen muskuloskelettalen Erkrankungen kann die kontinuierliche Aufrechterhaltung der Symptome ohne eine Steigerung der Eigenaktivität und des Wohlbefindens des Betroffenen zu einem Kreislauf führen, in dem der Betroffene immer passiver wird, der Schmerz langfristig chronisch wird und sich das ungesunde Abhängigkeitsverhältnis zwischen Therapeut und Betroffenem unnötig vergrößert.

Die Wirkung der manuellen Therapie bei der Vorbeugung von Rückenschmerzepisoden scheint eindeutig von psychologischen Faktoren abhängig zu sein [349]. Bei gesunden, schmerzfreien Personen scheint die Wirkung der manuellen Therapie auf die langfristige Leistungsfähigkeit vernachlässigbar zu sein [350].

27.4 Wirkmechanismus der manuellen Therapie bei der Behandlung von Schmerzen

Die funktionellen und mechanischen Störungen des Bewegungsapparats, die hauptsächlich durch die manuelle Therapie behandelt werden, sind Teil eines peripheren neurophysiologischen „Bottom-up"-Systems.

Ein positiver lokaler Schmerzprovokationstest sagt jedoch nichts darüber aus, warum eine Struktur empfindlich auf lokalen Druck reagiert, denn neben den neurophysiologischen Bottom-up-Schmerzregulationssystemen wird das Schmerzsystem auch von Top-down-Schmerzregulationssystemen, wie der Emotionsregulation und kognitiven Funktionen beeinflusst [351, 352].

In der Vergangenheit ging man davon aus, dass der Wirkmechanismus der manuellen Therapie eher auf der lokalen Wirkung der biomechanischen passiven Bewegung auf den Muskel, das Bindegewebe und das Gelenk beruht. Es gab zahlreiche Theorien, von denen die häufigsten mit einer erhöhten Gelenkbewegung, einem reduzierten Muskeltonus und biomechanischen Veränderungen der Rückenstrukturen zusammenhingen. Nach derzeitigem Kenntnisstand haben sich die biomechanischen Effekte als kurzlebig erwiesen und ihre tatsächliche Bedeutung für das Ansprechen auf die Behandlung bleibt unklar [353, 354]. Darüber hinaus scheinen die biomechanischen Wirkungen der manuellen Therapie nicht so präzise und signifikant für das Ansprechen auf die Behandlung zu sein, wie in den verschiedenen Schulen der manuellen Therapie traditionell angenommen wird [355, 356].

Jüngste Forschungen haben gezeigt, dass der Mechanismus der manuellen Therapie auf einer lokalen Wirkung auf das zentrale Nervensystem beruht, die zumindest für kurze Zeit deutliche Veränderungen hervorruft. In klinischen Studien wurde gezeigt, dass sich diese Effekte in der Funktion des Bewegungsapparats in Form einer verbesserten Bewegungskontrolle und -regulierung, einer verbesserten Aktivierung der Skelettmuskulatur, einer erhöhten Muskelkraft und -ausdauer sowie einer verbesserten Feinmotorik, verbesserten Reflexen und einem verbesserten Gleichgewichtssinn niederschlagen [353, 357, 358].

In Bezug auf Schmerzen wurden die Auswirkungen in einer lokalen und umfassenden Verringerung der Schmerzwahrnehmung gesehen [359–361], was nachweislich zumindest teilweise in Übereinstimmung mit der Gate-Control-Theorie erfolgt. Nach dieser Theorie reduziert die sensorische Aktivierung des Muskel-Skelett-Gewebes die Intensität und Ausbreitung des Schmerzimpulses im zentralen Nervensystem [362]. Die Auswirkungen auf die Sensibilisierung des zentralen Nervensystems sind nicht gut erforscht, obwohl individuelle Effekte auf diese Systeme bei Schmerzpatienten wahrscheinlich sind [363]. Die manuelle Therapie hat Auswirkungen, zumindest kurzfristig, auf die Funktion des autonomen Nervensystems, aber die klinische Bedeutung dieser Veränderungen ist unklar [364, 365].

Die klinische Behandlungsreaktion auf die manuelle Therapie umfasst neben der manuellen Intervention selbst eine Reihe unspezifischer Kontextfaktoren, wie z. B. die Erwartungen, Präferenzen und bisherigen Erfahrungen des Schmerzpatienten, den Komfort der Behandlungsumgebung und die Kommunikation des Therapeuten (➤ Abb. 27.2). Die Schaffung eines positiven Gesamterlebnisses bei der Behandlung ist in der Schmerztherapie immer maßgeblich, da es die Wirksamkeit der Schmerzbehandlung durch Placebo-Mechanismen direkt beeinflusst. Daher ist es wichtig, eine Nocebo-Kommunikation bei den Kontextfaktoren zu vermeiden, da sie negative Emotionen oder eine passive Haltung gegenüber der Symptombehandlung erzeugt [366–369].

Der neurophysiologische Wirkmechanismus der manuellen Therapie ist wahrscheinlich dem der Manipulations- und

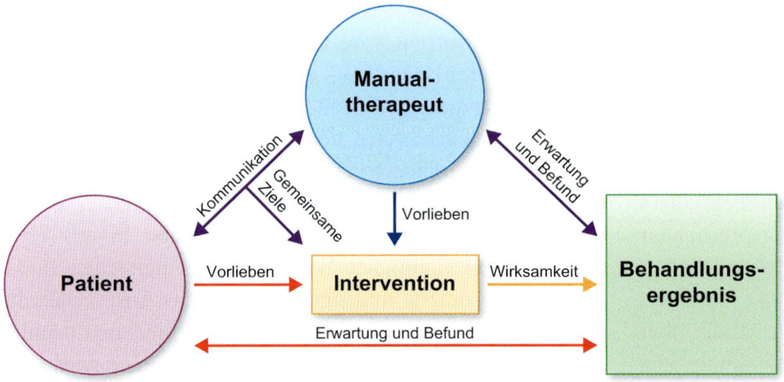

Abb. 27.2 Wirkungsmechanismen der manuellen Therapie. [L231]

Mobilisationstherapie recht ähnlich. Es ist wahrscheinlich, dass Manipulation und Mobilisierung Unterschiede in der Schmerzbehandlung auf individueller Ebene, aber keinen eindeutigen Unterschied im Ansprechen auf die Schmerzbehandlung auf Gruppenebene aufweisen [370–372].

27.5 Effektivität der manuellen Therapie

Die manuelle Therapie wird hauptsächlich zur Behandlung verschiedener Probleme des Bewegungsapparats bei Erwachsenen eingesetzt. Die Behandlung von muskuloskelettalen Beschwerden bei Kindern [372] und älteren Menschen [374] ist weit weniger erforscht.

Am häufigsten werden Erwachsene wegen verschiedener Schmerzen im Bereich der Wirbelsäule behandelt, z. B. wegen Nacken- und Schulterschmerzen oder Schmerzen im unteren Rücken.

Wissenschaftliche Erkenntnisse und internationale Behandlungsempfehlungen sprechen für die manuelle Therapie als bevorzugte Behandlungsmethode in Kombination mit anderen nicht-pharmakologischen Therapien [340, 346, 375]. Die manuelle Therapie wird am häufigsten mit therapeutischen Übungen kombiniert. Es gibt Studien, die zeigen, dass eine primäre medizinische Versorgung wirksamer ist, wenn sie mit manueller Therapie als Ergänzung kombiniert wird [376].

Die manuelle Therapie allein oder in Kombination mit Übungen wird in verschiedenen Ländern für die Behandlung von akuten und chronischen Rückenschmerzen bei Erwachsenen [377], Nacken- und Schulterschmerzen [378], verschiedenen Arten von Kopfschmerzen [379], Nackenschwindel [380], Bandscheibenvorfällen im unteren Rückenbereich [381] und ausstrahlenden Schmerzen in den Beinen [382] empfohlen.

In einer großen dänischen Studie wurde bei etwa 5 % der chiropraktisch behandelten Patienten eine deutliche Verringerung der Symptome von Atemwegs-, Verdauungs- und Kreislauferkrankungen festgestellt [383].

27.6 Sicherheit der manuellen Therapie

Die manuelle Therapie durch einen ausgebildeten Therapeuten gilt im Allgemeinen als sicher. Kurzfristige und vorübergehende Empfindungen nach der Behandlung, wie lokale Empfindlichkeit und Symptomschwankungen, sind üblich. Sie können jedoch eher mit der variablen Symptomatik von muskuloskelettalen Beschwerden zusammenhängen als mit der Behandlung selbst [384–387].

Die Ursache-Wirkungs-Beziehung zwischen der Manipulation der Halswirbelsäule und der Dissektion der A. vertebralis stellt eine sehr seltene Patientenverletzung im Zusammenhang mit der manuellen Therapie dar. Unter Dissektion versteht man das Aufreißen der arteriellen Wandschichten entlang der Vene.

Nach derzeitigem Kenntnisstand besteht kein kausaler Zusammenhang zwischen der Manipulation der Halswirbelsäule und einer Dissektion.

Die schwache Assoziation zwischen Manipulation und Dissektion erklärt sich aus dem häufigen Leitsymptom der Dissektion, den Nackenschmerzen, weshalb Schmerzpatienten die manuelle Therapie bei einer bereits bestehender Dissektion aufsuchen. Eine Metaanalyse, die den Zusammenhang zwischen Manipulationstherapie und Dissektion untersucht hat, kommt zum Schluss, dass eine frühere Annahme über eine Dissektion der A. vertebralis nach einer Manipulationstherapie die Zahl der ungerechtfertigten Schadensersatzforderungen von Patienten erheblich erhöht haben könnte [388–390].

Es gibt nur wenige Studien, die die Sicherheit und die Patientenschäden, welche durch verschiedene therapeutische Berufe verursacht wurden, vergleichen. Ein gewisses Indiz dafür, dass die Art der Behandlung keinen Unterschied ausmacht, ist die Tatsache, dass in einer Studie, die zwischen 2004 und 2012 in Dänemark und Norwegen durchgeführt worden ist, die Zahl der anerkannten Fälle von Patientenverletzungen, an denen Chiropraktiker, Physiotherapeuten und Allgemeinmediziner beteiligt waren, in jedem Vergleich relativ einheitlich war [391].

KAPITEL

28 Yoga, Atmung und Entspannung

Jani Mikkonen

28.1 Atemübungen zur Schmerzbehandlung

Atemübungen werden seit Jahrtausenden praktiziert, vor allem in der fernöstlichen Kultur und in den Kampfkünsten, wo die Wahrnehmung und die Regulierung des Atems ein wichtiger Bestandteil der Praktiken sind. Die Arbeit von Jahrtausenden dient als empirisches Labor, aus dem alle modernen Atemübungen hervorgegangen sind. Das traditionelle Ziel besteht darin, das Zusammenspiel von Körper und Geist zu verbessern. Dieser Verbindung wird in der aktuellen Forschung Rechnung getragen. Die Effekte von Atemübungen sind erstaunlich vielschichtig, sowohl auf den Körper als auch auf den Geist.

Für einen Therapeuten, der Atemübungen für Menschen mit Schmerzen anbietet, ist es wichtig, die physiologischen Grundlagen, die wichtigsten Atemmuster und die Basisübungen zu verstehen. Es ist nützlich, diese Übungen aus erster Hand zu kennen. Sie sind größtenteils erfahrungsorientiert, was die Beobachtung und gegebenenfalls die Regulierung der Atmung betrifft. Wirksame therapeutische Atemhilfen sind nicht komplex, beinhalten keine esoterische östliche Philosophie und sind nicht übermäßig leistungsorientiert.

Die westliche Körperkultur und das Gesundheitssystem haben Atemübungen in verschiedenen Zusammenhängen, z. B. bei der Schmerzbehandlung, übernommen, wobei sie eindeutig hinter den fernöstlichen Kulturen zurückbleiben.

Infolge der explosionsartigen Zunahme der Popularität verschiedener Mind-Body-Therapien in den letzten Jahrzehnten, hat sich der Einsatz der Atmung als Instrument für Bewegung und gesundheitliche Versorgung immer mehr und immer weiter ausgebreitet.

Der Umfang der Forschung hat exponentiell zugenommen [392]. Es ist sehr wahrscheinlich, dass der Einsatz von Atemübungen in der Therapie in den kommenden Jahren weiter zunehmen wird, da die meisten Schmerzpatienten davon profitieren, ihre Wirksamkeit nachgewiesen ist und die Atmung ein sehr kosteneffizientes Hilfsmittel ist, das eine Person ein Leben lang begleiten kann.

28.2 Auswirkungen von Schmerzen auf die Atmung

Die Auswirkung von akutem Schmerz auf die Atmung ist physiologisch gut bekannt: Während des Schmerzes beschleunigt sich unser Atemrhythmus und der sympathische Teil des autonomen Nervensystems wird aktiviert. Der genaue physiologische Mechanismus ist jedoch nicht genau bekannt. Das Atmungssystem und das Herz arbeiten in jeder Phase der Atmung nahtlos zusammen.

Die Einatmung beschleunigt den Herzrhythmus und die Ausatmung verlangsamt ihn, so dass im Prinzip eine Verlängerung der Einatmung die Herzfrequenz erhöht und eine Verlängerung der Ausatmung sie verlangsamt (RSA oder respiratorische Sinusarrhythmie) [393, 394].

Die Auswirkung chronischer Schmerzen auf die Atmung ist physiologisch ähnlich wie bei akuten Schmerzen, aber bei anhaltenden Schmerzen wird die Atmung stärker von biopsychosozialen Faktoren beeinflusst, die in vielen Fällen von individuellen Faktoren und Umständen abhängen (siehe Abschnitt „Faktoren, die die Atmung beeinflussen").

Faktoren, die die Atmung beeinflussen

Biomechanische Faktoren – einschließlich Haltungsfaktoren, Rücken- und Brustkorbbewegung, Muskelverspannungen und Ungleichgewicht, chronische Mundatmung, Atemtechnik, genetische Einflüsse auf die Struktur

Physiologische/Biochemische Faktoren – einschließlich Allergien, Infektionen, Lungenkrankheiten, Fieber, Schmerzen, Medikamente, Stimulanzien, körperlicher Stress, Verletzungen, Sauerstoffgehalt der Luft

Psychologische Faktoren – einschließlich des gesamten Spektrums von Emotionen und deren Interpretation, die sich direkt auf die Atmung auswirken, individuelle Persönlichkeitsfaktoren, Bewusstsein für die Atmung, Katastrophisierung, Angst vor Bewegung, persönliche Geschichte

Kulturelle und soziale Faktoren – z. B. „gute Körperhaltung – Bauch rein und Brust raus", Ideale, Situationsbewusstsein, Kleidung.

28.3 Atemübungen in der Schmerztherapie

Von den Atemübungen, die zur Behandlung von Schmerzen eingesetzt werden, haben sich diejenigen als am wirksamsten erwiesen, die die Atmung mit minimaler Anstrengung und geringem Widerstand beruhigen, stabilisieren, verlängern und vertiefen. Die gleichmäßige, langsame Atmung aktiviert den Parasympathikus bzw. den „Erholungsnerv" des autonomen Nervensystems. Natürlich wird kein einzelner Teil des Nervensystems isoliert aktiviert, aber der physiologische Wirkmechanismus besteht wahrscheinlich aus einer Reihe von Faktoren, die eine individuelle Reaktion hervorrufen [395, 396].

Die zuverlässigste und einfachste Art, die physiologische Reaktion auf eine Behandlung zu eruieren, ist die Messung der kardiovaskulären Funktion, z. B. der Herzfrequenzvariabilität, des Blutdrucks und der Herzfrequenz.

Neben dem autonomen Nervensystem kann auch die Aktivität der Hypothalamus-Hypophysen-Nebennierenrinden-Achse (HPA), ein weiteres stressregulierendes System im Körper, gemessen werden, allerdings ist die Messung, vor allem in Echtzeit, nicht ganz so einfach [397, 398].

Bei jeder therapeutischen Arbeit in der Schmerztherapie ist es wichtig, die Grundlagen der Gesetzmäßigkeiten der Atemübungen zu verstehen, die als Leitfaden für die Basisübungen dienen und schrittweise an die individuellen Bedürfnisse angepasst werden können. Atemübungen sind ein Bereich, bei dem es keineswegs nur eine einzig richtige Art zu üben gibt. Es gibt viele verschiedene Ansätze, bei denen sich letztlich bestimmte Grundprinzipien und Gesetzmäßigkeiten wiederholen:

1. Sich jeden Tag durch Übungen oder Entspannungspausen der eigenen Atmung bewusst werden
2. Im Alltag natürlich, ruhig, langsam und entspannt durch die Nase atmen
3. Ausreichend (= nicht zu viel und nicht zu wenig) mit einer ökonomischen Atemtechnik atmen
4. Das Verhältnis von Ein- und Ausatmung wirkt sich direkt auf das vegetative Nervensystem und die Aktivierung seiner Komponenten aus.

28.4 Mind-Body-Therapien als modernisierte Formen fernöstlicher Disziplinen

Die zentrale Idee der Mind-Body-Therapien besteht darin, Achtsamkeitstechniken mit verschiedenen körperlichen Übungen zu kombinieren. Bei den meisten Mind-Body-Therapien wird die Aufmerksamkeit entweder auf die Atmung oder auf die Körperempfindungen gelenkt, entweder durch Beobachtung (offene Beobachtungstechniken) oder durch bewusste Lenkung der Aktivität (Techniken der fokussierten Aufmerksamkeit) (➤ Abb. 28.1) [399]. Die Zahl der Forschungsarbeiten zu den verschiedenen Arten von Mind-Body-Therapien hat exponentiell zugenommen. Die meisten gesundheitsbezogenen Untersuchungen hatten Yoga, Pilates oder Tai Chi sowie verschiedene Formen der Meditation, wie z. B. die Achtsamkeitsmeditation, im Fokus [392]. Mind-Body-Therapien kommt in Zusammenhang mit dem ganzheitlichen Ansatz in der westlichen Rehabilitation eine

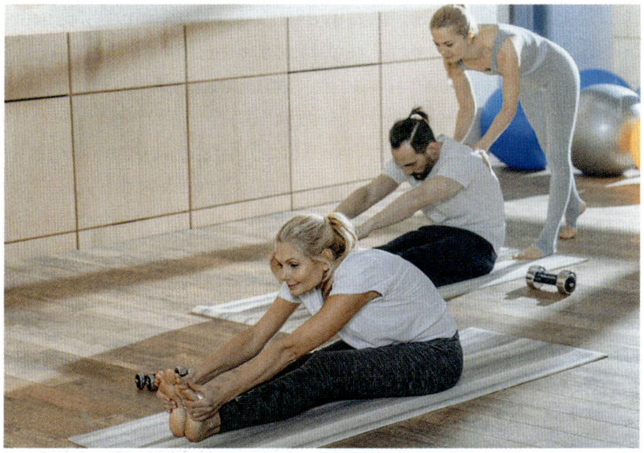

Abb. 28.1 Yoga ist eine Disziplin, bei der die Konzentration auf Muskeln, Körperhaltung, Atmung und Bewusstsein liegt. [J787]

Pionierrolle zu, da sie bereits Tausende von Jahren vor dem heutigen biopsychosozialen Modell der Schmerzbehandlung die Rolle der psychologischen Faktoren und des Lebensstils bei der gesundheitlichen Prävention und der Behandlung von Krankheit thematisiert haben [400].

In diesem Kapitel befassen wir uns mit den Grundlagen der Atemübungen aus der Perspektive der Schmerzbehandlung. Die praktischen Atemübungen am Ende des Kapitels sind so einfach, dass sie als solche an Schmerzpatienten weitergegeben werden können. Der folgende Text und die Übungen spiegeln meine eigene langjährige Erfahrung in der Yogapraxis und der Forschung dazu wider und betonen in gewissem Maße den Erfahrungsaspekt von Yoga in den Atemübungen.

28.5 Physiologische Grundlagen der Atemübungen

Die Atmung ist eine lebenswichtige Organfunktion mit einer Vielzahl von physiologischen Auswirkungen. Die individuelle Atmung wird durch den Rhythmus, die Tiefe, den Einsatz der Atemmuskulatur und die Art und Weise, wie sich die Atembewegung im Körper verteilt, beeinflusst. In der praktischen therapeutischen Arbeit geht es bei der Schmerzbewältigung durch Atemübungen viel mehr um Praxis und Erfahrungsarbeit als um detaillierte Theorie. Daher wird sich dieses Kapitel auf die physiologischen Grundlagen beschränken. Im Abschnitt über die Übungen werden wir jedoch auf die Anatomie und Physiologie der einzelnen Übungen näher eingehen.

Die Grundfunktion der Atmung besteht darin, durch Einatmen Sauerstoff aus der Luft aufzunehmen und durch Ausatmen das bei der Zellatmung entstandene Kohlendioxid freizugeben. Durch das Ausatmen werden nicht nur Kohlendioxid, sondern auch andere gasförmige Abfallprodukte entfernt. Die Atmungsmuskeln werden in Haupt- und Hilfsmuskeln unterteilt. Der wichtigste der Hauptatemmuskeln ist das Zwerchfell, das sich beim Einatmen anspannt und ein Vakuum in der Lunge erzeugt, durch das Luft in die Lunge strömen kann. Die Aktivierung des Zwerchfells während der Einatmung – der aktivsten Phase der Atmung – wird maßgeblich von der Funktion der äußeren Brustkorbmuskeln sowie der Beckenboden-, Bauch- und Rückenmuskulatur beeinflusst. Die sogenannten akzessorischen Muskeln unterstützen den Atmungsprozess und befinden sich hauptsächlich im Nacken- und Hinterkopfbereich. Deren Hauptfunktion ist nicht die Atmung, sondern die Aufrechterhaltung von Haltung und Bewegung, weshalb ihre ständige Aktivierung während der Atmung keine ökonomische Nutzung des Körpers darstellt.

Die Steuerung des Atemzentrums umfasst die humorale bzw. metabolische sowie die neuronale bzw. neurologische Regulierung.

Der wichtigste Faktor der humoralen Regulation ist Kohlendioxid. Wenn es sich im Blut auflöst, werden Wasserstoffionen gebildet, deren Menge die Atmung steuert. Dies ist ein wichtiges Regulierungssystem zur Aufrechterhaltung des Säure-Basen-Gleichgewichts im gesamten Körper.

Interessanter und wichtiger für das Verständnis von Atemübungen ist die neuronale Regulation, da sie einen Einblick in die bewusste Überwachung und Steuerung der Atmung, d. h. in verschiedene Atemübungen, bietet [401–403].

Die bewusste neuronale Regulierung der Atmung findet in großem Umfang im Kortex und in verschiedenen Teilen des Gehirns statt [404]. Die neuronale Regulierung der Atmung ist reflexiv, d. h. unbewusst und wird hauptsächlich vom Hirnstamm gesteuert. Insbesondere der Hirnstammkern und die Brücke (Pons) sind an der Regulierung der Atmung beteiligt. Dieselben Bereiche des Hirnstamms werden zur Regulierung des Herzens, des Blutdrucks und des Pulses genutzt, insbesondere über den Vagusnerv bzw. die Kreislaufnerven. Das Rückenmark ist nicht an der Regulierung der Atmung beteiligt, sondern dient lediglich als Schnittstelle für die neuronale Kommunikation. Die motorische Steuerung der Atmung erfolgt hauptsächlich über kortikospinale Bahnen. Die wichtigste Atemmuskulatur ist das Zwerchfell, das über den N. phrenicus für 70 % der Muskelarbeit bei der Einatmung verantwortlich ist. Vor allem durch die Beobachtung der motorischen Funktionen können wir uns unserer Atmung bewusster werden und sie selber regulieren [405–408].

28.6 Allgemeines Ansprechen auf die Behandlung durch Atemübungen

Die therapeutische Wirkung der Atmung im ganzheitlichen Sinne kann am besten durch die Yoga-Forschung untersucht werden; in anderen Mind-Body-Therapien ist die Rolle der Atmung in praktisch allen Praktiken nicht so standardmäßig wie im Yoga.

Zusammenfassung der Ergebnisse systematischer Übersichtsarbeiten zur Wirksamkeit von Yoga [398, 409–425]

Auf der Ebene des Geistes
Verbesserung der kognitiven Funktionen [409, 410]
Verringerung von Stress, Verbesserung der Stimmung und der Konzentration [411–413]
Behandlung von Angstzuständen und Depressionen [414, 415]
Verbesserung der Schlafqualität [416].

Auf der Ebene des Körpers
Verschiedene Muskel-Skelett-Erkrankungen: Verbesserung der Funktion und Schmerzlinderung [417–420]
Senkung des Blutdrucks und der Herzfrequenz und Beruhigung des sympathischen Nervensystems [421, 422]
Erhöhung der Herzfrequenzvariabilität [423]
Ausgleich des Blutzuckerspiegels [424, 425].
Im Vergleich zu körperlicher Betätigung scheinen die gesundheitlichen Auswirkungen von Yoga zumindest in mancher Hinsicht mehrdimensionaler und im Durchschnitt besser zu sein [398].

Interessant ist, dass die in Studien gefundenen Effekte in Bezug auf viele Risikofaktoren für chronische Rückenschmerzen oder für Komorbiditäten und Begleiterkrankungen zumindest im Durchschnitt positivere Effekte auf biopsychosozialer Ebene haben [426, 427]. Für die Behandlung von chronischen Rückenschmerzen gilt die Wirksamkeit von Yoga laut Cochrane und dem American College of Physicians als ausreichend belegt, um als effektive Behandlung zu gelten. Die Forschung hat sich neben den Atemübungen auch mit Yogastellungen und Meditationsübungen befasst [428, 429].

28.7 Atemübungen für Menschen mit chronischen Schmerzen

Bei den Atemübungen handelt es sich um Übungen, die bei regelmäßiger Durchführung wahrscheinlich für jeden einen gewissen gesundheitlichen Nutzen haben. Durch die bewusste Beobachtung der Atmung eröffnet sich eine direkte Möglichkeit, sich der Atemmuster bewusster zu werden und so bewusst aktiv zu entspannen und die Atmung durch verschiedene Atemübungen zu kontrollieren [400–402, 429].

Überwachung, Kontrolle und Regulierung sind zunächst kognitiv, insbesondere im Frontallappen. Bei erfahreneren Übenden können Überwachung, Kontrolle und Regulierung präziser und umfassender in verschiedenen Teilen des zentralen Nervensystems erfolgen [395, 409]. Auch die Bildgebung des Gehirns deutet darauf hin: Die graue Hirnrinde erfahrener Yoga-Praktizierender ist in den Teilen des Gehirns, die das autonome Nervensystem regulieren und für die Emotions- und Selbstregulierung zuständig sind, dicker als die Hirnrinde von Personen ohne Yoga-Hintergrund [431, 432].

Im Allgemeinen erfordern Atemübungen ein regelmäßiges, ausdauerndes, am besten tägliches Trainieren.

Die meisten Menschen mit Schmerzen empfinden die Atemübungen schon von Anfang an als angenehm und entspannend. Die längerfristige Wirkung der Behandlung auf den Schmerz braucht jedoch Zeit und besteht eher in einem allmählichen Abklingen der Symptome als in einem plötzlichen Rückgang der Langzeitschmerzen. Das längerfristige Ansprechen auf die Atemübungen unterstreicht daher die Bedeutung der Selbstwirksamkeit und der kognitiven Fähigkeiten, wie z. B. der Konzentration.

Gruppenunterricht, bei dem die Atmung ein wesentlicher Bestandteil der Praxis ist (z. B. Yoga, Pilates und Achtsamkeitsmeditation), kann eine gute Möglichkeit sein, die Hemmschwelle für den Einstieg zu senken und die Regelmäßigkeit der Atemübungen zu erhöhen.

Videos oder Online-Kurse können eine große Hilfe beim Üben der Atmung sein. Für manche Männer helfen spezielle Gruppen, die Hemmschwelle für den Einstieg zu senken; dazu gehört zum Beispiel das Yoga, das in reinen Männergruppen durchgeführt wird.

Der wohl herausforderndste Aspekt der Atemübungen für den Therapeuten besteht darin, dass seine Erfahrung mit der eigenen Atmung eine wesentliche Rolle für die individuelle und erfolgreiche Therapiearbeit spielt. Ohne persönliche Erfahrung können Atemübungen nur schwer angeleitet werden. Andererseits muss jeder irgendwo anfangen; so können auch Menschen mit Schmerzen bereits auf der Grundlage der Übungen in diesem Kapitel experimentieren. Wenn man durch die Nase atmet, kann man nicht viel falsch machen und das subjektive Gefühl nach den Übungen ist auf alle Fälle entspannter als vorher.

Die Atemübungen werden in der Praxis beaufsichtigt und danach zu Hause durchgeführt. Für die Übungen zu Hause lohnt es sich, den Schmerzpatienten nach seinen zeitlichen Möglichkeiten zu fragen und ihm einen ruhigen Ort für die Atemübungen zu empfehlen. Anfänglich sind 10 Minuten einmal täglich ein guter Ausgangspunkt; die meisten Menschen mit Schmerzen scheinen dieses Ziel erreichen zu können. Das Wichtigste ist, eine Regelmäßigkeit zu entwickeln und die Übungen idealerweise jeden Tag durchzuführen.

Menschen, die Schmerzen haben, sollten mindestens am Anfang vorwiegend einfache Atemübungen durchführen. Einige werden sofort ihre eigene Art und Weise finden, an der Atmung, der Präsenz im Augenblick und der Entspannung zu arbeiten, während sich andere nie wirklich mit den Übungen anfreunden können, so dass es ganz natürlich ist, dass sie zu einfacheren Übungen ohne bewusste Atemtechnik übergehen werden.

Bei einer Vielzahl von Erkrankungen des Bewegungsapparats, bei denen sich die Atmung eingeschränkt anfühlt, kann es notwendig sein, zunächst funktionelle Störungen zu behandeln, zum Beispiel mit einer manuellen Therapie, oder Muskelverspannungen mit Akupunktur.

Das häufigste Anzeichen für ein sogenanntes funktionelles Problem im mittleren Rückenbereich ist das subjektive Gefühl einer leichten Kurzatmigkeit am Ende des Einatmens. Natürlich können verschiedene psychische Erkrankungen, die sich erheblich auf die Atmung auswirken, wie z. B. Angst- oder Panikzustände, eine spezifischere Behandlung durch einen Facharzt erfordern. Es ist klar, dass verschiedene Grunderkrankungen des Atmungssystems, wie Asthma, COPD (chronisch-obstruktive Lungenkrankheit) und Schlafapnoe, Auswirkungen auf die Handhabung von Atemübungen haben. In den folgenden Übungen konzentrieren wir uns jedoch in erster Linie auf Schmerzpatienten ohne Grunderkrankungen der Atemwege. Bei einer COPD beispielsweise führt eine Verringerung der Lungenelastizität unweigerlich zu einem Anstieg der natürlichen Atemfrequenz, da bei jedem Einatmen weniger Luft abgegeben wird als bei einer normalen Lungenfunktion. Es ist zu beachten, dass ein Drittel der Menschen mit einer COPD unter Schmerzsymptomen leiden [433].

28.7.1 Atemkontrolle

Grundlage:
Die erste Herausforderung bei Atemübungen für Schmerzpatienten besteht praktisch immer darin, Entspannung und Natürlichkeit beim Atmen zu finden. Ziel ist es, den Patienten auf angenehme Weise an die Atmung als Ereignis, an die bewusste Beobachtung und an die Empfindungen, die sie hervorruft, heranzuführen. Im Gegensatz zur Atemökonomieübung erlaubt die Atembeobachtungsübung, das Atmen so geschehen zu lassen, wie es natürlich geschieht, ohne es bewusst zu verändern. Das Wichtigste ist, den Atem so zu akzeptieren, wie er im Moment ist. Der emotionale Aspekt ist stark mit dem Atemprozess verbunden, weshalb ruhige, bewusste Akzeptanz den Atem physisch beruhigt.

Allgemeine Forschungsergebnisse:
A) Der Schmerzpatient ist angespannt und anstatt sich auf die Körperempfindungen zu konzentrieren (z. B. auf die Atmung und andere auftretende Empfindungen, von denen nicht alle von Natur aus angenehm sind), zieht er es vor, sich auf alles andere zu konzentrieren
B) Der Atemrhythmus ist beschleunigt, ungleichmäßig und flach und sobald sich der Patient auf die Atmung konzentriert, wird sie schneller
C) Die emotionalen Reaktionen des Schmerzpatienten sind intensiv und wechseln schnell
D) Der Schmerzpatient hat Schwierigkeiten, ruhig zu bleiben und sich zu konzentrieren.

Was ist zu tun?
- Eine bequeme Position finden, in der sich der Betroffene wohlfühlt und entspannt
- Führen des Atemprozesses durch Halten der Hände über dem Unterbauch, was die Aufmerksamkeit auf die Atembewegung zusätzlich unterstützt
- Die ruhige Ausdehnung des Bauches und des Rückens beobachten, die durch den Atem beim Einatmen entsteht und sich beim Ausatmen wieder zurückbildet. Eine mögliche gegenläufige Atmung (= der Bauch wird mit der Einatmung eingezogen und mit der Ausatmung weitet er sich) wird als paradoxe Atmung bezeichnet
- Es gibt keinen wirklich richtigen oder falschen Atemrhythmus und es ist nicht notwendig, die Atmung zu verändern, sondern ihr ruhig zu folgen
- Es soll eine neutrale, positive Einstellung zu den vom Körper ausgehenden Empfindungen eingenommen werden und keine übermäßige Reaktion
- Wenn die Übung zu unangenehm wird, kann der Betroffene sie jederzeit in aller Ruhe abbrechen. Die Zeiträume sind Richtwerte. Das Wichtigste ist, die Übungen regelmäßig durchzuführen und sich dabei zu entspannen. Etwas zu erzwingen ist nicht Teil der Atemübung.

Empfehlungen für die Atemkontrolle zu Hause
1. Suchen Sie sich eine bequeme Position, in der Sie sich entspannen können. Legen Sie die Hände auf den Unterbauch. Die Daumen können gekreuzt oder getrennt werden. Wichtig ist, dass sich auch die Hände entspannen können
2. Beginnen Sie, die natürliche Bewegung der Arme zu beobachten, während Sie einatmen, um die Arme leicht nach oben und zur Seite zu bringen, und ausatmen, um sie sanft nach unten zu bringen
3. Entspannen Sie Ihren Körper und lassen Sie gleichzeitig Ihre Atmung entspannen, so dass es eine leichte, angenehme und entspannende Erfahrung ist
4. Erlauben Sie dem ganzen Körper, sich im Rhythmus des Atems auszudehnen und zusammenzuziehen
5. Führen Sie die Übung ein- bis zweimal täglich für 10–20 Minuten durch.

28.7.2 Ökonomische Atmung

Grundlage:
Das Hauptziel des gesamten Atmungsprozesses ist es, so sparsam wie möglich zu atmen. In diesem Fall erfolgt die Atmung hauptsächlich durch die Nase, der Atemrhythmus ist gleichmäßig und der Situation angemessen und das Zwerchfell fungiert als Hauptatemmuskel.

Die traditionelle Ansicht über den Hauptnutzen der Nasenatmung beruht auf der Erwärmung der Luft und der Funktion der Nasenhaare, Schadstoffe aus der Atemluft zu filtern. Neuere Forschungen haben Erkenntnisse über die Vorteile der Nasenatmung, die Vorteile einer gleichmäßigen Atmung und andere, allgemeinere positive Auswirkungen auf die Funktion des zentralen Nervensystems und verschiedene kognitive Funktionen wie das Gedächtnis geliefert [434, 435].

Allgemeine Forschungsergebnisse:

A) Die Atmung erfolgt sowohl durch den Mund als auch durch die Nase, ohne dass sich der Betroffene dessen bewusst ist
B) Die meisten Schmerzpatienten neigen dazu, ineffizient zu atmen, indem sie die Muskeln des Hilfsatmungssystems benutzen, wobei der Atem gerade nach oben geht. Am einfachsten lässt sich dies feststellen, indem man die Bewegung des Brustbeins beobachtet: Beim Einatmen in einer ruhenden Position sollte das Brustbein praktisch stillstehen. Diese Art der Atmung, bei der die Muskeln der unterstützten Atmung aktiviert werden, wird in der Literatur als Flachatmung bezeichnet.

Was ist zu tun?

- Ziel ist es, den Schmerzpatienten anzuleiten, die Richtung der Atembewegung wahrzunehmen und mit Zwerchfellatmung durch die Nase zu atmen, so dass die Richtung der Einatmung eher horizontal ist. Fällt dies dem von Schmerzen Betroffenen schwer, kann er seine Hände über dem Brustbein halten und der Bewegung des Brustbeins nach oben folgen und dabei so ruhig wie möglich bleiben
- Man kann sich die Bewegung als Ball in der Mitte des Zwerchfells vorstellen, der sich mit der Einatmung in alle Richtungen gleichermaßen ausdehnt, so dass die Einatmung den Bauch und den Rücken gleichermaßen bewegt
- Die Atmung wird entspannt und ruhig gehalten, während man sich auf sie konzentriert
- Der Körper wird gerade, aber entspannt gehalten. Die Atmung kann nur ökonomisch sein, wenn die Muskeln des Beckenbodens, des Bauches und des Rückens nicht ungewollt angespannt werden.

Leitfaden für die Atemkontrolle zu Hause

1. Nehmen Sie eine bequeme, entspannte und wache Position ein
2. Wenn möglich, achten Sie darauf, dass der Atem durch die Nase ein- und ausströmt
3. Achten Sie darauf, dass der Brustkorb leicht geöffnet ist und die Schultern entspannt sind
4. Beachten Sie, dass die Brustwirbelsäule beim Einatmen auf der vertikalen Achse stehen bleibt und sich der Körper beim Ausatmen von der Brust und dem Rücken aus mehr horizontal und gerade zu den Seiten hin öffnet
5. Den ganzen Körper entspannen und atmen lassen
6. 10–20 Minuten lang ein- oder zweimal am Tag üben
7. Sie können auch damit beginnen, die Bewegung Ihres Atems bei leichten Bewegungen wie dem Gehen zu beobachten. Sie sollten auch die Atmung in verschiedenen Positionen (z. B. stehend, sitzend, liegend) und im Laufe des Tages, z. B. bei der Arbeit, beobachten.

28.7.3 Rhythmus und Kontrolle der Atmung

Grundlage:
Physiologisch gesehen besteht das Hauptziel darin, den Atmungszyklus und seine Bestandteile besser kennen zu lernen. Eine möglichst langsame, aber ungezwungene Atemfrequenz (= reduzierte Atemarbeit und reduzierter Strömungswiderstand) und eine ruhige Verlängerung der Ausatmung erhöhen die Aktivierung des Parasympathikus und vermindern die Aktivierung des Sympathikus.

Allgemeine Forschungsergebnisse:

A) Die Atmung scheint erschwert, stoßweise und flach zu sein
B) Zu Beginn ist das Verhältnis von Einatmung zu Ausatmung von 1:1 sehr gut. Das längere Einatmen ist immer eine Frage der allmählichen Umstellung auf ein längeres Ausatmen. Bei einem gesunden Erwachsenen ist die durchschnittliche Dauer einer Ausatmung etwa 1,5-mal länger als die der Einatmung
C) Eine Person, die unter Schmerzen leidet, lässt keine Pausen zwischen Ein- und Ausatmung zu, so dass die Atemfrequenz ohne wirkliche Notwendigkeit zu schnell ist. Ein gesunder Erwachsener atmet normalerweise zwischen 12- und 20-mal pro Minute
D) Hyperventilation (= zu viel atmen, was zu einem unnötig schnellen und tiefen Atemrhythmus führt) oder Hypoventilation (= zu wenig atmen, was zu flacher Atmung führt).

Was ist zu tun?

- Der Atemzyklus besteht aus Einatmen und Ausatmen und dazwischen liegenden Pausen. Wer unter Schmerzen leidet, kann damit beginnen, sich die verschiedenen Phasen des Atemzyklus im Stillen zu vergegenwärtigen: Ausatmen, Pause, Einatmen, Pause
- Der Patient zählt dann im Stillen das Verhältnis von Ausatmung und Einatmung im Kopf im gleichen Rhythmus. Zu Beginn sind gleich lange Atemzüge ein guter Ausgangspunkt. Für manche Schmerzpatienten kann z. B. ein Metronom, das den Rhythmus vorgibt, eine Erleichterung sein und helfen, die Längen zu messen
- Wenn die Einatmung länger ist, wird dem Patienten signalisiert, dass die Atmung unregelmäßig ist. Eine längere Einatmung über einen längeren Zeitraum ist das Ergebnis einer Überstimulation, an der gearbeitet werden sollte

- Patienten, denen die Übung leichtfällt und die es als natürlich empfinden, auf ihre Atmung zu achten, können versuchen, die Ausatmung mit folgender Anweisung zu verlängern: Auch wenn keine Luft mehr herauskommt, kann die Ausatmung durch Muskelarbeit etwas verlängert werden. Dabei wird auch die Pause nach der Ausatmung etwas länger.

Leitfaden für Atemrhythmus und -kontrolle zu Hause

1. Versuchen Sie, eine Zeit und einen Ort zu finden, an dem Sie still sein und sich während der Übung auf Ihre Atmung konzentrieren können
2. Suchen Sie sich eine bequeme, entspannte und wache Position
3. Wenn möglich, achten Sie darauf, dass der Atem durch die Nase ein- und ausströmt
4. Lassen Sie auch Raum für kleine Pausen zwischen den Ein- und Ausatmungen
5. Achten Sie auf die Länge der Aus- und Einatmungen. Am Anfang können Sie zum Beispiel die Dauer der Atemzüge still im Geiste zählen. Die Ein- und Ausatmungen sollten etwa gleich lang im Verhältnis 1:1 oder die Ausatmung sollte etwas länger sein
6. Sobald Sie mit der Übung vertraut sind und in einem entspannten 1:1-Rhythmus atmen, können Sie beginnen, die Ausatmung zu verlängern, indem Sie das Ende der Ausatmung sanft hinauszögern. Es kommt eigentlich keine Luft mehr heraus, aber die Ausatmung wird durch Muskelarbeit etwas verlängert, wodurch die Pause nach der Ausatmung etwas ausgedehnt wird
7. Im Maximum ist die Ausatmung doppelt so lang wie die Einatmung
8. Erlauben Sie dem ganzen Körper, sich im Takt des Atems auszudehnen und zusammenzuziehen, und halten Sie einen entspannten Körper und Geist aufrecht
9. Führen Sie die Übung ein- bis zweimal täglich für 10–20 Minuten durch.

28.7.4 Kontrolle der Atmung durch Wechselatmung

Grundlage:
Die Kontrolle der Atmung anhand einer Wechselatmung funktioniert als Ergänzung zu den vorherigen Übungen oder als eigenständige Übung. Im Allgemeinen ist die Anleitung der wechselseitigen Nasenatmung mit so viel Technik verbunden, dass es sich nicht lohnt, sie bei Menschen mit Schmerzen auszuführen, solange sie den Atem noch nicht leicht beobachten und rhythmisieren können.

Wie funktioniert die Wechselatmung?
- Bei einer Wechselatmung halten Sie Ihre Atmung zunächst ruhig und entspannt
- Zu Beginn sollten Sie den Atem mit den Fingern physisch durch die Nase leiten, z. B., indem der Mittelfinger der rechten Hand das linke Nasenloch und der rechte Daumen das rechte Nasenloch verschließt
- Sobald Ihnen das leicht fällt, können Sie die Wechselatmung ohne körperliche Unterstützung als Imaginationsübung durchführen, wobei die Grundsequenz genau gleich abläuft.

Ergänzen Sie die vorherigen Übungen, indem Sie nach dem Einatmen immer die Nasenlöcher wechseln: links einatmen – rechts ausatmen – rechts einatmen – links ausatmen, dann beginnt der Atemzyklus von neuem.

Leitfaden für die Wechselatmung zu Hause

1. Schließen Sie das rechte Nasenloch mit dem rechten Daumen und atmen Sie durch das linke Nasenloch ein, dann schließen Sie das linke Nasenloch mit dem rechten Mittelfinger und atmen Sie durch das rechte Nasenloch aus.
2. Atmen Sie durch das rechte Nasenloch ein. Nach dem Einatmen schließen Sie das rechte Nasenloch
3. Beginnen Sie den Zyklus erneut, indem Sie durch das linke Nasenloch aus- und wieder einatmen
4. Versuchen Sie, Ihre Atmung zu beruhigen, und atmen Sie entspannt und bequem ein und aus, mit langen, ruhigen Ein- und Ausatmungen
5. Führen Sie diese Übung ein- bis zweimal täglich für 10–20 Minuten durch.

28.7.5 Kombination von Atmung und Bewegung

Grundlage:
Westliches Yoga ist weitgehend eine körperliche Übung, wobei der Atem rhythmisch bewegt oder eine bestimmte Atemtechnik angewendet wird, um die Rolle des Geistes bei der körperlichen Übung zu unterstützen.

Die Kombination von Atmung und Bewegung funktioniert als Ergänzung zu den vorherigen Übungen oder als eigenständige Übung. Für manche Menschen mit Schmerzen ist es viel einfacher, sich durch körperliche Bewegung auf die Atmung zu konzentrieren als in einer Ruheposition.

Was ist zu tun?
- Wenn der Atem im Rhythmus der Bewegung ist, beginnt der Atem immer vor der Bewegung, so dass die Bewegung immer etwas kürzer ist als der Atem
- Beim Einatmen wird der Rücken aufgerichtet und der Brustkorb auf natürliche Weise mit sogenannten

körperöffnenden und körperverlängernden Bewegungen aufgemacht. Ein einfaches Beispiel ist das Heben der Arme im Stehen zur Seite
- Beim Ausatmen entspannt sich der Körper und der Brustkorb schließt sich leicht, so dass z. B. im Stehen die Arme seitlich vom Körper zurückgeführt werden
- Beim Vorwärtsbeugen erfolgt die Bewegung selbst mit einer Ausatmung und die Rückkehr nach oben mit einer Einatmung
- Drehbewegungen werden in der Regel mit einer Ausatmung und die Rückkehr in die Grundstellung mit einer Einatmung durchgeführt
- Bei Rückwärtsbeugen wird die Einatmung genutzt, um sich nach hinten zu bewegen und die Ausatmung, um in die Ausgangsposition zurückzukehren
- Kombinieren Sie verschiedene therapeutische Übungen, wie z. B. Übungen zur Bewegungskontrolle, Gymnastikübungen und Übungen mit dem eigenen Körpergewicht mit der Atmung, um den Atem und die mentale Komponente der Bewegungen zu stärken.

Leitfaden für die Kombination von Atmung und Bewegung

- Versuchen Sie, durch die Nase ein- und auszuatmen
- Versuchen Sie, ruhig und natürlich zu atmen
- Achten Sie darauf, dass Sie mit der Bauchatmung in einem ruhigen Rhythmus atmen
- Kombinieren Sie eine Vielzahl von Bewegungen mit therapeutischen Übungen, wie in den Anleitungen empfohlen
- Beginnen Sie mit kleinen, einfachen und vertrauten Bewegungen, wie dem Heben der Arme oder dem Vorbeugen, und steigern Sie sich allmählich zu schwierigeren Bewegungen
- Bei der Bewegungskontrolle und den McKenzie-Übungen zum Beispiel sollten Sie die Atmung in die Bewegung einbeziehen, sobald die Technik der Übungen feststeht.

KAPITEL

29 Lebensstilfaktoren und Schmerzen

Kristian Ekström

29.1 Schmerz und Schlaf

Ein guter, qualitativ hochwertiger Schlaf gilt als einer der wichtigsten Aspekte der Schmerzbehandlung. Dennoch wird der Schlaf oft unterschätzt bzw. völlig außer Acht gelassen, wenn wir über Gesundheit oder Schmerzen sprechen. Wenn es um Schmerztherapie geht, denken viele Menschen, dass eine passive Behandlung, körperliche Übungen und Medikamente die einzigen Mittel sind, um Schmerzen zu bewältigen und dass, obwohl Schlaf oder Schlafmangel die kognitiven, emotionalen, metabolischen, hormonellen, neurologischen und immunologischen Funktionen unseres Körpers beeinflussen – mit anderen Worten: alle Aspekte, die unsere Erfahrung von Schmerz und Gesundheit mitbestimmen können. Selbst mit den besten Medikamenten, Anleitungen oder Behandlungen kann es für eine Person, die unter Schmerzen leidet, unmöglich sein, eine Besserung zu erreichen, wenn sie nicht ausreichend schläft.

Selbst die richtigen Maßnahmen zur Verbesserung oder Linderung von Schmerzen können unwirksam sein, wenn sie nicht vom Versuch begleitet werden, die Schlafsituation zu verbessern.

Wir alle wissen, wie sich ein Tag anfühlt, wenn wir in der Nacht davor gut geschlafen haben. Wir fühlen uns energiegeladener, positiver, aufnahmefähiger und weniger gestresst. Wir erreichen eher die Ziele, die wir uns gesetzt haben, haben mehr körperliche Fitness, lassen uns von neuen Dingen begeistern und weniger leicht von Emotionen aus der Ruhe bringen. Alles scheint einfach reibungsloser zu laufen. Das ist für jeden von uns wichtig, aber besonders für jemanden, der mit langfristigen Schmerzen lebt. Die bessere Erholung, Stimmung und das allgemeine Wohlbefinden, die ein erholsamer Schlaf mit sich bringt, sind wichtig, wenn es darum geht, die Schmerzsituation zu verbessern. Es ist also kein Wunder, dass eine Person mit Schmerzen, die unter Schlafentzug leidet, nicht an den Ratschlägen oder der Anleitung eines Therapeuten interessiert ist. Diese Person hat nicht die Energie und die kognitiven Ressourcen, um diese aufzunehmen.

Schlafstörungen sind erstaunlich häufig: Es gibt über 70 verschiedene Arten. Gemäß dem DAK-Gesundheitsreport berichten 80 % der deutschen Arbeitnehmer von Schlafstörungen, was umgerechnet einer Zahl von etwa 34 Millionen Menschen entspricht [436] Etwa 30–40 % der Bevölkerung leiden unter verschiedenen Schlafstörungen [436, 437]. Die FinHealth-Umfrage aus dem Jahr 2017 schätzte, dass bis zu 3 Millionen erwachsene Finnen unter Schlafproblemen leiden [438]. Der Schlaf, der Rhythmus des Schlafs bzw. seine Struktur können beispielsweise durch übermäßige körperliche Betätigung am späten Abend, durch das Starren auf helle Bildschirme bis spät in die Nacht, durch Alkohol- und Koffeinkonsum oder durch Rauchen gestört werden – ohne dass man sich dessen bewusst ist oder überhaupt bemerkt, dass dies die Schlafqualität beeinträchtigt. Keiner der oben genannten Lebensstile verursacht, wenn er gelegentlich praktiziert wird, zwangsläufig ein größeres Schlafproblem. Wenn diese jedoch langfristig oder in Kombination mit anderen Herausforderungen des Lebens auftreten, wie z. B. stressigen Lebenssituationen, können sie sich negativ auf den Schlaf, die Erholung und das Schmerzempfinden auswirken.

Gründe für Schlafprobleme

- Stress: zum Beispiel Geld-, Arbeits- oder Beziehungsprobleme
- Alkohol und koffeinhaltige Getränke
- Unregelmäßiger Tagesrhythmus
- Übermäßige oder unzureichende körperliche Aktivität
- Lärm
- Geringe Exposition gegenüber natürlichem Licht während des Tages und übermäßige Exposition gegenüber hellem, künstlichen Licht am Abend
- Übermäßig hohe Temperaturen im Schlafzimmer.

Die Ursache hängt nicht immer direkt mit dem Lebensstil zusammen, aber der Schlaf kann durch Faktoren wie folgende gestört werden

- Restless-Legs-Syndrom
- Depressionen, Angstzustände, Psychosen
- Schlafapnoe
- Demenz oder andere Erkrankungen
- Medikamente oder pflanzliche Heilmittel. So können beispielsweise Opioide oder Benzodiazepine bei langfristiger Einnahme Schlaflosigkeit verursachen. Weitere Informationen über Arzneimittel, die den Schlaf beeinträchtigen können, finden Sie in den aktuellen Pflegeempfehlungen [4]. Es ist immer Sache des Arztes, die Medikation zu planen oder einzugreifen.

29.1.1 Schlafprobleme verursachen Schmerzen

Viele von Ihnen haben sich wahrscheinlich gefragt: Haben Sie Schmerzen wegen einem Schlafproblem oder haben Sie ein Schlafproblem wegen Schmerzen? Die Situation ist oft wechselseitig, aber die derzeitigen Erkenntnisse deuten darauf hin, dass Schlafentzug mehr Schmerzen verursacht, als dass Schmerz mehr Schlafentzug verursacht [440, 441]. In der Tat prognostizieren Schlafprobleme die Schwere der Schmerzen am nächsten Tag und können bestehende Schmerzen verschlimmern, die Schmerzempfindlichkeit erhöhen, die Häufigkeit von Schmerzepisoden steigern oder zu neuen spontanen Schmerzerfahrungen führen [442–448].

Bei Schlafentzug können Schmerzzustände selbst bei völlig gesunden Personen weit verbreitete Fibromyalgie-ähnliche Schmerzzustände nachahmen [449].

Im Gegensatz zu dem, was Sie vielleicht denken, erfordern diese Veränderungen nicht unbedingt ein größeres Schlafproblem, sondern die Auswirkungen von Schlafmangel auf Schmerzen können sich durch überraschend kleine Schlafstörungen bemerkbar machen [445, 446]. Eine Studie ergab, dass bereits vier Stunden Schlafentzug die Schmerzempfindlichkeit um 25 % erhöhen [445]. Mit anderen Worten: Schon eine Nacht Schlafmangel kann sich am nächsten Tag in stärkeren Schmerzempfindungen niederschlagen. Da die Auswirkungen des Schlafs auf den Schmerz so massiv sind, ist es nicht verwunderlich, dass die Prävalenz von Schlafproblemen bei Langzeitschmerzpatienten bei 50–88 % liegt [450–453]. Problematisch ist, dass nur wenige von uns merken, dass sie schlecht oder zu wenig schlafen. Wir haben uns einfach an die Symptome von Schlafmangel und schlechtem Schlaf gewöhnt. Fragt man jemanden, der Schmerzen hat: „Wie schläfst du im Moment?", lautet die Antwort oft: „So wie immer." Leider sagt dies nichts über die Qualität des Schlafes und den Bedarf an Schlaf aus.

29.1.2 Wie ist die momentane Schlafsituation?

Die folgenden Fragen können Ihnen einen Eindruck vom Zustand des Schlafs des Patienten vermitteln:

- Die Schlafmenge. „Wie viele Stunden schlafen Sie?"
  Die Menge an Schlaf ist von Mensch zu Mensch unterschiedlich. Im Folgenden finden Sie einen Richtwert für die benötigte Schlafdauer:

- Für Erwachsene sollten es etwa 7–9 Stunden sein
- Für 14–17-Jährige: 8–10 Stunden
- Für 6–13-Jährige: zwischen 9 und 11 Stunden
- Für 3–5-Jährige: zwischen 10 und 13 Stunden.

- Qualität des Schlafs. Stellen Sie eine offene Frage. Zum Beispiel: „Wie schätzen Sie Ihre Schlafqualität ein und können Sie beschreiben, wie Sie schlafen?" Wenn die Person nicht antworten kann, können Sie ihr helfen, indem Sie sie fragen, ob sie oft aufwacht. Fühlen Sie sich am Morgen ausgeruht und wach? Eine direktere, aber weniger aussagekräftige Frage lautet: „Finden Sie, dass die Qualität Ihres Schlafes sehr schlecht, gut oder sehr gut ist?" Wenn der Patient dies beantworten kann, fragen Sie ihn nach dem Grund.
- Aufwachen. „Wachen Sie in der Nacht auf und wenn ja, können Sie schnell wieder einschlafen?"
  - Kurze Wachphasen sind in der Regel kein Problem. Andererseits kann ständig unterbrochener und gestörter Schlaf ein größeres Problem darstellen.
- Regelmäßigkeit des Schlafs. „Ist Ihr Schlaf ausgeglichen? Gehen Sie zu Bett und wachen Sie immer ungefähr zur gleichen Zeit auf? Auch an Wochenenden?"
  - Schnarchen. „Schnarchen Sie oder Ihr Ehepartner?"
  - Schnarchen kann ein Anzeichen für Schlafapnoe sein. Der Patient sollte gegebenenfalls einen Arzt für weitere Untersuchungen aufsuchen. Auch das Schnarchen eines Ehepartners kann den Schlaf eines Schmerzpatienten stören.
- Wachheit und Müdigkeit am Tag. „Ist der Schlaf erholsam? Fällt es Ihnen leicht, aus dem Bett zu kommen? Sind Sie tagsüber aufmerksam?"
  - Wenn nicht, könnte es sich entweder um eine Schlafstörung oder ein anderes gesundheitliches Problem handeln. Der Patient sollte gegebenenfalls einen Arzt für weitere Untersuchungen aufsuchen.
- Unruhige Beine. Haben Sie das zwanghafte Bedürfnis, Ihre Beine abends oder vor dem Schlafengehen zu bewegen? Hilft es, die Beine zu bewegen, wenn Sie Beschwerden in den Beinen haben?
  - Die Schmerzen treten häufig vor dem Schlafengehen und in Ruhe auf. Das Bewegen der Beine lindert oft die Symptome. Wenn Sie den Verdacht haben, am Restless-Legs-Syndrom zu leiden, sollten Sie einen Arzt aufsuchen, der auf Schlafprobleme spezialisiert ist.
- Schmerzzustand. Wachen Sie nachts mit Schmerzen auf und schlafen Sie besser, wenn Sie tagsüber keine Schmerzen haben?

Wenn der Patient Schlafprobleme hat, fragen Sie die betroffene Person nach deren Meinung, was die Ursache dafür sein könnte. Sind es Schmerzen oder ein anderes Problem oder Sorgen?

29.1.3 Warum verursachen Schlafprobleme Schmerzen?

Einige der Nozizeptoren des Körpers, die sogenannten Gefahrenmelder, sind immer aktiv und senden Gefahrensignale an das Gehirn, auch wenn die Person nicht unter Schlafstörungen oder Schmerzen leidet. Glücklicherweise ist das zentrale Nervensystem in der Lage, diese Signale zu unterdrücken, wenn keine Notwendigkeit besteht, Schmerzen zu empfinden.

Dies ist bei Schlafentzug möglicherweise nicht der Fall. Schlechter Schlaf kann dazu führen, dass das Schmerzkontrollsystem die Gefahrensignale des Körpers entweder unnötig verstärkt oder die Fähigkeit verliert, sie zu verhindern [449, 455]. Unser Nervensystem wirkt überbeschützend. Dabei können schon kleine und völlig harmlose Dinge, wie das Anziehen von Schuhen, ein Gefühl von Rückenschmerzen auslösen – auch ohne Schädigung des Gewebes. Es mag überraschen, dass erst 2019 richtige, durch Bildgebung verifizierte Daten über die Zunahme der Aktivierungsempfindlichkeit des somatosensorischen Bereichs des Gehirns als Reaktion auf einen Reiz während des Schlafentzugs verfügbar wurden [446].

Gleichzeitig verringert sich die Aktivität der Insula und des Striatums, also der Hirnregionen, die für die körpereigene Schmerzlinderung zuständig sind und das Schmerzerlebnis in einen Zusammenhang stellen. Die Studie bestätigte die Erkenntnisse, wonach Veränderungen der Schmerzempfindlichkeit keine größeren Schlafunterbrechungen erfordern, sondern dass sich selbst kleine Veränderungen von Nacht zu Nacht auf das Schmerzerleben auswirken.

Schlafentzug beeinträchtigt nicht nur die Fähigkeit des Nervensystems, das Schmerzempfinden zu kontrollieren, sondern auch die Erholung des Gewebes und die Menge der Entzündungsfaktoren [456, 457]. Der Prozess der Geweberegeneration, der durch Schlafmangel beeinträchtigt wird, lässt sich gut anhand des Wundheilungsprozesses veranschaulichen. Bei Schlafentzug heilen Wunden langsamer und können sich leichter infizieren als sonst. Es ist daher möglich, dass mit der Verlangsamung der Wundheilung die Zahl der „Gefahrensignale" zunimmt, die von den sensorischen Nerven aus dem Wundgebiet gesendet werden – zumindest im Laufe der Zeit.

Es ist wichtig zu verstehen, dass Schlafentzug nicht nur die Bereiche des Gehirns beeinflusst, die mit unseren Emotionen verbunden sind, sondern auch unsere Gedanken über Schmerzen [446, 451]. Emotionale Probleme, die durch Schlafmangel verursacht werden, können bereits nach einer einzigen Nacht auftreten [458].

So wurden beispielsweise Katastrophisierung und ein erhöhtes Risiko für anhaltende Schmerzen mit Schlafentzug in Verbindung gebracht [459–461]. Es wurde festgestellt, dass Schlaflosigkeit das Risiko einer Depression erhöht [462–464]. Depressionen selbst sind ein prädisponierender Faktor für langfristige Schmerzen und Behinderungen. Viele Menschen sind überrascht, dass Depressionen das Risiko für Rückenschmerzen stärker erhöhen als MRT-Befunde wie Bandscheibendegenerationen, Bandscheibeneinrisse oder Bandscheibenvorwölbungen [465].

Auswirkungen des Schlafs auf Langzeitschmerzen sollten immer in Betracht gezogen werden. Insbesondere wenn es keine eindeutige gewebebedingte Ursache für Symptome zu geben scheint, sollten sie berücksichtigt werden. Das gilt auch dann, wenn das Problem nach biomechanischem Verständnis eindeutig auf ein Gewebeproblem, wie z. B. Arthrose, zurückzuführen zu sein scheint. Anhaltende Schmerzen und Schmerzprobleme im Zusammenhang mit Arthritis sind häufig mit einer Sensibilisierung des zentralen Nervensystems verbunden, die durch Schlafentzug noch verstärkt werden kann [459]. Daher sind die Schmerzen möglicherweise nicht ausschließlich auf eine Gewebeschädigung, sondern teilweise auch auf ein Schlafproblem zurückzuführen. So ist es sinnvoll, die mögliche Rolle eines Schlafproblems bei langfristigen Schmerzen auch in „eindeutigen“ Fällen zu berücksichtigen.

29.1.4 Bewegung und körperliche Anstrengung bei Schmerzen

Erwägt man eine Physiotherapie oder die Steigerung von Übungen bzw. der körperlichen Aktivität, sollte man sich darüber im Klaren sein, dass das Nervensystem einer Person, die aufgrund von Schlafentzug Schmerzen hat, empfindlich auf verschiedene neue körperliche Belastungen reagieren kann. Dies sollte dem Patienten so mitgeteilt werden. Es ist wichtig, darauf hinzuweisen, dass zunehmende körperliche Anstrengung manchmal die Schmerzen verstärken kann. Dies ist jedoch nicht unbedingt auf ein neues oder verschlimmertes Problem im Körper zurückzuführen, sondern auf eine erhöhte Empfindlichkeit des Nervensystems gegenüber den neuen Anforderungen. Sie brauchen also keine Angst vor Schmerzen zu haben, auch wenn sie sehr unangenehm sind. Diese Information allein kann dazu führen, dass sich ein Patient besser fühlt und sie kann ihn ermutigen, seine körperliche Aktivität zu steigern oder zu variieren. Das Ziel besteht einfach darin, eine ständige oder wiederholte übermäßige Reizung der schmerzhaften Situation zu vermeiden, sei es durch Behandlung, Bewegung oder erhöhte Mobilität. Die Patienten sollten darauf hingewiesen werden, dass die täglichen Schmerzschwankungen völlig normal sind und dass sie sich melden sollten, sobald sie trotzdem etwas Beunruhigendes bemerken.

Wenn Sie mit einem Schlafproblem konfrontiert werden, ist es immer eine Überlegung wert, ob der Patient nicht sofort die Hilfe eines Schlafspezialisten in Anspruch nehmen sollte.

Die erste Empfehlung bei Schlaflosigkeit ist immer, sie ohne Medikamente zu behandeln. Bis zu 70–80 % der Schlaflosen verzichten auf Medikamente [466]. Kognitive Verhaltensmethoden haben gute Ergebnisse bei der Behandlung von Schlaflosigkeit gezeigt.

29.1.5 Tipps für den Schlaf

Auch wenn Sie kein Schlafexperte sind, können Sie die nachstehenden Tipps als Hilfe verwenden.

Die nachstehenden Ratschläge bezüglich Schlafgewohnheiten sind lediglich Empfehlungen und sollten als solche verstanden werden. Lassen Sie sich vom Patienten sagen, was ihm überhaupt möglich ist. Setzen Sie also keine Grenzen oder Anforderungen. Versuchen Sie immer zu erfahren, welche Veränderungen die Person in ihrem täglichen Leben vornehmen kann, wie gut sie mit der Situation zurechtkommt und was sie ausprobieren möchte oder kann. Beginnen Sie mit kleinen Veränderungen, am besten eine nach der anderen. Die ersten Schritte hängen immer von der Gesamtsituation der Person ab und davon, was sie tun möchte. Daher ist es wichtig, den Lebensrhythmus, die Herausforderungen, die Schmerzen, das Maß an Bewegung, die soziale Situation, die Ernährungsgewohnheiten und die Psyche als Ganzes zu berücksichtigen. Ihre Aufgabe ist es zu unterstützen, inspirieren und ermutigen, weiterzumachen.

- Regelmäßiger Schlafrhythmus: Es ist eine gute Idee, einen regelmäßigen Schlafrhythmus anzustreben – auch am Wochenende. Ein früher Start in den Tag ist für die meisten Menschen besser als ein später. Nur etwa 10 % der Bevölkerung sind genetisch bedingte Nachtschwärmer. Ein später Schlaf kann das Risiko von Schmerzen erhöhen
- Schlafen Sie 8–9 Stunden: Wenn möglich, sollten Erwachsene etwa 8–9 Stunden pro Nacht schlafen. Manche Menschen kommen mit weniger aus, andere wiederum brauchen etwas mehr Schlaf. Wenn ein akkumuliertes Schlafdefizit besteht, ist es in Ordnung, eine Zeit lang 10 Stunden Schlaf anzustreben. Denken Sie daran, dass nicht jeder Mensch mehr schlafen kann, auch wenn er es möchte
- Vermeiden Sie Koffein und Alkohol: Beides kann den Schlaf beeinträchtigen, selbst wenn Sie das Gefühl haben, dass Sie die ganze Nacht gut schlafen. Schon eine kleine Menge Alkohol kann den Schlaf stören. Bei Koffein gibt es individuelle Unterschiede. Wenn der Patient unter Schlafproblemen leidet, wäre es ratsam, Koffein ganz zu vermeiden
- Essensrhythmus: Den meisten Menschen reicht ein Frühstück, ein Mittagessen und ein frühes Abendessen – etwa

vier Stunden vor dem Schlafengehen oder noch früher. Snacks und Zwischenmahlzeiten sind selbstverständlich erlaubt. Ein regelmäßiger Mahlzeitenrhythmus kann dazu beitragen, den Schlafrhythmus zu verbessern

- Bewegen Sie sich und gehen Sie raus: Ziel ist es, sich in einem Maß zu bewegen, das Ihren Schmerzen, Ihrer Erholungsfähigkeit und Ihrem Stresslevel entspricht. Bewegung hilft bekanntlich bei Schmerzen, bei den meisten Menschen verbessert sie auch die Schlafqualität. Es ist sehr wichtig, dass Sie sich möglichst während bei Tageslicht im Freien bewegen. Dadurch wird die innere Uhr in Gang gesetzt und der Schlaf gefördert. Vermeiden Sie anstrengende Übungen während den letzten vier Stunden vor dem Schlafengehen
- Vermeiden Sie helles Licht am Abend: Helles Licht wie Deckenlampen, Computerbildschirme, Tablets und Telefone können den Schlaf stören, indem sie unter anderem die Melatoninausschüttung verzögern und das Gehirn aktivieren. Am besten ist es, die Exposition gegenüber hellem Licht einige Stunden vor dem Schlafengehen zu reduzieren
- Verlangsamen Sie sich: Am besten hören Sie einige Stunden vor dem Schlafengehen auf, Hausarbeiten zu erledigen, damit sich Ihre Nerven beruhigen. Das gilt auch für berufliche Tätigkeiten. Die Entschleunigung hilft dem Körper, sich auf den Schlaf vorzubereiten
- Entspannen: Um sich zu entspannen, können Sie eine beruhigende Atemübung, Meditation oder sogar einen kurzen, ruhigen 5–20-minütigen Abendspaziergang machen. Die besten Ergebnisse erzielen Sie, wenn Sie diese Aktivitäten so regelmäßig wie möglich durchführen
- Vermeiden Sie den Aufenthalt im Schlafzimmer: Das Schlafzimmer ist nur zum Schlafen und für Sex da. Auf diese Weise assoziiert das Gehirn das Schlafzimmer mit Schlaf und nicht mit Wachsein. Wenn Sie mitten in der Nacht aufwachen und nicht sofort wieder einschlafen können, stehen Sie kurz auf, um etwas anderes zu tun – zum Beispiel ein Buch im Wohnzimmer zu lesen. Halten Sie das Schlafzimmer kühl
- Machen Sie etwas, das Ihnen Spaß macht: Versuchen Sie, wenn möglich, mehrmals pro Woche etwas zu tun, das Ihnen Freude bereitet. Wenn der Schmerzpatient beispielsweise wegen seiner Schmerzen seine Hobbys vernachlässigt hat, wäre es eine gute Idee, diese allmählich wieder aufzunehmen, um seinen Schlaf und seine Schmerzwerte zu verbessern
- Seien Sie gesellig: Viele Menschen ziehen sich aufgrund von Schmerzen zurück. Soziale Kontakte können Gefühle der Einsamkeit und des Stresses verringern, was die Chancen auf besseren Schlaf und Schmerzlinderung erhöht. Mehr dazu erfahren Sie im ➢ Kap. 29.3: *Soziales Umfeld und Schmerzen.*

29.2 Ernährung, Übergewicht und Schmerzen

In dem Maße, in begonnen wurde, den Auswirkungen des Lebensstils auf die Gesundheit Beachtung zu schenken, hat auch das Interesse an der potenziellen Wirkung der Ernährung auf Schmerzen zugenommen. Die Ernährung und ihre möglichen Auswirkungen auf die Gesundheit haben im Kampf gegen die weltweite Krankheitslast hohe Priorität. Unsere Ernährung ist einer der am besten beeinflussbaren Risikofaktoren in diesem Kampf [467, 468].

Doch trotz der Leitlinien für eine gesunde Ernährung halten sich nur wenige von uns daran. Regelmäßigen Erhebungen des Bundesministeriums für Ernährung und Landwirtschaft (BMEL) zufolge liegt der aktuelle tägliche Pro-Kopf-Verbrauch von Gemüse bei 290 Gramm, der von Obst bei 190 Gramm [470]. Beide Angaben liegen unterhalb der Empfehlungen der Deutschen Gesellschaft für Ernährung (je 400 Gramm Gemüse und etwa 250 Gramm Obst).

Obwohl einige Aspekte der Ernährungsbewertung umstritten sind, geht man heute davon aus, dass die energiereiche, schädliche westliche Ernährung durch die folgenden Merkmale gekennzeichnet ist (siehe Abschnitt „Übermäßige und unzureichende Nahrungsaufnahme“):

Übermäßige und unzureichende Nahrungsaufnahme [470]

Erhöhte/übermäßige Aufnahme:

- gesättigte Fette
- Salz
- rotes Fleisch
- Zucker/energiereiche Nahrungsmittel

Geringere/geringe Aufnahme:

- Ballaststoffe
- Nüsse
- Samen
- Vollkornprodukte
- Omega-3-Fettsäuren aus Meeresfrüchten
- Obst
- Gemüse.

Traditionell wird die Schmerzbehandlung durch Physiotherapie und eine ärztliche Beratung, psychosoziale Methoden und eine medikamentöse Behandlung unterstützt – nicht aber die Ernährungsberatung durch einen zugelassenen Experten. Und das, obwohl einige Menschen mit chronischen Schmerzen auch andere ernährungsbedingte Probleme wie Fettleibigkeit, Bluthochdruck, Typ-2-Diabetes und Herzerkrankungen haben [467, 473]. Aber könnte es einen Zusammenhang zwischen Ernährung und Schmerzen geben und könnte eine Umstellung der Ernährung Menschen mit Schmerzen helfen?

Derzeit scheint es keine qualitativ hochwertige, groß angelegte Studie über die Rolle von Ernährungsmaßnahmen bei der Behandlung chronischer Schmerzen zu geben [467, 474–476]. Es wurden jedoch vielversprechende Ergebnisse erzielt und das Fehlen von Belegen bedeutet nicht, dass die Ernährung in einigen Situationen der Schmerzbehandlung auf individueller Ebene keine Rolle spielt [467, 477]. So können beispielsweise bestimmte Lebensmittel bei manchen Migränepatienten zu Anfällen führen [478]. Schlecht geplante restriktive Diäten, altersbedingte Störungen der Nährstoffaufnahme, starker Alkoholkonsum oder eine Darmerkrankung wie Zöliakie können zu einem Mangel an Vitamin B12 und Folsäure führen und eine schmerzhafte Polyneuropathie verursachen. Ein Vitamin-D-Mangel hingegen kann mit Schmerzen des Bewegungsapparats in Verbindung gebracht werden [468, 479]. Könnte eine schlechte Ernährung im Allgemeinen der Schmerzbehandlung abträglich sein?

29.2.1 Junk Food, Entzündungen und Schmerzen

Alters- und lebensstilbedingte Krankheiten wie Typ-2-Diabetes, Gefäß- und Herzkrankheiten sind zu einer Epidemie geworden [480]. Einer der Hauptrisikofaktoren für chronische Krankheiten in der westlichen Welt sind die westlichen Ernährungsgewohnheiten und dadurch verursachte langfristige Entzündungen [480, 481]. Diese Ernährung zeichnet sich durch einen geringen Verzehr von Gemüse und Obst und erhöhten Konsum von stark verarbeiteten, energiereichen und nährstoffarmen Produkten aus [481].

Kurzfristig gesehen ist eine Entzündung ein normaler und lebenswichtiger Bestandteil der Schutz-, Regenerations- und Lebenserhaltungsfunktionen des Körpers. Problematisch wird es, wenn die Reaktion zu einer langfristigen – oft unbemerkten – geringgradigen Entzündung wird. Tatsächlich werden der westliche Lebensstil und eine daraus resultierende anhaltende Entzündung auf niedrigem Niveau mit einer Reihe von Stoffwechsel- und Entzündungskrankheiten in Verbindung gebracht.

Obwohl es sich bei der Entzündungsreaktion nicht um eine statische „Aus-und-Ein"-Funktion handelt, kann die Entzündungsreaktion in zwei Phasen eingeteilt werden: eine Induktionsphase und eine Auflösungsphase. Die Induktionsphase führt zu dem in der jeweiligen Situation erforderlichen Höchstmaß an Entzündung und ermöglicht eine rasche Aktivierung des Immunsystems und eine wirksame Immunabwehr. Die Auflösungsphase hingegen spielt eine wichtige Rolle bei der Beendigung der Entzündung und der Wiederherstellung der Gewebehomöostase [482]. Das Scheitern der Auflösungsphase und das Fortbestehen der Entzündung können eine Erkrankung begünstigen [483].

Erhöhte Blutzuckerwerte, übermäßig viel gesättigte Fette, fett- und kalorienreiche Mahlzeiten, raffinierte Getreideprodukte und Zucker erhöhen nachweislich die Entzündungsfaktoren im Körper [484–490]. Der Anstieg der Entzündungsfaktoren nach einer Mahlzeit hält etwa 4–8 Stunden an. Dieser Anstieg kann durch fett- und zuckerreiche Ernährung, Fettleibigkeit und Typ-2-Diabetes noch verstärkt oder aufrechterhalten werden [484]. Es wird angenommen, dass das Risiko eines anhaltenden Anstiegs der Entzündungsfaktoren mit einer schlechten Ernährung und der daraus resultierenden übermäßigen Energiezufuhr, einer beeinträchtigten Leberfunktion, Übergewicht und nachteiligen Veränderungen der Darmpermeabilität und der Bakterienpopulation zusammenhängt [491–495].

Eine Entzündung selbst wurde mit Schmerzen in Verbindung gebracht [495–497]. Tierstudien deuten darauf hin, dass eine schlechte westliche Ernährung aufgrund von Veränderungen des Immunsystems, Entzündungsfaktoren und erhöhter Schmerzempfindlichkeit zu langfristigen Schmerzen führen kann [499, 500].

Es ist möglich, dass es gar keiner großen Entzündung bedarf, um einer erhöhten Schmerzempfindlichkeit ausgesetzt zu sein.

Ein Blutspiegel des C-reaktiven Proteins (CRP), ein Entzündungsmarker, von leicht über 3,0 mg/l erhöht die Schmerzempfindlichkeit signifikant im Vergleich zu Personen mit einem Wert von 3 mg/l oder weniger [501]. Geringgradige Entzündungen wurden mit weit verbreiteten chronischen Schmerzen in Verbindung gebracht [502, 503].

Wie wichtig eine langfristige, niederschwellige Entzündung für unsere Gesundheit ist, zeigt die Tatsache, dass das relative Risiko für koronare Herzkrankheiten, zerebrovaskuläre Ereignisse und arterielle Erkrankungen hoch ist, wenn der CRP-Spiegel einen subklinischen Wert von 3,0 mg/l überschreitet [504].

Entzündungsfaktoren können die Aktivierung des peripheren und zentralen Nervensystems regulieren, indem sie beispielsweise sensorische Nervenenden sensibilisieren und so das Schmerzempfinden begünstigen [505]. Die entzündungsbedingte Sensibilisierung ist jedoch möglicherweise nicht der einzige Mechanismus, der die Schmerzlinderung beeinträchtigen kann. Forschungsergebnisse deuten darauf hin, dass eine anhaltende Entzündung das Schmerzmanagement und die Schmerzbehandlung beeinträchtigen kann, indem sie sich negativ auf den psychischen Zustand und das Verhalten des Patienten auswirkt [498]. Ähnliche Erkenntnisse wurden in der Vergangenheit auch bei der Behandlung von Depressionen gewonnen. Auch hier wurde eine Entzündung mit schlechteren Behandlungsergebnissen in Verbindung gebracht [506–509]. Diese Ergebnisse unterstützen die Idee, dass es für die Schmerzbehandlung von Vorteil sein könnte, den Nahrungsbestandteilen und möglicherweise ihrer entzündungshemmenden Wirkung mehr Aufmerksamkeit zu schenken [510].

Warum also erfüllen trotz dieser hoffnungsvollen Forschungsergebnisse die oft beworbenen und fein abgestimmten entzündungshemmenden Diäten nicht immer die Erwartungen? Vielleicht liegt es zum Teil daran, dass nicht alle Schmerzen auf Gewebeschäden oder Entzündungen zurückzuführen sind, sondern dass es andere Ursachen für Schmerzen gibt, wie Stress, Schlafprobleme, Katastrophisierung, frühere Erfahrungen, genetische Faktoren, Erwartungen, Gefühle und Verhalten [511]. In einer solchen Situation kann die Bedeutung der Ernährung im Gesamtbild untergehen [511].

In Situationen, in denen Entzündungen zu den Schmerzen beitragen und die bisherige Ernährung entzündungsfördernd war, kann eine gesunde Ernährung bei der Schmerzbehandlung einiges bewirken.

Bei der Betrachtung von Ernährung und Schmerzen ist zu beachten, dass Schmerzen selbst die Essgewohnheiten in eine schlechtere Richtung lenken können. So greifen Menschen mit langanhaltenden Schmerzen beispielsweise oft auf minderwertiges Junk Food zurück, um die Nahrungsmittelbeschaffung zu beschleunigen und zu vereinfachen [477]. Natürlich ist es wichtig, daran zu denken, dass nicht alle Fertiggerichte von schlechter Qualität sind und dass Fertiggerichte die täglichen Aktivitäten der Patienten, die Bewältigung und Nährstoffaufnahme erleichtern können. Anhaltende Schmerzen können zu einem verminderten Interesse am Essen oder zu vermehrten Fressattacken und emotionalem Essen führen [512] und den Kreislauf aus schlechter Ernährung und Schmerzen noch weiter verschlimmern. Um die Schmerzen und die daraus resultierenden negativen Essgewohnheiten zu lindern, ist viel Unterstützung und Fachwissen erforderlich. Wenn eine gemeinsam geplante Ernährungsumstellung nicht sofort zu deutlichen Veränderungen bei Schmerzen führt, sollte man nicht vergessen, dass ein entspannter Umgang mit gesunder Ernährung die Gesundheit auf andere, wertvolle Weise unterstützt.

Es ist gut zu wissen, dass die Menge, die Sie essen, die Qualität Ihrer Ernährung oder Ihr Übergewicht nicht die einzigen Faktoren sind, die zu einer erhöhten Entzündung beitragen können. Gewebeschäden, Schlafstörungen, chemische Reize wie Alkohol, bestimmte Medikamente, Schwangerschaft, Alterung, Infektionen, Asthma, entzündliche Darmerkrankungen, chronisch aktive Hepatitis und entzündliche Krankheiten wie Rheuma können die Entzündungswerte erhöhen. Ein Anstieg des CRP ist also nicht unbedingt auf die Ernährung oder den Lebensstil einer Person zurückzuführen. Daher sollten CRP-Werte immer durch einen Arzt interpretiert werden.

29.2.2 Zöliakie und Glutenunverträglichkeit

Zöliakie ist eine Autoimmunerkrankung, bei der das in Getreide enthaltene Gluten die Dünndarmschleimhaut schädigt. Neben abdominalen Symptomen wie Anämie und Müdigkeit wurden bei Zöliakie auch extraabdominale Symptome wie Kopfschmerzen, Parästhesien und eine periphere Neuropathie beobachtet [513–516]. Andererseits ist dies nicht verwunderlich, da die Zöliakie Veränderungen der Immunfunktion, der Darmfunktion und damit der Darmdurchlässigkeit und der Nährstoffaufnahme verursachen kann. Das Problem bei Zöliakie ist, dass manche Menschen mit Zöliakie im Bauchraum asymptomatisch sein können oder die Ursache lange Zeit unerkannt bleibt [516–518].

Wenn der Verdacht auf Zöliakie besteht, müssen unbedingt entsprechende Tests durchgeführt werden, um den Verdacht zu bestätigen, bevor man auf eine glutenfreie Ernährung umstellt.

Dies geschieht, weil die Umstellung auf eine glutenfreie Ernährung vor der Untersuchung die Ergebnisse in der Zukunft verfälschen und zu einem falsch negativen Ergebnis führen kann. In diesem Fall kann fälschlicherweise angenommen werden, dass die Zöliakie nicht das Problem ist. Es wurde festgestellt, dass manche Menschen mit Zöliakie trotz einer glutenfreien Diät weiterhin abdominelle Symptome haben können [516, 517]. Es ist nicht ungewöhnlich, dass eine Person neben Zöliakie noch andere Probleme im Zusammenhang mit der Ernährung oder der Darmfunktion hat und darum leider nicht auf Zöliakie getestet wird.

Die Glutenunverträglichkeit, deren Symptome möglicherweise mit einer veränderten Darmbakterienpopulation zusammenhängen und die zumindest teilweise auf Getreidegluten und FODMAP-Kohlenhydrate (fermentierbare Oligo-, Di-, Monosaccharide und Polyole) reagiert, wurde mit ähnlichen Symptomen wie Zöliakie in Verbindung gebracht [513, 519–522]. Die Symptome ähneln teilweise dem Reizdarmsyndrom.

29.2.3 Reizdarmsyndrom (Irritable Bowel Syndrome, IBS)

Das Reizdarmsyndrom ist eine funktionelle Darmerkrankung, von der mindestens einer von zehn Menschen betroffen ist [523]. Die Symptomschwankungen werden durch Faktoren wie die Qualität der Ernährung, Schlafprobleme, bestimmte Medikamente und psychologische Faktoren wie Stress beeinflusst [524–527]. Das Reizdarmsyndrom spricht auf FODMAP-Kohlenhydrate an [528]. Die Symptome des Reizdarmsyndroms können durch eine Verringerung ihrer Menge in der Ernährung gelindert werden [529, 530]. Auch mit Pfefferminzöl wurde eine Linderung erzielt [531, 532].

Häufige Symptome des Reizdarmsyndroms sind Schmerzen in verschiedenen Teilen des Magens, Blähungen, Durchfall, Verstopfung und das Gefühl, dass sich der Magen nicht richtig entleert [525].

Neben Bauchschmerzen und Darmüberempfindlichkeit wurde das Reizdarmsyndrom mit verschiedenen extraintestinalen

Schmerzproblemen in Verbindung gebracht, z. B. mit chronischen Becken- und Kopfschmerzen und Fibromyalgie [526, 533, 534]. Interessanterweise können manche Menschen mit Fibromyalgie durch eine FODMAP-Diät eine Linderung ihrer Symptome erfahren (siehe Abschnitt „Beispiele für eine FODMAP-Diät"). Diesen Problemen ist gemeinsam, dass wie bei der Fibromyalgie auch beim Reizdarmsyndrom eine Sensibilisierung des zentralen Nervensystems vorliegen kann [535, 536]. Neben einem empfindlichen Darm wurde bei einem kleinen Teil der IBS-Patienten eine erhöhte sensorische Empfindlichkeit festgestellt, beispielsweise in den unteren Extremitäten [537–539]. Sie haben mehr Schlafprobleme, Angstzustände und Depressionen als üblich, wie es bei anderen chronischen Schmerzproblemen häufig der Fall ist [524, 525].

Beispiel für eine FODMAP-Diät

Beispiele für FODMAP-Kohlenhydrate, die während der diätetischen Einschränkung vermieden werden sollten:

- Pilze, Gemüse und Obst: Apfel, Birne, Wassermelone, Aprikose, Pfirsich, Nektarine, Pflaume, Kirsche, Mango, Obstkonserven, Feige, Dattel, schwarze Johannisbeere, Zwiebeln, Blumenkohl, Spargel, Artischocke und Avocado
- Süßungsmittel: Honig, Agavendicksaft und Maissirup sowie Xylit, Sorbit, Mannit und Maltit
- Nüsse: Cashewkerne und Pistazien
- Laktosehaltige Molkereiprodukte
- Getreide: Weizen, Roggen und Gerste
- Hülsenfrüchte: Linsen, Bohnen und Erbsen
- Lebensmittel, die zugesetzte Ballaststoffe, Inulin und Fructooligosaccharide enthalten.

Beispiele für Lebensmittel, die während der FODMAP-Diät empfohlen werden:

- Getreide und Pseudogetreide: Hafer, Reis, Dinkel, Mais, Hirse, Amaranth, Quinoa und Buchweizen
- Beeren: alle Beeren außer schwarzen Johannisbeeren
- Obst: Ananas, Banane, Kiwi, Weintraube, Honigmelone, Satsuma, Mandarine, Zitrone und Limette
- Laktosefreie Molkereiprodukte
- Gemüse: Kartoffeln, Sellerie, Endivie, Fenchel, Zucchini, Gurke, Kohlrübe, Mais, Grünkohl, Algen, Steckrüben, Auberginen, Oliven, Chinakohl, Kopfkohl, Spinat, Karotten, Radieschen, Salatgemüse und Tomaten.

Viele Menschen mit einem Reizdarmsyndrom haben festgestellt, dass die FODMAP-Diät bei ihren Beschwerden hilft. Ein langer Zeitraum umfassender Ernährungsbeschränkung kann jedoch negative Auswirkungen auf die Nährstoffaufnahme und die Darmmikrobiota haben [540]. Es wäre daher wichtig, dass solche Diätbeschränkungen von einem Diätassistenten oder einem Arzt mit Fachkenntnissen in diesem Bereich und unter dessen Aufsicht durchgeführt werden.

Die FODMAP-Diät-App der Monash University in Australien kann bei der Umstellung auf die FODMAP-Diät helfen.

29.2.4 Entzündliche Darmerkrankungen (Inflammatory Bowel Diseases, IBD)

In Deutschland litten im Jahr 2010 pro 100.000 Einwohner 322 Personen an Morbus Crohn und 412 an Colitis ulcerosa [541]. Im Vergleich zum Jahr 2001 entspricht dies einer Steigerung der Prävalenz von 42 %. In der Literatur werden verschiedene Risikofaktoren für die Entstehung von entzündlichen Darmerkrankungen genannt, darunter Umweltfaktoren, Ernährung, Nikotin, die allgemeine Hygiene sowie Stress und der individuelle Lebensstil [542]. IBD sind durch eine chronische Entzündung des Magens und des Darms gekennzeichnet, wobei sich symptomlose und symptomatische Phasen der Erkrankung abwechseln. IBD können jedes andere Organsystem negativ beeinflussen und die Funktionsfähigkeit und Lebensqualität des Betroffenen erheblich beeinträchtigen [543]. Wie bei den zuvor erwähnten Darmproblemen treten bei etwa 20–50 % der IBD-Patienten extraintestinale Symptome auf; etwa 25 % davon werden vor dem Ausbruch der IBD manifest [544]. Die häufigsten Körperstellen, an denen extraintestinale Symptome in Erscheinung treten, sind die Gelenke, die Augen, die Leber und die Haut [543], wobei die Gelenke am häufigsten betroffen sind [545]. Die intestinale Malabsorption ist ein Problem, das mit Mikronährstoffmangel, Osteoporose, peripherer Neuropathie sowie schmerzhaften Gallen- und Nierenproblemen einhergehen kann [543, 546].

Einer Studie zufolge leiden etwa 70 % der IBD-Patienten im Verlauf der Krankheit unter Schmerzen und etwa 50 % von ihnen haben Langzeitschmerzen [547].

In Zusammenhang mit IBD ist kein einzelner relevanter Ernährungsfaktor identifiziert worden, der zur Krankheitsaktivität beiträgt. Auf individueller Ebene betrachten jedoch viele Menschen die Ernährung als einen wichtigen Faktor für ihr Problem [548]. So wurden beispielsweise Zucker, kohlensäurehaltige Getränke, Kaffee, Alkohol und Milchprodukte bei einigen Menschen subjektiv mit einer Verschlimmerung der Symptome in Verbindung gebracht. Eine Ernährung mit einem hohen Anteil an tierischem Eiweiß, Fleisch und Fett, ein Ungleichgewicht zwischen Omega-6- und Omega-3-Fettsäuren und ein Vitamin-D-Mangel wurden ebenfalls als verschlimmernde Faktoren bei IBD genannt [549–553]. Ein hoher Verzehr von Gemüse soll dagegen das Risiko für IBD verringern (siehe Abschnitt „Beispiele für Erkrankungen des Bewegungsapparats im Zusammenhang mit Reizdarmsyndrom") [552].

Beispiele für Erkrankungen des Bewegungsapparats im Zusammenhang mit Reizdarmsyndrom

- Arthritis (einzelne Gelenke und Wirbelsäule)
- Hypertrophe Osteoarthropathie
- Sehnenscheidenentzündung
- Osteoporose

- Muskuloskelettale Osteoarthritis
- Osteomyelitis
- Osteonekrose.

Obwohl Studien auf individueller Ebene und Ernährungsinterventionsstudien vielversprechende Ergebnisse bei der Behandlung von Symptomen entzündlicher Darmerkrankungen gezeigt haben, ist die Beweislage aufgrund der Qualität und der geringen Größe der Studien noch nicht schlüssig [554]. Dennoch ist eine individuelle und abwechslungsreiche Ernährung unerlässlich, um die Symptome zu lindern, Gewichtsverlust und Nährstoffmangel zu verhindern und die allgemeine Gesundheit zu erhalten. Um einen Nährstoffmangel und eine Verschlechterung der Gesamtsituation zu vermeiden, ist es immer wichtig, die Ernährung in Absprache mit einem Ernährungsberater umzustellen.

Die vier oben genannten ernährungsbedingten Darmprobleme können verschiedenste Symptome verursachen oder die Person auf Schmerzen sensibilisieren. Neben den oben erwähnten Problemen können die Schmerzen auch durch andere Probleme der inneren Organe verursacht werden, wie z. B. eine Refluxkrankheit, Magengeschwüre, Gallensteine, Darmkrebs oder Probleme mit Herz, Blutgefäßen, Leber oder Nieren. Diese können darauf reagieren, wie und wann wir essen oder auch nicht. Wenn eine Person unter Problemen im Bauchbereich leidet oder Sie den Verdacht haben, dass die Symptome von den inneren Organen ausgehen, sollten Sie sie unbedingt an einen Arzt überweisen.

29.2.5 Arthrose, rheumatoide Arthritis und Gicht

Arthrose ist die häufigste Gelenkerkrankung der Welt [555]. Zu den Risikofaktoren gehören Alterung, Übergewicht, Vererbung, Gelenkverletzungen und anstrengende körperliche Arbeit [556]. Bei übergewichtigen Menschen mit Arthrose der unteren Extremitäten besteht die wirksamste Behandlung auf der Grundlage von Ernährungsfaktoren in einer Gewichtsreduzierung in Verbindung mit Bewegung. Ein Gewichtsverlust von nur 5 kg kann die Wahrscheinlichkeit einer Kniearthrose bei übergewichtigen Frauen um bis zu 50 % verringern [557]. Die Vermeidung von Fettleibigkeit reduziert die Notwendigkeit eines Knieersatzes um schätzungsweise 39 % [558].

Eine Gewichtsabnahme durch eine Diät, vor allem in Kombination mit Bewegung und Anleitung, kann insbesondere bei Schmerzen durch eine Hüft- oder Kniearthrose helfen und die funktionelle Leistungsfähigkeit verbessern [559–563]. Eine Gewichtsabnahme in Verbindung mit körperlicher Betätigung und einer Ernährungsumstellung verringert ebenfalls die Entzündungsfaktoren [562].

Auch Kurkuma und Ingwer könnten sich positiv auswirken; die Erkenntnisse sind jedoch bis heute begrenzt [564, 565]. Die Verwendung von Ingwer kann jedoch aufgrund unangenehmer Magenempfindungen und des Geschmacks, den er verursacht, problematisch sein [565].

Rheumatoide Arthritis ist eine Autoimmunerkrankung, von der in Deutschland etwa 721.000 Menschen vorwiegend im Alter zwischen 70–80 Jahren betroffen sind [566]. Obwohl es keine allgemeingültigen Ernährungsrichtlinien für Menschen mit rheumatoider Arthritis gibt, können Ernährungsanpassungen für einige Patienten hilfreich sein. Es gibt Hinweise darauf, dass eine mediterrane Ernährung oder Fasten, gefolgt von einer veganen Ernährung, bei Schmerzen helfen kann [567, 568]. In der aktuellen Versorgungsleitlinie für rheumatoide Arthritis der Deutschen Gesellschaft für Rheumatologie werden jedoch keine speziellen Diäten für die Behandlung erwähnt [569–570].

Eine Supplementierung mit Omega-3-Fettsäuren hat sich als potenziell hilfreich bei der Behandlung von Schmerzen und Morgensteifigkeit sowie bei der Verringerung des Einsatzes von NSAR erwiesen [571, 572]. Kurkuma kann bei der Behandlung von Symptomen einer rheumatoiden Arthritis hilfreich sein [564, 573]. Obwohl Patienten mit rheumatoider Arthritis niedrigere Vitamin-D-Spiegel aufweisen als gesunde Menschen, gibt es keine schlüssigen Beweise für die Wirksamkeit einer Vitamin-D-Supplementierung bei der Behandlung einer rheumatoiden Arthritis [574–576]. Dies bedeutet jedoch nicht, dass eine Erhöhung des Vitamin-D-Spiegels, wenn er zu niedrig ist, der Gesundheit nicht zuträglich ist.

Gicht wird durch die Auskristallisierung von Harnsäure oder Urat in den Gelenken und manchmal auch in anderen Geweben verursacht [577]. Die Symptome beginnen in der Regel im mittleren Lebensalter; das häufigste Alter für den Ausbruch der Krankheit liegt bei etwa 60 Jahren. Die zunehmende Prävalenz der Krankheit wird teilweise durch Übergewicht und erhöhten Alkoholkonsum erklärt [577]. Ernährungsbedingte Faktoren, Stoffwechselstörungen und eine verminderte Uratausscheidung können den Uratspiegel im Körper erhöhen [577]. Fast 63 % der Menschen mit Gicht haben ein metabolisches Syndrom, verglichen mit nur etwa 25 % der Menschen ohne Gicht [578]. Eine Diät senkt den Harnstoffgehalt des Blutes ebenso wirksam wie eine ausgewogene Ernährung. Die Symptome können durch die Vermeidung übermäßiger tierischer Purinquellen gelindert werden (siehe Abschnitt „Faktoren, die Gichtsymptome beeinflussen und deshalb vermieden werden sollten“) [579].

Faktoren, die Gichtsymptome beeinflussen und deshalb vermieden werden sollten [577, 580–583]

Purinreiche Nahrungsmittel, Vermeidung kann sinnvoll sein:

- Alkoholische Getränke, insbesondere Bier
- Innereien wie Leber, Nieren und Bries
- Hühnerhaut
- Makrelenhaut
- Räucherhering

- Ölsardinen
- Krebse und Muscheln.

Es kann sich lohnen, diese Lebensmittel einzuschränken:
- Fischrogen und Schalentiere
- Fleisch
- Kartoffeln
- Mit Saccharose oder Fruktose gesüßte Getränke
- Erbsen, Bohnen und Pilze.

Von einigen Ausnahmen abgesehen, scheint eine vermehrte pflanzliche Ernährung sowie die Mittelmeerdiät bei der Behandlung von Gicht von Vorteil zu sein. Auch Nüsse, Magermilch und Eier können im Rahmen einer symptomlindernden Ernährung sinnvoll sein.

29.2.6 Kopfschmerzen und Ernährung

Der Zusammenhang zwischen Ernährung und Kopfschmerzen ist nur unzureichend bekannt. Es ist jedoch allgemein anerkannt, dass bestimmte Lebensmittel die Entstehung von Kopfschmerzen begünstigen können. So sind uns beispielsweise die Entzugserscheinungen von Kaffee [584] oder gewisse Auswirkungen des Essverhaltens auf Migräne vertraut. Es gibt große Unterschiede zwischen verschiedenen Bevölkerungsgruppen und zwischen verschiedenen Forschungsmethoden, zum Beispiel im Zusammenhang zwischen Ernährung und der Anfälligkeit für Migräneanfälle. Die Schätzungen über das Vorhandensein eines bestimmten Nahrungsmittels, das für Migräne prädisponiert, reichen von 10 % bis 64 % [478]. Die großen Unterschiede in den Ergebnissen können auf Faktoren wie die Tatsache zurückzuführen sein, dass verschiedene Lebensmittel untersucht werden, unterschiedliche Forschungsmethoden angewandt werden oder dass häufig die unmittelbare Wirkung des Lebensmittels auf die Symptome untersucht wird. Die Wirkung eines Lebensmittels kann jedoch auch kumulativ sein [585]. Mit anderen Worten, ein Lebensmittel verursacht möglicherweise nicht unmittelbar nach dem Verzehr die größten Schmerzen, sondern erst nach einem längerfristigen Konsum. Dies erschwert die Situation der Schmerzpatienten und die Arbeit der Therapeuten, die mit ihnen arbeiten, wenn sie festzustellen versuchen, ob ein bestimmtes Lebensmittel oder eine bestimmte Diät die Schmerzen beeinflusst.

Interessant ist, dass Kopfschmerzsymptome wie Migräne mit Darmproblemen wie entzündlichen Darmerkrankungen, dem Reizdarmsyndrom und Zöliakie in Verbindung gebracht wurden [586–591]. Der Grund dafür ist noch nicht vollständig geklärt. Vielleicht sind die gemeinsamen Faktor – wie bei der Fibromyalgie – Stress, Angst, Depression, IBD, Diabetes, Fettleibigkeit, Allergie, die Darmbakterienpopulation und die damit verbundenen vielfältigen Wirkmechanismen [586, 592, 593]. Tatsächlich wurde die Darmbakterienpopulation mit 25 verschiedenen Krankheiten bzw. Syndromen in Verbindung gebracht [594]. Obwohl die Forschungsergebnisse noch schwach und heterogen sind, ist es nicht ausgeschlossen, dass in einer bestimmten Population die Darmfunktion und die Mikrobiota teilweise auch mit Migräne oder deren Symptomatik in Verbindung stehen [595–597].

Ernährungsbedingte Faktoren im Zusammenhang mit Kopfschmerzen [478, 584–586, 598–603]
- Alkohol
- Schokolade
- Kaffee
- Dehydrierung
- Zitrusfrüchte
- Einige Milcherzeugnisse, wie z. B. lang gereifte Käsesorten
- Fasten
- Fettleibigkeit (BMI ≥ 30) und Untergewicht (BMI < 18,5)
- Entzündungsfaktoren
- Unregelmäßiges Essen [12, 120–122, 134–139].

Kopfschmerzen werden von vielen verschiedenen Faktoren beeinflusst, wie dies auch bei Schmerzen im Allgemeinen der Fall ist. Eine angemessene und regelmäßige Ernährung, Schlaf und Bewegung sind daher allesamt Lebensstilansätze, mit denen sich unter anderem die Häufigkeit und Schwere der Migräne verringern lassen [604]. Wenn der Verdacht besteht, dass die Ernährung eine Rolle spielt, kann ein Migränepatient versuchen, ein Ernährungstagebuch zu führen, um die Situation zu klären. Bei sehr restriktiven Diäten ist jedoch zu beachten, dass die Nährstoffzufuhr verringert und die Lebensqualität gemindert, Frustration verursacht und Stress verstärkt werden kann (siehe Abschnitt „Ernährungsbedingte Faktoren im Zusammenhang mit Kopfschmerzen").

29.2.7 Übergewicht und Schmerzen

Seit 1975 hat sich die Fettleibigkeitsrate weltweit fast verdreifacht [605]. Laut der Studie zur Gesundheit Erwachsener in Deutschland (DEGS1) in den Jahren 2008–2011 sind 67,1 % der Männer und 53,0 % der Frauen übergewichtig [606]. Etwa ein Drittel der Weltbevölkerung ist übergewichtig und diese Zahl wird bis 2030 voraussichtlich auf beinahe 40 % ansteigen [676–609]. In einigen Kulturen kann diese Zahl sogar noch höher sein. So wird beispielsweise die Zahl der übergewichtigen Menschen in den Vereinigten Staaten auf über 85 % der Bevölkerung geschätzt [610].

Body-Mass-Index (BMI)
- Normalgewicht: BMI von 18,5–25
- Übergewicht: BMI von 25–30
- Adipositas: BMI von 30–35
- Starke Adipositas: BMI von 35–40
- Morbide Adipositas: BMI ≥ 40

Übergewicht und Fettleibigkeit stellen eine große Herausforderung für unsere Gesundheit dar. Adipositas erhöht unter anderem das Risiko für Typ-2-Diabetes, Herz-Kreislauf-Erkrankungen, Nierenerkrankungen, Asthma, bestimmte Krebsarten, Schlafstörungen, Muskel-Skelett-Probleme und Depressionen [609, 611–614], d. h. einige der Probleme, die zur Entwicklung verschiedener Schmerzzustände beitragen können.

29.2.8 Kann das Gewicht Schmerzen beeinflussen?

Schmerzen und Fettleibigkeit können sich gegenseitig verstärken und die Funktionsfähigkeit einer Person beeinträchtigen und ihre Lebensqualität stärker einschränken als jeder der beiden Faktoren für sich allein [615, 616]. Nach dem derzeitigen Stand der Forschung scheint Übergewicht oder Fettleibigkeit allein keine direkte Ursache für Schmerzen zu sein [615]. Es wurde jedoch ein signifikanter Zusammenhang zwischen Übergewicht, insbesondere Fettleibigkeit in der Körpermitte und Schmerzen festgestellt [615, 617–620]. Einige Studien deuten darauf hin, dass der Zusammenhang zwischen Fettleibigkeit und Schmerzen mit zunehmendem Gewicht grösser wird [618, 621]. So wurde beispielsweise festgestellt, dass fettleibige Menschen, die sich einer Hüft- und Kniegelenkersatzoperation unterziehen, häufiger akute Schmerzattacken erleiden [622]. Außerdem benötigen sie häufiger Schmerzmittel als normalgewichtige Menschen nach derselben Operation [622].

Beispiele für Schmerzprobleme im Zusammenhang mit Adipositas [616, 617]

- Schmerzen im unteren Rücken
- Knieschmerzen
- Hüftschmerzen
- Plantarfasziitis (bei Nicht-Sportlern)
- Schmerz auf viele Körperregionen ausgebreitet
- Kopfschmerzen
- Schmerzen im Becken und im Unterleib
- Chronische neuropathische Schmerzen.

Der Grund, warum Fettleibigkeit zu Schmerzen führen kann, ist meines Erachtens noch nicht vollständig geklärt. Es scheint, dass der kausale Zusammenhang zwischen Übergewicht und Schmerzen komplex ist [623]. Zunehmende Schmerzen im Rahmen einer Gewichtszunahme können zum Teil mit einer erhöhten Belastung der Gelenke in Verbindung gebracht werden, die mit dem gesteigerten Gewicht einhergeht und in anderen Fällen mit einer geringeren körperlichen Aktivität und einer schlechteren Fitness [624]. Die Bemühungen um eine Schmerzreduzierung mittels diätetischer Maßnahmen haben daher ergeben, dass die beste Wirkung auf Schmerzen, die z. B. mit Osteoarthritis einhergehen, durch eine Gewichtsabnahme in Kombination mit Bewegung und Diät erzielt wird [562]. Gewicht, Ernährung und Bewegung bzw. der Lebensstil können daher bei der Schmerzbehandlung von übergewichtigen Personen eine Rolle spielen.

Obwohl wir lange Zeit davon ausgegangen sind, dass das Problem der durch Fettleibigkeit verursachten Schmerzen direkt durch die mechanische Belastung des Gewebes durch das Gewicht verursacht wird, ist es sehr wahrscheinlich, dass wir dabei die komplexe Beziehung zwischen Fettleibigkeit und Schmerzen zu stark vereinfacht haben [617]. Die zunehmenden Erkenntnisse lassen darauf schließen, dass neben der mechanischen Belastung durch das Körpergewicht auch andere Faktoren zu beachten sind, die die Entstehung von Schmerzen begünstigen können. Genetische und Umweltfaktoren sowie Probleme im Zusammenhang mit Fettleibigkeit wie Schlafmangel, Depression, Immobilität, erhöhte Entzündungsfaktoren, Veränderungen des Leptinspiegels und eine erhöhte Körperfettmasse können wichtige Faktoren sein, die im Zusammenhang mit Schmerzen zu berücksichtigen sind [615, 617, 625–628]. So kann zum Beispiel eine übermäßige Fettmasse die Entzündung verstärken, was mit einer erhöhten Schmerzempfindlichkeit in Verbindung gebracht wird. Bei übergewichtigen Menschen lässt sich eine geringgradige Entzündung nachweislich durch eine moderate Gewichtsabnahme um bis zu 80 % reduzieren [629]. Es ist daher wahrscheinlich, dass ein gewichtsbedingter mechanischer Stress allein die mit Fettleibigkeit verbundenen Schmerzzustände nicht erklären kann (siehe Abschnitt „Beispiele für Schmerzprobleme im Zusammenhang mit Adipositas“).

29.2.9 Behandlung von übergewichtigen Patienten mit Schmerzen

Obwohl die Forschung einen Zusammenhang zwischen Schmerzen und Übergewicht nachgewiesen hat, ist es wichtig, sich darüber bewusst zu sein, dass dies nicht automatisch bedeutet, dass Übergewicht die Ursache für die Schmerzen ist, die der Patient hat, zumindest nicht die einzige Ursache. Wie immer kann es viele Ursachen für Schmerzen geben.

Übergewicht sagt nichts über den aktuellen Zustand oder Lebensstil einer Person und die Ziele aus, die sie sich bereits gesetzt und verinnerlicht hat. Wenn unser Patient übergewichtig ist oder wir über Gewichtsmanagement nachdenken, sind wir vielleicht schnell versucht, die offensichtlichen Faktoren zu suchen und diese als Begründung heranzuziehen und zu vereinfachen, indem wir annehmen, dass Fettleibigkeit nur eine Frage dessen ist, wie und was wir essen. In diesem Zusammenhang wird oft die alleinige Ursache für die Gewichtszunahme auf stark verarbeitete Lebensmittel und industriell hergestellte Getränke, zu viel Essen und energiereiche Nahrungsmittel reduziert. Fettleibigkeit ist jedoch ein multidimensionales Problem. Neben den bereits genannten Ursachen können auch genetische Faktoren, die zunehmende Nutzung von Verkehrsmitteln, das Wirtschaftswachstum, die Verstädterung, die Umwelt, soziale Faktoren, die soziale Schicht, das Bildungsniveau und eine geringere körperliche Aktivität zur Verbreitung von Adipositas beitragen [605, 630, 631]. Auch dürfen wir frühere Lebenserfahrungen nicht vergessen, wie z. B. eine dysfunktionale Familiendynamik und ein Trauma in der Kindheit. Diese können das Essen in eine ungesunde Richtung lenken und mit Essen verbundene Probleme verursachen oder verstärken [632].

Um ein vielschichtiges Bild zu erhalten, sollten wir uns bewusst sein, dass Schlafmangel, Stimmung, Emotionen, Stress, soziale Beziehungen, Regelmäßigkeiten im Leben und die Arbeit selbst eine Rolle bei der Regulierung von Hunger, Heißhunger oder Essgewohnheiten spielen können – wie, wann, warum und was wir essen.

Die Schmerzen selbst und die daraus resultierenden Veränderungen in Bezug auf Schlaf, Bewegung, Ernährung und Stimmung können das Risiko einer Gewichtszunahme erhöhen [512, 615, 623, 633, 634]. Bei übergewichtigen Menschen beispielsweise können anhaltende Schmerzen das Essverhalten in Richtung Fressattacken und damit verbundene Depressionen und negative Gefühle treiben [512].

Einzelne Arzneimittel können eine Gewichtszunahme verursachen oder den Appetit steigern. Dazu gehören einige Kortikosteroide, Antidiabetika, Antidepressiva und Antipsychotika [635–637]. Gewichtsprobleme oder eine Gewichtszunahme können auch durch eine Krankheit wie eine Schilddrüsenunterfunktion, eine Herz- oder Nierenerkrankung, ein polyzystisches Ovarsyndrom oder das Cushing-Syndrom verursacht werden. Wenn Sie eine dieser Krankheit bei Ihrem Patienten vermuten, sollten Sie ihn an einen Arzt überweisen.

Da viele von uns Schmerztherapeuten keine Fachleute für Gewichtsmanagement sind, sollten wir uns nicht auf das Gewichtsproblem, sondern auf das Schmerzproblem konzentrieren, und zwar innerhalb der Grenzen unserer beruflichen Kompetenz. Wenn eine Person, die Schmerzen hat, offensichtlich stark zugenommen hat oder wenn es aus gesundheitlichen Gründen wirklich wichtig ist, das Thema anzusprechen, ist es unsere Aufgabe, sie an einen Experten für Gewichtsmanagement zu verweisen: z. B. an einen Ernährungsberater, Arzt, Psychotherapeuten oder Personal Trainer. Manchmal müssen all diese Fachleute zusammenarbeiten, um den richtigen Weg zu finden.

Wenn wir die Person bei diesem Aspekt ihrer Gesundheit anleiten, besteht unsere Aufgabe immer darin, ihr zuzuhören, sie zu ermutigen und sie bei ihren Zielen und der Schmerzbehandlung zu unterstützen.

29.2.10 Ernährungstipps

Im Allgemeinen scheint eine ganzheitliche Ernährungsumstellung in Richtung einer gesünderen und entzündungsmindernden Ernährung die wirksamste Option in Bezug auf Ernährung und Schmerzen zu sein [467, 477, 638].

Neben den direkten Auswirkungen von Schmerzen spielen Ernährung und Essgewohnheiten auch eine Rolle für die soziale Interaktion, den Schlaf, die Genesung sowie das geistige und körperliche Wohlbefinden. All dies sind Aspekte des Schmerzes und deshalb können Essen und Trinken ein wichtiger Bestandteil der Schmerzbehandlung sein.

Wir sollten daher unsere Beratung in der Schmerztherapie auf das Gesamtbild der Ernährung konzentrieren und nicht auf Trenddiäten und einzelne Nahrungsergänzungsmittel. Eine Ernährungsumstellung sollte die Qualität und Vollwertigkeit von Lebensmitteln, ihren Nährstoffgehalt, die Regelmäßigkeit und Leichtigkeit, mit der sie in den Alltag integriert werden können, die individuellen Wirkungen von Lebensmitteln und die Freude am Essen berücksichtigen. Ohne die Hilfe eines sachkundigen Experten kann die Suche nach Lösungen für einzelne Probleme, wie z. B. Nahrungsergänzungsmittel oder strenge Diätbeschränkungen, leicht zu einer Verkomplizierung des Essens und zu einer einseitigen Sicht auf das Problem führen und die Dauer des gesundheitlichen Problems verlängern oder es sogar verschlimmern.

Im Folgenden finden Sie Vorschläge, wie man die Ernährung verbessern kann. Vermeiden Sie es jedoch, bei der Arbeit mit Patienten zu allgemeine Empfehlungen auszusprechen, da dies weder die Adhärenz noch den Erfolg erhöht. Im Einzelfall können Sie auf die angesprochenen Probleme eingehen und entsprechende Ratschläge für eine Anpassung der Ernährung geben. Ich empfehle jedoch immer, einen Fachmann zu konsultieren, wenn es um Ernährungsumstellungen geht.

- Planen Sie und setzen Sie Ziele: Wenn Sie Tipps zum Essen geben, berücksichtigen Sie die Individualität und die Situation des Patienten. Der Patient soll immer eine aktive Rolle bei der Planung der Veränderung spielen: Der Experte unterstützt und der Patient plant und führt die Veränderung durch. Denken Sie über die Umsetzung nach und planen Sie sie so, wie Sie es bei anderen Ratschlägen zur Änderung des Lebensstils oder zur körperlichen Betätigung tun würden. Ohne Planung, klare Ziele und Richtlinien geht nichts. Planung und Zielsetzung helfen dabei, die Fortschritte zu überwachen und bei Bedarf Änderungen vorzunehmen. Es ist wichtig, dass sich die Veränderungen realistisch und für die Person erkennbar anfühlen. Setzen Sie also nicht Ziele für den Patienten, sondern mit dem Patienten. Denken Sie daran, für eine angemessene Unterstützung zu sorgen.
- Im Allgemeinen ist es für die Menschen einfacher, zuzunehmen als abzunehmen. Ganz zu verzichten ist immer

am schwierigsten. Verbote erhöhen den Widerstand. Oft kann man seine Ernährung in eine gesündere Richtung lenken, wenn man sich zuerst nur kleine Anpassungen vornimmt, wie z. B. regelmäßiges Essen oder einen angemessenen Anteil an Gemüse. Wenn Einschränkungen oder Verbote auferlegt werden, ist es wichtig, dass ein erfahrener Ernährungsberater oder Arzt die notwendigen Ratschläge für die Umsetzung der Diät gibt.

- Beginnen Sie mit kleinen Schritten: Wenn es keinen zwingenden gesundheitlichen Grund gibt, schnell etwas zu ändern, beginnen Sie mit einer einzelnen Änderung und gehen Sie langsam vor. Wenn Sie zu viele Änderungen erwarten oder die Änderungen zu schnell vorgenommen werden, ist es wahrscheinlich, dass sie als zu beschwerlich oder unerwünscht empfunden werden. Dies kann leicht dazu führen, dass man das Gefühl hat, nichts erreicht zu haben und dass man sich entmutigt fühlt. Es ist viel einfacher, Ziele zu erreichen, wenn es nicht zu viele Dinge gibt, auf die man sich konzentrieren muss. Geplante Veränderungen müssen in das tägliche Leben einer Person passen und dürfen nicht als zusätzliche Belastung dazukommen. Helfen Sie der Person also, eine Aufgabe zu finden, die sie selbst motiviert und für realistisch hält. Stellen Sie Fragen wie: „Was könnten Sie aktuell für Ihre Ernährung tun?" oder „An welche Veränderung denken Sie?" Wenn die Person diese Fragen nicht beantworten kann, nennen Sie einige Beispiele. Manchmal bedeutet die Tatsache, dass eine Person sich eine Veränderung nicht vorstellen kann, dass sie sich nicht in der Lage fühlt, sich zu verändern. Wenn es sich um eine Person handelt, die zu eifrig ist und viele Veränderungen auf einmal vornehmen möchte und Sie sie bremsen müssen, besteht Ihre Aufgabe in der Regel darin, sie zu ermutigen und ihr Gefühl für ihre Fähigkeiten zu stärken. Indem Sie der Person helfen, selbst kleine positive Veränderungen zu bemerken, unterstützen Sie sie dabei, voranzukommen.
- Versuch und Irrtum: Selbst die besten Pläne funktionieren nicht immer so, wie sie sollten – und das ist normal. Es ist ganz in Ordnung, seinen Plan zu ändern. Aus den sogenannten Rückschlägen lernen wir mehr darüber, wie wir vorankommen können. Es ist wichtig zu sehen, dass wir auch dann, wenn die Dinge nicht genau nach Plan verlaufen sind, trotzdem auf einem guten Weg sind.
- Machen Sie es gemeinsam: Wenn es um die Änderung des Lebensstils geht, brauchen die meisten von uns Unterstützung, damit es leichter wird, die Änderung vorzunehmen und beizubehalten. Dies gilt insbesondere zu Beginn einer Veränderung und bevor sie zur Routine wird. Es kann höchstens einige Monate dauern, bis sich eine Routine eingestellt hat. Die Unterstützung kann von Ihnen, einem Freund, einem Arzt oder einem Therapeuten geleistet werden. Es ist immer hilfreich, zu Hause Unterstützung zu haben, um der Person bei der Umstellung zu helfen.
- Mehr Gemüse und Ballaststoffe + 500 g: Fügen Sie Ihrer Ernährung verschiedene Gemüsesorten hinzu. Am meisten profitieren wir von Gemüse, wenn wir es auf vielfältige Weise zubereiten. Um die Vielfalt zu fördern, können Sie die Idee der sechs Farben nutzen, die, wie der Name schon sagt, darauf abzielt, täglich sechs verschiedene Farben von Gemüse zu essen. Das 500-Gramm-Ziel ist zwar ein guter Anfang, stellt aber nur eine Mindestempfehlung dar. Vollkornprodukte, vor allem aber Gemüse, Obst und Beeren sind Ballaststofflieferanten. Denken Sie jedoch an das Reizdarmsyndrom und Zöliakie und die damit verbundenen Einschränkungen beim Verzehr von Getreide und Gemüse. Oft ist es einfacher, sich auf gekochtes Gemüse zu beschränken, insbesondere für Menschen mit Magenproblemen.
- Mehr gute Fette: Ergänzen Sie Ihre Ernährung mit natürlichen guten Fetten aus Nüssen, Kernen und Mandeln (eine Handvoll/2 Esslöffel pro Tag), sowie aus verschiedenen Arten von Fisch (mindestens 2–3-mal pro Woche). Vermeiden Sie den wiederholten Verzehr von Fetten – insbesondere von gesättigten Fetten aus Lebensmitteln wie Butter, Sahne und Fleisch oder Speisen wie Pizza und Hamburger. Sie können Ihrem Salat wenig kaltgepresstes Öl, wie z. B. kalt gepresstes Olivenöl oder Rapsöl hinzufügen. Kaufen Sie ein hochwertiges Fischöl, wenn Sie keinen Fisch mögen.
- Essen Sie regelmäßig jeden Tag 3 + 1–3: Für viele Menschen ist es gut, regelmäßige Mahlzeiten einzunehmen, jeden Tag ungefähr zur gleichen Zeit, bestehend aus drei Hauptmahlzeiten, z. B. Frühstück, Mittagessen und Abendessen. Bei Bedarf können 1–3 Zwischenmahlzeiten hinzugefügt werden, die sich aus leichten Snacks während des Tages zusammensetzen. Manchmal ist es aufgrund der Darmfunktion und der Reaktionen auf die Nahrungsaufnahme besser, öfter zu essen, jedoch jeweils nur eine kleinere Menge zu sich zu nehmen. Unkontrolliertes Naschen sollte vermieden werden.
- Ausreichend Wasser: Nach den deutschen Ernährungsempfehlungen sollten Sie täglich 1–1,5 Liter Wasser trinken. Die Flüssigkeitsaufnahme ist jedoch individuell und wird von vielen Faktoren beeinflusst, z. B. vom Grad der körperlichen Aktivität, der Ernährung, der Körpergröße, der Temperatur, einer Schwangerschaft und vom Alter. Eine gute Möglichkeit, die Flüssigkeitszufuhr zu überwachen, besteht darin, so viel zu trinken, dass der Urin die Farbe von Sekt hat. Es geht darum, nicht zu viel zu trinken, sondern im richtigen Verhältnis zum eigenen Bedarf. Manche Menschen essen, wenn sie Durst verspüren, weil sie den Durst nicht erkennen. Vor allem mit zunehmendem Alter kann die Durstkontrolle nachlassen und Sie müssen besonders darauf achten, ausreichend Wasser zu trinken.
- Eine Vielfalt an Proteinen: Proteine können dazu beitragen, dass sich die Mahlzeiten sättigender anfühlen und

somit das Hungergefühl unterdrücken. Wenn der Körper Gewebeschäden repariert, steigt der Bedarf an Eiweiß. Das Gleiche geschieht, wenn wir älter werden. Ersetzen Sie übermäßig verarbeitetes Fleisch durch Fisch, Huhn, Eier, Gemüse, Hülsenfrüchte wie Linsen, Soja, Vollkornprodukte und Nüsse. Die empfohlene Höchstmenge an rotem Fleisch pro Woche liegt bei 500 Gramm.

- Reduzieren oder vermeiden Sie Alkohol- und Koffeinkonsum: Alkohol und Koffein können bei manchen Menschen den Schlaf stören und sie anfälliger für Schmerzen machen. Manchmal verursachen Alkohol und Kaffee Sodbrennen und verstärken die Symptome eines Reizdarmsyndroms bzw. einer IBD.
- Reduzieren oder vermeiden Sie den Zuckerkonsum: Viele Menschen halten es für eine Selbstverständlichkeit, stark verarbeitete Lebensmittel und Zucker, insbesondere zuckerhaltige Getränke, zu sich zu nehmen. Gesüßte Getränke sollten als besonderer Genuss betrachtet und nur gelegentlich konsumiert werden. Zucker an sich sollte nicht dämonisiert werden und für manche Menschen ist es in Ordnung, gelegentlich Süßes zu essen, z. B. bei einer Geburtstagsfeier oder an Omas Kaffeetisch. Das Problem ist der hohe Energiegehalt im Allgemeinen – unabhängig davon, ob er aus einem Lebensmittel oder einer Zutat stammt. Beeren und Gemüse reduzieren den Anstieg des Blutzuckerspiegels. Lebensmittel mit einem niedrigen glykämischen Index und eine mäßige Kohlenhydratzufuhr funktionieren bei den meisten Menschen sehr gut. Es ist keine gute Idee, Kohlenhydrate ohne professionelle Hilfe drastisch einzuschränken. Denken Sie dabei an die Auswirkungen der FODMAP-Kohlenhydrate.

Neben der Ernährung sollten Sie auf Ihren Schlaf und Ihr Stressniveau achten, da diese Faktoren Ihr Essverhalten beeinflussen können.

29.3 Soziales Umfeld und Schmerzen

In unserem Streben nach einer besseren Gesundheit konzentrieren wir uns oft auf Ernährung, Schlaf und Bewegung. Leider wird nur selten auf die Bedeutung sozialer Beziehungen oder des sozialen Umfelds zu Hause, am Arbeitsplatz, in der Schule und in der Gesellschaft insgesamt hingewiesen. Im Laufe der Evolution hing das Überleben des Einzelnen stark von der Gemeinschaft ab, in der er oder sie lebte. Die Schaffung sozialer Beziehungen hat sowohl die Reproduktions- als auch die Überlebenschancen erhöht. Wir konnten nicht ohne andere Menschen auskommen. Diese enge Verbindung mit anderen Menschen hat unsere Entwicklung im Laufe der Zeit so geprägt, dass wir auch heute noch geistig und körperlich von anderen abhängig sind. Wir leben, entwickeln, lernen, handeln und erleben Gefühle und Dinge mit und durch soziale Gemeinschaften. Wir alle haben das Bedürfnis, wahrgenommen zu werden und uns als Teil einer Gemeinschaft sicher zu fühlen. Unsere sozialen Erfahrungen können einen erheblichen Einfluss darauf haben, wie gut wir uns fühlen, was wir fühlen oder wie gesund wir sind.

Wir brauchen positive, sichere und nachhaltige soziale Beziehungen, so wie wir auch Nahrung und Wasser brauchen.

Traditionell achten wir bei der Schmerzbehandlung auf die Schmerzerfahrung des Einzelnen und seine Veranlagung, Schmerzen zu empfinden. Wir schenken dem physischen bzw. sensorischen Aspekt des Schmerzes große Aufmerksamkeit. Zunehmend wird auch den emotionalen und kognitiven Aspekten sowie den damit verbundenen adaptiven und maladaptiven Verhaltensweisen und ihren potenziellen Auswirkungen auf das Schmerzverhalten und das Schmerzerleben Aufmerksamkeit geschenkt [639]. Bei diesem Ansatz stützen wir uns jedoch zumeist auf die Erfahrungen des Individuums, isoliert von der sozialen Interaktionsumgebung und ihrer potenziellen Relevanz für das Schmerzerleben [640] und das, obwohl negative soziale Faktoren seit langem mit Schmerzen in Verbindung gebracht werden, sowohl als mögliche Verursacher als auch als Ursachen [639, 640].

29.3.1 Das Lebensumfeld

Das soziale Umfeld kann die Immunfunktion, die Stressreaktionen, die Emotionen, das Wissen, die Überzeugungen, das Verhalten und den Lebensstil beeinflussen und die neuronale Plastizität anregen. Auf diese Weise kann das soziale Umfeld die Art und Weise beeinflussen, wie wir mit Schmerzen konfrontiert werden und wie wir sie erleben, verstehen bzw. damit umgehen. Vereinfacht ausgedrückt, können das soziale Umfeld und das Maß an Unterstützung und Perspektiven, das es bietet, Schmerzen verschlimmern oder verbessern [639, 641].

Überbehütendes oder überfürsorgliches Verhalten innerhalb einer Beziehung wirkt sich nachteilig auf den Schmerz aus, da das Schmerzverhalten des Ehepartners unterstützt wird [642, 643]. Auch wenn es gut gemeint ist, können Überbehütung und übermäßige Fürsorge die täglichen Schmerzen [643] und die Angst des Schmerzpatienten vor der Situation verstärken.

Überfürsorgliches Verhalten kann die normalen Alltagsaktivitäten einer Person einschränken, wie z. B. die Mobilität oder die Hausarbeit und ihren Sinn für Selbstfürsorge verringern, was eine Entwicklung und Verbesserung ihrer Situation schwieriger macht.

Die Lage kann darüber hinaus noch dadurch verkompliziert werden, dass das bevormundende Verhalten zu einer Verschlimmerung oder Verlängerung der Schmerzsituation führt; auch kann eine durch paternalistische Behandlung verschlimmerte Schmerzsituation die wahrgenommene Notwendigkeit für Bevormundung noch weiter erhöhen [643].

Das bedeutet nicht, dass es schlecht ist, sich um andere zu kümmern. Jessie Pow et al. fanden sogar heraus, dass in einer Beziehung, in der der Person mit Langzeitschmerzen Liebe, Wertschätzung und Akzeptanz entgegengebracht wurde, die täglichen Schmerzen abnahmen [643]. Das Vertrauen des Ehepartners in die Selbstwirksamkeit des Schmerzpatienten, d. h. in die Fähigkeit, mit dem Schmerzproblem umzugehen, sowie das Verständnis für die Schmerzsituation und die emotionale Unterstützung wurden ebenfalls mit einer besseren Funktionsfähigkeit in Verbindung gebracht [644]. Die soziale Unterstützung ist ein Prädiktor für das Ausmaß der Schmerzen, die eine Person mit Langzeitschmerzen erlebt, und die zukünftige Funktionsfähigkeit [641].

Die Bedeutung des Einflusses des sozialen Umfelds wird in Situationen deutlich, in denen es unsere Lebensweise, unser Verhalten, unser Wissen und unser Denken in eine bestimmte Richtung lenkt. In einer Gemeinschaft, die keinen Wert auf Bewegung oder andere gesundheitsfördernde Lebensstile legt, kann es für eine Person mit Schmerzen schwierig sein, Hilfe und Unterstützung bei der Veränderung ihres Lebensstils zu erhalten, selbst wenn sie ansonsten dazu motiviert ist. In einem solchen Umfeld fehlt ihr möglicherweise die Unterstützung, die sie braucht, um sich zu ändern, oder sie wird sogar ermutigt, ihren Lebensstil zum Schlechteren zu ändern. Das bedeutet nicht, dass die Umwelt dies absichtlich tut, aber es kann eine Frage von Gemeinschaftsnormen und -werten sein, nach denen die Menschen zu leben gelernt haben.

Die soziale Unterstützung zur Förderung der Gesundheit und zum Erhalt der Funktionsfähigkeit sollte am Arbeitsplatz berücksichtigt werden. Dies ist sowohl für den Arbeitnehmer als auch für den Arbeitgeber von Vorteil. In Deutschland liegt die durchschnittliche Zahl der Arbeitstage, die aufgrund von Schmerzen verloren gehen, leicht über dem europäischen Durchschnitt [645]. Neben den physischen Faktoren ist es immer ratsam, die psychosozialen Stressfaktoren zu ermitteln, die die Situation beeinflussen. Dazu gehören z. B. die Unterstützung durch Kollegen und Vorgesetzte, der Grad der Dringlichkeit, die Arbeitsatmosphäre und -kultur sowie die Frage, ob die Schmerzsituation und die damit verbundenen Arbeitsregelungen mit dem Vorgesetzten und den Kollegen besprochen werden können. Auch die Auswirkungen externer Faktoren am Arbeitsplatz, wie z. B. Beziehungen, sollten geprüft werden. Die Arbeitssituation sollte so angepasst werden, dass die Menschen ermutigt sind, weiterzuarbeiten, anstatt sich krankschreiben zu lassen.

Sollte ein Krankheitsurlaub notwendig sein, wäre es wichtig, die Arbeitsfähigkeit schnell zurückzuerlangen, damit der Patient so schnell wie möglich an den Arbeitsplatz zurückkehrt. Bei Rückenschmerzen zum Beispiel hat sich gezeigt, dass eine rasche Rückkehr an den Arbeitsplatz hilft, Rückenschmerzen besser zu bewältigen [646].

29.3.2 Katastrophisierung

Die Schmerzsituation kann durch eine Übertreibung der Situation durch Angehörige, Kollegen oder Fachleute sowie durch negative, falsche oder bedrohliche Informationen über die Schmerzen verschlimmert werden [647]. Diese können die mit der Schmerzsituation verbundene Angst verstärken [648–651] und dazu führen, dass man sich wiederholt Gedanken über das Schmerzerlebnis und seine Ursachen macht. Bedrohliche Kommunikationserfahrungen und damit verbundene negative Gedanken können zu Vermeidungsverhalten und Katastrophisierung führen, welche bekannte Risikofaktoren für anhaltende Schmerzen und beeinträchtigte körperliche Funktionen sind [461, 534, 652–656]. Ein gutes Beispiel für eine negative Einstellung, die das Gefühl der Bedrohung verstärkt, ist der Irrglaube, dass der Rücken schwach oder fragil ist, ein Irrglaube, der auch von unseren Therapeuten häufig gepflegt wird [657].

Etwa 90 % der Vorstellungen der Menschen über die Ursachen von Rückenschmerzen stammen von medizinischen Fachkräften und etwa 25 % aus dem Internet [658].

Unnötige Bemerkungen über einen schlechten Rücken, Verschleißerscheinungen oder einen schwachen Oberkörper können ebenfalls schädlich sein. Zudem kann eine zu frühe Bildgebung negative Konsequenzen haben. Studien haben ergeben, dass MRT-Untersuchungen in Situationen, in denen kein Verdacht auf eine Pathologie besteht, die Prognosen des Patienten mit Rückenschmerzen beeinträchtigen und zu unnötigen Eingriffen führen können [659, 660]. Vielleicht kann der bloße Gedanke an die Aufnahme von Bildern den Schmerzpatienten ebenso wie die Verwendung bedrohlicher Worte der Angst aussetzen, dass nun etwas Ernsteres auf dem Spiel steht. Die Art und Weise, wie wir einen Befund mitteilen, kann sich positiv oder negativ auf die Gedanken des Schmerzpatienten über seine Situation auswirken.
Veränderungen an der Bandscheibe ohne Schmerzen:
- Bandscheibenschaden – 91 %
- Bandscheibenvorwölbung – 64 %
- Bandscheibenvorfall – 32 %

29.3.3 Ungerechtigkeit

Bei unserer Arbeit haben wir es immer wieder mit Menschen zu tun, die mit Schmerzen leben und das Gefühl haben, dass sie auf die eine oder andere Weise nicht optimal behandelt worden sind oder dass jemand für ihr Problem verantwortlich ist. Sie haben nicht die Behandlung erhalten, die sie erwartet haben und haben das Gefühl, dass man ihnen nicht zugehört hat und ihrem Problem nicht genügend Aufmerksamkeit geschenkt worden ist, dass man sie belächelt hat, sie ihre Handlungsfähigkeit verloren haben oder sie gezwungen sind, eine schwierige rechtliche oder versicherungstechnische

Angelegenheit zu klären. Im schlimmsten Fall sind sie sogar bereit, gegen eine Versicherungsgesellschaft, einen Arbeitgeber, einen Arzt, einen Physiotherapeuten, einen Massagetherapeuten oder einen Chiropraktiker zu klagen.

Beispiele zum Thema Ungerechtigkeit:

- Ernsthaftigkeit der Lage: „Die meisten Menschen verstehen nicht, wie ernst meine Lage ist."
- Schuld: „Weil ein anderer nicht aufgepasst hat, habe ich leiden müssen."
- Ungerechtigkeit: „Das ist so ungerecht."
- Verlust: „Mein Leben wird nie mehr dasselbe sein."

Menschen, die ihr Schmerzproblem als ungerecht wahrnehmen, empfinden dadurch möglicherweise mehr Schmerzen und neigen eher zu maladaptiven Verhaltensweisen sowie zu einer Schmerzkatastrophisierung und einem höheren Maß an körperlicher Behinderung [663]. Tatsächlich hat sich gezeigt, dass Ungerechtigkeitsgefühle ein wesentliches Hindernis für eine effektive Genesung nach einer akuten Verletzung darstellen und sowohl bei akuten als auch bei chronischen Schmerzproblemen ein Prädiktor für schlechtere Ergebnisse sind [662, 663]. Es scheint, dass die Erfahrung von Ungerechtigkeit die Behandlungsergebnisse in der Schmerzrehabilitation beeinträchtigt [664, 665].

Die Unterstützung von Freunden, Familienmitgliedern und Ehepartnern kann vor dem Ungerechtigkeitsgefühlen schützen. Der Zusammenhang zwischen Ungerechtigkeitsgefühlen und Schmerzen ist auch dann stärker, wenn der Grad der sozialen Unterstützung gering ist [666].

29.3.4 Stressfaktoren

Verschiedene Stressoren oder Belastungen können ebenfalls eine Prädisposition für Schmerzen darstellen [655]. Zu diesen sozialen Stressoren können soziale Konflikte in der Schule, am Arbeitsplatz oder zu Hause sowie eine langfristige Ausgrenzung oder Ächtung gehören [667]. Traumatischer und/oder chronischer Stress, der in frühen Lebensjahren erlebt wird, ist eine wichtige soziale Determinante von Schmerzen [668–670]. Beispiele für solchen Stress können ein körperlicher, emotionaler, verbaler oder sexueller Missbrauch oder eine Vernachlässigung in der Kindheit sein [668]. Solche Ereignisse verändern die Funktionen des Nerven-, Hormon- und Immunsystems. Diese Veränderungen können zu einer erhöhten Gesamtbelastung des Körpers und zu einer Beeinträchtigung der kognitiven, emotionalen und psychosozialen Funktionen führen, was ein erhöhtes Risiko für das Auftreten von Schmerzen mit sich bringt [668, 671, 672]. Psychologische, physiologische und verhaltensbedingte Faktoren können bei der Veranlagung zu Schmerzen im späteren Leben nach einem Trauma eine Rolle spielen [668]. Es wird angenommen, dass starke Stressfaktoren in der Kindheit eine Prädisposition für das zentrale Sensibilisierungssyndrom (Central Sensitivity Syndrom, CSS) im Erwachsenenalter darstellen, das häufig mit einer Vielzahl von Schmerzzuständen einhergeht [669]. Später im Leben können verschiedene psychische und physische Stressfaktoren wie Burnout, Infektionen oder Unfälle als Auslöser für CSS-Probleme wirken [536, 673]. Bei CSS-Problemen kann sich die Situation durch Faktoren wie Schlafmangel, Stress, Depressionen, Ängste und passive Bewältigungsstile verschlimmern [536, 673]. All dies sind Dinge, die durch das soziale Umfeld beeinflusst werden und somit die Schmerzempfindlichkeit entweder verringern oder erhöhen können. So kann beispielsweise Stress, der durch Beziehungsprobleme oder Schlafstörungen verursacht wird, zu Schmerzen beitragen.

Beispiele für Schmerzprobleme im Zusammenhang mit dem zentralen Sensibilisierungssyndrom:

- Kopfschmerzen
- Reizdarm-Syndrom
- Fibromyalgie
- Schmerzen im Kiefergelenk
- Langfristige Schmerzen im unteren Rücken, Nacken und in der Hüfte.

29.3.5 Einsamkeit

Je mehr das Leben durch Schmerzen oder Krankheit eingeschränkt wird, desto abhängiger werden wir von anderen [679]. Wenn wir also mehr Unterstützung brauchen, fühlen wir uns schneller allein. Dies ist ein wichtiger Aspekt, wenn wir einem Menschen begegnen, der mit Schmerzen lebt. Obwohl wir von Natur aus sozial und voneinander abhängig sind und kraft moderner Technologien miteinander verbunden sind, sind wir trotzdem voneinander abgekoppelt. Wir leben in einer Gesellschaft, in der viele Menschen von ihrer erweiterten Familiengemeinschaft getrennt sind oder in der Schule, zu Hause oder am Arbeitsplatz ausgegrenzt werden. Und viele von uns fühlen sich einsam oder abgelehnt.

Etwa ein Drittel der Menschen in den Industrieländern fühlt sich gelegentlich einsam und es scheint, dass die Zahl der einsamen Menschen noch weiter zunehmen wird [680].

Einsamkeit wird oft übersehen oder stigmatisiert. Und das, obwohl sie eine häufige Ursache für chronischen Stress ist [681], den Menschen große Sorgen bereitet und gesundheitliche Probleme verursacht. Die Auswirkungen der Einsamkeit auf die Gesundheit sind, gelinde gesagt, beträchtlich. Die Erfahrung von Einsamkeit oder Zurückweisung kann ein Risikofaktor für Depressionen, Stress, ein vermindertes Selbstwertgefühl, Müdigkeit, verringerte körperliche Aktivität, Rauchen, kürzeren und schlechteren Schlaf sowie eine verminderte Kontrolle über das Essverhalten sein und die allgemeine Gesundheit sowie die kognitiven Fähigkeiten beeinträchtigen [681–683]. Einsamkeit erhöht das Sterberisiko stärker als Heirat, körperliche Aktivität, Fettleibigkeit oder Luftverschmutzung. Gute soziale Beziehungen können sich ebenso signifikant positiv auf die Gesundheit auswirken wie eine Raucherentwöhnung [684].

Eine Studie zeigt, dass die negativen Auswirkungen von Einsamkeit auf die Gesundheit proportional zum täglichen Konsum von 15 Zigaretten oder 6 alkoholischen Getränken sind.

Da sich Einsamkeit so stark auf die Gesundheit auswirken kann, überrascht es nicht, dass Einsamkeit und das Gefühl des Abgelehntwerdens mit dem Erleben von Schmerzen in Verbindung gebracht werden [682, 686]. In der Tat haben Studien ergeben, dass es in Bezug auf Genetik, Hormone, Entzündung und Gehirnaktivierung Ähnlichkeiten zwischen der sozialen Schmerzerfahrung, z. B. Ablehnung oder Einsamkeit, und der körperlichen Schmerzerfahrung gibt [639, 687–690]. Die Ähnlichkeit der Gehirnaktivierung zwischen sozialem und körperlichem Schmerz hängt mit der Erfahrung von unangenehmer Schmerzempfindung und emotionaler Belastung zusammen. Der Zweck dieser Empfindungen besteht möglicherweise darin, unser Verhalten in einer Weise zu ändern, die uns schützt und dazu beiträgt, weiteren sozialen Schaden zu verhindern. Obwohl auf der Ebene der Gehirnaktivierung die Ähnlichkeit zwischen dem sozialen und dem körperlichen Schmerzerlebnis mit unangenehmer Empfindung zusammenhängt, wurde festgestellt, dass soziale Angst, Absonderung oder mangelnde Unterstützung die Schmerzschwelle senken und die Schmerzempfindlichkeit erhöhen können [641, 691–693]. So kann das Meiden von Menschen die Schmerzempfindlichkeit regulieren [692, 694, 695]. Einsamkeit und damit verbundene negative Emotionen, wie z. B. eine verstärkte schmerzbedingte Katastrophisierung, sind ebenfalls ein Prädiktor für die Schmerzintensität [696]. Veränderungen der Schmerzempfindlichkeit und maladaptive Bewältigungsstile können auf einen verstärkten negativen emotionalen Zustand als Reaktion auf verschiedene Faktoren wie sozialen Stress und zwischenmenschliche Konflikte zurückzuführen sein [639].

Der Zusammenhang zwischen dem durch Einsamkeit verursachten Schmerzempfinden und körperlichen Schmerzen ist jedoch nicht immer so einfach, wie man sich das vorstellen könnte. Mehr Ablehnung bedeutet nicht immer mehr Schmerz. Es wurde festgestellt, dass die körperliche Schmerzempfindlichkeit auch abnehmen kann, wenn wir soziale Ablehnung erfahren [695, 697, 698]. Forschungsergebnisse deuten darauf hin, dass das Ausmaß der Schmerzempfindlichkeit bei sozialer Ausgrenzung individuell ist und von den bisherigen Schmerzerfahrungen, der Schmerzempfindlichkeit, den sozialen Erwartungen und der Empfindlichkeit gegenüber Ablehnung abhängt [688, 692, 695, 697].

Allein die Anwesenheit einer anderen Person kann die Schmerzempfindlichkeit und die Schmerzdauer verändern [692].

Wie sensibel sollen wir also auf einen Mangel an Zusammenhalt reagieren? E. D. Wesselman et al. führten ein interessantes Experiment durch, um die Rolle des Blickkontakts und des Lächelns einer fremden Person auf das Gefühl des Zusammenhalts zu untersuchen. Probanden, zu denen ein Befragter mit oder ohne Lächeln Blickkontakt aufnahm, empfanden ein stärkeres Gefühl der Verbundenheit als diejenigen ohne Blickkontakt [699]. So kann schon ein Blick, der die Aufmerksamkeit auf sich zieht, dazu führen, dass sich die andere Person stärker als Teil der Gemeinschaft fühlt [700]. Es wurde festgestellt, dass diejenigen, die sich bereits zurückgewiesen fühlten, das Fehlen von Blickkontakt als einen Verstärkungsmechanismus für Gefühle der Zurückweisung erleben können [701].

Sozialität und ein Gefühl der Zugehörigkeit sind nicht nur durch die Anwesenheit und Unterstützung von Freunden, Kollegen und Angehörigen gegeben. Es umfasst auch Sexualität, über die selten im Zusammenhang mit Schmerzen gesprochen wird und die Fähigkeit, sie auszudrücken. Sexualität umfasst Geschlecht, Geschlechtsidentität, Geschlechterrollen, sexuelle Orientierung, Erotik, Lust, Intimität und Fortpflanzung. Sie wird durch Gedanken, Fantasien, Leidenschaften, Überzeugungen, Einstellungen, Werte, Rollen und Beziehungen erlebt und ausgedrückt [701]. Sexualität wirkt sich darauf aus, wie wir uns mit anderen und durch andere erleben. Sie ist daher ein wesentlicher Bestandteil unserer Identität. Die Akzeptanz der Sexualität und die Fähigkeit, sie auszudrücken, sind ebenfalls eine wichtige Komponente des Wohlbefindens [685]. Anhaltende Schmerzen können sich negativ auf unsere Fähigkeit auswirken, unsere Sexualität auszudrücken und scheinen unsere Lebensfreude zu mindern. Sexuelle Bedenken, Ängste und die Unfähigkeit, die eigene Sexualität auszudrücken, können sich ebenfalls negativ auf Schmerzen auswirken. So kann es jemandem mit langanhaltenden Schmerzen schwerfallen, körperliche Nähe oder Zuneigung zu suchen und seine Sexualität zum Ausdruck zu bringen, weil er Angst vor einer Verstärkung der Schmerzen hat.

Die Angst vor zunehmenden Schmerzen kann sich auf den Partner übertragen und ihn davon abhalten, körperliche Nähe zu suchen.

Es ist also bei der Schmerzbewältigung wichtig, eine positive Stimmung und sinnvolle Beziehungen, Intimität und soziale Unterstützung zu fördern. Diese Faktoren sind potenzielle Prädiktoren für ein geringeres Schmerzniveau und können eine günstigere psychologische Reaktion auf Schmerzen verstärken. Die Harvard-Langzeitstudie über die Entwicklung von Erwachsenen, die seit fast 80 Jahren durchgeführt wird, hat eine interessante Beobachtung gemacht: Bei älteren Menschen, die mit ihrer Ehe überdurchschnittlich zufrieden waren, wirkten sich die täglichen Schwankungen des Schmerzes nicht auf ihr Glücksniveau aus. Diejenigen, die mit ihrer Ehe weniger zufrieden waren als der Durchschnitt, waren an Schmerztagen weniger glücklich und hatten mehr emotionale und körperliche Schmerzen [679]. Aus der Studie geht zwar hervor, dass eine unglücklichere Beziehung mit stärkeren Schmerzen und einer schlechteren

Stimmung einhergeht, aber es ist wichtig zu wissen, dass eine glückliche Ehe trotz erhöhter Schmerzen einen guten emotionalen Zustand aufrechterhalten kann. Es ist daher möglich, dass die Zufriedenheit mit Beziehungen die Lebensqualität und die Funktionsfähigkeit unabhängig von Schmerzen verbessert.

29.3.6 Tipps für die Begegnung mit Menschen

- Sich auf das Wesentliche konzentrieren. Soziale Ängste und eine geringere Freude an Beziehungen können bei Menschen mit Langzeitschmerzen häufig auftreten. Um die körperliche und psychische Funktionsfähigkeit zu verbessern, ist es daher wichtig, sich auf sinnvolle, angenehme Aktivitäten und soziale Beziehungen zu konzentrieren und Ziele und Strategien zu fördern, die zur Verbesserung dieser Faktoren im Leben des Schmerzpatienten beitragen. Versuchen Sie immer herauszufinden, was für die Person mit Schmerzen am angenehmsten und am besten möglich ist.
- Sich die Dinge zurückholen, die man liebt und wieder mit Hobbys anfangen, die einem Spaß machen. Versuchen Sie die Person zu überzeugen, nach und nach die Hobbys wieder aufzunehmen, die sie liebt und aufgrund der Schmerzen aufgegeben hat. Versuchen Sie gemeinsam, Dinge zu finden, die die Person bereit ist zu tun oder zumindest bereit ist zu versuchen. Die Ablenkung der Gedanken von den Schmerzen selbst und den damit verbundenen Problemen sowie die Steigerung der Lebensfreude sind wichtige Faktoren für die Verbesserung der Lebensqualität und die Linderung der Schmerzen. Achten Sie auf kleine Fortschritte, die die Person macht. Oft nehmen die Patienten sie selbst nicht wahr; daher ist es wichtig, die Patienten darauf hinzuweisen. Motivieren Sie sie und zeigen Sie, dass Sie sie bei diesen Versuchen unterstützen.
- Kümmern Sie sich um das soziale Umfeld des Patienten. Es ist ratsam, auf die Anpassungsfähigkeit und das Verständnis der Angehörigen des Patienten zu achten und gegebenenfalls zu helfen, diese Aspekte zu verbessern. Dies kann die Situation der Person, die mit den Schmerzen lebt, und die durch die Schmerzen verursachte emotionale Belastung für beide Parteien verbessern.
- Verständnis. Praktiken, die Mitgefühl und Empathie für den Schmerzpatienten fördern, können die therapeutische Zusammenarbeit unterstützen und die Behandlungsergebnisse verbessern. Als Therapeuten, die Schmerzpatienten betreuen, können wir durch unser eigenes Verhalten die Stimmung und das Gefühl der Unterstützung einer Person beeinflussen und dazu beitragen, eine sinnvolle Beziehung aufzubauen, die ihre Situation verbessern.
- Jeder ist anders. Menschen mit Schmerzen drücken den Schmerz, den sie empfinden, auf unterschiedliche Weise aus. Hören Sie zu, glauben Sie und verstehen Sie, was Ihnen gesagt wird. Wenn Sie etwas nicht verstehen, fragen Sie nach und wiederholen Sie es, um sicherzugehen, dass Sie verstanden haben, was die Person Ihnen sagt. Denken Sie daran, dass es keine richtigen oder falschen Worte oder Gefühle zum Thema Schmerz gibt.
- Einstellung ändern. Wenn die Person, die Schmerzen hat, Ängste oder schädliche Vorstellungen über die Situation hat, wäre es eine gute Idee, diese, wenn möglich, zu gegebener Zeit anzusprechen. Dieser Moment ist nicht unbedingt beim ersten Besuch. Da es oft schwierig ist, Ängste auf kognitiver Ebene zu verändern, ist es eine gute Idee, zu versuchen, etwas in der eigenen Erfahrung und Geschichte der Person zu finden, das als Grundlage für eine sanfte Veränderung schädlicher Überzeugungen dienen kann. Die Forschung kann immer als Unterstützung genutzt werden. Weitere Tipps dazu finden Sie im Abschnitt über die psychologisch fundierte Behandlung und die kognitiv-funktionelle Therapie (CFT) [➢ Kap. 18 bzw. ➢ Kap. 18.4].
- Hören Sie zu, kümmern Sie sich und sprechen Sie in verständlicher Sprache. Es ist wichtig, dass wir zuhören, aufpassen und sorgfältig darüber nachdenken, was wir sagen. Sich zu kümmern und wahrgenommen zu werden, kann den Stress, der mit dem Problem verbunden ist, verringern und der erste Schritt zu Fortschritten sein. Es kann den Betroffenen motivieren, selbst aktiv zu werden. Sprechen Sie in der Umgangssprache und vermeiden Sie bedrohliche Begriffe und Fachausdrücke. Die negative Darstellung von Situationen führt zu unnötigen Sorgen.
- Förderung der Eigenständigkeit. Finden Sie gemeinsam selbstbestimmte Lösungen. Mehr Selbstkontrolle und Selbstverantwortung können bei der Schmerzbewältigung helfen. Vermeiden Sie unnötige Eingriffe, sprechen Sie nicht darüber und verlassen Sie sich nicht ausschließlich auf Medikamente und passive Behandlungen.
- Sagen, was normal ist. Wenn der Patient z. B. über einen Schmerzschub, eine Veränderung im Schmerzbereich oder sogar eine gelegentliche Zunahme der Schmerzen spricht, erklären Sie, was das bedeutet und ob das normal ist. Schmerzverständnis führt nicht unbedingt zu einer Schmerzlinderung, aber es kann die Sorgen einer Person verringern und damit ihre Fähigkeit, zu funktionieren und das Leben zu genießen, erhalten oder sogar verbessern. Denken Sie daran, die klinische Bedeutung von bildgebenden und körperlichen Untersuchungen zu erläutern. Vermeiden Sie es, negative Bilder zu erzeugen.
- Erklären Sie, wieviel Zeit die Umstellung in Anspruch nehmen wird. Erklären Sie immer, wie lange etwas dauern wird oder ob etwas vermieden werden sollte. Auf diese Weise kommt die Person nicht auf die Idee, dass etwas, wie z. B. Sport oder Bewegung, ständig getan oder vermieden werden muss. Erzählen Sie von den Gefühlen, die mit Ihren Anweisungen verbunden sein könnten.

- Versuchen, Wege zur Entspannung zu finden. Übermäßiger Stress durch Schmerzen, schlechten Schlaf oder das Leben im Allgemeinen beeinträchtigt die Fähigkeit, emotional und kognitiv zurechtzukommen. Stress führt zu einer Verfestigung des Denkens und kann daher die Fähigkeit beeinträchtigen, neue Themen und Perspektiven zu verstehen und zu verarbeiten.
- Unterstützung für den Wandel. Für eine Person allein kann es schwierig sein, bei Schmerzen ihr eigenes Gesundheitsverhalten zu ändern oder Anweisungen zu befolgen. Es wäre daher hilfreich, wenn die Person, die unter Schmerzen leidet, einen Freund, einen Fachmann oder eine Gemeinschaft hätte, die sie bei der Veränderung unterstützt. Denken Sie daran, dass Kultur, Gemeinschaftsnormen und soziale Beziehungen den Wandel fördern oder behindern können. Beginnen Sie mit einer kleinen Veränderung und erklären Sie der Person, warum dies geschieht. Zu viel, zu schnell und zu früh kann die Situation verschlechtern.

Literaturverzeichnis

I Das Schmerzbuch Teil 1 – Hintergründe

[1] Mathieson, S., et al., Combination Drug Therapy for the Management of Low Back Pain and Sciatica: Systematic Review and Meta-Analysis. J Pain, 2019. 20(1): p. 1–15.

[2] Wolff, R., et al., [Epidemiology of chronic non-malignant pain in Germany]. Schmerz, 2011. 25(1): p. 26–44.

[3] Rice, A. S., B. H. Smith, and F. M. Blyth, Pain and the global burden of disease. Pain, 2016. 157(4): p. 791–6.

[4] Survey On Chronic Pain Diagnosis Treatment And Impact Of Pain. Pain Alliance Europe. 2017.

[5] IASP. 2017; Available from: https://www.iasp-pain.org/Education/Content.aspx?ItemNumber=1698#Painpäivitetty 14.12.2017

[6] Vetlesen, A., A philosophy of pain. 2010: Chippenham: Reaktion Books Ltd.

[7] Broom, B., Meaning-full disease. How personal experience and meanings cause and maintain physical illness. . 2007, Great Britain: Karnac Books.

[8] Ojanen, M., Positiivinen psykologia. 2014, Porvoo: Edita Bookwell Oy

[9] Ojala, T., The essence of the experience of chronic pain – A phenomenological study. 2015., Jyväskylä University Printing House, Jyväskylä University of Jyväskylä. .

[10] Ojala, T., Kivun kanssa. 2018: Vastapaino.

[11] Finanzen, B. d. Bundeshaushalt 2021 – Ausgaben. 2021 [cited 2021 19/10/21]; Available from: https://www.bundeshaushalt.de/#/2021/soll/ausgaben/einzelplan.html.

[12] Breivik, H., et al., Survey of chronic pain in Europe: prevalence, impact on daily life, and treatment. Eur J Pain, 2006. 10(4): p. 287–333.

[13] Machado, G. C., et al., Non-steroidal anti-inflammatory drugs for spinal pain: a systematic review and meta-analysis. Ann Rheum Dis, 2017. 76(7): p. 1269–1278.

[14] Kress, H. G., et al., A holistic approach to chronic pain management that involves all stakeholders: change is needed. Curr Med Res Opin, 2015. 31(9): p. 1743–54.

[15] Sessle, B. J., The pain crisis: what it is and what can be done. Pain Res Treat, 2012. 2012: p. 703947.

[16] Sessle, B., Pain advocacy: the evolution continues, with further calls for action. J Orofac Pain, 2012. 26(1): p. 5.

[17] Crowe, M., et al., Qualitative meta-synthesis: the experience of chronic pain across conditions. J Adv Nurs, 2017. 73(5): p. 1004–1016.

[18] Hallstam, A., et al., Patients with chronic pain: One-year follow-up of a multimodal rehabilitation programme at a pain clinic. Scand J Pain, 2016. 10: p. 36–42.

[19] Saragiotto, B. T., et al., Multidisciplinary Biopsychosocial Rehabilitation for Nonspecific Chronic Low Back Pain. Phys Ther, 2016. 96(6): p. 759–63.

[20] Kaiser, U., R. D. Treede, and R. Sabatowski, Multimodal pain therapy in chronic noncancer pain-gold standard or need for further clarification? Pain, 2017. 158(10): p. 1853–1859.

[21] Wittink, H., Interdisciplinary Pain Management Teoksessa Sluka K. Mechanisms and Management of Pain for the Physical Therapist ed. K. Sluka. 2016, China: Lippincott Williams Wilkins.

[22] van Hecke, O., N. Torrance, and B. H. Smith, Chronic pain epidemiology and its clinical relevance. Br J Anaesth, 2013. 111(1): p. 13–8.

[23] Macfarlane, G. J., The epidemiology of chronic pain. Pain, 2016. 157(10): p. 2158–9.

[24] Smith, B. H., G. J. Macfarlane, and N. Torrance, Epidemiology of chronic pain, from the laboratory to the bus stop: time to add understanding of biological mechanisms to the study of risk factors in population-based research? Pain, 2007. 127(1–2): p. 5–10.

[25] IASP. Definition of Pain. 2020 [cited 2021 19/10/21]; Available from: https://www.iasp-pain.org/resources/terminology/#pain.

[26] Andersen, L. N., et al., Psychosocial aspects of everyday life with chronic musculoskeletal pain: A systematic review. Scand J Pain, 2014. 5(2): p. 131–148.

[27] Shiri, R., et al., The association between smoking and low back pain: a meta-analysis. Am J Med, 2010. 123(1): p. 87 e7–35.

[28] Shiri, R., et al., Incidence of nonspecific and radiating low back pain: followup of 24–39-year-old adults of the Young Finns Study. Arthritis Care Res (Hoboken), 2010. 62(4): p. 455–9.

[29] Ray, L., et al., Mechanisms of association between obesity and chronic pain in the elderly. Pain, 2011. 152(1): p. 53–9.

[30] Maher, C., M. Underwood, and R. Buchbinder, Non-specific low back pain. The Lancet, 2017. 389(10070): p. 736–747.

[31] Manning, D. M., et al., Reliability of a seated three-dimensional passive intervertebral motion test for mobility, end-feel, and pain provocation in patients with cervicalgia. J Man Manip Ther, 2012. 20(3): p. 135–41.

[32] Hartvigsen, J., et al., What low back pain is and why we need to pay attention. Lancet, 2018. 391(10137): p. 2356–2367.

[33] Hintikka, J., Syytä suotta. T, ed. N. Gylling, Vilkko. 2007, Helsinki: Yliopistopaino.

[34] Russell, B., The problems of philosophy. 2008: Radford; Wilder Publications.

[35] Saariaho, T., Chronic pain, depressivness and pain disability. The role of early maladaptive schemas among Finnish pain patients and control sample. Academic dissertation. Juvenes Print Tampere. 2012.: Tampereen Yliopistopaino Oy,.

[36] Simmonds, M. J., G. L. Moseley, and J. W. Vlaeyen, Pain, mind, and movement: an expanded, updated, and integrated conceptualization. Clin J Pain, 2008. 24(4): p. 279–80.

[37] Peters, E., Emotional and Cognitive Influences on Pain Experience. Modern Trends of Pharmacopsychiatry. 2015. 30: p. 138–52.

[38] O'Keeffe, M., et al., Psychosocial factors in low back pain: letting go of our misconceptions can help management. Br J Sports Med, 2019. 53(13): p. 793–794.

[39] Ostelo, R., W. J. G., et al. Behavioural treatment for chronic low-back pain. Cochrane Database of Systematic Reviews, 2005. DOI: https://doi.org/10.1002/14651858.CD002014.pub2.

[40] Reynolds, F., Communication and clinical effectiveness in rehabilitation. 2006, Printed in China: Elsevier Limited,.

[41] Oosterhof, B., et al., Success or failure of chronic pain rehabilitation: the importance of good interaction – a qualitative study under patients and professionals. Disabil Rehabil, 2014. 36(22): p. 1903–10.

[42] Waddell, G., Back pain revolution. 2. ed. 2004: Churchill-Livingstone.

[43] Linton , S. T., Understanding pain for better clinical practice. A psychological perspective. 2005, London: Elsevier.

[44] Gray, H. and T. Howe, Physiotherapists' assessment and management of psychosocial factors (Yellow and Blue Flags) in individuals with back pain. Physical Therapy Reviews 2013. 18: p. 379–394.

[45] Miller, R. and R. Kaiser, Psychological Characteristics of Chronic Pain: a Review of Current Evidence and Assessment Tools to Enhance Treatment. Current Pain and Headache Reports, 2018. 22(22.).

[46] Singla, M., et al., Physiotherapists' assessment of patients' psychosocial status: are we standing on thin ice? A qualitative descriptive study. Man Ther, 2015. 20(2): p. 328–34.

[47] Williams, A. C. and K. D. Craig, Updating the definition of pain. Pain, 2016. 157(11): p. 2420–2423.
[48] Morley, S., Psychology of pain. Br J Anaesth, 2008. 101(1): p. 25–31.
[49] Williams, N., et al., Functional illness in primary care: dysfunction versus disease. BMC Family Practice, 2008. 15: p. 9–30.
[50] Borrell-Carrió, F., A. L. Suchman, and R. M. Epstein, The Biopsychosocial Model 25 Years Later: Principles, Practice, and Scientific Inquiry. The Annals of Family Medicine, 2004. 2(6): p. 576–582.
[51] Hislop, H. J., Tenth Mary McMillan lecture. The not-so-impossible dream. Phys Ther, 1975. 55(10): p. 1069–80.
[52] Nicholls, D., The End of Physiotherapy. 2018: Routledge.
[53] Toombs, K., The meaning of illness. 1993, Printed in the Netherlands: Kluver Academic Publishers.
[54] Schmid, A. B., et al., Local and remote immune-mediated inflammation after mild peripheral nerve compression in rats. J Neuropathol Exp Neurol, 2013. 72(7): p. 662–80.
[55] Schmid, A. B., R. J. Nee, and M. W. Coppieters, Reappraising entrapment neuropathies – mechanisms, diagnosis and management. Man Ther, 2013. 18(6): p. 449–57.
[56] Melzack, R., Pain and the neuromatrix in the brain. J Dent Educ, 2001. 65(12): p. 1378–82.
[57] Melzack, R., et al., Central neuroplasticity and pathological pain. Ann N Y Acad Sci, 2001. 933: p. 157–74.
[58] Woolf, C. J. and S. W. Thompson, The induction and maintenance of central sensitization is dependent on N-methyl-D-aspartic acid receptor activation; implications for the treatment of post-injury pain hypersensitivity states. Pain, 1991. 44(3): p. 293–9.
[59] Woolf, C. J. and E. T. Walters, Common patterns of plasticity contributing to nociceptive sensitization in mammals and Aplysia. Trends Neurosci, 1991. 14(2): p. 74–8.
[60] Wand, B. M., et al., Cortical changes in chronic low back pain: current state of the art and implications for clinical practice. Man Ther, 2011. 16(1): p. 15–20.
[61] Luomajoki, H., Kipu, aivot ja manuaalinen terapia (finnish). Manuaali, 2011(4).
[62] Luomajoki, H., Psykososiaaliset tekijät TULE kipuisilla asiakkailla. Fysioterapia 2014. 61(2): p. 10–15.
[63] Moseley, G. L., Placebo effect: Reconceptualising placebo. BMJ, 2008. 336(7653): p. 1086.
[64] Tracey, I., Getting the pain you expect: mechanisms of placebo, nocebo and reappraisal effects in humans. Nat Med, 2010. 16(11): p. 1277–83.
[65] Moseley, G. L., A pain neuromatrix approach to patients with chronic pain. Man Ther, 2003. 8(3): p. 130–40.
[66] Moseley, L., Unraveling the barriers to reconceptualization of the problem in chronic pain: the actual and perceived ability of patients and health professionals to understand the neurophysiology. J Pain, 2003. 4(4): p. 184–9.
[67] Apkarian, A. V., Cortical pathophysiology of chronic pain. Novartis Found Symp, 2004. 261: p. 239–45; discussion 245–61.
[68] Moseley, G. L., Pain, brain imaging and physiotherapy – opportunity is knocking. Man Ther, 2008. 13(6): p. 475–7.
[69] Moseley, G. L., I can't find it! Distorted body image and tactile dysfunction in patients with chronic back pain. Pain, 2008. 140(1): p. 239–43.
[70] Luomajoki, H. and G. L. Moseley, Tactile acuity and lumbopelvic motor control in patients with back pain and healthy controls. Br J Sports Med, 2011. 45(5): p. 437–40.
[71] Flor, H. and N. Birbaumer, Phantom limb pain: cortical plasticity and novel therapeutic approaches. Curr Opin Anaesthesiol, 2000. 13(5): p. 561–4.
[72] Pleger, B., et al., Sensorimotor retuning [corrected] in complex regional pain syndrome parallels pain reduction. Ann Neurol, 2005. 57(3): p. 425–9.
[73] Flor, H., et al., Extensive reorganization of primary somatosensory cortex in chronic back pain patients. Neurosci Lett, 1997. 224(1): p. 5–8.
[74] Stanton, T. R., et al., Evaluation of a treatment-based classification algorithm for low back pain: a cross-sectional study. Phys Ther, 2011. 91(4): p. 496–509.
[75] Moseley, G. L., Evidence for a direct relationship between cognitive and physical change during an education intervention in people with chronic low back pain. Eur J Pain, 2004. 8(1): p. 39–45.
[76] Moseley, G. L., Widespread brain activity during an abdominal task markedly reduced after pain physiology education: fMRI evaluation of a single patient with chronic low back pain. Aust J Physiother, 2005. 51(1): p. 49–52.
[77] Butler, D. and L. Moseley, Explain pain. 2003: Noi Publications.
[78] Vlaeyen, J. W. and S. J. Linton, Fear-avoidance and its consequences in chronic musculoskeletal pain: a state of the art. Pain, 2000. 85(3): p. 317–32.
[79] Buitenhuis, J., et al., Catastrophizing and causal beliefs in whiplash. Spine (Phila Pa 1976), 2008. 33(22): p. 2427–33; discussion 2434.
[80] Bingel, U., et al., The effect of treatment expectation on drug efficacy: imaging the analgesic benefit of the opioid remifentanil. Sci Transl Med, 2011. 3(70): p. 70ra14.
[81] Benedetti, F., et al., The biochemical and neuroendocrine bases of the hyperalgesic nocebo effect. J Neurosci, 2006. 26(46): p. 12014–22.
[82] Moseley, J. B., et al., A controlled trial of arthroscopic surgery for osteoarthritis of the knee. N Engl J Med, 2002. 347(2): p. 81–8.
[83] Sihvonen, R., et al., Arthroscopic partial meniscectomy versus sham surgery for a degenerative meniscal tear. N Engl J Med, 2013. 369(26): p. 2515–24.
[84] Schroder, C. P., et al., Sham surgery versus labral repair or biceps tenodesis for type II SLAP lesions of the shoulder: a three-armed randomised clinical trial. Br J Sports Med, 2017.
[85] Beard, D. J., et al., Arthroscopic subacromial decompression for subacromial shoulder pain (CSAW): a multicentre, pragmatic, parallel group, placebo-controlled, three-group, randomised surgical trial. Lancet, 2018. 391(10118): p. 329–338.
[86] Williams, C. M., et al., Efficacy of paracetamol for acute low-back pain: a double-blind, randomised controlled trial. Lancet, 2014. 384(9954): p. 1586–96.
[87] Maher, C. G., et al., The effect of motor control exercise versus placebo in patients with chronic low back pain [ACTRN012605000262606]. BMC Musculoskelet Disord, 2005. 6: p. 54.
[88] Traeger, A. C., et al., Effect of Intensive Patient Education vs Placebo Patient Education on Outcomes in Patients With Acute Low Back Pain: A Randomized Clinical Trial. JAMA Neurol, 2018.
[89] Benedetti, F., et al., When words are painful: unraveling the mechanisms of the nocebo effect. Neuroscience, 2007. 147(2): p. 260–71.
[90] Benedetti, F., et al., Conscious expectation and unconscious conditioning in analgesic, motor, and hormonal placebo/nocebo responses. J Neurosci, 2003. 23(10): p. 4315–23.
[91] Colloca, L. and F. Benedetti, Nocebo hyperalgesia: how anxiety is turned into pain. Curr Opin Anaesthesiol, 2007. 20(5): p. 435–9.
[92] Berna, C., et al., Induction of depressed mood disrupts emotion regulation neurocircuitry and enhances pain unpleasantness. Biol Psychiatry, 2010. 67(11): p. 1083–90.
[93] Ritter, A., et al., How words impact on pain. Brain Behav, 2019. 9(9): p. e01377.
[94] Ritter, A., et al., Enhanced Brain Responses to Pain-Related Words in Chronic Back Pain Patients and Their Modulation by Current Pain. Healthcare (Basel), 2016. 4(3).
[95] Butler, D., Moseley, L., The explain pain workbook: Protectometer. 2015, Adelaide, Australia: NOI Publications.
[96] Flor, H., Phantom-limb pain: characteristics, causes, and treatment. Lancet Neurol, 2002. 1(3): p. 182–9.
[97] Flor, H., Cortical reorganisation and chronic pain: implications for rehabilitation. J Rehabil Med, 2003(41 Suppl): p. 66–72.
[98] Luomajoki, H., et al., Movement control tests of the low back; evaluation of the difference between patients with low back pain and healthy controls. BMC Musculoskelet Disord, 2008. 9: p. 170.

[99] Luomajoki, H., et al., Reliability of movement control tests in the lumbar spine. BMC Musculoskelet Disord, 2007. 8: p. 90.
[100] Luomajoki, H., Movement control impairment as an output of distorted body image. International NOI congress. in NOI Congress. 2010: Nottingham, UK.
[101] Luomajoki H. Reliablity of movement control tests in lumbar spine. in Scientific IAMMM Congess. 2010. Amsterdam.
[102] Luomajoki H. Two point discrimination and movement control of the low back; a case control study. in Scientific congress of IAMMM. 2010. Amsterdam.
[103] Luomajoki, H. A., et al., Effectiveness of movement control exercise on patients with non-specific low back pain and movement control impairment: A systematic review and meta-analysis. Musculoskelet Sci Pract, 2018. 36: p. 1–11.
[104] Moseley, L. and D. Butler, Explain pain supercharged. 2017: Noigroup publications.
[105] Moseley, G. L., M. K. Nicholas, and P. W. Hodges, A randomized controlled trial of intensive neurophysiology education in chronic low back pain. Clin J Pain, 2004. 20(5): p. 324–30.
[106] Schmid, A. B. and M. W. Coppieters, The double crush syndrome revisited – a Delphi study to reveal current expert views on mechanisms underlying dual nerve disorders. Man Ther, 2011. 16(6): p. 557–62.
[107] Devor, M., Potassium channels moderate ectopic excitability of nerve-end neuromas in rats. Neurosci Lett, 1983. 40(2): p. 181–6.
[108] Luomajoki H. Improvement of movement control, disability and function through specific exercises. in Scientific congress of IAMMM. 2010. Amsterdam.
[109] Lehtola, V., et al., Sub-classification based specific movement control exercises are superior to general exercise in sub-acute low back pain when both are combined with manual therapy: A randomized controlled trial. BMC Musculoskelet Disord, 2016. 17(1): p. 135.
[110] Aasa, B., et al., Individualized low-load motor control exercises and education versus a high-load lifting exercise and education to improve activity, pain intensity, and physical performance in patients with low back pain: a randomized controlled trial. J Orthop Sports Phys Ther, 2015. 45(2): p. 77–85, B1–4.
[111] Nijs, J., et al., A modern neuroscience approach to chronic spinal pain: combining pain neuroscience education with cognition-targeted motor control training. Phys Ther, 2014. 94(5): p. 730–8.
[112] Waddell, G. and A. K. Burton, Concepts of rehabilitation for the management of low back pain. Best Pract Res Clin Rheumatol, 2005. 19(4): p. 655–70.
[113] Engel, G., The need for a new medical model: a challenge for biomedicine. Science, 1977. 196(4286): p. 129–136.
[114] Eccleston, C., Role of psychology in pain management. Br J Anaesth, 2001. 87(1): p. 144–52.
[115] Eccleston, C., et al., Attention and somatic awareness in chronic pain. Pain, 1997. 72(1–2): p. 209–15.
[116] Foster, N. E. and A. Delitto, Embedding Psychosocial Perspectives Within Clinical Management of Low Back Pain: Integration of Psychosocially Informed Management Principles Into Physical Therapist Practice – Challenges and Opportunities. Physical Therapy, 2011. 91(5): p. 790–803.
[117] Stilwell, P. and K. Harman, An enactive approach to pain: beyond the biopsychosocial model. Phenomenology and the Cognitive Sciences, 2019.
[118] Linton, S. J., I. K. Flink, and J. W. S. Vlaeyen, Understanding the Etiology of Chronic Pain From a Psychological Perspective. Physical Therapy, 2018. 98(5): p. 315–324.
[119] Linton, S. J., M. Nicholas, and W. Shaw, Why wait to address high-risk cases of acute low back pain? A comparison of stepped, stratified, and matched care. PAIN, 2018. 159(12): p. 2437–2441.
[120] Silva Guerrero, A. V., et al., A Systematic Review and Meta-Analysis of the Effectiveness of Psychological Interventions Delivered by Physiotherapists on Pain, Disability and Psychological Outcomes in Musculoskeletal Pain Conditions. The Clinical Journal of Pain, 2018. 34(9): p. 838–857.
[121] Beales, D., et al., Association between the 10 item Orebro Musculoskeletal Pain Screening Questionnaire and physiotherapists' perception of the contribution of biopsychosocial factors in patients with musculoskeletal pain. Manual Therapy, 2016. 23: p. 48–55.
[122] Linton, S. J., et al., The Effects of Cognitive-Behavioral and Physical Therapy Preventive Interventions on Pain-Related Sick Leave: A Randomized Controlled Trial. The Clinical Journal of Pain, 2005. 21(2): p. 109–119.
[123] Kamper, S. J., et al., What Do Patients with Chronic Spinal Pain Expect from Their Physiotherapist? Physiotherapy Canada. Physiotherapie Canada, 2018. 70(1): p. 36–41.
[124] Hopayian, K. and C. Notley, A systematic review of low back pain and sciatica patients' expectations and experiences of health care. The Spine Journal, 2014. 14(8): p. 1769–1780.
[125] Bunzli, S., et al., Patient Perspectives on Participation in Cognitive Functional Therapy for Chronic Low Back Pain. Physical Therapy, 2016. 96(9): p. 1397–1407.
[126] Toye, F. and K. Barker, 'I can't see any reason for stopping doing anything, but I might have to do it differently' – restoring hope to patients with persistent non-specific low back pain – a qualitative study. Disability and Rehabilitation, 2012. 34(11): p. 894–903.
[127] Harding, V. and A. C. Williams, Applying Psychology to Enhance Physiotherapy Outcome. Physiotherapy Theory and Practice, 1995. 11(3): p. 129–132.
[128] Wijma, A. J., et al., Clinical biopsychosocial physiotherapy assessment of patients with chronic pain: The first step in pain neuroscience education. Physiotherapy Theory and Practice, 2016. 32(5): p. 368–384.
[129] Kolt, G. A., M., Psychology in the Physical and Manual Therapies. 2004, China.
[130] Levinson, W., C. S. Lesser, and R. M. Epstein, Developing physician communication skills for patient-centered care. Health Aff (Millwood), 2010. 29(7): p. 1310–8.
[131] Wijma, A. J., et al., Patient-centeredness in physiotherapy: What does it entail? A systematic review of qualitative studies. Physiother Theory Pract, 2017. 33(11): p. 825–840.
[132] Merleau-Ponty, M., Phenomenology of Perception. 2009, Printed in Great Britain by TJ International LtD, Padstow, Cornwall.: Routledge.
[133] Giorgi, A., The descriptive phenomenological method in psychology 3rd printing. A modified Husserian approach. . 2011: Pittsburgh: Duquesne University Press.
[134] Erlich, S., Experience – What is it? International Journal of Psychoanalytics, 2003. 84: p. 1125–1147.
[135] Perttula, J., Kokemus ja kokemuksen tutkimus: Fenomenologisen erityistieteen tieteenteoria, in Perttula J & Latomaa T. Kokemuksen tutkimus Merkitys – tulkinta – ymmärtäminen. 2009., Lapin Yliopistokustannus Rovaniemi. Juvenes Print Tampere.
[136] Simmonds, M. J. and B. Degenhardt, Pain, mind, and movement: unraveling models, shifting paradigms, and the social dimension. Clin J Pain, 2012. 28(6): p. 465–6.
[137] Dahl, J. and T. Lundgren, Living Beyond Your Pain. 2006: New Harbinger.
[138] Eimer B. F. A., Pain management psychotherapy. . 1998, USA: John Wiley & Sons. USA.
[139] Melzack, R. Evolution of the Neuromatrix Theory of Pain. . in The Prithvi Raj Lecture: Presented at the Third World Congress of World Institute of Pain, Barcelona 2004. . 2004. Barcelona: Pain Practice.
[140] O'Keeffe, M., et al., Mass media campaigns are needed to counter misconceptions about back pain and promote higher value care. Br J Sports Med, 2018.
[141] O'Sullivan, P. B., et al., Cognitive Functional Therapy: An Integrated Behavioral Approach for the Targeted Management of Disabling Low Back Pain. Phys Ther, 2018. 98(5): p. 408–423.

[142] Butler, D., The sensitive nervous system. 2000, Adelaide, Australia: Noigroup publications.
[143] Luomajoki, H., Schmerzen verstehen. Physiopraxis, 2007(2).
[144] Thompson, M. and L. M. McCracken, Acceptance and related processes in adjustment to chronic pain. Curr Pain Headache Rep, 2011. 15(2): p. 144–51.
[145] Gendlin, E., Experiencing and the creation of meaning. . 1997: Evanston: Northwestern University Press.
[146] van Manen, M., Researching Lived Experience. Human science for an action sensitive pedagogy. 1990, Printed in the United States of America: State University of New York Press.
[147] Pietikäinen, A., Kohti arvoistasi: suuntaa mielekkäisiin muutoksiin. 2014: Duodecim.
[148] Neustadt, K., et al., [Patient perspectives in outcome research : Development of a focus group concept for collating patient perspectives on determination of effectiveness of multimodal pain therapy – A pilot study(()). Schmerz, 2017. 31(2): p. 139–148.
[149] Neustadt, K., et al., [What does pain intensity mean from the patient perspective? : A qualitative study on the patient perspective of pain intensity as an outcome parameter in treatment evaluation and on the interpretability of pain intensity measurements]. Schmerz, 2017. 31(6): p. 580–593.
[150] Bullington, J., et al., Meaning out of chaos: a way to understand chronic pain. Scand J Caring Sci, 2003. 17(4): p. 325–31.
[151] Turk, D. and F. Winter, The pain survival guide. How to reclaim your life, ed. F. printing. 2010, Baltimore: Port City Press.
[152] French S and S. J., Physiotherapy a psychosocial approach. 3rd edition. 2004, Printed in China: Butterworth Heineman.
[153] Hiller, A. and C. Delany, Communication in physiotherapy: challenging established theoretical approaches, in Manipulating practices A critical physiotherapy reader. 2018, Cappelen Damm Akademisk/NOASP.
[154] Rogers, C., Client-Centred Therapy. 1951: Constable & Company Ltd.
[155] Resnicow, K. and F. McMaster, Motivational Interviewing: moving from why to how with autonomy support. Int J Behav Nutr Phys Act, 2012. 9: p. 19.
[156] Osborn, M. and J. A. Smith, Living with a body separate from the self. The experience of the body in chronic benign low back pain: an interpretative phenomenological analysis. Scand J Caring Sci, 2006. 20(2): p. 216–22.
[157] M. R., A critical pedagogy for online learning in physiotherapy education, in Manipulating practices A critical physiotherapy reader (toim.). Gibson B, Nicholls D, Setchell J, Groven K. 2018, Cappelen Damm Akademisk/NOASP.
[158] Clarke, K. A. and R. Iphofen, A phenomenological hermeneutic study into unseen chronic pain. Br J Nurs, 2008. 17(10): p. 658–63.
[159] Davis, K. D., Legal and ethical issues of using brain imaging to diagnose pain. Pain Rep, 2016. 1(4): p. e577.
[160] Williams, A. C., Defeating the stigma of chronic pain. Pain, 2016. 157(8): p. 1581–2.
[161] Linton, S. J., A review of psychological risk factors in back and neck pain. Spine (Phila Pa 1976), 2000. 25(9): p. 1148–56.
[162] Linton, S. J., et al., Painfully reassuring? The effects of validation on emotions and adherence in a pain test. European Journal of Pain, 2012. 16(4): p. 592–599.
[163] Lee, M. C. and I. Tracey, Unravelling the mystery of pain, suffering, and relief with brain imaging. Curr Pain Headache Rep, 2010. 14(2): p. 124–31.
[164] Jones, M. and D. Rivet, Clinical Reasoning in Musculoskeletal Practice. Vol. 2nd Edition. 2018, Printed in China: Elsevier.
[165] Brinjikji, W., et al., Systematic Literature Review of Imaging Features of Spinal Degeneration in Asymptomatic Populations. AJNR Am J Neuroradiol, 2014.
[166] Simmonds, M. J., T. Derghazarian, and J. W. Vlaeyen, Physiotherapists' knowledge, attitudes, and intolerance of uncertainty influence decision making in low back pain. Clin J Pain, 2012. 28(6): p. 467–74.
[167] Hiller, A., M. Guillemin, and C. Delany, Exploring healthcare communication models in private physiotherapy practice. Patient Education and Counseling, 2015. 98(10): p. 1222–1228.
[168] Oostendorp, R. A., et al., Manual physical therapists' use of biopsychosocial history taking in the management of patients with back or neck pain in clinical practice. ScientificWorldJournal, 2015. 2015: p. 170463.
[169] Nagel, T., "What Is It Like to Be a Bat?" The Philosophical Review 1974. 83: p. 435–450.
[170] Shipton, E. A., The pain experience and sociocultural factors. N Z Med J, 2013. 126(1370): p. 7–9.
[171] Keefe, F. J., C. J. Main, and S. Z. George, Advancing Psychologically Informed Practice for Patients With Persistent Musculoskeletal Pain: Promise, Pitfalls, and Solutions. Physical Therapy, 2018. 98(5): p. 398–407.
[172] Baumeister, R., The meanings of life. 1991, New York: Guilford Press.
[173] Gardner, T., et al., Physiotherapists' beliefs and attitudes influence clinical practice in chronic low back pain: a systematic review of quantitative and qualitative studies. J Physiother, 2017. 63(3): p. 132–143.
[174] Morley, S., A. Williams, and S. Hussain, Estimating the clinical effectiveness of cognitive behavioural therapy in the clinic: evaluation of a CBT informed pain management programme. Pain, 2008. 137(3): p. 670–80.
[175] Peiris, C. T., Shields N., Patients value patient-therapist interactions more than the amount or content of therapy during inpatient rehabilitation: a qualitative study. Journal of Physiotherapy, 2012. 58:261–268.
[176] Reader, T. W., A. Gillespie, and J. Roberts, Patient complaints in healthcare systems: a systematic review and coding taxonomy. BMJ Qual Saf, 2014. 23(8): p. 678–89.
[177] Okifuji, A. and B. D. Hare, The association between chronic pain and obesity. J Pain Res, 2015. 8: p. 399–408.
[178] Okifuji, A. and D. Turk, Behavioral and Cognitive-Behavioral Approaches to Treating Patients with Chronic Pain: Thinking Outside the Pill Box. . Cognitive-Behavoural Therapy 2015, 2015. 33: p. 218–238.
[179] Gjesdahl, K. D. E.; Furnes, G., Living with chronic pain: Patients' experiences with healthcare services in Norway. Nursing Open 2019. 5:517–526.
[180] Maher, C., M. Underwood, and R. Buchbinder, Non-specific low back pain. Lancet, 2017. 389(10070): p. 736–747.
[181] Daniali, H. and M. A. Flaten, A Qualitative Systematic Review of Effects of Provider Characteristics and Nonverbal Behavior on Pain, and Placebo and Nocebo Effects. Front Psychiatry, 2019. 10: p. 242.
[182] West, C., et al., The meaning of resilience to persons living with chronic pain: an interpretive qualitative inquiry. J Clin Nurs, 2012. 21(9–10): p. 1284–92.
[183] Young, D., et al., Psychologically informed approaches to chronic low back pain: Exploring musculoskeletal physiotherapists' attitudes and beliefs. Musculoskeletal Care, 2019. 17(2): p. 272–276.
[184] Schoeb, V., et al., How do patients, politicians, physiotherapists and other health professionals view physiotherapy research in Switzerland? A qualitative study. Physiother Res Int, 2014. 19(2): p. 79–92.
[185] Schoeb, V., et al., "What do you expect from physiotherapy?": a detailed analysis of goal setting in physiotherapy. Disabil Rehabil, 2014. 36(20): p. 1679–86.
[186] Louw, A., et al., Interdisciplinary Pain Neuroscience Continuing Education in the Veteran's Affairs: Live Training and Live-Stream with 1-year Follow-up. Clin J Pain, 2019.
[187] Driver, C., G. P. Lovell, and F. Oprescu, Physiotherapists' views, perceived knowledge, and reported use of psychosocial strategies in practice. Physiother Theory Pract, 2019: p. 1–14.
[188] Bjorbækmo W, et al., Physiotherapy at the intersection between standardization and individual adaptation. Manipulating practices A critical physiotherapy reader (Edited.). 2018: Damm Akademisk/NOASP.
[189] Götzche, P., Tappavat lääkket ja rikollisuus: näin lääketeollisuus on turmellut terveydenhoidon. 2014, Kerava: Sitruuna.
[190] O'Keeffe, M., et al., What Influences Patient-Therapist Interactions in Musculoskeletal Physical Therapy? Qualitative Systematic Review and Meta-Synthesis. Phys Ther, 2016. 96(5): p. 609–22.

[191] Godfrey, E., et al., Physiotherapy informed by Acceptance and Commitment Therapy (PACT): protocol for a randomised controlled trial of PACT versus usual physiotherapy care for adults with chronic low back pain. BMJ Open, 2016. 6(6): p. e011548.
[192] Lindqvist, I., M. Engard, and B. Richardson, Learning to be a physiotherapist: A metasynthesis of qualitative studies. Physiotherapy Research International, 1020. 15: p. 103–110.
[193] Dahl-Michelsen, T., Curing and caring competences in the skills training of physiotherapy students. Physiother Theory Pract, 2015. 31(1): p. 8–16.
[194] Stevens, M. L., et al., Patients' and Physiotherapists' Views on Triggers for Low Back Pain. Spine (Phila Pa 1976), 2016. 41(4): p. E218–24.
[195] Sundelin, G., Aspects on evidence-based physiotherapy. Advances of physiotherapy 2010. 12: p. 177–178.
[196] D'Sylva, J., et al., Manual therapy with or without physical medicine modalities for neck pain: a systematic review. Man Ther, 2010. 15(5): p. 415–33.
[197] Nielsen, M., et al., Physical therapist-delivered cognitive-behavioral therapy: a qualitative study of physical therapists' perceptions and experiences. Phys Ther, 2014. 94(2): p. 197–209.
[198] Thorn, B., Cognitive Therapy of Chronic Pain, A Step-by-step Guide. Second edition ed. 2017: Guilford Press.
[199] Freud, S., Beyond the Pleasure Principle. 1922, New York: WW Norton & Co
[200] Weissberg, J. K., J., Personality disorders in the chronic pain population, basic concept, empirical findings and clinical implications. Pain forum 1997, 1997(6).
[201] Exner, J., The Rorschach A comprehensive system; Basic foundations and Principles of Intepretation. 2003, Hoboken John Wiley & Johns.
[202] Turkheimer, E., Three laws of behaviour genetics and what they mean. Current Directios in Psychological Science, 2000. 9 (5).
[203] Edwards, R., The Role of Psychosocial processess in the development and maintenance of chroninc pain disorders. Journal of Pain, 2016. 17(9) (September).
[204] Edwards, R. R., et al., Patient phenotyping in clinical trials of chronic pain treatments: IMMPACT recommendations. Pain, 2016. 157(9): p. 1851–71.
[205] Melzack, R. and P. D. Wall, Pain mechanisms: a new theory. Science, 1965. 150(3699): p. 971–9.
[206] Burke, A. L., J. L. Mathias, and L. A. Denson, Psychological functioning of people living with chronic pain: a meta-analytic review. Br J Clin Psychol, 2015. 54(3): p. 345–60.
[207] Howe, C. Q., J. P. Robinson, and M. D. Sullivan, Psychiatric and psychological perspectives on chronic pain. Phys Med Rehabil Clin N Am, 2015. 26(2): p. 283–300.
[208] Parker, S. L., et al., Extent of preoperative depression is associated with return to work after lumbar fusion for spondylolisthesis. World Neurosurg, 2015. 83(4): p. 608–13.
[209] Allen, K. D., et al., Osteoarthritis: Models for appropriate care across the disease continuum. Best Pract Res Clin Rheumatol, 2016. 30(3): p. 503–535.
[210] Page, G., Structure of posttraumatic stress disorder symptoms in pain and pain-free patients scheduled for major surgery. . Pain Medicine, 2009. 10.
[211] Liedl, A. and C. Knaevelsrud, Chronic pain and PTSD: the Perpetual Avoidance Model and its treatment implications. Torture, 2008. 18(2): p. 69–76.
[212] Afari, N., et al., Psychological trauma and functional somatic syndromes: a systematic review and meta-analysis. Psychosom Med, 2014. 76(1): p. 2–11.
[213] Holley, A. L., et al., Post-traumatic stress symptoms in children and adolescents with chronic pain: A topical review of the literature and a proposed framework for future research. Eur J Pain, 2016. 20(9): p. 1371–83.
[214] LeDoux, J., Anxious: Using the Brain to Understand and Treat Fear and Anxiety. 2015, New York: Viking.
[215] Meinz, S. E., Robert Evaluating Psychosocial Contributions to Chroninc Pain Outcomes. Prog Neuropsychopharmacol Biological Psychiatry, 2018. 87.
[216] Jamison, R. N. and K. L. Virts, The influence of family support on chronic pain. Behav Res Ther, 1990. 28(4): p. 283–7.
[217] Beck, A., Cognitive Therapy and Emotional Disorders, A major exploration of an influential approach to the understanding and Treatment of mental illnes. 1976, New York: Meridian.
[218] Melloh, M., Who is likely to to develop persistent low back pain? A lognitudinal analysis of prognostic occupational factors. Work, 2013. 13:46.
[219] Finan, P. H. and E. L. Garland, The role of positive affect in pain and its treatment. Clin J Pain, 2015. 31(2): p. 177–87.
[220] Walsh, D. A. and J. C. Radcliffe, Pain beliefs and perceived physical disability of patients with chronic low back pain. PAIN, 2002. 97(1): p. 23–31.
[221] Foster, N. E., et al., Illness perceptions of low back pain patients in primary care: what are they, do they change and are they associated with outcome? Pain, 2008. 136(1–2): p. 177–87.
[222] Buer, N. and S. J. Linton, Fear-avoidance beliefs and catastrophizing: occurrence and risk factor in back pain and ADL in the general population. PAIN, 2002. 99(3): p. 485–491.
[223] Severeijns, R., et al., Pain Catastrophizing Is Associated With Health Indices in Musculoskeletal Pain: A Cross-Sectional Study in the Dutch Community. Health Psychology, 2004. 23(1): p. 49–57.
[224] Williams, D. A. and F. J. Keefe, Pain beliefs and the use of cognitive-behavioral coping strategies. PAIN, 1991. 46(2): p. 185–190.
[225] Darlow, B., et al., The Enduring Impact of What Clinicians Say to People With Low Back Pain. The Annals of Family Medicine, 2013. 11(6): p. 527–534.
[226] Setchell, J., et al., Individuals' explanations for their persistent or recurrent low back pain: a cross-sectional survey. BMC Musculoskeletal Disorders, 2017. 18(1): p. 466.
[227] Stewart, M. and S. Loftus, Sticks and Stones: The Impact of Language in Musculoskeletal Rehabilitation. Journal of Orthopaedic & Sports Physical Therapy, 2018. 48(7): p. 519–522.
[228] Sloan, T. J., et al., Beliefs About the Causes and Consequences of Pain in Patients With Chronic Inflammatory or Noninflammatory Low Back Pain and in Pain-Free Individuals. Spine, 2008. 33(9): p. 966–972.
[229] Houben, R. M. A., et al., Health care providers' orientations towards common low back pain predict perceived harmfulness of physical activities and recommendations regarding return to normal activity. European Journal of Pain, 2005. 9(2): p. 173–183.
[230] Coudeyre, E., et al., General practitioners' fear-avoidance beliefs influence their management of patients with low back pain. PAIN, 2006. 124(3): p. 330–337.
[231] Sloan, T. J. and D. A. Walsh, Explanatory and Diagnostic Labels and Perceived Prognosis in Chronic Low Back Pain. Spine, 2010. 35(21): p. E1120-E1125.
[232] Gross, D. P., et al., A Population-Based Survey of Back Pain Beliefs in Canada. Spine, 2006. 31(18): p. 2142–2145.
[233] Barker, K. L., M. Reid, and C. J. Minns Lowe, Divided by a lack of common language? A qualitative study exploring the use of language by health professionals treating back pain. BMC Musculoskeletal Disorders. 10: p. 123.
[234] Barker, K. L., M. Reid, and C. J. Minns Lowe, Divided by a lack of common language? A qualitative study exploring the use of language by health professionals treating back pain. BMC Musculoskelet Disord, 2009. 10: p. 123.
[235] Lærum, E. I. A.; Sture Skouen, J., What is "the good back consultation"? A combined qualitative and quantitative study of chronic low back pain patients' interactions with and perceptions of consultations with specialialists. Journal of rehabilitation medicine, 2006. 38(4): p. 255–262.

[236] Linton, S. J., L. M. McCracken, and J. W. S. Vlaeyen, Reassurance: Help or hinder in the treatment of pain. PAIN, 2008. 134(1): p. 5–8.
[237] Pincus, T., et al., Cognitive and affective reassurance and patient outcomes in primary care: A systematic review. PAIN, 2013. 154(11): p. 2407–2416.
[238] Traeger, A. C., et al., Reassurance for patients with non-specific conditions – a user's guide. Brazilian Journal of Physical Therapy, 2017. 21(1): p. 1–6.
[239] Braeuninger-Weimer, K., N. Anjarwalla, and T. Pincus, Discharged and dismissed: A qualitative study with back pain patients discharged without treatment from orthopaedic consultations. European Journal of Pain. 0(0).
[240] Lethem, J., et al., Outline of a Fear-Avoidance Model of exaggerated pain perception- -I. Behav Res Ther, 1983. 21(4): p. 401–8.
[241] Darlow, B., Beliefs about back pain: The confluence of client, clinician and community. International Journal of Osteopathic Medicine, 2016. 20: p. 53–61.
[242] Comachio, J., et al., A cross-sectional study of associations between kinesiophobia, pain, disability, and quality of life in patients with chronic low back pain. Adv Rheumatol, 2018. 58(1): p. 8.
[243] Swinnen, T. W., et al., Activity Limitations in Patients with Axial Spondyloarthritis: A Role for Fear of Movement and (Re)injury Beliefs. J Rheumatol, 2018. 45(3): p. 357–366.
[244] Linton, S. J., An overview of psychosocial and behavioral factors in neck-and-shoulder pain. Scand J Rehabil Med Suppl, 1995. 32: p. 67–77.
[245] Norton, P. J. and G. J. Asmundson, Anxiety sensitivity, fear, and avoidance behavior in headache pain. Pain, 2004. 111(1–2): p. 218–23.
[246] Leeuw, M., et al., The fear-avoidance model of musculoskeletal pain: current state of scientific evidence. J Behav Med, 2007. 30(1): p. 77–94.
[247] Luque-Suarez, A., J. Martinez-Calderon, and D. Falla, Role of kinesiophobia on pain, disability and quality of life in people suffering from chronic musculoskeletal pain: a systematic review. Br J Sports Med, 2019. 53(9): p. 554–559.
[248] Moore, E., et al., Catastrophizing and pain-related fear predict failure to maintain treatment gains following participation in a pain rehabilitation program. Pain Rep, 2016. 1(2): p. e567.
[249] Thomas, J. S., et al., The influence of pain-related fear on peak muscle activity and force generation during maximal isometric trunk exertions. Spine (Phila Pa 1976), 2008. 33(11): p. E342–8.
[250] Lakke, S. E., et al., Influence of Physical Therapists' Kinesiophobic Beliefs on Lifting Capacity in Healthy Adults. Phys Ther, 2015. 95(9): p. 1224–33.
[251] Malfliet, A., et al., Brain changes associated with cognitive and emotional factors in chronic pain: A systematic review. Eur J Pain, 2017. 21(5): p. 769–786.
[252] Lotzke, H., et al., Patients with severe low back pain exhibit a low level of physical activity before lumbar fusion surgery: a cross-sectional study. BMC Musculoskelet Disord, 2018. 19(1): p. 365.
[253] Norden, J., et al., Objective measurement of free-living physical activity (performance) in lumbar spinal stenosis: are physical activity guidelines being met? Spine J, 2017. 17(1): p. 26–33.
[254] Mobbs, R. J., et al., Physical Activity Measured with Accelerometer and Self-Rated Disability in Lumbar Spine Surgery: A Prospective Study. Global Spine J, 2016. 6(5): p. 459–64.
[255] Goodin, B. R., et al., Associations between catastrophizing and endogenous pain-inhibitory processes: sex differences. J Pain, 2009. 10(2): p. 180–90.
[256] Marshall, P. W. M., S. Schabrun, and M. F. Knox, Physical activity and the mediating effect of fear, depression, anxiety, and catastrophizing on pain related disability in people with chronic low back pain. PLoS One, 2017. 12(7): p. e0180788.
[257] Martinez-Calderon, J., et al., The association between pain beliefs and pain intensity and/or disability in people with shoulder pain: A systematic review. Musculoskelet Sci Pract, 2018. 37: p. 29–57.
[258] Staerkle, R., et al., Longitudinal validation of the fear-avoidance beliefs questionnaire (FABQ) in a Swiss-German sample of low back pain patients. Eur Spine J, 2004. 13(4): p. 332–40.
[259] Koho, P., et al., Test-retest reliability and comparability of paper and computer questionnaires for the Finnish version of the Tampa Scale of Kinesiophobia. Physiotherapy, 2014. 100(4): p. 356–62.
[260] Koho, P., et al., Assessment of chronic pain behaviour: reliability of the method and its relationship with perceived disability, physical impairment and function. J Rehabil Med, 2001. 33(3): p. 128–32.
[261] Koho, P., et al., Finnish version of the Tampa Scale of Kinesiophobia: Reference values in the Finnish general population and associations with leisure-time physical activity. J Rehabil Med, 2015. 47(3): p. 249–55.
[262] Rusu, A. C., et al., Fear of movement/(Re)injury in low back pain: confirmatory validation of a German version of the Tampa Scale for Kinesiophobia. BMC Musculoskelet Disord, 2014. 15: p. 280.
[263] George, S. Z., J. M. Fritz, and J. D. Childs, Investigation of elevated fear-avoidance beliefs for patients with low back pain: a secondary analysis involving patients enrolled in physical therapy clinical trials. J Orthop Sports Phys Ther, 2008. 38(2): p. 50–8.
[264] Kori, S., R. Miller, and D. Todd, Kinesiophobia: a new view of chronic pain behavior. Pain management, 1990(Jan/Feb): p. 35–43.
[265] Koho, P., FEAR OF MOVEMENT: Epidemiological and clinical evaluation in the Finnish general population and chronic musculoskeletal pain patients and relevance for rehabilitation. 2015, Helsinki: Helsinki.
[266] Herbert, M. S., et al., Pain hypervigilance is associated with greater clinical pain severity and enhanced experimental pain sensitivity among adults with symptomatic knee osteoarthritis. Ann Behav Med, 2014. 48(1): p. 50–60.
[267] Hasenbring, M. I. and J. A. Verbunt, Fear-avoidance and endurance-related responses to pain: new models of behavior and their consequences for clinical practice. Clin J Pain, 2010. 26(9): p. 747–53.
[268] Cane, D., W. R. Nielson, and D. Mazmanian, Patterns of pain-related activity: replicability, treatment-related changes, and relationship to functioning. Pain, 2018. 159(12): p. 2522–2529.
[269] Hasenbring, M. I., et al., Pain-related avoidance versus endurance in primary care patients with subacute back pain: psychological characteristics and outcome at a 6-month follow-up. Pain, 2012. 153(1): p. 211–7.
[270] Plaas, H., et al., Physical activity and low back pain: the role of subgroups based on the avoidance-endurance model. Disabil Rehabil, 2014. 36(9): p. 749–55.
[271] Toye, F., K. Seers, and K. L. Barker, Meta-ethnography to understand healthcare professionals' experience of treating adults with chronic non-malignant pain. BMJ Open, 2017. 7(12): p. e018411.
[272] Belton, J., Exploring the Meanings of Pain: My Pain Story, in Meanings of Pain: Volume 2: Common Types of Pain and Language, S. van Rysewyk, Editor. 2019, Springer International Publishing: Cham. p. 1–15.
[273] Holopainen, R., et al., From "Non-encounters" to autonomic agency. Conceptions of patients with low back pain about their encounters in the health care system. Musculoskeletal Care, 2018. 16(2): p. 269–277.
[274] Toye, F., et al., Patients' experiences of chronic non-malignant musculoskeletal pain: a qualitative systematic review. The British journal of general practice : the journal of the Royal College of General Practitioners, 2013. 63(617): p. e829-e841.
[275] Slade, S. C., J. L. Keating, and E. Molloy, 'Listen to me, tell me': a qualitative study of partnership in care for people with non-specific chronic low back pain. Clinical Rehabilitation, 2009. 23(3): p. 270–280.
[276] Liddle, S. D., G. D. Baxter, and J. H. Gracey, Chronic low back pain: patients' experiences, opinions and expectations for clinical management. Disabil Rehabil, 2007. 29(24): p. 1899–909.
[277] Upshur, C. C., Crossing the divide: primary care and mental health integration. Adm Policy Ment Health, 2005. 32(4): p. 341–55.
[278] Slade, S. C., E. Molloy, and J. L. Keating, 'Listen to me, tell me': a qualitative study of partnership in care for people with non-specific chronic low back pain. Clinical Rehabilitation, 2009. 23(3): p. 270–280.

[279] Hush, J. M., et al., Recovery: what does this mean to patients with low back pain? Arthritis Care & Research, 2009. 61(1): p. 124–131.
[280] Iles, R. A., et al., Patient recovery expectations in non-chronic non-specific low back pain: a qualitative investigation. J Rehabil Med, 2012. 44(9): p. 781–7.

II Erstgespräch, Untersuchung und Begegnung mit der betroffenen Person mit Schmerzen

[1] Jones, R. D. M., Clinical reasoning for manual therapists. 2004: Heinemann Butterworth.
[2] Edwards, I., et al., Clinical reasoning strategies in physical therapy. Phys Ther, 2004. 84(4): p. 312–30; discussion 331–5.
[3] Edwards, I., M. Jones, and S. Hillier, The interpretation of experience and its relationship to body movement: a clinical reasoning perspective. Man Ther, 2006. 11(1): p. 2–10.
[4] Jones, M., Clinical reasoning and pain. Man Ther, 1995. 1(1): p. 17–24.
[5] Jones, M. A., Clinical reasoning in manual therapy. Phys Ther, 1992. 72(12): p. 875–84.
[6] Morree, J. J. d., Dynamik des menschlichen Bindegewebes. Funktion, Schädigung und Wiederherstellung. 2013: Elsevier.
[7] Brinjikji, W., et al., Systematic Literature Review of Imaging Features of Spinal Degeneration in Asymptomatic Populations. AJNR Am J Neuroradiol, 2014.
[8] Girish, G., et al., Ultrasound of the shoulder: asymptomatic findings in men. AJR Am J Roentgenol, 2011. 197(4): p. W713–9.
[9] Vincent, K., C. Leboeuf-Yde, and O. Gagey, Are degenerative rotator cuff disorders a cause of shoulder pain? Comparison of prevalence of degenerative rotator cuff disease to prevalence of nontraumatic shoulder pain through three systematic and critical reviews. J Shoulder Elbow Surg, 2017. 26(5): p. 766–773.
[10] Englund, M., et al., Incidental meniscal findings on knee MRI in middle-aged and elderly persons. N Engl J Med, 2008. 359(11): p. 1108–15.
[11] Guermazi, A., et al., Prevalence of abnormalities in knees detected by MRI in adults without knee osteoarthritis: population based observational study (Framingham Osteoarthritis Study). BMJ, 2012. 345: p. e5339.
[12] Gismervik, S. O., et al., Physical examination tests of the shoulder: a systematic review and meta-analysis of diagnostic test performance. BMC Musculoskelet Disord, 2017. 18(1): p. 41.
[13] Moseley, J. B., et al., A controlled trial of arthroscopic surgery for osteoarthritis of the knee. N Engl J Med, 2002. 347(2): p. 81–8.
[14] Paavola, M., et al., Subacromial decompression versus diagnostic arthroscopy for shoulder impingement: randomised, placebo surgery controlled clinical trial. BMJ, 2018. 362: p. k2860.
[15] Sihvonen, R., et al., Arthroscopic partial meniscectomy versus sham surgery for a degenerative meniscal tear. N Engl J Med, 2013. 369(26): p. 2515–24.
[16] Beard, D. J., et al., Arthroscopic subacromial decompression for subacromial shoulder pain (CSAW): a multicentre, pragmatic, parallel group, placebo-controlled, three-group, randomised surgical trial. Lancet, 2018. 391(10118): p. 329–338.
[17] Linton, S. J., A review of psychological risk factors in back and neck pain. Spine (Phila Pa 1976), 2000. 25(9): p. 1148–56.
[18] Gabel, C. P., et al., The Orebro Musculoskeletal Screening Questionnaire: validation of a modified primary care musculoskeletal screening tool in an acute work injured population. Man Ther, 2012. 17(6): p. 554–65.
[19] Mitchell, T., et al., Musculoskeletal clinical framework. 2018.
[20] Maher, C., M. Underwood, and R. Buchbinder, Non-specific low back pain. The Lancet, 2017. 389(10070): p. 736–747.
[21] Howick, J., et al., Effects of empathic and positive communication in healthcare consultations: a systematic review and meta-analysis. Journal of the Royal Society of Medicine, 2018. 111(7): p. 240–252.
[22] Hall, A. M., et al., The Influence of the Therapist-Patient Relationship on Treatment Outcome in Physical Rehabilitation: A Systematic Review. Physical Therapy, 2010. 90(8): p. 1099–1110.
[23] Slade, S. C., E. Molloy, and J. L. Keating, 'Listen to me, tell me': a qualitative study of partnership in care for people with non-specific chronic low back pain. Clinical Rehabilitation, 2009. 23(3): p. 270–280.
[24] Schönberger, M., et al., Working alliance and patient compliance in brain injury rehabilitation and their relation to psychosocial outcome. Neuropsychological Rehabilitation, 2006. 16(3): p. 298–314.
[25] Ferreira, P. H., et al., The Therapeutic Alliance Between Clinicians and Patients Predicts Outcome in Chronic Low Back Pain. Physical Therapy, 2013. 93(4): p. 470–478.
[26] Taccolini Manzoni, A. C., et al., The role of the therapeutic alliance on pain relief in musculoskeletal rehabilitation: A systematic review. Physiotherapy Theory and Practice, 2018. 34(12): p. 901–915.
[27] Piirainen, A., Asiakkaan ja asiantuntijan pedagoginen suhde : fenomenologinen tutkimus fysioterapiatilanteista asiakkaiden ja fysioterapeuttien kokemana, in Helsingin yliopiston kasvatustieteen laitoksen tutkimuksia, ISSN 1238–3465. 2006, Helsingin yliopisto: Helsinki.
[28] Miciak, M., et al., The necessary conditions of engagement for the therapeutic relationship in physiotherapy: an interpretive description study. Archives of physiotherapy, 2018. 8: p. 3–3.
[29] Holopainen, R., et al., From "Non-encounters" to autonomic agency. Conceptions of patients with low back pain about their encounters in the health care system. Musculoskeletal Care, 2018. 16(2): p. 269–277.
[30] Cooper, K., B. H. Smith, and E. Hancock, Patients' perceptions of self-management of chronic low back pain: evidence for enhancing patient education and support. Physiotherapy, 2009. 95(1): p. 43–50.
[31] Marvel, M. K., et al., Soliciting the Patient's AgendaHave We Improved? JAMA, 1999. 281(3): p. 283–287.
[32] Schmidt, H. G., et al., Do patients' disruptive behaviours influence the accuracy of a doctor's diagnosis? A randomised experiment. BMJ Quality & Safety, 2017. 26(1): p. 19–23.
[33] Pinto, R. Z., et al., Patient-centred communication is associated with positive therapeutic alliance: a systematic review. Journal of Physiotherapy, 2012. 58(2): p. 77–87.
[34] Matthias, M. S., et al., An Expanded View of Self-Management: Patients' Perceptions of Education and Support in an Intervention for Chronic Musculoskeletal Pain. Pain Medicine, 2012. 13(8): p. 1018–1028.
[35] Mead, N. and P. Bower, Patient-centredness: a conceptual framework and review of the empirical literature. Social Science & Medicine, 2000. 51(7): p. 1087–1110.
[36] Pessi, A. B., kirjoittaja, toimittaja, Myötätunnon mullistava voima, ed. A.B.k.t. Pessi, F. k. t. Martela, and M. k. t. Paakkanen. 2017, Jyväskylä: PS-kustannus.
[37] Sapolsky, R. M., kirjoittaja, Behave : the biology of humans at our best and worst. 2017, New York, New York: Penguin Press.
[38] Øien, A. M., et al., Communication as negotiation processes in long-term physiotherapy: a qualitative study. Scandinavian Journal of Caring Sciences, 2011. 25(1): p. 53–61.
[39] Parry, R. H., The interactional management of patients' physical incompetence: a conversation analytic study of physiotherapy interactions. Sociology of Health & Illness, 2004. 26(7): p. 976–1007.
[40] Wijma, A. J., et al., Patient-centeredness in physiotherapy: What does it entail? A systematic review of qualitative studies. Physiotherapy Theory and Practice, 2017. 33(11): p. 825–840.
[41] Karhe, L., Potilaan hoitoyksinäisyys: Käsitteellinen malli potilaan yksinäisyydestä hoitosuhteessa ja hoitoyksinäisyyteen yhteydessä olevista tekijöistä. 2017.
[42] Bialosky, J. E., M. D. Bishop, and J. A. Cleland, Individual expectation: an overlooked, but pertinent, factor in the treatment of individuals experiencing musculoskeletal pain. Physical therapy, 2010. 90(9): p. 1345–1355.

[43] King, A. and R. B. Hoppe, "Best practice" for patient-centered communication: a narrative review. Journal of graduate medical education, 2013. 5(3): p. 385–393.
[44] Ha, J. F. and N. Longnecker, Doctor-Patient Communication: A Review. Ochsner Journal, 2010. 10(1): p. 38–43.
[45] Linton, S. J., Intricacies of good communication in the context of pain: does validation reinforce disclosure? PAIN, 2015. 156(2): p. 199–200.
[46] Tongue, J. R., H. R. Epps, and L. L. Forese, Communication Skills for Patient-Centered Care. Research-Based, Easily Learned Techniques for Medical Interviews That Benefit Orthopaedic Surgeons and Their Patients. Journal of Bone and Joint Surgery $V 87, 2005(3): p. 652.
[47] Opsommer, E. and V. Schoeb, 'Tell Me About Your Troubles': Description of Patient–Physiotherapist Interaction During Initial Encounters. Physiotherapy Research International, 2014. 19(4): p. 205–221.
[48] Hiller, A., M. Guillemin, and C. Delany, Exploring healthcare communication models in private physiotherapy practice. Patient Education and Counseling, 2015. 98(10): p. 1222–1228.
[49] Cooper, K., B. H. Smith, and E. Hancock, Patient-centredness in physiotherapy from the perspective of the chronic low back pain patient. Physiotherapy, 2008. 94(3): p. 244–252.
[50] Kessels, R. P. C., Patients' memory for medical information. Journal of the Royal Society of Medicine, 2003. 96(5): p. 219–222.
[51] Overmeer, T. and K. Boersma, What Messages Do Patients Remember? Relationships Among Patients' Perceptions of Physical Therapists' Messages, Patient Characteristics, Satisfaction, and Outcome. Physical Therapy, 2016. 96(3): p. 275–283.
[52] Kidd, M. O., C. H. Bond, and M. L. Bell, Patients' perspectives of patient-centredness as important in musculoskeletal physiotherapy interactions: a qualitative study. Physiotherapy, 2011. 97(2): p. 154–162.
[53] Shenk, C. E. and A. E. Fruzzetti, The impact of validating and invalidating responses on emotional reactivity. Journal of Social and Clinical Psychology, 2011. 30(2): p. 163–183.
[54] Linton, S. J., et al., Can training in empathetic validation improve medical students' communication with patients suffering pain? A test of concept. Pain reports, 2017. 2(3): p. e600-e600.
[55] Vangronsveld, K. L. and S. J. Linton, The effect of validating and invalidating communication on satisfaction, pain and affect in nurses suffering from low back pain during a semi-structured interview. European Journal of Pain, 2012. 16(2): p. 239–246.
[56] Mast, M. S., On the importance of nonverbal communication in the physician–patient interaction. Patient Education and Counseling, 2007. 67(3): p. 315–318.
[57] DiMatteo, M. R., et al., Predicting Patient Satisfaction from Physicians' Nonverbal Communication Skills. Medical Care, 1980. 18(4): p. 376–387.
[58] Hall, J. A., J. A. Harrigan, and R. Rosenthal, Nonverbal behavior in clinician–patient interaction. Applied and Preventive Psychology, 1995. 4(1): p. 21–37.
[59] Swayden, K. J., et al., Effect of sitting vs. standing on perception of provider time at bedside: A pilot study. Patient Education and Counseling, 2012. 86(2): p. 166–171.
[60] Nijs, J., et al., Thinking beyond muscles and joints: Therapists' and patients' attitudes and beliefs regarding chronic musculoskeletal pain are key to applying effective treatment. Manual Therapy, 2013. 18(2): p. 96–102.
[61] Roter, D., The enduring and evolving nature of the patient–physician relationship. Patient Education and Counseling, 2000. 39(1): p. 5–15.
[62] Keefe, F. J., C. J. Main, and S. Z. George, Advancing Psychologically Informed Practice for Patients With Persistent Musculoskeletal Pain: Promise, Pitfalls, and Solutions. Physical Therapy, 2018. 98(5): p. 398–407.
[63] Kamper, S. J., et al., What Do Patients with Chronic Spinal Pain Expect from Their Physiotherapist? Physiotherapy Canada. Physiotherapie Canada, 2018. 70(1): p. 36–41.
[64] Synnott, A., et al., Physiotherapists may stigmatise or feel unprepared to treat people with low back pain and psychosocial factors that influence recovery: a systematic review. Journal of Physiotherapy (Elsevier), 2015. 61(2): p. 68–76.
[65] Oostendorp, R. A. B., et al., Manual physical therapists' use of biopsychosocial history taking in the management of patients with back or neck pain in clinical practice. Scientific World Journal, 2015. 2015: p. 170463–170463.
[66] Stenner, R., S. Palmer, and R. Hammond, What matters most to people in musculoskeletal physiotherapy consultations? A qualitative study. Musculoskeletal Science & Practice. 35: p. 84–89.
[67] Worline, M. C. and J. E. Dutton, Awakening compassion at work : The quiet power that elevates people and organizations. 2017, Oakland, CA: Berrett-Koehler Publishers.
[68] Gittell, J. H., et al., Impact of relational coordination on quality of care, postoperative pain and functioning, and length of stay: a nine-hospital study of surgical patients. Medical care, 2000: p. 807–819.
[69] Barsade, S. G. and O. A. O'Neill, What's Love Got to Do with It? A Longitudinal Study of the Culture of Companionate Love and Employee and Client Outcomes in a Long-term Care Setting. Administrative Science Quarterly, 2014. 59(4): p. 551–598.
[70] Oesch, P., Hilfiker, R., Keller, S., Kool, J., Luomajoki, H., Schädler, S., . . . Widmer-Leu, C. (2011). Assessments in der Rehabilitation: Band 2: Bewegungsapparat: Hogrefe AG
[71] Roland, M. R. Morris, A study of the natural history of back pain. Part I: development of a reliable and sensitive measure of disability in low-back pain. Spine (Phila Pa 1976), 1983. 8(2): p. 141–4. Fairbank, J. C. and P. B. Pynsent, The Oswestry Disability Index. Spine (Phila Pa 1976), 2000. 25(22): p. 2940–52; discussion 2952. Roland, M. and R. Morris, A study of the natural history of back pain. Part I: development of a reliable and sensitive measure of disability in low-back pain. Spine (Phila Pa 1976), 1983. 8(2): p. 141–4. Fairbank, J. C. and P. B. Pynsent, The Oswestry Disability Index. Spine (Phila Pa 1976), 2000. 25(22): p. 2940–52; discussion 2952.
[72] Cleland, J. A., J. D. Childs, and J. M. Whitman, Psychometric properties of the Neck Disability Index and Numeric Pain Rating Scale in patients with mechanical neck pain. Arch Phys Med Rehabil, 2008. 89(1): p. 69–74.
[73] Angst, F., et al., Responsiveness of six outcome assessment instruments in total shoulder arthroplasty. Arthritis Rheum, 2008. 59(3): p. 391–8.
[74] Beaton, D. E., et al., Measuring the whole or the parts? Validity, reliability, and responsiveness of the Disabilities of the Arm, Shoulder and Hand outcome measure in different regions of the upper extremity. J Hand Ther, 2001. 14(2): p. 128–46.
[75] Binkley, J. M., et al., The Lower Extremity Functional Scale (LEFS): scale development, measurement properties, and clinical application. North American Orthopaedic Rehabilitation Research Network. Phys Ther, 1999. 79(4): p. 371–83.
[76] Bellamy, N., et al., Validation study of WOMAC: a health status instrument for measuring clinically important patient relevant outcomes to antirheumatic drug therapy in patients with osteoarthritis of the hip or knee. J Rheumatol, 1988. 15(12): p. 1833–40.
[77] Davis, A. M., et al., Comparative, validity and responsiveness of the HOOS-PS and KOOS-PS to the WOMAC physical function subscale in total joint replacement for osteoarthritis. Osteoarthritis Cartilage, 2009. 17(7): p. 843–7.
[78] Thorborg, K., et al., HAGOS Could Be Important in the Evaluation of Patients Undergoing Hip Arthroscopy-Why Ignore It in a Sports Medicine Update When the Scientific Data Suggests Otherwise? Letter to the Editor. Am J Sports Med, 2018. 46(4): p. NP6-NP7.
[79] Roos, E. M. and S. Toksvig-Larsen, Knee injury and Osteoarthritis Outcome Score (KOOS) – validation and comparison to the WOMAC in total knee replacement. Health Qual Life Outcomes, 2003. 1: p. 17.
[80] Sernert, N., et al., Analysis of subjective, objective and functional examination tests after anterior cruciate ligament reconstruction. A follow-up of 527 patients. Knee Surg Sports Traumatol Arthrosc, 1999. 7(3): p. 160–5.
[81] Kujala, U. M., et al., Scoring of patellofemoral disorders. Arthroscopy, 1993. 9(2): p. 159–63.

[82] Pengel, L., K. Refshauge, and C. Maher, Responsiveness of pain, disability, and physical impairment outcomes in patients with low back pain. Spine, 2004. 29(8): p. 879–83.

[83] Waddell, G., et al., A Fear-Avoidance Beliefs Questionnaire (FABQ) and the role of fear-avoidance beliefs in chronic low back pain and disability. Pain, 1993. 52(2): p. 157–68.

[84] Koho, P., et al., Finnish version of the Tampa Scale of Kinesiophobia: Reference values in the Finnish general population and associations with leisure-time physical activity. J Rehabil Med, 2015. 47(3): p. 249–55.

[85] Poutanen, O., et al., The validity of the Depression Scale (DEPS) to assess the severity of depression in primary care patients. Fam Pract, 2010. 27(5): p. 527–34.

[86] Snaith, R. P., The Hospital Anxiety And Depression Scale. Health Qual Life Outcomes, 2003. 1: p. 29.

[87] Linton, S. J. and K. Boersma, Early identification of patients at risk of developing a persistent back problem: the predictive validity of the Orebro Musculoskeletal Pain Questionnaire. Clin J Pain, 2003. 19(2): p. 80–6.

[88] Beales, D., et al., Association between the 10 item Orebro Musculoskeletal Pain Screening Questionnaire and physiotherapists' perception of the contribution of biopsychosocial factors in patients with musculoskeletal pain. Manual Therapy, 2016. 23: p. 48–55.

[89] Hill, J. C., et al., Comparison of stratified primary care management for low back pain with current best practice (STarT Back): a randomised controlled trial. Lancet, 2011. 378(9802): p. 1560–71.

[90] Verhagen, A. P., et al., Most red flags for malignancy in low back pain guidelines lack empirical support: a systematic review. Pain, 2017. 158(10): p. 1860–1868.

[91] Verhagen, A. P., et al., Red flags presented in current low back pain guidelines: a review. Eur Spine J, 2016. 25(9): p. 2788–802.

[92] Käypä hoito -suositus. Niskakipu (Aikuiset) 2017, Suomalaisen Lääkäriseuran Duodecimin, Societas Medicinae Physicalis et Rehabilitationis Fenniae ry:n ja Suomen Yleislääketieteen yhdistyksen asettama työryhmä. Helsinki: Suomalainen Lääkäriseura Duodecim (viitattu 4.8.2019). Saatavilla internetissä: www.kaypahoito.fi.

[93] Tsiang, J. T., et al., Sensitivity and specificity of patient-entered red flags for lower back pain. Spine J, 2019. 19(2): p. 293–300.

[94] Henschke, N., et al., Red flags to screen for malignancy in patients with low-back pain. Cochrane Database Syst Rev, 2013(2): p. CD008686.

[95] Aagesen, A. L. and M. Melek, Choosing the right diagnostic imaging modality in musculoskeletal diagnosis. Prim Care, 2013. 40(4): p. 849–61, viii.

[96] Nordin, M., et al., Assessment of neck pain and its associated disorders: results of the Bone and Joint Decade 2000–2010 Task Force on Neck Pain and Its Associated Disorders. Spine (Phila Pa 1976), 2008. 33(4 Suppl): p. S101–22.

[97] Käypä hoito -suositus. Alaselkäkipu. 2017, Suomalaisen Lääkäriseuran Duodecimin ja Suomen Fysiatriyhdistyksen asettama työryhmä. Helsinki: Suomalainen Lääkäriseura Duodecim (viitattu 4.8.2019). Saatavilla internetissä: www.kaypahoito.fi.

[98] Käypä hoito -suositus. Käden ja kyynärvarren rasitussairaudet. 2013, Suomalaisen Lääkäriseuran Duodecimin ja Suomen Työterveyslääkäriyhdistyksen asettama työryhmä. Helsinki: Suomalainen Lääkäriseura Duodecim (viitattu 4.8.2019). Saatavilla internetissä: www.kaypahoito.fi.

[99] Laitinen, M. and M. Hakala, [Ankylosing spondylitis]. Duodecim, 2005. 121(15): p. 1635–42.

[100] Käypä hoito -suositus. Nivelreuma. 2015, Suomalaisen Lääkäriseuran Duodecimin ja Suomen Reumatologisen yhdistyksen asettama työryhmä. Helsinki: Suomalainen Lääkäriseura Duodecim (viitattu 4.8.2019). Saatavilla internetissä: www.kaypahoito.fi.

[101] Hamburger, M., et al., 2011 recommendations for the diagnosis and management of gout and hyperuricemia. Phys Sportsmed, 2011. 39(4): p. 98–123.

[102] Patel, L. and A. M. Gizinski, A Primer on Rheumatologic Laboratory Tests: What They Mean and When to Order Them. Prim Care, 2018. 45(2): p. 181–191.

[103] Wang, R. and M. M. Ward, Epidemiology of axial spondyloarthritis: an update. Curr Opin Rheumatol, 2018. 30(2): p. 137–143.

[104] Patel, R. and A. Shahane, The epidemiology of Sjögren's syndrome. Clin Epidemiol, 2014. 6: p. 247–55.

[105] Sieper, J. and D. Poddubnyy, Axial spondyloarthritis. Lancet, 2017. 390(10089): p. 73–84.

[106] Both, T., et al., Reviewing primary Sjögren's syndrome: beyond the dryness – From pathophysiology to diagnosis and treatment. Int J Med Sci, 2017. 14(3): p. 191–200.

[107] Neogi, T., Gout. Annals of Internal Medicine, 2016. 165(1): p. ITC1-ITC16.

[108] Qaseem, A. M., RM.; Starkey, M.; Forciea, MA., Diagnosis of the acute gout: A clinical guideline from the American college of physicians. Annals of Internal Medicine, 2017. 166(1): p. 52–57.

[109] Bechman, K., et al., A review of the musculoskeletal manifestations of sarcoidosis. Rheumatology (Oxford), 2018. 57(5): p. 777–783.

[110] Catalano, A., et al., Pain in Osteoporosis: From Pathophysiology to Therapeutic Approach. Drugs Aging, 2017. 34(10): p. 755–765.

[111] Dodson, S. C. and N. A. Koontz, Spinal Manifestations of Systemic Disease. Radiol Clin North Am, 2019. 57(2): p. 281–306.

[112] Billis, E. V., N. E. Foster, and C. C. Wright, Reproducibility and repeatability: errors of three groups of physiotherapists in locating spinal levels by palpation. Manual therapy, 2003. 8(4): p. 223–232.

[113] Hestbaek, L. and C. Leboeuf-Yde, Are chiropractic tests for the lumbo-pelvic spine reliable and valid? A systematic critical literature review. J Manipulative Physiol Ther, 2000. 23(4): p. 258–75.

[114] Humphreys, B., M. Delahaye, and C. Peterson, An investigation into the validity of cervical spine motion palpation using subjects with congenital block vertebrae as a 'gold standard'. BMC Musculoskelet Disord, 2004. 5: p. 19.

[115] May, S., C. Littlewood, and A. Bishop, Reliability of procedures used in the physical examination of non-specific low back pain: a systematic review. The Australian journal of physiotherapy, 2006. 52(2): p. 91–102.

[116] Qvistgaard, E., et al., Intra-observer and inter-observer agreement of the manual examination of the lumbar spine in chronic low-back pain. Eur Spine J, 2007. 16(2): p. 277–82.

[117] Seffinger, M. A., et al., Reliability of spinal palpation for diagnosis of back and neck pain: a systematic review of the literature. Spine, 2004. 29(19): p. E413–25.

[118] Hicks, G. E., et al., Interrater reliability of clinical examination measures for identification of lumbar segmental instability. Archives of Physical Medicine and Rehabilitation, 2003. 84(12): p. 1858–1864.

[119] Louise, J.W.a.J.S.T., The rater reliability of assessments of symptom provocation in patients with low back pain. Journal of Back and Musculoskeletal Rehabilitation, 2002. 16: p. 83–90.

[120] Schneider, M., et al., Spinal palpation for lumbar segmental mobility and pain provocation: an interexaminer reliability study. J Manipulative Physiol Ther, 2008. 31(6): p. 465–73.

[121] Luomajoki, H., Liikehäiriöt ja liikekontrollin häiriöt: testit ja harjoitteet selän, niskan, olkapään sekä alaraajan toiminnallisiin ongelmiin. 2018, Lahti. Finnland.: VK-Kustannus. Lahti.

[122] Luomajoki, H., et al., Reliability of movement control tests in the lumbar spine. BMC Musculoskelet Disord, 2007. 8: p. 90.

[123] Luomajoki, H., et al., Movement control tests of the low back; evaluation of the difference between patients with low back pain and healthy controls. BMC Musculoskelet Disord, 2008. 9: p. 170.

[124] Carlsson, H. and E. Rasmussen-Barr, Clinical screening tests for assessing movement control in non-specific low-back pain. A systematic review of intra- and inter-observer reliability studies. Man Ther, 2013. 18(2): p. 103–10.

[125] Schmid, A. B., R. J. Nee, and M. W. Coppieters, Reappraising entrapment neuropathies- -mechanisms, diagnosis and management. Man Ther, 2013. 18(6): p. 449–57.

[126] Klute, M., Laekeman, M., Kuss, K., Petzke, F., Dieterich, A., Leha, A., . . . Schafer, A. (2021). Cross-cultural adaptation and validation of the German Central Sensitization Inventory (CSI-GE). BMC Musculoskelet Disord, 22(1), 708. doi:https://doi.org/10.1186/s12891-021-04481-5
[127] van der Horn, H. J., et al., An integrated perspective linking physiological and psychological consequences of mild traumatic brain injury. J Neurol, 2019.
[128] Dwyer, B., Posttraumatic Headache. Semin Neurol, 2018. 38(6): p. 619–626.
[129] Petraglia, A. L., J. E. Bailes, and A. L. Day, Handbook of neurological sports medicine : concussion and other nervous system injuries in the athlete. 2015, Champaign, IL: Human Kinetics. xiii, 401 pages.
[130] Purkayastha, S., M. Stokes, and K. R. Bell, Autonomic nervous system dysfunction in mild traumatic brain injury: a review of related pathophysiology and symptoms. Brain Inj, 2019. 33(9): p. 1129–1136.
[131] Grandhi, R., et al., A Review of Chronic Pain and Cognitive, Mood, and Motor Dysfunction Following Mild Traumatic Brain Injury: Complex, Comorbid, and/or Overlapping Conditions? Brain Sci, 2017. 7(12).
[132] Irvine, K. A. and J. D. Clark, Chronic Pain After Traumatic Brain Injury: Pathophysiology and Pain Mechanisms. Pain Med, 2018. 19(7): p. 1315–1333.
[133] Dikmen, S., J. Machamer, and N. Temkin, Mild Traumatic Brain Injury: Longitudinal Study of Cognition, Functional Status, and Post-Traumatic Symptoms. J Neurotrauma, 2017. 34(8): p. 1524–1530.
[134] Dwyer, B. and D. I. Katz, Postconcussion syndrome. Handb Clin Neurol, 2018. 158: p. 163–178.
[135] Ventura, R. E., et al., Diagnostic tests for concussion: is vision part of the puzzle? J Neuroophthalmol, 2015. 35(1): p. 73–81.
[136] McKeithan, L., et al., Sport-Related Concussion: Evaluation, Treatment, and Future Directions. Med Sci (Basel), 2019. 7(3).
[137] McCrory, P., et al., Consensus statement on concussion in sport-the 5. Br J Sports Med, 2017. 51(11): p. 838–847.
[138] McCrory, P., et al., Infographic: Consensus statement on concussion in sport. Br J Sports Med, 2017. 51(21): p. 1557–1558.
[139] Kamins, J. and C. C. Giza, Concussion-Mild Traumatic Brain Injury: Recoverable Injury with Potential for Serious Sequelae. Neurosurg Clin N Am, 2016. 27(4): p. 441–52.
[140] Khoury, S. and R. Benavides, Pain with traumatic brain injury and psychological disorders. Prog Neuropsychopharmacol Biol Psychiatry, 2018. 87(Pt B): p. 224–233.
[141] Jackson, W. T. and A. J. Starling, Concussion Evaluation and Management. Med Clin North Am, 2019. 103(2): p. 251–261.
[142] Matuszak, J. M., et al., A Practical Concussion Physical Examination Toolbox. Sports Health, 2016. 8(3): p. 260–269.
[143] Murray, D. A., D. Meldrum, and O. Lennon, Can vestibular rehabilitation exercises help patients with concussion? A systematic review of efficacy, prescription and progression patterns. Br J Sports Med, 2017. 51(5): p. 442–451.
[144] Wright, W. G., R. T. Tierney, and J. McDevitt, Visual-vestibular processing deficits in mild traumatic brain injury. J Vestib Res, 2017. 27(1): p. 27–37.
[145] Fino, P. C., et al., Detecting gait abnormalities after concussion or mild traumatic brain injury: A systematic review of single-task, dual-task, and complex gait. Gait Posture, 2018. 62: p. 157–166.
[146] Tanaka, N., et al., Pathology and Treatment of Traumatic Cervical Spine Syndrome: Whiplash Injury. Adv Orthop, 2018. 2018: p. 4765050.
[147] Sussman, E. S., et al., Clinical evaluation of concussion: the evolving role of oculomotor assessments. Neurosurg Focus, 2016. 40(4): p. E7.
[148] Fernández-de-las-Peñas, C. s., J. Cleland, and J. Dommerholt, Manual therapy for musculoskeletal pain syndromes : an evidence- and clinical-informed approach. First edition. ed. 2016, Kidlington, Oxford: Elsevier. xviii, 816 pages.
[149] Kontos, A. P., et al., Review of Vestibular and Oculomotor Screening and Concussion Rehabilitation. J Athl Train, 2017. 52(3): p. 256–261.
[150] Herdman, S. and R. A. Clendaniel, Vestibular rehabilitation. Fourth edition. ed. Contemporary perspectives in rehabilitations series. 2014, Philadelphia: F. A. Davis Company. xxvi, 630 pages.
[151] Yengo-Kahn, A. M., et al., The Sport Concussion Assessment Tool: a systematic review. Neurosurg Focus, 2016. 40(4): p. E6.
[152] Sport Concussion Assessment Tool: 5. Auflage. Retrieved from https://swissconcussion.com/wordpress/wp-content/uploads/SCAT5.pdf
[153] Bell, D. R., et al., Systematic review of the balance error scoring system. Sports Health, 2011. 3(3): p. 287–95.
[154] Mucha, A., S. Fedor, and D. DeMarco, Vestibular dysfunction and concussion. Handb Clin Neurol, 2018. 158: p. 135–144.
[155] Hartvigsen, J., et al., What low back pain is and why we need to pay attention. Lancet, 2018. 391(10137): p. 2356–2367.
[156] Maher, C., M. Underwood, and R. Buchbinder, Non-specific low back pain. Lancet, 2017. 389(10070): p. 736–747.
[157] Foster, N. E., et al., Prevention and treatment of low back pain: evidence, challenges, and promising directions. Lancet, 2018. 391(10137): p. 2368–2383.
[158] Lal, A., et al., The Effect of Physical Exercise After a Concussion: A Systematic Review and Meta-analysis. Am J Sports Med, 2018. 46(3): p. 743–752.
[159] Shekleton, J. A., et al., Sleep disturbance and melatonin levels following traumatic brain injury. Neurology, 2010. 74(21): p. 1732–8.
[160] Makdissi, M., et al., Approach to investigation and treatment of persistent symptoms following sport-related concussion: a systematic review. Br J Sports Med, 2017. 51(12): p. 958–968.
[161] Heinmiller, L. and K. B. Gunton, A review of the current practice in diagnosis and management of visual complaints associated with concussion and postconcussion syndrome. Curr Opin Ophthalmol, 2016. 27(5): p. 407–12.
[162] Brown, L. and J. Camarinos, The Role of Physical Therapy in Concussion Rehabilitation. Semin Pediatr Neurol, 2019. 30: p. 68–78.
[163] Barr, B. L., H.; Howkins, E., Interprofessional education in preregistration courses: a CAIPE Guide for Commissioners and Regulators of Education. . 2012, London: United Kingdom Centre for the Advancement of Interprofessional Education 2012. Caipe. Foreham
[164] Knaster, P., Anxiety, depression, and anger in the borderland of chronic pain. Väitöstutkimus. 2015 Helsingin yliopisto, lääketieteellinen tiedekunta, kliininen laitos.

III Die verschiedenen Möglichkeiten der Schmerzbehandlung

[1] Finnische Versorgungs-Leitlinie. Schmerz. 2015, Duodecim – Zeitschrift des finnischen Ärzteverbandes , www.kaypahoito.fi.
[2] Finnische Versorgungs-Leitlinie. Rückenschmerzen. 2017, Duodecim – Zeitschrift des finnischen Ärzteverbandes (viitattu 05.08.2019). Saatavilla internetissä: www.kaypahoito.fi.
[3] Finnische Versorgungs-Leitlinie. Schulter – Sehnenprobleme 2014, Duodecim – Zeitschrift des finnischen Ärzteverbandes www.kaypahoito.fi.
[4] Finnische Versorgungs-Leitlinie. Nackenschmerzen 2017, Duodecim – Zeitschrift des finnischen Ärzteverbandes. www.kaypahoito.fi.
[5] Finnische Versorgungs-Leitlinie. Knie und Hüftarthrose 2018, Duodecim – Zeitschrift des finnischen Ärzteverbandes. www.kaypahoito.fi.
[6] Häkkinen, A., Näyttöön perustuva tuki- ja liikuntaelinsairauksien kuntoutus, K. Korniloff, et al., Editors. 2014, Kela. Työpapereita 68/2014.
[7] Finnische Versorgungs-Leitlinie. Bewegung & Sport Empfehlung 2016, Duodecim – Zeitschrift des finnischen Ärzteverbandes: www.kaypahoito.fi.
[8] Garber, C. E., et al., American College of Sports Medicine position stand. Quantity and quality of exercise for developing and maintaining cardiorespiratory, musculoskeletal, and neuromotor fitness in apparently healthy adults: guidance for prescribing exercise. Med Sci Sports Exerc, 2011. 43(7): p. 1334–59.

[9] Association., A. P. T., Guide to Physical Therapist Practice. Second Edition. American Physical Therapy Association. Phys Ther, 2001. 81(1): p. 9–746.

[10] Organization, W. H., Physical activity. 2018. p. https://www.who.int/health-topics/physical-activity.

[11] Falla, D. and P. W. Hodges, Individualized Exercise Interventions for Spinal Pain. Exerc Sport Sci Rev, 2017. 45(2): p. 105–115.

[12] Nikander, R., et al., Dose-response relationship of specific training to reduce chronic neck pain and disability. Med Sci Sports Exerc, 2006. 38(12): p. 2068–74.

[13] Naugle, K. M., R. B. Fillingim, and J. L. Riley, A meta-analytic review of the hypoalgesic effects of exercise. J Pain, 2012. 13(12): p. 1139–50.

[14] Da Silva Santos, R. and G. Galdino, Endogenous systems involved in exercise-induced analgesia. J Physiol Pharmacol, 2018. 69(1): p. 3–13.

[15] Rice, D., et al., Exercise-Induced Hypoalgesia in Pain-Free and Chronic Pain Populations: State of the Art and Future Directions. J Pain, 2019.

[16] Gravare Silbernagel, K., et al., Isometric exercise for acute pain relief: is it relevant in tendinopathy management? Br J Sports Med, 2019.

[17] Nijs, J., et al., Dysfunctional endogenous analgesia during exercise in patients with chronic pain: to exercise or not to exercise? Pain Physician, 2012. 15(3 Suppl): p. ES205–13.

[18] Alfredson, H., et al., Heavy-load eccentric calf muscle training for the treatment of chronic Achilles tendinosis. Am J Sports Med, 1998. 26(3): p. 360–6.

[19] Silbernagel, K. G., et al., Continued sports activity, using a pain-monitoring model, during rehabilitation in patients with Achilles tendinopathy: a randomized controlled study. Am J Sports Med, 2007. 35(6): p. 897–906.

[20] Smith, B. E., et al., Should exercises be painful in the management of chronic musculoskeletal pain? A systematic review and meta-analysis. Br J Sports Med, 2017. 51(23): p. 1679–1687.

[21] Smith, B. E., et al., Musculoskeletal pain and exercise-challenging existing paradigms and introducing new. Br J Sports Med, 2019. 53(14): p. 907–912.

[22] Collins, K. H., et al., Obesity, Metabolic Syndrome, and Musculoskeletal Disease: Common Inflammatory Pathways Suggest a Central Role for Loss of Muscle Integrity. Front Physiol, 2018. 9: p. 112.

[23] Kauppila, L. I., Atherosclerosis and disc degeneration/low-back pain – a systematic review. Eur J Vasc Endovasc Surg, 2009. 37(6): p. 661–70.

[24] Misra, D., et al., Risk of Knee Osteoarthritis With Obesity, Sarcopenic Obesity, and Sarcopenia. Arthritis Rheumatol, 2019. 71(2): p. 232–237.

[25] Tilley, B. J., et al., Is higher serum cholesterol associated with altered tendon structure or tendon pain? A systematic review. Br J Sports Med, 2015. 49(23): p. 1504–9.

[26] Pedersen, B. K., Anti-inflammatory effects of exercise: role in diabetes and cardiovascular disease. Eur J Clin Invest, 2017. 47(8): p. 600–611.

[27] Abate, M., V. Salini, and I. Andia, How Obesity Affects Tendons? Adv Exp Med Biol, 2016. 920: p. 167–77.

[28] Samartzis, D., et al., Disk degeneration and low back pain: are they fat-related conditions? Global Spine J, 2013. 3(3): p. 133–44.

[29] Ranger, T. A., et al., Is there an association between tendinopathy and diabetes mellitus? A systematic review with meta-analysis. Br J Sports Med, 2016. 50(16): p. 982–9.

[30] Zreik, N. H., R. A. Malik, and C. P. Charalambous, Adhesive capsulitis of the shoulder and diabetes: a meta-analysis of prevalence. Muscles Ligaments Tendons J, 2016. 6(1): p. 26–34.

[31] Veronese, N., et al., Type 2 diabetes mellitus and osteoarthritis. Semin Arthritis Rheum, 2019. 49(1): p. 9–19.

[32] Paley, C. A. and M. I. Johnson, Physical Activity to Reduce Systemic Inflammation Associated With Chronic Pain and Obesity: A Narrative Review. Clin J Pain, 2016. 32(4): p. 365–70.

[33] Lutke Schipholt, I. J., et al., Multiple confounders influence the association between low-grade systemic inflammation and musculoskeletal pain. A call for a prudent interpretation of the literature. Spine J, 2018. 18(11): p. 2162–2163.

[34] Liu, Y., et al., Gut microbiota and obesity-associated osteoarthritis. Osteoarthritis Cartilage, 2019.

[35] Rohleder, N., Stress and inflammation – The need to address the gap in the transition between acute and chronic stress effects. Psychoneuroendocrinology, 2019. 105: p. 164–171.

[36] Leal, L. G., M. A. Lopes, and M. L. Batista, Physical Exercise-Induced Myokines and Muscle-Adipose Tissue Crosstalk: A Review of Current Knowledge and the Implications for Health and Metabolic Diseases. Front Physiol, 2018. 9: p. 1307.

[37] Szychlinska, M. A., et al., A correlation between intestinal microbiota dysbiosis and osteoarthritis. Heliyon, 2019. 5(1): p. e01134.

[38] Mailing, L. J., et al., Exercise and the Gut Microbiome: A Review of the Evidence, Potential Mechanisms, and Implications for Human Health. Exerc Sport Sci Rev, 2019. 47(2): p. 75–85.

[39] Zdziarski, L. A., J. G. Wasser, and H. K. Vincent, Chronic pain management in the obese patient: a focused review of key challenges and potential exercise solutions. J Pain Res, 2015. 8: p. 63–77.

[40] Goh, J., C. L. Lim, and K. Suzuki, Effects of Endurance-, Strength-, and Concurrent Training on Cytokines and Inflammation, in Concurrent Aerobic and Strength Training. , M. Schumann and B. Rønnestad, Editors. 2019, Springer, Cham.

[41] Hayashino, Y., et al., Effects of exercise on C-reactive protein, inflammatory cytokine and adipokine in patients with type 2 diabetes: a meta-analysis of randomized controlled trials. Metabolism, 2014. 63(3): p. 431–40.

[42] DiMenna, F. J. and A. D. Arad, Exercise as 'precision medicine' for insulin resistance and its progression to type 2 diabetes: a research review. BMC Sports Sci Med Rehabil, 2018. 10: p. 21.

[43] Beals, J. W., et al., Obesity Alters the Muscle Protein Synthetic Response to Nutrition and Exercise. Front Nutr, 2019. 6: p. 87.

[44] Rees, J., et al., Rehabilitation of Tendon Problems in Patients with Diabetes Mellitus. Adv Exp Med Biol, 2016. 920: p. 199–208.

[45] Khan, K. M. and A. Scott, Mechanotherapy: how physical therapists' prescription of exercise promotes tissue repair. Br J Sports Med, 2009. 43(4): p. 247–52.

[46] Thompson, W. R., et al., Understanding Mechanobiology: Physical Therapists as a Force in Mechanotherapy and Musculoskeletal Regenerative Rehabilitation. Phys Ther, 2016. 96(4): p. 560–9.

[47] Cruz-Jentoft, A. J., et al., Sarcopenia: revised European consensus on definition and diagnosis. Age Ageing, 2019.

[48] Fortin, M. and L. G. Macedo, Multifidus and paraspinal muscle group cross-sectional areas of patients with low back pain and control patients: a systematic review with a focus on blinding. Phys Ther, 2013. 93(7): p. 873–88.

[49] Godziuk, K., et al., The impact of sarcopenic obesity on knee and hip osteoarthritis: a scoping review. BMC Musculoskelet Disord, 2018. 19(1): p. 271.

[50] Suri, P., A. L. Fry, and A. C. Gellhorn, Do Muscle Characteristics on Lumbar Spine Magnetic Resonance Imaging or Computed Tomography Predict Future Low Back Pain, Physical Function, or Performance? A Systematic Review. PM R, 2015. 7(12): p. 1269–1281.

[51] Damas, F., et al., A review of resistance training-induced changes in skeletal muscle protein synthesis and their contribution to hypertrophy. Sports Med, 2015. 45(6): p. 801–7.

[52] Snijders, T., et al., Satellite cells in human skeletal muscle plasticity. Front Physiol, 2015. 6: p. 283.

[53] Schoenfeld, B. J., Potential mechanisms for a role of metabolic stress in hypertrophic adaptations to resistance training. Sports Med, 2013. 43(3): p. 179–94.

[54] Schoenfeld, B. J., Does exercise-induced muscle damage play a role in skeletal muscle hypertrophy? J Strength Cond Res, 2012. 26(5): p. 1441–53.

[55] Wackerhage, H., et al., Stimuli and sensors that initiate skeletal muscle hypertrophy following resistance exercise. J Appl Physiol (1985), 2019. 126(1): p. 30–43.

[56] Folland, J. P. and A. G. Williams, The adaptations to strength training : morphological and neurological contributions to increased strength. Sports Med, 2007. 37(2): p. 145–68.
[57] Hulmi, J., Lihaksen koon kasvattaminen - Miten lihas kasvaa voimaharjoittelulla. Manuaali, 2018(2): p. 12–16.
[58] Morton, R. W., L. Colenso-Semple, and S. M. Phillips, Training for Strength and Hypertrophy: An Evidence-based Approach. Current Opinion in Physiology, 2019. 10: p. 90–95.
[59] Lum, D. and T. M. Barbosa, Brief Review: Effects of Isometric Strength Training on Strength and Dynamic Performance. Int J Sports Med, 2019. 40(6): p. 363–375.
[60] Oranchuk, D. J., et al., Isometric training and long-term adaptations: Effects of muscle length, intensity, and intent: A systematic review. Scand J Med Sci Sports, 2019. 29(4): p. 484–503.
[61] Stenroth, L., Akillesjänteen biomekaniikka - Kuormituksen, ikääntymisen ja tendinopatian vaikutus jänteen toimintaan. Manuaali, 2017. 1: p. 12–15.
[62] Magnusson, S. P., H. Langberg, and M. Kjaer, The pathogenesis of tendinopathy: balancing the response to loading. Nat Rev Rheumatol, 2010. 6(5): p. 262–8.
[63] Heinemeier, K. M. and M. Kjaer, In vivo investigation of tendon responses to mechanical loading. J Musculoskelet Neuronal Interact, 2011. 11(2): p. 115–23.
[64] Magnusson, S. P. and M. Kjaer, The impact of loading, unloading, ageing and injury on the human tendon. J Physiol, 2019. 597(5): p. 1283–1298.
[65] Kjaer, M., et al., What is the impact of inflammation on the critical interplay between mechanical signaling and biochemical changes in tendon matrix? J Appl Physiol (1985), 2013. 115(6): p. 879–83.
[66] Järvinen, T. A., et al., Organization and distribution of intramuscular connective tissue in normal and immobilized skeletal muscles. An immunohistochemical, polarization and scanning electron microscopic study. J Muscle Res Cell Motil, 2002. 23(3): p. 245–54.
[67] Hansen, M., Female hormones: do they influence muscle and tendon protein metabolism? Proc Nutr Soc, 2018. 77(1): p. 32–41.
[68] Bohm, S., F. Mersmann, and A. Arampatzis, Human tendon adaptation in response to mechanical loading: a systematic review and meta-analysis of exercise intervention studies on healthy adults. Sports Med Open, 2015. 1(1): p. 7.
[69] Malliaras, P., et al., Achilles and patellar tendinopathy loading programmes : a systematic review comparing clinical outcomes and identifying potential mechanisms for effectiveness. Sports Med, 2013. 43(4): p. 267–86.
[70] Silbernagel, K. G. and K. M. Crossley, A Proposed Return-to-Sport Program for Patients With Midportion Achilles Tendinopathy: Rationale and Implementation. J Orthop Sports Phys Ther, 2015. 45(11): p. 876–86.
[71] Ruiz-Fernández, C., et al., Molecular Relationships among Obesity, Inflammation and Intervertebral Disc Degeneration: Are Adipokines the Common Link? Int J Mol Sci, 2019. 20(8).
[72] Alpantaki, K., et al., Diabetes mellitus as a risk factor for intervertebral disc degeneration: a critical review. Eur Spine J, 2019.
[73] Vergroesen, P. P., et al., Mechanics and biology in intervertebral disc degeneration: a vicious circle. Osteoarthritis Cartilage, 2015. 23(7): p. 1057–70.
[74] Chan, S. C., S. J. Ferguson, and B. Gantenbein-Ritter, The effects of dynamic loading on the intervertebral disc. Eur Spine J, 2011. 20(11): p. 1796–812.
[75] Belavý, D. L., et al., Can Exercise Positively Influence the Intervertebral Disc? Sports Med, 2016. 46(4): p. 473–85.
[76] Gullbrand, S. E., et al., ISSLS Prize Winner: Dynamic Loading-Induced Convective Transport Enhances Intervertebral Disc Nutrition. Spine (Phila Pa 1976), 2015. 40(15): p. 1158–64.
[77] Multanen, J., Rustot kovilla polven nivelrikossa. Manuaali, 2017(2): p. 4–8.
[78] Jørgensen, A. E. M., M. Kjær, and K. M. Heinemeier, The Effect of Aging and Mechanical Loading on the Metabolism of Articular Cartilage. J Rheumatol, 2017. 44(4): p. 410–417.
[79] Bennell, K., et al., Exercise and osteoarthritis: cause and effects. Compr Physiol, 2011. 1(4): p. 1943–2008.
[80] Alentorn-Geli, E., et al., The Association of Recreational and Competitive Running With Hip and Knee Osteoarthritis: A Systematic Review and Meta-analysis. J Orthop Sports Phys Ther, 2017. 47(6): p. 373–390.
[81] Skou, S. T., et al., Physical Activity and Exercise Therapy Benefit More Than Just Symptoms and Impairments in People With Hip and Knee Osteoarthritis. J Orthop Sports Phys Ther, 2018. 48(6): p. 439–447.
[82] Schwab, P. and K. Scalapino, Exercise for bone health: rationale and prescription. Curr Opin Rheumatol, 2011. 23(2): p. 137–41.
[83] Karlsson, M. K. and B. E. Rosengren, Training and bone – from health to injury. Scand J Med Sci Sports, 2012. 22(4): p. e15–23.
[84] Bielemann, R. M., J. Martinez-Mesa, and D. P. Gigante, Physical activity during life course and bone mass: a systematic review of methods and findings from cohort studies with young adults. BMC Musculoskelet Disord, 2013. 14: p. 77.
[85] Rantalainen, T., et al., Luun adaptoituminen kuormitukseen. Manuaali, 2018(2): p. 4–11.
[86] Beck, B. R., et al., Exercise and Sports Science Australia (ESSA) position statement on exercise prescription for the prevention and management of osteoporosis. J Sci Med Sport, 2017. 20(5): p. 438–445.
[87] Kauranen, K., Motoriikan säätely ja motorinen oppiminen. Liikuntatieteellisen seuran julkaisu. 2011: Liikuntatieteellinen seura. 443.
[88] Hodges, P. W. and R. J. Smeets, Interaction between pain, movement, and physical activity: short-term benefits, long-term consequences, and targets for treatment. Clin J Pain, 2015. 31(2): p. 97–107.
[89] van Dieën, J. H., H. Flor, and P. W. Hodges, Low-Back Pain Patients Learn to Adapt Motor Behavior With Adverse Secondary Consequences. Exerc Sport Sci Rev, 2017. 45(4): p. 223–229.
[90] Nijs, J., et al., Nociception affects motor output: a review on sensory-motor interaction with focus on clinical implications. Clin J Pain, 2012. 28(2): p. 175–81.
[91] Airaksinen, M. S., et al., [Neurotrophic growth factors in the development and plasticity of nervous system]. Duodecim, 1999. 115(5): p. 595–605.
[92] Adkins, D. L., et al., Motor training induces experience-specific patterns of plasticity across motor cortex and spinal cord. J Appl Physiol (1985), 2006. 101(6): p. 1776–82.
[93] Flor, H., Remapping somatosensory cortex after injury. Adv Neurol, 2003. 93: p. 195–204.
[94] Flor, H., Phantom-limb pain: characteristics, causes, and treatment. Lancet Neurol, 2002. 1(3): p. 182–9.
[95] Flor, H., The functional organization of the brain in chronic pain. Prog Brain Res, 2000. 129: p. 313–22.
[96] Kleim, J. A., et al., Functional organization of adult motor cortex is dependent upon continued protein synthesis. Neuron, 2003. 40(1): p. 167–76.
[97] Duchateau, J., J. G. Semmler, and R. M. Enoka, Training adaptations in the behavior of human motor units. J Appl Physiol (1985), 2006. 101(6): p. 1766–75.
[98] Singh, A. M. and W. R. Staines, The effects of acute aerobic exercise on the primary motor cortex. J Mot Behav, 2015. 47(4): p. 328–39.
[99] Taubert, M., A. Villringer, and N. Lehmann, Endurance Exercise as an "Endogenous" Neuro-enhancement Strategy to Facilitate Motor Learning. Front Hum Neurosci, 2015. 9: p. 692.
[100] Steiger, F., et al., Is a positive clinical outcome after exercise therapy for chronic non-specific low back pain contingent upon a corresponding improvement in the targeted aspect(s) of performance? A systematic review. Eur Spine J, 2012. 21(4): p. 575–98.
[101] Mannion, A. F., et al., Active therapy for chronic low back pain: part 3. Factors influencing self-rated disability and its change following therapy. Spine (Phila Pa 1976), 2001. 26(8): p. 920–9.
[102] Walker, S., Neural Adaptations to Strength Training, in Concurrent Aerobic and Strength Training, M. Schumann and B. Rønnestad, Editors. 2018, Springer. p. 75–86.

[103] Ahtiainen, J., Physiological and Molecular Adaptations to Strength Training, in Concurrent Aerobic and Strength Training, M. Schumann and B. Rønnestad, Editors. 2018, Springer. p. 51–73.
[104] Westcott, W. L., Resistance training is medicine: effects of strength training on health. Curr Sports Med Rep, 2012. 11(4): p. 209–16.
[105] Medicine, A. C. o. S., American College of Sports Medicine position stand. Progression models in resistance training for healthy adults. Med Sci Sports Exerc, 2009. 41(3): p. 687–708.
[106] Issurin, V. B., Training transfer: scientific background and insights for practical application. Sports Med, 2013. 43(8): p. 675–94.
[107] Ahtiainen, J. P., et al., Heterogeneity in resistance training-induced muscle strength and mass responses in men and women of different ages. Age (Dordr), 2016. 38(1): p. 10.
[108] Morishita, S., et al., Rating of perceived exertion on resistance training in elderly subjects. Expert Rev Cardiovasc Ther, 2019. 17(2): p. 135–142.
[109] Hendy, A. M., M. Spittle, and D. J. Kidgell, Cross education and immobilisation: mechanisms and implications for injury rehabilitation. J Sci Med Sport, 2012. 15(2): p. 94–101.
[110] Andrushko, J. W., et al., Unilateral strength training leads to muscle-specific sparing effects during opposite homologous limb immobilization. J Appl Physiol (1985), 2018. 124(4): p. 866–876.
[111] Cirer-Sastre, R., J. V. Beltrán-Garrido, and F. Corbi, Contralateral Effects After Unilateral Strength Training: A Meta-Analysis Comparing Training Loads. J Sports Sci Med, 2017. 16(2): p. 180–186.
[112] Carroll, T. J., et al., Contralateral effects of unilateral strength training: evidence and possible mechanisms. J Appl Physiol (1985), 2006. 101(5): p. 1514–22.
[113] Stenneberg, M. S., et al., To What Degree Does Active Cervical Range of Motion Differ Between Patients With Neck Pain, Patients With Whiplash, and Those Without Neck Pain? A Systematic Review and Meta-Analysis. Arch Phys Med Rehabil, 2017. 98(7): p. 1407–1434.
[114] Laird, R. A., et al., Comparing lumbo-pelvic kinematics in people with and without back pain: a systematic review and meta-analysis. BMC Musculoskelet Disord, 2014. 15: p. 229.
[115] McHugh, M. P. and C. H. Cosgrave, To stretch or not to stretch: the role of stretching in injury prevention and performance. Scand J Med Sci Sports, 2010. 20(2): p. 169–81.
[116] Behm, D. G., et al., Acute effects of muscle stretching on physical performance, range of motion, and injury incidence in healthy active individuals: a systematic review. Appl Physiol Nutr Metab, 2016. 41(1): p. 1–11.
[117] Radford, J. A., et al., Does stretching increase ankle dorsiflexion range of motion? A systematic review. Br J Sports Med, 2006. 40(10): p. 870–5; discussion 875.
[118] Medeiros, D. M. and T. F. Martini, Chronic effect of different types of stretching on ankle dorsiflexion range of motion: Systematic review and meta-analysis. Foot (Edinb), 2018. 34: p. 28–35.
[119] Medeiros, D. M., et al., Influence of static stretching on hamstring flexibility in healthy young adults: Systematic review and meta-analysis. Physiother Theory Pract, 2016. 32(6): p. 438–445.
[120] Harvey, L., R. Herbert, and J. Crosbie, Does stretching induce lasting increases in joint ROM? A systematic review. Physiother Res Int, 2002. 7(1): p. 1–13.
[121] Weppler, C. H. and S. P. Magnusson, Increasing muscle extensibility: a matter of increasing length or modifying sensation? Phys Ther, 2010. 90(3): p. 438–49.
[122] Freitas, S. R., et al., Can chronic stretching change the muscle-tendon mechanical properties? A review. Scand J Med Sci Sports, 2018. 28(3): p. 794–806.
[123] Apostolopoulos, N., et al., The relevance of stretch intensity and position-a systematic review. Front Psychol, 2015. 6: p. 1128.
[124] Morton, S. K., et al., Resistance training vs. static stretching: effects on flexibility and strength. J Strength Cond Res, 2011. 25(12): p. 3391–8.
[125] Leite, T., et al., Influence of strength and flexibility training, combined or isolated, on strength and flexibility gains. J Strength Cond Res, 2015. 29(4): p. 1083–8.
[126] Mahieu, N. N., et al., Effect of eccentric training on the plantar flexor muscle-tendon tissue properties. Med Sci Sports Exerc, 2008. 40(1): p. 117–23.
[127] Leite, T. B., et al., Effects of Different Number of Sets of Resistance Training on Flexibility. Int J Exerc Sci, 2017. 10(3): p. 354–364.
[128] Lehman, G. J., The Role and Value of Symptom-Modification Approaches in Musculoskeletal Practice. J Orthop Sports Phys Ther, 2018. 48(6): p. 430–435.
[129] Kalaja, S., Motorinen oppiminen - Mihin taidon oppiminen perustuu? Manuaali, 2018(2): p. 19–23.
[130] Boudreau, S. A., D. Farina, and D. Falla, The role of motor learning and neuroplasticity in designing rehabilitation approaches for musculoskeletal pain disorders. Man Ther, 2010. 15(5): p. 410–4.
[131] Leung, M., et al., The corticospinal responses of metronome-paced, but not self-paced strength training are similar to motor skill training. Eur J Appl Physiol, 2017. 117(12): p. 2479–2492.
[132] Rio, E., et al., Tendon neuroplastic training: changing the way we think about tendon rehabilitation: a narrative review. Br J Sports Med, 2016. 50(4): p. 209–15.
[133] Luomajoki, J., S. Tarnanen, and S. Kalaja, Alaselkäkipu ja harjoittelu - Liikehallinnan kehittäminen osana fysioterapiaa. Manuaali, 2019(2).
[134] Kalaja, S., Liikuntataitojen oppimisen ja opettamisen uudet suunnat. . Liikunta & Tiede 2016. 53(2–3): p. 40–44.
[135] Aman, J. E., et al., The effectiveness of proprioceptive training for improving motor function: a systematic review. Front Hum Neurosci, 2014. 8: p. 1075.
[136] Pedersen, M. T., et al., Training can modify back muscle response to sudden trunk loading. Eur Spine J, 2004. 13(6): p. 548–52.
[137] Pedersen, M. T., et al., Back muscle response to sudden trunk loading can be modified by training among healthcare workers. Spine (Phila Pa 1976), 2007. 32(13): p. 1454–60.
[138] Kümmel, J., et al., Specificity of Balance Training in Healthy Individuals: A Systematic Review and Meta-Analysis. Sports Med, 2016. 46(9): p. 1261–71.
[139] Tudor-Locke, C., et al., A step-defined sedentary lifestyle index: <5000 steps/day. Appl Physiol Nutr Metab, 2013. 38(2): p. 100–14.
[140] Marley, J., et al., A systematic review of interventions aimed at increasing physical activity in adults with chronic musculoskeletal pain- -protocol. Syst Rev, 2014. 3: p. 106.
[141] Borrell-Carrió, F., A. L. Suchman, and R. M. Epstein, The Biopsychosocial Model 25 Years Later: Principles, Practice, and Scientific Inquiry. The Annals of Family Medicine, 2004. 2(6): p. 576–582.
[142] Gatchel, R. J., et al., The biopsychosocial approach to chronic pain: Scientific advances and future directions. Psychological Bulletin, 2007. 133(4): p. 581–624.
[143] Main, C. J. and S. Z. George, Psychologically Informed Practice for Management of Low Back Pain: Future Directions in Practice and Research. Physical Therapy, 2011. 91(5): p. 820–824.
[144] Archer, K. R., R. A. Coronado, and S. T. Wegener, The Role of Psychologically Informed Physical Therapy for Musculoskeletal Pain. Current Physical Medicine and Rehabilitation Reports, 2018. 6(1): p. 15–25.
[145] Silva Guerrero, A. V., et al., A Systematic Review and Meta-Analysis of the Effectiveness of Psychological Interventions Delivered by Physiotherapists on Pain, Disability and Psychological Outcomes in Musculoskeletal Pain Conditions. The Clinical Journal of Pain, 2018. 34(9): p. 838–857.
[146] Wilson, S. and F. Cramp, Combining a psychological intervention with physiotherapy: A systematic review to determine the effect on physical function and quality of life for adults with chronic pain. Physical Therapy Reviews, 2018. 23(3): p. 214–226.

[147] Silva Guerrero, A. V., et al., A Systematic Review and Meta-Analysis of the Effectiveness of Psychological Interventions Delivered by Physiotherapists on Pain, Disability and Psychological Outcomes in Musculoskeletal Pain Conditions. Clinical Journal of Pain, 2018. 34(9): p. 838–857.
[148] Keefe, F. J., C. J. Main, and S. Z. George, Advancing Psychologically Informed Practice for Patients With Persistent Musculoskeletal Pain: Promise, Pitfalls, and Solutions. Physical Therapy, 2018. 98(5): p. 398–407.
[149] Overmeer, T., et al., Does teaching physical therapists to deliver a biopsychosocial treatment program result in better patient outcomes? A randomized controlled trial. Physical therapy, 2011. 91(5): p. 804–819.
[150] O'Sullivan, P. B., et al., Cognitive Functional Therapy: An Integrated Behavioral Approach for the Targeted Management of Disabling Low Back Pain. Physical Therapy, 2018. 98(5): p. 408–423.
[151] Fordyce, W. E., et al., Operant conditioning in the treatment of chronic pain. Arch Phys Med Rehabil, 1973. 54(9): p. 399–408.
[152] O'Sullivan, P. B., et al., Evaluation of specific stabilizing exercise in the treatment of chronic low back pain with radiologic diagnosis of spondylolysis or spondylolisthesis. Spine (03622436), 1997. 22(24): p. 2959–2967.
[153] O'Sullivan, P., Diagnosis and classification of chronic low back pain disorders: Maladaptive movement and motor control impairments as underlying mechanism. Manual Therapy, 2005. 10(4): p. 242–255.
[154] O'Sullivan, P., It's time for change with the management of non-specific chronic low back pain. British Journal of Sports Medicine, 2012. 46(4): p. 224–227.
[155] Goubert, L., et al., Distraction from chronic pain during a pain-inducing activity is associated with greater post-activity pain. Pain, 2004. 110(1–2): p. 220–7.
[156] Vibe Fersum, K., et al., Efficacy of classification-based cognitive functional therapy in patients with non-specific chronic low back pain: a randomized controlled trial. Eur J Pain, 2013. 17(6): p. 916–28.
[157] O'Keeffe, M., et al., Cognitive functional therapy compared with a group-based exercise and education intervention for chronic low back pain: a multicentre randomised controlled trial (RCT). Br J Sports Med, 2019.
[158] Kent, P., et al., RESTORE-Cognitive functional therapy with or without movement sensor biofeedback versus usual care for chronic, disabling low back pain: study protocol for a randomised controlled trial. BMJ Open, 2019. 9(8): p. e031133.
[159] Philips, H. C., Avoidance behaviour and its role in sustaining chronic pain. Behav Res Ther, 1987. 25(4): p. 273–9.
[160] Lopez-de-Uralde-Villanueva, I., et al., A Systematic Review and Meta-Analysis on the Effectiveness of Graded Activity and Graded Exposure for Chronic Nonspecific Low Back Pain. Pain Med, 2016. 17(1): p. 172–88.
[161] Lotze, M. and G. L. Moseley, Theoretical Considerations for Chronic Pain Rehabilitation. Phys Ther, 2015. 95(9): p. 1316–20.
[162] Nijs, J., et al., A modern neuroscience approach to chronic spinal pain: combining pain neuroscience education with cognition-targeted motor control training. Phys Ther, 2014. 94(5): p. 730–8.
[163] Engelhard, I. M., et al., The Effects of Safety Behavior Directed Towards a Safety Cue on Perceptions of Threat. Behav Ther, 2015. 46(5): p. 604–10.
[164] van Vliet, C. M., et al., The Opportunity to Avoid Pain May Paradoxically Increase Fear. J Pain, 2018. 19(10): p. 1222–1230.
[165] Zaman, J., et al., The Influence of Pain-Related Expectations on Intensity Perception of Nonpainful Somatosensory Stimuli. Psychosom Med, 2018. 80(9): p. 836–844.
[166] Darlow, B., et al., The association between health care professional attitudes and beliefs and the attitudes and beliefs, clinical management, and outcomes of patients with low back pain: a systematic review. Eur J Pain, 2012. 16(1): p. 3–17.
[167] Lakke, S. E., et al., Influence of Physical Therapists' Kinesiophobic Beliefs on Lifting Capacity in Healthy Adults. Phys Ther, 2015. 95(9): p. 1224–33.
[168] Nijs, J., et al., Thinking beyond muscles and joints: therapists' and patients' attitudes and beliefs regarding chronic musculoskeletal pain are key to applying effective treatment. Man Ther, 2013. 18(2): p. 96–102.
[169] Martinez-Calderon, J., et al., The association between pain beliefs and pain intensity and/or disability in people with shoulder pain: A systematic review. Musculoskelet Sci Pract, 2018. 37: p. 29–57.
[170] Brodal, P., The Central Nervous System. 5th ed. 2016, New York: Oxford University Press.
[171] O'Keeffe, M., et al., What Influences Patient-Therapist Interactions in Musculoskeletal Physical Therapy? Qualitative Systematic Review and Meta-Synthesis. Phys Ther, 2016. 96(5): p. 609–22.
[172] Moseley, G. L., Evidence for a direct relationship between cognitive and physical change during an education intervention in people with chronic low back pain. Eur J Pain, 2004. 8(1): p. 39–45.
[173] Moseley, G. L., M. K. Nicholas, and P. W. Hodges, A randomized controlled trial of intensive neurophysiology education in chronic low back pain. Clin J Pain, 2004. 20(5): p. 324–30.
[174] Moseley, G. L., A pain neuromatrix approach to patients with chronic pain. Man Ther, 2003. 8(3): p. 130–40.
[175] Moseley, L., Unraveling the barriers to reconceptualization of the problem in chronic pain: the actual and perceived ability of patients and health professionals to understand the neurophysiology. J Pain, 2003. 4(4): p. 184–9.
[176] Butler, D. and L. Moseley, Explain pain. 2003: Noi Publications.
[177] Moseley, L. and D. Butler, Explain pain supercharged. 2017: Noigroup publications.
[178] Richter, M., Maurus, B., Egan Moog, M., Rauscher, C., Regenspurger, K., & Delank, K. S. (2019). Die deutsche Version des Neurophysiology of Pain Questionnaire. Der Schmerz, 33(3), 244–252. doi:https://doi.org/10.1007/s00482-019-0366-2
[179] Traeger, A. C., et al., Effect of Intensive Patient Education vs Placebo Patient Education on Outcomes in Patients With Acute Low Back Pain: A Randomized Clinical Trial. JAMA Neurol, 2018.
[180] Brinjikji, W., et al., Systematic Literature Review of Imaging Features of Spinal Degeneration in Asymptomatic Populations. AJNR Am J Neuroradiol, 2014.
[181] Englund, M., et al., Incidental meniscal findings on knee MRI in middle-aged and elderly persons. N Engl J Med, 2008. 359(11): p. 1108–15.
[182] Guermazi, A., et al., Prevalence of abnormalities in knees detected by MRI in adults without knee osteoarthritis: population based observational study (Framingham Osteoarthritis Study). BMJ, 2012. 345: p. e5339.
[183] Girish, G., et al., Ultrasound of the shoulder: asymptomatic findings in men. AJR Am J Roentgenol, 2011. 197(4): p. W713–9.
[184] Herzog, R., et al., Variability in diagnostic error rates of 10 MRI centers performing lumbar spine MRI examinations on the same patient within a 3-week period. Spine J, 2017. 17(4): p. 554–561.
[185] Koes, B. W., D. Backes, and P. J. E. Bindels, Pharmacotherapy for chronic non-specific low back pain: current and future options. Expert Opin Pharmacother, 2018. 19(6): p. 537–545.
[186] Enke, O., et al., Anticonvulsants in the treatment of low back pain and lumbar radicular pain: a systematic review and meta-analysis. CMAJ, 2018. 190(26): p. E786-E793.
[187] Williams, C. M., et al., Efficacy of paracetamol for acute low-back pain: a double-blind, randomised controlled trial. Lancet, 2014. 384(9954): p. 1586–96.
[188] Moseley, B., Arthroscopic surgery did not provide additional benefit to physical and medical therapy for osteoarthritis of the knee. J Bone Joint Surg Am, 2009. 91(5): p. 1281.
[189] Sihvonen, R., et al., Arthroscopic partial meniscectomy versus sham surgery for a degenerative meniscal tear. N Engl J Med, 2013. 369(26): p. 2515–24.
[190] Thorlund, J. B., et al., Arthroscopic surgery for degenerative knee: systematic review and meta-analysis of benefits and harms. Br J Sports Med, 2015. 49(19): p. 1229–35.

[191] Siemieniuk, R. A. C., et al., Arthroscopic surgery for degenerative knee arthritis and meniscal tears: a clinical practice guideline. BMJ, 2017. 357: p. j1982.
[192] Karjalainen, T. V., et al., Subacromial decompression surgery for rotator cuff disease. Cochrane Database Syst Rev, 2019. 1: p. CD005619.
[193] Vandvik, P. O., et al., Subacromial decompression surgery for adults with shoulder pain: a clinical practice guideline. BMJ, 2019. 364: p. l294.
[194] Vicenzino, B., Physiotherapy for tennis elbow. Evid Based Med, 2007. 12(2): p. 37–8.
[195] Mellor, R., et al., Education plus exercise versus corticosteroid injection use versus a wait and see approach on global outcome and pain from gluteal tendinopathy: prospective, single blinded, randomised clinical trial. BMJ, 2018. 361: p. k1662.
[196] Butler, D., Moseley, L., The explain pain workbook: Protectometer. 2015, Adelaide, Australia: NOI Publications.
[197] Ramachandran, V. S., Plasticity in brain development. Sci Am, 1989. 260(3): p. 8–9.
[198] Flor, H., Cortical reorganisation and chronic pain: implications for rehabilitation. J Rehabil Med, 2003(41 Suppl): p. 66–72.
[199] Flor, H. and N. Birbaumer, Phantom limb pain: cortical plasticity and novel therapeutic approaches. Curr Opin Anaesthesiol, 2000. 13(5): p. 561–4.
[200] Schmid, A. B. and M. W. Coppieters, Left/right judgment of body parts is selectively impaired in patients with unilateral carpal tunnel syndrome. Clin J Pain, 2012. 28(7): p. 615–22.
[201] Ehrenbrusthoff, K., Ryan, C. G., Gruneberg, C., Wand, B. M., & Martin, D. J. (2018). The translation, validity and reliability of the German version of the Fremantle Back Awareness Questionnaire. PLoS One, 13(10), e0205244. doi:https://doi.org/10.1371/journal.pone.0205244
[202] Moseley, G. L., Graded motor imagery for pathologic pain: a randomized controlled trial. Neurology, 2006. 67(12): p. 2129–34.
[203] Moseley, G. L., Graded motor imagery is effective for long-standing complex regional pain syndrome: a randomised controlled trial. Pain, 2004. 108(1–2): p. 192–8.
[204] Butler, D. M., L.; Beames, T.; Giles, T., The Graded Motor Imagery Handbook. 2012, Adelaide, Australia: Neuro orthopaedic Institute.
[205] Moseley, G., et al., Thinking about movement hurts: the effect of motor imagery on pain and swelling in people with chronic arm pain. Arthritis Rheum, 2008. 59(5): p. 623–31.
[206] Ramachandran, V. B., Phantoms in the Brain: Probing the Mysteries of the Human Mind. 1999: Harper Collins.
[207] Tosi, G., D. Romano, and A. Maravita, Mirror Box Training in Hemiplegic Stroke Patients Affects Body Representation. Front Hum Neurosci, 2017. 11: p. 617.
[208] Luomajoki, H. and G. L. Moseley, Tactile acuity and lumbopelvic motor control in patients with back pain and healthy controls. Br J Sports Med, 2011. 45(5): p. 437–40.
[209] Wand, B. M., et al., Cortical changes in chronic low back pain: Current state of the art and implications for clinical practice. Man Ther, 2010.
[210] Catley, M. J., et al., Is tactile acuity altered in people with chronic pain? a systematic review and meta-analysis. J Pain, 2014. 15(10): p. 985–1000.
[211] Catley, M. J., et al., Assessing tactile acuity in rheumatology and musculoskeletal medicine – how reliable are two-point discrimination tests at the neck, hand, back and foot? Rheumatology (Oxford), 2013. 52(8): p. 1454–61.
[212] Wand, B. M., et al., Tactile thresholds are preserved yet complex sensory function is impaired over the lumbar spine of chronic non-specific low back pain patients: a preliminary investigation. Physiotherapy, 2010. 96(4): p. 317–23.
[213] Wand, B. M., et al., Managing chronic nonspecific low back pain with a sensorimotor retraining approach: exploratory multiple-baseline study of 3 participants. Phys Ther, 2011. 91(4): p. 535–46.
[214] Wand, B. M., et al., Seeing it helps: movement-related back pain is reduced by visualization of the back during movement. Clin J Pain, 2012. 28(7): p. 602–8.
[215] Gutknecht, M., et al., The effect of motor control and tactile acuity training on patients with non-specific low back pain and movement control impairment. J Bodyw Mov Ther, 2015. 19(4): p. 722–31.
[216] Luomajoki, H., Liikehäiriöt ja liikekontrollin häiriöt: testit ja harjoitteet selän, niskan, olkapään sekä alaraajan toiminnallisiin ongelmiin. 2018, Lahti. Finnland.: VK-Kustannus. Lahti.
[217] Burns, J., Spesific and general therapeutic mechanisms in cognitive behavioral treatment of chronic pain. Journal of consulting Clinical Psychology, 2015. 83.
[218] Miller, W. R., S., Motivational interviewing. Preparing people for change. 2. ed. ed. 2002, New York, London: The Guilford Press.
[219] McCabe, R., ; Antony, M, , Paniikkihäiriö ja agorafobia Pysyvä muutos: Kognitiivinen käyttäytymisterapia käytännössä. 2008: Edita Publishing Oy.
[220] Erkko Anna, H. M., Mielenterveys voimaksi: Käsikirja nuorisotyön ammattilaisille. 2013.
[221] Hettema, J., J. Steele, and W. R. Miller, Motivational interviewing. Annu Rev Clin Psychol, 2005. 1: p. 91–111.
[222] Rubak, S., et al., Motivational interviewing: a systematic review and meta-analysis. Br J Gen Pract, 2005. 55(513): p. 305–12.
[223] Vasilaki, E. I., S. G. Hosier, and W. M. Cox, The efficacy of motivational interviewing as a brief intervention for excessive drinking: a meta-analytic review. Alcohol and Alcoholism (Oxford, Oxfordshire), 2006. 41(3): p. 328–335.
[224] Apodaca, T. R. and R. Longabaugh, Mechanisms of change in motivational interviewing: a review and preliminary evaluation of the evidence. Addiction, 2009. 104(5): p. 705–15.
[225] Lundahl, B. K., C.; Brownell, C. , A Meta-Analysis of Motivational Interviewing: Twenty-Five Years of Empirical Studies. Research on Social Work Practise, 2010. 1/11.
[226] Madson, M. B., A. C. Loignon, and C. Lane, Training in motivational interviewing: a systematic review. J Subst Abuse Treat, 2009. 36(1): p. 101–9.
[227] Järvinen, P., Miten selvitä eläkepäivistä hengissä. 2017, Helsinki: WSOY
[228] Finnische Versorgungs-Leitlinie. Schmerz. 2015, Duodecim – Zeitschrift des finnischen Ärzteverbandes www.kaypahoito.fi.
[229] Roberts, H. C., Doug, Kivuntutkimus ja mindfulness teoksessa Kortelainen, , in Saari & Väänänen (toim.) 2014 Mindfulness ja tieteet. Tietoisuustaidot ja kehotietoisuus monitieteellisen tutkimuksen kohteena. Tampere University Press.
[230] Martell, C. D., Sona; Herman-Dunn, Ruth Behavioral activation for depression: clinician's guide. 2010 The Guilford Press.
[231] Pietikäinen, A., Kohti arvoistasi: suuntaa mielekkäisiin muutoksiin. 2014: Duodecim.
[232] Waters, A. C., Michelle, Yleistynyt ahdistuneisuushäiriö, in Pysyvä muutos: Kognitiivinen käyttäytymisterapia käytännössä. 2014 Edita Publishing Oy.
[233] Hoehn-Saric, R., D. R. McLeod, and W. D. Zimmerli, Somatic manifestations in women with generalized anxiety disorder. Psychophysiological responses to psychological stress. Arch Gen Psychiatry, 1989. 46(12): p. 1113–9.
[234] Bernstein, D. A., New editions in progressive relaxation training: A guidebook for helping professionals. 2000: Westport CT: Praeger.
[235] Kabat-Zinn, J., Full catastrophe living: Using the wisdom of your body and mind to face stress, pain and illness. 1990, New York: Delacorte.
[236] Klemola, T., Mindfulness.Tietoisuuden harjoittamisen taito. 2013, Jyväskylä: Docendo.
[237] Siegel, D., Mindfulness training and neural integration: differentiation of distinct streams of awareness and the cultivation of well-being. Social Cognitive and Affective Neuroscience, 2007. Volume 2, Issue 4, December p. 259–263.
[238] Segal, Z. W., Mark; Teasdale, John, Mindfulness Based Cognitive Therapy for Depression. 2013, New York: The Guilford Press.

[239] Hofmann, S. G., et al., The effect of mindfulness-based therapy on anxiety and depression: A meta-analytic review. J Consult Clin Psychol, 2010. 78(2): p. 169–83.
[240] Shapiro, S. L., et al., The efficacy of mindfulness-based stress reduction in the treatment of sleep disturbance in women with breast cancer: an exploratory study. J Psychosom Res, 2003. 54(1): p. 85–91.
[241] Koivisto, M., ; Melartin, Tarja Miten lääkäri voi kohdata ahdistuneen potilaan? . Duodecim 2014 130, 483–488.
[242] Pulkki, J. S., Antti, Voiko hiljaisuudesta oppia? Kriittisiä näkökulmia kontemplatiiviseen pedagogiikkaan, in Kortelainen, Saari & Väänänen (toim.) Mindfulness ja tieteet. Tietoisuustaidot ja kehotietoisuus monitieteellisen tutkimuksen kohteena. 2014 Tampere University Press.
[243] Hayes, S., Acceptance and Commitment Therapy: A Working manual for the Treatment of Emotional Avoidance 1991, Reno: Context Press.
[244] Dahl J, L. T., Living beyond your pain. Using acceptance & commitment therapy to ease chronic pain. . 2006, Oakland: New Harbinger Publications Inc.
[245] Lappalainen, R., Hyväksymis- ja omistautumisterapia käytännön työssä. Applying Acceptance and Commitment Therapy (ACT) a clinical manual 2004 Tampere: Suomen käyttäytymistieteellinen Tutkimuslaitos.
[246] Dahl, J. and T. Lundgren, Living Beyond Your Pain. 2006: New Harbinger.
[247] Feliu-Soler, A., et al., Current status of acceptance and commitment therapy for chronic pain: a narrative review. J Pain Res, 2018. 11: p. 2145–2159.
[248] Schmerz. Finnische Versorgungs-Leitlinie. Duodecim – Zeitschrift des finnischen Ärzteverbandes: www.kaypahoito.fi.
[249] Kalso, E., Kivun lääkehoito, in Kipu, E. Kalso, MaijaHamunen, Katri-Kontinen, VesaVainio, Anneli, Editor. 2018, Kustannus Oy Duodecim: Tallinna. p. 177–221.
[250] Leopoldino, A., et al., Paracetamol versus placebo for knee and hip osteoarthritis (Review). Cochrane Database of Systematic Reviews, 2019(2).
[251] Hüftarthrose. Finnische Versorgungs-Leitlinie. Duodecim – Zeitschrift des finnischen Ärzteverbandes www.kaypahoito.fi. 2018.
[252] Saragiotto, B., et al., Paracetamol for low back pain (Review). Cochrane Database of Systematic Reviews, 2016(6).
[253] Machado, G. C., et al., Non-steroidal anti-inflammatory drugs for spinal pain: a systematic review and meta-analysis. Ann Rheum Dis, 2017. 76(7): p. 1269–1278.
[254] Ridderikhof, M. L., et al., Acetaminophen or Nonsteroidal Anti-Inflammatory Drugs in Acute Musculoskeletal Trauma: A Multicenter, Double-Blind, Randomized, Clinical Trial. Ann Emerg Med, 2018. 71(3): p. 357–368.e8.
[255] Stephens, G., S. Derry, and R. A. Moore, Paracetamol (acetaminophen) for acute treatment of episodic tension-type headache in adults. Cochrane Database Syst Rev, 2016(6): p. CD011889.
[256] Towheed, T. E., et al., Acetaminophen for osteoarthritis. Cochrane Database Syst Rev, 2006(1): p. CD004257.
[257] Witteveen, A. G., C. J. Hofstad, and G. M. Kerkhoffs, Hyaluronic acid and other conservative treatment options for osteoarthritis of the ankle. Cochrane Database Syst Rev, 2015(10): p. CD010643.
[258] Puljak, L., et al., Celecoxib for osteoarthritis. Cochrane Database Syst Rev, 2017. 5: p. CD009865.
[259] Jevsevar, D. S., et al., Mixed Treatment Comparisons for Nonsurgical Treatment of Knee Osteoarthritis: A Network Meta-analysis. J Am Acad Orthop Surg, 2018. 26(9): p. 325–336.
[260] Jones, P., et al., Oral non-steroidal anti-inflammatory drugs versus other oral analgesic agents for acute soft tissue injury. Cochrane Database Syst Rev, 2015(7): p. CD007789.
[261] Demirozogul, E., et al., Intravenous dexketoprofen versus paracetamol in non-traumatic musculoskeletal pain in the emergency department: A randomized clinical trial. Am J Emerg Med, 2019.
[262] Derry, S., et al., Topical NSAR for acute musculoskeletal pain in adults. Cochrane Database Syst Rev, 2015(6): p. CD007402.
[263] Stewart, M., et al., Efficacy of commonly prescribed analgesics in the management of osteoarthritis: a systematic review and meta-analysis. Rheumatol Int, 2018. 38(11): p. 1985–1997.
[264] Derry, S., et al., Oral nonsteroidal anti-inflammatory drugs for fibromyalgia in adults. Cochrane Database Syst Rev, 2017. 3: p. CD012332.
[265] Wong, R. S. Y., Disease-Modifying Effects of Long-Term and Continuous Use of Nonsteroidal Anti-Inflammatory Drugs (NSAR) in Spondyloarthritis. Adv Pharmacol Sci, 2019. 2019: p. 5324170.
[266] Veys, L., S. Derry, and R. A. Moore, Ketoprofen for episodic tension-type headache in adults. Cochrane Database Syst Rev, 2016. 9: p. CD012190.
[267] Lisowska, B., D. Kosson, and K. Domaracka, Positives and negatives of nonsteroidal anti-inflammatory drugs in bone healing: the effects of these drugs on bone repair. Drug Des Devel Ther, 2018. 12: p. 1809–1814.
[268] Sauerschnig, M., et al., Effect of COX-2 inhibition on tendon-to-bone healing and PGE2 concentration after anterior cruciate ligament reconstruction. Eur J Med Res, 2018. 23(1): p. 1.
[269] Bally, M., et al., Risk of acute myocardial infarction with NSAR in real world use: bayesian meta-analysis of individual patient data. BMJ, 2017. 357: p. j1909.
[270] Derry, S., et al., Pregabalin for neuropathic pain in adults. Cochrane Database Syst Rev, 2019. 1: p. CD007076.
[271] Mathieson, S., et al., Trial of Pregabalin for Acute and Chronic Sciatica. N Engl J Med, 2017. 376(12): p. 1111–1120.
[272] Derry, S., et al., Pregabalin for pain in fibromyalgia in adults. Cochrane Database Syst Rev, 2016. 9: p. CD011790.
[273] Wiffen, P. J., et al., Gabapentin for chronic neuropathic pain in adults. Cochrane Database Syst Rev, 2017. 6: p. CD007938.
[274] Moore, R. A., et al., Gabapentin for chronic neuropathic pain and fibromyalgia in adults. Cochrane Database Syst Rev, 2014(4): p. CD007938.
[275] Cooper, T. E., et al., Gabapentin for fibromyalgia pain in adults. Cochrane Database Syst Rev, 2017. 1: p. CD012188.
[276] Alviar, M. J., T. Hale, and M. Dungca, Pharmacologic interventions for treating phantom limb pain. Cochrane Database Syst Rev, 2016. 10: p. CD006380.
[277] Zhou, M., et al., Oxcarbazepine for neuropathic pain. Cochrane Database Syst Rev, 2017. 12: p. CD007963.
[278] Wiffen, P. J., et al., Carbamazepine for chronic neuropathic pain and fibromyalgia in adults. Cochrane Database Syst Rev, 2014(4): p. CD005451.
[279] Moore, R. A., et al., Amitriptyline for neuropathic pain in adults. Cochrane Database Syst Rev, 2015(7): p. CD008242.
[280] van den Driest, J. J., et al., Amitriptyline for musculoskeletal complaints: a systematic review. Fam Pract, 2017. 34(2): p. 138–146.
[281] Derry, S., et al., Nortriptyline for neuropathic pain in adults. Cochrane Database Syst Rev, 2015. 1: p. CD011209.
[282] Gallagher, H. C., et al., Venlafaxine for neuropathic pain in adults. Cochrane Database Syst Rev, 2015(8): p. CD011091.
[283] Aiyer, R., R. L. Barkin, and A. Bhatia, Treatment of Neuropathic Pain with Venlafaxine: A Systematic Review. Pain Med, 2017. 18(10): p. 1999–2012.
[284] Trouvin, A. P., S. Perrot, and C. Lloret-Linares, Efficacy of Venlafaxine in Neuropathic Pain: A Narrative Review of Optimized Treatment. Clin Ther, 2017. 39(6): p. 1104–1122.
[285] Abou-Raya, S., A. Abou-Raya, and M. Helmii, Duloxetine for the management of pain in older adults with knee osteoarthritis: randomised placebo-controlled trial. Age Ageing, 2012. 41(5): p. 646–52.
[286] Enteshari-Moghaddam, A., et al., Efficacy of duloxetine and gabapentin in pain reduction in patients with knee osteoarthritis. Clin Rheumatol, 2019.
[287] Toupin April, K., et al., Tramadol for osteoarthritis. Cochrane Database Syst Rev, 2019. 5: p. CD005522.

[288] da Costa, B. R., et al., Oral or transdermal opioids for osteoarthritis of the knee or hip. Cochrane Database Syst Rev, 2014(9): p. CD003115.
[289] Ramiro, S., et al., Combination therapy for pain management in inflammatory arthritis (rheumatoid arthritis, ankylosing spondylitis, psoriatic arthritis, other spondyloarthritis). Cochrane Database Syst Rev, 2011(10): p. CD008886.
[290] Whittle, S. L., et al., Opioid therapy for treating rheumatoid arthritis pain. Cochrane Database Syst Rev, 2011(11): p. CD003113.
[291] Duehmke, R. M., et al., Tramadol for neuropathic pain in adults. Cochrane Database Syst Rev, 2017. 6: p. CD003726.
[292] Gaskell, H., et al., Oxycodone for neuropathic pain in adults. Cochrane Database Syst Rev, 2016. 7: p. CD010692.
[293] Abdel Shaheed, C., et al., Efficacy, Tolerability, and Dose-Dependent Effects of Opioid Analgesics for Low Back Pain: A Systematic Review and Meta-analysis. JAMA Intern Med, 2016. 176(7): p. 958–68.
[294] Noble, M., et al., Long-term opioid management for chronic noncancer pain. Cochrane Database Syst Rev, 2010(1): p. CD006605.
[295] Vuolteenaho, K. and E. Moilanen, Nivelrikon lääkehoito – Nivelrikko ja sen lääkehoidon periaatteet, in Lääketieteellinen farmakologia ja toksikologia, H. Ruskoaho, et al., Editors. 2019, Kustannus Oy Duodecim: Keuruu. p. 350–353.
[296] Vuolteenaho, K. and E. Moilanen, Glukosamiini ja kondroitiinisulfaatti, in Lääketieteellinen farmakologia ja toksikologia, H. Ruskoaho, et al., Editors. 2019, Kustannus Oy Duodecim: Keuruu. p. 353.
[297] Vuolteenaho, K. and E. Moilanen, Hyaluronaatti, in Lääketieteellinen farmakologia ja toksikologia, H. Ruskoaho, et al., Editors. 2019, Kustannus Oy Duodecim: Keuruu. p. 353–354.
[298] Towheed, T. E., et al., Glucosamine therapy for treating osteoarthritis. Cochrane Database Syst Rev, 2005(2): p. CD002946.
[299] Singh, J. A., et al., Chondroitin for osteoarthritis. Cochrane Database Syst Rev, 2015. 1: p. CD005614.
[300] Simental-Mendía, M., et al., Effect of glucosamine and chondroitin sulfate in symptomatic knee osteoarthritis: a systematic review and meta-analysis of randomized placebo-controlled trials. Rheumatol Int, 2018. 38(8): p. 1413–1428.
[301] Maheu, E., F. Rannou, and J. Y. Reginster, Efficacy and safety of hyaluronic acid in the management of osteoarthritis: Evidence from real-life setting trials and surveys. Semin Arthritis Rheum, 2016. 45(4 Suppl): p. S28–33.
[302] van Tulder, M. W., et al., Muscle relaxants for non-specific low back pain. Cochrane Database Syst Rev, 2003(2): p. CD004252.
[303] Richards, B. L., S. L. Whittle, and R. Buchbinder, Muscle relaxants for pain management in rheumatoid arthritis. Cochrane Database Syst Rev, 2012. 1: p. CD008922.
[304] Derry, S., et al., Topical lidocaine for neuropathic pain in adults. Cochrane Database Syst Rev, 2014(7): p. CD010958.
[305] Peterson, C. and J. Hodler, Evidence-based radiology (part 2): Is there sufficient research to support the use of therapeutic injections into the peripheral joints? Skeletal Radiol, 2010. 39(1): p. 11–8.
[306] Scott, N. A., et al., Trigger point injections for chronic non-malignant musculoskeletal pain: a systematic review. Pain Med, 2009. 10(1): p. 54–69.
[307] Buttaci, C. J., et al., Osteoarthritis of the acromioclavicular joint: a review of anatomy, biomechanics, diagnosis, and treatment. Am J Phys Med Rehabil, 2004. 83(10): p. 791–7.
[308] Tosti, R., J. Jennings, and J. M. Sewards, Lateral epicondylitis of the elbow. Am J Med, 2013. 126(4): p. 357.e1–6.
[309] Coombes, B. K., L. Bisset, and B. Vicenzino, Efficacy and safety of corticosteroid injections and other injections for management of tendinopathy: a systematic review of randomised controlled trials. Lancet, 2010. 376(9754): p. 1751–67.
[310] Buchbinder, R., S. Green, and J. M. Youd, Corticosteroid injections for shoulder pain. 2009(1).
[311] Peters-Veluthamaningal, C., et al., Corticosteroid injection for de Quervain's tenosynovitis. Cochrane Database Syst Rev, 2009(3): p. CD005616.
[312] Peters-Veluthamaningal, C., et al., Corticosteroid injection for trigger finger in adults. Cochrane Database Syst Rev, 2009(1): p. CD005617.
[313] Marshall, S., G. Tardif, and N. Ashworth, Local corticosteroid injection for carpal tunnel syndrome. Cochrane Database of Systematic Reviews, 2007(2).
[314] Edwards, R. T., et al., Cost-effectiveness of steroid (methylprednisolone) injections versus anaesthetic alone for the treatment of Morton's neuroma: economic evaluation alongside a randomised controlled trial (MortISE trial). J Foot Ankle Res, 2015. 8: p. 6.
[315] Kiefergelenk. Finnische Versorgungs-Leitlinie. Duodecim – Zeitschrift des finnischen Ärzteverbandes www.kaypahoito.fi. 2016.
[316] Chou, R., et al., Nonsurgical interventional therapies for low back pain: a review of the evidence for an American Pain Society clinical practice guideline. Spine (Phila Pa 1976), 2009. 34(10): p. 1078–93.
[317] Falco, F. J., L. Irwin, and J. Zhu, Lumbar spine injection and interventional procedures in the management of low back pain. Clin Occup Environ Med, 2006. 5(3): p. 655–702, vii-viii.
[318] MacVicar, J., et al., The effectiveness of lumbar transforaminal injection of steroids: a comprehensive review with systematic analysis of the published data. Pain Med, 2013. 14(1): p. 14–28.
[319] Zhang, T., et al., The efficacy of botulinum toxin type A in managing chronic musculoskeletal pain: a systematic review and meta analysis. Inflammopharmacology, 2011. 19(1): p. 21–34.
[320] Kharkar, S., et al., Intramuscular botulinum toxin in complex regional pain syndrome: case series and literature review. Pain Physician, 2011. 14(5): p. 419–24.
[321] Mücke, M., et al., Cannabis-based medicines for chronic neuropathic pain in adults. Cochrane Database Syst Rev, 2018. 3: p. CD012182.
[322] Oliveira, C. B., et al., Clinical practice guidelines for the management of non-specific low back pain in primary care: an updated overview. Eur Spine J, 2018. 27(11): p. 2791–2803.
[323] Da Costa, B. R., et al., Effectiveness of non-steroidal anti-inflammatory drugs for the treatment of pain in knee and hip osteoarthritis: a network meta-analysis. Lancet, 2017. 390(10090): p. e21-e33.
[324] Melzack, R. and P. D. Wall, Pain mechanisms: a new theory. Science, 1965. 150(3699): p. 971–9.
[325] Gibson, W., .; Wand, BM., Meads, C.; Catley, MJ.; O'Connell, NE., Transcutaneous electrical nerve stimulation (TENS) for chronic pain – an overview of Cochrane Reviews (Review). 2019, Database:Cochrane Database of Systematic Reviews.
[326] Osiri, M., et al., Transcutaneous electrical nerve stimulation for knee osteoarthritis. Cochrane Database Syst Rev, 2000(4): p. CD002823.
[327] Rutjes, A. W., et al., Transcutaneous electrostimulation for osteoarthritis of the knee. Cochrane Database Syst Rev, 2009(4): p. CD002823.
[328] Johnson, M. and M. Martinson, Efficacy of electrical nerve stimulation for chronic musculoskeletal pain: a meta-analysis of randomized controlled trials. Pain, 2007. 130(1–2): p. 157–65.
[329] Hamza, M. A., et al., Percutaneous electrical nerve stimulation: a novel analgesic therapy for diabetic neuropathic pain. Diabetes Care, 2000. 23(3): p. 365–70.
[330] Gibson, W., B. M. Wand, and N. E. O'Connell, Transcutaneous electrical nerve stimulation (TENS) for neuropathic pain in adults. Cochrane Database Syst Rev, 2017. 9: p. CD011976.
[331] Janz, S., MacDonald, J., Acupuncture: An Overvoiew of Scientific Evidence, A. D. O. V. Affairs, Editor. 2017.
[332] Corbett, M. S., et al., Acupuncture and other physical treatments for the relief of pain due to osteoarthritis of the knee: network meta-analysis. Osteoarthritis Cartilage, 2013. 21(9): p. 1290–8.
[333] Dong, W., et al., Treatments for shoulder impingement syndrome: a PRISMA systematic review and network meta-analysis. Medicine (Baltimore), 2015. 94(10): p. e510.

[334] Lewis, R. A., et al., Comparative clinical effectiveness of management strategies for sciatica: systematic review and network meta-analyses. Spine J, 2015. 15(6): p. 1461–77.
[335] Vickers, A. J., et al., Acupuncture for chronic pain: individual patient data meta-analysis. Arch Intern Med, 2012. 172(19): p. 1444–53.
[336] Karppinen, J. K., JP., Injection Procedures. Chapter in book Interventional Spine an algorithmic approach , . 2008: Curtis Slipman , Saunders , Elsevier.
[337] van Zundert, J. P., J., Evidence-Based Interventional Pain Medicine according to Clinical Diagnoses. 2013: Wiley–Blackwell.
[338] Pettman, E., A history of manipulative therapy. J Man Manip Ther, 2007. 15(3): p. 165–74.
[339] Fernández-de-las-Peñas, C. s., J. Cleland, and J. Dommerholt, Manual therapy for musculoskeletal pain syndromes : an evidence- and clinical-informed approach. First edition. ed. 2016, Kidlington, Oxford: Elsevier. xviii, 816 pages.
[340] Foster, N. E., et al., Prevention and treatment of low back pain: evidence, challenges, and promising directions. Lancet, 2018. 391(10137): p. 2368–2383.
[341] Stochkendahl, M. J., et al., The chiropractic workforce: a global review. Chiropr Man Therap, 2019. 27: p. 36.
[342] Leboeuf-Yde, C., et al., Chiropractic, one big unhappy family: better together or apart? Chiropr Man Therap, 2019. 27: p. 4.
[343] Haldeman, S., Principles and practice of chiropractic. 3rd ed. 2005, New York: McGraw-Hill, Medical Pub. Division. xix, 1223 p.
[344] Triano, J. J., et al., Review of methods used by chiropractors to determine the site for applying manipulation. Chiropr Man Therap, 2013. 21(1): p. 36.
[345] Jonsson, A. and E. Rasmussen-Barr, Intra- and inter-rater reliability of movement and palpation tests in patients with neck pain: A systematic review. Physiother Theory Pract, 2018. 34(3): p. 165–180.
[346] Lin, I., et al., What does best practice care for musculoskeletal pain look like? Eleven consistent recommendations from high-quality clinical practice guidelines: systematic review. Br J Sports Med, 2019.
[347] Hurwitz, E. L., et al., Treatment of neck pain: noninvasive interventions: results of the Bone and Joint Decade 2000–2010 Task Force on Neck Pain and Its Associated Disorders. J Manipulative Physiol Ther, 2009. 32(2 Suppl): p. S141–75.
[348] Eklund, A., et al., The Nordic Maintenance Care program: Effectiveness of chiropractic maintenance care versus symptom-guided treatment for recurrent and persistent low back pain-A pragmatic randomized controlled trial. PLoS One, 2018. 13(9): p. e0203029.
[349] Eklund, A., et al., The Nordic Maintenance Care Program: Does psychological profile modify the treatment effect of a preventive manual therapy intervention? A secondary analysis of a pragmatic randomized controlled trial. PLoS One, 2019. 14(10): p. e0223349.
[350] Corso, M., et al., The effects of spinal manipulation on performance-related outcomes in healthy asymptomatic adult population: a systematic review of best evidence. Chiropr Man Therap, 2019. 27: p. 25.
[351] Palsson, T. S., et al., Changing the Narrative in Diagnosis and Management of Pain in the Sacroiliac Joint Area. Phys Ther, 2019.
[352] Laslett, M., et al., Diagnosis of sacroiliac joint pain: validity of individual provocation tests and composites of tests. Man Ther, 2005. 10(3): p. 207–18.
[353] Gyer, G., et al., Spinal manipulation therapy: Is it all about the brain? A current review of the neurophysiological effects of manipulation. J Integr Med, 2019.
[354] Millan, M., et al., The effect of spinal manipulative therapy on spinal range of motion: a systematic literature review. Chiropr Man Therap, 2012. 20(1): p. 23.
[355] de Oliveira, R. F., et al., Immediate effects of region-specific and non-region-specific spinal manipulative therapy in patients with chronic low back pain: a randomized controlled trial. Phys Ther, 2013. 93(6): p. 748–56.
[356] Dunning, J., et al., Bilateral and multiple cavitation sounds during upper cervical thrust manipulation. BMC Musculoskelet Disord, 2013. 14: p. 24.
[357] Haavik, H. and B. Murphy, The role of spinal manipulation in addressing disordered sensorimotor integration and altered motor control. J Electromyogr Kinesiol, 2012. 22(5): p. 768–76.
[358] Pickar, J. G. and P. S. Bolton, Spinal manipulative therapy and somatosensory activation. J Electromyogr Kinesiol, 2012. 22(5): p. 785–94.
[359] Bialosky, J. E., et al., Spinal manipulative therapy-specific changes in pain sensitivity in individuals with low back pain (NCT01168999). J Pain, 2014. 15(2): p. 136–48.
[360] Coronado, R. A., et al., Changes in pain sensitivity following spinal manipulation: a systematic review and meta-analysis. J Electromyogr Kinesiol, 2012. 22(5): p. 752–67.
[361] Dorron, S. L., et al., Effect of lumbar spinal manipulation on local and remote pressure pain threshold and pinprick sensitivity in asymptomatic individuals: a randomised trial. Chiropr Man Therap, 2016. 24: p. 47.
[362] Randoll, C., et al., The mechanism of back pain relief by spinal manipulation relies on decreased temporal summation of pain. Neuroscience, 2017. 349: p. 220–228.
[363] Nijs, J., B. Van Houdenhove, and R. A. Oostendorp, Recognition of central sensitization in patients with musculoskeletal pain: Application of pain neurophysiology in manual therapy practice. Man Ther, 2010. 15(2): p. 135–41.
[364] Bolton, P. S. and B. Budgell, Visceral responses to spinal manipulation. J Electromyogr Kinesiol, 2012. 22(5): p. 777–84.
[365] Picchiottino, M., et al., The acute effects of joint manipulative techniques on markers of autonomic nervous system activity: a systematic review and meta-analysis of randomized sham-controlled trials. Chiropr Man Therap, 2019. 27: p. 17.
[366] Bialosky, J. E., et al., The mechanisms of manual therapy in the treatment of musculoskeletal pain: a comprehensive model. Man Ther, 2009. 14(5): p. 531–8.
[367] Bialosky, J. E., M. D. Bishop, and C. W. Penza, Placebo Mechanisms of Manual Therapy: A Sheep in Wolf's Clothing? J Orthop Sports Phys Ther, 2017. 47(5): p. 301–304.
[368] Bialosky, J. E., et al., Unraveling the Mechanisms of Manual Therapy: Modeling an Approach. J Orthop Sports Phys Ther, 2018. 48(1): p. 8–18.
[369] Rossettini, G., E. Carlino, and M. Testa, Clinical relevance of contextual factors as triggers of placebo and nocebo effects in musculoskeletal pain. BMC Musculoskelet Disord, 2018. 19(1): p. 27.
[370] Xia, T., et al., Similar Effects of Thrust and Nonthrust Spinal Manipulation Found in Adults With Subacute and Chronic Low Back Pain: A Controlled Trial With Adaptive Allocation. Spine (Phila Pa 1976), 2016. 41(12): p. E702–9.
[371] Gemmell, H. and P. Miller, Comparative effectiveness of manipulation, mobilisation and the activator instrument in treatment of non-specific neck pain: a systematic review. Chiropr Osteopat, 2006. 14: p. 7.
[372] Young, J. L., et al., Thoracic manipulation versus mobilization in patients with mechanical neck pain: a systematic review. J Man Manip Ther, 2014. 22(3): p. 141–53.
[373] Parnell Prevost, C., et al., Manual therapy for the pediatric population: a systematic review. BMC Complement Altern Med, 2019. 19(1): p. 60.
[374] Hawk, C., et al., Best Practices for Chiropractic Care for Older Adults: A Systematic Review and Consensus Update. J Manipulative Physiol Ther, 2017. 40(4): p. 217–229.
[375] Rubinstein, S. M., et al., Benefits and harms of spinal manipulative therapy for the treatment of chronic low back pain: systematic review and meta-analysis of randomised controlled trials. BMJ, 2019. 364: p. l689.
[376] Goertz, C. M., et al., Adding chiropractic manipulative therapy to standard medical care for patients with acute low back pain: results of a pragmatic randomized comparative effectiveness study. Spine (Phila Pa 1976), 2013. 38(8): p. 627–34.
[377] Wong, J. J., et al., Clinical practice guidelines for the noninvasive management of low back pain: A systematic review by the Ontario Protocol for Traffic Injury Management (OPTIMa) Collaboration. Eur J Pain, 2017. 21(2): p. 201–216.

[378] Wong, J. J., et al., Are manual therapies, passive physical modalities, or acupuncture effective for the management of patients with whiplash-associated disorders or neck pain and associated disorders? An update of the Bone and Joint Decade Task Force on Neck Pain and Its Associated Disorders by the OPTIMa collaboration. Spine J, 2016. 16(12): p. 1598–1630.

[379] Varatharajan, S., et al., Are non-invasive interventions effective for the management of headaches associated with neck pain? An update of the Bone and Joint Decade Task Force on Neck Pain and Its Associated Disorders by the Ontario Protocol for Traffic Injury Management (OPTI-Ma) Collaboration. Eur Spine J, 2016. 25(7): p. 1971–99.

[380] Bronfort, G., et al., Effectiveness of manual therapies: the UK evidence report. Chiropr Osteopat, 2010. 18: p. 3.

[381] Kreiner, D. S., et al., An evidence-based clinical guideline for the diagnosis and treatment of lumbar disc herniation with radiculopathy. Spine J, 2014. 14(1): p. 180–91.

[382] de Campos, T. F., Low back pain and sciatica in over 16 s: assessment and management NICE Guideline [NG59]. J Physiother, 2017. 63(2): p. 120.

[383] Leboeuf-Yde, C., et al., Self-reported nonmusculoskeletal responses to chiropractic intervention: a multination survey. J Manipulative Physiol Ther, 2005. 28(5): p. 294–302; discussion 365–6.

[384] Swait, G. and R. Finch, What are the risks of manual treatment of the spine? A scoping review for clinicians. Chiropr Man Therap, 2017. 25: p. 37.

[385] Nielsen, S. M., et al., The risk associated with spinal manipulation: an overview of reviews. Syst Rev, 2017. 6(1): p. 64.

[386] Hebert, J. J., et al., Serious Adverse Events and Spinal Manipulative Therapy of the Low Back Region: A Systematic Review of Cases. J Manipulative Physiol Ther, 2015. 38(9): p. 677–691.

[387] Walker, B. F., et al., Outcomes of usual chiropractic. The OUCH randomized controlled trial of adverse events. Spine (Phila Pa 1976), 2013. 38(20): p. 1723–9.

[388] Cassidy, J. D., et al., Risk of vertebrobasilar stroke and chiropractic care: results of a population-based case-control and case-crossover study. Spine (Phila Pa 1976), 2008. 33(4 Suppl): p. S176–83.

[389] Cassidy, J. D., G. Bronfort, and J. Hartvigsen, Should we abandon cervical spine manipulation for mechanical neck pain? No. BMJ, 2012. 344: p. e3680.

[390] Church, E. W., et al., Systematic Review and Meta-analysis of Chiropractic Care and Cervical Artery Dissection: No Evidence for Causation. Cureus, 2016. 8(2): p. e498.

[391] Jevne, J., J. Hartvigsen, and H. W. Christensen, Compensation claims for chiropractic in Denmark and Norway 2004–2012. Chiropr Man Therap, 2014. 22(1): p. 37.

[392] Schmalzl, L., C. Powers, and E. Henje Blom, Neurophysiological and neurocognitive mechanisms underlying the effects of yoga-based practices: towards a comprehensive theoretical framework. Front Hum Neurosci, 2015. 9: p. 235.

[393] Jafari, H., et al., Pain and respiration: a systematic review. Pain, 2017. 158(6): p. 995–1006.

[394] Yasuma, F. and J. Hayano, Respiratory sinus arrhythmia: why does the heartbeat synchronize with respiratory rhythm? Chest, 2004. 125(2): p. 683–90.

[395] Rivest-Gadbois, E. and M. H. Boudrias, What are the known effects of yoga on the brain in relation to motor performances, body awareness and pain? A narrative review. Complement Ther Med, 2019. 44: p. 129–142.

[396] Gard, T., et al., Potential self-regulatory mechanisms of yoga for psychological health. Front Hum Neurosci, 2014. 8: p. 770.

[397] Tracy, L. M., et al., Meta-analytic evidence for decreased heart rate variability in chronic pain implicating parasympathetic nervous system dysregulation. Pain, 2016. 157(1): p. 7–29.

[398] Ross, A. and S. Thomas, The health benefits of yoga and exercise: a review of comparison studies. J Altern Complement Med, 2010. 16(1): p. 3–12.

[399] Lutz, A., et al., Attention regulation and monitoring in meditation. Trends Cogn Sci, 2008. 12(4): p. 163–9.

[400] Lee, C., et al., Movement therapies for the self-management of chronic pain symptoms. Pain Med, 2014. 15 Suppl 1: p. S40–53.

[401] Martin, M., et al., Hengitys itsesäätelyn ja vuorovaikutuksen tukena. 2010: Mediapinta.

[402] Farhi, D., The breathing book : good health and vitality through essential breath work. 1st ed. 1996, New York: Henry Holt. xvi, 238 p.

[403] Farhi, D., Yoga mind, body & spirit : a return to wholeness. 1st ed. 2000, New York: Henry Holt. xv, 271 p.

[404] Herrero, J. L., et al., Breathing above the brain stem: volitional control and attentional modulation in humans. J Neurophysiol, 2018. 119(1): p. 145–159.

[405] Biller, J., G. Gruener, and P. W. Brazis, DeMyer's The neurologic examination : a programmed text. Seventh edition. ed. 2017, New York: McGraw-Hill Education. xxiv, 631 pages.

[406] McCool, F. D., K. Manzoor, and T. Minami, Disorders of the Diaphragm. Clin Chest Med, 2018. 39(2): p. 345–360.

[407] Verhoeff, K. and J. R. Mitchell, Cardiopulmonary physiology: why the heart and lungs are inextricably linked. Adv Physiol Educ, 2017. 41(3): p. 348–353.

[408] Mortola, J. P., How to breathe? Respiratory mechanics and breathing pattern. Respir Physiol Neurobiol, 2019. 261: p. 48–54.

[409] Zou, L., et al., Effects of Mind-Body Exercises (Tai Chi/Yoga) on Heart Rate Variability Parameters and Perceived Stress: A Systematic Review with Meta-Analysis of Randomized Controlled Trials. J Clin Med, 2018. 7(11).

[410] Zaccaro, A., et al., How Breath-Control Can Change Your Life: A Systematic Review on Psycho-Physiological Correlates of Slow Breathing. Front Hum Neurosci, 2018. 12: p. 353.

[411] Riley, K. E. and C. L. Park, How does yoga reduce stress? A systematic review of mechanisms of change and guide to future inquiry. Health Psychol Rev, 2015. 9(3): p. 379–96.

[412] Pascoe, M. C. and I. E. Bauer, A systematic review of randomised control trials on the effects of yoga on stress measures and mood. J Psychiatr Res, 2015. 68: p. 270–82.

[413] Pascoe, M. C., D. R. Thompson, and C. F. Ski, Yoga, mindfulness-based stress reduction and stress-related physiological measures: A meta-analysis. Psychoneuroendocrinology, 2017. 86: p. 152–168.

[414] Cramer, H., et al., A systematic review and meta-analysis of yoga for hypertension. Am J Hypertens, 2014. 27(9): p. 1146–51.

[415] Cramer, H., et al., Yoga for anxiety: A systematic review and meta-analysis of randomized controlled trials. Depress Anxiety, 2018. 35(9): p. 830–843.

[416] Wang, X., et al., The Effect of Mind-Body Therapies on Insomnia: A Systematic Review and Meta-Analysis. Evid Based Complement Alternat Med, 2019. 2019: p. 9359807.

[417] Cramer, H., et al., A systematic review and meta-analysis of yoga for low back pain. Clin J Pain, 2013. 29(5): p. 450–60.

[418] Büssing, A., et al., Effects of yoga interventions on pain and pain-associated disability: a meta-analysis. J Pain, 2012. 13(1): p. 1–9.

[419] Jeter, P. E., et al., Yoga as a Therapeutic Intervention: A Bibliometric Analysis of Published Research Studies from 1967 to 2013. J Altern Complement Med, 2015. 21(10): p. 586–92.

[420] Chang, D. G., et al., Yoga as a treatment for chronic low back pain: A systematic review of the literature. J Orthop Rheumatol, 2016. 3(1): p. 1–8.

[421] Brandani, J. Z., et al., The hypotensive effect of Yoga's breathing exercises: A systematic review. Complement Ther Clin Pract, 2017. 28: p. 38–46.

[422] Park, S. H. and K. S. Han, Blood Pressure Response to Meditation and Yoga: A Systematic Review and Meta-Analysis. J Altern Complement Med, 2017. 23(9): p. 685–695.

[423] Zou, L., et al., The Beneficial Effects of Mind-Body Exercises for People With Mild Cognitive Impairment: a Systematic Review With Meta-analysis. Arch Phys Med Rehabil, 2019.

[424] Innes, K. E. and T. K. Selfe, Yoga for Adults with Type 2 Diabetes: A Systematic Review of Controlled Trials. J Diabetes Res, 2016. 2016: p. 6979370.
[425] Thind, H., et al., The effects of yoga among adults with type 2 diabetes: A systematic review and meta-analysis. Prev Med, 2017. 105: p. 116–126.
[426] Hartvigsen, J., et al., What low back pain is and why we need to pay attention. Lancet, 2018. 391(10137): p. 2356–2367.
[427] Maher, C., M. Underwood, and R. Buchbinder, Non-specific low back pain. Lancet, 2017. 389(10070): p. 736–747.
[428] Wieland, L. S., et al., Yoga treatment for chronic non-specific low back pain. Cochrane Database Syst Rev, 2017. 1: p. CD010671.
[429] Chou, R., et al., Nonpharmacologic Therapies for Low Back Pain: A Systematic Review for an American College of Physicians Clinical Practice Guideline. Ann Intern Med, 2017. 166(7): p. 493–505.
[430] Chaitow, L. a., C. a. Gilbert, and D. a. Bradley, Recognizing and treating breathing disorders : a multidisciplinary approach.
[431] Froeliger, B., E. L. Garland, and F. J. McClernon, Yoga meditation practitioners exhibit greater gray matter volume and fewer reported cognitive failures: results of a preliminary voxel-based morphometric analysis. Evid Based Complement Alternat Med, 2012. 2012: p. 821307.
[432] Schmalzl, L. and C. E. Kerr, Editorial: Neural Mechanisms Underlying Movement-Based Embodied Contemplative Practices. Front Hum Neurosci, 2016. 10: p. 169.
[433] Janssen, D. J., et al., Prevalence of thoracic pain in patients with chronic obstructive pulmonary disease and relationship with patient characteristics: a cross-sectional observational study. BMC Pulm Med, 2016. 16: p. 47.
[434] Zelano, C., et al., Nasal Respiration Entrains Human Limbic Oscillations and Modulates Cognitive Function. J Neurosci, 2016. 36(49): p. 12448–12467.
[435] Zhuang, L., et al., Nasal Respiration is Necessary for the Generation of γ Oscillation in the Olfactory Bulb. Neuroscience, 2019. 398: p. 218–230.
[436] Ohayon, M. M. and M. Partinen, Insomnia and global sleep dissatisfaction in Finland. J Sleep Res, 2002. 11(4): p. 339–46.
[437] DAK. (2017). Gesundheitsreport. Retrieved from https://www.dak.de/dak/bundesthemen/muedes-deutschland-schlafstoerungen-steigen-deutlich-an-2108960.html#/
[438] FinHealth 2017.
[439] Partinen, M., Unettomuutta aiheuttavia lääkkeitä. 2015, Duodecim.
[440] Finan, P. H., B. R. Goodin, and M. T. Smith, The association of sleep and pain: an update and a path forward. J Pain, 2013. 14(12): p. 1539–52.
[441] Aili, K., et al., Sleep as a predictive factor for the onset and resolution of multi-site pain: a 5-year prospective study. Eur J Pain, 2015. 19(3): p. 341–9.
[442] Smith, M. T., et al., The effects of sleep deprivation on pain inhibition and spontaneous pain in women. Sleep, 2007. 30(4): p. 494–505.
[443] Sivertsen, B., et al., Sleep and pain sensitivity in adults. Pain, 2015. 156(8): p. 1433–9.
[444] Haack, M., et al., Pain sensitivity and modulation in primary insomnia. Eur J Pain, 2012. 16(4): p. 522–33.
[445] Roehrs, T., et al., Sleep loss and REM sleep loss are hyperalgesic. Sleep, 2006. 29(2): p. 145–51.
[446] Krause, A. J., et al., The Pain of Sleep Loss: A Brain Characterization in Humans. J Neurosci, 2019. 39(12): p. 2291–2300.
[447] Alsaadi, S. M., et al., Poor sleep quality is strongly associated with subsequent pain intensity in patients with acute low back pain. Arthritis Rheumatol, 2014. 66(5): p. 1388–94.
[448] McBeth, J., R. J. Lacey, and R. Wilkie, Predictors of new-onset widespread pain in older adults: results from a population-based prospective cohort study in the UK. Arthritis Rheumatol, 2014. 66(3): p. 757–67.
[449] Choy, E. H., The role of sleep in pain and fibromyalgia. Nat Rev Rheumatol, 2015. 11(9): p. 513–20.
[450] Smith, M. T. and J. A. Haythornthwaite, How do sleep disturbance and chronic pain inter-relate? Insights from the longitudinal and cognitive-behavioral clinical trials literature. Sleep Med Rev, 2004. 8(2): p. 119–32.
[451] Harrison, L., et al., Exploring the associations shared by mood, pain-related attention and pain outcomes related to sleep disturbance in a chronic pain sample. Psychol Health, 2016. 31(5): p. 565–77.
[452] Bigatti, S. M., et al., Sleep disturbances in fibromyalgia syndrome: relationship to pain and depression. Arthritis Rheum, 2008. 59(7): p. 961–7.
[453] Tang, N. K., K. J. Wright, and P. M. Salkovskis, Prevalence and correlates of clinical insomnia co-occurring with chronic back pain. J Sleep Res, 2007. 16(1): p. 85–95.
[454] Chaput, J. P., C. Dutil, and H. Sampasa-Kanyinga, Sleeping hours: what is the ideal number and how does age impact this? Nat Sci Sleep, 2018. 10: p. 421–430.
[455] Simpson, N. S., et al., Chronic exposure to insufficient sleep alters processes of pain habituation and sensitization. Pain, 2018. 159(1): p. 33–40.
[456] Haack, M., E. Sanchez, and J. M. Mullington, Elevated inflammatory markers in response to prolonged sleep restriction are associated with increased pain experience in healthy volunteers. Sleep, 2007. 30(9): p. 1145–52.
[457] van Leeuwen, W. M., et al., Sleep restriction increases the risk of developing cardiovascular diseases by augmenting proinflammatory responses through IL-17 and CRP. PLoS One, 2009. 4(2): p. e4589.
[458] Anderson, C. and C. R. Platten, Sleep deprivation lowers inhibition and enhances impulsivity to negative stimuli. Behav Brain Res, 2011. 217(2): p. 463–6.
[459] Campbell, C. M., et al., Sleep, Pain Catastrophizing, and Central Sensitization in Knee Osteoarthritis Patients With and Without Insomnia. Arthritis Care Res (Hoboken), 2015. 67(10): p. 1387–96.
[460] Buenaver, L. F., et al., Evidence for indirect effects of pain catastrophizing on clinical pain among myofascial temporomandibular disorder participants: the mediating role of sleep disturbance. Pain, 2012. 153(6): p. 1159–66.
[461] Burns, L. C., et al., Pain catastrophizing as a risk factor for chronic pain after total knee arthroplasty: a systematic review. J Pain Res, 2015. 8: p. 21–32.
[462] Baglioni, C., et al., Insomnia as a predictor of depression: a meta-analytic evaluation of longitudinal epidemiological studies. J Affect Disord, 2011. 135(1–3): p. 10–9.
[463] Hertenstein, E., et al., Insomnia as a predictor of mental disorders: A systematic review and meta-analysis. Sleep Med Rev, 2019. 43: p. 96–105.
[464] Li, L., et al., Insomnia and the risk of depression: a meta-analysis of prospective cohort studies. BMC Psychiatry, 2016. 16(1): p. 375.
[465] Jarvik, J. G., et al., Three-year incidence of low back pain in an initially asymptomatic cohort: clinical and imaging risk factors. Spine (Phila Pa 1976), 2005. 30(13): p. 1541–8; discussion 1549.
[466] Morin, C. M., et al., Nonpharmacologic treatment of chronic insomnia. An American Academy of Sleep Medicine review. Sleep, 1999. 22(8): p. 1134–56.
[467] Brain, K., et al., A systematic review and meta-analysis of nutrition interventions for chronic noncancer pain. J Hum Nutr Diet, 2019. 32(2): p. 198–225.
[468] Bell, R. F., et al., Food, pain, and drugs: does it matter what pain patients eat? Pain, 2012. 153(10): p. 1993–6.
[469] Ernährung in Finnland – FinnErnährung 2017 Studie.
[470] BMEL. (2019). Ernährung: Statistiken zur Ernährung und Essen. Retrieved from https://de.statista.com/themen/667/ernaehrung/#dossierSummary__chapter2
[471] The Nordic Monitoring System 2011–2014. 2016.
[472] Collaborators, G. R. F., Global, regional, and national comparative risk assessment of 79 behavioural, environmental and occupational, and metabolic risks or clusters of risks, 1990–2015: a systematic analysis for the Global Burden of Disease Study 2015. Lancet, 2016. 388(10053): p. 1659–1724.
[473] Vandenkerkhof, E. G., et al., Diet, lifestyle and chronic widespread pain: results from the 1958 British Birth Cohort Study. Pain Res Manag, 2011. 16(2): p. 87–92.

[474] Mills, S. E. E., K. P. Nicolson, and B. H. Smith, Chronic pain: a review of its epidemiology and associated factors in population-based studies. Br J Anaesth, 2019. 123(2): p. e273-e283.
[475] Silva, A. R., et al., Dietary interventions in fibromyalgia: a systematic review. Ann Med, 2019. 51(sup1): p. 2–14.
[476] Bjørklund, G., et al., Does diet play a role in reducing nociception related to inflammation and chronic pain? Nutrition, 2019. 66: p. 153–165.
[477] Brain, K., et al., The Effect of a Pilot Dietary Intervention on Pain Outcomes in Patients Attending a Tertiary Pain Service. Nutrients, 2019. 11(1).
[478] Zaeem, Z., L. Zhou, and E. Dilli, Headaches: a Review of the Role of Dietary Factors. Curr Neurol Neurosci Rep, 2016. 16(11): p. 101.
[479] Wu, Z., et al., The association between vitamin D concentration and pain: a systematic review and meta-analysis. Public Health Nutr, 2018. 21(11): p. 2022–2037.
[480] Christ, A. and E. Latz, The Western lifestyle has lasting effects on metaflammation. Nat Rev Immunol, 2019. 19(5): p. 267–268.
[481] Mason, M. A., et al., The impact of conventional dietary intake data coding methods on foods typically consumed by low-income African-American and White urban populations. Public Health Nutr, 2015. 18(11): p. 1922–31.
[482] Netea, M. G., et al., A guiding map for inflammation. Nat Immunol, 2017. 18(8): p. 826–831.
[483] Schett, G. and M. F. Neurath, Resolution of chronic inflammatory disease: universal and tissue-specific concepts. Nat Commun, 2018. 9(1): p. 3261.
[484] Calder, P. C., et al., Dietary factors and low-grade inflammation in relation to overweight and obesity. Br J Nutr, 2011. 106 Suppl 3: p. S5–78.
[485] Deopurkar, R., et al., Differential effects of cream, glucose, and orange juice on inflammation, endotoxin, and the expression of Toll-like receptor-4 and suppressor of cytokine signaling-3. Diabetes Care, 2010. 33(5): p. 991–7.
[486] Rajeev, G., F. Abul, and I. Najmul, Effect of hyperglycemia on inflammatory markers in patients with Type 2 Diabetes. 2008: Nature Precedings.
[487] Della Corte, K. W., et al., Effect of Dietary Sugar Intake on Biomarkers of Subclinical Inflammation: A Systematic Review and Meta-Analysis of Intervention Studies. Nutrients, 2018. 10(5).
[488] Esposito, K., et al., Inflammatory cytokine concentrations are acutely increased by hyperglycemia in humans: role of oxidative stress. Circulation, 2002. 106(16): p. 2067–72.
[489] Collier, B., et al., Glucose control and the inflammatory response. Nutr Clin Pract, 2008. 23(1): p. 3–15.
[490] van den Brink, W., et al., Current and Future Nutritional Strategies to Modulate Inflammatory Dynamics in Metabolic Disorders. Front Nutr, 2019. 6: p. 129.
[491] Ellulu, M. S., et al., Obesity and inflammation: the linking mechanism and the complications. Arch Med Sci, 2017. 13(4): p. 851–863.
[492] Cox, A. J., N. P. West, and A. W. Cripps, Obesity, inflammation, and the gut microbiota. Lancet Diabetes Endocrinol, 2015. 3(3): p. 207–15.
[493] Fuster, J. J., et al., Obesity-Induced Changes in Adipose Tissue Microenvironment and Their Impact on Cardiovascular Disease. Circ Res, 2016. 118(11): p. 1786–807.
[494] Thomas, D. and C. Apovian, Macrophage functions in lean and obese adipose tissue. Metabolism, 2017. 72: p. 120–143.
[495] Gregor, M. F. and G. S. Hotamisligil, Inflammatory mechanisms in obesity. Annu Rev Immunol, 2011. 29: p. 415–45.
[496] Parkitny, L., et al., Inflammation in complex regional pain syndrome: a systematic review and meta-analysis. Neurology, 2013. 80(1): p. 106–17.
[497] Wegner, A., et al., Inflammation-induced hyperalgesia: effects of timing, dosage, and negative affect on somatic pain sensitivity in human experimental endotoxemia. Brain Behav Immun, 2014. 41: p. 46–54.
[498] Lasselin, J., et al., Low-grade inflammation may moderate the effect of behavioral treatment for chronic pain in adults. J Behav Med, 2016. 39(5): p. 916–24.
[499] Totsch, S. K., et al., Total Western Diet Alters Mechanical and Thermal Sensitivity and Prolongs Hypersensitivity Following Complete Freund's Adjuvant in Mice. J Pain, 2016. 17(1): p. 119–25.
[500] Totsch, S. K., et al., The impact of the Standard American Diet in rats: Effects on behavior, physiology and recovery from inflammatory injury. Scand J Pain, 2017. 17: p. 316–324.
[501] Afari, N., et al., C-reactive protein and pain sensitivity: findings from female twins. Ann Behav Med, 2011. 42(2): p. 277–83.
[502] Gerdle, B., et al., Signs of ongoing inflammation in female patients with chronic widespread pain: A multivariate, explorative, cross-sectional study of blood samples. Medicine (Baltimore), 2017. 96(9): p. e6130.
[503] Metyas, S. K., J. S. Solyman, and D. G. Arkfeld, Inflammatory Fibromyalgia: Is it Real? Curr Rheumatol Rev, 2015. 11(1): p. 15–17.
[504] C-reaktiivinen proteiini, herkkä, seerumista. 2018.
[505] Zhang, J. M. and J. An, Cytokines, inflammation, and pain. Int Anesthesiol Clin, 2007. 45(2): p. 27–37.
[506] Sluzewska, A., M. Sobieska, and J. K. Rybakowski, Changes in acute-phase proteins during lithium potentiation of antidepressants in refractory depression. Neuropsychobiology, 1997. 35(3): p. 123–7.
[507] Maes, M., et al., Increased serum IL-6 and IL-1 receptor antagonist concentrations in major depression and treatment resistant depression. Cytokine, 1997. 9(11): p. 853–8.
[508] Carvalho, L. A., et al., Lack of clinical therapeutic benefit of antidepressants is associated overall activation of the inflammatory system. J Affect Disord, 2013. 148(1): p. 136–40.
[509] Yoshimura, R., et al., Higher plasma interleukin-6 (IL-6) level is associated with SSRI- or SNRI-refractory depression. Prog Neuropsychopharmacol Biol Psychiatry, 2009. 33(4): p. 722–6.
[510] Emery, C. F., et al., Dietary intake mediates the relationship of body fat to pain. Pain, 2017. 158(2): p. 273–277.
[511] van Hecke, O., N. Torrance, and B. H. Smith, Chronic pain epidemiology – where do lifestyle factors fit in? Br J Pain, 2013. 7(4): p. 209–17.
[512] Amy Janke, E. and A. T. Kozak, "The more pain I have, the more I want to eat": obesity in the context of chronic pain. Obesity (Silver Spring), 2012. 20(10): p. 2027–34.
[513] Leonard, M. M., et al., Celiac Disease and Nonceliac Gluten Sensitivity: A Review. JAMA, 2017. 318(7): p. 647–656.
[514] Caio, G., et al., Celiac disease: a comprehensive current review. BMC Med, 2019. 17(1): p. 142.
[515] Sansotta, N., et al., Celiac Disease Symptom Resolution: Effectiveness of the Gluten-free Diet. J Pediatr Gastroenterol Nutr, 2018. 66(1): p. 48–52.
[516] Lebwohl, B., D. S. Sanders, and P. H. R. Green, Coeliac disease. Lancet, 2018. 391(10115): p. 70–81.
[517] Pulido, O., et al., Clinical features and symptom recovery on a gluten-free diet in Canadian adults with celiac disease. Can J Gastroenterol, 2013. 27(8): p. 449–53.
[518] Fuchs, V., et al., Delayed celiac disease diagnosis predisposes to reduced quality of life and incremental use of health care services and medicines: A prospective nationwide study. United European Gastroenterol J, 2018. 6(4): p. 567–575.
[519] Volta, U., et al., An Italian prospective multicenter survey on patients suspected of having non-celiac gluten sensitivity. BMC Med, 2014. 12: p. 85.
[520] Dieterich, W., et al., Influence of low FODMAP and gluten-free diets on disease activity and intestinal microbiota in patients with non-celiac gluten sensitivity. Clin Nutr, 2019. 38(2): p. 697–707.
[521] Catassi, C., et al., Diagnosis of Non-Celiac Gluten Sensitivity (NCGS): The Salerno Experts' Criteria. Nutrients, 2015. 7(6): p. 4966–77.
[522] Skodje, G. I., et al., Fructan, Rather Than Gluten, Induces Symptoms in Patients With Self-Reported Non-Celiac Gluten Sensitivity. Gastroenterology, 2018. 154(3): p. 529–539.e2.
[523] Canavan, C., J. West, and T. Card, The epidemiology of irritable bowel syndrome. Clin Epidemiol, 2014. 6: p. 71–80.
[524] Weaver, K. R., G. D. Melkus, and W. A. Henderson, Irritable Bowel Syndrome. Am J Nurs, 2017. 117(6): p. 48–55.
[525] Pertti, M., Ärtyvän suolen oireyhtymä (IBS). 2018, Duodecim.
[526] Meerveld, B. G. and A. C. Johnson, Mechanisms of Stress-induced Visceral Pain. J Neurogastroenterol Motil, 2018. 24(1): p. 7–18.

[527] Reijo, L., Herkän vatsan valinnat. 2015.
[528] Varjú, P., et al., Low fermentable oligosaccharides, disaccharides, monosaccharides and polyols (FODMAP) diet improves symptoms in adults suffering from irritable bowel syndrome (IBS) compared to standard IBS diet: A meta-analysis of clinical studies. PLoS One, 2017. 12(8): p. e0182942.
[529] Halmos, E. P., et al., A diet low in FODMAPs reduces symptoms of irritable bowel syndrome. Gastroenterology, 2014. 146(1): p. 67–75.e5.
[530] Böhn, L., et al., Diet low in FODMAPs reduces symptoms of irritable bowel syndrome as well as traditional dietary advice: a randomized controlled trial. Gastroenterology, 2015. 149(6): p. 1399–1407.e2.
[531] Ford, A. C., et al., Effect of fibre, antispasmodics, and peppermint oil in the treatment of irritable bowel syndrome: systematic review and meta-analysis. BMJ, 2008. 337: p. a2313.
[532] Alammar, N., et al., The impact of peppermint oil on the irritable bowel syndrome: a meta-analysis of the pooled clinical data. BMC Complement Altern Med, 2019. 19(1): p. 21.
[533] Whitehead, W. E., et al., Comorbidity in irritable bowel syndrome. Am J Gastroenterol, 2007. 102(12): p. 2767–76.
[534] Adams, L. M. and D. C. Turk, Psychosocial factors and central sensitivity syndromes. Curr Rheumatol Rev, 2015. 11(2): p. 96–108.
[535] Verne, G. N. and D. D. Price, Irritable bowel syndrome as a common precipitant of central sensitization. Curr Rheumatol Rep, 2002. 4(4): p. 322–8.
[536] S. E., H., H. R. E., and C. D. J., The neurobiology of central sensitization. 2018, Journal of Applied Biobehavioral Research.
[537] Zhou, Q., et al., Central and peripheral hypersensitivity in the irritable bowel syndrome. Pain, 2010. 148(3): p. 454–61.
[538] Moshiree, B., et al., Central sensitisation in visceral pain disorders. Gut, 2006. 55(7): p. 905–8.
[539] Verne, G. N., M. E. Robinson, and D. D. Price, Hypersensitivity to visceral and cutaneous pain in the irritable bowel syndrome. Pain, 2001. 93(1): p. 7–14.
[540] McIntosh, K., et al., FODMAPs alter symptoms and the metabolome of patients with IBS: a randomised controlled trial. Gut, 2017. 66(7): p. 1241–1251.
[541] Hein, R., Koster, I., Bollschweiler, E., & Schubert, I. (2014). Prevalence of inflammatory bowel disease: estimates for 2010 and trends in Germany from a large insurance-based regional cohort. Scand J Gastroenterol, 49(11), 1325–1335. doi:https://doi.org/10.3109/00365521.2014.962605
[542] Malik, T. A. (2015). Inflammatory Bowel Disease: Historical Perspective, Epidemiology, and Risk Factors. Surg Clin North Am, 95(6), 1105–1122, v. doi:https://doi.org/10.1016/j.suc.2015.07.006
[543] Vavricka, S. R., et al., Extraintestinal Manifestations of Inflammatory Bowel Disease. Inflamm Bowel Dis, 2015. 21(8): p. 1982–92.
[544] Vavricka, S. R., et al., Chronological Order of Appearance of Extraintestinal Manifestations Relative to the Time of IBD Diagnosis in the Swiss Inflammatory Bowel Disease Cohort. Inflamm Bowel Dis, 2015. 21(8): p. 1794–800.
[545] Bon, L., et al., Association of IBD specific treatment and prevalence of pain in the Swiss IBD cohort study. PLoS One, 2019. 14(4): p. e0215738.
[546] Lomer, M. C., Dietary and nutritional considerations for inflammatory bowel disease. Proc Nutr Soc, 2011. 70(3): p. 329–35.
[547] Zeitz, J., et al., Pain in IBD Patients: Very Frequent and Frequently Insufficiently Taken into Account. PLoS One, 2016. 11(6): p. e0156666.
[548] de Vries, J. H. M., et al., Patient's Dietary Beliefs and Behaviours in Inflammatory Bowel Disease. Dig Dis, 2019. 37(2): p. 131–139.
[549] Tjonneland, A., et al., Linoleic acid, a dietary n-6 polyunsaturated fatty acid, and the aetiology of ulcerative colitis: a nested case-control study within a European prospective cohort study. Gut, 2009. 58(12): p. 1606–11.
[550] Andersen, V., et al., Diet and risk of inflammatory bowel disease. Dig Liver Dis, 2012. 44(3): p. 185–94.
[551] Limdi, J. K., Dietary practices and inflammatory bowel disease. Indian J Gastroenterol, 2018. 37(4): p. 284–292.
[552] Hou, J. K., B. Abraham, and H. El-Serag, Dietary intake and risk of developing inflammatory bowel disease: a systematic review of the literature. Am J Gastroenterol, 2011. 106(4): p. 563–73.
[553] Lewis, J. D. and M. T. Abreu, Diet as a Trigger or Therapy for Inflammatory Bowel Diseases. Gastroenterology, 2017. 152(2): p. 398–414.e6.
[554] Limketkai, B. N., et al., Dietary interventions for induction and maintenance of remission in inflammatory bowel disease. Cochrane Database Syst Rev, 2019. 2: p. CD012839.
[555] Neogi, T., The epidemiology and impact of pain in osteoarthritis. Osteoarthritis Cartilage, 2013. 21(9): p. 1145–53.
[556] Finnische Versorgungs-Leitlinie 2018 Knie und Hüftarthrose. Duodecim – Zeitschrift des finnischen Ärzteverbandes. www.kaypahoito.fi.
[557] Felson, D. T., et al., Weight loss reduces the risk for symptomatic knee osteoarthritis in women. The Framingham Study. Ann Intern Med, 1992. 116(7): p. 535–9.
[558] Muthuri, S. G., et al., What if we prevent obesity? Risk reduction in knee osteoarthritis estimated through a meta-analysis of observational studies. Arthritis Care Res (Hoboken), 2011. 63(7): p. 982–90.
[559] Christensen, R., et al., Effect of weight reduction in obese patients diagnosed with knee osteoarthritis: a systematic review and meta-analysis. Ann Rheum Dis, 2007. 66(4): p. 433–9.
[560] Messier, S. P., et al., Exercise and dietary weight loss in overweight and obese older adults with knee osteoarthritis: the Arthritis, Diet, and Activity Promotion Trial. Arthritis Rheum, 2004. 50(5): p. 1501–10.
[561] Hall, M., et al., Diet-induced weight loss alone or combined with exercise in overweight or obese people with knee osteoarthritis: A systematic review and meta-analysis. Semin Arthritis Rheum, 2019. 48(5): p. 765–777.
[562] Messier, S. P., et al., Effects of intensive diet and exercise on knee joint loads, inflammation, and clinical outcomes among overweight and obese adults with knee osteoarthritis: the IDEA randomized clinical trial. JAMA, 2013. 310(12): p. 1263–73.
[563] Gay, C., et al., Educating patients about the benefits of physical activity and exercise for their hip and knee osteoarthritis. Systematic literature review. Ann Phys Rehabil Med, 2016. 59(3): p. 174–183.
[564] Daily, J. W., M. Yang, and S. Park, Efficacy of Turmeric Extracts and Curcumin for Alleviating the Symptoms of Joint Arthritis: A Systematic Review and Meta-Analysis of Randomized Clinical Trials. J Med Food, 2016. 19(8): p. 717–29.
[565] Bartels, E. M., et al., Efficacy and safety of ginger in osteoarthritis patients: a meta-analysis of randomized placebo-controlled trials. Osteoarthritis Cartilage, 2015. 23(1): p. 13–21.
[566] Kienitz, C., Grellmann, C., & Hapfelmeier, J. (2021). [Prevalence of Rheumatoid Arthritis in Germany: Analysis of Longitudinal Data of Statutory Health Insurance]. Gesundheitswesen, 83(5), 367–373. doi:https://doi.org/10.1055/a-1192–4628
[567] Smedslund, G., et al., Effectiveness and safety of dietary interventions for rheumatoid arthritis: a systematic review of randomized controlled trials. J Am Diet Assoc, 2010. 110(5): p. 727–35.
[568] Hagen, K. B., et al., Dietary interventions for rheumatoid arthritis. Cochrane Database Syst Rev, 2009(1): p. CD006400.
[569] Finnische Versorgungs-Leitlinie. Ernährung. 2015. Duodecim – Zeitschrift des finnischen Ärzteverbandes Duodecim . www.kaypahoito.fi
[570] DGRh. (2019). Management der frühen rheumatoiden Arthritis. Retrieved from https://www.awmf.org/uploads/tx_szleitlinien/060-002l_S3_Fruehe_Rheumatoide-Arthritis-Management_2019-12_01.pdf
[571] Goldberg, R. J. and J. Katz, A meta-analysis of the analgesic effects of omega-3 polyunsaturated fatty acid supplementation for inflammatory joint pain. Pain, 2007. 129(1–2): p. 210–23.
[572] Miles, E. A. and P. C. Calder, Influence of marine n-3 polyunsaturated fatty acids on immune function and a systematic review of their effects on clinical outcomes in rheumatoid arthritis. Br J Nutr, 2012. 107 Suppl 2: p. S171–84.

[573] Chandran, B. and A. Goel, A randomized, pilot study to assess the efficacy and safety of curcumin in patients with active rheumatoid arthritis. Phytother Res, 2012. 26(11): p. 1719–25.
[574] Lin, J., et al., Serum Vitamin D Level and Rheumatoid Arthritis Disease Activity: Review and Meta-Analysis. PLoS One, 2016. 11(1): p. e0146351.
[575] Hajjaj-Hassouni, N., et al., Evaluation of Vitamin D Status in Rheumatoid Arthritis and Its Association with Disease Activity across 15 Countries: "The COMORA Study". Int J Rheumatol, 2017. 2017: p. 5491676.
[576] Badsha, H., Role of Diet in Influencing Rheumatoid Arthritis Disease Activity. Open Rheumatol J, 2018. 12: p. 19–28.
[577] P., M., Kihti. 2018, Lääkärikirja Duodecim.
[578] Beyl, R. N., L. Hughes, and S. Morgan, Update on Importance of Diet in Gout. Am J Med, 2016. 129(11): p. 1153–1158.
[579] Zhang, Y., et al., Purine-rich foods intake and recurrent gout attacks. Ann Rheum Dis, 2012. 71(9): p. 1448–53.
[580] Li, R., K. Yu, and C. Li, Dietary factors and risk of gout and hyperuricemia: a meta-analysis and systematic review. Asia Pac J Clin Nutr, 2018. 27(6): p. 1344–1356.
[581] Major, T. J., et al., Evaluation of the diet wide contribution to serum urate levels: meta-analysis of population based cohorts. BMJ, 2018. 363: p. k3951.
[582] Ebrahimpour-Koujan, S., et al., Consumption of sugar sweetened beverages and dietary fructose in relation to risk of gout and hyperuricemia: a systematic review and meta-analysis. Crit Rev Food Sci Nutr, 2018: p. 1–10.
[583] MacFarlane, L. A. and S. C. Kim, Gout: a review of nonmodifiable and modifiable risk factors. Rheum Dis Clin North Am, 2014. 40(4): p. 581–604.
[584] Martin, V. T. and B. Vij, Diet and Headache: Part 1. Headache, 2016. 56(9): p. 1543–1552.
[585] Taheri, S., Effect of exclusion of frequently consumed dietary triggers in a cohort of children with chronic primary headache. Nutr Health, 2017. 23(1): p. 47–50.
[586] van Hemert, S., et al., Migraine associated with gastrointestinal disorders: review of the literature and clinical implications. Front Neurol, 2014. 5: p. 241.
[587] Dimitrova, A. K., et al., Prevalence of migraine in patients with celiac disease and inflammatory bowel disease. Headache, 2013. 53(2): p. 344–55.
[588] Alehan, F., et al., Increased risk for coeliac disease in paediatric patients with migraine. Cephalalgia, 2008. 28(9): p. 945–9.
[589] Aamodt, A. H., et al., Comorbidity of headache and gastrointestinal complaints. The Head-HUNT Study. Cephalalgia, 2008. 28(2): p. 144–51.
[590] Martami, F., et al., Comorbidity of gastrointestinal disorders, migraine, and tension-type headache: a cross-sectional study in Iran. Neurol Sci, 2018. 39(1): p. 63–70.
[591] Le Gal, J., et al., Association between functional gastrointestinal disorders and migraine in children and adolescents: a case-control study. Lancet Gastroenterol Hepatol, 2016. 1(2): p. 114–121.
[592] Wang, Y. and L. H. Kasper, The role of microbiome in central nervous system disorders. Brain Behav Immun, 2014. 38: p. 1–12.
[593] Minerbi, A., et al., Altered microbiome composition in individuals with fibromyalgia. Pain, 2019.
[594] de Vos, W. M. and E. A. de Vos, Role of the intestinal microbiome in health and disease: from correlation to causation. Nutr Rev, 2012. 70 Suppl 1: p. S45–56.
[595] Martami, F., et al., The effects of a multispecies probiotic supplement on inflammatory markers and episodic and chronic migraine characteristics: A randomized double-blind controlled trial. Cephalalgia, 2019. 39(7): p. 841–853.
[596] Tang, Y., et al., Gut Microbiota Dysbiosis Enhances Migraine-Like Pain Via TNFα Upregulation. Mol Neurobiol, 2019.
[597] Naghibi, M. M., et al., Probiotics for the Prophylaxis of Migraine: A Systematic Review of Randomized Placebo Controlled Trials. J Clin Med, 2019. 8(9).
[598] Martami, F., et al., The serum level of inflammatory markers in chronic and episodic migraine: a case-control study. Neurol Sci, 2018. 39(10): p. 1741–1749.
[599] Domínguez, C., et al., Role of adipocytokines in the pathophysiology of migraine: A cross-sectional study. Cephalalgia, 2018. 38(5): p. 904–911.
[600] Buse, D. C., et al., Migraine Progression: A Systematic Review. Headache, 2019. 59(3): p. 306–338.
[601] Edvinsson, L., K. A. Haanes, and K. Warfvinge, Does inflammation have a role in migraine? Nat Rev Neurol, 2019. 15(8): p. 483–490.
[602] Gelaye, B., et al., Body composition status and the risk of migraine: A meta-analysis. Neurology, 2017. 88(19): p. 1795–1804.
[603] Tai, M. S., J. F. Yap, and C. B. Goh, Dietary trigger factors of migraine and tension-type headache in a South East Asian country. J Pain Res, 2018. 11: p. 1255–1261.
[604] Charles, A., The pathophysiology of migraine: implications for clinical management. Lancet Neurol, 2018. 17(2): p. 174–182.
[605] The Lancet Public Health, Tackling obesity seriously: the time has come. Lancet Public Health, 2018. 3(4): p. e153.
[606] Mensink, G. B., Schienkiewitz, A., Haftenberger, M., Lampert, T., Ziese, T., & Scheidt-Nave, C. (2013). [Overweight and obesity in Germany: results of the German Health Interview and Examination Survey for Adults (DEGS1)]. Bundesgesundheitsblatt Gesundheitsforschung Gesundheitsschutz, 56(5–6), 786–794. doi:https://doi.org/10.1007/s00103-012-1656-3
[607] Kelly, T., et al., Global burden of obesity in 2005 and projections to 2030. Int J Obes (Lond), 2008. 32(9): p. 1431–7.
[608] Stevens, G. A., et al., National, regional, and global trends in adult overweight and obesity prevalences. Popul Health Metr, 2012. 10(1): p. 22.
[609] Ng, M., et al., Global, regional, and national prevalence of overweight and obesity in children and adults during 1980–2013: a systematic analysis for the Global Burden of Disease Study 2013. Lancet, 2014. 384(9945): p. 766–81.
[610] Wang, Y., et al., Will all Americans become overweight or obese? estimating the progression and cost of the US obesity epidemic. Obesity (Silver Spring), 2008. 16(10): p. 2323–30.
[611] Guh, D. P., et al., The incidence of co-morbidities related to obesity and overweight: a systematic review and meta-analysis. BMC Public Health, 2009. 9: p. 88.
[612] Jehan, S., et al., Obesity, obstructive sleep apnea and type 2 diabetes mellitus: Epidemiology and pathophysiologic insights. Sleep Med Disord, 2018. 2(3): p. 52–58.
[613] Luppino, F. S., et al., Overweight, obesity, and depression: a systematic review and meta-analysis of longitudinal studies. Arch Gen Psychiatry, 2010. 67(3): p. 220–9.
[614] Onyike, C. U., et al., Is obesity associated with major depression? Results from the Third National Health and Nutrition Examination Survey. Am J Epidemiol, 2003. 158(12): p. 1139–47.
[615] Okifuji, A. and B. D. Hare, The association between chronic pain and obesity. J Pain Res, 2015. 8: p. 399–408.
[616] Narouze, S. and D. Souzdalnitski, Obesity and chronic pain: systematic review of prevalence and implications for pain practice. Reg Anesth Pain Med, 2015. 40(2): p. 91–111.
[617] Walsh, T. P., et al., The association between body fat and musculoskeletal pain: a systematic review and meta-analysis. BMC Musculoskelet Disord, 2018. 19(1): p. 233.
[618] Hussain, S. M., et al., Fat mass and fat distribution are associated with low back pain intensity and disability: results from a cohort study. Arthritis Res Ther, 2017. 19(1): p. 26.
[619] Ray, L., et al., Mechanisms of association between obesity and chronic pain in the elderly. Pain, 2011. 152(1): p. 53–9.
[620] Deere, K. C., et al., Obesity is a risk factor for musculoskeletal pain in adolescents: findings from a population-based cohort. Pain, 2012. 153(9): p. 1932–8.

[621] Stone, A. A. and J. E. Broderick, Obesity and pain are associated in the United States. Obesity (Silver Spring), 2012. 20(7): p. 1491–5.
[622] Thomazeau, J., et al., Pain management and pain characteristics in obese and normal weight patients before joint replacement. J Eval Clin Pract, 2014. 20(5): p. 611–6.
[623] McVinnie, D. S., Obesity and pain. Br J Pain, 2013. 7(4): p. 163–70.
[624] Hitt, H. C., et al., Comorbidity of obesity and pain in a general population: results from the Southern Pain Prevalence Study. J Pain, 2007. 8(5): p. 430–6.
[625] Wright, L. J., et al., Chronic pain, overweight, and obesity: findings from a community-based twin registry. J Pain, 2010. 11(7): p. 628–35.
[626] Villarrasa-Sapiña, I., et al., Relationship between body composition and vertical ground reaction forces in obese children when walking. Clin Biomech (Bristol, Avon), 2017. 41: p. 77–81.
[627] Brady, S. R. E., et al., High baseline fat mass, but not lean tissue mass, is associated with high intensity low back pain and disability in community-based adults. Arthritis Res Ther, 2019. 21(1): p. 165.
[628] Rodríguez, A., et al., Revisiting the adipocyte: a model for integration of cytokine signaling in the regulation of energy metabolism. Am J Physiol Endocrinol Metab, 2015. 309(8): p. E691–714.
[629] Ahmadi, N., et al., Effects of intense exercise and moderate caloric restriction on cardiovascular risk factors and inflammation. Am J Med, 2011. 124(10): p. 978–82.
[630] Hruby, A. and F. B. Hu, The Epidemiology of Obesity: A Big Picture. Pharmacoeconomics, 2015. 33(7): p. 673–89.
[631] Hruby, A., et al., Determinants and Consequences of Obesity. Am J Public Health, 2016. 106(9): p. 1656–62.
[632] Koenig, K. R., What every therapist needs to know about treating eating and weight issues. 1st ed. ed. 2008, New York ; London: W. W. Norton.
[633] Blaine, B., Does depression cause obesity?: A meta-analysis of longitudinal studies of depression and weight control. J Health Psychol, 2008. 13(8): p. 1190–7.
[634] Patel, S. R. and F. B. Hu, Short sleep duration and weight gain: a systematic review. Obesity (Silver Spring), 2008. 16(3): p. 643–53.
[635] Wharton, S., et al., Medications that cause weight gain and alternatives in Canada: a narrative review. Diabetes Metab Syndr Obes, 2018. 11: p. 427–438.
[636] Domecq, J. P., et al., Clinical review: Drugs commonly associated with weight change: a systematic review and meta-analysis. J Clin Endocrinol Metab, 2015. 100(2): p. 363–70.
[637] Eriksson, J. j. L., M., Diabeteslääkkeet ja painonnousu. 2013: Duodecim. p. 73–8.
[638] Sun, C. H., et al., The effect of vitamin-mineral supplementation on CRP and IL-6: a systemic review and meta-analysis of randomised controlled trials. Nutr Metab Cardiovasc Dis, 2011. 21(8): p. 576–83.
[639] Sturgeon, J. A. and A. J. Zautra, Social pain and physical pain: shared paths to resilience. Pain Manag, 2016. 6(1): p. 63–74.
[640] Karayannis, N. V., et al., The Impact of Social Isolation on Pain Interference: A Longitudinal Study. Ann Behav Med, 2019. 53(1): p. 65–74.
[641] Evers, A. W., et al., Pain coping and social support as predictors of long-term functional disability and pain in early rheumatoid arthritis. Behav Res Ther, 2003. 41(11): p. 1295–310.
[642] McWilliams, L. A., et al., Do Pain-Related Support Preferences Moderate Relationships Between Chronic Pain Patients' Reports of Support Received and Psychosocial Functioning? Pain Med, 2017. 18(12): p. 2331–2339.
[643] Pow, J., et al., Spousal Support for Patients With Rheumatoid Arthritis: Getting the Wrong Kind Is a Pain. Front Psychol, 2018. 9: p. 1760.
[644] Hemphill, R. C., et al., Spouse confidence and physical function among adults with osteoarthritis: The mediating role of spouse responses to pain. Health Psychol, 2016. 35(10): p. 1059–68.
[645] Breivik, H., et al., Survey of chronic pain in Europe: prevalence, impact on daily life, and treatment. Eur J Pain, 2006. 10(4): p. 287–333.
[646] Shaw, W. S., et al., Early Return to Work Has Benefits for Relief of Back Pain and Functional Recovery After Controlling for Multiple Confounds. J Occup Environ Med, 2018. 60(10): p. 901–910.
[647] Barker, K. L., M. Reid, and C. J. Minns Lowe, Divided by a lack of common language? A qualitative study exploring the use of language by health professionals treating back pain. BMC Musculoskelet Disord, 2009. 10: p. 123.
[648] Crombez, G., et al., Attention to chronic pain is dependent upon pain-related fear. J Psychosom Res, 1999. 47(5): p. 403–10.
[649] Vlaeyen, J. W. and S. J. Linton, Fear-avoidance and its consequences in chronic musculoskeletal pain: a state of the art. Pain, 2000. 85(3): p. 317–32.
[650] Lin, I. B., et al., Disabling chronic low back pain as an iatrogenic disorder: a qualitative study in Aboriginal Australians. BMJ Open, 2013. 3(4).
[651] Caneiro, J. P., et al., How does change unfold? an evaluation of the process of change in four people with chronic low back pain and high pain-related fear managed with Cognitive Functional Therapy: A replicated single-case experimental design study. Behav Res Ther, 2019. 117: p. 28–39.
[652] Zale, E. L., et al., The relation between pain-related fear and disability: a meta-analysis. J Pain, 2013. 14(10): p. 1019–30.
[653] Kroska, E. B., A meta-analysis of fear-avoidance and pain intensity: The paradox of chronic pain. Scand J Pain, 2016. 13: p. 43–58.
[654] Quartana, P. J., C. M. Campbell, and R. R. Edwards, Pain catastrophizing: a critical review. Expert Rev Neurother, 2009. 9(5): p. 745–58.
[655] Gatchel, R. J., et al., The biopsychosocial approach to chronic pain: scientific advances and future directions. Psychol Bull, 2007. 133(4): p. 581–624.
[656] Vossen, C. J., et al., Does pain hypervigilance further impact the lack of habituation to pain in individuals with chronic pain? A cross-sectional pain ERP study. J Pain Res, 2018. 11: p. 395–405.
[657] Darlow, B., et al., Easy to Harm, Hard to Heal: Patient Views About the Back. Spine (Phila Pa 1976), 2015. 40(11): p. 842–50.
[658] Setchell, J., et al., Individuals' explanations for their persistent or recurrent low back pain: a cross-sectional survey. BMC Musculoskelet Disord, 2017. 18(1): p. 466.
[659] Webster, B. S. and M. Cifuentes, Relationship of early magnetic resonance imaging for work-related acute low back pain with disability and medical utilization outcomes. J Occup Environ Med, 2010. 52(9): p. 900–7.
[660] Webster, B. S., et al., Iatrogenic consequences of early magnetic resonance imaging in acute, work-related, disabling low back pain. Spine (Phila Pa 1976), 2013. 38(22): p. 1939–46.
[661] McCullough, B. J., et al., Lumbar MR imaging and reporting epidemiology: do epidemiologic data in reports affect clinical management? Radiology, 2012. 262(3): p. 941–6.
[662] Sullivan, M. J., W. Scott, and Z. Trost, Perceived injustice: a risk factor for problematic pain outcomes. Clin J Pain, 2012. 28(6): p. 484–8.
[663] Sturgeon, J. A., et al., Social Disruption Mediates the Relationship Between Perceived Injustice and Anger in Chronic Pain: a Collaborative Health Outcomes Information Registry Study. Ann Behav Med, 2016. 50(6): p. 802–812.
[664] Scott, W., et al., Barriers to change in depressive symptoms after multidisciplinary rehabilitation for whiplash: the role of perceived injustice. Clin J Pain, 2015. 31(2): p. 145–51.
[665] Sullivan, M. J., et al., Pain, perceived injustice and the persistence of post-traumatic stress symptoms during the course of rehabilitation for whiplash injuries. Pain, 2009. 145(3): p. 325–31.
[666] Penn, T. M., et al., Social support buffers the negative influence of perceived injustice on pain interference in people living with HIV and chronic pain. Pain Rep, 2019. 4(2): p. e710.
[667] Riva, P., Wesselmann, E. D., Wirth, J. H., Carter-Sowell, A. R., & Williams, K. D., When pain does not heal: The common antecedents and consequences of chronic social and physical pain. 2014, Basic and Applied Social Psychology. p. 329–346.

[668] Davis, D. A., L. J. Luecken, and A. J. Zautra, Are reports of childhood abuse related to the experience of chronic pain in adulthood? A meta-analytic review of the literature. Clin J Pain, 2005. 21(5): p. 398–405.
[669] Chandan, J. S., et al., Association between child maltreatment and central sensitivity syndromes: a systematic review protocol. BMJ Open, 2019. 9(2): p. e025436.
[670] Hughes, K., et al., The effect of multiple adverse childhood experiences on health: a systematic review and meta-analysis. Lancet Public Health, 2017. 2(8): p. e356-e366.
[671] Danese, A. and B. S. McEwen, Adverse childhood experiences, allostasis, allostatic load, and age-related disease. Physiol Behav, 2012. 106(1): p. 29–39.
[672] Pechtel, P. and D. A. Pizzagalli, Effects of early life stress on cognitive and affective function: an integrated review of human literature. Psychopharmacology (Berl), 2011. 214(1): p. 55–70.
[673] Maixner, W., et al., Overlapping Chronic Pain Conditions: Implications for Diagnosis and Classification. J Pain, 2016. 17(9 Suppl): p. T93-T107.
[674] Fleming, K. C. and M. M. Volcheck, Central sensitization syndrome and the initial evaluation of a patient with fibromyalgia: a review. Rambam Maimonides Med J, 2015. 6(2): p. e0020.
[675] Yunus, M. B., Editorial review: an update on central sensitivity syndromes and the issues of nosology and psychobiology. Curr Rheumatol Rev, 2015. 11(2): p. 70–85.
[676] Kindler, L. L., R. M. Bennett, and K. D. Jones, Central sensitivity syndromes: mounting pathophysiologic evidence to link fibromyalgia with other common chronic pain disorders. Pain Manag Nurs, 2011. 12(1): p. 15–24.
[677] Yunus, M. B., Central sensitivity syndromes: a new paradigm and group nosology for fibromyalgia and overlapping conditions, and the related issue of disease versus illness. Semin Arthritis Rheum, 2008. 37(6): p. 339–52.
[678] Eller-Smith, O. C., A. L. Nicol, and J. A. Christianson, Potential Mechanisms Underlying Centralized Pain and Emerging Therapeutic Interventions. Front Cell Neurosci, 2018. 12: p. 35.
[679] Waldinger, R. J. and M. S. Schulz, What's love got to do with it? Social functioning, perceived health, and daily happiness in married octogenarians. Psychol Aging, 2010. 25(2): p. 422–31.
[680] Cacioppo, J. T. and S. Cacioppo, The growing problem of loneliness. Lancet, 2018. 391(10119): p. 426.
[681] Xia, N. and H. Li, Loneliness, Social Isolation, and Cardiovascular Health. Antioxid Redox Signal, 2018. 28(9): p. 837–851.
[682] Hawkley, L. C. and J. P. Capitanio, Perceived social isolation, evolutionary fitness and health outcomes: a lifespan approach. Philos Trans R Soc Lond B Biol Sci, 2015. 370(1669).
[683] Gerber, J. and L. Wheeler, On Being Rejected: A Meta-Analysis of Experimental Research on Rejection. Perspect Psychol Sci, 2009. 4(5): p. 468–88.
[684] Holt-Lunstad, J., T. B. Smith, and J. B. Layton, Social relationships and mortality risk: a meta-analytic review. PLoS Med, 2010. 7(7): p. e1000316.
[685] Kannisto, J. T.-A., K.; Parantainen, A.; Porras, K.; Sarkkinen, K., Selkä, seksuaalisuus ja seksi. 2009: Selkäliitto ry.
[686] Jaremka, L. M., et al., Pain, depression, and fatigue: loneliness as a longitudinal risk factor. Health Psychol, 2014. 33(9): p. 948–57.
[687] Kross, E., et al., Social rejection shares somatosensory representations with physical pain. Proc Natl Acad Sci U S A, 2011. 108(15): p. 6270–5.
[688] Way, B. M., S. E. Taylor, and N. I. Eisenberger, Variation in the mu-opioid receptor gene (OPRM1) is associated with dispositional and neural sensitivity to social rejection. Proc Natl Acad Sci U S A, 2009. 106(35): p. 15079–84.
[689] Eisenberger, N. I., M. D. Lieberman, and K. D. Williams, Does rejection hurt? An FMRI study of social exclusion. Science, 2003. 302(5643): p. 290–2.
[690] Cole, S. W., et al., Social regulation of gene expression in human leukocytes. Genome Biol, 2007. 8(9): p. R189.
[691] Aslund, C., B. Starrin, and K. W. Nilsson, Social capital in relation to depression, musculoskeletal pain, and psychosomatic symptoms: a cross-sectional study of a large population-based cohort of Swedish adolescents. BMC Public Health, 2010. 10: p. 715.
[692] Eisenberger, N. I., et al., An experimental study of shared sensitivity to physical pain and social rejection. Pain, 2006. 126(1–3): p. 132–8.
[693] Ferreira-Valente, M. A., J. L. Pais-Ribeiro, and M. P. Jensen, Associations between psychosocial factors and pain intensity, physical functioning, and psychological functioning in patients with chronic pain: a cross-cultural comparison. Clin J Pain, 2014. 30(8): p. 713–23.
[694] Bernstein, M. J. and H. M. Claypool, Social exclusion and pain sensitivity: why exclusion sometimes hurts and sometimes numbs. Pers Soc Psychol Bull, 2012. 38(2): p. 185–96.
[695] Yu, W., et al., Disrupted physical pain sensation by social exclusion in women with dysmenorrhea. J Pain Res, 2018. 11: p. 1469–1477.
[696] Wolf, L. D., et al., The within-day relation between lonely episodes and subsequent clinical pain in individuals with fibromyalgia: Mediating role of pain cognitions. J Psychosom Res, 2015. 79(3): p. 202–6.
[697] Bungert, M., et al., Pain Processing after Social Exclusion and Its Relation to Rejection Sensitivity in Borderline Personality Disorder. PLoS One, 2015. 10(8): p. e0133693.
[698] DeWall, C. N. and R. F. Baumeister, Alone but feeling no pain: Effects of social exclusion on physical pain tolerance and pain threshold, affective forecasting, and interpersonal empathy. J Pers Soc Psychol, 2006. 91(1): p. 1–15.
[699] Wesselmann, E. D., et al., To be looked at as though air: civil attention matters. Psychol Sci, 2012. 23(2): p. 166–8.
[700] Wirth, J. H., et al., Eye gaze as relational evaluation: averted eye gaze leads to feelings of ostracism and relational devaluation. Pers Soc Psychol Bull, 2010. 36(7): p. 869–82.
[701] Capellini, R., et al., Turning Away From Averted Gazes: The Effect of Social Exclusion on Gaze Cueing. Front Psychol, 2019. 10: p. 1000.
[702] Defining sexual health, Report of a technical consultation on sexual health. 2002, World Health Organization.

Register

H